2019

中西医结合执业及助理医师资格考试
精选真题考点精析

主　编　昭昭医考

主　审　李　博

紧扣新大纲
执业医师与
助理医师通用

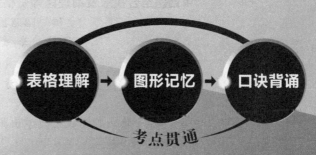

信昭昭
过医考 独家秘笈

表格理解 → 图形记忆 → 口诀背诵

考点贯通

重要提示

1. 凭刮刮卡（每书一个，限用3次）登录 www.buaapress.com.cn 在线享用20小时视频。
2. 扫码关注昭昭医考微信公众号（二维码见封底），免费享受题库、视频及定期在线答疑服务。

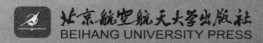

北京航空航天大学出版社
BEIHANG UNIVERSITY PRESS

内 容 简 介

  本书按照新大纲的要求,把真题拆开并按照考试科目分篇和单元进行编写,力求广泛覆盖考点,直击重点和难点,以培养考生的正确答题思路,强化知识点记忆。本书可与 2019 版《中西医结合执业及助理医师资格考试重难点精析》配套使用。底子差、基础知识不扎实、备考时间紧张的考生使用本书的效果也非常好。

  本书作为即将参加 2019 年中西医结合执业及助理医师资格考试的考生的必备参考书,在考前冲刺阶段使用,效果同样好。

图书在版编目(CIP)数据

中西医结合执业及助理医师资格考试精选真题考点精
析 / 昭昭医考主编. -- 北京 :北京航空航天大学出版
社,2019.1
  ISBN 978 - 7 - 5124 - 2939 - 0

  Ⅰ. ①中… Ⅱ. ①昭… Ⅲ. ①中西医结合—资格考试
—自学参考资料 Ⅳ.①R2-031

  中国版本图书馆 CIP 数据核字(2019)第 020953 号

中西医结合执业及助理医师资格考试精选真题考点精析

主编　昭昭医考
主审　李　博
策划编辑　黄继松
责任编辑　寿亚荷

*

北京航空航天大学出版社出版发行

北京市海淀区学院路 37 号(邮编 100191)　http://www.buaapress.com.cn
发行部电话:(010)82317024　传真:(010)82328026
读者信箱:bhpress@263.net　邮购电话:(010)82316936
北京时代华都印刷有限公司印装　各地书店经销

*

开本:787×1 092　1/16　印张:34.25　字数:1 262 千字
2019 年 2 月第 1 版　2019 年 2 月第 1 次印刷
ISBN 978 - 7 - 5124 - 2939 - 0　定价:108.00 元

前 言

　　医师资格考试是行业准入的必经之路,2013 年国家中医药管理局中医师资格认证中心开始使用新的中西医结合执业及助理医师资格考试医学综合笔试大纲,本书就是按照最新大纲进行编写的。

　　众所周知,通过医师资格考试的有效方法是把握高频考点和多做题,但练习题、模拟题都无法与真题相提并论,因为真题是精华,在真题上下功夫,才是通过考试的关键,据此我们将中西医结合执业及助理医师资格考试的真题汇编成册并进行讲解。讲解真题并不是告诉同学们某道题的答案为什么选 A,而是对这道题的所有选项都进行分析,并且穿插讲解解题技巧,真正培养考生的答题思维。通过这样的学习之后,同学们反馈说觉得自己学活了。按照正确的学习方法来备战考试,反复推敲真题,复习效率自然水涨船高,通过考试也就不在话下。

　　2018 年用过此书上一版的同学们都知道,考试中有不少与真题相似的题目。这是为什么呢?因为考题虽然在变,但考点却是固定的,而命题人是根据考点进行命题的。中西医结合执业及助理医师资格考试的特点是什么呢?是科目多、考点细致。可以这样讲,中西医结合执业及助理医师资格考试中考查的中医知识点较中医执业医师简单,考查的西医知识较西医临床执业医师简单。那么,如何在中医科目和西医科目上分配精力无疑是令每个考生纠结的事。对于参加中西医结合执业及助理医师资格考试的考生而言,真题的意义更大,指导方向更为明确。

　　在中西医结合执业及助理医师资格考试试题中,中西医结合内科学的题目所占的比例最大,这部分内容掌握得如何是能否通过考试的关键;诊断学这一部分的分值不小,应将其作为复习重点,不能轻易丢分,这部分内容其实也是根据考点进行命题的,考点相对固定,掌握了题眼,把握住了命题的方向,就肯定不会丢分;药理学、传染病学这两个科目的题目所占的比例也超过了中医基础理论、中医诊断学,绝不能掉以轻心。

　　本书在 2018 年版的基础上进行了重新修订,并附有解析。"精诚所至,金石为开",希望大家认真做完本书中的每一道真题,掌握相对应的考点,如此,你就会在中西医结合执业及助理医师资格考试的考场上淡定自如。

　　最后,祝愿大家顺利通过本年度的中西医结合执业及助理医师资格考试!

昭昭医考

2019 年 1 月

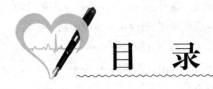

目 录

试 题 部 分

解 析 部 分

试 题 部 分

中医基础理论

第一单元 中医学理论体系的主要特征

1. [2010]中医学的基本特点是
   A. 整体观念
   B. 辨证论治
   C. 整体观念和辨证论治
   D. 理论实践结合
   E. 同病异治与异病同治

2. [2012]中医学的基本特点是
   A. 阴阳五行与藏象经络
   B. 整体观念和辨证论治
   C. 以五脏为主的整体观念
   D. 望闻问切与辨证论治
   E. 辨证求因与审因论治

3. [2012]中医学整体观念的内涵是
   A. 人体是一个有机的整体
   B. 自然界是一个整体
   C. 时令、晨昏与人体阴阳相应
   D. 五脏与六腑是一个有机整体
   E. 人体是一个有机整体,人与自然相统一

4. [2012]"天寒衣薄则为溺与气,天暑衣厚则为汗",说明的是
   A. 人体是一个有机整体
   B. 自然环境对人体生理的影响
   C. 社会环境对人体生理的影响
   D. 自然环境对人体病理的影响
   E. 社会环境对人体病理的影响

5. [2017]下列不属于整体观念内容的是
   A. 人体是一个有机整体
   B. 五脏一体观
   C. 形神一体观
   D. 人与自然环境的恒动性
   E. 人与社会环境的统一性

6. [2011]中医学认识疾病和治疗疾病的基本原则是
   A. 整体观念
   B. 辨证论治
   C. 辨病论治
   D. 标本论治
   E. 对症治疗

7. [2015]下列各项中,属于中医学理论体系主要特点的是
   A. 同病异治
   B. 辨病论治
   C. 标本论治
   D. 辨证论治
   E. 审因论治

8. [2017]论治过程的三个步骤是
   A. 望闻问切,辨病辨证,遣方用药
   B. 辨明病机,确立治则,遣方用药
   C. 因证立法,随法选方,据方施治
   D. 辨明病机,因证立法,据方施治
   E. 辨病辨证,随法选方,据方施治

9. [2006、2009]感冒治法有辛温解表和辛凉解表的不同,其理论依据是
   A. 同病异治
   B. 异病同治
   C. 辨病论治
   D. 同病同治
   E. 异病异治

10. [2012]同病异治的实质是
    A. 证同治异
    B. 证异治异
    C. 病同治异
    D. 证异治同
    E. 病同治同

11. [2012]证候不包括
    A. 四诊检查所得
    B. 内外致病因素
    C. 疾病的特征
    D. 疾病的性质
    E. 疾病的全过程

12. [2015]下列各项,属于证候的是
    A. 头痛如劈
    B. 阴虚火旺
    C. 肢冷腰痛
    D. 感冒咽痛
    E. 舌红发热

13. [2016]证的本质是
    A. 症状
    B. 体征
    C. 疾病

D. 病机

E. 证候

14～15 题共用选项

　　A. 疾病

　　B. 证候

　　C. 症状

　　D. 病症

　　E. 体征

14. [2015]机体阴阳失调后的一个完整的异常生命过程,指的是

15. [2015]疾病过程中某一阶段或某一类型的病理概括,指的是

16. [2011]中医学确定治法、处方遣药的依据是

　　A. 病种

　　B. 病名

　　C. 症状

　　D. 体征

　　E. 证候

17. [2016]疾病过程中某一阶段或某一类型的病理概括,指的是

　　A. 疾病

　　B. 证候

　　C. 症状

　　D. 病症

　　E. 体征

18. [2016]中医建立治则治法的主要依据是

　　A. 症状

　　B. 体征

　　C. 疾病

　　D. 病机

　　E. 证候

19. [2016]中医确立相应治疗原则和方法的依据是

　　A. 症状

　　B. 证候

　　C. 体征

　　D. 疾病

　　E. 病机

20. [2017]病人异常的主观感受或行为表现称为

　　A. 疾

　　B. 病

　　C. 症

　　D. 征

　　E. 证

第二单元　精气学说

1. [2014、2016]宇宙万物的共同构成本原是

　　A. 元气

　　B. 精气

　　C. 神气

　　D. 有形之气

　　E. 无形之气

2. [2016]天地万物相互联系的中介是

　　A. 元气

　　B. 精气

　　C. 神气

　　D. 有形之气

　　E. 无形之气

3. [2017]天地万物的中介是

　　A. 精气

　　B. 元气

　　C. 水气

　　D. 有形之气

　　E. 无形之气

4. [2017]构成宇宙本原的是

　　A. 元气

　　B. 精气

　　C. 神气

　　D. 有形之气

　　E. 无形之气

第三单元　阴阳学说

1. [2010]阴阳学说较准确的说法是

　　A. 中医的经典理论

　　B. 我国古代的一种哲学思想

　　C. 对立统一的世界观

　　D. 唯物论

　　E. 我国古代朴素的唯物论和辩证法思想

2. [2016]对自然界相互关联的某些事物或现象对立双方属性的概括

　　A. 阴阳

　　B. 五行

　　C. 精气

　　D. 藏象

　　E. 天地人

3. [2009]下列属阴的事物是

　　A. 浮脉

　　B. 面色鲜明

　　C. 下降

　　D. 背

E. 声高

4. [2013]下列属阳的事物是
   A. 青、白
   B. 晦暗
   C. 黄、赤
   D. 呼吸微弱
   E. 声音低怯

5. [2017]下列属阳的是
   A. 寒证
   B. 表证
   C. 里证
   D. 血虚证
   E. 精虚证

6. [2012]以昼夜分阴阳,则前半夜为
   A. 阴中之阳
   B. 阳中之阴
   C. 阳中之至阳
   D. 阴中之阴
   E. 阴中之至阴

7. [2014]以昼夜分阴阳,后半夜为
   A. 阴中之阳
   B. 阳中之阴
   C. 阴中之阴
   D. 阴中之阳
   E. 阴中之至阴

8. [2008、2015]依据阴阳学说将昼夜分阴阳,则上午是
   A. 阳中之阴
   B. 阳中之阳
   C. 阴中之阳
   D. 阴中之阳
   E. 阴中之至阴

9. [2016]秋季为
   A. 阴中之至阴
   B. 阴中之阴
   C. 阴中之阳
   D. 阳中之阳
   E. 阳中之阴

10. [2008]"动极者镇之以静,阴亢者胜之以阳",说明了阴阳之间的关系是
    A. 阴阳对立
    B. 阴阳互根
    C. 阴阳平衡
    D. 阴阳转化
    E. 阴阳制约

11. [2010]"孤阴不生,独阳不长"主要说明了阴阳关系的哪一方面?
    A. 对立

B. 互根
C. 消长
D. 转化
E. 动态平衡

12. [2012]"阴中求阳,阳中求阴"治法的理论依据是
    A. 阴阳协调平衡
    B. 阴阳对立制约
    C. 阴阳互根互用
    D. 阴阳相互转化
    E. 阴阳互为消长

13~14 题共用选项
    A. 互根互用
    B. 阴阳转化
    C. 阴阳消长
    D. 阴阳互藏
    E. 对立相反

13. [2015]阳虚日久,导致阴气化生不足,反映的阴阳关系是

14. [2015]统一体中的阴阳双方,每一方都包含有另一方的阴阳关系是

15. [2001]四时阴阳的消长变化,从冬至到立春为
    A. 阴消阳长
    B. 重阴必阳
    C. 阴长阳消
    D. 重阳必阴
    E. 由阳转阴

16. [2006、2012]下列各项,可用阴阳消长来解释的是
    A. 阳虚则寒
    B. 阳长阴消
    C. 寒者热之
    D. 阴损及阳
    E. 阴盛则阳病

17. [2012]"重阴必阳,重阳必阴"说明了阴阳之间的哪种关系?
    A. 相互交感
    B. 对立制约
    C. 互根互用
    D. 消长平衡
    E. 相互转化

18. [2013]"阴阳离决,精气乃绝"所反映的阴阳关系是
    A. 对立制约
    B. 互根互用
    C. 相互交感
    D. 消长平衡
    E. 相互转化

19. [2014]"重阴必阳"的理论依据是
    A. 阴阳交感
    B. 阴阳对立制约
    C. 阴阳转化
    D. 阴阳互根互用
    E. 阴阳消长

20. [2017]天地氤氲,万物化醇,是指
    A. 阴阳转化
    B. 阴阳互根
    C. 阴阳交感
    D. 阴阳消长
    E. 阴阳制约

21. [2017]"孤阴不生,孤阳不长"体现的是阴阳什
    么关系?
    A. 对立制约
    B. 互根互用
    C. 相互交感
    D. 消长平衡
    E. 相互转化

22. [2010、2017]言人身之脏腑中之阴阳,则肺被称
    之为
    A. 阴中之阳
    B. 阳中之阴
    C. 阴中之阴
    D. 阴中之至阴
    E. 阳中之阳

23. [2012、2016]言脏腑之阴阳,脾为
    A. 阴中之阳

B. 阴中之阴
C. 阴中之至阴
D. 阳中之阴
E. 阳中之阳

24. [2014]体表为阳,筋骨为
    A. 阴中之阳
    B. 阴中之阴
    C. 阴中之至阴
    D. 阳中之阴
    E. 阳中之阳

25. [2001、2003]阴中求阳的治法适用于
    A. 阴虚
    B. 阳虚
    C. 阴盛
    D. 阳盛
    E. 阴阳两虚

26. [2006]"壮水之主,以制阳光"的治法,最适于治
    A. 阴盛则寒之证
    B. 阴虚则热之证
    C. 阴盛伤阳之证
    D. 阴损及阳之证
    E. 阳损及阴之证

27. [2015]下列各项,适用于"阴虚则热"的是
    A. 热者寒之
    B. 阴病治阴
    C. 阳病治阴
    D. 阴中求阳
    E. 寒者热之

第四单元　五行学说

1. [2012]下列事物,不按五行相生顺序排列的是
   A. 呼、笑、歌、哭、呻
   B. 筋、脉、肉、皮毛、骨
   C. 青、赤、黄、白、黑
   D. 角、徵、商、宫、羽
   E. 酸、苦、甘、辛、咸

2. [2012]根据五行学说的内容,五体中的筋属于哪
   一行?
   A. 木
   B. 火
   C. 土
   D. 金
   E. 水

3~4题共用选项
   A. 酸
   B. 苦

C. 甘
D. 辛
E. 咸

3. [2013]五味的五行归类中属于"金"的味是

4. [2013]五味的五行归类中属于"水"的味是

5. [2013]五行中具有"曲直"特性的是
   A. 木
   B. 火
   C. 土
   D. 金
   E. 水

6. [2015]凡具有收敛、沉降作用的事物和现象,归
   属的五行是
   A. 木
   B. 火
   C. 土

D. 金

E. 水

7.［2016］具有润下特点的是

A. 木

B. 火

C. 土

D. 金

E. 水

8.［2016］下列属于木的是

A. 春

B. 夏

C. 秋

D. 冬

E. 长夏

9.［2016］具有"从革"特性的是

A. 木

B. 火

C. 土

D. 金

E. 水

10.［2005、2012］下列关于五行生克规律的表述，正确的是

A. 木为土之所胜

B. 木为水之子

C. 火为土之子

D. 水为火之所胜

E. 金为木之所胜

11.［2011］下列不符合五行生克规律的是

A. 水为木之母

B. 金为土之子

C. 火为土之母

D. 金为木之所胜

E. 水为火之所不胜

12.［2014］五行火的"所胜"是

A. 水

B. 木

C. 土

D. 金

E. 火

13.［2016］肺所胜的脏腑为

A. 木

B. 火

C. 土

D. 金

E. 水

14.［2017］根据五行相生规律确定的治法是

A. 抑木扶土

B. 培土生金

C. 佐金平木

D. 培土制水

E. 泻南补北

15.［2005］下列各项中，属于相乘传变的是

A. 肺病及肾

B. 肺病及心

C. 心病及肝

D. 肝病及肾

E. 脾病及肾

16.［2009］下列哪种说法是正确的？

A. 母气有余而乘其子

B. 子气有余而乘其母

C. 气有余而乘己所胜

D. 气有余而乘己所不胜

E. 气不及则己所侮而乘之

17.［2009、2010］见肝之病，知肝传脾的病机传变是

A. 木克土

B. 木乘土

C. 土侮木

D. 母病及子

E. 子病犯母

18～19 题共用选项

A. 肝病及心

B. 肝病及肾

C. 肝病及肺

D. 肝病及脾

E. 脾病及心

18.［2010］属五行相乘传变的是

19.［2010］属五行相侮传变的是

20.［2010、2013］"肝火犯肺"属于

A. 子病犯母

B. 相克

C. 相乘

D. 相侮

E. 母病及子

21～22 题共用选项

A. 相乘

B. 相侮

C. 相生

D. 相克

E. 制化

21.［2016］肝病及肺属

22.［2016］肝病及脾属

23.［2017］脾病及肾，体现的关系是

A. 相乘传变

B. 子病及母

C. 母病及子

D. 相侮传变

E. 母子同病

24. [2010]属于"母病及子"的脏病传变是
    A. 心病及脾
    B. 心病及肾
    C. 心病及肺
    D. 心病及肝
    E. 以上均非

25～26题共用选项
    A. 母病及子
    B. 子病及母
    C. 相乘传变
    D. 相侮传变
    E. 母子同病

25. [2014]脾病及肾,体现的关系是

26. [2014]土壅木郁,体现的关系是

27. [2015]心病及肝所属的五行传变是
    A. 相乘
    B. 相侮
    C. 母病及子
    D. 子病及母
    E. 相克

28. [2017]肝病影响到心
    A. 母病及子
    B. 子病及母
    C. 相乘传变
    D. 相侮传变
    E. 母子同病

29. [2006、2014]根据情志相胜法,可制约大怒的情志是
    A. 喜
    B. 思

C. 悲
D. 恐
E. 惊

30. [2009、2013]根据五行相生规律确定的治法是
    A. 抑木扶土
    B. 佐金平木
    C. 培土生金
    D. 壮水之主,以制阳光
    E. 泻南补北

31. [2010]主要体现以五行学说确立抑强扶弱兼用的治法是
    A. 抑木扶土法
    B. 佐金平木法
    C. 培土制水法
    D. 泻南补北法
    E. 阴中求阳法

32. [2013]根据五行相生规律确定的治法"培土生金"的理论依据是
    A. 五行相生
    B. 五行相克
    C. 五行相侮
    D. 母病及子
    E. 五行相乘

33～34题共用选项
    A. 益火补土
    B. 培土制水
    C. 抑木扶土
    D. 泻南补北
    E. 佐金平木

33. [2013]根据五行相生规律确定的治法是

34. [2013]清泻肝火以清肃肺气的治法是

第五单元　藏象学说(助理医师不考)

1. [2009]中医"藏象"的基本含义是
    A. 现代解剖学的概念
    B. 人体内脏的总称
    C. 脏腑组织的形象
    D. 藏于体内的脏腑及其表现于外的征象
    E. 脏腑的生理功能及其相互联系

第六单元　五　脏

1. [2010]下列除哪一项外均为五脏具有的共同特点?
    A. 实而不能满
    B. 藏精气而不泻
    C. 可行气于腑
    D. 实体性器官
    E. 病则多虚证

2. [2016]五脏的生理特点是
    A. 五脏病多虚证

B. 化生和贮藏精气
C. 传化物而不藏
D. 实而不能满
E. 中空而贮藏精气

3. [2012]六腑具有的共有特点是
    A. 藏精气而不泻,实而不能满
    B. 传化物而不藏,实而不能满
    C. 传化物而不藏,满而不能实
    D. 藏精气而不泻,满而不能实

E. 为实体性器官,病则多虚证

4. [2004]下列各项属心生理功能的是
   A. 主藏血
   B. 主神志
   C. 主运化
   D. 主统血
   E. 主疏泄

5. [2008]心为五脏六腑之大主的理论依据是
   A. 心主血
   B. 心主神志
   C. 心主思维
   D. 主魂魄
   E. 主意志

6. [2009]心为君主之官的理论依据是
   A. 心主血
   B. 心主神志
   C. 心主思维
   D. 主魂魄
   E. 主意志

7. [2010]心主神志最主要的物质基础是
   A. 津液
   B. 精液
   C. 血液
   D. 宗气
   E. 营气

8. [2011]心脏的正常搏动,主要依赖于
   A. 心神
   B. 心血
   C. 心阴
   D. 心阳
   E. 心气

9. [2012]具有主通明生理特性的脏是
   A. 心
   B. 肺
   C. 脾
   D. 肝
   E. 肾

10. [2016]心的主要生理功能是
    A. 主血脉
    B. 主疏泄
    C. 主运化
    D. 主统血
    E. 主藏血

11. [2016]下列各项,属心生理功能的是
    A. 主藏气
    B. 主藏神
    C. 主藏血
    D. 主藏精

E. 主藏津

12. [2017]心者,君主之官指的是
    A. 主藏气
    B. 主藏神
    C. 主藏血
    D. 主藏精
    E. 主藏津

13. [2009]下列各项,与肺主通调水道的功能最密切的是
    A. 气机的调节
    B. 肺朝百脉
    C. 肺主宣发和肃降
    D. 肺司呼吸
    E. 宗气的生成

14～15题共用选项
    A. 心
    B. 肺
    C. 脾
    D. 肝
    E. 肾

14. [2011]"气血生化之源"是指

15. [2011]"水之上源"是指

16. [2013]肺主气的功能与特性主要取决于
    A. 司呼吸
    B. 宗气的生成
    C. 全身气机的调节
    D. 肺朝百脉
    E. 肺主治节

17. [2015]下列各项,不属肺生理特性的是
    A. 肺为华盖
    B. 肺为娇脏
    C. 肺气宣发
    D. 肺气肃降
    E. 肺朝百脉

18. [2016]"水之上源"是指
    A. 心
    B. 肺
    C. 脾
    D. 肝
    E. 肾

19. [2017]肺的生理功能
    A. 统摄血液
    B. 助心行血
    C. 运化水谷
    D. 调畅气机
    E. 主司水液

20. [2010]导致津液输布障碍,水湿痰饮潴留的最主要因素是

A. 肺的宣发肃降失职
B. 脾的运化功能失健
C. 肝的疏泄功能失常
D. 肾的主水功能失调
E. 三焦疏通水道不利

21. [2011]与四肢强健与否关系密切的是
A. 肝的功能
B. 心的功能
C. 脾的功能
D. 肺的功能
E. 肾的功能

22～23题共用选项
A. 肝
B. 心
C. 脾
D. 肺
E. 肾

22. [2011]生痰之源是指
23. [2011]贮痰之器是指

24. [2015]被称为孤脏的是
A. 三焦
B. 脾
C. 心
D. 肾
E. 肝

25. [2016]关于脾的生理特性描述正确的是
A. 主藏血
B. 主统血
C. 主运化
D. 喜润恶燥
E. 脾气主升

26. [2017]与四肢肌肉壮实关系密切的脏腑机能是
A. 肾主骨
B. 肺主气
C. 肝主筋
D. 脾主运化
E. 心主血脉

27. [2009、2010]肝主疏泄的基本生理功能是
A. 调畅情志活动
B. 调畅全身气机
C. 促进脾胃运化
D. 促进血行和津液代谢
E. 调节月经和精液的排泄

28. [2011]在肝主疏泄的各种作用中,最根本的是
A. 调畅情志
B. 促进消化
C. 调畅气机
D. 调节血量

E. 疏通水道

29. [2011]《临证指南医案》所说具有"体阴而用阳"特点的脏是
A. 肝
B. 心
C. 脾
D. 肺
E. 肾

30. [2012]下列各项,不属于肝主疏泄功能的是
A. 调畅气机
B. 调畅情志
C. 促进骨骼发育
D. 促进脾胃的运化
E. 促进血液运行

31. [2016]下列不是肝主疏泄的表现是
A. 促进血液运行和津液代谢
B. 促进脾胃运化和胆汁分泌排泄
C. 调畅情志活动
D. 通调排精与排卵
E. 统摄气血津液

32. [2004]不属于肝藏血的是
A. 涵养肝气
B. 调节血量
C. 防止出血
D. 化生和濡养魂
E. 促进男子排精

33. [2009]"气之根"指的是
A. 肝
B. 心
C. 脾
D. 肺
E. 肾

34. [2012]"阴阳之根本"是指
A. 肝
B. 心
C. 脾
D. 肺
E. 肾

35. [2012]对全身水液的调节起着主宰作用的是
A. 胃的游溢精气
B. 肺的通调水道
C. 脾的运化水液
D. 肾的蒸腾气化
E. 肝的疏泄条达

36～37题共用选项
A. 肝
B. 心
C. 脾

D. 肺
E. 肾

36. [2012]主通调水道的脏是
37. [2012]主气化水液的脏是
38. 心与肺的关系主要表现在[2010]
   A. 气血互用方面
   B. 气机升降方面
   C. 血液运行方面
   D. 精神互养方面
   E. 化生气血方面
39. [2011]下列各项,与血液和神志关系最密切
   的是
   A. 心与肾
   B. 心与脾 C. 心与肺
   D. 心与肝
   E. 肝与肾

40～41 题共用选项
   A. 心
   B. 肝
   C. 脾
   D. 肺
   E. 肾
40. [2016]君主之官指的是
41. [2016]将军之官指的是

42～43 题共用选项
   A. 心、脾
   B. 肝、肺
   C. 脾、肾
   D. 心、肾
   E. 肝、肾
42. [2009、2014]"乙癸同源"的"乙癸"所指的脏是
43. [2009、2014]"水火既济"的"水火"所指的脏是
44. [2013]脏腑关系中"水火既济"指的是
   A. 肝与肾
   B. 心与肾
   C. 肝与脾
   D. 肺与脾
   E. 肺与肝

45～46 题共用选项
   A. 心
   B. 肝
   C. 脾
   D. 肺
   E. 肾
45. [2015]依据《内经》所述,具有主蛰守位生理特
   性的脏是
46. [2015]依据《内经》所述,被称为生之本的脏是
47. [2012]肺与肝的关系主要表现在

   A. 气血互用方面
   B. 气机升降方面
   C. 血液运行方面
   D. 精神互养方面
   E. 以上都不是

48. [2002]与气虚关系最密切的脏腑是
   A. 心、肺
   B. 肺、脾
   C. 肺、肾
   D. 脾、胃
   E. 肝、肺

49～50 题共用选项
   A. 心、肺
   B. 心、肝
   C. 肺、脾
   D. 肺、肝
   E. 肺、肾
49. [2000、2003、2004]与气的生成关系最密切的是
50. [2000、2003、2004]与呼吸运动关系最密切的是

51～52 题共用选项
   A. 肺与肾
   B. 肺与脾
   C. 肺与肝
   D. 肺与心
   E. 脾与肾
51. [2005]具有先后关系的两脏是
52. [2005]与呼吸关系密切的两脏是
53. [2011]肝藏血与脾统血的共同生理功能是
   A. 贮藏血液
   B. 调节血量
   C. 统摄血液
   D. 防止出血
   E. 化生血液
54. [2013]两脏的关系主要表现在水液代谢和呼吸
   运动方面的是
   A. 肺与脾
   B. 心与肾
   C. 肾与肺
   D. 肾与肝
   E. 肝与肺
55. [2015]五脏关系中,体现先天后天相互资生
   的是
   A. 肝与肾
   B. 脾与肾
   C. 心与肾
   D. 心与脾
   E. 肺与肾

56～57 题共用选项

A. 肝、肾
B. 肺、脾
C. 心、肺
D. 脾、肾
E. 肝、脾

56. [2016]与五更泄泻的形成关系最密切的两脏是

57. [2016]具有阴阳互滋互制关系的两脏是

58. [2010]在调节女子月经和男子排精方面有密切关系的两脏是
A. 心与脾
B. 肝与肾
C. 心与肾
D. 脾与肾
E. 肝与脾

59. [2015]下列各项,其关系表现为"精血同源"的是
A. 心与脾
B. 肝与肾
C. 肝与脾
D. 脾与肾
E. 心与肾

60. [2017]体现水火既济的脏腑是
A. 心与脾
B. 肝与肾
C. 肝与脾
D. 脾与肾
E. 心与肾

61. [2017]下列各项,不属表里关系的脏腑是
A. 肝与胆
B. 脾与胃
C. 肺与大肠
D. 肾与膀胱
E. 心与心包

62~63 题共用选项
A. 肝
B. 心
C. 脾
D. 肺
E. 肾

62. [2006]"气之本"指的是

63. [2006]"气之根"指的是

64~65 题共用选项
A. 心与肺
B. 心与肾
C. 脾与肾
D. 肝与肾
E. 肺与肾

64. [2015]上述各项,体现藏泄互用关系的两脏是

65. [2015]上述各项,体现水火既济关系的两脏是

66~67 题共用选项
A. 忧
B. 怒
C. 恐
D. 喜
E. 思

66. [2013]上述各项,属肝之志的是

67. [2013]上述各项,属脾之志的是

68. [2015]下列各项,与肝的关系最密切的是
A. 脉、目、肉
B. 唇、面、爪
C. 肌肉、皮毛、发
D. 脉、皮毛、面
E. 筋、目、爪

69~70 题共用选项
A. 脉
B. 皮
C. 肉
D. 筋
E. 骨

69. [2015]五体中与脾相合的是

70. [2015]五体中与肺相合的是

71~72 题共用选项
A. 肝
B. 心
C. 脾
D. 肺
E. 肾

71. [2015]脉痹日久,内舍的脏腑是

72. [2015]皮痹日久,内舍的脏腑是

73~74 题共用选项
A. 肝
B. 心
C. 脾
D. 肺
E. 肾

73. 五脏与五液的关系中,在液为涎的是

74. 五脏与五液的关系中,在液为唾的是

75. [2016]肺主五志中的
A. 神
B. 魂
C. 魄
D. 意
E. 志

76. [2017]五脏与五液的关系,与肺相应的液是
A. 涕
B. 汗

C. 唾

D. 泪

E. 津

77～78 题共用选项

A. 心

B. 肝

C. 脾

D. 肺

E. 肾

77. [2017]五脏与五志的关系中,在志为怒的是

78. [2017]五脏与五志的关系中,在志为恐的是

79. [2009]最容易导致阳虚和久病体虚的是哪个
季节?

A. 春

B. 夏

C. 秋

D. 冬

E. 长夏

80. [2016]肾主四季中的

A. 春

B. 夏

C. 秋

D. 冬

E. 长夏

81. [2017]脾对应的季节为

A. 春

B. 夏

C. 秋

D. 冬

E. 长夏

82. [2017]与肺相应的是

A. 春

B. 夏

C. 秋

D. 冬

E. 长夏

第七单元　六　腑

1. [2010、2012]被称为"中精之腑"的是

A. 脉

B. 骨

C. 胆

D. 胞宫

E. 脑

2. [2006、2010、2014]"太仓"所指的是

A. 三焦

B. 胃

C. 小肠

D. 脾

E. 大肠

3. [2011]胃的特性是

A. 喜燥

B. 喜满

C. 喜润

D. 喜升

E. 喜运

4. [2014]具有喜润恶燥特征的脏腑是

A. 肝

B. 肺

C. 脾

D. 胃

E. 大肠

5. [2016]下列各项,属胃的生理功能的是

A. 主运化水谷

B. 主受纳腐熟

C. 主受盛化物

D. 主泌别清浊

E. 主传输降浊

6. [2004]小肠的主要生理功能是

A. 主运化

B. 主通调水道

C. 主受纳

D. 主腐熟水谷

E. 主泌别清浊

7. [2010]被称为"受盛之官"的是

A. 胆

B. 胃

C. 小肠

D. 大肠

E. 膀胱

8. [2015]具有主液和泌别清浊作用的是

A. 肝胆

B. 脾胃

C. 大肠

D. 小肠

E. 膀胱

9. [2016]小肠的主要生理功能是

A. 主受盛和化物

B. 主通调水道

C. 主运化

D. 主受纳

E. 主腐熟水谷

10. [2006]大肠的主要生理功能是
    A. 受盛
    B. 传化糟粕
    C. 化物
    D. 泌别清浊
    E. 通行元气

11. [2006、2014]脏腑中有"主津"作用的是
    A. 脾
    B. 胃
    C. 大肠
    D. 小肠
    E. 三焦

12～13 题共用选项
    A. 主气
    B. 主液
    C. 主血
    D. 主津
    E. 主帅

12. [2015]上述各项,属小肠生理功能的是
13. [2015]上述各项,属大肠生理功能的是

14～15 题共用选项
    A. 主贮藏胆汁
    B. 主受纳水谷
    C. 主腐熟水谷
    D. 主受盛化物
    E. 主传化糟粕

14. [2013]上述各项,属于小肠生理机能的是
15. [2013]上述各项,属于大肠生理机能的是

16. [2005]被称为"州都之官"的是
    A. 胆
    B. 胃
    C. 大肠
    D. 三焦

E. 膀胱

17. [2004]津液输布的主要通道是
    A. 血府
    B. 经络
    C. 腠理
    D. 三焦
    F. 分肉

18. [2009、2012]被称为孤府的是
    A. 肾
    B. 膀胱
    C. 三焦
    D. 肺
    E. 心

19. [2010]三焦描述正确的是
    A. 传化糟粕
    B. 主泌别清浊
    C. 主水液代谢
    D. 主腐熟水谷
    E. 主受盛化物

20～21 题共用选项
    A. 脾
    B. 大肠
    C. 小肠
    D. 膀胱
    E. 三焦

20. [2016]州都之官
21. [2016]决渎之官
22. [2017]津液输布的主要通道是
    A. 血管
    B. 经络
    C. 三焦
    D. 腠理
    E. 胸中

第八单元　奇恒之腑

1. [2015、2016]元神之府指的是
    A. 心
    B. 肾
    C. 脑
    D. 头
    E. 肝

2. [2015]下列各项,不属奇恒之腑的是
    A. 脉
    B. 脑
    C. 骨
    D. 髓
    E. 筋

3. [2016]生理病理统归于心而分属于五脏的奇恒之腑是
    A. 脑
    B. 髓
    C. 骨
    D. 脉
    E. 胆

4. [2016]脑为
    A. 气海
    B. 髓海
    C. 血海
    D. 阳脉之海

E. 阴脉之海

5. [2009]下列属于子脏的是
  A. 外阴
  B. 阴道
  C. 子宫
  D. 处女膜
  E. 尿道

6. [2015]具有促进女子胞发育成熟的物质是
  A. 精血
  B. 天癸
  C. 肾气
  D. 肝血
  E. 肾阳

7. [2017]与女子胞关系密切的经脉是
  A. 心
  B. 肝

C. 脾
D. 肾
E. 冲任

8. [2005、2017]脏腑关系中,被称为"燥湿相济"的是
  A. 肺与大肠
  B. 肾与膀胱
  C. 心与肾
  D. 肺与肝
  E. 脾与胃

9. [2012、2014]气机升降出入的枢纽是
  A. 肝、肺
  B. 肺、肾
  C. 脾、胃
  D. 肝、胆
  E. 心、肾

第九单元　精、气、血、津液、神

1. [2010]中医精气神学说的"精"是指
  A. 先天之精
  B. 水谷之精
  C. 生殖之精
  D. 肾中所藏之精
  E. 气血之精

2. [2016]脏腑之精是指
  A. 先天之精
  B. 水谷之精
  C. 生殖之精
  D. 一身之精分藏于各脏腑的部分
  E. 气血之精

3. [2010]与毛发荣枯关系最密切
  A. 精与气
  B. 精与血
  C. 气与血
  D. 气与津
  E. 血与津

4. [2011]人体之精的功能不包括
  A. 濡养
  B. 繁衍
  C. 化神
  D. 防御
  E. 化气血

5. [2015]气的运动,指的是
  A. 气化
  B. 气脱
  C. 气机
  D. 气逆

E. 气陷

6~7题共用选项
  A. 推动功能
  B. 温煦功能
  C. 防御功能
  D. 固摄功能
  E. 气化功能

6. [2011、2013]易于外感病邪,是气的何种功能减弱?

7. [2011、2013]使血不溢出脉外而在脉中循行,是气的何种功能?

8. [2013]患者自汗,多尿,滑精,是因气的何种作用失常所致
  A. 推动功能
  B. 温煦功能
  C. 防御功能
  D. 固摄功能
  E. 气化功能

9. [2015]下列各项,与机体易感外邪的原因密切相关的是
  A. 气推动的功能减弱
  B. 气温煦的功能减弱
  C. 气营养的功能减弱
  D. 气固摄的功能减弱
  E. 气防御的功能减弱

10. [2016]下列气的生理功能,能控制汗液,唾液等液态物质分泌,排泄的是
  A. 推动作用
  B. 固摄作用

C. 防御作用
D. 气化作用
E. 中介作用

11. [2016]促进人体生长发育和生殖的是气的
   A. 推动作用
   B. 固摄作用
   C. 防御作用
   D. 气化作用
   E. 中介作用

12～13题共用选项
   A. 行呼吸
   B. 主生殖
   C. 防御外邪
   D. 化成血液
   E. 行血气

12. [2009]属于元气的生理功能是
13. [2009]属于营气的生理功能是
14. [2011]具有营养全身和化生血液作用的气是
   A. 元气
   B. 宗气
   C. 营气
   D. 卫气
   E. 脏腑之气

15. [2012]联结心和肺两脏使其功能协调平衡的中心环节是
   A. 元气
   B. 心气
   C. 肝气
   D. 肺气
   E. 宗气

16. [2013]水谷精微中的慓悍滑利部分所化生的气,指的是
   A. 真气
   B. 卫气
   C. 营气
   D. 元气
   E. 宗气

17. [2013]具有推动呼吸和血行功能的气是
   A. 心气
   B. 肺气
   C. 营气
   D. 卫气
   E. 宗气

18～19题共用选项
   A. 中气
   B. 宗气
   C. 营气
   D. 卫气
   E. 元气

18. [2015]与语言,呼吸,心搏强度有关的气是
19. [2014、2015]行于脉外具有慓疾滑利之性的气是

20～21题共用选项
   A. 中气
   B. 宗气
   C. 营气
   D. 卫气
   E. 元气

20. [2016]行于脉中有营养脏腑之性的气是
21. [2016]行于脉外具有慓疾滑利之性的气是

22～23题共用选项
   A. 心气
   B. 宗气
   C. 营气
   D. 卫气
   E. 元气

22. [2016]水谷之精气为
23. [2016]水谷之悍气为

24～25题共用选项
   A. 元气
   B. 宗气
   C. 营气
   D. 卫气
   E. 经气

24. [2015]行于脉中的是
25. [2015]行于脉外的是
26. [2011]血液的生成与何脏关系最密切?
   A. 肺
   B. 心
   C. 肝
   D. 脾
   E. 肾

27. [2013]下列各项,与血的化生没有直接关系的脏腑是
   A. 肝
   B. 脾
   C. 肾
   D. 心
   E. 肺

28. [2016]生成血液的基本物质是
   A. 肺之津
   B. 肝之阴
   C. 生殖之精
   D. 胃之津液
   E. 水谷之精

29. [2010]下列关于五脏与血液关系的叙述,错误

的是
- A. 肝主藏血
- B. 脾主统血
- C. 肾精化生血
- D. 肺气助心行血
- E. 心调节血流量

30. [2012]血的运行与何脏无直接关系?
- A. 心
- B. 肺
- C. 肝
- D. 脾
- E. 肾

31~32 题共用选项
- A. 肺
- B. 心
- C. 脾
- D. 肝
- E. 肾

31. [2016]推动血行的是
32. [2016]调节血量的是
33. [2016]关系表现在血液生成和血液运行方面的两脏是
- A. 肝与脾
- B. 脾与肾
- C. 心与肝
- D. 心与脾
- E. 心与肺

34~35 题共用选项
- A. 气
- B. 血
- C. 津
- D. 液
- E. 精

34. [2010]对孔窍起滋润作用的主要是
35. [2010]对关节起润泽和滑利作用的主要是
36. [2011]下列各项与津液的代谢关系最为密切的是
- A. 脾、胃、肾
- B. 心、脾、肾
- C. 肝、脾、肾
- D. 肺、脾、肾
- E. 肺、肝、肾

37. [2015]下列各项,不属津布散部位的是
- A. 皮肤
- B. 肌肉
- C. 孔窍
- D. 血脉
- E. 脑髓

38. [2016]与津液生成关系密切的脏腑是
- A. 脾,胃,小肠,大肠
- B. 肺,胃,三焦,大肠
- C. 胃,肾,小肠,大肠
- D. 心,肺,膀胱,小肠
- E. 脾,肺,小肠,膀胱

39. [2016]下列各项,属津布散部位的是
- A. 骨骼
- B. 脏腑
- C. 孔窍
- D. 髓
- E. 脑

40. [2010]中医精气神学说中"神"的含义是指
- A. 人体生命活动的主宰
- B. 人的精神意识
- C. 人体生命的基本物质
- D. 人体生命活动的动力
- E. 以上都不是

41. [2017]具有化神作用的是
- A. 脉
- B. 气
- C. 血
- D. 津
- E. 液体

42~43 题共用选项
- A. 气能生血
- B. 气能摄血
- C. 气能行血
- D. 血能载气
- E. 血能生气

42. [2006、2014]治疗血虚,常配伍补气药,其根据是
43. [2006、2014]气随血脱的生理基础是
44. [2009]"吐下之余,定无完气"的生理基础是
- A. 气能生津
- B. 气能行津
- C. 气能摄津
- D. 津能载气
- E. 津能生气

45. [2011、2013]治疗血行瘀滞,多配用补气、行气药,是由于
- A. 气能生血
- B. 气能行血
- C. 气能摄血
- D. 血能生气
- E. 血能载气

46. [2012]"津血同源"的理论依据是
- A. 同为营气化生

B. 同为元气化生

C. 同为宗气化生

D. 同为水谷精微化生

E. 同属阴液,生理功能相同

47~48题共用选项

A. 血能生津

B. 津能生血

C. 气能生血

D. 血能生气

E. 津能载气

47. [2012]血者不可发汗的说法根源于

48. [2012]汗出不刺血、放血的说法来源于

49. [2015]具有精血同源关系的是

A. 心与肺

B. 心与脾

C. 心与肝

D. 心与肾

E. 肝与肾

50. [2016]依据气能生血理论确立的治疗方法是

A. 治疗血虚常配用补气药

B. 治疗津虚常配用补气药

C. 治疗出血常配用补气药

D. 治疗血瘀常配用补气行气药

E. 治疗痰饮常配用补气行气药

51~52题共用选项

A. 心、肺

B. 心、脾

C. 心、肝

D. 心、肾

E. 肝、肾

51. [2016]体现人体精神互用的脏腑是

52. [2016]体现人体精血同源的脏腑是

53. [2016]气随津脱,说明

A. 血能生津

B. 津能生血

C. 气能生血

D. 血能生气

E. 津能载气

54. [2016]大失血导致气脱,体现了

A. 气能生血

B. 气能行血

C. 气能摄血

D. 血能生气

E. 血能载气

55. [2017]治疗血瘀加入补气药,体现了

A. 气能生血

B. 气能行血

C. 气能摄血

D. 血能生气

E. 血能载气

56~57题共用选项

A. 血能载气

B. 气能摄血

C. 气血摄津

D. 津血同源

E. 津能载血

56. [2017]"气随血脱"的依据

57. [2017]"夺血者无汗"的依据

第十单元 经络

1. [2015]所谓得气,体现的经络功能是

A. 沟通经络作用

B. 运输渗灌作用

C. 感应传导作用

D. 调节平衡作用

E. 运行气血作用

2. [2008]手三阳经的走向为

A. 从头走足

B. 足走腹

C. 从胸走手

D. 从手走头

E. 从手走足

3. [2000]在十二经脉走向中,足之三阴是

A. 从脏走手

B. 从头走足

C. 从足走胸

D. 从足走腹

E. 从手走头

4. [2002]手三阳经与足三阳经交接在

A. 四肢部

B. 肩胛部

C. 头面部

D. 胸部

E. 背部

5. [2015]同名手足阳经交接的部位是

A. 头面部

B. 肩项部

C. 四肢部

D. 颈项部

E. 肩胛部

6. [2016]手三阳经与足三阳经交接的部位是

A. 四肢部

B. 肩胛部
C. 头面部
D. 胸部
E. 背部

7. [2005]行于头部两侧的经脉是
　A. 太阳经
　B. 阳明经
　C. 少阳经
　D. 厥阴经
　E. 少阴经

8. [2009]循行于上肢内侧中线的经脉是
　A. 手太阳经
　B. 手少阳经
　C. 手厥阴经
　D. 手少阴经
　E. 手太阴经

9. [2008、2014]三焦经在上肢的循行部位是
　A. 外侧前缘
　B. 内侧中线
　C. 外侧后缘
　D. 内侧前缘
　E. 外侧中线

10～11 题共用选项
　A. 下肢外侧后缘
　B. 上肢内侧中线
　C. 下肢外侧前缘
　D. 上肢外侧中线
　E. 上肢内侧后缘

10. [2008]患者疼痛沿三焦经放散,其病变部位在

11. [2008]患者病发心绞痛,沿手少阴经放散,其病变部位在

12. [2002]按十二经脉的流注次序,小肠经流注于
　A. 膀胱经
　B. 胆经
　C. 三焦经
　D. 心经
　E. 胃经

13. [2014]按十二经脉的流注次序,肝经向下流注的经脉是
　A. 膀胱经
　B. 胆经
　C. 三焦经
　D. 心经
　E. 肺经

14. [2009]手阳明大肠经在何处交于何经?
　A. 在鼻翼旁交于足阳明胃经
　B. 在拇指端交于手太阴肺经
　C. 在小指端交于手太阳小肠经

D. 在无名指端交于手少阳三焦经
E. 在足大趾端交于足太阴脾经

15. [2009]足厥阴肝经与足太阴脾经循行交叉,变换前的位置,是在
　A. 外踝上 8 寸处
　B. 内踝上 2 寸处
　C. 内踝上 3 寸处
　D. 内踝上 5 寸处
　E. 内踝上 8 寸处

16. [2016]与足太阳经相表里的经脉是
　A. 足太阳经
　B. 足少阴经
　C. 足少阳经
　D. 足厥阴经
　E. 足太阴经

17～18 题共用选项
　A. 从胸走手
　B. 从手走头
　C. 从头走足
　D. 从足走腹
　E. 从腹走头

17. [2017]手三阳经的走向规律是

18. [2017]足三阴经的走向规律是

19. [2017]分布于上肢内侧中线的是
　A. 手厥阴经
　B. 手太阳经
　C. 足少阳胆经
　D. 手阳明经
　E. 足阳明经

20. [2006]被称为"十二经之海"的是
　A. 督脉
　B. 任脉
　C. 冲脉
　D. 带脉
　E. 阴维脉

21～22 题共用选项
　A. 督脉
　B. 任脉
　C. 冲脉
　D. 带脉
　E. 维脉

21. [2006,2010]与女子妊娠关系密切,主胞胎的是

22. [2010]与妇女月经关系密切的是

23. [2012]在奇经八脉中,其循环多次与手足三阳经及阳维脉交会的是
　A. 冲脉
　B. 任脉
　C. 督脉

D. 阴维脉

E. 阳维脉

24. [2016]循行于人体腹面正中线,具有调节阴经
气血作用的经脉是

A. 任脉

B. 冲脉

C. 督脉

D. 带脉

E. 阳维脉

25. [2016]一身阴脉之海是

A. 督脉

B. 任脉

C. 冲脉

D. 带脉

E. 维脉

26. [2016]经别的生理机能

A. 加强了十二经脉中相为表里的两条经脉在
体表的联系

B. 加强人体前、后、侧面统一联系,统帅其他
络脉

C. 渗灌气血以濡养全身

D. 加强了体表与体内、四肢与躯干的向心性
联系

E. 约束骨骼、主司关节运动

27. [2016]经络中具有约束骨骼,屈伸关节功能
的是

A. 经别

B. 经筋

C. 别络

D. 皮部

E. 带脉

第十一单元　体　质

1. [2016]下列各项,决定着个体对某些病因易感性
的是

A. 体质

B. 居处

C. 气候

D. 年龄

E. 性别

2. [2017]决定体质差异的根本是

A. 精的多少

B. 气的充盈

C. 血的充盈

D. 津液充足

E. 水谷精微

第十二单元　病　因

1. [2010]不属于六淫的共同致病特点的是

A. 外感性

B. 地域性

C. 传染性

D. 季节性

E. 相兼性

2. [2013]下列各项,其致病多与季节气候、区域环
境有关的是

A. 七情内伤

B. 饮食失宜

C. 六淫

D. 跌仆外伤

E. 劳逸失度

3. [2015]下列各项,不属六淫共同致病特点的是

A. 季节性

B. 相兼性

C. 外感性

D. 流行性

E. 地域性

4. [2009、2011]六淫之中只有外感而无内生的邪

气是

A. 风

B. 寒

C. 暑

D. 湿

E. 火

5. [2011、2013]最易导致疼痛的外邪是

A. 风

B. 寒

C. 暑

D. 燥

E. 湿

6. [2012]患者突发皮肤瘙痒,红疹发无定处,此起
彼伏,是因感受哪种邪气引起?

A. 寒

B. 湿

C. 火

D. 暑

E. 风

7～8 题共用选项

A. 小腹胀痛
B. 下肢水肿
C. 大便黏滞不爽
D. 头身困重
E. 脘痞腹胀

7. [2013]由于湿性重浊,其致病可出现的症状是
8. [2013]由于湿性黏滞,其致病可出现的症状是
9. [2015]下列各项,易阻遏气机的外邪是
A. 风邪
B. 火邪
C. 湿邪
D. 寒邪
E. 暑邪

10～11 题共用选项
A. 湿邪
B. 燥邪
C. 风邪
D. 寒邪
E. 火邪

10. [2015]上述各项,其性燔灼趋上的是
11. [2015]上述各项,其性重浊趋下的是
12. [2016]导致疾病常致疼痛的邪气是
A. 风邪
B. 寒邪
C. 湿邪
D. 燥邪
E. 火邪

13. [2016]常见他邪伤人的邪气是
A. 风邪
B. 寒邪
C. 湿邪
D. 燥邪
E. 暑邪

14. [2016]六淫之中引起疼痛的邪气是
A. 风邪
B. 寒邪
C. 湿邪
D. 燥邪
E. 热邪

15. [2017]寒邪伤人,导致毛发腠理闭塞,筋脉挛急的理论依据是
A. 寒性收引
B. 寒性主痛
C. 寒易伤气
D. 寒性凝滞
E. 寒易伤阳

16～17 题共用选项
A. 心烦脉洪

B. 气短乏力
C. 四肢困倦
D. 尿赤短少
E. 头昏目眩

16. [2016]暑性炎热,故致病可出现的症状是
17. [2016]暑性挟湿,故致病可出现的症状是

18～19 题共用选项
A. 风邪
B. 寒邪
C. 湿邪
D. 燥邪
E. 热邪

18. [2016]易困脾的是
19. [2016]易伤肺的是

20～21 题共用选项
A. 风性开泄
B. 风性善行而数变
C. 风性主动
D. 风为百病之长
E. 易袭阳位

20. [2016]疼痛游走不定体现了风邪致病的特点是
21. [2016]风邪易导致抽搐、眩晕,体现了风邪致病的特点是

22～23 题共用选项
A. 风邪
B. 寒邪
C. 湿邪
D. 暑邪
E. 燥邪

22. [2016]易袭身体下部的是
23. [2016]易导致汗出口渴脉浮的是

24～25 题共用选项
A. 风邪
B. 寒邪
C. 湿邪
D. 暑邪
E. 燥邪

24. [2017]反复发作,病势缠绵的是
25. [2017]发病急,传变迅速的是

26～27 题共用选项
A. 气上
B. 气下
C. 气结
D. 气消
E. 气乱

26. [2006、2010]过度思虑可导致的是
27. [2006、2010]过度恐惧可导致的是
28. [2015]大怒易损伤的脏腑是

A. 心

B. 肺

C. 肾

D. 肝

E. 脾

29. [2016]下列描述正确的是

A. 思则气上

B. 思则气下

C. 思则气结

D. 思则气消

E. 思则气乱

30～31题共用选项

A. 惊

B. 怒

C. 喜

D. 恐

E. 悲

30. [2016]七情内伤,易伤肺的是

31. [2016]七情内伤,易伤肾的是

32～33题共用选项

A. 惊

B. 怒

C. 喜

D. 思

E. 悲

32. [2016]七情中,伤肺的是

33. [2016]七情中,伤脾的是

34. [2017]下列各项,最易损伤心肝脾三脏的是

A. 六淫

B. 疠气

C. 七情内伤

D. 劳逸失度

E. 饮食失宜

35. [2017]多种情志交织易伤

A. 肺脾肾

B. 心肝肾

C. 心肝脾

D. 肝脾肾

E. 心肺脾

36. [2006]具有"病位固定,病证繁多"特点的病邪

A. 结石

B. 积食

C. 风邪

D. 痰饮

E. 瘀血

37. [2010]以下各项,不是瘀血常见症状的是

A. 肿块

B. 胀痛

C. 出血

D. 唇甲青紫

E. 肌肤甲错

38. [2010]瘀血所致疼痛的特点是

A. 胀痛

B. 窜痛

C. 灼痛

D. 刺痛

E. 重病

39. [2016]下列不是造成瘀血的成因是

A. 气滞

B. 气结

C. 气逆

D. 气陷

E. 气闭

40. [2017]下列各项不属于瘀血致病特点的是

A. 易与阻滞气机

B. 影响血脉运行

C. 影响新血生成

D. 痛处相对固定

E. 易于蒙蔽心神

41. [2017]患者腹部见青紫色包块,质硬,固定不移,刺痛拒按,夜间痛甚,其病因是

A. 火邪

B. 结石

C. 湿邪

D. 瘀血

E. 痰饮

42～43题共用选项

A. 六淫

B. 疠气

C. 痰饮

D. 七情内伤

E. 劳逸失度

42. [2017]上述各项,其致病特点为"一气一病,症状相似"的是

43. [2017]上述各项,其致病特点为"致病广泛,变幻多端"的是

44. [2000、2003]《素问·五藏生成》说:多食辛,则

A. 肉胝皱而唇揭

B. 筋急而爪枯

C. 骨痛而发落

D. 脉凝泣而变色

E. 皮槁而毛拔

45. [2001、2003]下列关于劳逸损伤与疾病发生关系的叙述,错误的是

A. 久视伤血

B. 久坐伤肉

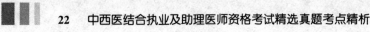

C. 久立伤骨

D. 久思伤心

E. 久行伤筋

46. [2014]依据《素问·宣明五气》理论,久卧易伤及的是

A. 气

B. 血

C. 肉

D. 精

E. 筋

第十三单元　发　病

1. [2010]疾病的发生归结到一点,就是人体

A. 感受外邪

B. 阴阳失调

C. 先天禀赋不足

D. 正气虚衰

E. 生理功能衰减

2. [2011]疾病发生的内在因素是

A. 邪气

B. 正气不足

C. 邪正相搏

D. 体质

E. 精神状态

3. [2016]导致疾病发生的关键因素是

A. 邪气偏盛

B. 正气不足

C. 邪胜正衰

D. 正胜邪退

E. 邪正相持

4. [2009]发病的重要条件是

A. 邪气偏盛

B. 正气不足

C. 邪盛正衰

D. 正虚邪恋

E. 正盛邪恋

5. [2017]疾病发生的内在因素是

A. 邪气

B. 正气不足

C. 邪正相搏

D. 体质

E. 精神状态

6~7题共用选项

A. 体质因素

B. 精神刺激

C. 工作环境

D. 气候因素

E. 精神状态

6. [2010]"恬淡虚无,真气从之。精神内守,病安从来"指出与防病关系密切的因素是

7. [2010]"肉不坚,腠理疏,则善病风"指出与发病关系密切的因素是

8. [2011]下列各项,可导致感邪即发的因素是

A. 情志剧变

B. 感受湿邪

C. 邪气内伏

D. 气营两伤

E. 食积内伤

9. [2011]肝阳上亢所致的中风,所属发病类型是

A. 感邪即发

B. 徐发

C. 伏而后发

D. 继发

E. 复发

10. [2014]温毒邪盛感而爆发是

A. 猝发

B. 徐发

C. 伏而后发

D. 继发

E. 复发

11. [2016]小儿由食积发展为疳积,体现了中医发病的

A. 猝发

B. 徐发

C. 伏而后发

D. 继发

E. 复发

12. [2016]感受邪气后并不立即发病,病邪在体内潜伏一段时间,或在诱因的作用下,过时而发

A. 感邪即发

B. 徐发

C. 伏而后发

D. 继发

E. 复发

13. [2017]"冬伤于寒,春必病温"属于

A. 感邪即发

B. 徐发

C. 伏而后发

D. 继发

E. 复发

14. [2017]破伤风、狂犬病的发病类型是

A. 徐发

B. 继发
C. 复发

D. 感邪即发
E. 伏而后发

第十四单元　病　机

1. [2011]"大实有羸状"的病机是
   A. 阴虚邪恋,余热不退
   B. 内生五邪兼正气不足
   C. 邪气侵袭,伤及营卫气血
   D. 邪实正虚,正气无力祛除病邪
   E. 实邪结聚于里,气血不能畅达于外

2~3题共用选项
   A. 正胜邪退
   B. 邪去正虚
   C. 邪盛正衰
   D. 邪正相持
   E. 正虚邪恋

2. [2015]疾病治疗及时,趋于好转痊愈的病机是
3. [2015]疾病后期遗留某些后遗症的主要病机是

4~5题共用选项
   A. 真虚假实
   B. 真实假虚
   C. 虚中夹实
   D. 实中夹虚
   E. 因实致虚

4. [2016]大实有羸状
5. [2016]至虚有盛候

6~7题共用选项
   A. 实中夹虚
   B. 虚中夹实
   C. 真实假虚
   D. 真虚假实
   E. 虚实变化

6. [2016]热结胃肠而泻下稀水臭秽体现
7. [2016]口渴反不欲饮水体现

8~9题共用选项
   A. 真虚假实
   B. 真实假虚
   C. 虚中夹实
   D. 实中夹虚
   E. 因虚致实

8. [2017]瘀血内阻致崩漏下血的病机是
9. [2017]脾气虚弱致脘腹胀满的病机是

10~11题共用选项
   A. 实热
   B. 实寒
   C. 虚热
   D. 虚寒

E. 真寒假热

10. [2006]阴偏衰所形成的病理变化是
11. [2006]阴偏盛所形成的病理变化是
12. [2015]以下病机中以阴阳失调来阐释真寒假热或真热假寒的是
    A. 阴阳离决
    B. 阴阳偏盛
    C. 阴阳偏衰
    D. 阴阳格拒
    E. 阴阳互损

13. [2015]以下病机中以阴阳失调来阐释实热或实寒的是
    A. 阴阳离决
    B. 阴阳偏盛
    C. 阴阳偏衰
    D. 阴阳格拒
    E. 阴阳互损

14. [2001]患者患病,畏寒喜暖,形寒、肢冷、面色㿠白,蜷卧神疲,小便清长,下利清谷,偶见小腿浮肿,按之凹陷如泥,舌淡,脉迟。其病机是
    A. 阳气亡失
    B. 阳盛格阴
    C. 阳损及阴
    D. 阳气偏衰
    E. 阳盛耗阴

15. [2005]导致虚热证的病理变化是
    A. 阳偏衰
    B. 阴偏衰
    C. 阳偏盛
    D. 阴偏盛
    E. 阳盛格阴

16. [2013]适用于阴阳中任何一方发生虚损不足病变的治则是
    A. 损益兼用
    B. 阴阳两补
    C. 益火之源
    D. 损其有余
    E. 补其不足

17~18题共用选项
    A. 心
    B. 肺
    C. 脾
    D. 肝

E. 肾

17. [2013]气陷病变多见于

18. [2013]阴阳互损病变多与哪脏阴阳亏损密切相关?

19. [2014]易发阴阳互损的脏是
    A. 心
    B. 肝
    C. 脾
    D. 肺
    E. 肾

20. [2012]邪热内盛,出现寒象的病机是
    A. 阴胜则寒
    B. 阴损及阳
    C. 阳虚则寒
    D. 阴盛格阳
    E. 阳盛格阴

21. [2017]真寒假热的病机
    A. 阴胜则寒
    B. 阴损及阳
    C. 阳虚则寒
    D. 阴盛格阳
    E. 阳盛格阴

22. [2011]下列各项,不属亡阴病理表现的是
    A. 脉微欲绝
    B. 烦躁不安
    C. 心悸气喘
    D. 脉数疾躁动
    E. 手足虽温而大汗不止

23. [2011]气出入受阻,突然昏厥的病理变化为
    A. 气虚
    B. 气滞
    C. 气逆
    D. 气闭
    E. 气脱

24. [2011]下列不属于气虚证的表现是
    A. 脉虚无力
    B. 畏寒肢冷
    C. 头晕目眩
    D. 少气懒言
    E. 神疲乏力

25. [2012]气闭或气脱的病机,主要是指
    A. 元气耗损,脏腑功能衰退,抗病力下降
    B. 气机不畅,流通受阻,脏腑经络功能障碍
    C. 气机升降失常,脏腑之气逆上
    D. 气虚无力升举,脏腑位置下垂
    E. 气出入异常,或闭阻,或外散障碍

26～27 题共用选项
    A. 气滞血瘀

    B. 气不摄血
    C. 气随血脱
    D. 气血两虚
    E. 气虚血瘀

26. [2006]上述各项,与肝失疏泄关系最密切的是

27. [2006]上述各项,与脾不统血关系最密切的是

28～29 题共用选项
    A. 气血两虚
    B. 气血失和
    C. 气滞血瘀
    D. 气不摄血
    E. 气随血脱

28. [2010]两胁胀痛,舌紫暗及瘀斑,其病机是

29. [2010]气短乏力,兼见月经量多,其病机是

30～31 题共用选项
    A. 气滞
    B. 气逆
    C. 气陷
    D. 气闭
    E. 气脱

30. [2016]上述各项,以突然昏厥、不省人事为特点的病理变化是

31. [2016]上述各项,以全身机能突然衰竭为特点的病理变化是

32～33 题共用选项
    A. 气滞
    B. 气逆
    C. 气陷
    D. 气闭
    E. 气脱

32. [2016]气升之太过,或降之不及的是

33. [2016]气降之太过,或升之不及的是

34. [2000]形成寒从中生的原因,主要是
    A. 心肾阳虚,温煦气化无力
    B. 肺肾阳虚,温煦气化失常
    C. 脾肾阳虚,温煦气化失司
    D. 肝肾阳虚,温煦气化失职
    E. 胃肾阳虚,温煦气化无力

35～36 题共用选项
    A. 风气内动
    B. 寒从中生
    C. 湿浊内生
    D. 津伤化燥
    E. 火热内生

35. [2003]久病累及脾肾,以致脾肾阳虚,温煦气化失司,可以形成

36. [2003]邪热炽盛,煎灼津液,伤及营血,燔灼肝经,可以形成

37. [2000、2002、2005]下列关于火热内生机理的叙述,错误的是
    A. 气有余便是火
    B. 邪郁化火
    C. 五志过极化火
    D. 精亏血少,阴虚阳亢
    E. 外感暑热阳邪

38. [2011]手足蠕动的病机是
    A. 热极生风
    B. 血虚生风
    C. 阴虚风动
    D. 肝阳化风
    E. 寒凝筋脉

39~40 题共用选项
    A. 内湿
    B. 内燥
    C. 内火
    D. 内风
    E. 内寒

39. [2013]阳气虚衰,温煦气化功能减退导致的病理状态是

40. [2013]脾气运化水液功能障碍,引起湿浊停滞导致的病理状态是

41. [2015]"内风"产生的机理是
    A. 体内气机之逆乱
    B. 体内阳气之变动
    C. 体内阴血之不足
    D. 体内筋脉之失养
    E. 体内络脉之失濡

42. [2015]阴虚风动的病因是
    A. 生血不足或失血过多
    B. 久病耗血或年老精亏
    C. 产后恶露日久不净
    D. 热病后期,阴津亏损

43. [2015]内寒病机多见于
    A. 心肝肾
    B. 心脾肾
    C. 肝脾肾
    D. 肺胃肾
    E. 肺肝脾

44. [2016]下列与内寒形成关系密切的脏腑是
    A. 心肝肾
    B. 心脾肾
    C. 肝脾肾
    D. 肺胃肾
    E. 肺肝脾

45. [2008]下列关于津枯血燥形成原因的叙述,错误的是
    A. 高热伤津
    B. 烧伤耗津
    C. 失血脱液
    D. 痰瘀阻津
    E. 阴虚痨热

46. [2010]患者曾发高热,热退而见口鼻、皮肤干燥,唇舌干燥,舌紫绛边有瘀斑、瘀点。其病机是
    A. 津液不足
    B. 津亏血瘀
    C. 津枯血燥
    D. 津停气阻
    E. 气阴两亏

47. [2016]下列内伤疾病的传变过程不包括
    A. 脏与脏传变
    B. 脏与腑传变
    C. 腑与腑传变
    D. 卫气营血传变
    E. 形脏内外传变

第十五单元　防治原则

1. [2016]下列各项,属未病先防的预防措施是
    A. 增强正气和慎避邪气
    B. 增强正气和控制病传
    C. 早期诊断与早期治疗
    D. 早期诊治和防止传变
    E. 先安未受邪之地

2. [2012]用寒凉的药物治疗热性病的治法是
    A. 寒者热之
    B. 热者寒之
    C. 阴中求阳
    D. 阳中求阴

    E. 热因热用

3. [2013]下列各项,属逆治的是
    A. 通因通用
    B. 阴中求阳
    C. 用寒远寒
    D. 虚则补之
    E. 热因热用

4~5 题共用选项
    A. 表热证
    B. 虚热证
    C. 假热证

D. 里热证

E. 实热证

4. [2013]阳中求阴有治法用于治疗

5. [2013]热因热用的治法用于治疗

6. [2014]"通因通用"适用于治疗的病证是

　A. 实证

　B. 虚证

　C. 虚实错杂

　D. 真虚假实证

　E. 真实假虚证

7. [2015]可用寒因寒用法治疗的证候是

　A. 实寒证

　B. 虚寒证

　C. 真热假寒证

　D. 真寒假热证

　E. 寒热错杂证

8～9 题共用选项

　A. 寒者热之

　B. 急则治标

　C. 热因热用

　D. 标本兼治

　E. 缓则治本

8. [2016]能体现正治的是

9. [2016]能体现从治的是

10. [2017]真寒假热证适合采用的治则是

　A. 急则治标

　B. 缓则治本

　C. 热因热用

　D. 寒因寒用

　E. 标本兼治

11. [2013]"益火之源,以消阴翳"治法最适用于

　A. 阴盛则寒之证

　B. 阳虚则寒之证

　C. 阴盛则阳之证

　D. 阴损及阳之证

　E. 以上都不是

12. [2014]用补益药物治疗具有闭塞不通症状的虚证,其治则为

　A. 实则泻之

　B. 虚则补之

　C. 通因通用

　D. 寒因寒用

　E. 攻补兼施

13～14 题共用选项

　A. 寒者热之

B. 热者寒之

C. 寒因寒用

D. 阴病治阳

E. 阳病治阴

13. [2016]阳虚证的治法是

14. [2016]阴虚证的治法是

15～16 题共用选项

　A. 辛凉

　B. 辛温

　C. 温热

　D. 辛热

　E. 苦寒

15. [2016]阳证禁用

16. [2016]阴证禁用

17. [2017]下列各项,可用"阴中求阳"治疗的是

　A. 实寒证

　B. 实热证

　C. 虚寒证

　D. 虚热证

　E. 真热寒证

18. [2010、2012]扶正祛邪同时并用的原则是

　A. 先扶正后祛邪

　B. 扶正祛邪并重

　C. 以扶正为主,兼顾祛邪

　D. 扶正不留邪,祛邪不伤正

　E. 先祛邪后扶正

19～20 题共用选项

　A. 扶正

　B. 祛邪

　C. 先扶正后祛邪

　D. 先祛邪后扶正

　E. 扶正与祛邪同用

19. [2013]正虚而邪不盛,其治则是

20. [2013]正虚邪实,其治则是

21. [2016]正虚为主,且机体不耐受攻伐者应采取的治则是

　A. 先祛邪后扶正

　B. 扶正祛邪并重

　C. 以扶正为主,兼顾祛邪

　D. 扶正不留邪,祛邪不伤正

　E. 先扶正后祛邪

22. [2017]用寒远寒,用热远热,属于

　A. 因病制宜

　B. 因地制宜

　C. 因人制宜

D. 因证制空

E. 因时制宜

23. [2005]少年慎补,老年慎泻,属于

　　A. 因人制宜

B. 因时制宜

C. 因病制宜

D. 因证制宜

E. 因地制宜

第十六单元　养生与寿夭

1. [2017]不属于养生原则的是

　　A. 顺应自然

　　B. 形神兼养

C. 调养脾胃

D. 因人而异

E. 未病先防

第一单元 望 诊

1. [2010、2012]望神重点是观察
   A. 面色
   B. 神情
   C. 两目
   D. 形体
   E. 姿态

2. [2015]得神的面色特征是
   A. 面色荣润,含蓄不露
   B. 面色少华,暗淡不荣
   C. 面色无华,晦暗暴露
   D. 面似有华,泛红如妆
   E. 面色无华,青如草兹

3. [2009、2010、2013]患者目光无彩,瞳神呆滞,面色晦暗,神情萎靡,身体沉重,反应迟钝,语声断续,意识蒙眬。其诊断是
   A. 得神
   B. 失神
   C. 心阳不足
   D. 少神
   E. 心阴虚

4. [2013]下列各项不属假神常见临床表现的是
   A. 久病面色无华,突然两颧泛红如妆
   B. 原本神昏不清,突然神识似清
   C. 久病本无食欲,突然索食能实
   D. 原本精神尚可,逐渐萎靡不振
   E. 原本目无光彩,突然目光转亮

5. [2016]危重病人突然出现神清多语、两颧泛红如妆、意欲进食,其诊断是
   A. 神乱
   B. 少神
   C. 失神
   D. 假神
   E. 得神

6. [2016]病人表现为精神萎靡,反应迟钝,面色晦暗无华,目无光彩,其诊断是
   A. 失神
   B. 得神
   C. 假神
   D. 少神
   E. 神乱

7. [2015]狂躁妄动,胡言乱语,打人毁物,不避亲疏的临床意义是
   A. 痰气郁结,蒙蔽心神
   B. 肝火夹痰,上蒙清窍
   C. 心气大虚,心神散乱
   D. 气郁化火,痰火扰神
   E. 心胆气虚,心神失养

8. [2011]下列各项,属常色的是
   A. 枯槁晦暗
   B. 鲜明暴露
   C. 明润而不应时应位
   D. 红黄隐隐,荣润光泽
   E. 独呈黄色而无血色相间

9. [2009]湿热熏蒸的面色是
   A. 黄而鲜明
   B. 黄如烟熏
   C. 苍黄
   D. 淡黄消瘦
   E. 淡黄浮肿

10. [2011]实热证的面色是
    A. 满面通红
    B. 两颧潮红
    C. 面色青灰
    D. 面红如妆
    E. 面黄带晦

11. [2013]面色黄而虚浮,多见于
    A. 寒湿郁滞
    B. 湿热交蒸
    C. 脾虚湿蕴
    D. 气血两虚
    E. 以上都不

12. [2015]肾虚水泛的面色特征是
    A. 面色暗淡
    B. 面黑干焦
    C. 眼眶周围色黑
    D. 面色黧黑
    E. 面色晦暗如烟熏

13. [2016]下列各项,不属青色所主病证的是
    A. 寒证
    B. 惊风

C. 血瘀
D. 疼痛
E. 热证

14. [2015]《素问·刺热》面部分候法,以额部候
    A. 心
    B. 肺
    C. 肝
    D. 肾
    E. 脾

15. [2016]按《素问·刺热》面部分候法,候脾的部位是
    A. 额部
    B. 鼻部
    C. 左颊
    D. 右颊
    E. 颧部

16～17题共用选项
    A. 心
    B. 肺
    C. 肝
    D. 肾
    E. 脾

16. [2017]按《灵枢·五色》面部名称及所候脏腑,山根对应的脏腑是

17. [2017]按《素问·刺热》面部分候法,以额部候

18～19题共用选项
    A. 面色淡黄枯槁
    B. 面色淡黄虚浮
    C. 面黑而干焦
    D. 面黄而晦暗
    E. 面色口唇青紫

18. [2017]寒湿瘀滞可见的面色是

19. [2017]脾虚湿盛可见的面色是

20～21题共用选项
    A. 满面通红
    B. 浮红如妆
    C. 面色紫黯
    D. 面呈青色
    E. 面呈黑色

20. [2017]真寒假热的面色是

21. [2017]真热假寒的面色是

22. [2014]头发成斑片状脱落的原因是
    A. 肾精亏损
    B. 气血两虚
    C. 久病体弱
    D. 血虚受风
    E. 血热化燥

23. [2015]头皮瘙痒,多脂多屑,头发脱落,其临床

意义是
    A. 肾精亏损
    B. 血虚受风
    C. 肝经风热
    D. 血热化燥
    E. 脾胃蕴热

24. [2009、2012]肝风内动的目态是
    A. 瞳孔散大
    B. 目睛凝视
    C. 昏睡露睛
    D. 双睑下垂
    E. 瞳孔缩小

25. [2012]在"五轮学说"中,黑睛为
    A. 血轮
    B. 气轮
    C. 水轮
    D. 肉轮
    E. 风轮

26. [2013、2016、2017]在目的脏腑分属中,白睛所属的是
    A. 肺
    B. 肾
    C. 肝
    D. 心
    E. 脾

27. [2015]目之两眦赤痛的临床意义是
    A. 脾有湿热
    B. 心火上炎
    C. 肝经风热
    D. 肝胆湿热
    E. 肝经火热

28. [2009]下列各项,与牙齿干燥如枯骨关系最密切的是
    A. 热盛伤津
    B. 阳明热盛
    C. 胃阴不足
    D. 肾阴枯涸
    E. 肺阴亏虚

29～30题共用选项
    A. 咽部溃烂,分散表浅
    B. 咽部溃烂成片或四陷
    C. 咽部溃腐日久,周围苍白
    D. 咽部溃烂,其上所附白腐松厚
    E. 咽部溃烂,其上所附白腐坚韧

29. [2015]上述各项,属虚证的是

30. [2015]上述各项,属疫喉的是

31. [2016]咽喉溃烂处上覆白腐,形如白膜者,称为
    A. 乳蛾

B. 喉痛
C. 发颐
D. 咽喉成脓
E. 伪膜

32. [2016]下列四肢动态异常中,因寒邪凝滞所致的临床表现是
A. 四肢痿废
B. 四肢抽搐
C. 手足拘急
D. 手足颤动
E. 手足蠕动

33. [2016]膝盖红肿热痛,屈伸不利的病机
A. 热壅血瘀
B. 络脉血瘀
C. 肾气不足
D. 风湿热邪蕴结
E. 气血亏虚

34. [2015]四肢皮肤出现白斑,其临床意义是
A. 脾虚湿困,血瘀气滞
B. 阴津耗伤,营血亏虚
C. 风湿侵袭,气血失和
D. 外感风热,热入营血
E. 湿热蕴结,复感风邪

35. [2012]疹为
A. 平铺于皮下,摸之不碍手
B. 高出于皮肤,摸之碍手
C. 皮肤上出现晶莹如粟的透明小疱疹
D. 范围较小,初起如粟,根脚坚硬
E. 范围较小,红,胖,热,痛

36. [2017]下列各项,属于斑的临床表现的是
A. 色淡红
B. 点小如粟
C. 高出皮肤
D. 抚之碍手
E. 压之不褪色

37. [2000]局部皮肤红肿热痛,突起根浅,肿势局限,范围在3 cm左右,易脓、易溃、易敛之病是
A. 痈
B. 疔
C. 疖
D. 有头疽
E. 无头疽

38. [2015]患部形小而圆,红肿热痛不甚的疮疡病变是
A. 痈
B. 疔
C. 疖
D. 疽

E. 疽

39. [2016]小腿部皮肤突然鲜红成片,色如涂丹,边缘清楚,灼热胀痛者,称为
A. 抱头火丹
B. 麻疹
C. 流火
D. 隐疹
E. 赤游丹

40. [2012]风痰的特征是
A. 色黄黏稠
B. 白而清稀
C. 清稀多泡沫
D. 白滑而量多
E. 少而黏稠

41～42题共用选项
A. 白滑而量多,易咯
B. 清稀而多泡沫
C. 少而黏,难咯
D. 白而清稀
E. 黄而黏稠,坚而成块

41. [2012]寒痰的特征是
42. [2012]热痰的特征是

43. [2013]呕吐,吐势徐缓,声音微弱,呕吐物清稀,其临床意义是
A. 寒饮停胃,胃失和降
B. 痰湿中阻,胃失和降
C. 胃阴不足,胃气上逆
D. 脾胃阳虚,胃失和降
E. 饮邪停胃,胃气上逆

44. [2013]下列各项,属呕血特点的是
A. 常无黑便
B. 血液呈碱性反应
C. 血液颜色鲜红
D. 血液中含有食物残渣
E. 出血前常有喉部发痒、胸闷先兆

45～46题共用选项
A. 显于风关
B. 达于气关
C. 达于命关
D. 透关射甲
E. 未超风关

45. [2011]邪入脏腑,病情严重者,指纹的表现是
46. [2011]病情凶险者,指纹的表现是
47. [2015]小儿指纹鲜红,其临床意义是
A. 外感表证,寒证
B. 里热证
C. 疼痛,惊风
D. 脾虚,疳积

E. 血络郁闭

48～49题共用选项

A. 指纹淡白

B. 指纹色清

C. 指纹鲜红

D. 指纹紫红

E. 指纹紫黑

48.[2016]外感风寒常见的小儿指纹是

49.[2016]疳积常见的小儿指纹是

50.[2017]小儿指纹淡白者,其临床意义是

A. 外感表证

B 里实热证

C. 疼痛,惊风

D. 血络郁闭

E. 脾虚,疳积

第二单元　望　舌

1.[2010]舌的脏腑分部,舌尖属于

A. 心肺

B. 肺胃

C. 肺肾

D. 脾胃

E. 肝胆

2.[2012]舌的脏腑分部,舌中属于

A. 心、肺

B. 肺、胃

C. 肺、肾

D. 脾、胃

E. 肝、胆

3.[2011]邪入营血证的舌象是

A. 舌色淡红

B. 舌质淡白

C. 舌质绛红

D. 舌质紫暗

E. 舌起粗大红刺

4.[2012]患者干咳无痰,胸痛,午后颧红,夜间低热,盗汗,口干咽燥,形体消瘦,脉细数。其典型舌象应是

A. 舌红苔黄

B. 舌红少苔

C. 舌绛苔黄

D. 舌紫苔黄

E. 舌淡少苔

5～G题共用选项

A. 青紫舌

B. 淡紫舌

C. 绛紫舌

D. 点刺舌

E. 瘦薄舌

5.[2015]热毒炽盛,气血壅滞常见的舌象是

6.[2015]阳气虚衰,气血运行不畅最常见的舌象是

7.[2011、2013]舌质淡白而有裂纹,其临床意义是

A. 脾虚湿侵

B. 寒邪凝滞

C. 阴液亏虚

D. 热盛伤津

E. 血虚不润

8.[2017]舌色淡白而有裂纹,其临床意义是

A. 津液亏虚

B. 热盛伤津

C. 脾虚湿侵

D. 寒邪凝滞

E. 血虚不润

9.[2010、2011]伸舌时舌体偏向左或右属于

A. 痿软舌

B. 强硬舌

C. 歪斜舌

D. 颤动舌

E. 吐弄舌

10.[2013]下列各项,属于强硬舌临床意义的是

A. 心火上炎

B. 热入心包

C. 心血瘀阻

D. 心阳不振

E. 心阴不足

11.[2016]下列各项,属颤动舌临床意义的是

A. 湿热蕴脾

B. 肝阳化风

C. 气虚血瘀

D. 气滞血瘀

E. 阳气虚弱

12.[2016]正常舌下络脉

A. 青紫色

B. 淡紫色

C. 绛紫色

D. 紫黑色

E. 淡白色

13.[2012]毒热内盛可见

A. 苔白而湿润

B. 薄白苔

C. 苔白如积粉

D. 苔黄滑润而舌质淡胖嫩

E. 腻苔

14. [2012]在舌诊中看舌苔哪一方面可辨邪气深浅?
   A. 腐腻
   B. 厚薄
   C. 剥脱
   D. 润燥
   E. 老嫩

15. [2015]舌苔干燥,扪之无津,甚则干裂的舌象是
   A. 滑苔
   B. 燥苔
   C. 糙苔
   D. 润苔
   E. 腻苔

16～17 题共用选项
   A. 舌苔白厚而干
   B. 积粉苔
   C. 舌苔薄白而滑
   D. 舌苔薄白而干
   E. 糙裂苔

16. [2015]阳虚水停的舌象是

17. [2015]痰浊湿热中阻的舌象是

18. [2003]患儿,3岁。形体消瘦,面色不华,山根青筋显露,容易感冒,腹泻,食欲不佳,舌淡红,其舌苔应见
   A. 白厚
   B. 薄白
   C. 黄腻
   D. 花剥
   E. 白腻

19. [2017]舌苔黄腻的临床意义是
   A. 湿热内蕴
   B. 大肠热盛
   C. 心火亢盛
   D. 肺热壅盛
   E. 热陷心包

20. [2010]下列属于气阴两伤的舌脉征象是
   A. 舌红,苔光,脉细弱
   B. 舌淡而润,脉微欲绝
   C. 舌绛,脉数
   D. 舌苔腻,脉滑
   E. 舌淡胖,苔白滑,脉濡缓

21. [2010]患者腹部痞胀,纳呆呕恶,肢体困重,身热起伏,汗出热不解,尿黄便溏。其舌象应见
   A. 舌红苔黄腻
   B. 舌红苔黄糙
   C. 舌绛苔少而

D. 舌绛苔少而润

E. 舌红苔白而干

22. [2012]虚寒证的舌象是
   A. 舌鲜红苔黄厚
   B. 舌淡苔白而润
   C. 舌红胖苔厚腻
   D. 舌淡红苔薄白 E. 舌红绛少苔

23. [2015]阴寒内盛,血行瘀滞的舌象表现是
   A. 舌淡白光滑
   B. 舌绛紫而干
   C. 舌淡紫湿润
   D. 舌淡红润泽
   E. 舌红绛少苔

24. [2016]阴寒内盛,血行瘀滞的舌象表现是
   A. 舌淡红润泽
   B. 舌红绛少苔
   C. 舌绛紫而干
   D. 舌淡白光滑
   E. 舌淡紫湿润

25. [2014]舌淡白胖嫩,苔白滑者,常提示的是
   A. 阴虚夹湿
   B. 脾胃湿热
   C. 气分有湿
   D. 阳虚水停
   E. 瘀血内阻

26. [2016]舌体小,有裂纹,舌鲜红少苔,其临床意义是
   A. 虚热证
   B. 湿热证
   C. 热极津伤
   D. 风热表证
   E. 入里化热

27～28 题共用选项
   A. 舌苔的润燥
   B. 舌苔的腐腻
   C. 舌苔的颜色
   D. 舌苔的偏全
   E. 舌苔的薄厚

27. [2016]判断邪气在表在里,主要观察的舌苔变化是

28. [2016]判断津液盈亏,主要观察的舌苔变化是

29. [2017]热盛又兼见血瘀的舌象是
   A. 淡红舌
   B. 红舌
   C. 青紫舌
   D. 绛紫舌
   E. 青舌

30～31 题共用选项

A. 红绛舌,白滑腻苔

B. 绛舌,黄白苔

C. 淡白舌,黄裂舌

D. 淡白舌,黄腻苔

E. 红瘦薄舌,黑苔

30. [2017]素体阴虚火旺,复感寒湿之邪常见的舌象是

31. [2017]气分有湿,营分有热常见的舌象是

第三单元　闻　诊

1. [2014]外感风寒或风热之邪,或痰湿壅肺,肺失宣肃,导致的音哑或失音,称为

　A. 子喑

　B. 金破不鸣

　C. 金实不鸣

　D. 少气

　E. 短气

2. [2010]独语、错语的共同病因是

　A. 风痰阻络

　B. 热扰心神

　C. 中气大伤

　D. 心气不足

　E. 痰火扰心

3~5题共用选项

　A. 郑声

　B. 独语

　C. 狂言

　D. 谵语

　E. 呓语

3. [2012]神志不清,语无伦次,声高有力指

4. [2012]精神错乱,语无伦次,狂躁妄言指

5. [2012]神志不清,语言重复,时断时续指

6~7题共用选项

　A. 谵语

　B. 独语

　C. 郑声

　D. 错语

　E. 狂言

6. [2015]以自言自语,喃喃不休,见人则止为特征的是

7. [2015]以神识清楚,但语言是有错乱,语后自知言错为特征的是

8. [2017]自言自语,喃喃不休,见人语止,首尾不续者,称之为

　A. 谵语

　B. 独语

　C. 郑声

　D. 错语

　E. 言謇

9. [2012]咳声如犬吠样,可见于

　A. 百日咳

B. 白喉

C. 感冒

D. 肺痨

E. 肺痿

10~11题共用选项

　A. 燥邪犯肺

　B. 痰湿阻肺

　C. 热邪犯肺

　D. 肺气虚损

　E. 肺阴不足

10. [2016]咳嗽,咳声不扬,痰稠色黄,不易咯出,其临床意义是

11. [2016]咳嗽,咳有痰声,痰多色白易咯,其临床意义是

12~13题共用选项

　A. 咳声重浊或紧闷

　B. 咳声清脆,少痰或无痰

　C. 咳有痰声,痰多易咯

　D. 咳声终止有鸡鸣样回声

　E. 咳声如犬吠

12. [2016]百日咳咳嗽的特点是

13. [2016]白喉咳嗽的特点是

14. [2011]呕吐呈喷射状者为

　A. 热扰神明

　B. 脾胃阳虚

　C. 胃失濡养

　D. 食滞胃脘

　E. 肝气犯胃

15. [2016]食滞胃脘呕吐的特点是

　A. 喷射状呕吐

　B. 饮后即吐出

　C. 朝食而暮吐

　D. 呕吐物酸腐

　E. 吐黏稠之黄水

16. [2017]夜卧不安,腹胀,嗳腐吞酸的临床意义是

　A. 心肾不交

　B. 胆郁痰扰

　C. 食滞内停

　D. 脾气虚弱

　E. 痰湿困脾

17. [2012]太息表明

A. 脏腑功能减退
B. 肝气郁结
C. 气无力升举
D. 胃气上逆
E. 气横逆攻窜

18～19题共用选项
A. 口气臭秽
B. 口气酸臭
C. 口气酒臭
D. 口气腐臭
E. 口中散发烂苹果气味

18. [2010]胃有宿食,可闻到

19. [2010]消渴重证,可闻到

20. [2011]病室有烂苹果样气味提示
A. 溃腐疮疡
B. 有机磷中毒
C. 消渴病危重期
D. 失血
E. 脏腑衰败

21. [2015]消渴并发症患者所处病室可出现的气味是
A. 蒜臭气味
B. 血腥气味
C. 尿臊气味
D. 烂苹果味
E. 尸臭气味

第四单元　问　诊

1～2题共用选项
A. 恶寒重发热轻
B. 发热重恶寒轻
C. 发热轻而恶风
D. 恶寒重发热重
E. 恶寒轻发热轻

1. [2006]风寒表证的寒热特征是

2. [2006]伤风表证的寒热特征是

3. [2010]疾病初期恶寒与发热同时并见,其证属
A. 风寒表证
B. 外感表证
C. 表热里寒证
D. 表半里证
E. 表寒里热证

4. [2015]恶寒发热并见,常见的病症是
A. 虚证
B. 实证
C. 表证
D. 里证
E. 寒证

5. [2010]患者身热不扬,午后热甚,头身困重,舌红苔黄腻,脉濡数。此证之发热属于
A. 阴虚潮热
B. 阳明潮热
C. 湿温潮热
D. 气虚发热
E. 阳明经热

6. [2016]下列各项,属阳明潮热发热特点的是
A. 低热,食后发作
B. 夏季长期低热
C. 热势较低,午后或夜间发生
D. 身热不扬,午后热甚

E. 热势较高,日晡为甚

7. [2011]寒热往来见于下列哪种证候?
A. 表寒
B. 里寒
C. 表热
D. 里热
E. 半表半里

8. [2011、2012]外感热病中,正邪相争,提示病变发展转折点的是
A. 战汗
B. 自汗
C. 盗汗
D. 冷汗
E. 热汗

9～10题共用选项
A. 气虚阳虚
B. 邪正俱衰
C. 邪正俱盛
D. 邪去正复
E. 邪盛正衰

9. [2016]战汗后身热不退,烦躁不安,脉来急疾的临床意义是

10. [2016]战汗后汗出热退,脉静身凉的临床意义是

11. [2012、2016]有形实邪闭阻气机所致的疼痛,其疼痛性质是
A. 胀痛
B. 灼痛
C. 冷痛
D. 绞痛
E. 隐痛

12. [2015]病势较缓,尚可忍耐,但绵绵不休的症

状,称为
- A. 空痛
- B. 酸痛
- C. 胀痛
- D. 重痛
- E. 隐痛

13～14 题共用选项
- A. 热
- B. 寒
- C. 风
- D. 气
- E. 虚

13. [2012]疼痛而皮色不红、不热,得暖则痛缓。其痛的原因是

14. [2012]攻痛无常,时感抽掣,喜缓怒甚。其痛的原因是

15～16 题共用选项
- A. 气滞作痛
- B. 瘀血作痛
- C. 经脉失养
- D. 阳气不足
- E. 阴虚火旺

15. [2017]疼痛由一处抽掣牵引连及他处,其临床意义是

16. [2017]痛势较缓,绵绵不休,喜温喜按,其临床意义是

17. [2009、2010、2012]少阳经头痛的特征是
- A. 前额连眉棱骨痛
- B. 两侧太阳穴处痛
- C. 后头部连项痛
- D. 头痛连齿
- E. 头痛晕沉

18. [2011]肾精不足所致头痛的特点是
- A. 隐痛
- B. 绞痛
- C. 胀痛
- D. 刺痛
- E. 空痛

19. [2000、2002、2005]痰湿内阻所致头晕的特征,是伴有
- A. 胀痛
- B. 刺痛
- C. 眼花
- D. 耳鸣
- E. 昏沉

20. [2001]视物旋转动荡,如在舟车之上,称为
- A. 目昏
- B. 目痒
- C. 目眩
- D. 雀目
- E. 内障

21. [2011]下列不会导致失眠的是
- A. 痰湿内盛
- B. 食积胃脘
- C. 阴虚火旺
- D. 痰火扰神
- E. 心胆气虚

22. [2012]下列可导致嗜睡的是
- A. 心脾两虚
- B. 心肾阳衰
- C. 营血亏虚
- D. 心肾不交
- E. 胆郁痰扰

23. [2017]睡眠时时惊醒,不易安卧的临床意义是
- A. 心肾不交
- B. 胆郁痰扰
- C. 食滞胃脘
- D. 营血亏虚
- E. 心脾两虚

24. [2010]下列哪项不会出现口渴多饮?
- A. 热盛伤津
- B. 汗出过多
- C. 剧烈呕吐
- D. 泻下过度
- E. 湿热内阻

25. [2012]口渴却喝的量少或水入即吐属
- A. 瘀血内停
- B. 痰饮中阻
- C. 阴虚津亏
- D. 湿热证
- E. 阳明热盛

26. [2010、2011]饥不欲食可见于
- A. 胃火亢盛
- B. 胃强脾弱
- C. 脾胃湿热
- D. 胃阴不足
- E. 肝胃蕴热

27. [2015]饭后困倦嗜睡,少气懒言,食量减少的临床意义是
- A. 痰湿困脾
- B. 脾气不足
- C. 心肾阳虚
- D. 邪闭心神
- E. 热入营血

28. [2016]消谷善饥的临床意义是
- A. 脾胃虚弱

B. 湿热蕴脾
C. 肝胆湿热
D. 胃阴不足
E. 胃强脾弱

29～30 题共用选项
A. 口酸
B. 口苦
C. 口淡
D. 口咸
E. 口甜

29. [2010]寒湿中阻其口味是
30. [2010]湿热蕴脾其口味是
31. [2015]病人口淡乏味,其临床意义是
A. 脾胃气虚
B. 食滞胃脘
C. 痰热内盛
D. 湿热蕴脾
E. 肝胃郁热

32. [2015]下列各项,口苦的临床意义是
A. 湿热蕴脾
B. 痰热内盛
C. 心血不足
D. 心火上炎
E. 胃火炽盛

33. [2016]口中黏腻不爽,其临床意义是
A. 胃火炽盛
B. 湿热蕴脾
C. 胆火上炎
D. 心火上炎
E. 脾胃气虚

34. [2015]大便溏结不调,其临床意义是
A. 胃肠积热
B. 湿热蕴脾
C. 气血瘀滞
D. 肝郁脾虚
E. 食滞胃肠

35～36 题共用选项
A. 小便点滴短少
B. 小便混浊如米泔水
C. 小便时尿道刺痛有血
D. 小便点滴不通
E. 小便有血

35. [2010]尿浊的主症是
36. [2010]血淋的主症是

37. [2012]小便灼热刺痛者为
A. 劳淋
B. 热淋
C. 气淋
D. 血淋
E. 石淋

38. [2017]多饮多尿,形体消瘦的临床意义是
A. 肾阴不足
B. 肾阳亏虚
C. 脾阳亏虚
D. 肝气郁结
E. 膀胱湿热

39～40 题共用选项
A. 脾气虚
B. 脾阳虚
C. 脾虚气陷
D. 寒湿困脾
E. 湿热蕴脾

39. [2006]白带清稀量多,食少腹胀,畏寒怕冷,舌质淡胖,舌苔白滑,脉沉迟无力。其中医证候是
40. [2006]白带量多,脘腹胀闷,纳呆便溏,头身困重,舌淡苔白腻,脉濡缓。其中医证候是
41. [2012]患者,女,23 岁,未婚。患带下病 3 个月,带下量多、色黄、质稠,有臭气,少腹痛,阴痒,口腻纳呆,舌红苔黄腻,脉弦数。其证候是
A. 脾虚
B. 湿热
C. 瘀热
D. 热毒
E. 阴虚

42. [2014]下列各项,不可能导致妇女月经先期的是
A. 肾气不足
B. 阳盛血热
C. 营血亏损
D. 阴虚火旺
E. 脾气亏虚

43. [2017]下列各项,属于月经先后不定期的临床意义是
A. 脾气亏虚,生血不足
B. 肝气郁滞,冲任失调
C. 阳盛血热,热扰冲任
D. 寒凝血瘀,冲任受阻
E. 痰湿阻滞,冲任不调

第五单元　按　诊

1. [2012]在寸口脉中,右关所候的脏腑是
   A. 肺
   B. 肝、胆
   C. 脾、胃
   D. 命门
   E. 心

2. [2016]切脉是三指沿寸口长轴循行,诊察脉之长短,比较寸关尺三部脉象特点的方法是
   A. 循法
   B. 寻法
   C. 总按
   D. 举按
   E. 按法

3. [2017]脉诊指法中,指力最轻的运指指法是
   A. 举法
   B. 摸法
   C. 循法
   D. 寻法
   E. 按法

4. [2000]下列除哪项外,均是平人脉象的特点?
   A. 不浮不沉
   B. 不快不慢
   C. 柔和有力
   D. 从容和缓
   E. 节律一致

5. [2000]下列除哪项外,脉位均有浮象?
   A. 浮
   B. 芤
   C. 濡
   D. 实
   E. 洪

6. [2006]下列脉象,脉位不偏沉的是
   A. 弱脉
   B. 伏脉
   C. 牢脉
   D. 芤脉
   E. 沉脉

7~8 题共用选项
   A. 濡脉
   B. 缓脉
   C. 紧脉
   D. 芤脉
   E. 涩脉

7. [2016]大失血,伤阴的脉象是

8. [2016]可见于正常人脉象的是

9. [2002]心烦不寐患者,脉象多见
   A. 滑
   B. 促
   C. 弦
   D. 涩
   E. 数

10. [2014]下列哪种脉象主虚证?
    A. 滑
    B. 结
    C. 促
    D. 动
    E. 疾

11. [2002]下列除哪项外,指下均有脉气紧张之觉?
    A. 弦
    B. 紧
    C. 长
    D. 革
    E. 牢

12. [2009]邪盛病进时,常见的脉象是
    A. 实
    B. 大
    C. 紧
    D. 滑
    E. 长

13. [2017]长脉主的病症是
    A. 实证、热证
    B. 痰饮、食积
    C. 虚证、寒证
    D. 气滞、血瘀
    E. 亡血、失精

14. [2005]脉来极细而软,按之欲绝,若有若无,称为
    A. 弱脉
    B. 虚脉
    C. 涩脉
    D. 微脉
    E. 濡脉

15. [2010]下列脉象除哪项外均主实证?
    A. 弦
    B. 濡
    C. 滑
    D. 紧
    E. 长

16. [2012]在脉象上濡脉与弱脉的主要区别是
    A. 节律

B. 至数
C. 脉力
D. 脉位
E. 流利度

17. [2017]濡脉的脉象特征是
　　A. 浮而应指明显
　　B. 极软弱而沉细
　　C. 沉细无力而软
　　D. 浮取散漫不均
　　E. 浮细无力而软

18. [2001]下列除哪项外,均有脉率快的特点?
　　A. 数
　　B. 促
　　C. 滑
　　D. 疾
　　E. 动

19. [2005]下列哪项不属于滑脉所主病证?
　　A. 痰饮
　　B. 食滞
　　C. 实热
　　D. 疟疾
　　E. 恶阻

20～21 题共用选项
　　A. 涩泳
　　B. 弱脉
　　C. 细脉
　　D. 濡脉
　　E. 弦脉

20. [2015]上述各项,痰饮或疼痛者多见的脉象是
21. [2015]上述各项,精伤血少者多见的脉象是
22. [2016]脉象特征形细而行迟,往来不畅,脉势不
　　匀,如轻刀刮竹,其临床意义是
　　A. 气血两虚
　　B. 阳气虚衰
　　C. 气滞血瘀
　　D. 痰湿内停
　　E. 阴盛气结

23. [2017]下列属涩脉临床意义的是
　　A. 惊恐,疼痛
　　B. 里证,寒证
　　C. 疝气,阴寒
　　D. 气滞,血瘀
　　E. 实证,热证

24. [2009、2012]下列不属于弦脉所主的病证是
　　A. 诸痛
　　B. 疟疾
　　C. 痰饮
　　D. 胃热

E. 肝郁

25～26 题共用选项
　　A. 紧脉
　　B. 滑脉
　　C. 弦脉
　　D. 疾脉
　　E. 洪脉

25. [2012、2013]脉来绷急,状如牵绳转索的脉象
　　称为
26. [2013]脉来急疾,一息七八至的胁象称为

27～28 题共用选项
　　A. 紧脉
　　B. 沉脉
　　C. 细脉
　　D. 弱脉
　　E. 濡脉

27. [2013]上述各项,常见于实寒证的脉象是
28. [2013]上述各项,多见于阳气虚衰的脉象是
29. [2016]绷急弹指,状如牵绳转索的脉象是
　　A. 紧脉
　　B. 沉脉
　　C. 细脉
　　D. 弱脉
　　E. 濡脉

30～31 题共用选项
　　A. 邪热亢盛
　　B. 实证
　　C. 血瘀证
　　D. 虚阳浮越于外
　　E. 湿困

30. [2017]紧脉的主病是
31. [2017]细脉的主病是

32～33 题共用选项
　　A. 结脉
　　B. 促脉
　　C. 代脉
　　D. 微脉
　　E. 弱脉

32. [2011、2013]脉来缓而时止,止无定数者,称为
33. [2009、2010、2011]脉沉细而软者,称

34～35 题共用选项
　　A. 缓而时止,止无定数
　　B. 往来不利,三五不勾
　　C. 短而滑数,厥厥动摇
　　D. 迟而中止,止有定数
　　E. 数而时一止,止无定数

34. [2015]代脉的脉象特征是
35. [2015]促脉的脉象特征是

36. [2015]促、结、代脉的共同特点是
    A. 脉来急数
    B. 脉来时止
    C. 脉来缓慢
    D. 止有定数
    E. 止无定数

37. [2016]结脉与代脉的主要区别是
    A. 节律不同
    B. 至数不同
    C. 脉力不同
    D. 脉位不同
    E. 流利度不同

38. [2012]滑数脉的主病,常为
    A. 痰热痰火
    B. 肝郁血瘀
    C. 肾阳虚衰
    D. 肝郁化火
    E. 素体阴虚

39. [2012]若寒邪中阻,腹痛拒按,宿食不化,舌苔白厚,脉象多见于
    A. 弦紧
    B. 滑数
    C. 迟缓
    D. 结代
    E. 细涩

40. [2016]主阳虚而寒凝血瘀的脉象是
    A. 沉迟脉
    B. 沉弦脉
    C. 沉涩脉
    D. 弦紧脉

E. 沉缓脉

41~42 题共用选项
    A. 弦细脉
    B. 沉缓脉
    C. 弦滑脉
    D. 沉弦脉
    E. 沉涩脉

41. [2016]寒滞肝脉可见到的脉象是

42. [2016]肝郁脾虚可见到的脉象是

43. [2010]身热初按热甚,久按热反轻者多属
    A. 热在表
    B. 热在里
    C. 虚阳外越
    D. 阴虚证
    E. 以上均不是

44. [2006]下列各项,可见腹部肿块,痛无定处,聚散不定症状的是
    A. 痞满
    B. 食积
    C. 臌胀
    D. 瘕聚
    E. 癥积

45. [2010]腹内结块,痛有定处,按之有形而不移,其证为
    A. 鼓胀
    B. 痞满
    C. 积
    D. 聚
    E. 结胸

第六单元　八纲辨证

1. [2010]临床病证的虚实,主要取决于
   A. 正气的强弱
   B. 正邪的消长
   C. 阴阳的盛衰
   D. 气血的盛衰
   E. 气机的失调

2. [2015]八纲中的"寒热"是指
   A. 辨病位的纲领
   B. 辨病性的纲领
   C. 辨虚实的纲领
   D. 辨病因的纲领
   E. 辨标本的纲领

3. [2015]下列对表证和里证鉴别的叙述,正确的是
   A. 表证多见腹痛,里证多见头痛
   B. 表证多见浮脉,里证多见沉脉

   C. 表证舌苔滑腻,里证舌苔薄
   D. 表证多见外感,里证全属内伤
   E. 表证但热不寒,里证但寒不热

4. [2016]下列对表证与里证鉴别的叙述,最恰当的是
   A. 表证多为新病,里证多为久病
   B. 表证病较轻浅,里证病较深重
   C. 表证寒热并见,里证寒热单见
   D. 表证起病较急,里证起病较缓
   E. 表证多为外感,里证皆属内伤

5. [2010]患者,男,55岁。因天气骤冷,突发心前区疼痛,胸痛彻背,面色青白,痛则肢冷,舌苔白,脉紧。诊断为胸痹,其证候是
   A. 痰浊痹阻
   B. 心肾阳衰

C. 寒凝心脉

D. 气滞血瘀

E. 气阴两虚

6. [2012]寒热证的鉴别要点中不包括下列哪项?

A. 面色

B. 口渴与不渴

C. 大便

D. 有无汗出

E. 舌象

7. [2016]下列各项,一般不属寒证的症状的是

A. 面色㿠白,大便稀溏

B. 口淡不渴,小便清长

C. 大便秘结,口臭咽干

D. 苔白而润,舌淡胖大

E. 脉象沉紧

8～9题共用选项

A. 恶寒重发热轻

B. 发热重恶寒轻

C. 发热轻而恶风

D. 恶寒发热交替

E. 恶寒轻发热轻

8. [2016]风寒表证的寒热特征是

9. [2016]伤风表证的寒热特征是

10. [2017]恶寒发热的临床意义是

A. 外邪袭表,卫阳被遏,肌表失煦

B. 外邪侵袭,阳热炽盛,腠理开泄

C. 邪正相争,相持不下,枢机不利

D. 邪气侵袭,阳气损伤,机体失温

E. 邪气侵袭,腠理疏松,扬起遏郁

11. [2006]下列各项,不属虚证临床表现的是

A. 声低气弱

B. 体质虚弱

C. 舌质淡嫩

D. 疼痛拒按

E. 病程较长

12. [2010]患者腹痛拘急,得温痛减,遇冷更甚,饮食减少,口不渴,小便清利,舌苔白腻,脉沉紧。其证候是

A. 气滞

B. 实寒

C. 血瘀

D. 实热

E. 虚寒

13. [2016]下列关于实证和虚证的鉴别,错误的是

A. 实证疼痛拒按,虚证疼痛喜按

B. 实证多发热,虚证多恶寒

C. 实证声高气粗,虚证声低息微

D. 实证舌质老,虚证舌质嫩

E. 实证脉有力,虚证脉无力

14. [2015]下列各项,属阳证范围的是

A. 寒证

B. 血虚证

C. 精虚证

D. 表证

E. 里证

15. [2003、2011、2012]患者皮肤有青紫点,量多,时发时止,手足烦热,颧红咽干,午后潮热,盗汗,月经过多,色红而稠,伴齿衄。舌红少苔,脉细数。证型是

A. 阴虚火旺

B. 脾不摄血

C. 血热伤络

D. 肝肾阴虚

E. 气滞血瘀

16. [2015、2016]下列各项,属阳虚证特征表现的是

A. 少气懒言

B. 小便短少

C. 神疲乏力

D. 畏寒肢冷

E. 舌质淡嫩

17. [2006、2010]危重病人,突然头额冷汗大出,四肢厥冷,属于

A. 亡阴

B. 亡阳

C. 阳虚

D. 阴虚

E. 以上均非

18. [2013、2015]下列各项,亡阴、亡阳均可见的症状是

A. 脉微欲绝

B. 烦躁不安

C. 四肢逆冷

D. 体倦无力

E. 汗出不止

19. [2010]下列除哪项外,均是虚寒证的临床表现?

A. 畏寒喜暖

B. 淡不渴

C. 脉沉而紧

D. 小便清长

E. 大便溏薄

20. [2012]下列除哪项外,均为里实热证的表现?

A. 身发高热

B. 两颧娇红

C. 口渴饮冷

D. 热汗不止

E. 脉象洪数

21. [2010、2011]久病患者,纳食减少,疲乏无力,腹部胀满,但时有减缓,腹痛而喜按,舌胖嫩而苔润,脉细弱而无力。其病机是
    A. 真实假虚
    B. 真实病证
    C. 真虚假实
    D. 真虚病证
    E. 虚中夹实证

22. [2012、2013]患者身热不恶寒,反恶热,烦渴喜冷饮,神昏谵语,便秘溲赤,手足逆冷,舌红苔黄而干,脉沉数有力。其证候是
    A. 表寒里热
    B. 表热里寒
    C. 真热假寒
    D. 真寒假热
    E. 上热下寒

23. [2017]真虚假实证腹满的特点是
    A. 腹满而胀拒按
    B. 腹满按之痛甚
    C. 腹胀满有时缓解
    D. 腹满得泻反快
    E. 腹胀满不能食

24～25题共用选项
    A. 疫毒痢初期,高热烦渴,舌红脉数,急骤出现四肢厥冷,面色苍白
    B. 咳嗽吐痰,息粗而喘,苔腻脉滑,久之气短而喘,声低懒言
    C. 初为关节冷痛,重者,病久见患处红肿灼痛
    D. 自觉发热,欲脱衣揭背,下肢厥冷,面色浮红如妆
    E. 神识昏沉,四肢厥冷,胸腹灼热,口鼻气灼,舌红苔黄

24. [2016]热证转寒的临床表现是
25. [2016]真寒假热的临床表现是

26～27题共用选项
    A. 寒证转热
    B. 热证转寒
    C. 实证转虚
    D. 真热假寒
    E. 真寒假热

26. [2016]疫毒痢初期,高热烦渴,泻痢不止,舌红脉数。突然出现四肢厥冷,面色苍白,脉微
27. [2016]面色紫黯,胸腹发热,四肢厥冷,小便短黄,舌红苔黄,脉有力

28～29题共用选项
    A. 虚中夹实
    B. 实中夹虚
    C. 真实假虚
    D. 邪正相持
    E. 真虚假实

28. [2017]外感热病临床出现高热气粗、面红目赤,兼口渴、舌燥少津等,其病机是
29. [2017]临床由于气血亏损,血海空虚而致的经闭,其病机是

第七单元　病因辨证

1～2题共用选项
    A. 风淫证
    B. 暑淫证
    C. 寒淫证
    D. 湿淫证
    E. 火淫证

1. [2010]发热、汗出,口渴,疲乏,舌红,脉虚数,多见于
2. [2010]脘腹冷痛,呕吐腹泻,多见于

3～4题共用选项
    A. 风淫证
    B. 寒淫证
    C. 暑淫证
    D. 湿淫证
    E. 火淫证

3. [2016]发热恶寒,汗出口渴,气短神疲,小便短黄,舌红苔黄,脉数,其证候是
4. [2016]突发皮肤瘙痒,丘疹,其证候是

5～6题共用选项
    A. 胆怯易惊,心悸失眠
    B. 精神涣散,喜笑不休
    C. 苦笑无常,打人毁物
    D. 忧愁不乐,胸胁胀痛
    E. 烦躁发狂,头胀头痛

5. [2016]悲恐证的临床表现是
6. [2016]喜证的临床表现是

第八单元　气血津液辨证

1. [2013]患者神疲乏力,少气懒言,常自汗出,头晕目眩,舌淡苔白,脉虚无力。其证候是
    A. 气虚
    B. 气陷

C. 气逆

D. 气微

E. 气滞

2. [2010]患者,男,55岁。大便溏稀,劳累负重后脱肛,气短乏力,头晕目眩,纳呆食少,舌苔薄,脉弱。其证候是

A. 脾不健运

B. 小肠虚寒

C. 脾阳不足

D. 脾气下陷

E. 脾胃虚寒

3. [2012]患者头晕目花,少气倦怠,腹部有坠胀感,脱肛,舌淡苔白,脉弱。其证候是

A. 气滞

B. 气虚

C. 气陷

D. 气结

E. 气逆

4. [2015]下列各项,属气不固证主要临床表现的是

A. 自汗不止,二便失常

B. 突发昏厥,二便闭塞

C. 面色苍白,四肢寒冷

D. 神疲乏力,少气懒言

E. 脘腹坠胀,久泻久痢

5. [2005]临床常见的气逆证,与下列脏腑关系密切的是

A. 肺脾肾

B. 肺胃肾

C. 肺胃肝

D. 肺心肝

E. 肺心肾

6. [2010]患者,男,56岁。素患眩晕,因情急恼怒而突发头痛而胀,继则昏厥仆倒,呕血,不省人事,肢体强痉,舌红苔黄,脉弦。其病机是

A. 气郁

B. 气逆

C. 气脱

D. 气陷

E. 气结

7~8题共用选项

A. 面色苍白,神识蒙眬

B. 头晕眼花,气短神疲

C. 脘腹坠胀,便意频频,久泻脱肛

D. 神疲乏力,气短,汗出不止,劳累后加重

E. 全身瘫软,神识蒙眬

7. [2016]气不固证的临床表现是

8. [2016]气陷证的临床表现是

9. [2006]下列各项,不是血虚证临床表现的是

A. 经少经闭

B. 头晕眼花

C. 心烦失眠

D. 面色淡白

E. 肢体麻木

10. [2009]肌肤甲错,毛发不荣的病因是

A. 结石

B. 痰饮

C. 冻伤

D. 瘀血

E. 外伤

11. [2012]患者胃脘刺痛,痛有定处而拒按,食后痛甚,舌质紫暗,脉涩。其证候是

A. 气机阻滞

B. 食积气阻

C. 瘀血停滞

D. 血瘀血虚

E. 气虚血瘀

12. [2013]下列各项,不属于血瘀证临床表现的是

A. 出血紫暗

B. 固定刺痛

C. 面色黧黑

D. 胸胁胀痛

E. 脉象细涩

13. [2013]以经期少腹冷痛拘急,月经愆期,经色紫暗,夹有血块,唇舌青紫,脉沉迟弦涩为特征的证候是

A. 气虚血瘀证

B. 血脱证

C. 血寒证

D. 血瘀证

E. 气滞血瘀证

14~15题共用选项

A. 气滞血瘀

B. 气不摄血

C. 气随血脱

D. 气血两虚

E. 气血失和

14. [2009、2011]肝病日久,两胁胀满疼痛,并见舌质瘀斑、瘀点。其病机是

15. [2009、2011]产后大出血,继则冷汗淋漓,甚则晕厥。其病机是

16. [2012]患者,女,29岁,已婚。妊娠2个月,胎动不安,阴道少量出血,色淡、质稀,腹痛下坠,神疲肢倦,面色淡白,脉细滑缓。其证候是

A. 肾虚

B. 血热

C. 阴虚

D. 气血虚弱

E. 外伤

17～18 题共用选项

A. 唇甲炎紫,胁下痞块,拒按,舌暗,脉沉涩

B. 胸胁胀闷窜痛,时轻时重,舌苔薄白,脉弦

C. 两胁胀闷窜痛,胁下痞块,舌略紫暗,脉涩

D. 面唇色淡白,疲乏无力,自汗,舌淡,脉弱

E. 少气懒言,疲乏无力,自汗,舌淡,脉弱

17. [2015]属气滞血瘀证临床表现的是

18. [2015]属气血两虚证临床表现的是

19. [2016]证见皮下瘀斑,神疲乏力,舌淡脉弱

A. 气滞血瘀

B. 气不摄血

C. 气随血脱

D. 气血两虚

E. 气血失和

20～21 题共用选项

A. 心悸,气短,头眩

B. 气短乏力,伴出血

C. 大出血后汗出肢厥

D. 乏力,伴腹部刺痛拒按

E. 呼吸微弱,伴大汗出

20. [2017]上述各项,为气随血脱证临床表现的是

21. [2017]上述各项,为气虚血瘀证临床表现的是

22～23 题共用选项

A. 神疲乏力,皮下紫癜

B. 气短懒言,面色紫暗

C. 面色苍白,冷汗淋漓

D. 情志抑郁,胸胁胀痛

E. 头晕目眩,少气自汗

22. [2017]气虚血瘀证的辨证要点是

23. [2017]气不摄血证的辨证要点是

24. [2010、2012]患者表情淡漠,精神抑郁,喃喃自语,举止失常,舌苔白腻,脉缓而滑。其证候是

A. 肝气横逆

B. 痰火扰心

C. 痰迷心窍

D. 心血瘀阻

E. 胆郁痰扰

25. [2011]患者,男,29 岁。脘闷不舒,纳呆恶心,时吐痰涎,头晕目眩,苔腻,脉滑。其证候是

A. 饮停于胃

B. 痰阻于胃

C. 痰迷心窍

D. 痰停经络

E. 饮停胸胁

26. [2017]下列各项,不属痰证临床表现的是

A. 咳嗽痰多,痰质黏稠

B. 胸脘痞闷,呕恶纳呆

C. 神智错乱,癫狂痴痫

D. 情志抑郁,胸胁胀痛

E. 头晕目眩,形体肥胖

27～28 题共用选项

A. 肌肤水肿,无汗,身体疼痛

B. 胸胁胀满,咳唾引痛

C. 咳逆喘息,胸闷短气,甚则倚息不能平卧

D. 喉中有物,吞之不下,吐之不出

E. 肠鸣辘辘有声

27. [2010]饮留胸胁则见

28. [2010]饮停于肺则见

29. [2016]脘腹痞胀,泛吐清水,肠鸣水声辘辘,舌苔白滑,脉弦,其证候特点是

A. 痰证

B. 饮证

C. 湿证

D. 阴水

E. 阳水

30. [2016]胸胁饱满,胀痛,咳嗽,转侧则痛增,脉弦

A. 痰饮

B. 溢饮

C. 支饮

D. 水饮

E. 悬饮

31～32 题共用选项

A. 痰饮

B. 溢饮

C. 支饮

D. 水饮

E. 悬饮

31. [2017]胸闷心悸、气短不能平卧

32. [2017]胃中振水声、肠间水声辘辘

33. [2011]下列哪项不是阴水证的临床表现?

A. 水肿先从下肢肿起

B. 下半身肿痛

C. 腰酸肢冷

D. 水肿皮薄光亮

E. 起病缓,病程长

34. [2015]下列哪项不是阳水证的临床表现?

A. 起病急,病程短

B. 水肿先从头面肿

C. 上半身肿甚

D. 水肿皮薄光亮

E. 肢冷,腰酸痛

35. [2011]患者,男,46 岁。腹痛腹泻 2 天,日泻 10

余次水便,经治已缓,目前口渴心烦,皮肤干瘪,
眼窝凹陷,舌淡白苔薄黄,脉细无力。其证候是

A. 津亏

B. 阴虚

C. 亡阴

D. 外燥

E. 实热

第九单元　脏腑辨证

1. [2010]患者,男,70岁。患有"冠心病"10年。今
上午突然心痛剧作,面色青灰,冷汗淋漓,四肢厥
冷,呼吸微弱,舌淡苔白润,脉微欲绝。其证候是

A. 心阳虚

B. 心脉痹阻

C. 心气虚

D. 亡阳

E. 心阳暴脱

2～3题共用选项

A. 面色青灰口唇青紫

B. 面色青黄

C. 面色萎黄

D. 面色淡白无华

E. 面色黑而暗淡

2. [2012]心阳暴脱的面容

3. [2012]肝郁脾虚的面容

4. [2016]心气虚证,心阳虚证、心阳暴脱证的共见
症状是

A. 心悸怔忡,气短自汗

B. 心痛畏寒,面色晦暗

C. 冷汗淋漓,面色苍白

D. 舌淡胖苔白滑,脉结代

E. 胸痛暴作,面唇青紫

5～6题共用选项

A. 心阴虚

B. 心血虚

C. 寒凝心脉

D. 心火亢盛

E. 痰火扰神

5. [2011]心悸,头晕眼花,失眠,多梦,健忘,面色淡
白,唇、舌色淡,脉细无力的证型是

6. [2011]心悸怔忡,心胸疼痛,以刺痛为主,舌质有
青紫斑点,脉细涩的证型是

7. [2016]下列各项,属于心阴虚和心血虚证共有的
症状是

A. 心悸心烦

B. 失眠多梦

C. 口燥咽干

D. 面色淡白

E. 潮热盗汗

8. [2003]下列哪项不是痰火扰心证的临床表现?

A. 心烦失眠

B. 哭笑无常

C. 狂躁妄动

D. 打人毁物

E. 神识痴呆

9. [2015]痰火扰神证与痰蒙心神证的共有症状是

A. 狂躁

B. 抑郁

C. 痴呆

D. 神昏

E. 谵语

10～11题共用选项

A. 清肝泻火

B. 清心泻火

C. 清胃泻火

D. 滋阴降火

E. 滋阴清热

10. [2010]虚火上炎证的治法

11. [2010]心火上炎证的治法

12. [2017]心烦,口舌生疮,赤烂肿痛的临床意义是

A. 痰火扰心

B. 胆郁痰扰

C. 心火上炎

D. 热扰心神

E. 热入心包

13. [2009]下列哪项是燥邪犯肺证与肺阴虚证的鉴
别要点?

A. 有无发热恶寒

B. 有无胸痛咳血

C. 有无口干咽燥

D. 痰量的多少

E. 咯痰的难易

14. [2010]患者,女,52岁。患过敏性鼻炎已近十
年,每遇气温变化即鼻塞流清涕,喷嚏不断,平
素怕冷,面白,气短,自汗,舌淡苔白,脉沉细。
其证候是

A. 肾阳虚

B. 肺气虚

C. 肺肾气虚

D. 风寒犯肺

E. 心肺气虚

15. [2005]患者咳嗽痰多,色白而黏,易于咯出,舌淡苔腻,脉滑。其证型是
    A. 风寒束肺
    B. 寒邪犯肺
    C. 痰浊阻肺
    D. 燥邪犯肺
    E. 饮邪停肺

16. [2011]患者,女,38岁。咳嗽声重,咳痰稀白,恶寒无汗,舌苔薄白,脉浮紧。其证候是
    A. 风寒袭肺
    B. 痰湿蕴肺
    C. 风热犯肺
    D. 肝火犯肺
    E. 风燥伤肺

17~18题共用选项
    A. 咳嗽,咯痰稀白
    B. 咳嗽,痰多泡沫
    C. 咳喘,咯痰黄稠
    D. 咳嗽,痰少难咯
    E. 咳喘,痰多易咯

17. [2012]热邪壅肺证,可见

18. [2012]燥邪犯肺证,可见

19. [2013]下列各项,属于燥邪犯肺证与风热犯肺证共有症状的是
    A. 咳嗽少痰
    B. 脉象浮紧
    C. 咽喉肿痛
    D. 潮热盗汗
    E. 咳嗽喘粗

20. [2015]以干咳无痰或少痰难咳,鼻咽干燥,微有发热恶寒为特征的证候是
    A. 风热犯肺证
    B. 风寒束肺证
    C. 燥邪犯肺证
    D. 肺热炽盛证
    E. 肺阴亏虚证

21~22题共用选项
    A. 痰热壅肺
    B. 肺热炽盛
    C. 风寒犯肺
    D. 燥邪犯肺
    E. 风热犯肺

21. [2016]症见发热,口渴,咳嗽,气粗而喘,甚则鼻翼煽动,鼻息灼热,小便短黄,舌红苔黄,脉洪数,其证候是

22. [2016]症见咳嗽,痰少而黄,气喘,发热,微恶风寒,舌红,苔薄黄,脉浮数,其证候是

23. [2011]肠燥津亏证的主症是
    A. 口干咽燥
    B. 口臭头晕
    C. 便干难以排出
    D. 舌红苔白干
    E. 脉象细涩

24. [2011]患者,女,36岁,已婚。面色萎黄,神疲乏力,气短懒言,食少便溏,月经淋漓不断,经血色淡,舌淡无苔,脉沉细无力。其病机是
    A. 脾不统血
    B. 脾肾阳虚
    C. 气血两虚
    D. 脾肺气虚
    E. 肝血不足

25~26题共用选项
    A. 脾气虚
    B. 脾阳虚
    C. 脾虚气陷
    D. 脾不统血
    E. 脾肾阳虚

25. [2017]证见神疲乏力,纳少便溏,月经量多,崩漏,其病机是

26. [2017]证见食少腹胀,食后胀满,肥胖少气,其病机是

27~28题共用选项
    A. 尿频尿急,尿道灼痛,尿黄短少
    B. 头痛目赤,急躁易怒,胁痛便秘
    C. 腹部痞闷,纳呆便溏,面色发黄
    D. 腹痛下痢,赤白黏冻,里急后重
    E. 阴囊湿疹,瘙痒难忍,小便短赤

27. [2000]肝胆湿热可见

28. [2000]湿热蕴脾可见

29. [2002]患者身目发黄,黄色鲜明,腹部痞满,肢体困重,便溏尿黄,身热不扬,舌红苔黄腻,脉濡数。其证候是
    A. 肝胆湿热
    B. 大肠湿热
    C. 肝火上炎
    D. 湿热蕴脾
    E. 寒湿困脾

30. [2016]胃脘嘈杂,隐隐灼痛,饥不欲食,口燥咽干的证候是
    A. 胃气虚证
    B. 食滞胃肠证
    C. 胃阳虚证
    D. 胃阴虚证
    E. 胃热炽盛证

31. [2009]患者,女,26岁,已婚。胃脘痞满,不思饮食,频频泛恶,干呕,大便秘结。舌红少津,脉细

弱。其病机是

A. 脾阴不足

B. 胃阴不足

C. 胃燥津亏

D. 胃热炽盛

E. 肝胃不和

32. [2016]症见胃脘嘈杂,饥不欲食,隐隐灼痛,舌红少苔脉细数,证候是

A. 脾阴虚

B. 胃阴虚

C. 肝血虚

D. 脾阳虚

E. 心阴虚

33. [2005]胃热证的主要临床特征是

A. 消谷善饥

B. 胃脘隐痛

C. 口燥咽干

D. 嗳腐吞酸

E. 干呕呃逆

34. [2010]大便中夹有不消化的食物,酸腐臭秽,其常见病因是

A. 肝脾不调

B. 寒湿内盛

C. 大肠湿热

D. 脾胃虚弱

E. 食滞胃肠

35. [2010]某男,42岁。胃痛已十余年,多在受凉或吃冷食后发作,疼痛较剧烈,喜按喜热,食欲尚好,大便正常,舌淡苔白润,脉沉弦。临床诊断最可能的是

A. 胃寒证

B. 脾阳虚证

C. 脾气虚证

D. 寒湿困脾证

E. 胃气虚证

36. [2016]寒滞胃肠证、食滞胃肠证、胃肠气滞证的共同症状是

A. 胃脘冷痛剧烈

B. 脘腹胀痛走窜

C. 胃脘疼痛痞胀

D. 胃脘隐痛痞胀

E. 胃脘疼痛喜按

37. [2005]患者头晕耳鸣,两目干涩,胁肋灼痛,潮热盗汗,手足蠕动,脉弦细数。其证型是

A. 肝血虚

B. 肝阴虚

C. 肾阴虚

D. 肝阳上亢

E. 肝火上炎

38. [2011]下列各项,导致两目干涩,视物不清的是

A. 肝火上炎

B. 肝气上逆

C. 肝血不足

D. 肝阳上亢

E. 肝风内动

39. [2010、2011、2012、2013]患者,女,25岁,已婚。月经周期或先或后,经量或多或少,色黯有小块,经行不畅,乳房作胀,舌苔薄白,脉弦。其证型是

A. 肝郁化热

B. 肝郁

C. 肾虚

D. 脾虚肝郁

E. 肾虚肝郁

40. [2010、2011]下列哪项不是肝火炽盛证与肝阳上亢证的共见症状?

A. 失眠多梦

B. 急躁易怒

C. 头重足飘

D. 面红目赤

E. 头晕胀痛

41. [2006、2009]患者,男,43岁。眩晕欲仆,头摇肢颤,头痛项强,手足发麻,舌红苔白,脉弦。其证型是

A. 肝阳上亢

B. 肝阳化风

C. 热极生风

D. 血虚生风

E. 阴虚动风

42. [2006、2009、2012]血虚生风的病理表现,主要是

A. 筋惕肉瞤,肢麻震颤,眩晕欲仆等

B. 痉厥,抽搐,鼻翼煽动,目睛上吊等

C. 筋惕肉瞤,手足蠕动

D. 肢体麻木不仁,筋肉跳动,甚则手足拘挛不伸

E. 皮肤干燥或肌肤甲错,或皮肤瘙痒或落皮屑

43. [2017]下列属肝阳化风证典型症状的是

A. 神志昏迷

B. 高热口渴

C. 肌肉瞤动

D. 眩晕欲仆

E. 面红目赤

44. [2011]患者,男,56岁。睾丸坠胀冷痛,右侧少腹时痛,痛引会阴部,畏寒肢冷,舌淡苔白,脉弦有力。其证候是

A. 肾阳虚
B. 肾气不固
C. 寒滞肝脉
D. 肝气郁结
E. 寒湿下注

45. [2009]患儿,22天。面目皮肤发黄20天,色泽鲜明如橘皮,精神疲倦,不欲吮乳,尿黄,便秘,舌红苔黄。其证候是
A. 肝失疏泄
B. 瘀积发黄
C. 寒湿阻滞
D. 肝胆熏蒸
E. 胆道不利

46. [2010、2012]患者身目发黄,黄色鲜明,胁下癥块,腹胀厌食,便溏尿黄,舌红苔黄腻,脉弦数。其证候是
A. 湿热蕴脾
B. 大肠湿热
C. 肝火上炎
D. 肝胆湿热
E. 肝脾不调

47. [2016]症见胆怯易惊,惊悸不宁,失眠多梦
A. 肝阳上亢证
B. 肝郁气滞证
C. 肝火炽盛证
D. 肝胆湿热证
E. 胆郁痰扰证

48. [2016]以头晕目眩,烦躁不安,惊悸不安,口苦呕恶为主要临床表现的是
A. 胆郁痰扰证
B. 肝郁气滞证
C. 肝胆湿热证
D. 痰火扰神证
E. 心火亢盛证

49~50题共用选项
A. 生育机能低下
B. 小儿生长发育迟缓
C. 身体浮肿,腰以下为甚
D. 胎气不固
E. 五心烦热,潮热盗汗

49. [2010、2011]肾虚水泛证的临床表现可见于
50. [2010、2011]肾气不固证的临床表现可见于
51. [2012]肾虚寒水上泛证可见症状
A. 口淡
B. 口甜
C. 口咸
D. 口黏
E. 口苦

52. [2015]以神情呆钝,健忘恍惚,两足痿软,动作迟缓,舌淡,脉弱为临床表现的证候是
A. 肾气不固证
B. 肾疲蒙心神证
C. 肾精不足证
D. 胆郁痰扰证
E. 肾不交证

53. [2017]肾阴虚证与肾精不足证共有的临床表现是
A. 阳强易举
B. 遗精早泄
C. 腰膝酸软
D. 头晕目眩
E. 动作迟缓

54~55题共用选项
A. 膀胱湿热
B. 肾气不固
C. 肾精不足
D. 肾阳虚
E. 肾阴虚

54. [2016]小便频数,澄清量多,夜间明显,临床意义是
55. [2016]小便频数,短赤而急迫,临床意义是
56~57题共用选项
A. 心肝血虚证
B. 心肾阴虚证
C. 肺脾气虚证
D. 心肾不交证
E. 心脾气血虚证

56. [2016]心悸怔忡,纳呆腹胀,便溏乏力,舌淡嫩,脉弱,其证候是
57. [2016]心烦失眠,腰膝酸软,遗精盗汗,舌红少苔,脉细数,其证候是
58~59题共用选项
A. 胸胁胀痛,腹胀纳呆
B. 胸胁胀痛,胃脘胀满
C. 脘腹胀满,尿少水肿
D. 胸胁灼痛,咳嗽咯血
E. 颧红胁痛,腰膝酸软

58. [2013]肝火犯肺证可见
59. [2013]肝胃不和证可见
60. [2015]下列各项,对诊断肝郁脾虚证最有意义的是
A. 情志抑郁,常善太息
B. 胁肋胀痛,腹胀便溏
C. 嗳气吞酸,烦躁易怒
D. 胸胁胀满,不思饮食
E. 纳呆腹胀,大便稀溏

61. [2016]以胸胁胃脘胀痛,急躁易怒,嗳气吞酸,不思饮食,舌淡红,脉弦为特征的证候是
    A. 肝胃不和证
    B. 胃肠气滞证
    C. 脾气虚证
    D. 肝郁气滞证
    E. 肝脾不调证

62~63题共用选项
    A. 肝胃不和证
    B. 肝郁气滞证
    C. 肝郁脾虚证
    D. 胃肠气滞证
    E. 肝胆湿热证

62. [2017]上述各项,以胸胁胀痛,情志抑郁,便溏不爽为主要特征的是

63. [2017]上述各项,以脘胁胀痛,情志抑郁,吞酸嘈杂为主要特征的是

64~65题共用选项
    A. 肺肾气虚证
    B. 肺气虚证
    C. 脾肺气虚证
    D. 心肺气虚证
    E. 肾气不固证

64. [2017]以久病咳喘,呼多吸少,自汗耳鸣,腰膝酸软为特征的证是

65. [2017]以久病咳喘,胸闷心悸,乏力少气,自汗声低为特征的证是

66~67题共用选项
    A. 肺肾气虚证
    B. 肺气虚证
    C. 脾肺气虚证
    D. 心肺气虚证
    E. 肾气不固证

66. [2017]以久病咳喘,呼多吸少,自汗耳鸣,腰膝酸软为特征的证是

67. [2017]以久病咳喘,胸闷心悸,乏力少气,自汗声低为特征的证是

68. [2015]下列各项,与心悸并见对诊断心肾阳虚证最有意义的是
    A. 肢体浮肿,畏寒神疲
    B. 胸闷气喘,唇甲青紫
    C. 舌质紫暗,脉象细涩
    D. 失眠多梦,面色㿠白
    E. 胸闷气短,腰膝酸软

69. [2016]对诊断肾阳虚证最有意义的临床表现是
    A. 小便频数,滑精早泄
    B. 大便稀薄,完谷不化
    C. 下肢水肿,凹陷不起
    D. 畏寒肢冷,精神萎靡
    E. 腰膝冷痛,精冷不育

70. [2017]患者,男,50岁。咳喘20余年。现咳嗽痰少,口燥咽干,形体消瘦,腰膝酸软。颧红盗汗。舌红少苔,脉细数。其病机是
    A. 肺气虚损
    B. 肺阴虚亏
    C. 肺肾阴虚
    D. 肺肾气虚
    E. 肾气虚衰

71. [2001]脏腑阴虚的共同症状是
    A. 心悸失寐
    B. 干咳痰少
    C. 饥不欲食
    D. 眩晕目涩
    E. 舌红少津

72. [2002]脏腑湿热证的共同特点是
    A. 黄疸
    B. 腹痛
    C. 腹泻
    D. 舌苔黄腻
    E. 头胀重

第十单元　六经辨证

1~2题共用选项
    A. 太阳伤寒
    B. 太阳中风
    C. 卫分证
    D. 气分证
    E. 少阳证

1. [2011]发热微恶寒,口干微渴,头痛,脉浮数是

2. [2011]恶风发热,头痛,汗出,脉浮缓是

3. [2004、2009]下列除哪项外,均为阳明腑实证的临床表现?

    A. 脉沉迟而实
    B. 日晡潮热
    C. 身热不扬
    D. 腹胀拒按
    E. 大便秘结

4. [2006]阳明经证与腑证的鉴别要点是
    A. 有无发热
    B. 有无汗出
    C. 有无神志改变
    D. 有无燥屎内结

E. 有无舌苔黄燥

5～6题共用选项

　A. 白虎汤

　B. 桂枝汤

　C. 大柴胡汤

　D. 真武汤

　E. 大承气汤

5. [2016]表现为身热,汗大出,大渴引饮,脉洪大的代表方剂是

6. [2016]表现为日晡潮热,手足汗出,脐腹胀满疼痛,大便秘结,舌苔黄厚干燥,脉沉实的代表方剂是

7. [2017]葛根黄芩黄连汤典型的临床表现为

　A. 身热汗出,气喘咳嗽

　B. 身热汗出,下利不止

　C. 身热汗出,高热脉洪

　D. 身热汗出,神昏谵语

E. 身热汗出,虚烦不寐

8. 患者心烦不得卧,口燥咽干,舌尖红,脉细数。其诊断是

　A. 太阴病证

　B. 厥阴病证

　C. 少阳病证

　D. 少阴热化证

　E. 少阴寒化证

9. [2016]下列各项,称为"合病"的是

　A. 伤寒病初起不从阳经传入,直接邪入于三阴者

　B. 伤寒病按六经的顺序相传者

　C. 伤寒病不经过传变,两经或三经同时出现病证者

　D. 伤寒病按隔一经或两经以上相传者

　E. 伤寒病一经病证未罢,又见他经病证者

第十一单元　卫气营血辨证

1. [2006]下列各项,不属气分证临床表现的是

　A. 心烦懊恼

　B. 便秘尿赤

　C. 汗出烦渴

　D. 日晡潮热

　E. 身热夜甚

2. [2011]温病发斑,应属

　A. 气分热盛

　B. 热入营血

　C. 湿热蕴结

　D. 阳明经热

　E. 以上均非

3. [2013]主治温热病热入营分证的方剂是

　A. 清营汤

　B. 黄连解毒汤

　C. 犀角地黄汤

　D. 普济消毒饮

　E. 白虎汤

4. [2016]温病辨证论治中身热夜甚,心烦躁扰,斑疹隐隐,舌红绛无苔,脉细数者,宜选择的方剂是

　A. 栀子豉汤

　B. 导赤承气汤

　C. 清营汤

　D. 清宫汤

　E. 犀角地黄汤

5. [2017]不属于气分证的症状是

　A. 咳喘胸痛

　B. 身热夜甚

　C. 里热盛实

　D. 心神不宁

　E. 日晡潮热

第十二单元　三焦辨证(助理医师不考)

1. [2017]上焦病证热陷心包证的表现

　A. 身热不扬

　B. 神志昏蒙

　C. 神昏肢厥

　D. 发热恶风

　E. 咳嗽苔黄

中药学

第一单元 总 论

1. [2006]按照五味理论,下列药物中具有辛味的是
   A. 紫苏
   B. 海藻
   C. 乌梅
   D. 大黄
   E. 党参

2. [2006]按照药性升降浮沉理论,下列选项中,具有沉降特性的是
   A. 解表药
   B. 活血药
   C. 温里药
   D. 清热药
   E. 开窍药

3. [2008]能缓和拘急疼痛的药物大多具有的药味是
   A. 苦味
   B. 咸味
   C. 辛味
   D. 甘味
   E. 酸味

4. [2009]甘味归属于哪条经脉?
   A. 肝经
   B. 心经
   C. 脾经
   D. 肺经
   E. 肾经

5. [2005]下列属于药性升浮药物功效的是
   A. 止咳平喘
   B. 渗湿利尿
   C. 熄风潜阳
   D. 熄风散寒
   E. 清热泻下

6~7题共用选项
   A. 温药
   B. 凉药
   C. 血药
   D. 气药
   E. 寒药

6. [2010]高热神昏者,应重用

7. [2010]中寒腹痛者,应重用

8. [2010]反映药物作用趋势的是
   A. 四气
   B. 五味
   C. 归经
   D. 毒性
   E. 升降浮沉

9. [2012]解表药的味多是
   A. 苦味
   B. 咸味
   C. 辛味
   D. 甘味
   E. 酸味

10. [2011]少阳头痛,选用哪组"引经药"?
    A. 柴胡、黄芩、川芎
    B. 吴茱萸、藁本
    C. 羌活、蔓荆子、川芎
    D. 葛根、白芷、知母
    E. 川芎、吴茱萸

11. [2006]巴豆制成巴豆霜的目的是
    A. 减低毒性
    B. 提高疗效
    C. 便于贮存
    D. 矫臭矫味
    E. 便于调剂

12. [2017]解表药多
    A. 苦味
    B. 咸味
    C. 辛味
    D. 甘味
    E. 酸味

13. [2017]具燥湿、坚阴作用的药物,其五味归属是
    A. 辛味
    B. 苦味
    C. 酸味
    D. 甘味
    E. 咸味

14. [2003]治疗痉挛抽搐,全蝎与蜈蚣同用,配伍关系为
    A. 相畏
    B. 相杀

C. 相须
D. 相使
E. 相恶

15. [2005]海藻与甘草配伍属于药物七情中的
    A. 相须
    B. 相使
    C. 相畏
    D. 相杀
    E. 相反

16. [2010]人参配莱菔子在药物七情配伍关系中属
    A. 相使
    B. 相畏
    C. 相杀
    D. 相反
    E. 相恶

17～18题共用选项
    A. 相畏
    B. 相须
    C. 相使
    D. 相恶
    E. 相杀

17. [2009]一种药物能减轻另一种药物的毒烈性,这种配伍关系是

18. [2009]一种药物的毒烈能被另一种药物消除,这种配伍关系是

19. [2004]甘草与芫花配伍,属于
    A. 相须
    B. 相使
    C. 相畏
    D. 相杀
    E. 相反

20. [2002、2012]下列各组药物中,不属于配伍禁忌的是
    A. 川贝母与川乌
    B. 藜芦与赤芍
    C. 肉桂与赤石脂
    D. 水银与砒霜
    E. 硫黄与厚朴

21. [2001]下列配伍中属于"十九畏"的药物是
    A. 大戟与甘草
    B. 贝母与乌头
    C. 乌头与瓜蒌
    D. 官桂与赤石脂
    E. 芍药与藜芦

22～23题共用选项
    A. 川乌
    B. 人参
    C. 甘遂

D. 半夏
E. 瓜蒌

22. [2013]不能与藜芦同用的药是

23. [2013]不能与五灵脂同用的药是

24. [2000]入汤剂宜另煎的药物是
    A. 西洋参
    B. 太子参
    C. 沙参
    D. 党参
    E. 玄参

25. [2009]羚羊角入汤剂宜
    A. 久煎
    B. 先煎
    C. 包煎
    D. 另行溶化
    E. 另煎

26. [2010]入汤剂宜包煎的药物是
    A. 蒲黄
    B. 麻黄
    C. 大黄
    D. 姜黄
    E. 雄黄

27. [2010]芒硝入汤剂宜
    A. 先煎
    B. 后下
    C. 包煎
    D. 冲服
    E. 另煎

28. [2011]砂仁的煎服方法是
    A. 后下
    B. 包煎
    C. 烊化
    D. 冲服
    E. 先煎

29. [2011]白豆蔻入汤剂宜
    A. 烊化
    B. 另煎
    C. 包煎
    D. 先煎
    E. 后下

30. [2012]龟甲入汤剂宜
    A. 久煎
    B. 先煎
    C. 包煎
    D. 烊化
    E. 另煎

31. [2012]下列药物用法不正确的是
    A. 青黛作散剂冲服或入丸剂服用

B. 巴豆榨汁,冷开水调服

C. 鸦胆子装胶囊服用

D. 芦荟入丸剂服用

E. 番泻叶开水泡服,入汤剂后下

32. [2012]薄荷入汤剂宜

  A. 先煎

  B. 后下

  C. 另煎

  D. 烊化

  E. 包煎

33. [2015]青黛入汤剂时应

  A. 先煎

  B. 另煎

  C. 后下

  D. 作散剂冲服

E. 包煎

34. [2017]龟甲的正确用法是

  A. 另煎

  B. 后下

  C. 包煎

  D. 先煎

  E. 冲服

35~36 题共用选项

  A. 砂仁

  B. 阿胶

  C. 青黛

  D. 青蒿

  E. 龟板

35. [2017]多入丸散剂的是

36. [2017]不宜久煎的是

第二单元 解表药

一、发散风寒药

1. [2010]患者外感风寒,恶寒发热,头身疼痛,无汗,喘咳,治疗宜选用

  A. 麻黄

  B. 桂枝

  C. 细辛

  D. 杏仁

  E. 白前

2. [2012]麻黄具有的功效是

  A. 解鱼蟹毒

  B. 平喘利水

  C. 祛风胜湿

  D. 行气宽中

  E. 温经通阳

3. [2016]下列各项,不属麻黄功效的是

  A. 养心安神

  B. 利水消肿

  C. 散寒通滞

  D. 发汗解表

  E. 宣肺平喘

4. [2008、2014]既治风寒表实无汗,又治风寒表虚有汗的药物是

  A. 麻黄

  B. 紫苏

  C. 桂枝

  D. 香薷

  E. 荆芥

5. [2012]治疗胸阳不振,血脉受寒,胸痹胸痛者,应首选

  A. 麻黄

  B. 桂枝

  C. 细辛

  D. 生姜

  E. 白芷

6. [2013]能温通经脉,助阳化气的药是

  A. 麻黄

  B. 荆芥

  C. 桂枝

  D. 防风

  E. 香薷

7. [2007]荆芥的主要归经是

  A. 肺、肝

  B. 肺、脾

  C. 肺、心

  D. 肺、肾

  E. 肺、膀胱

8. [2010]具有透疹消疮功效的药物是

  A. 紫苏

  B. 荆芥

  C. 香薷

  D. 白芷

  E. 防风

9. [2016]下列不属于荆芥功效的是

  A. 驱风解表

  B. 透疹消疮

  C. 清热解毒

  D. 止血

E. 发表透疹

10. [2012]细辛具有的功效是
    A. 温助阳气
    B. 祛风胜湿
    C. 消肿排脓
    D. 温肺化饮
    E. 温中和胃

11. [2014]下列除哪项外,均为细辛的功效?
    A. 解表散寒
    B. 祛风止痛
    C. 燥湿止带
    D. 宣通鼻窍
    E. 温肺化饮

12. [2010]紫苏不具有的功效是
    A. 发汗解表
    B. 行气宽中
    C. 行气安胎
    D. 解鱼蟹毒
    E. 平喘利水

13. [2011]认为生姜是"呕家圣药"的医家是
    A. 张仲景
    B. 孙思邈
    C. 刘完素
    D. 朱丹溪
    E. 龚廷贤

14. [2003]苍耳子具有的功效是
    A. 清头目
    B. 利咽喉
    C. 祛风湿
    D. 利水
    E. 平喘

15. [2001]患者,男,24岁。鼻渊头痛,香臭不闻,浊滋常流。用药宜首选
    A. 薄荷
    B. 藿香

C. 辛夷
D. 紫苏
E. 荆芥

16. [2008]下列药物,擅治阳明经头痛的是
    A. 羌活
    B. 葛根
    C. 白芷
    D. 柴胡
    E. 细辛

17. [2008]下列药物中,能燥湿止带的是
    A. 防风
    B. 白芷
    C. 羌活
    D. 苍耳子
    E. 藁本

18～19题共用选项
    A. 少阳经头痛
    B. 肝经头痛
    C. 太阳经头痛
    D. 阳明经头痛
    E. 风热头痛

18. [2011]羌活为治疗何种头痛之要药?

19. [2011]白芷为治疗何种头痛之要药?

20. [2012]下列解表药物中兼有化湿和中功效的是
    A. 紫苏
    B. 香薷
    C. 生姜
    D. 白芷
    E. 荆芥

21. [2017]防风、羌活均可治疗
    A. 风热感冒
    B. 风寒感冒
    C. 破伤风证
    D. 风湿痹痛
    E. 风疹瘙痒

二、发散风热药

1. [2006]下列各项不属于薄荷功效的是
    A. 疏散风热
    B. 疏肝行气
    C. 清热凉血
    D. 透疹利咽
    E. 清利头目

2. [2010]治疗肝气郁结,胸闷,胁肋胀痛,月经不调者,宜选用
    A. 紫苏
    B. 蔓荆子
    C. 蝉蜕

D. 薄荷
E. 荆芥

3. [2012]治疗外感风热,发热,微恶寒,头痛,咽喉肿痛,兼胸闷胁肋胀痛,应首选
    A. 升麻
    B. 薄荷
    C. 葛根
    D. 蝉蜕
    E. 牛蒡子

4. [2013]薄荷不具有的功效是
    A. 疏散风热

B. 清利头目
C. 熄风止痉
D. 疏肝解郁
E. 利咽透疹

5～6 题共用选项
　A. 辛夷
　B. 薄荷
　C. 细辛
　D. 麻黄
　E. 藁本

5. [2016]下列药物中可以清利头目的是
6. [2016]下列药物中可以除湿止痛的是
7. [2013]治疗风热郁闭,咽喉肿痛,大便燥结者,应首选
　A. 薄荷
　B. 蝉蜕
　C. 菊花
　D. 蔓荆子
　E. 牛蒡子

8. [2017]治疗痄腮兼便秘,应首选
　A. 菊花
　B. 牛蒡子
　C. 蔓荆子
　D. 蝉蜕
　E. 薄荷

9. [2013]薄荷与牛蒡子具有的共同功效是
　A. 宣肺祛痰
　B. 明目退翳
　C. 熄风止痉
　D. 疏肝理气
　E. 利咽透疹

10. [2014]薄荷、牛蒡子除均可疏散风热外,还具有的功效是
　A. 利咽透疹
　B. 宣肺祛痰
　C. 明目退翳
　D. 熄风止痉
　E. 疏肝理气

11. [2017]可以治疗肺热咳嗽、清肝明目的药物
　A. 蝉蜕
　B. 菊花
　C. 柴胡
　D. 蔓荆子
　E. 桑叶

12. [2009]蝉蜕的主要归经是
　A. 肺、脾
　B. 肺、肾
　C. 肺、心

D. 肺、肝
E. 肺、大肠

13～14 题共用选项
　A. 疏散风热,清利头目
　B. 解表退热,疏肝解郁,升举阳气
　C. 解肌退热,透疹,生津止渴,升阳止泻
　D. 解表透疹,清热解毒,升举阳气
　E. 解表,除烦,宣发郁热

13. [2009、2011]升麻的功效
14. [2009、2011]柴胡的功效
15. [2014]具有透疹作用的药物组合是
　A. 蝉蜕、金银花、菊花
　B. 薄荷、葛根、升麻
　C. 紫草、牛蒡子、防风
　D. 桑叶、薄荷、菊花
　E. 荆芥、连翘、升麻

16. [2015]升麻与菊花具有的共同功效是
　A. 透疹
　B. 解毒
　C. 消疮
　D. 止血
　E. 平肝

17. [2016]下列可治疗内脏脱垂的药物组合是
　A. 葛根、黄芪
　B. 黄芪、人参
　C. 桂枝、肉桂
　D. 升麻、柴胡
　E. 葛根、玄参

18. [2017]下列属于升麻功效的是
　A. 升举阳气
　B. 清肝明目
　C. 清利头目
　D. 疏肝解郁
　E. 疏散风热

19. [2010]肝气郁结,胁肋胀痛,胸闷,月经不调,宜选用
　A. 蝉蜕
　B. 菊花
　C. 柴胡
　D. 蔓荆子
　E. 葛根

20～21 题共用选项
　A. 人参
　B. 白术
　C. 柴胡
　D. 葛根
　E. 山药

20. [2016]可以用于肝郁气滞和气虚下陷的是

21. [2016]可以用于热泻热痢,脾虚泄泻的是
22. [2010]止泻宜煨用的药物是
    A. 葛根
    B. 柴胡
    C. 升麻
    D. 桑叶
    E. 薄荷
23. [2011]下列药物中,长于清利头目的是
    A. 葛根
    B. 柴胡

C. 升麻
D. 蔓荆子
E. 淡豆豉

24. [2016]具有疏散风热功效的药物是
    A. 白芷
    B. 细辛
    C. 藁本
    D. 蔓荆子
    E. 苍耳子

第三单元　清热药

一、清热泻火药

1. [2001]下列各项不属于石膏主治病证的是
    A. 气分高热
    B. 肺热咳喘
    C. 水火烫伤
    D. 阴虚内热
    E. 胃火头痛
2. [2008]石膏的性味是
    A. 辛苦大寒
    B. 辛咸大寒
    C. 辛酸大寒
    D. 辛甘大寒
    E. 甘淡大寒
3. [2012]知母的主要归经是
    A. 肺、胃、肾经
    B. 肺、脾、肾经
    C. 心、脾、肾经
    D. 心、肝、肾经
    E. 心、肝、脾经
4. [2006,2014]功能泻火除烦,善于清泻三焦火邪的药物是
    A. 栀子
    B. 决明子
    C. 金银花
    D. 夏枯草
    E. 芦根
5. [2015]下列各项,不属栀子主治病证的是
    A. 血淋涩痛
    B. 骨蒸潮热
    C. 火毒疮疡
    D. 湿热黄疸
    E. 血热吐衄
6. [2016]治疗血热吐衄、目赤肿痛的中药是
    A. 夏枯草

B. 石膏
C. 知母
D. 栀子
E. 淡竹叶

7. [2010]治疗阴虚肺燥,干咳无痰,口干舌燥者,应首选
    A. 石膏
    B. 芦根
    C. 天花粉
    D. 黄芩
    E. 知母
8. [2017]芦根具有的功效是
    A. 除烦、止呕、利尿
    B. 除烦、止泻、利尿
    C. 泻火、止泻、利尿
    D. 泻火、止汗、生津
    E. 除烦、燥湿、止呕
9. [2012]既能清热泻火,又能滋阴润燥的药物是
    A. 石膏
    B. 芦根
    C. 知母
    D. 葛根
    E. 决明子
10. [2012]治疗热病伤津,烦热口渴,呕逆时作,舌燥少津者,应首选
    A. 石膏
    B. 知母
    C. 芦根
    D. 天花粉
    E. 栀子

11～12题共用选项
    A. 石膏
    B. 知母

C. 芦根
D. 天花粉
E. 夏枯草

11. [2008]治疗胃热呕逆,宜选用
12. [2008]治疗热淋涩痛,宜选用

13～14 题共用选项
A. 石膏
B. 知母
C. 黄连
D. 天花粉
E. 夏枯草

13. [2012]治疗肝火上炎,目珠疼痛,应选用
14. [2012]治疗痰火郁结,瘰疬痰核,应选用

15～16 题共用选项
A. 夏枯草
B. 淡竹叶
C. 马齿苋
D. 地骨皮
E. 龙胆草

15. [2015]治疗瘰疬、瘿瘤,应选用的药物是
16. [2015]治疗湿热黄疸,应选用的药物是

17～18 题共用选项
A. 夏枯草
B. 淡竹叶
C. 天花粉
D. 青蒿
E. 紫草

17. [2016]下列药物中可以生津止渴的是
18. [2016]下列药物中可以凉血活血的是

19～20 题共用选项
A. 夏枯草
B. 天花粉
C. 淡竹叶
D. 知母
E. 苦参

19. [2017]除烦利尿的药物
20. [2017]消肿排脓的药物

二、清热燥湿药

1. [2006]长于清泻心经实火的药物是
A. 龙胆草
B. 苦参
C. 黄柏
D. 黄连
E. 黄芩

2. [2009]胃火炽盛、消谷善饥、饥渴多饮者,治疗宜选用
A. 黄柏
B. 栀子
C. 黄连
D. 黄芩
E. 苦参

3. [2011]善于清肺热的药物是
A. 夏枯草
B. 龙胆
C. 黄柏
D. 黄芩
E. 黄连

4. [2012]下列药物中具有清泻上焦肺火功效的是
A. 黄连
B. 黄芩
C. 黄柏
D. 栀子
E. 金银花

5. [2017]性寒,归肺经,功能止血的药物是
A. 连翘
B. 射干
C. 知母
D. 黄柏
E. 黄芩

6. [2017]解毒、燥湿的药组
A. 黄芩、穿心莲
B. 黄连、金银花
C. 黄柏、夏枯草
D. 连翘、蒲公英
E. 射干、马齿苋

三、清热解毒药

1～2 题共用选项
A. 金银花
B. 板蓝根
C. 白头翁
D. 蒲公英
E. 鱼腥草

1. [2005]可用于治疗湿热黄疸及小便淋沥涩痛的药物是
2. [2005]可用于治疗温病初起及热毒泻痢的药物是
3. [2012]既能清热解毒,又能疏散风热的药物是
A. 连翘

B. 薄荷

C. 紫花地丁

D. 蒲公英

E. 半边莲

4. [2013]有"疮家圣药"之称的药物是

A. 金银花

B. 连翘

C. 射干

D. 紫花地丁

E. 板蓝根

5. [2003]穿心莲具有的功效是

A. 解表

B. 养阴

C. 止血

D. 燥湿

E. 利水

6. [2004]具有疏散风热功效的药物是

A. 金银花

B. 大青叶

C. 鱼腥草

D. 穿心莲

E. 淡竹叶

7. [2005]具有排脓、利尿功效的药物是

A. 金银花

B. 大青叶

C. 鱼腥草

D. 白头翁

E. 山豆根

8~9题共用选项

A. 白头翁

B. 大青叶

C. 穿心莲

D. 射干

E. 鱼腥草

8. [2004]具有祛痰功效的药物是

9. [2004]具有利尿功效的药物是

10. [2004]治疗温热病邪入血分、发斑、神昏、壮热者,宜选用

A. 鱼腥草

B. 穿心莲

C. 大青叶

D. 山豆根

E. 白头翁

11. [2010]治热毒蕴结之各种疮毒痈肿、瘰疬结核等,当选用

A. 蒲公英

B. 紫花地丁

C. 连翘

D. 白芷

E. 大青叶

12. [2012]被誉为"治痢要药"的药物是

A. 连翘

B. 白头翁

C. 土茯苓

D. 蒲公英

E. 板蓝根

13. [2012、2013]治疗咽喉肿痛,兼有肺热咳嗽痰多者,应选用的药物是

A. 青黛

B. 板蓝根

C. 大青叶

D. 鱼腥草

E. 射干

14. [2011]善治梅毒,具有解毒除湿利关节功能的药物是

A. 垂盆草

B. 鱼腥草

C. 大青叶

D. 土茯苓

E. 蒲公英

15. [2014]既能杀虫,又能润肺止咳的药物是

A. 贯众

B. 槟榔

C. 花椒

D. 雷丸

E. 榧子

16. [2015]大青叶的功能是

A. 清热解毒,消痈散结

B. 清热解毒,凉血消斑

C. 清热解毒,利湿

D. 清热解毒,散结止痛

E. 清热解毒,凉血消肿

17. [2015]治疗湿热黄疸,应首选的药物是

A. 夏枯草

B. 淡竹叶

C. 马齿苋

D. 地骨皮

E. 龙胆草

18. [2016]具有消痈排脓、祛瘀止痛功效的药物是

A. 金银花

B. 败酱草

C. 黄连

D. 黄芩

E. 栀子

19. [2017]治疗热淋涩痛选用

A. 贯众

B. 连翘
C. 大青叶
D. 板蓝根
E. 金银花

四、清热凉血药

1. [2009、2011]生地黄、玄参的共同功效,除清热凉血外,还有
   A. 止血
   B. 解毒
   C. 养阴
   D. 利尿
   E. 化瘀
2. [2010]玄参具有的功效是
   A. 解毒
   B. 止血
   C. 活血
   D. 利尿
   E. 养血
3. [2016]下列各项,不属玄参主治病证的是
   A. 温毒发斑
   B. 津伤便秘
   C. 闭经、痛经
   D. 痈肿疮毒
   E. 目赤咽痛
4. [2005]功能凉血活血,解毒透疹的药物是

A. 玄参
B. 赤芍
C. 紫草
D. 牡丹皮
E. 板蓝根

5. [2016、2017]具有解毒透疹功效的是
   A. 赤芍
   B. 栀子
   C. 玄参
   D. 紫草
   E. 马勃

6~7题共用选项
   A. 生地
   B. 山慈菇
   C. 牡丹皮
   D. 水牛角
   E. 银柴胡
6. [2016]下列药物中可以养阴生津的是
7. [2016]下列药物中可以消痈散结的是

五、清虚热药

1~2题共用选项
   A. 清透虚热,凉血除蒸,解暑,截疟
   B. 清热凉血,利尿通淋,解毒疗疮
   C. 凉血除蒸,清肺降火
   D. 清虚热,除疳热
   E. 退虚热,除疳热,清湿热
1. [2009]地骨皮的功效是
2. [2009]胡黄连的功效是
3. [2010]既善清虚热,又可清泄肺热的药物是
   A. 黄芩
   B. 地骨皮
   C. 穿心莲
   D. 石膏
   E. 鱼腥草
4~5题共用选项
   A. 地骨皮
   B. 青蒿
   C. 白薇
   D. 银柴胡

E. 胡黄连
4. [2011]具有凉血退蒸、清泄肺热的药物是
5. [2011]具有退虚热、凉血、解暑功效的药物是
6. [2017]下列清虚热药中善于清肺降火、生津止渴的是
   A. 黄芩
   B. 石膏
   C. 青蒿
   D. 鱼腥草
   E. 地骨皮

7~8题共用选项
   A. 阴虚发热,劳热骨蒸
   B. 阴虚发热,骨蒸盗汗
   C. 阴虚内热,劳热骨蒸
   D. 斑疹紫黑,麻疹不透
   E. 温毒发斑,血热吐衄
7. [2017]青蒿的主治病证
8. [2017]紫草的主治病证

第四单元　泻下药

一、攻下药

1. [2010]大黄炭多用于治疗的病证是
   A. 湿热泻痢
   B. 水火烫伤
   C. 出血证
   D. 湿热黄疸
   E. 瘀血经闭

2. [2011]具有泻下、软坚、清热功效的药物是
   A. 大黄
   B. 芒硝
   C. 芦荟
   D. 郁李仁
   E. 番泻叶

3. [2012]大黄的性味是
   A. 苦寒
   B. 寒
   C. 酸寒
   D. 咸寒
   E. 苦咸寒

4. [2012]具有凉血解毒功效的药物是
   A. 芒硝
   B. 桃仁
   C. 大黄
   D. 火麻仁
   E. 芦荟

5～6 题共用选项
   A. 大黄
   B. 芦荟
   C. 番泻叶
   D. 甘遂
   E. 大戟

5. [2012]治疗烧烫伤,应选用
6. [2012]治疗湿热淋证,应选用

7～8 题共用选项
   A. 巴豆
   B. 芫花
   C. 大黄
   D. 甘遂
   E. 芒硝

7. [2016]治疗湿热黄疸,应选用的药物是
8. [2016]治疗瘀血经闭,应选用的药物是
9. [2017]妊娠禁用药
   A. 木通
   B. 红花
   C. 大黄
   D. 附子
   E. 莪术

10. [2017]大黄与栀子均可治疗
    A. 目赤肿痛
    B. 积滞便秘
    C. 瘀血诸证
    D. 湿热痢疾
    E. 热毒疮疡

二、峻下逐水药

1～2 题共用选项
   A. 巴豆
   B. 大黄
   C. 火麻仁
   D. 郁李仁
   E. 松子仁

1. [2015]具有峻下冷积功效的药物是
2. [2015]具有逐水退肿功效的药物是

3～4 题共用选项
   A. 巴豆
   B. 牵牛子
   C. 大黄
   D. 甘遂
   E. 芒硝

3. [2016]具有清热消肿功效的是
4. [2016]具有泻下逐水功效的是
5. [2016]孕妇禁用的药物是
   A. 玄参
   B. 牵牛子
   C. 火麻仁
   D. 柏子仁
   E. 砂仁

6. [2017]牵牛子入丸散剂,每次的用量是
   A. 0.03～0.06 g
   B. 0.1～0.3 g
   C. 0.5～1 g
   D. 1.5～3 g
   E. 3～6 g

第五单元　祛风湿药

一、祛风寒湿药

1. [2002]尤善治风湿痹证属下部寒湿者的药物是
   A. 威灵仙
   B. 乌梢蛇
   C. 伸筋草
   D. 海风藤
   E. 独活

2. [2005]威灵仙除能祛风湿、通经络、止痹痛外、还具有的功效是
   A. 清虚热
   B. 补肝肾
   C. 治骨鲠
   D. 消积平喘
   E. 行气温中

3. [2012]木瓜具有的功效是
   A. 活血通经
   B. 舒筋活络
   C. 行气化湿
   D. 温里散寒
   E. 软坚散结

4. [2013]能祛风湿、止痛、解表的药物是
   A. 木瓜
   B. 独活
   C. 桑寄生
   D. 秦艽

E. 防己

5～6 题共用选项
   A. 狗脊
   B. 独活
   C. 防己
   D. 五加皮
   E. 乌梢蛇

5. [2015]具有通络功效的药物是

6. [2015]具有止痉功效的药物是

7～8 题共用选项
   A. 五加皮
   B. 桑寄生
   C. 狗脊
   D. 木瓜
   E. 川乌

7. [2016]具有舒筋活络功效的药物是

8. [2016]具有温经止痛功效的药物是

9. [2017]下半身关节痛首选
   A. 独活
   B. 乌梢蛇
   C. 威灵仙
   D. 川乌
   E. 木瓜

二、祛风湿热药

1. [2013]治疗骨蒸潮热、湿热黄疸,应选用的药物是
   A. 川乌
   B. 蕲蛇
   C. 秦艽
   D. 独活
   E. 羌活

2～3 题共用选项
   A. 独活
   B. 防己
   C. 秦艽

   D. 木瓜
   E. 威灵仙

2. [2012]具有解表功效的药物是

3. [2012]具有利水功效的药物是

4. [2016]秦艽的功效是
   A. 利水消肿
   B. 通络,利小便
   C. 退虚热,清湿热
   D. 凉血消肿
   E. 强筋骨,补肝肾

三、祛风强筋骨药

1. [2001]肝肾不足所致之胎动不安,应首选
   A. 紫苏
   B. 狗脊
   C. 黄芩

   D. 桑寄生
   E. 五加皮

2～3 题共用选项
   A. 续断

　　B. 杜仲
　　C. 桑寄生
　　D. 菟丝子
　　E. 沙苑子

2. [2006]既能补肝肾安胎,又能祛风湿的药物是

3. [2006]既能补肝肾安胎,又能疗伤续折的药物是

4. [2015]治疗崩漏经多,胎动不安,应选用的药物是
　　A. 络石藤
　　B. 桑寄生
　　C. 乌梢蛇
　　D. 威灵仙
　　E. 五加皮

第六单元　化湿药

1～2题共用选项
　　A. 射干
　　B. 山豆根
　　C. 厚朴
　　D. 砂仁
　　E. 豆蔻

1. [2009]既能清热解毒,又能利咽消肿的是

2. [2009]既能燥湿消痰,又能下气除满的是

3. [2010]藿香的功用是
　　A. 化湿,解暑
　　B. 燥湿健脾,祛风散寒
　　C. 化湿,止呕,解暑
　　D. 燥湿消痰,下气除满
　　E. 化湿行气,温中止泻,安胎

4. [2010]佩兰的功效是
　　A. 止咳
　　B. 解暑
　　C. 行气
　　D. 祛湿
　　E. 止呕

5. [2015]砂仁具有的功效是
　　A. 化湿解表,健脾宁心
　　B. 燥湿健脾,祛风明目
　　C. 燥湿消痰,下气除满
　　D. 化湿行气,温中止泻

　　E. 燥湿温中,除痰截疟

6. [2016]治疗痰饮喘咳,应选用的药物是
　　A. 佩兰
　　B. 苍术
　　C. 藿香
　　D. 砂仁
　　E. 厚朴

7. [2016]治疗食积气滞,梅核气的是
　　A. 藿香
　　B. 苍术
　　C. 厚朴
　　D. 砂仁
　　E. 豆蔻

8. [2017]湿滞中焦及外感风寒表证应选
　　A. 紫苏
　　B. 生姜
　　C. 厚朴
　　D. 藿香
　　E. 防己

9. [2017]草果的功效是
　　A. 健脾宁心
　　B. 祛风明目
　　C. 下气除满
　　D. 温中止泻
　　E. 除痰截疟

第七单元　利水渗湿药

一、利水消肿药

1. [2005]治疗脾虚证,兼见心悸失眠,宜首选
　　A. 泽泻
　　B. 茯苓
　　C. 猪苓
　　D. 车前子
　　E. 薏苡仁

2. [2005]既可用治水肿,又可用治肺痈、肠痈的药物是

　　A. 泽泻
　　B. 茯苓
　　C. 猪苓
　　D. 车前子
　　E. 薏苡仁

3. [2009]泽泻具有的功效是
　　A. 泄热
　　B. 清肝

C. 健脾

D. 清肺

E. 解暑

4～5 题共用选项

 A. 发汗解肌,温通经脉,助阳化气

 B. 发汗解表,宣肺平喘,利水消肿

 C. 利水消肿,渗湿,健脾,宁心

 D. 利水消肿,渗湿

 E. 活血调经,祛瘀止痛

4. [2010]麻黄具有的功效是

5. [2010]茯苓具有的功效是

6. [2011]治疗脾虚湿盛的水肿,宜选用

 A. 泽泻

 B. 猪苓

 C. 车前子

 D. 滑石

 E. 薏苡仁

7. [2015]治疗脾虚泄泻,应首选的药物是

 A. 泽泻

B. 猪苓

C. 滑石

D. 海金沙

E. 薏苡仁

8. [2017]茯苓可以应用于

 A. 遗精、淋证

 B. 肺痈、肠痈

 C. 黄疸、湿疮

 D. 带下、风湿

 E. 痰饮、心悸

9～10 题共用选项

 A. 清热

 B. 燥湿

 C. 透疹

 D. 健脾

 E. 升阳

9. [2017]茯苓和薏苡仁共同具有的功效是

10. [2017]柴胡和葛根共同具有的功效是

二、利尿通淋尿

1. [2006]下列各项,不属车前子主治病证的是

 A. 湿盛泄泻

 B. 目赤肿痛

 C. 痰热咳嗽

 D. 心悸失眠

 E. 湿热淋证

2. [2010]能利尿通淋、清热解暑、收湿敛疮的药是

 A. 滑石

 B. 车前子

 C. 地肤子

 D. 木通

 E. 石韦

3～4 题共用选项

 A. 泽泻

 B. 滑石

 C. 茵陈

 D. 萆薢

 E. 地肤子

3. [2011]具有利湿去浊、祛风除痹功效的药物是

4. [2011]具有利湿退黄、解毒疗疮功效的药物是

5. [2012]具有清肝明目功效的药物是

 A. 车前子

 B. 滑石

 C. 石韦

 D. 地肤子

 E. 木通

6. [2016]具有清肺止咳功效的是

 A. 滑石

 B. 车前子

 C. 地肤子

 D. 木通

 E. 石韦

7. [2016]治疗血淋的首选药物为

 A. 车前子

 B. 海金沙

 C. 萆薢

 D. 石韦

 E. 滑石

8. [2017]下列各项,不属车前子功效的是

 A. 利尿通淋

 B. 明目退翳

 C. 渗湿止泻

 D. 活血通经

 E. 化痰止咳

9. [2017]下列哪项不具有润肠通便

 A. 车前子

 B. 火麻仁

 C. 桃仁

 D. 郁李仁

 E. 松子仁

10～11 题共用选项

 A. 木通

 B. 车前子

 C. 益母草

D. 瞿麦

E. 地肤子

10. [2017]通经下乳的药物是

11. [2017]破血通经的药物是

三、利湿退黄药

1. [2013]治疗湿热黄疸、石淋、热淋，应选用的药物是

　　A. 金钱草

　　B. 车前子

　　C. 猪苓

　　D. 虎杖

　　E. 茯苓

2~3题共用选项

　　A. 茵陈

　　B. 萆薢

　　C. 虎杖

　　D. 地肤子

　　E. 金钱草

2. [2012]具有利湿退黄、解毒消肿功效的药物是

3. [2012]具有利湿退黄、散瘀止痛功效的药物是

4. [2017]某患者，诊断为阳黄，医师开具茵陈蒿汤，因药房大黄缺货，下列哪项药物可以代替？

　　A. 芒硝

　　B. 番泻叶

　　C. 虎杖

　　D. 金钱草

　　E. 芦荟

第八单元　温里药

1. [2001]能上助心阳、中温脾阳、下补肾阳的药物是

　　A. 附子

　　B. 干姜

　　C. 丁香

　　D. 吴茱萸

　　E. 小茴香

2. [2005]下列各项，不属于肉桂功效的是

　　A. 散寒止痛

　　B. 补火助阳

　　C. 温通经脉

　　D. 引火归元

　　E. 回阳救逆

3. [2012]具有补火助阳、引火归元功效的药物是

　　A. 丁香

　　B. 附子

　　C. 肉桂

　　D. 吴茱萸

　　E. 高良姜

4~5题共用选项

　　A. 附子

　　B. 干姜

　　C. 肉桂

　　D. 吴茱萸

　　E. 小茴香

4. [2012]既治亡阳证，又治阳虚外感风寒的药物是

5. [2012]既治厥阴头痛，又治脾肾阳虚之五更泄泻的药物是

6. [2015]具有温肺化饮、回阳通脉功效的药物是

　　A. 干姜

　　B. 肉桂

　　C. 生姜

　　D. 花椒

　　E. 丁香

7. [2015]治疗亡阳证，寒饮喘咳，应选用的药物是

　　A. 附子

　　B. 干姜

　　C. 肉桂

　　D. 吴茱萸

　　E. 小茴香

8. [2016]下列各项，属温热药的作用是

　　A. 引火归原

　　B. 凉血解毒

　　C. 滋阴除蒸

　　D. 清热利尿

　　E. 凉肝熄风

9. [2016]治疗亡阳证，寒饮喘咳，应选用的药物是

　　A. 附子

　　B. 肉桂

　　C. 干姜

　　D. 吴茱萸

　　E. 小茴香

10. [2016]善治脾肾阳虚、五更泻的是

　　A. 附子

　　B. 干姜

　　C. 肉桂

　　D. 吴茱萸

　　E. 小茴香

11. [2017]具有降逆止呕功效的是

　　A. 肉桂

B. 干姜

C. 吴茱萸

D. 小茴香

E. 花椒

第九单元　理气药

1. [2002]治疗月经不调,伴有乳房胀痛、脉弦者,应首选
   A. 木香
   B. 香附
   C. 当归
   D. 红花
   E. 川楝子

2. [2003]苦寒有小毒,不宜持续及过量服用的药物是
   A. 全蝎
   B. 苦参
   C. 花椒
   D. 吴茱萸
   E. 川楝子

3. [2005]枳实的归经是
   A. 心、肝、脾经
   B. 肺、肝、胃经
   C. 肺、肾、心经
   D. 脾、肺、小肠经
   E. 脾、胃、大肠经

4. [2009]下列各项,不属青皮主治病证的是
   A. 胸胁胀痛
   B. 乳房胀痛
   C. 食积腹痛
   D. 疝气疼痛
   E. 呕吐呃逆

5. [2010]下列各药,常用于治疗肝气郁结所致月经不调的药物是
   A. 香附
   B. 木香
   C. 枳实
   D. 橘皮
   E. 川楝子

6. [2012]具有疏肝解郁、调经止痛功效的药物是
   A. 木香
   B. 香附
   C. 陈皮
   D. 沉香
   E. 川芎

7. [2011]治疗胁肋胀痛、嗳气吞酸、舌红苔薄黄、脉弦数者易选用
   A. 枳实
   B. 陈皮

C. 木香

D. 香附

E. 川楝子

8. [2011]佛手的功效是
   A. 疏肝解郁,调经止痛,理气调中
   B. 行气散结,散寒止痛
   C. 疏肝解郁,理气和中,燥湿化痰
   D. 疏肝解郁,活血止痛
   E. 行气止痛,温肾散寒

9. [2016]薤白的主治病证是
   A. 肝郁气滞
   B. 肺热咳嗽
   C. 虫积腹痛
   D. 胸痹心痛
   E. 胃寒呕吐

10. [2016]下列药物中需要后下的是
    A. 香附
    B. 木香
    C. 沉香
    D. 小茴香
    E. 丁香

11~12 题共用选项
    A. 枳实
    B. 陈皮
    C. 木香
    D. 香附
    E. 川楝子

11. [2016]疏肝解郁,调经止痛的是

12. [2016]破气除痞,化痰消积的是

13. [2017]某女,因与家人争吵,出现脘腹胀痛、肝郁气滞的表现,可以使用的中药是
    A. 陈皮
    B. 青皮
    C. 枳实
    D. 沉香
    E. 大腹皮

14~15 题共用选项
    A. 陈皮
    B. 青皮
    C. 香附
    D. 沉香
    E. 大腹皮

14. [2017]燥湿化痰的药物

15. [2017]疏肝破气的药物

第十单元　消食药

1. [2003]鸡内金具有的功效是
   A. 除痰浊
   B. 化湿浊
   C. 行气血
   D. 化结石
   E. 散郁结

2. [2010]消化油腻肉食积滞的要药是
   A. 山楂
   B. 麦芽
   C. 莱菔子
   D. 鸡内金
   E. 厚朴

3. [2012]下列各药,既能运脾消食,又能化坚消石的药物是
   A. 山楂
   B. 神曲
   C. 麦芽
   D. 鸡内金
   E. 莱菔子

4. [2015]治疗食积气滞,咳喘痰多,应选用的药物是
   A. 山楂
   B. 神曲
   C. 麦芽
   D. 莱菔子
   E. 鸡内金

5. [2016]炒用多用于回乳消胀的药物是
   A. 山楂
   B. 神曲
   C. 麦芽
   D. 莱菔子
   E. 鸡内金

6. [2016]善治食积气滞、咳喘痰多的是
   A. 山楂
   B. 神曲
   C. 麦芽
   D. 鸡内金
   E. 莱菔子

7. [2017]山楂的功效是
   A. 回乳
   B. 杀虫
   C. 健脾
   D. 利水
   E. 散瘀

8. [2017]下列可通乳消胀的是
   A. 鸡内金
   B. 稻芽
   C. 麦芽
   D. 莱菔子
   E. 神曲

9. [2017]研末服用比瓶剂效果好的药物是
   A. 钩藤
   B. 木香
   C. 槟榔
   D. 吴茱萸
   E. 鸡内金

第十一单元　驱虫药

1. [2010]患者食积气滞,脘腹胀满,大便秘结。治疗宜选用
   A. 使君子
   B. 苦楝皮
   C. 雷丸
   D. 槟榔
   E. 贯众

2. [2010]下列药物中,具有杀虫、疗癣功效的药物是
   A. 槟榔
   B. 雷丸
   C. 使君子
   D. 苦楝皮
   E. 鹤草芽

3~4 题共用选项
   A. 本品有一定毒性,不宜持续和过量服用
   B. 脾虚便溏者不宜服用
   C. 大量服用能引起呃逆、眩晕、呕吐等反应
   D. 与热茶同服可致呃逆、腹泻
   E. 本品与乌头相反

3. [2012]使用苦楝皮使用注意

4. [2012]使用槟榔时使用注意

5. [2016]下列各项,不属槟榔功效的是
   A. 消积
   B. 行气
   C. 利水
   D. 截疟
   E. 止血

6. [2017]苦楝皮的功效是
   A. 行气
   B. 利水
   C. 疗癣
   D. 截疟
   E. 止咳

7. [2017]大量服用可引起呃逆、眩晕的是
   A. 槟榔
   B. 使君子
   C. 苦楝皮
   D. 雷丸
   E. 贯众

第十二单元　止血药

一、凉血止血药

1. [2011]治疗血热所致的痔血、便血,应首选
   A. 小蓟
   B. 槐花
   C. 大蓟
   D. 侧柏叶
   E. 白茅根

2. [2010、2012]善治血热便血、痔血及肝热目赤头痛的药物是
   A. 虎杖
   B. 槐花
   C. 小蓟
   D. 地榆
   E. 大蓟

3～4题共用选项
   A. 肺热咳嗽
   B. 肠燥便秘
   C. 肺虚久咳
   D. 瘀血痛证
   E. 胃寒呕吐

3. [2016]白茅根的主治病证是

4. [2016]蒲黄的主治病证是

二、化瘀止血药

1～2题共用选项
   A. 三七
   B. 蒲黄
   C. 茜草
   D. 白及
   E. 白茅根

1. [2003]既能凉血止血,又能活血祛瘀的药物是

2. [2003]既能化瘀止血,又能利尿通淋的药物是

3. [2003]三七具有的功效是
   A. 凉血消痈
   B. 活血定痛
   C. 养血安神
   D. 温经通脉
   E. 解毒敛疮

4. [2011]既能活血定痛,又能敛疮生肌的药物是
   A. 三七

   B. 茜草
   C. 红花
   D. 血竭
   E. 桃仁

5. [2012]三七、茜草、蒲黄的共同功效是
   A. 凉血止血
   B. 收敛止血
   C. 温经止血
   D. 化瘀止血
   E. 补气摄血

6. [2017]下列属于化瘀止血药的是
   A. 蒲黄、茜草
   B. 地榆、降香
   C. 大蓟、小蓟
   D. 槐花、三七
   E. 侧柏叶、白茅根

三、收敛止血药

1. [2014]下列药物中,具有补虚作用的是
   A. 白及
   B. 艾叶
   C. 仙鹤草
   D. 血余炭
   E. 炮姜

2～3题共用选项
   A. 白及
   B. 艾叶
   C. 小蓟
   D. 白茅根
   E. 侧柏叶

2. [2015]治疗痈肿疮疡,手足皲裂,应选用的药物是
3. [2015]治疗肺热咳嗽,须发早白,应选用的药物是
4. [2017]肺胃出血均可用的是
　　A. 小蓟
　　B. 三七
　　C. 白及
　　D. 地榆
　　E. 仙鹤草

5～6题共用选项
　　A. 化瘀止血、活血定痛
　　B. 化瘀止血、理气止痛
　　C. 收敛止血、截疟补虚
　　D. 收敛止血、止泻止带
　　E. 收敛止血、消肿生肌
5. [2017]仙鹤草的功效是
6. [2017]三七的功效是

四、温经止血

1. [2011]用于虚寒性出血病证,对妇女崩漏下血尤
　　为适宜的药物是
　　A. 白茅根
　　B. 大蓟
　　C. 地榆
　　D. 艾叶
　　E. 蒲黄

第十三单元　活血祛瘀药

一、活血止痛药

1. [2010]患者外感风邪,头痛较甚,伴恶寒发热,目
　　眩鼻塞,舌苔薄白,脉浮。治疗宜选用
　　A. 川芎
　　B. 丹参
　　C. 郁金
　　D. 牛膝
　　E. 益母草
2. [2011]具有活血止痛、行气解郁、凉血清心功效
　　的药物是
　　A. 川芎
　　B. 丹参
　　C. 延胡索
　　D. 姜黄
　　E. 郁金
3. [2015]"专治一身上下诸痛"的药物是
　　A. 乳香
　　B. 川芎

　　C. 鸡血藤
　　D. 延胡索
　　E. 姜黄
4. [2016]乳香具有的功效是
　　A. 消肿生肌
　　B. 祛风止痛
　　C. 化瘀止血
　　D. 凉血消痈
　　E. 清利湿热
5～6题共用选项
　　A. 白茅根
　　B. 大蓟
　　C. 白及
　　D. 郁金
　　E. 延胡索
5. [2005]善治血尿的药物是
6. [2005]醋制可增强止痛作用的药物是

二、活血调经药

1～2题共用选项
　　A. 红花
　　B. 桃仁
　　C. 川芎
　　D. 丹参
　　E. 益母草
1. [2006]既能活血调经,又能利水消肿的药物是
2. [2006]既能活血调经,又能除烦安神的药物是
3. [2011]益母草的功用是
　　A. 活血通经,祛瘀止痛

　　B. 活血祛瘀,润肠通便
　　C. 活血调经,利水消肿
　　D. 活血调经,祛瘀消痈
　　E. 活血通经,补肝肾,强筋骨
4. [2011]桃仁的功效是
　　A. 利水消肿,清热解毒
　　B. 补肝肾,强筋骨
　　C. 行血补血,舒筋活络
　　D. 润肠通便,止咳平喘
　　E. 疏肝解郁,消肿止痛

5. [2013]治疗疮痈肿毒、热病烦躁、心悸失眠,应选
　　用的药物是
　　A. 牛膝
　　B. 丹参
　　C. 川芎
　　D. 红花
　　E. 桃仁

6. [2015]治疗瘀血证、肠痈、咳嗽气喘,应选用的药
　　物是
　　A. 丹参
　　B. 桃仁
　　C. 川芎
　　D. 益母草
　　E. 延胡索

7～8题共用选项
　　A. 红花
　　B. 桃仁
　　C. 川芎
　　D. 丹参
　　E. 泽兰

7. [2016]具有利水消肿功效的是

8. [2016]具有润肠通便功效的是

9. [2017]血热瘀滞致月经不调可使用
　　A. 桃仁
　　B. 红花
　　C. 川芎
　　D. 丹参
　　E. 姜黄

10. [2017]妇科经产的要药是
　　A. 桃仁
　　B. 红花
　　C. 川芎
　　D. 益母草
　　E. 牛膝

11. [2017]牛膝治疗眩晕、齿龈肿痛、口舌生疮、衄
　　血,其功效是
　　A. 引火归元
　　B. 清热解毒
　　C. 清热凉血
　　D. 凉血止血
　　E. 引火下行

三、活血疗伤药

1～2题共用选项
　　A. 阿胶
　　B. 三七
　　C. 狗脊
　　D. 骨碎补
　　E. 菟丝子

1. [2003]具有活血、止血功效的药物是

2. [2003]具有补肾、强腰膝、祛风湿功效的药物是

3. [2009]既能活血定痛,又能敛疮生肌的药物是
　　A. 三七
　　B. 茜草
　　C. 红花
　　D. 血竭

　　E. 桃仁

4. [2016]下列药物中可化瘀止血、敛疮生肌的是
　　A. 地鳖虫
　　B. 苏木
　　C. 骨碎补
　　D. 血竭
　　E. 自然铜

5. [2017]妊娠禁用
　　A. 桃仁
　　B. 红花
　　C. 益母草
　　D. 莪术
　　E. 牛膝

第十四单元　化痰止咳平喘药

一、温化寒痰药

1～2题共用选项
　　A. 白芥子
　　B. 杏仁
　　C. 半夏
　　D. 桔梗
　　E. 竹茹

1. [2003]治疗寒饮呕吐,宜选用

2. [2003]治疗湿阻胸脘痞闷,宜选用

3～4题共用选项
　　A. 燥湿化痰,降逆止呕
　　B. 燥湿化痰,温肺止痉
　　C. 温肺化痰,利气散结
　　D. 降气化痰,降逆止呕
　　E. 清热化痰,润肺止咳

3. [2012]白芥子的功效主要是

4. [2012]旋覆花的功效是

5. [2015]具有利气散结、通络止痛功效的药物是
 A. 川贝母
 B. 天南星
 C. 白芥子
 D. 天竺黄
 E. 桑白皮

6～7题共用选项
 A. 川贝母
 B. 天南星
 C. 半夏
 D. 旋覆花
 E. 白前

6. [2016]燥湿化痰,消痞散结功效的是

7. [2016]清热化痰,润肺止咳功效的是

8. [2017]旋覆花与代赭石的共同功效是
 A. 降逆
 B. 平喘
 C. 化痰
 D. 重镇
 E. 散结

9. [2017]白芥子的功效是
 A. 燥湿化痰
 B. 温肺化痰
 C. 降气化痰
 D. 清热化痰
 E. 清热豁痰

二、清化热痰药

1. [2005]竹茹具有的功效是
 A. 燥湿化痰,降逆止呕
 B. 消痰行水,降逆止呕
 C. 清化热痰,除烦止呕
 D. 化痰止咳,和胃降逆
 E. 温肺止咳,和胃止呕

2. [2006]下列各项,不属瓜蒌主治病证的是
 A. 胸痹结胸
 B. 肺痈肠痈
 C. 痰热咳喘
 D. 肠燥便秘
 E. 小儿惊风

3～4题共用选项
 A. 桔梗
 B. 瓜蒌
 C. 苦杏仁
 D. 竹茹
 E. 百部

3. [2013]治疗咽喉肿痛、肺痈吐脓,应选用的药物是

4. [2013]治疗肺热咳嗽、胃热呕吐,应选用的药物是

5. [2015]桔梗的功效是
 A. 润肺,止咳,下气,化痰
 B. 宣肺,利咽,清肺,化痰
 C. 宣肺,利咽,祛痰,排脓
 D. 降气,止咳,祛痰,排脓
 E. 降气,止呕,祛痰,排脓

6. [2015]具有利气散结、通络止痛功效的药物是
 A. 川贝母
 B. 天南星
 C. 白芥子
 D. 天竺黄
 E. 桑白皮

7. [2016]具有利咽排脓功效的是
 A. 桔梗
 B. 瓜蒌
 C. 苦杏仁
 D. 竹茹
 E. 百部

8～9题共用选项
 A. 紫菀
 B. 川贝
 C. 紫苏子
 D. 苦杏仁
 E. 瓜蒌

8. [2017]不具有化痰作用的是

9. [2017]不具有止咳作用的是

10～11题共用选项
 A. 苦杏仁
 B. 竹茹
 C. 百部
 D. 桔梗
 E. 瓜蒌

10. [2017]咽喉肿痛,肺痈吐脓,用

11. [2017]肺热咳嗽,胃热呕吐,用

三、止咳平喘药

1. [2001]治疗痰涎壅盛、喘咳不得平卧之证的首选　药物为

A. 苏子
B. 葶苈子
C. 白芥子
D. 桑白皮
E. 白果

2. [2009]有小毒,婴儿慎用的止咳药是
A. 紫苏子
B. 百部
C. 枇杷叶
D. 桑白皮
E. 苦杏仁

3. [2010、2012]苦杏仁具有的功效是
A. 降气化痰,止咳平喘,润肠通便
B. 润肺止咳,杀虫灭虱
C. 润肺化痰止咳
D. 润肺下气,止咳化痰
E. 止咳平喘,润肠通便

4. [2011]治久咳虚嗽之证,宜选用的药物是
A. 桑白皮
B. 葶苈子
C. 百部
D. 莱菔子
E. 马兜铃

5. [2014]葶苈子的性味是
A. 辛,苦,大寒
B. 甘,寒
C. 甘,苦,涩,平
D. 辛,苦,平

E. 辛,温

6. [2015]治疗咳嗽、头虱,应首选的药物是
A. 百部
B. 紫菀
C. 苦杏仁
D. 桑白皮
E. 葶苈子

7. [2016]治疗咳喘、水肿,应选用的药物是
A. 百部
B. 紫菀
C. 五加皮
D. 桑白皮
E. 紫苏子

8～9题共用选项
A. 百部
B. 紫菀
C. 决明子
D. 桑白皮
E. 紫苏子

8. [2016]可以治疗咳嗽与蛲虫病的是
9. [2016]可以治疗咳嗽与便秘的是
10. [2017]新久咳嗽、头虱疥癣均可选用的药物是
A. 百部
B. 紫菀
C. 苦杏仁
D. 桑白皮
E. 紫苏子

第十五单元　安神药

一、重镇安神药

1. [2003]具有潜阳安神、纳气平喘功效的药物
A. 磁石
B. 龙骨
C. 牡蛎
D. 远志
E. 朱砂

2. [2004]磁石具有的功效是
A. 潜阳安神
B. 养心安神
C. 解郁安神
D. 祛痰止咳
E. 收敛固涩

3. [2005]朱砂具有的功效是
A. 解郁安神
B. 镇心安神

C. 潜阳安神
D. 健脾安神
E. 养心安神

4～5题共用选项
A. 合欢皮
B. 酸枣仁
C. 远志
D. 琥珀
E. 磁石

4. [2010、2011]既能活血消肿,又能解郁安神的药物是
5. [2010、2011]既能活血散瘀,又能镇惊安神的药物是
6. [2015]琥珀具有的功效是
A. 养血安神

B. 润肠通便
C. 收敛固涩
D. 平肝潜阳
E. 活血散瘀

7. [2016]具有安神解毒功效的是
A. 磁石
B. 龙骨
C. 牡蛎
D. 远志
E. 朱砂

8. [2017]朱砂的内服量
A. 0.1～0.2 g
B. 0.1～0.3 g
C. 0.1～0.4 g
D. 0.1～0.5 g
E. 0.1～0.6 g

二、养心安神药

1～2题共用选项
A. 平喘
B. 通便
C. 敛汗
D. 消食
E. 利尿

1. [2005]柏子仁除养心安神外,还具有的功效是
2. [2005]酸枣仁除养心安神外,还具有的功效是
3. [2011]既能养心安神,又能润肠通便的药物是
A. 苦杏仁
B. 柏子仁
C. 酸枣仁
D. 桃仁
E. 贝母

4. [2013]能养心安神,敛汗的药物是
A. 磁石
B. 酸枣仁
C. 合欢皮
D. 远志
E. 朱砂

5. [2014]酸枣仁除养心安神外,还具有的功效是
A. 平喘
B. 通便
C. 敛汗
D. 消食
E. 利尿

6. [2014]柏子仁的功效是
A. 养心安神,润肠通便
B. 养心安神,敛汗
C. 养心安神,祛风通络
D. 安神解郁,活血消肿
E. 养心安神,祛痰开窍

7. [2016]具有安神、敛汗功效的药物是
A. 朱砂
B. 磁石
C. 远志
D. 合欢皮
E. 酸枣仁

8. [2017]胃溃疡慎用
A. 朱砂
B. 磁石
C. 远志
D. 合欢皮
E. 酸枣仁

第十六单元　平肝熄风药

一、平抑肝阳药

1. [2002]具有平肝潜阳、降逆、止血功效的药是
A. 石决明
B. 珍珠母
C. 刺蒺藜
D. 代赭石
E. 牡蛎

2. [2008]石决明具有的功效是
A. 补阳
B. 通阳
C. 升阳
D. 潜阳
E. 回阳

3. [2010]既能平肝潜阳,又能清肝明目的药物是
A. 刺蒺藜
B. 牡蛎
C. 代赭石
D. 石决明
E. 牛黄

4. [2014、2016]能平肝疏肝,祛风明目的药物是
A. 石决明
B. 珍珠母
C. 刺蒺藜

D. 代赭石

E. 牡蛎

5. [2015]治疗心神不宁,惊悸失眠,应选用的药物是

　　A. 刺蒺藜

　　B. 石决明

　　C. 羚羊角

　　D. 钩藤

　　E. 牡蛎

6. [2017]牡蛎的功效是

　　A. 平肝潜阳,清肝明目

　　B. 平肝潜阳,软坚散结

C. 平肝潜阳,凉血止血

D. 平肝潜阳,熄风止痉

E. 平肝潜阳,清热利尿

7~8题共用选项

　　A. 石决明

　　B. 牡蛎

　　C. 龙骨

　　D. 珍珠母

　　E. 代赭石

7. [2017]胃气上逆之呕吐、嗳气,应选

8. [2017]痰火郁结之痰核瘰疬,应选

二、熄风止痉药

1. [2012]既能熄风止痉,又能祛风湿、止痹痛的药物是

　　A. 天麻

　　B. 全蝎

　　C. 蜈蚣

　　D. 地龙

　　E. 僵蚕

2. [2017]具有平肝潜阳、熄风止痉功效的药物是

　　A. 石决明

　　B. 羚羊角

　　C. 磁石

　　D. 僵蚕

　　E. 地龙

第十七单元　开窍药

1. [2013]治疗血瘀经闭、癥瘕,应选用的药物是

　　A. 酸枣仁

　　B. 石菖蒲

　　C. 僵蚕

　　D. 麝香

　　E. 冰片

2. [2013]既开窍醒神,又活血散结的药物是

　　A. 冰片

　　B. 远志

　　C. 麝香

　　D. 苏合香

　　E. 石菖蒲

3~4题共用选项

　　A. 消肿止痛

　　B. 通络止痛

　　C. 祛风止痛

　　D. 清热止痛

E. 行气止痛

3. [2015]麝香具有的功效是

4. [2015]全蝎具有的功效是

5. [2016]治疗闭证神昏、湿阻中焦,应选用的药物是

　　A. 石菖蒲

　　B. 羚羊角

　　C. 牛黄

　　D. 远志

　　E. 麝香

6. [2017]具有化湿和胃、宁神益志功效的药物是

　　A. 牛黄

　　B. 麝香

　　C. 冰片

　　D. 苏合香

　　E. 石菖蒲

第十八单元　补虚药

一、补气药

1. [2004]具有燥湿利水、固表止汗功效的药物是

　　A. 黄芪

　　B. 浮小麦

C. 白术

D. 麻黄根

E. 白芍

2. [2005]下列各项,具有大补元气功效的药物是
   A. 人参
   B. 党参
   C. 黄芪
   D. 甘草
   E. 太子参

3. [2012]患者咳嗽痰白清稀,食少便溏,下肢轻度水肿,舌淡苔白,脉弱。治疗应选用
   A. 党参
   B. 甘草
   C. 山药
   D. 白术
   E. 黄精

4～5题共用选项
   A. 甘草
   B. 白术
   C. 山药
   D. 黄芪
   E. 党参

4. [2013]具有燥湿利尿、止汗安胎功效的药物是

5. [2013]具有升阳举陷、托毒生肌功效的药物是

6. [2014]甘草具有的功效是
   A. 固汗止表
   B. 润肠通便
   C. 补血养阴
   D. 清热解毒
   E. 补脾止泻

7～8题共用选项
   A. 黄芩
   B. 甘草
   C. 白术
   D. 大枣
   E. 党参

7. [2015]具有利尿、止汗、安胎功效的药物是

8. [2015]具有祛痰、止痛、解毒功效的药物是

9. [2016]善治气血亏虚、疮疡久溃难敛的是
   A. 甘草
   B. 白术
   C. 山药
   D. 黄芪
   E. 党参

二、补阳药

1. [2011]下列药物有补肾阳、益精血作用的是
   A. 淫羊藿
   B. 巴戟天
   C. 杜仲
   D. 鹿茸
   E. 续断

2. [2013]益智仁具有的功效是
   A. 补肾阳、益肾精
   B. 温脾开胃摄唾
   C. 养血益气
   D. 益卫固表
   E. 养肝明目

3. [2014]既能补益肝肾、强筋骨,又能止血安胎、疗伤续折的药物是
   A. 杜仲
   B. 牛膝
   C. 续断
   D. 土鳖虫
   E. 自然铜

4. [2015]下列药物中具有补肝肾、强筋骨、安胎之功效的是

   A. 鹿茸、杜仲
   B. 杜仲、续断
   C. 鹿茸、补骨脂
   D. 杜仲、肉苁蓉
   E. 续断、补骨脂

5～6题共用选项
   A. 沙苑子
   B. 大枣
   C. 锁阳
   D. 山药
   E. 巴戟天

5. [2016]具有补肾助阳、润肠通便功效的是

6. [2016]具有补肾助阳、祛风湿功效的是

7～8题共用选项
   A. 养肝明目
   B. 补肾安胎
   C. 润肠通便
   D. 固精缩尿
   E. 解毒止痛

7. [2017]锁阳的功效是

8. [2017]蟾酥的功效是

三、补血药

1. [2006]制首乌善于治疗的病证是

   A. 肠燥便秘

B. 精血亏虚

C. 久疟

D. 瘰疬

E. 痈疽

2. [2010、2015]治疗四肢拘挛疼痛,应首选的药物是

  A. 人参

  B. 当归

  C. 白芍

  D. 阿胶

  E. 黄芪

3. [2011]阿胶的功效是

  A. 补血止血

  B. 补血行血

  C. 补血柔肝

  D. 补血养气

  E. 补血温肺

4～5 题共用选项

  A. 肝肾

  B. 肝脾

  C. 心肝

  D. 心脾

  E. 肺脾

4. [2014]白芍的归经是

5. [2014]熟地的归经是

6～7 题共用选项

  A. 人参

  B. 熟地黄

  C. 白芍

  D. 甘草

  E. 益智仁

6. [2015]具有填精益髓功效的药物是

7. [2015]具有柔肝止痛功效的药物是

8～9 题共用选项

  A. 阿胶

  B. 白芍

  C. 当归

  D. 熟地黄

  E. 何首乌

8. [2016]治疗血瘀证,应选用的药物是

9. [2016]治疗出血证,应选用的药物是

10～11 题共用选项

  A. 青风藤

  B. 鸡血藤

  C. 当归

  D. 白芍

  E. 川芎

10. [2017]具有补血、舒经活络功效的药物是

11. [2017]具有补血、润肠、止痛功效的药物是

12. [2017]治疗风寒痹痛、肠燥便秘的药物是

  A. 白芍

  B. 当归

  C. 川芎

  D. 何首乌

  E. 熟地

13. [2017]补血圣药是

  A. 阿胶

  B. 白芍

  C. 当归

  D. 熟地黄

  E. 何首乌

四、补阴药

1. [2012]患者燥热伤阴,干咳少痰,咽干口渴。常与麦冬、玉竹、冬朵叶同用的药物是

  A. 北沙参

  B. 石斛

  C. 黄精

  D. 龟板

  E. 女贞子

2. [2012]具有养阴润肺、益胃生津功效的药物是

  A. 北沙参

  B. 石斛

  C. 麦冬

  D. 百合

  E. 玉竹

3～4 题共用选项

  A. 西洋参

  B. 大枣

  C. 麦冬

  D. 山药

  E. 女贞子

3. [2016]具有滋补肝肾功效的药物是

4. [2016]具有养血安神功效的药物是

5～6 题共用选项

  A. 玉竹

  B. 百合

  C. 石斛

  D. 北沙参

  E. 女贞子

5. [2017]清心安神的药物

6. [2017]乌须明目的药物

7. [2017]治疗肾虚骨痿、失眠健忘可用

A. 北沙参
B. 石斛
C. 黄精

D. 龟板
E. 女贞子

第十九单元　收涩药

一、固表止汗药

1. [2009]具有固表止汗、益气除热功效的药物是
    A. 麻黄根
    B. 浮小麦

C. 升麻
D. 五味子
E. 山茱萸

二、敛肺涩肠药

1. [2009]疮疡久溃不敛,可选用的药物是
    A. 肉豆蔻
    B. 禹余粮
    C. 诃子
    D. 五味子
    E. 赤石脂

2. [2013]乌梅的主治病证是
    A. 经闭痛经
    B. 失眠多梦
    C. 强筋骨
    D. 蛔厥腹痛
    E. 食少呕吐

3. [2015]具有敛肺止咳功效的药物是
    A. 肉豆蔻
    B. 赤石脂
    C. 乌梅
    D. 莲子
    E. 芡实

4. [2017]具有燥湿祛风、杀虫止痒功效的药物是
    A. 炉甘石
    B. 赤石脂
    C. 麻黄根
    D. 蛇床子
    E. 肉豆蔻

三、固精缩尿止带药

1. [2002]具有补脾止泻、益肾固精功效的药物是
    A. 杜仲
    B. 乌梅
    C. 莲子
    D. 续断
    E. 狗脊

2. [2016]桑螵蛸的主治病证是
    A. 自汗盗汗
    B. 遗精滑精
    C. 中气下陷

D. 久咳虚喘
E. 久泻久痢

3. [2017]治疗脾虚泄泻、心悸失眠,应选用的药物是
    A. 乌梅
    B. 莲子
    C. 鳖甲
    D. 海螵蛸
    E. 山茱萸

方剂学

第一单元 绪 论

1. [2012]下列选项中不是汤剂特点的是
   - A. 吸收快
   - B. 便于随证加减
   - C. 药效快
   - D. 方便携带
   - E. 适用于病证较重或病情不稳定的患者

2. [2014]下列各项中不属于"八法"内容的是
   - A. 清法、补法
   - B. 和法、温法
   - C. 汗法、吐法
   - D. 下法、清法
   - E. 消法、通法

3. [2014]下列病证中不宜使用治疗的是
   - A. 瘀血
   - B. 痞块
   - C. 宿食
   - D. 结痰
   - E. 积水

4. [2014]不属消法适用范围的是
   - A. 消食
   - B. 止血
   - C. 化痰
   - D. 行气
   - E. 利水

5~6题共用选项
   - A. 具有调和方中诸药作用的药物
   - B. 引方中诸药至特定病所的药物
   - C. 针对主病或主证起主要治疗作用的药物
   - D. 针对兼病或兼证起主要治疗作用的药物
   - E. 直接治疗次要兼证的药物

5. [2016]上述各项,君药指的是

6. [2016]上述各项,臣药指的是

7. [2017]下列各项,不属汤剂特点的是
   - A. 吸收快,药效发挥迅速
   - B. 便于随证加减
   - C. 适于病证较重或病情不稳定的患者
   - D. 服用量大
   - E. 便于服用或携带

第二单元 解表剂

一、辛温解表

(一) 桂枝汤

1. [2009]桂枝汤中"抑强扶弱"可达到调和营卫的药物组成是
   - A. 桂枝、甘草
   - B. 桂枝、生姜
   - C. 桂枝、大枣
   - D. 芍药、生姜
   - E. 桂枝、芍药

2. [2010]治疗外感风寒表虚证的方剂是
   - A. 麻黄汤
   - B. 桂枝汤
   - C. 香苏散
   - D. 小青龙汤
   - E. 九味羌活汤

3. [2014]桂枝汤中桂枝与芍药的用量比例是
   - A. 1:2
   - B. 2:1

   - C. 1:1
   - D. 3:1
   - E. 4:1

4. [2014]桂枝汤服已须臾,啜热稀粥的意义是
   - A. 防止脾胃受损
   - B. 滋汗源,以防伤阴
   - C. 滋汗源,以防伤阳
   - D. 助汗并祛除外邪
   - E. 既防亡阴又防亡阳

5. [2016]具有"发中有补、散中有收、邪正兼顾、阴阳并调"配伍特点的方剂是
   - A. 桂枝汤
   - B. 麻黄汤
   - C. 止嗽散
   - D. 小青龙汤
   - E. 九味羌活汤

6. [2016]证见身热,鼻塞恶风,汗出,脉浮缓,宜选

用的方剂是
A. 桂枝汤
B. 麻黄汤
C. 桑菊饮
D. 小青龙汤
E. 九味羌活汤

（二）麻黄汤

1. [2011]主治风寒表实证的方药是
A. 桂枝汤
B. 小青龙汤
C. 麻黄汤
D. 银翘散
E. 桑菊饮

2. [2014]下列方剂中,麻黄用量最大的是
A. 麻黄汤
B. 麻杏甘石汤
C. 葛根汤
D. 大青龙汤
E. 小青龙汤

3. [2014]下列各项,不属于麻黄汤表现的是
A. 恶寒发热
B. 鼻鸣干呕
C. 头身疼痛
D. 无汗而喘
E. 脉浮紧

4. [2015]下列各项,不属于麻黄汤证临床表现的是
A. 头身疼痛
B. 脉浮紧
C. 恶寒发热
D. 无汗而喘
E. 鼻鸣干呕

5. [2015]下列各项,不属于麻黄汤功用的是
A. 解表
B. 发汗
C. 解肌
D. 平喘
E. 宣肺

（三）小青龙汤

1. [2006]下列各项,可治疗恶寒发热,无汗,喘咳,痰稀,舌苔白滑,脉浮的是
A. 止嗽散
B. 苏子降气汤
C. 麻黄汤
D. 小青龙汤
E. 败毒散

2. [2012]小青龙汤的功用是
A. 温肺化痰,止咳平喘
B. 解表散寒,温肺化饮

C. 温肺降气,祛痰平喘
D. 解表化饮,降气平喘
E. 温肺化痰,降气定喘

3. [2012]小青龙汤的组成药物中含有
A. 黄连
B. 杏仁
C. 细辛
D. 熟地黄
E. 石膏

4. [2017]小青龙汤中具有温肺化饮的药物是
A. 麻黄、桂枝
B. 桂枝、细辛
C. 干姜、细辛
D. 半夏、麻黄
E. 细辛、麻黄

（四）九味羌活汤

1. [2011]九味羌活汤的功用是
A. 散风除湿,宣痹止痛
B. 疏风通络,散寒除湿
C. 发汗祛湿,兼清里热
D. 疏风清热,宣痹止痛
E. 发汗解表,祛风胜湿

2. [2012]九味羌活汤的组成药物中含有
A. 黄连
B. 杏仁
C. 细辛
D. 熟地黄
E. 石膏

3. [2014]九味羌活汤和羌活胜湿汤共同功效
A. 祛风湿止泻
B. 祛风湿止痛
C. 祛风胜湿清热
D. 祛风胜湿化痰
E. 祛风湿,补肝肾

4. [2015]治疗外感风寒湿邪之表证,应首选
A. 麻黄汤
B. 小青龙汤
C. 大秦艽汤
D. 羌活胜湿汤
E. 九味羌活汤

5. [2016]主治外感风寒湿邪、内有蕴热证的方剂是
A. 败毒散
B. 九味羌活汤
C. 羌活胜湿汤
D. 柴葛解肌汤
E. 麻杏石甘汤

（五）止嗽散

1. [2002]止嗽散的组成中不含有

A. 紫菀

B. 白前

C. 杏仁

D. 荆芥

E. 陈皮

2. [2003]止嗽散的功用是

A. 宣肺解表

B. 泻肺清热

C. 宣肺止咳

D. 疏风散邪

E. 理气化痰

3. [2017]止嗽散中一升一降的药对是

A. 桔梗,陈皮

B. 桔梗,白前

C. 桔梗,甘草

D. 桔梗,荆芥

E. 紫菀,百部

二、辛凉解表

1. [2006]银翘散和桑菊饮的组成中均含有的药物是

A. 银花、薄荷、桔梗、芦根

B. 连翘、薄荷、杏仁、芦根

C. 连翘、薄荷、桔梗、杏仁

D. 银花、薄荷、桔梗、生甘草

E. 连翘、薄荷、桔梗、生甘草

2. [2011]桑菊饮与银翘散中均含有的药物是

A. 杏仁、桑叶

B. 桔梗、薄荷

C. 银花、竹叶

D. 连翘、杏仁

E. 苇根、荆芥

3. [2012]以"疏风清热,宣肺止咳"为功用的方剂是

A. 银翘散

B. 桑菊饮

C. 麻黄汤

D. 小青龙汤

E. 麻杏石甘汤

4. [2013]具有辛凉透表,清热解毒功用的方剂是

A. 黄连解毒汤

B. 银翘散

C. 柴葛解肌汤

D. 败毒散

E. 升麻葛根汤

5～6题共用选项

A. 疏风清热,宣肺止咳

B. 辛凉疏表,清热解毒

C. 辛凉疏表,清肺平喘

D. 疏风解表,泻热通便

E. 宣利肺气,疏风止咳

5. [2013]桑菊饮的功用是

6. [2013]麻黄杏仁甘草石膏汤的功用是

7. [2014]《湿病条辨》所称"辛凉平剂"是指

A. 银翘散

B. 桑菊饮

C. 败毒散

D. 香薷散

E. 止嗽散

8. [2014]银翘散中体现"去性取用"的是

A. 银花、连翘

B. 牛蒡子、薄荷

C. 荆芥穗、淡豆豉

D. 竹叶、芦根

E. 桔梗、甘草

9. [2015]下列各项,可增强银翘散辛散透表之力的是

A. 薄荷

B. 牛蒡子

C. 连翘

D. 荆芥穗

E. 竹叶

10. [2016]体现"治上焦如羽,非轻不举"的方剂是

A. 败毒散

B. 桑菊饮

C. 银翘散

D. 香薷散

E. 止嗽散

11. [2017]银翘散中解表祛邪的配伍是

A. 银花 连翘

B. 牛蒡子 薄荷

C. 桔梗 甘草

D. 竹叶 芦根

E. 荆芥穗 淡豆豉

三、扶正解表

1. [2012]败毒散的组成药物中不包括

A. 柴胡、前胡

B. 羌活、独活

C. 桔梗、枳壳

D. 人参、甘草

E. 当归、芍药

2. [2016]败毒散与参苏饮组成中均含有的药物是

　　A. 人参、苏叶

B. 人参、羌活

C. 半夏、茯苓

D. 枳壳、前胡

E. 生姜、薄荷

第三单元　泻下剂

一、寒　下

1. [2005]下列除哪项外,均是大承气汤主治证的临床表现?

　　A. 腹痛便秘

　　B. 小便频数

　　C. 潮热谵语

　　D. 手足濈然汗出

　　E. 下利清水

2~3题共用选项

　　A. 大承气汤

　　B. 大陷胸汤

　　C. 苇茎汤

　　D. 泻白散

　　E. 大黄牡丹汤

2. [2013]主治肠痈初起的方剂是

3. [2013]主治肺痈的方剂是

4. [2014]大承气汤用治热厥,体现的治法是

　　A. 通因通用

　　B. 寒因寒用

　　C. 热因热用

　　D. 塞因塞用

　　E. 以泻代清

5. [2017]大黄牡丹汤中治疗内痈的要药是

　　A. 大黄

　　B. 牡丹皮

　　C. 桃仁

　　D. 冬瓜仁

　　E. 芒硝

二、温　下

1~2题共用选项

　　A. 温脾汤

　　B. 实脾散

　　C. 归脾汤

　　D. 健脾丸

　　E. 保和丸

1. [2005]治疗冷积内停,大便秘结,腹痛,手足不温,舌苔白,脉沉弦者,应首选

2. [2005]治疗冷积不化,下痢赤白,腹痛,手足不温,舌苔白,脉沉弦者,应首选

3. [2009、2011]温脾汤的药物组成是

　　A. 芍药、当归、枳实、干姜、人参、芒硝、甘草

　　B. 芍药、杏仁、厚朴、干姜、人参、芒硝、甘草

　　C. 厚朴、升麻、泽泻、干姜、人参、芒硝、甘草

　　D. 大黄、厚朴、干姜、附子、人参、芒硝、甘草

　　E. 大黄、当归、干姜、附子、人参、芒硝、甘草

三、润　下

1~2题共用选项

　　A. 六磨汤

　　B. 黄芪汤

　　C. 麻子仁丸

　　D. 润肠丸

　　E. 济川煎

1. [2009、2011]用于阳虚便秘的方剂是

2. [2009、2011]用于脾约便秘的方剂是

3. [2010]具有润肠泄热,行气通便功用的方剂是

　　A. 大承气汤

　　B. 济川煎

　　C. 大黄牡丹汤

　　D. 麻子仁丸

E. 十枣汤

4. [2013]下列方剂均属泻下剂,其中不用大黄的方剂是

　　A. 大陷胸汤

　　B. 温脾汤

　　C. 麻子仁丸

　　D. 黄龙汤

　　E. 济川煎

5. [2016]麻子仁丸主治脾约证的临床表现是

　　A. 大便稀溏,小便短少

　　B. 大便干结,小便频数

　　C. 大便黏滞,小便短少

　　D. 大便泄泻,小便频数

E. 大便不通,小便清长

四、逐　水

1. [2017]十枣汤服用的时间
   A. 清晨空腹
   B. 饭前服用
   C. 饭后服用
   D. 睡前服用
   E. 进食同服

第四单元　和解剂

一、和解少阳

1. [2012、2014]小柴胡汤中和解少阳的药物配伍是
   A. 柴胡、黄芩
   B. 柴胡、生姜
   C. 人参、大枣
   D. 生姜、大枣
   E. 半夏、生姜

2～3题共用选项
   A. 和解少阳,内泻热结
   B. 和胃降逆,开结除痞
   C. 寒热平调,消痞散结
   D. 清胆利湿,和胃化痰
   E. 理气化痰,清胆和胃

2. [2006]蒿芩清胆汤的功用是

3. [2006]大柴胡汤的功用是

4. [2011]小柴胡汤的功用是
   A. 和解少阳,内泻热结
   B. 清胆利湿,和胃化痰
   C. 和解少阳
   D. 疏肝解郁,养血健脾
   E. 补脾柔肝,祛湿止泻

5. [2013]药物组成中含有柴胡、人参的方剂是
   A. 小柴胡汤
   B. 半夏泻心汤
   C. 大柴胡汤
   D. 四逆散
   E. 柴胡疏肝散

6. [2013]下列各项,不属小柴胡汤组成的药物是
   A. 干姜
   B. 人参
   C. 柴胡
   D. 黄芩
   E. 大枣

7. [2017]妇人伤寒,热入血室,以及疟疾,黄疸等病而少见阳证,治宜首选的方剂是
   A. 四逆散
   B. 逍遥散
   C. 小柴胡汤
   D. 大柴胡汤
   E. 蒿芩清胆汤

二、调和肝脾

1. [2012、2013]下列除哪项外均是蒿芩清胆汤的组成药物?
   A. 猪苓、枳实
   B. 青蒿、黄芩
   C. 陈皮、碧玉散
   D. 枳壳、赤茯苓
   E. 竹茹、半夏

2～3题共用选项
   A. 健脾丸
   B. 保和丸
   C. 四逆散
   D. 痛泻要方
   E. 葛根黄芩黄连汤

2. [2010]脘腹胀痛,恶食呕逆,大便泄泻,舌苔厚腻,脉滑者,治宜选用

3. [2010]手足不温,腹痛,泄利下重,脉弦者,治宜选用

4. [2015]组成中含有白术、茯苓的方剂是
   A. 小柴胡汤
   B. 蒿芩清胆汤
   C. 补中益气汤
   D. 柴胡疏肝散
   E. 逍遥散

5. [2016]四逆散配伍中体现"一升一降,升清降浊"作用的药物是
   A. 柴胡、芍药
   B. 甘草、枳实
   C. 枳实、芍药
   D. 柴胡、甘草
   E. 柴胡、枳实

6～7题共用选项

  A. 疏利肝胆

  B. 升清阳

  C. 疏肝解郁

  D. 和解少阳

  E. 透邪疏郁

6. [2016]逍遥散中柴胡的配伍意义是

7. [2016]小柴胡汤中柴胡的配伍意义是

8～9题共用选项

  A. 疏散肺经风热

  B. 疏达肝经郁热

  C. 疏散头面风热

  D. 辛凉透表散邪

  E. 辛凉解表疏肝

8. [2016]薄荷在逍遥散中的主要作用是

9. [2016]薄荷在普济消毒饮中的主要作用是

10～11题共用选项

  A. 柴胡

  B. 白芍

  C. 甘草

  D. 白术

  E. 当归

10. [2017]四逆散中君药为

11. [2017]逍遥散中君药为

12. [2017]痛泻要方功用

  A. 疏肝解郁、养血健脾

  B. 补脾柔肝、祛湿止泻

  C. 透邪解郁、疏肝理脾

  D. 清胆利湿、和胃化湿

  E. 寒热平调、消痞散结

第五单元　清热剂

一、清气分热

1. [2003、2004、2005、2012]竹叶石膏汤的组成中，不含有的药物是

  A. 半夏

  B. 麦门冬

  C. 人参

  D. 甘草

  E. 知母

2. [2013]被称为"以大寒之剂，易为清补之方"的方剂是

  A. 竹叶石膏汤

  B. 白虎汤

  C. 清营汤

  D. 黄连解毒汤

  E. 导赤散

3. [2013]主治阳明气分热盛证的方剂是

  A. 竹叶石膏汤

  B. 白虎汤

  C. 清营汤

  D. 黄连解毒汤

  E. 导赤散

4. [2015]主治壮热面赤、汗出恶热的首选方剂是

  A. 竹叶石膏汤

  B. 犀角地黄汤

  C. 黄连解毒汤

  D. 白虎汤

  E. 清营汤

二、清营凉血

1. [2002、2005、2010]清营汤主治证的热型是

  A. 夜热早凉

  B. 身热夜甚

  C. 日晡潮热

  D. 往来寒热

  E. 皮肤蒸热

2～3题共用选项

  A. 夜热早凉

  B. 高热不退

  C. 身热夜甚

  D. 长期低热

  E. 白天高热

2. [2015]清营汤证发热的特点是

3. [2015]羚羊钩藤汤证发热的特点是

4. [2016]体现叶天士"入血就恐耗血动血，直须凉血散血"的方剂是

  A. 清营汤

  B. 芍药汤

  C. 白虎汤

  D. 黄连解毒汤

  E. 犀角地黄汤

5. [2017]证见身热夜甚，心烦躁扰，斑疹隐隐，舌红绛无苔，脉细数者，宜选择的方剂是

  A. 栀子豉汤

  B. 导赤承气汤

  C. 清营汤

D. 清宫汤
E. 犀角地黄汤
6. [2017]犀角地黄汤中赤芍与丹皮共为佐药,其配伍意义是
   A. 凉血滋阴

B. 清热解毒
C. 活血化瘀
D. 凉血止血
E. 清热凉血

三、清热解毒

1. [2003、2004、2005]普济消毒饮的功用是
   A. 疏风清热,散结消肿
   B. 疏风散结,泻火解毒
   C. 疏风散邪,清热解毒
   D. 疏散风热,消肿止痛
   E. 凉血解毒,散结消肿
2~3 题共用选项
   A. 健脾丸
   B. 保和丸
   C. 乌梅丸
   D. 普济消毒饮
   E. 瓜蒂散
2. [2009]可以治疗蛔虫的方剂是
3. [2009]主治大头瘟的方剂是
4. [2016]仙方活命饮中的君药是
   A. 赤芍
   B. 当归

C. 陈皮
D. 天花粉
E. 金银花
5~6 题共用选项
   A. 气分热盛证
   B. 热入营分证
   C. 热入血分证
   D. 三焦火毒证
   E. 上中二焦热毒证
5. [2016]凉膈散的主治证是
6. [2016]黄连解毒汤的主治证是
7. [2017]黄连解毒汤主治
   A. 气分热盛证
   B. 热入营分证
   C. 热入血分证
   D. 三焦火毒证
   E. 上中二焦热毒证

四、清脏腑热

1. [2010]龙胆泻肝汤与蒿芩清胆汤中均含有的药物是
   A. 半夏
   B. 木通
   C. 黄芩
   D. 栀子
   E. 泽泻
2. [2010]清胃散的功用是
   A. 清胃滋阴
   B. 清胃安中
   C. 清胃解毒
   D. 清胃止呕
   E. 清胃凉血
3. [2011]湿热痢疾的常用方药是
   A. 葛根黄芩黄连汤
   B. 玉女煎
   C. 芍药汤
   D. 白头翁汤
   E. 泻白散
4. [2012]组成药物中含有牛膝的方剂是
   A. 芍药汤
   B. 龙胆泻肝汤

C. 清营汤
D. 导赤散
E. 玉女煎
5~6 题共用选项
   A. 湿热下注证
   B. 湿热壅盛证
   C. 湿热中阻证
   D. 湿热黄疸证
   E. 湿热痢疾
5. [2015]龙胆泻肝汤治疗的病症是
6. [2015]茵陈蒿汤治疗的病症是
7~8 题共用选项
   A. 黄柏、黄芩
   B. 黄连、栀子
   C. 黄柏、黄连
   D. 大黄、黄芩
   E. 大黄、栀子
7. [2015]白头翁汤组成中含有的药物是
8. [2015]大柴胡汤组成中含有的药物是
9. [2016]气喘咳嗽,皮肤蒸热,日晡尤甚,舌红苔黄,脉细数,治疗应选的方剂是
   A. 桑菊饮

B. 泻白散

   C. 桑杏汤

   D. 清燥救肺汤

   E. 百合固金汤

10~11 题共用选项

   A. 青皮

   B. 地骨皮

   C. 粉丹皮

   D. 橘皮

   E. 梨皮

10. [2016]杏苏散中含有的药物是

11. [2016]泻白散中含有的药物是

12. [2017]《医宗金鉴》以"水虚火不实"五字概括其方正病机的方剂是

   A. 泻白散

   B. 青蒿鳖甲汤

   C. 导赤散

   D. 清营汤

   E. 左金丸

第六单元　祛暑剂

1~2 题共用选项

   A. 祛暑解表,化湿和中

   B. 祛暑解表,清热化湿

   C. 清暑解热,化气利湿

   D. 清暑化湿,理气和中

   E. 祛暑化湿,健脾和中

1. [2010]香薷散的功用是

2. [2010]新加香薷饮的功用是

3~4 题共用选项

   A. 香薷散

   B. 藿香正气散

   C. 生脉散

   D. 清暑益气汤

   E. 六一散

3. [2017]治疗阴暑证

4. [2017]治疗暑热气津两伤证

5. [2017]清暑益气汤中的苦寒药

   A. 西瓜翠衣、西洋参

   B. 石斛、麦冬

   C. 黄连、知母

   D. 知母、竹叶

   E. 黄连、竹叶

第七单元　温里剂

一、温中祛寒

1. [2001]患者脘腹绵绵作痛,喜温喜按,呕吐便溏,脘痞食少,畏寒肢冷,口不渴,舌淡苔润,脉沉细。治宜选用

   A. 小建中汤

   B. 吴茱萸汤

   C. 参苓白术散

   D. 补中益气汤

   E. 理中丸

2. [2005]理中丸的组成药物是

   A. 干姜、人参、白术、甘草

   B. 干姜、人参、厚朴、甘草

   C. 附子、干姜、白术、人参

   D. 附子、干姜、人参、甘草

   E. 附子、干姜、白术、甘草

3. [2003、2005]吴茱萸汤与小建中汤中均含有的药物是

   A. 人参

   B. 芍药

   C. 桂枝

   D. 生姜

   E. 炙甘草

4. [2002、2012]理中丸与四君子汤中相同的药物是

   A. 人参、白术、茯苓

   B. 人参、白术、甘草

   C. 人参、茯苓、干姜

   D. 人参、干姜、甘草

   E. 人参、茯苓、甘草

5~6 题共用选项

   A. 胸痹

   B. 心悸

   C. 胁痛

   D. 眩晕

   E. 头痛

5. [2015]理中丸可用以治疗的病症是

6. [2015]瓜蒌薤白白酒汤可用以治疗的病症是

7. [2015]小建中汤组成含有的药物是

   A. 人参、桂枝

   B. 甘草、干姜

   C. 生姜、桂枝

   D. 白术、芍药

E. 大枣、人参

8. [2016]吴茱萸汤中吴茱萸的作用是
   A. 温胃暖肝,降逆止呕
   B. 温中补虚,和胃止呕

C. 疏肝解郁,和胃止呕
D. 温肾暖肝,降逆止呕
E. 温中补虚,疏肝解郁

二、回阳救逆

1. [2005]四逆汤的组成药物是
   A. 人参、干姜、炙甘草
   B. 人参、生附子、炙甘草
   C. 人参、肉桂、炙甘草
   D. 生附子、干姜、炙甘草
   E. 生附子、肉桂、炙甘草

2. [2006]下列各项,不属四逆汤主治证临床表现的是
   A. 四肢厥逆
   B. 神衰欲寐
   C. 呕吐口渴
   D. 面色苍白
   E. 腹痛下利

三、温经散寒

1. [2003]阳和汤的功用是
   A. 温经散寒
   B. 温经止痛
   C. 散结止痛
   D. 散寒通滞
   E. 通络止痛

2. [2005]阳和汤除散寒通滞外,还具有的功用是
   A. 益气活血
   B. 益气补血
   C. 益气健脾
   D. 温阳益气
   E 温阳补血

3. [2012]具有温阳补血,散寒通滞功用的方剂是
   A. 当归补血汤
   B. 回阳救急汤
   C. 当归四逆汤
   D. 阳和汤
   E. 四逆汤

4~5 题共用选项

A. 温经散寒,养血通脉
B. 活血化瘀,通络止痛
C. 温阳补血,散寒通滞
D. 温经散寒,通络止痛
E. 养血化瘀,温经止痛

4. [2011]生化汤的功用是
5. [2011]当归四逆汤的功用
6. [2016]主治阴疽的方剂是
   A. 大黄牡丹汤
   B. 苇茎汤
   C. 阳和汤
   D. 半夏厚朴汤
   E. 仙方活命饮
7. [2017]当归四逆汤的病机是
   A. 阳气内郁,不达四末
   B. 阴寒内盛,阳气衰微
   C. 营血虚弱,寒凝经脉
   D. 元气大亏,阳气暴脱
   E. 营血不足,寒凝痰滞

第八单元　表里双解剂

一、解表清里

1. [2002、2011]葛根芩连汤的功用是
   A. 清热燥湿,调气和血
   B. 清胃凉血

C. 解表清里
D. 解表化湿,理气和中
E. 宣畅气机,清利湿热

二、解表攻里

1. [2010]大柴胡汤中调和脾胃,和营卫而行津液的药物组合是
   A. 柴胡和黄芩
   B. 柴胡和大黄

C. 芍药和枳实
D. 半夏和生姜
E. 生姜和大枣

2. [2012]大柴胡汤中,具有和解少阳功效的药物组

合是
  A. 柴胡、黄芩
  B. 柴胡、芍药
  C. 芍药、枳实
  D. 枳实、半夏
  E. 柴胡、大黄
3. [2016]防风通圣散的功用是
  A. 解表散寒,清里消积
  B. 解肌散邪,清热止利

  C. 疏风清热,宣肺止咳
  D. 辛凉疏表,清肺平喘
  E. 疏风解表,泻热通便
4. [2017]功用是疏风解表,泻热通便的方剂是
  A. 大柴胡汤
  B. 防风通圣散
  C. 大承气汤
  D. 葛根黄芩黄连汤
  E. 小承气汤

第九单元　补益剂

一、补　气

1～2题共用选项
  A. 表虚自汗证
  B. 气阴两虚证
  C. 心脾两虚证
  D. 脾虚气陷证
  E. 脾虚挟湿证
1. [2002]补中益气汤的主治证是
2. [2002]玉屏风散的主治证是
3. [2009]补中益气汤的功效是
  A. 补中益气,健脾开胃
  B. 补中益气,升阳举陷
  C. 益气健脾,渗湿止泻
  D. 益气生津,敛阴止汗
  E. 益气固表止汗
4. [2011、2013]下列各项,不属补中益气汤组成的
  药物是
  A. 人参、黄芪
  B. 当归、橘皮
  C. 升麻、柴胡
  D. 白术、炙甘草
  E. 茯苓、砂仁
5. [2012]补中益气汤中用量最大的药物是
  A. 人参
  B. 升麻
  C. 甘草
  D. 黄芪

  E. 白术
6. [2013]"甘温除热"的代表方剂是
  A. 参苓白术散
  B. 四君子汤
  C. 玉屏风散
  D. 补中益气汤
  E. 归脾汤
7. [2013]体现"培土生金"治法的方剂是
  A. 参苓白术散
  B. 四君子汤
  C. 玉屏风散
  D. 补中益气汤
  E. 归脾汤
8. [2016]参苓白术散的主治病证是
  A. 脾虚湿盛证
  B. 脾胃气虚证
  C. 脾虚气陷证
  D. 心脾两虚证
  E. 脾肾两虚证
9. [2017]参苓白术散的病机是
  A. 脾失健运、湿无以化、混聚成痰
  B. 脾胃气虚、运化无力
  C. 脾胃气虚、运化失司、湿浊内盛
  D. 脾胃虚弱、运化失常、饮食停滞
  E. 脾胃气虚、清阳下陷

二、补血(气血双补)

1～2题共用选项
  A. 清燥救肺汤
  B. 炙甘草汤
  C. 麦门冬汤
  D. 百合固金汤
  E. 养阴清肺汤

1. [2006]治疗虚热肺痿,应首先考虑的方剂是
2. [2006]治疗虚劳肺痿,应首先考虑的方剂是
3～4题共用选项
  A. 渗湿
  B. 通便
  C. 升阳

D. 补血

E. 疏肝

3. [2009]参苓白术散的功用有

4. [2009]炙甘草汤的功用是

5～6 题共用选项

  A. 养心

  B. 渗湿

  C. 温胃

  D. 益阴

  E. 温阳

5. [2004、2005、2011]归脾汤除益气健脾、补血外、还具有的功用是

6. [2004、2005、2011]参苓白术散除益气健脾、止泻外，还具有的功用是

7. [2015]炙甘草汤中具有补血作用的药物是

  A. 熟地黄

  B. 白芍

  C. 龙眼肉

  D. 当归

  E. 阿胶

8. [2016]下列各项，不属于补中益气汤组成的药物是

A. 黄芪

B. 当归

C. 柴胡

D. 白术

E. 茯苓

9～10 题共用选项

  A. 四物汤

  B. 归脾汤

  C. 炙甘草汤

  D. 补中益气汤

  E. 当归补血汤

9. [2016]以"补血而不滞血，行血而不伤血"为配伍特点的方剂是

10. [2016]以"心脾同治，重在补脾"为配伍特点的方剂是

11. [2017]炙甘草汤的组成中包含的药物是

  A. 阿胶、麦冬、麻仁

  B. 桃仁、干姜、当归

  C. 阿胶、麦冬、白芍

  D. 黄芪、天冬、薏苡仁

  E. 熟地、当归、白芍

三、补 阴

1. [2006]一贯煎中的君药是

  A. 北沙参

  B. 麦冬

  C. 当归

  D. 枸杞子

  E. 生地黄

2. [2016]治疗肝肾阴虚、肝气郁滞证的方剂是

  A. 暖肝煎

  B. 逍遥散

  C. 六味地黄丸

  D. 四逆散

  E. 一贯煎

3. [2012]六味地黄丸主要治疗

  A. 肾阴虚

  B. 肾阳虚

  C. 肝血虚

  D. 肝阴虚

  E. 心血虚

4～5 题共用选项

  A. 泽泻、丹参

  B. 茯苓、牡丹皮

  C. 阿胶、白术

  D. 滑石、山药

  E. 茯苓、滑石

4. [2015]六味地黄丸组成中含有的药物是

5. [2015]猪苓汤组成中含有的药物是

6. [2016]左归丸在补阴之品中配伍补阳药的意义是

  A. 培本清源

  B. 温补元阳

  C. 阴中求阳

  D. 阳中求阴

  E. 壮水济火

四、补 阳

1. [2005]下列不属于肾气丸主治证的是

  A. 便秘

  B. 痰饮

  C. 消渴

  D. 脚气

  E. 转胞

2. [2010]肾气丸中滋补肾阴的药物是

  A. 干地黄

  B. 山茱萸

  C. 泽泻

D. 茯苓

E. 丹皮

3. [2010]肾气丸所治消渴的病机是

A. 肾阴不足

B. 肾阳不足

C. 阴阳两虚

D. 虚火上炎

E. 肾气衰败

4. [2015]治疗脚气的首选方剂是

A. 大补阴丸

B. 六味地黄丸

C. 左归丸

D. 肾气丸

E. 右归丸

5～6 题共用选项

A. 大补阴丸

B. 一贯煎

C. 肾气丸

D. 地黄饮子

E. 六味地黄丸

5. [2017]组成中含有干地黄、泽泻、炮附子的方剂是

6. [2017]组成中含有熟干地黄、白茯苓、炮附子的方剂是

第十单元　固涩剂

1. [2006]四神丸的功用是

A. 敛肺止咳,益气养阴

B. 温肾暖脾,固肠止泻

C. 敛阴止汗,益气固表

D. 涩肠固脱,温补脾肾

E. 涧补心肾,涩精止遗

2～3 题共用选项

A. 牡蛎散

B. 归脾汤

C. 补中益气汤

D. 四物汤

E. 黄土汤

2. [2011]患者月经提前,心悸怔忡,健忘不眠,食少体倦,面色萎黄。治疗应首选

3. [2011]患者身常汗出,夜卧尤甚,久而不止,心悸惊惕,短气烦倦。治疗应首选

4. [2016]具有健脾补肾、益气摄血功用方剂的是

A. 固冲汤

B. 归脾汤

C. 四物汤

D. 黄土汤

E. 固经丸

5～6 题共用选项

A. 三仁汤

B. 九仙散

C. 连朴饮

D. 桑螵蛸散

E. 甘露消毒丹

5. [2016]组成中含有菖蒲、半夏的药物是

6. [2016]组成中含有菖蒲、远志的药物是

7～8 题共用选项

A. 二妙散

B. 易黄汤

C. 完带汤

D. 参苓白术散

E. 龙胆泻肝汤

7. [2016]主治肾虚湿热带下的首选方剂是

8. [2016]主治脾虚肝郁、湿浊带下的首选方剂是

9. [2017]敛肺止咳,益气养阴的是

A. 麦门冬汤

B. 九仙散

C. 清燥救肺汤

D. 桑杏汤

E. 杏苏散

10. [2017]固经丸的组成

A. 黄芪、白术、白芍

B. 黄芩、黄柏、白芍

C. 山药、车前子、黄柏

D. 山药、车前子、白芍

E. 黄柏、车前子、白芍

第十一单元　安神剂

1. [2006]朱砂安神丸中,配伍生地、当归的意义是

A. 凉血活血

B. 滋阴活血

C. 凉血补血

D. 补血活血

E. 滋阴补血

2. [2009]天王补心丹与朱砂安神丸组成中均含有的药物有

A. 酸枣仁

B. 炙甘草

C. 玄参

D. 黄连

　　E. 生地黄

3. [2009]心律失常阴虚火旺证应该选用的方剂是
　　A. 安神定志丸
　　B. 归脾汤
　　C. 天王补心丹
　　D. 生脉散
　　E. 黄连温胆汤

4. [2011]天王补心丹主治证候中可见
　　A. 高热
　　B. 烦躁
　　C. 虚烦
　　D. 便溏
　　E. 口渴

5. [2015]朱砂安神丸组成中不含有的药物是
　　A. 黄连
　　B. 生地黄
　　C. 白芍
　　D. 当归
　　E. 甘草

6. [2016]酸枣仁汤组成中含有的药物是
　　A. 龙眼肉、远志
　　B. 川芎、柏子仁
　　C. 茯苓、朱砂
　　D. 知母、川芎
　　E. 甘草、石菖蒲

7. [2017]人参、玄参、丹参,合用的方剂是
　　A. 天王补心丹
　　B. 朱砂安神丸
　　C. 酸枣仁汤
　　D. 归脾汤
　　E. 柏子养心丸

8. [2017]天王补心丹的君药是
　　A. 麦门冬
　　B. 天门冬
　　C. 生地黄
　　D. 酸枣仁
　　E. 柏子仁

第十二单元　开窍剂

1~2题共用选项
　　A. 紫雪丹
　　B. 生脉散
　　C. 羚角钩藤汤
　　D. 清营汤
　　E. 镇肝熄风汤

1. [2005]治疗热邪内陷心包,神昏谵语,应首选
2. [2005]治疗暑热耗气伤津,体倦气短,应首选

3~4题共用选项
　　A. 紫雪丹
　　B. 至宝丹
　　C. 苏合香丸
　　D. 羚角钩藤汤
　　E. 安宫牛黄丸

3. [2001]高热烦躁,神昏谵语,舌红或绛,脉数有

力,治宜

4. [2001]突然昏倒,牙关紧闭,不省人事,苔白,脉迟,治宜

5. [2016]下列各项,不属苏合香丸主治证候的是
　　A. 心腹猝痛
　　B. 高热烦躁
　　C. 牙关紧闭
　　D. 苔白
　　E. 脉迟

6. [2017]安宫牛黄丸的功用是
　　A. 清热开窍,熄风止痉
　　B. 清热解毒,开窍醒神
　　C. 开窍定惊,清热化痰
　　D. 化浊开窍,清热解毒
　　E. 辟秽解毒,清热开窍

第十三单元　理气剂

一、行　气

1. [2009]半夏厚朴汤的主治病证是
　　A. 肠风
　　B. 喑痱
　　C. 脏毒
　　D. 脏躁
　　E. 梅核气

2. [2010]主治梅核气的常用方剂是

　　A. 苏子降气汤
　　B. 枳实薤白桂枝汤
　　C. 越鞠丸
　　D. 半夏厚朴汤
　　E. 旋覆代赭汤

3. [2015]具有行气散结、降逆化痰功用的方剂是
　　A. 定喘汤

B. 瓜蒌薤白白酒汤
C. 半夏厚朴汤
D. 苏子降气汤
E. 柴胡疏肝散

4. [2016]主治脾胃寒湿气滞证的方剂是
A. 半夏厚朴汤
B. 天台乌药散
C. 厚朴温中汤
D. 枳实薤白桂枝汤
E. 苏子降气汤

5. [2016]主治胃虚、痰阻气逆的首选方剂是
A. 二陈汤

B. 半夏厚朴汤
C. 旋覆代赭汤
D. 橘皮竹茹汤
E. 半夏泻心汤

6~7题共用选项
A. 越鞠丸
B. 半夏厚朴汤
C. 厚朴温中汤
D. 旋覆代赭汤
E. 天台乌药散

6. [2016]具有行气、解郁、清热功效的方剂是
7. [2016]具有暖肝、行气、止痛功效的方剂是

二、降　气

1. [2001]旋覆代赭汤中用量最重的药物是
A. 旋覆花
B. 代赭石
C. 甘草
D. 半夏
E. 生姜

2. [2015]具有降逆化痰、益气和胃功用的方剂是
A. 橘皮竹茹汤
B. 旋覆代赭汤
C. 半夏厚朴汤
D. 半夏泻心汤
E. 参苓白术散

3. [2016]定喘汤组成中含有的药物是
A. 苏叶、半夏、杏仁
B. 苏子、半夏、甘草
C. 苏叶、半夏、生姜

D. 苏子、厚朴、杏仁
E. 苏子、前胡、半夏

4. [2017]具有行气散结、降逆化痰功效的方剂是
A. 越鞠丸
B. 瓜蒌薤白白酒汤
C. 半夏厚朴汤
D. 苏子降气汤
E. 柴胡疏肝汤

5. [2017]下列各项,不属于旋覆代赭汤的临床表现的是
A. 胀满
B. 嗳气
C. 呕吐
D. 下利
E. 苔白腻

第十四单元　理血剂

一、活血祛瘀

1~2题共用选项
A. 活血祛瘀,行气止痛
B. 活血祛瘀,温经止痛
C. 活血祛瘀,通络止痛
D. 活血祛瘀,疏肝通络
E. 活血祛瘀,凉血止痛

1. [2001]血府逐瘀汤的功用是
2. [2001]复元活血汤的功用是
3. [2001]症见月经不调,小腹冷痛,经血夹有瘀块,时有烦热,舌质暗,脉细涩。治应首选
A. 温经汤
B. 四物汤
C. 逍遥散

D. 生化汤
E. 归脾汤

4. [2004]患者,女,26岁,已婚。产后受寒,瘀血内阻,恶露不行,小腹冷痛。治疗应首选
A. 生化汤
B. 复元活血汤
C. 四物汤
D. 桃核承气汤
E. 血府逐瘀汤

5. [2003、2004]患者少腹急结,小便自利,谵语烦渴,至夜发热。治疗应选用
A. 猪苓汤
B. 桃核承气汤

C. 黄连解毒汤
D. 小蓟饮子
E. 大承气汤

6. [2005]下列各药,不属生化汤组成药物的是
A. 川芎
B. 桃仁
C. 红花
D. 炮姜
E. 甘草

7. [2002、2010]补阳还五汤中的君药是
A. 桃仁
B. 红花
C. 川芎
D. 当归尾
E. 黄芪

8. [2013]主治胸中血瘀所致心悸、失眠的方剂的是
A. 酸枣仁汤
B. 清营汤
C. 朱砂安神丸
D. 天王补心丹
E. 血府逐瘀汤

9~10题共用选项
A. 当归、枳壳
B. 当归、人参
C. 人参、川芎
D. 当归、苍术
E. 山药、白术

9. [2015]血府逐瘀汤组成中含有的药物是

10. [2015]补中益气汤组成中含有的药物是

11. [2015]温经汤中配伍桂枝的作用是
A. 解肌发表
B. 温通经脉
C. 温阳散寒
D. 调和卫气
E. 降逆平冲

12. [2015]组成含有半夏、阿胶的方剂是
A. 炙甘草汤
B. 黄土汤
C. 温经汤
D. 清燥救肺汤
E. 猪苓汤

13. [2016]组成药物中含有炮姜、川芎的方剂是
A. 温经汤
B. 生化汤
C. 血府逐瘀汤
D. 复原活血汤
E. 补阳还五汤

14. [2016、2017]补阳还五汤中用以通经活络的药

物是
A. 地龙
B. 川芎
C. 红花
D. 赤芍
E. 桃仁

15. [2016]组成药物中含有桂枝、吴茱萸的方剂是
A. 生化汤
B. 温经汤
C. 血府逐瘀汤
D. 复元活血汤
E. 补阳还五汤

16. [2016]下列各项,不属于血府逐瘀汤组成的药
物是
A. 牛膝
B. 柴胡
C. 地黄
D. 白芍
E. 枳壳

17~18题共用选项
A. 温经汤
B. 生化汤
C. 失笑散
D. 补阳还五汤
E. 桂枝茯苓丸

17. [2016]具有活血化瘀、散结止痛功效的方剂是

18. [2016]具有活血化瘀、缓消癥块功效的方剂是

19~20题共用选项
A. 温经汤
B. 血府逐瘀汤
C. 复元活血汤
D. 补阳还五汤
E. 桃核承气汤

19. [2016]主治胸中瘀血证的方剂是

20. [2016]主治冲任虚寒、瘀血阻滞证的方剂是

21. [2017]血府逐瘀汤的特点
A. 既活血又行气
B. 既活血又补气
C. 既活血又温阳
D. 既活血又通阳
E. 既活血又泻热

22. [2017]温经汤的组成中不包含的药物是
A. 人参、桂枝、甘草
B. 阿胶、麦冬、生姜
C. 当归、川芎、芍药
D. 半夏、吴茱萸、牡丹皮
E. 桂枝、牡丹皮、生姜

23. [2017]桃核承气汤配伍桂枝的意义是

A. 解肌发表

B. 温阳散寒

C. 通行血脉

D. 调和卫气

E. 降逆平冲

24～25 题共用选项

　　A. 阿胶、麦冬、麻仁

B. 阿胶、麦冬、当归

C. 麻黄、干姜、酸枣仁

D. 桂枝、山茱萸、麦冬

E. 熟地、阿胶、甘草

24.[2017]炙甘草汤的组成是

25.[2017]温经汤的组成是

二、止　血

1.[2003]小蓟饮子与八正散相同的功用是

A. 利水通淋

B. 燥湿解毒

C. 凉血止血

D. 泻火养阴

E. 利湿化浊

2.[2004]患者咳嗽痰稠带血,咯吐不爽,心烦易怒,胸胁刺痛,颊赤,便秘,舌红苔黄,脉弦数。治疗应首选

A. 十灰散

B. 泻白散

C. 咳血方

D. 贝母瓜蒌散

E. 养阴清肺汤

3.[2005]十灰散与小蓟饮子除止血外,还具有的相同功用是

A. 凉血

B. 利湿

C. 解毒

D. 散瘀

E. 养血

4.[2011]下列哪项是治疗肠风出血的常用方剂?

A. 十灰散

B. 咳血方

C. 小蓟饮子

D. 槐花散

E. 黄土汤

5.[2016]咳血方主治病证是

A. 肝火犯肺,灼伤肺络

B. 脾阳不足,统血失常

C. 阴虚火旺,损伤肺络

D. 肺中燥热,损伤肺络

E. 心脾两虚,气不摄血

第十五单元　治风剂

一、疏散外风

1.[2010]川芎茶调散中不包含的药物是

A. 荆芥

B. 细辛

C. 白术

D. 防风

E. 白芷

2～3 题共用选项

　　A. 消风散

B. 二陈汤

C. 川芎茶调散

D. 天麻钩藤饮

E. 半夏白术天麻汤

2.[2010]外感风邪头痛、头风,治宜选用

3.[2010]风痰上扰头痛、眩晕,治宜选用

4.[2003、2004、2005、2010]消风散的组成药物中含有

A. 苦参、羌活

B. 荆芥、白芷

C. 防风、细辛

D. 白芍、木通

E. 知母、石膏

5.[2013]风邪初中经络,口眼㖞斜,舌强不能言语,手足不能运动者宜选用

A. 小青龙汤

B. 川芎茶调散

C. 大秦艽汤

D. 银翘散

E. 败毒散

6～7 题共用选项

　　A. 防风

B. 细辛

C. 白芷

D. 川芎

E. 羌活

6. [2016]川芎茶调散中偏于治阳明经头痛的药物是

7. [2016]川芎茶调散中偏于治太阳经头痛的药物是

    C. 白芷
    D. 川芎
    E. 羌活

8~9题共用选项
    A. 防风
    B. 细辛

8. [2017]川芎茶调散中偏于治少阳经头痛的药物是

9. [2017]川芎茶调散中偏于治厥阴经头痛的药物是

二、平熄内风

1. [2002]组成中含有茵陈、川楝子、生麦芽的方剂是
    A. 越鞠丸
    B. 茵陈蒿汤
    C. 保和丸
    D. 一贯煎
    E. 镇肝熄风汤

2. [2006]下列各项,不属镇肝熄风汤主治证临床表现的是
    A. 头目眩晕,目胀耳鸣,脑部热痛,心中烦热,面色如醉
    B. 肢体渐觉不利,口角渐斜
    C. 眩晕颠仆,昏不知人,移时始醒,或醒后不能复原
    D. 舌强不能言,足废不能用,脉沉细弱
    E. 脉弦长有力

3~4题共用选项
    A. 羚角钩藤汤
    B. 大定风珠
    C. 天麻钩藤饮
    D. 消风散
    E. 镇肝熄风汤

3. [2003]患者高热不退,手足抽搐,有时神昏,舌绛而干,脉弦数。治疗应选用

4. [2003]患者皮肤疹出色红,瘙痒,抓破后渗出津水,舌苔白,脉浮数有力。治疗应选用

5. [2002]大定风珠的功用是
    A. 滋阴熄风
    B. 平肝熄风

    C. 滋阴潜阳
    D. 祛风止痉
    E. 清热熄风

6. [2012]组成中含有鲜生地、白芍的方剂是
    A. 镇肝熄风汤
    B. 天麻钩藤饮
    C. 羚角钩藤汤
    D. 消风散
    E. 清营汤

7. [2016]主治肝阳偏亢,肝风上扰证的首选方剂是
    A. 大秦艽汤
    B. 地黄饮子
    C. 大定风珠
    D. 羚角钩藤汤
    E. 天麻钩藤饮

8. [2017]主治肝热生风的方剂是
    A. 一贯煎
    B. 羚角钩藤汤
    C. 镇肝熄风汤
    D. 龙胆泻肝汤
    E. 天麻钩藤饮

9. [2017]患者,男,突发头目眩晕,目胀耳鸣,脑部热痛,面色如醉,选方剂
    A. 大秦艽汤
    B. 羚角钩藤汤
    C. 镇肝熄风汤
    D. 大定风珠
    E. 天麻钩藤饮

第十六单元 治燥剂

1. [2010]证见咳逆上气,或咳吐涎沫,口干咽燥,手足心热,舌红少苔,脉虚数。治当首选
    A. 杏苏散
    B. 增液汤
    C. 六味地黄丸
    D. 麦门冬汤
    E. 养阴清肺汤

2. [2004]增液汤的主治证候中有
    A. 咳唾涎沫
    B. 大便秘结
    C. 咽喉燥痛
    D. 咳嗽声嘶
    E. 痰少而黏

3~4题共用选项

A. 桑杏汤

B. 杏苏散

C. 养阴清肺汤

D. 百合固金汤

E. 清燥救肺汤

3. [2004、2005]治疗外感凉燥证,应首选

4. [2004、2005]治疗温燥伤肺证,应首选

5. [2004]桑杏汤的主要症候有

A. 咽喉肿痛

B. 痰稠色黄

C. 干咳无痰

D. 气喘短气

E. 咳嗽痰稀

6. [2010]温燥伤肺,气阴两伤证,治宜选用

A. 杏苏散

B. 养阴清肺汤

C. 百合固金汤

D. 麦门冬汤

E. 清燥救肺汤

7. [2011]清燥救肺汤不能体现的是

A. 温肺

B. 清燥

C. 润肺

D. 养阴

E. 益气

8. [2010]下列杏苏散中含有的药物是

A. 半夏、桑叶

B. 苏叶、生姜

C. 茯苓、沙参

D. 人参、前胡

E. 麦冬、枳壳

9. [2012]下列药物为麦门冬汤组成部分的是

A. 人参、生姜、甘草、大枣

B. 人参、干姜、甘草、大枣

C. 人参、大枣、甘草、粳米

D. 人参、干姜、甘草、粳米

E. 人参、生姜、甘草、粳米

10. [2015]下列各项,不属于清燥救肺汤组成的药物是

A. 石膏

B. 石斛

C. 桑叶

D. 阿胶

E. 人参

11~12题共用选项

A. 沙参

B. 人参

C. 玄参

D. 石斛

E. 天花粉

11. [2016]清燥救肺汤中含有的药物是

12. [2016]玉液汤中含有的药物是

13~14题共用选项

A. 桑菊饮

B. 桑杏汤

C. 银翘散

D. 杏苏散

E. 清燥救肺汤

13. [2017]下列哪个方剂含有杏仁、枳壳?

14. [2017]下列哪个方剂含有杏仁、沙参?

第十七单元　祛湿剂

一、燥湿和胃

1. [2002]治疗湿滞脾胃证的基础方剂是

A. 藿香正气散

B. 平胃散

C. 四君子汤

D. 理中丸

E. 三仁汤

2. [2006]藿香正气散的组成药物中,不含有的是

A. 陈皮

B. 枳壳

C. 厚朴

D. 大腹皮

E. 炙甘草

3~4题共用选项

A. 平胃散

B. 完带汤

C. 八正散

D. 茵陈蒿汤

E. 藿香正气散

3. [2013]主治外感风寒,内伤湿滞的方剂是

4. [2013]患者上吐下泻,恶寒发热,头痛,脘腹疼痛,舌苔白腻。治宜首选

5. [2015]藿香正气散组成中含有的药物是

A. 白术、陈皮

B. 苍术、半夏

C. 大腹皮、人参

D. 桔梗、山药

E. 猪苓、白芷

6. [2016]具有燥湿运脾作用的方剂是
    A. 连朴饮
    B. 三仁汤
    C. 平胃散
    D. 茵陈蒿汤
    E. 藿香正气散

二、清热祛湿

1. [2003、2004]甘露消毒丹的功用是
    A. 利水通淋
    B. 利湿化浊
    C. 清利湿热
    D. 利水渗湿
    E. 燥湿运脾

2. [2005]甘露消毒丹除清热解毒外,还具有的功用是
    A. 利水通淋
    B. 利湿化浊
    C. 分清化浊
    D. 利水消肿
    E. 利水渗温

3. [2009]清热泻火、利水通淋的方剂是
    A. 五淋散
    B. 菌陈蒿汤
    C. 三仁汤
    D. 八正散
    E. 甘露消毒丹

4. [2016]八正散的主治证是
    A. 湿热外感
    B. 暑温夹湿
    C. 湿热黄疸
    D. 湿热淋证
    E. 湿温初起

5. [2016]三仁汤主治证中,身热的特点是
    A. 身热夜甚
    B. 身热不扬
    C. 皮肤蒸热
    D. 壮热不休
    E. 往来寒热

6~7 题共用选项
    A. 滑石
    B. 木通
    C. 车前子
    D. 蒿蓄
    E. 栀子

6. [2017]三仁汤的组成

7. [2017]茵陈蒿汤的组成

三、利水渗湿

1. [2010]五苓散中桂枝的作用是
    A. 发汗解表
    B. 温心阳,通心脉
    C. 温经通滕
    D. 温阳化气,解表散邪
    E. 调和营卫

2. [2012]五苓散的组成药物有
    A. 猪苓、茯苓、桂枝
    B. 猪苓、茯苓、滑石
    C. 茯苓、泽泻、滑石
    D. 茯苓、泽泻、甘草
    E. 猪苓、甘草、桂枝

3. [2012]患者小便不利,发热,口渴欲饮,心烦不寐,证属水热互结。治疗应首选
    A. 五苓散
    B. 猪苓汤
    C. 小蓟饮子
    D. 八正散
    E. 导赤散

4. [2013]治疗汗出恶风、身重微肿,或肢节疼痛、小便不利、舌淡苔白、脉浮的方剂是
    A. 防己黄芪汤
    B. 苓桂术甘汤
    C. 五苓散
    D. 猪苓汤
    E. 桂枝汤

5. [2015]药物中含有白术,茯苓的方剂是
    A. 五苓散
    B. 补中益气汤
    C. 小建中汤
    D. 真人养脏汤
    E. 猪苓汤

6. [2016]组成中含有白术的方剂是
    A. 保和丸
    B. 猪苓汤
    C. 二妙散
    D. 防己黄芪汤
    E. 平胃散

7. [2016]既治风水又治风湿的方剂是
    A. 独活寄生汤

B. 大秦艽汤
C. 五皮散
D. 羌活胜湿汤
E. 防己黄芪汤

8. [2017]组成中含有黄芪白术的方剂是

A. 理中丸
B. 健脾丸
C. 参苓白术散
D. 防己黄芪汤
E. 四君子汤

四、温化寒湿

1. [2001]实脾散与真武汤组成中均含有的药物是
   A. 附子、茯苓、白术
   B. 甘草、干姜、茯苓
   C. 茯苓、白术、木瓜
   D. 木香、茯苓、甘草
   E. 芍药、生姜、白术

2. [2011]组成药物中均含有干姜的方剂是
   A. 实脾散、归脾汤
   B. 归脾汤、健脾丸

C. 健脾丸、温脾汤
D. 温脾汤、实脾散
E. 归脾汤、温脾汤

3. [2017]具有温阳健脾、行气利水作用的方剂是
   A. 五苓散
   B. 实脾散
   C. 真武汤
   D. 苓甘五味姜辛汤
   E. 半夏厚朴汤

五、祛湿化浊

说明:方剂祛湿化浊未收集到题目。

六、祛风胜湿

1~2题共用选项
   A. 防风、黄芩
   B. 防风、荆芥
   C. 防风、大黄

D. 防风、细辛
E. 防风、羌活

1. [2017]独活寄生汤中含有的药物是
2. [2017]羌活胜湿汤中含有的药物是

第十八单元　祛痰剂

一、燥湿化痰

1. [2003]温胆汤的功用是
   A. 清热化痰
   B. 温肺化痰
   C. 理气化痰
   D. 涤痰熄风
   E. 清胆和胃

2. [2013]含有枳实、竹茹的方剂是
   A. 温胆汤
   B. 乌梅丸
   C. 清气化痰丸
   D. 半夏白术天麻汤
   E. 二陈汤

3. [2016]温胆汤组成中含有的药物是
   A. 瓜蒌、杏仁
   B. 贝母、瓜蒌
   C. 枳实、竹茹
   D. 白术、天麻

E. 干姜、细辛

4. [2016]二陈汤与半夏白术天麻汤二方中均含有的药物是
   A. 半夏、杏仁
   B. 枳实、橘皮
   C. 半夏、茯苓
   D. 白术、半夏
   E. 橘红、乌梅

5~6题共用选项
   A. 收敛肺气
   B. 安蛔止痛
   C. 涩精止遗
   D. 固冲止血
   E. 生津止渴

5. [2017]二陈汤中配伍乌梅的意义是
6. [2017]乌梅丸中配伍乌梅的意义是

二、清热化痰

1～2题共用选项
  A. 二陈汤
  B. 温胆汤
  C. 止嗽散
  D. 贝母瓜蒌散
  E. 清气化痰丸
  C. 清气化痰丸
  D. 清燥化痰汤
  E. 贝母瓜蒌散

1. [2006]治疗痰热咳嗽,应首先考虑的方剂是
2. [2006]治疗燥痰咳嗽,应首先考虑的方剂是
3. [2016]主治痰热咳嗽的方剂是
  A. 桑杏汤
  B. 温胆汤

4～5题共用选项
  A. 清热化痰,理气止咳
  B. 清热化痰,宽胸散结
  C. 辛凉疏表,清肺平喘
  D. 润肺清热,理气化痰
  E. 宣利肺气,疏风止咳

4. [2017]清气化痰丸的功用是
5. [2017]麻黄杏仁甘草石膏汤的功用是

三、润燥化痰

1. [2004]患者咳嗽,痰稠而黏,咯痰不爽,咽喉干燥。治疗应首选
  A. 止嗽散
  B. 杏苏散
  C. 二陈汤
  D. 贝母瓜蒌散
  E. 麦门冬汤

四、温化寒痰

1. [2015]具有温肺化饮功用的方剂是
  A. 半夏白术天麻汤
  B. 苏子降气汤
  C. 半夏厚朴汤
  D. 苓甘五味姜辛汤
  E. 二陈汤
2. [2016]小青龙汤与苓甘五味姜辛汤共有的药物

组成是
  A. 芍药、生姜
  B. 麻黄、生姜
  C. 五味子、生姜
  D. 细辛、生姜
  E. 干姜、细辛

五、化痰熄风

1. [2001]半夏白术天麻汤主治证的病机是
  A. 阳虚阴盛,水饮内停
  B. 实热生痰,上蒙清窍
  C. 胆胃不和,痰浊内扰
  D. 脾湿生痰,风痰上扰
  E. 邪热内陷,痰热结胸
2. [2009]眩晕头痛,胸膈痞闷,恶心呕吐,舌苔白腻,脉弦滑者,治宜选用
  A. 温胆汤
  B. 镇肝熄风汤
  C. 羚角钩藤汤
  D. 天麻钩藤饮
  E. 半夏白术天麻汤
3. [2016]主治风痰上扰证的首选方剂是

  A. 二陈汤
  B. 温胆汤
  C. 小陷胸汤
  D. 天麻钩藤饮
  E. 半夏白术天麻汤

4～5题共用选项
  A. 寒饮咳嗽
  B. 气逆食滞证
  C. 风痰上扰证
  D. 湿痰证
  E. 胆郁痰扰证

4. [2017]苓甘五味姜辛汤主治证
5. [2017]半夏白术天麻汤主治证

第十九单元　消食剂

1. [2004]保和丸中连翘的主要作用是

  A. 清热散结

　　B. 清热解毒
　　C. 轻宣透表
　　D. 消痈散结
　　E. 疏风清热
2. [2005]下列不是保和丸组成药物的是
　　A. 麦芽
　　B. 山楂
　　C. 神曲
　　D. 连翘
　　E. 茯苓
3. [2015]具有消食和胃功能的方剂是
　　A. 小建中汤
　　B. 枳实导滞丸
　　C. 保和丸
　　D. 归脾汤
　　E. 健脾丸
4. [2016]保和丸中具有"清热散结"作用的药物是
　　A. 黄芩
　　B. 黄连

　　C. 神曲
　　D. 连翘
　　E. 大黄
5～6题共用选项
　　A. 保和丸
　　B. 枳实导滞丸
　　C. 木香槟榔丸
　　D. 健脾丸
　　E. 枳实消痞丸
5. [2013]治疗湿热食积,内阻胃肠证的常用方是
6. [2013]治疗脾虚食滞的常用方为
7. [2017]体现寒热并用、辛开苦降、补泄兼施配伍特点的是
　　A. 旋覆代赭汤
　　B. 半夏泻心汤
　　C. 枳实导滞丸
　　D. 木香槟榔丸
　　E. 厚朴温中汤

第二十单元　驱虫剂

1. [2005]下列各项不属于乌梅丸主治证的是
　　A. 心下痞硬
　　B. 手足厥冷
　　C. 心烦呕吐
　　D. 食入吐蛔
　　E. 腹痛
2. [2012]乌梅丸的功用是
　　A. 清热燥湿,安蛔止痛
　　B. 温中祛寒,安蛔止痛
　　C. 温脏补虚,安蛔止痛
　　D. 杀虫消积,健脾清热
　　E. 燥湿健脾,消食驱蛔
3. [2013]患者脘腹阵痛,烦闷呕吐,时发时止,得食则吐,甚则吐蛔,手足厥冷者,宜选用
　　A. 真人养脏汤
　　B. 小建中汤
　　C. 乌梅丸
　　D. 木香槟榔丸
　　E. 理中安蛔汤

4. [2014]不属于乌梅丸的方药配伍特点的是
　　A. 寒热并用
　　B. 补泻同施
　　C. 气血兼顾
　　D. 散收结合
　　E. 酸苦辛并用
5. [2015]乌梅丸证可出现的临床表现是
　　A. 久泻久痢
　　B. 渴欲饮冷
　　C. 赤多白少
　　D. 里急后重
　　E. 肛门灼热
6. [2017]治疗寒热错杂、气血不足的久泻久利,首选
　　A. 补中益气汤
　　B. 真人养脏汤
　　C. 参苓白术散
　　D. 乌梅丸
　　E. 黄土汤

针灸学

第一单元 总 论

1. [2010、2012]十二经脉的命名主要结合了哪几个方面的内容?
   A. 阴阳、五行、脏腑
   B. 五行、手足、阴阳
   C. 手足、阴阳、脏腑
   D. 脏腑、手足、五行
   E. 以上均不是

2. [2011、2012]循行于下肢外侧中线的经脉是
   A. 胆经
   B. 脾经
   C. 胃经
   D. 膀胱经
   E. 三焦经

3. [2013]循行止于第二趾外侧端的经脉是
   A. 足少阳胆经
   B. 足太阳膀胱经
   C. 足太阴脾经
   D. 足厥阴肝经
   E. 足阳明胃经

4. [2013]下列各项,具有加强十二经脉表里两经在体表联系作用的是
   A. 孙络
   B. 浮络
   C. 经别
   D. 皮部
   E. 别络

5. [2013]十二经脉中阴经与阳经的交接部位在
   A. 头面
   B. 手足
   C. 胸腹
   D. 上肢
   E. 下肢

6~7 题共用选项
   A. 从足走腹
   B. 从胸走手
   C. 从头走足
   D. 从手走头
   E. 从腹走胸

6. [2010、2012、2013]足三阴经的走向是

7. [2010、2012、2013]手三阴经的走向是

8. [2010]从头走足的经脉是
   A. 手三阴经
   B. 足三阴经
   C. 手三阳经
   D. 足三阳经
   E. 以上均非

9. [2011、2012]主胞胎的经脉是
   A. 任脉
   B. 督脉
   C. 冲脉
   D. 带脉
   E. 阴维脉

10. [2010、2011]称为"血海"的经脉是
   A. 任脉
   B. 督脉
   C. 冲脉
   D. 带脉
   E. 阴维脉

11. [2016]称为"阴脉之海"的经脉是
   A. 任脉
   B. 督脉
   C. 冲脉
   D. 带脉
   E. 阴维脉

12~13 题共用选项
   A. 十二皮部
   B. 奇经八脉
   C. 十五络脉
   D. 十二经筋
   E. 十二经别

12. [2016]具有出、入、离、合的循行特点是

13. [2016]可以维持人体正常运动功能的是

14. [2017]手太阴肺经在上肢的分布是
   A. 内侧前缘
   B. 外侧前缘
   C. 内侧中间
   D. 外侧后缘
   E. 内侧后缘

15. [2006、2012]腧穴可分为
   A. 十二经穴、天应穴、阿是穴

B. 十二经穴、奇穴、阿是穴

C. 十四经穴、不定穴、阿是穴

D. 十四经穴、奇穴、阿是穴

E. 十二经穴、十四经穴、阿是穴

16～17题共用选项

  A. 中脘治疗呕吐

  B. 承泣治疗眼病

  C. 内关既治疗心动过速又可治疗心动过缓

  D. 合谷治疗牙痛

  E. 阿是穴治疗局部疼痛

16. [2006]属远治作用的是

17. [2006]属特殊作用中双向调节作用的是

18. [2010]既能治疗局部病症,又能治疗本经循行所属远隔部位病证的腧穴是

  A. 全身所有腧穴

  B. 头面部腧穴

  C. 躯干部腧穴

  D. 四肢部腧穴

  E. 十二经脉肘、膝关节以下的腧穴

19. [2012]下列腧穴中有明显远治作用的是

  A. 合谷

  B. 大横

  C. 风门

  D. 天柱

  E. 阳池

20. [2016]根据腧穴的分经主治规律,足太阳经腧穴的主治特点是

  A. 后头,肩胛,耳病

  B. 后头,背腰病,脏腑病

  C. 侧头,耳病,胁肋病

  D. 前头,鼻,口,齿病

  E. 前头,口齿,胃肠病

21. [2017]根据腧穴主治规律,足三阳经腧穴主治相同的病证是

  A. 胃肠病

  B. 咽喉病

  C. 头面病

  D. 神志病

  E. 耳病

22. [2004、2005]脏腑之气汇集于胸腹部的腧穴是

  A. 原穴

  B. 络穴

  C. 俞穴

  D. 募穴

  E. 下合穴

23～24题共用选项

  A. 后溪

  B. 公孙

  C. 太渊

  D. 列缺

  E. 内关

23. [2003、2010]在八脉交会穴中,通任脉是

24. [2003、2010]在八脉交会穴中,通督脉是

25～26题共用选项

  A. 太溪

  B. 内关

  C. 然谷

  D. 太渊

  E. 复溜

25. [2012]既是络穴又是八脉交会穴之一的腧穴是

26. [2012]既是原穴又是八会穴之一的腧穴是

27～28题共用选项

  A. 郄门

  B. 梁丘

  C. 地机

  D. 养老

  E. 外丘

27. [2002、2013]属于手太阳小肠经的郄穴是

28. [2002、2013]属于足阳明胃经的郄穴

29～30题共用选项

  A. 大杼

  B. 绝骨

  C. 太渊

  D. 膈俞

  E. 膻中

29. [2014]骨会

30. [2014]脉会

31～32题共用选项

  A. 阳陵泉

  B. 膈俞

  C. 悬钟

  D. 太渊

  E. 大杼

31. [2015]八会穴中的脉会穴是

32. [2015]八会穴中的筋会穴是

33. [2016]"病时间时甚者"当取的特定穴是

  A. 输穴

  B. 郄穴

  C. 八会穴

  D. 络穴

  E. 原穴

34. [2016]特定穴中常用于治疗急性病证的是

  A. 俞穴

  B. 郄穴

  C. 八会穴

  D. 络穴

E. 原穴

35. [2017]既是络穴，又是八脉交会穴的是
    A. 足三里
    B. 尺泽
    C. 外关
    D. 悬钟
    E. 曲池

36. [2009]治疗腑病多选用
    A. 原穴
    B. 络穴
    C. 募穴
    D. 郄穴
    E. 背腧穴

37～38 题共用选项
    A. 13寸
    B. 12寸
    C. 9寸
    D. 6寸
    E. 5寸

37. [2002、2003、2004、2012]前发际至后发际的骨度分寸是

38. [2002、2003、2004、2012]两肩胛骨喙突内缘之间的骨度分寸是

39～41 题共用选项
    A. 3寸
    B. 5寸
    C. 8寸
    D. 9寸
    E. 12寸

39. [2013]肘横纹至腕掌背侧横纹的骨度分寸是

40. [2013]天突至歧骨的骨度分寸是

41. [2013]脐中至曲骨的骨度分寸是

42. [2016]股骨大转子至腘横纹间骨度分寸为
    A. 13寸
    B. 15寸
    C. 18寸
    D. 19寸
    E. 12寸

43. [2016]根据骨度分寸，腘横纹（平髌尖）至外踝尖的距离是
    A. 12寸
    B. 13寸
    C. 14寸
    D. 16寸
    E. 19寸

44. [2016]根据常用骨度分寸，印堂穴至后发际正中的距离是
    A. 12寸
    B. 14寸
    C. 15寸
    D. 16寸
    E. 19寸

45. [2017]按照骨度分寸，肘横纹至腕掌侧横纹之间的距离是
    A. 8寸
    B. 9寸
    C. 12寸
    D. 13寸
    E. 15寸

第二单元 针灸腧穴学

1. [2012]手太阴肺经起于
   A. 天府
   B. 中府
   C. 云门
   D. 少商
   E. 商阳

2. [2010]下列腧穴中，可治疗无脉症的要穴是
   A. 内关
   B. 足三里
   C. 太渊
   D. 百会
   E. 丰隆

3. [2002、2010、2013]尺泽穴的定位是
   A. 肘横纹上，肱二头肌腱尺侧缘的凹陷中
   B. 肘横纹上，肱二头肌腱尺侧缘向外5寸处

   C. 肱二头肌腱桡侧缘
   D. 肱二头肌腱尺侧缘
   E. 肘横纹上，肱二头肌腱桡侧缘的凹陷中

4. [2016]在肘横纹中，肱二头肌腱桡侧凹陷处的腧穴是
   A. 少泽
   B. 少海
   C. 曲泽
   D. 曲池
   E. 尺泽

5. [2016]既可治疗咳嗽气喘，又可治疗头痛齿痛等头面部疾患的是
   A. 经渠
   B. 少商
   C. 列缺

D. 曲池

E. 尺泽

6. [2017]尺泽穴归属经脉

　A. 手太阴肺经

　B. 手阳明大肠经

　C. 手少阳三焦经

　D. 手太阳小肠经

　E. 手少阴心经

7. [2017]可以治疗中暑、小儿吐泻的是

　A. 经渠

　B. 少商

　C. 列缺

　D. 曲池

　E. 尺泽

8. [2012]经脉循行联系下齿的为

　A. 足少阴肾经

　B. 手阳明大肠经

　C. 足少阳胆经

　D. 足阳明胃经

　E. 足太阳膀胱经

9. [2016]循行入下齿中的经脉是

　A. 手少阴心经

　B. 手太阳小肠

　C. 足少阳胆经

　D. 手太阴肺经

　E. 手阳明大肠经

10. [2011]手阳明大肠经的手三里穴位于

　A. 曲池穴下 1 寸处

　B. 曲池穴下 2 寸处

　C. 曲池穴下 3 寸处

　D. 阳溪穴上 8 寸处

　E. 阳溪穴上 9 寸处

11. [2015]肩髃穴归属的经脉是

　A. 手阳明大肠经

　B. 手太阴肺经

　C. 手太阳小肠经

　D. 手少阳三焦经

　E. 手厥阴心包经

12. [2016]商阳穴的定位是

　A. 拇指末节桡侧,指甲根角侧上方 0.1 寸

　B. 食指末节桡侧,指甲根角侧上方 0.1 寸

　C. 无名指末节桡侧,指甲根角侧上方 0.1 寸

　D. 小指末节桡侧,指甲根角侧上方 0.1 寸

　E. 小指末节尺侧,指甲根角侧上方 0.1 寸

13. [2017]商阳的归属经脉

　A. 手太阴肺经

　B. 手阳明大肠经

　C. 手少阳三焦经

D. 手太阳小肠经

E. 手少阴心经

14. [2005]经脉循行联系上齿的为

　A. 足少阴肾经

　B. 手阳明大肠经

　C. 足少阳胆经

　D. 足阳明胃经

　E. 足太阳膀胱经

15. [2006、2009、2011]足三里的主治不包括下列哪项?

　A. 目赤肿痛

　B. 胃痛

　C. 呕吐

　D. 腹胀

　E. 强壮保健要穴

16~17 题共用选项

　A. 内庭

　B. 厉兑

　C. 侠溪

　D. 足窍阴

　E. 行间

16. [2010]在足背,当第 2、第 3 趾间缝纹端的穴位是

17. [2010]在足背,当第 1、第 2 趾间,趾蹼缘的后方赤白肉际处的穴位是

18. [2015]足三里归属的经脉是

　A. 足阳明经

　B. 足太阴经

　C. 足厥阴经

　D. 足少阳经

　E. 足太阳经

19. [2015]既能治疗肠腑病,又能治疗妇科疾病的腧穴是

　A. 归来

　B. 足三里

　C. 丰隆

　D. 天枢

　E. 内庭

20. [2015]脐下 4 寸,前正中线旁开 2 寸的腧穴是

　A. 水道

　B. 归来

　C. 梁门

　D. 天枢

　E. 大横

21. [2016]下关穴归属的经脉是

　A. 手太阴肺经

　B. 手阳明大肠经

　C. 足阳明胃经

D. 足太阴脾经

E. 手少阴心经

22～23题共用选项

A. 手阳明大肠经

B. 手少阳三焦经

C. 手太阳小肠经

D. 足阳明胃经

E. 足少阳胆经

22. ［2016］肩髃穴归属的经脉是

23. ［2016］天枢穴归属的经脉是

24. ［2017］归来穴归属的经脉是

A. 手太阴肺经

B. 手阳明大肠经

C. 足阳明胃经

D. 足太阴脾经

E. 手少阴肺经

25. ［2011］既可治疗脾胃病，又多用于生殖泌尿病的穴位为

A. 三阴交

B. 梁丘

C. 公孙

D. 阴陵泉

E. 胃俞

26. ［2011］下列穴位，归属于足太阴脾经的是

A. 大杼

B. 大包

C. 大巨

D. 大敦

E. 大椎

27. ［2012］以下对阴陵泉的定位叙述正确的是

A. 腓骨小头前下方

B. 内踝上三寸，胫骨内侧面后缘

C. 犊鼻下三寸，胫骨前嵴外一横指

D. 胫骨内侧髁下方凹陷处

E. 内踝尖与跟腱之间的凹陷中

28. ［2014］地机穴位于

A. 胫骨内侧面后缘，内踝尖上5寸

B. 胫骨内侧髁下方凹陷处

C. 胫骨内侧面中央，内踝尖上5寸

D. 胫骨内侧面中央，内踝尖上7寸

E. 内踝尖与阴陵泉穴的连线上，阴陵泉下3寸

29. ［2016］善治月经过多，崩漏的腧穴是

A. 大都

B. 太白

C. 公孙

D. 隐白

E. 漏谷

30. ［2016］三阴交穴的定位是

A. 内踝上3寸，胫骨内侧缘后际

B. 内踝尖上3寸，胫骨内侧缘后际

C. 内踝尖上3寸，胫骨内侧面中央

D. 外踝尖上3寸，胫骨前缘

E. 外踝尖上3寸，胫骨后缘

31. ［2016］在足趾，大趾末节内侧，趾甲跟角侧后方0.1寸的是

A. 大都

B. 太白

C. 公孙

D. 隐白

E. 漏谷

32. ［2017］位于小腿内侧，内踝尖上3寸，胫骨内侧缘后际的腧穴是

A. 阳陵泉

B. 三阴交

C. 血海

D. 梁丘

E. 曲泉

33. ［2017］治疗奔豚气的腧穴

A. 涌泉

B. 外关

C. 太溪

D. 照海

E. 公孙

34～35题共用选项

A. 曲池

B. 曲泽

C. 尺泽

D. 少海

E. 小海

34. ［2005、2010］属于手少阴心经的腧穴是

35. ［2005、2010］属于手太阴肺经的腧穴是

36. ［2012］屈肘时，肘横纹尺侧端与肱骨内上髁之间的腧穴是

A. 尺泽

B. 曲泽

C. 曲池

D. 小海

E. 少海

37. ［2012］腕横纹尺侧端，尺侧屈肌腱桡侧凹陷中的腧穴是

A. 神门

B. 大陵

C. 列缺

D. 太渊

E. 内关

38. ［2012］患者，男，45岁。自觉心慌，时息时作，健

忘失眠。治疗首选是

A. 神门

B. 足三里

C. 太溪

D. 三阴交

E. 合谷

39～40 题共用选项

A. 极泉

B. 少海

C. 通里

D. 阴郄

E. 少府

39. [2013]常用于治疗阴痒、阴痛、痛痒的腧穴是

40. [2013]常用于治疗吐血等血证的腧穴是

41. [2015]中风中经络出现语言謇涩,治疗除主穴外,还应选取的配穴是

A. 金津、玉液

B. 合谷、太冲

C. 悬钟、太冲

D. 合谷、颊车

E. 通里、哑门

42. [2016]既可治疗心悸,又可治疗语言謇涩的腧穴是

A. 极泉

B. 少海

C. 少府

D. 阴郄

E. 通里

43. [2010]手太阳小肠经不经过

A. 目外眦

B. 目内眦

C. 手小指外侧端

D. 大椎

E. 腋窝

44. [2016]小肠经循行不直接相交的部位

A. 口

B. 鼻

C. 耳

D. 目内眦

E. 目外眦

45. [2011]下列腧穴中,有通乳作用的是

A. 少泽

B. 少冲

C. 少商

D. 少府

E. 少海

46. [2015]手太阳小肠经的郄穴是

A. 会宗

B. 梁丘

C. 养老

D. 阳交

E. 金门

47. [2016]主治乳少、乳痈的腧穴是

A. 少泽

B. 少冲

C. 少商

D. 至阴

E. 商阳

48. [2016]听宫穴归属的经脉是

A. 足少阳胆经

B. 手太阳小肠经

C. 手少阳三焦经

D. 手阳明大肠经

E. 足太阳膀胱经

49. [2002、2003、2004、2009、2012]下列穴位中有纠正胎位作用的是

A. 隐白

B. 中渚

C. 至阴

D. 涌泉

E. 合谷

50. [2013]下列腧穴,与腰阳关相平的是

A. 大肠俞

B. 肾俞

C. 脾俞

D. 肝俞

E. 次髎

51～52 题共用选项

A. 腹痛

B. 呕吐

C. 惊悸

D. 目疾

E. 耳鸣

51. [2013]心俞穴的主治是

52. [2013]膈俞穴的主治是

53～54 题共用选项

A. 商丘

B. 丘墟

C. 照海

D. 申脉

E. 然谷

53. [2015]在踝区,外踝尖直下,外踝下缘与跟骨之间的凹陷中的腧穴是

54. [2015]在踝区,内踝尖下 1 寸,内踝下缘边际凹陷中的腧穴是

55. [2016]承扶的主治有

A. 腰腿痛、下肢痿痹，痔疾

B. 腹满、小便不利

C. 腹痛、急性吐泻等急症

D. 咳嗽、气喘、盗汗、肺痨等肺系虚损病症

E. 丹毒、皮肤瘙痒、疔疮

56. [2017]下列腧穴中，治疗胎位不正的是

A. 太冲

B. 合谷

C. 大敦

D. 三阴交

E. 至阴

57. [2012]《灵枢经脉》中"循咽喉，夹舌本"的经脉是

A. 手厥阴心包经

B. 足太阴脾经

C. 足厥阴肝经

D. 足少阴肾经

E. 足阳明胃经

58～59 题共用选项

A. 0.5寸

B. 1.5寸

C. 2寸

D. 4寸

E. 6寸

58. [2014]足太阴脾经在胸部的循行为旁开前正中线

59. [2014]足少阴肾经在胸部的循行为旁开前正中线

60. [2003、2004、2012]治疗盗汗或热病汗不出的腧穴是

A. 大椎

B. 风池

C. 复溜

D. 太溪

E. 合谷

61. [2016]应用合谷穴治疗自汗，盗汗时应配伍

A. 大椎

B. 风池

C. 复溜

D. 太溪

E. 合谷

62. [2016]下列腧穴中，治疗足心热的是

A. 太冲

B. 行间

C. 大敦

D. 侠溪

E. 涌泉

63. [2017]太溪穴的部位是

A. 在踝区，外踝尖与跟腱之间的凹陷处

B. 在踝区，内踝尖与跟腱之间的凹陷处

C. 在踝区，内踝下方的凹陷处

D. 在踝区，外踝下方的凹陷处

E. 在踝区，内踝与胫骨前跟腱之间的凹陷处

64. [2016]在腕前区，腕掌侧远端横纹中，掌长肌腱与桡侧腕屈肌腱之间的腧穴是

A. 神门

B. 大陵

C. 列缺

D. 太渊

E. 内关

65. [2016]劳宫穴的定位

A. 在腕前区，腕掌侧远端横纹中，掌长肌腱与桡侧腕屈肌腱之间

B. 在前臂前区，腕掌侧远端横纹上2寸，掌长肌腱与桡侧腕屈肌腱之间

C. 在前臂前区，腕掌侧远端横纹上3寸，掌长肌腱与桡侧腕屈肌腱之间

D. 在掌区，横平第3掌指关节近端，第2、3掌骨之间偏于第3掌骨

E. 在手指，中指末端最高点

66～67 题共用选项

A. 尺泽

B. 曲泽

C. 少海

D. 曲池

E. 支沟

66. [2017]下列各项归属于手厥阴心包经的是

67. [2017]下列各项归属于手太阴肺经的是

68. [2004]循上肢外侧中线上达肩部的经脉是

A. 手阳明大肠经

B. 手少阴心经

C. 手太阳小肠经

D. 手太阴肺经

E. 手少阳三焦经

69. [2016]循行分布于胸中，散络于心包的经脉是

A. 足太阳膀胱经

B. 手太阳小肠经

C. 手阳明大肠经

D. 手少阳三焦经

E. 手厥阴心包经

70. [2013]下列何经循行从耳后，进入耳中，出走耳前

A. 足太阳膀胱经

B. 手太阳小肠经

C. 足阳明胃经

D. 手阳明大肠经

E. 足少阳胆经

71. [2010]既可治疗口苦、胁肋疼痛，又善于治疗筋脉失养病证的穴位为
    A. 阳陵泉
    B. 支沟
    C. 丘墟
    D. 光明
    E. 间使

72. [2012]足少阳胆经悬钟穴位于
    A. 外踝下缘中点上3寸,腓骨后缘
    B. 外踝前缘中点上3寸,腓骨后缘
    C. 外踝后缘中点上3寸,腓骨后缘
    D. 外踝高点上3寸,腓骨后缘
    E. 外踝高点上3寸,腓骨前缘

73. [2015]位于小腿外侧,腓骨小头前下方凹陷中的腧穴是
    A. 膝阳关
    B. 足三里
    C. 阑尾穴
    D. 阳陵泉
    E. 胆囊穴

74. [2015]可治疗小儿惊风的腧穴是
    A. 悬钟
    B. 风市
    C. 阳陵泉
    D. 环跳
    E. 足临泣

75. [2016]根据五输穴的五行配属,足少阳胆经中属土的腧穴是
    A. 足临泣
    B. 阳陵泉
    C. 足窍阴
    D. 侠溪
    E. 阳辅

76. [2016]下列不属于胆经腧穴的是
    A. 听会
    B. 日月
    C. 环跳
    D. 阳陵泉
    E. 角孙

77. [2010]循行于下肢内侧前缘内踝尖上八寸以下的是
    A. 足少阳胆经
    B. 足少阴肾经
    C. 足厥阴肝经
    D. 足太阴脾经
    E. 足阳明胃经

78. [2011]根据腧穴分经主治规律,主治妇科病的经络是

    A. 足少阳胆经
    B. 足厥阴肝经
    C. 足太阳膀胱经
    D. 足阳明胃经
    E. 手、足太阴经

79~80题共用选项
    A. 内庭
    B. 厉兑
    C. 侠溪
    D. 足窍阴
    E. 行间

79. [2010]在足背,当第2、3趾间缝纹端的穴位是

80. [2010]在足背,当第1、2趾间,趾蹼缘的后方赤白肉际处的穴位是

81. [2013、2017]期门穴的定位是
    A. 乳头直下,第5肋间隙,前正中线旁开4寸
    B. 乳头直下,第6肋间隙,前正中线旁开4寸
    C. 乳头直下,第7肋间隙,前正中线旁开4寸
    D. 第11肋游离端下际
    E. 第12肋游离端下际

82. [2016]太冲穴的定位是
    A. 第4、5跖骨间,跖骨底结合部前方凹陷中
    B. 第3、4跖骨间,跖骨底结合部前方凹陷中
    C. 第2、3跖骨间,跖骨底结合部前方凹陷中
    D. 第1、2跖骨间,跖骨底结合部前方凹陷中
    E. 第1、2趾间,趾蹼缘上方纹头处

83. [2017]能治疗疝气、少腹痛的腧穴是
    A. 隐白
    B. 太白
    C. 大敦
    D. 大都
    E. 关元

84. [2015]奇经八脉中,与脑、髓和肾的机能有关的是
    A. 带脉
    B. 阳维脉
    C. 任脉
    D. 冲脉
    E. 督脉

85. [2006、2012]主治热病,疟疾,项背强急的腧穴是
    A. 曲池
    B. 合谷
    C. 大椎
    D. 风池
    E. 太冲

86. [2013]"柱骨之会上"指的是
    A. 迎香

　　B. 合谷

　　C. 曲骨

　　D. 大椎

　　E. 束骨

87. [2011、2012]属于任脉的穴位是

　　A. 大椎

　　B. 关元

　　C. 百会

　　D. 水沟

　　E. 哑门

88. [2016]脐下 3 寸的腧穴是

　　A. 中极

　　B. 关元

　　C. 气海

　　D. 建里

　　E. 下脘

89～90 题共用选项

　　A. 遗尿,小便不利

　　B. 胃痛,呕吐

　　C. 气喘,胸闷

　　D. 痔疾,脱肛

　　E. 暴喑,瘿气

89. [2017]膻中穴的主治病症是

90. [2017]气海穴的主治病症是

91. [2015]位于头部,当眉梢与目外眦之间,向后约 1 横指凹陷处的腧穴是

　　A. 睛明

　　B. 丝竹空

　　C. 印堂

　　D. 太阳

　　E. 承泣

92. [2016]位于百会穴前后左右各 1 寸处的腧穴是

　　A. 前顶

　　B. 后顶

　　C. 四缝

　　D. 四白

　　E. 四神聪

93. [2017]太阳穴的定位是

　　A. 眉梢与目外眦之间,向后约 1 横指的凹陷处

　　B. 眉梢与目外眦之间,向后约 2 横指的凹陷处

　　C. 目外眦向后约 2 横指

　　D. 目外眦向后约 1 横指

　　E. 目正视,瞳孔直上,眉上 1 寸

94. [2016]枕上正中线主治

　　A. 眼病、足癣

　　B. 视力障碍、白内障

　　C. 耳鸣、耳聋

　　D. 平衡障碍

　　E. 后头痛

95. [2016]位于耳屏 2 区后缘的耳穴是

　　A. 外鼻

　　B. 肾上腺

　　C. 咽喉

　　D. 内鼻

　　E. 缘中

第三单元　针灸治疗学

1. [2010]取头顶、项部以及上背部的腧穴,患者直取的体位为

　　A. 仰卧位

　　B. 侧卧位

　　C. 俯卧位

　　D. 仰靠坐位

　　E. 俯伏坐位

2. [2013]下列腧穴,宜用提捏进针法的是

　　A. 血海

　　B. 风池

　　C. 百会

　　D. 印堂

　　E. 天枢

3. [2013]针刺肌肉浅薄部位的腧穴,常用的进针方法是

　　A. 指切

　　B. 夹持

　　C. 舒张

　　D. 提捏

　　E. 套管

4. [2010]针灸斜刺的角度是

　　A. 15°

　　B. 30°

　　C. 45°

　　D. 60°

　　E. 75°

5. [2005、2009]下列哪项属行针基本手法

　　A. 捻转法,震颤法

　　B. 提插法,弹针法

　　C. 震颤法,弹针法

　　D. 提插法,刮柄法

　　E. 提插法,捻转法

6. [2006]下列操作属于针刺补法的是

　　A. 捻转角度大

B. 捻转频率快

C. 操作时间长

D. 先深后浅

E. 重插轻提

7. [2002、2011]捻转补泻法的补法操作为

    A. 捻转角度小,用力轻,频率慢,操作时间短

    B. 捻转角度大,用力轻,频率慢,操作时间短

    C. 捻转角度大,用力轻,频率快,操作时间短

    D. 捻转角度大,用力轻,频率快,操作时间长

    E. 捻转角度大,用力轻,频率慢,操作时间长

8. [2017]下列各项,属于针刺泻法的操作是

    A. 捻转角度小

    B. 捻转频率慢

    C. 轻插重提

    D. 先浅后深

    E. 操作时间短

9. [2017]属于提插补泻之补法操作的是

    A. 先深后浅,轻插重提,提插幅度大

    B. 先深后浅,轻插重提,提插幅度小

    C. 先浅后深,重插轻提,提插幅度大

    D. 先浅后深,重插轻提,提插幅度小

    E. 先浅后深,重插重提,提插幅度大

10. [2010]老年患者,症见排尿无力,甚则点滴不出,小腹胀满,精神不振,面色㿠白,少气懒言,舌淡脉细缓。治疗宜采用

    A. 毫针深刺

    B. 温灸疗法

    C. 放血疗法

    D. 电针疗法

    E. 叩刺疗法

11~12题共用选项

    A. 直接灸

    B. 非化脓灸

    C. 艾条灸

    D. 回旋灸

    E. 雷火灸

11. [2013]化脓灸属于

12. [2013]温和灸属于

13. [2014]化脓灸属于

    A. 直接灸

    B. 间接灸

    C. 温和灸

    D. 回旋灸

    E. 实按灸

14. [2014]雀啄灸属于

    A. 天灸

    B. 艾炷灸

    C. 温针灸

    D. 温灸器灸

    E. 艾条灸

15. [2015]具有温胃止呕,散寒止痛作用的灸法是

    A. 隔姜灸

    B. 隔蒜灸

    C. 隔盐灸

    D. 隔附子灸

    E. 无瘢痕灸

16. [2014、2016]太乙针灸属于

    A. 艾条灸

    B. 艾柱灸

    C. 温针灸

    D. 温灸器灸

    E. 天灸

17. [2016]适宜用隔蒜灸治疗的病症是

    A. 腹中冷痛

    B. 阳痿遗精

    C. 瘰疬肺痨

    D. 寒性呕吐

    E. 疮疡不敛

18. [2016]下列属于艾条灸的是

    A. 瘢痕灸

    B. 无瘢痕灸

    C. 隔姜灸

    D. 雀啄灸

    E. 温针灸

19. [2017]温和灸所属的灸法种类是

    A. 悬起灸

    B. 实按灸

    C. 直接灸

    D. 间接灸

    E. 天灸

20. [2017]化脓灸所属灸法是

    A. 直接灸

    B. 间接灸

    C. 悬起灸

    D. 实按灸

    E. 天灸

21. [2013]治疗丹毒首选的拔罐法是

    A. 留罐法

    B. 走罐法

    C. 留针拔罐法

    D. 刺血拔罐法

    E. 闪罐法

22. [2016]患者腰痛遇劳则发,腹部强直僵硬,痛处固定不移,舌质暗,脉涩。治疗取阿是穴,大肠俞,委中穴。其操作方法是

    A. 温和灸

B. 温针灸

C. 耳针灸

D. 刺络拔罐法

E. 毫针补法

23. [2016]取少商穴治疗咽喉肿痛,宜采用的操作方法是

　　A. 三棱针点刺法

　　B. 三棱针散刺法

　　C. 三棱针刺络法

　　D. 毫针捻转泻法

　　E. 毫针提插泻法

24～25 题共用选项

　　A. 毫针捻转泻法

　　B. 电针法

　　C. 雀啄灸法

　　D. 毫针雀啄法

　　E. 三棱针点刺法

24. [2016]针灸治疗中风闭证取水沟穴,常用的操作方法是

25. [2016]针灸治疗中风闭证取十二井穴,常用的操作方法是

26. [2016]电针疏波的频次为

　　A. 2～5 次/秒

　　B. 5～10 次/秒

　　C. 10～20 次/秒

　　D. 20～50 次/秒

　　E. 50～100 次/秒

27. [2013]下列各项,属表里经配穴的是

　　A. 感冒取列缺、合谷

　　B. 咳嗽取尺泽、太渊

　　C. 胃痛取中脘、内庭

　　D. 痛经取公孙、隐白

　　E. 膝痛取阳陵泉、阴陵泉

28. [2015]属近部选穴的是

　　A. 咳嗽取列缺

　　B. 鼻病取迎香

　　C. 牙痛取合谷

　　D. 头痛取膈俞

　　E. 腰痛取委中

29. [2015]下列各项,属本经配穴法的是

　　A. 太阳头痛取后溪、昆仑

　　B. 失眠取神门、太溪

　　C. 牙痛取颊车、内庭

　　D. 感冒咽痛取曲池、少商

　　E. 肝病取太冲、阳陵泉

30. [2016]下列各项,不属于远部选穴的是

　　A. 目赤肿痛选关冲

　　B. 胃痛选足三里

C. 耳聋选中渚

D. 牙痛选合谷

E. 虚热选太溪

31. [2017]下列属于近部取穴的是

　　A. 鼻塞取迎香

　　B. 头痛取列缺

　　C. 胃痛取足三里

　　D. 腰痛取委中

　　E. 牙痛取合谷

32～33 题共用选项

　　A. 隐白

　　B. 大都

　　C. 太白

　　D. 商丘

　　E. 阴陵泉

32. [2017]脾虚子母补泻法本经取穴

33. [2017]脾虚子母补泻法他经取穴

34. [2010]某女,34 岁。吵架后出现头昏胀痛,心烦易怒,夜寐不宁,口苦面红,舌红苔黄,脉弦数。针灸治疗除主穴外,应加取

　　A. 太阳、列缺、曲池

　　B. 三阴交、肝俞、脾俞

　　C. 太溪、肾俞、悬钟

　　D. 太冲、太溪、侠溪

　　E. 阿是穴、血海、肝俞

35. [2011]患者,女,18 岁。头痛 1 天,以后头部为重,痛如锥刺,舌淡。治疗除用阿是穴外,应选取治疗

　　A. 天柱、后顶、昆仑

　　B. 上星、头维、合谷

　　C. 百合、通天、行间

　　D. 率谷、太阳、悬钟

　　E. 血海、合谷、申脉

36. [2013]患者,男,48 岁,头胀痛近 2 年,时作时止。伴目眩易怒,面赤口苦,舌红苔黄,脉弦数。治疗除取主穴外,还应选用

　　A. 头维、内庭、三阴交

　　B. 血海、风池、足三里

　　C. 风池、列缺、太阳

　　D. 太溪、侠溪、太冲

　　E. 丰隆、太白、风门

37. [2015]治疗阳明头痛,除主穴外,还应选取的配穴

　　A. 天柱、后溪

　　B. 太冲、四神聪

　　C. 印堂、内庭

　　D. 率谷、足临泣

　　E. 血海、膈俞

38. [2015]治疗厥阴头痛,应选取的配穴是
    A. 印堂、攒竹、合谷
    B. 率谷、外关、足临泣
    C. 天柱、后溪、申脉
    D. 太冲、内关、四神聪
    E. 血海、膈俞、内关

39. [2016]针灸治疗太阳头痛的配穴是
    A. 天柱、后溪、昆仑
    B. 印堂、攒竹、合谷
    C. 太冲、内关、四神聪
    D. 率谷、外关、足临泣
    E. 血海、膈俞、内关

40. [2017]患者头痛如裹3日,痛无休止,肢体困重,舌苔白腻,脉濡。针灸治疗除主穴外,还应选取的配穴是
    A. 风门、列缺
    B. 曲池、大椎
    C. 丰隆、中脘
    D. 足临泣、率谷
    E. 头维、阴陵泉

41. [2017]患者头痛反复发作4个月,巅顶头痛连及目系,舌边尖红,脉弦。治疗除主穴外,还应选取的配穴是
    A. 印堂、内庭、上星
    B. 天柱、后溪、昆仑
    C. 率谷、足临泣、外关
    D. 四神聪、太冲、内关
    E. 头维、阴陵泉、角孙

42. [2011、2013]实性眩晕的主穴是
    A. 风池、百会、肝俞、肾俞、足三里
    B. 风池、百会、内关、太冲
    C. 百会、曲池、太冲、三阴交、合谷
    D. 百会、太阳、风池、列缺
    E. 百会、头维、风池、足三里

43. [2011]患者,女,55岁。头晕头痛,心悸耳鸣,失眠多梦,急躁易怒,脉细弦。治疗应首选
    A. 百会、脾俞、气海、足三里
    B. 风池、肝俞、肾俞、行间、侠溪
    C. 头维、中脘、内关、丰隆、解溪
    D. 脾俞、胃俞、合谷、足三里
    E. 四神聪、印堂、太阳、外关

44. [2015]患者头晕目眩,伴面红目赤,目胀耳鸣,烦躁易怒,口苦,善太息,舌红苔黄,脉弦数,治疗除督脉穴外,还应主选的经穴是
    A. 足少阴,足少阳经穴
    B. 足太阴,足阳明经穴
    C. 足厥阴,足太阴经穴
    D. 足厥阴,足少阳经穴
    E. 足太阴,足少阴经穴

45. [2015]患者头晕目眩,耳鸣,少寐健忘,腰膝酸软,舌红,脉弦细。治疗应选取的主穴是
    A. 内关、水沟、尺泽、委中、足三里
    B. 内关、水沟、三阴交、极泉、委中
    C. 风池、百会、肝俞、肾俞、足三里
    D. 内关、水沟、中冲、涌泉、足三里
    E. 风池、百会、内关、太冲、三阴交

46. [2016]治疗眩晕实证的主穴是
    A. 风池、百会、太阳、列缺
    B. 风池、头维、太阳、百会
    C. 风池、百会、内关、太冲
    D. 风池、百会、肝俞、肾俞
    E. 百会、内关、后溪、水沟

47. [2017]患者头晕目眩,泛泛欲吐,急躁易怒,口苦,耳鸣,舌红,苔黄,脉沉。治疗除百会、风池外,还应选取的主穴是
    A. 侠溪、太溪
    B. 太冲、内关
    C. 气海、脾俞
    D. 悬钟、三阴交
    E. 血海、膈俞

48. [2017]患者头晕目眩半个月,兼见头痛重如裹,视物旋转,舌淡,苔白腻,脉弦滑。治疗应选取的主穴是
    A. 内关、水沟、三阴交、极泉
    B. 内关、水沟、尺泽、委中
    C. 风池、百会、内关、太冲
    D. 风池、百会、肝俞、肾俞
    E. 内关、水沟、中冲、极泉

49. [2002]某女,素有高血压史,晨五时起床小便,突然左侧肢体麻木,活动不利,并伴有头晕目眩,苔白腻,脉弦滑。治疗应选取
    A. 曲池、外关、合谷、尺泽
    B. 阳陵泉、曲泉、大敦、太溪
    C. 廉泉、太阳、支沟、劳宫
    D. 足三里、三阴交、阴陵泉、风池
    E. 内关、水沟、三阴交、极泉、尺泽、委中

50. [2010]患者,男,68岁。中风半身不遂,舌强语言不利,口角歪斜,如兼见面红目赤,心烦口苦,舌红苔黄脉弦。除用主穴外,还应选用的是
    A. 太冲、太溪
    B. 丰隆、合谷
    C. 足三里、气海
    D. 内庭、风池
    E. 曲池、内庭

51. [2013]治疗中风闭证,除选太冲、劳宫外还应加用

A. 水分

B. 水沟

C. 下关

D. 中冲

E. 丰隆

52. [2015]患者,男,58岁,突然出现半身不遂,舌强语謇,口角歪斜,伴面红目赤,眩晕头痛,心烦易怒,口苦咽干,便秘尿黄,舌红绛,苔黄燥,脉弦而有力,治疗除主穴外,还应选取的配穴是

A. 太冲、太溪

B. 气海、血海

C. 太溪、风池

D. 丰隆、合谷

E. 曲池、内庭

53. [2015]患者因愤怒之突然昏仆,不省人事,呼吸急促,牙关紧闭,舌淡,苔薄白,脉沉弦,治疗除主穴外,还应选取的配穴是

A. 合谷、太冲

B. 气海、关元

C. 印堂、合谷

D. 足三里、照海

E. 太溪、照海

54. [2017]患者,女,68岁。突然出现半身不遂,舌强语,口角㖞斜,肢体麻木,心烦失眠,眩晕耳鸣,手足拘挛,舌红,苔少,脉细数。治疗除主穴外,还应选取的配穴是

A. 气海、血海

B. 曲池、内庭

C. 丰隆、合谷

D. 太冲、太溪

E. 太溪、风池

55. [2013]面瘫的恢复应加用

A. 膏肓腧

B. 命门

C. 气海

D. 关元

E. 足三里

56. [2016]面瘫伴舌麻,味觉减退。治疗除主穴外,还应选取的配穴是

A. 承浆

B. 水沟

C. 廉泉

D. 翳风

E. 风池

57. [2016]下列关于针灸治疗面瘫的叙述,错误的是

A. 以祛风通络,疏调经筋为法

B. 以局部穴手足阳明经穴为主

C. 急性期属于实证,面部腧穴应重刺、深刺

D. 恢复期气血受损,可取足三里施予补法

E. 属风寒外袭者,可加用风池、风府

58～59题共用选项

A. 毫针平补平泻法

B. 毫针补法

C. 毫针泻法

D. 电针法

E. 刺络拔罐法

58. [2017]面瘫早期,面部腧穴的针灸操作方法是

59. [2017]面瘫恢复期选取足三里其针灸操作方法是

60. [2016]上下额面痛是辨经络,应属

A. 足太阳经病证

B. 手足阳明和手太阳经病证

C. 手足少阳、足厥阴经病证

D. 足太阳、足少阳经病证

E. 督脉、手厥阴及足太阴经病证

61. [2005]患者,男,32岁。两年前因高处跌落致腰痛,至今未愈,腰部僵硬,刺痛明显。治疗除选取主穴外,应加用

A. 志室、太溪

B. 次髎、膈俞

C. 风池、腰阳关

D. 命门、太冲

E. 太溪、肝俞

62. [2009]某男,50岁。腰痛两年,疼痛主要在腰脊两侧,本病之病位在

A. 足少阴肾经

B. 足厥阴肝经

C. 足少阳胆经

D. 足太阳膀胱经

E. 督脉

63. [2013]患者,男,50岁,腰部疼痛10余年,有劳伤史,久坐加重,痛处固定不移。治疗除取穴外,还应选用的穴位是

A. 膏肓

B. 膈俞

C. 志室

D. 腰阳关

E. 环跳

64. [2015]患者腰痛隐隐,酸多痛少,绵绵不已,腰腿酸软无力,劳则更甚,反复发作,舌淡红,脉细。治疗除主穴外,还应选取的配穴是

A. 后溪、申脉

B. 肾俞、太溪

C. 膈俞、血海

D. 命门、腰阳关

E. 次髎、志室

65. [2016]治疗腰痛的主穴是
    A. 小肠俞、阿是穴、委中
    B. 膀胱俞、阿是穴、委中
    C. 大肠俞、阿是穴、委中
    D. 肾俞、阿是穴、委中
    E. 厥阴俞、阿是穴、委中

66. [2017]患者腰痛2个月,痛在腰脊两侧,寒冷时加重,局部冷痛重着,拘挛不可俯仰,舌淡苔白,脉濡缓,治疗除主穴外,还应选取的配穴是
    A. 带脉、足临泣
    B. 关元、气海
    C. 命门、腰阳关
    D. 膈俞、次髎
    C. 肾俞、太溪

67. [2010]患者,女,40岁。肘膝关节疼痛半年,痛无定处,遇寒加重,舌淡苔白,脉浮。治疗除局部取穴外,应用
    A. 关元、肾俞
    B. 大椎、曲池
    C. 血海、膈俞
    D. 合谷、关元
    E. 风市、外关

68. [2013]患者,女,59岁。两膝关节红肿热痛,尤以右膝部为重,痛不可触,关节活动不利,并见身热,口渴,舌苔黄燥,脉滑数。治疗除选用犊鼻、梁丘、阳陵泉、膝阳关外,还应加
    A. 大椎、曲池
    B. 肾俞、关元
    C. 脾俞、气海
    D. 脾俞、胃俞
    E. 肾俞、合谷

69. [2013]患者,男,56岁。右侧肩关节疼痛一周。疼痛部位以肩前部为主,肩前部压痛明显。其经络辨证是
    A. 手阳明经证
    B. 手太阴经证
    C. 手少阴经证
    D. 手少阳经证
    E. 手太阳经证

70. [2014]患者,男,45岁。关节肌肉疼痛,屈伸不利,疼痛较剧,痛有定处,遇寒痛增,得热痛减,触之小热,局部皮色不红,舌苔薄白,脉弦紧。治疗除选用阿是穴、局部经穴外,还应选用的穴位是
    A. 肾俞、关元
    B. 阴陵泉、足三里
    C. 大椎、曲池

D. 肾俞、关元
E. 膈俞、血海

71～72题共用选项
    A. 膈俞、血海
    B. 肾俞、关元
    C. 阴陵泉、足三里
    D. 大椎、曲池
    E. 脾俞、胃俞

71. [2015]痹证属着痹者,治疗除主穴外还应选取的配穴是

72. [2015]痹证属热痹者,治疗除主穴外还应选取的配穴是

73. [2016]治疗痹症痛痹的配穴是
    A. 膈俞、血海
    B. 肾俞、关元
    C. 阴陵泉、足三里
    D. 大椎、曲池
    E. 脾俞、胃俞

74. [2017]患者膝关节疼痛,痛有定处,遇寒加重,苔白,脉弦紧,治疗除主穴外,还应选取的配穴是
    A. 阳陵泉、肝俞
    B. 血海、膈俞
    C. 肾俞、关元
    D. 曲池、血海
    E. 大椎、曲池

75～76题共用选项
    A. 尺泽
    B. 脾俞
    C. 肾俞
    D. 内庭
    E. 风池

75. [2003]治疗肺热伤津型痿证,在基本处方的基础上再加

76. [2003]治疗湿热浸淫型痿证,在基本处方的基础上再加

77. [2013]患者,女,26岁。下肢弛缓无力1年余。肌肉明显萎缩,功能严重受限,并感麻木,发凉,腰痛,头晕。舌红少苔,脉细数。治疗应选取何经穴为主?
    A. 督脉
    B. 太阳经
    C. 阳明经
    D. 少阳经
    E. 厥阴经

78. [2013]患者经常不易入睡,兼心悸健忘,面色无华,纳差倦怠,舌淡,脉细弱。治疗时选取照海、申脉,其毫针操作方法是

A. 均用补法

B. 照海用补法,申脉用泻法

C. 均用平补平泻法

D. 均用泻法

E. 照海用泻法,申脉用补法

79. [2015]患者,女,63岁。失眠日久,多梦易醒,心悸健忘,神疲乏力,苔薄白,脉细弱。兼见噩梦多者。治疗除主穴外,还应选取的配穴是

A. 内关、足三里

B. 心俞、脾俞

C. 风池、悬钟

D. 厉兑、隐白

E. 行间、侠溪

80. [2016]患者,男,45岁。经常不易入睡,寐而易醒,头晕,疲乏,舌淡苔薄,脉细。针刺照海、申脉,宜选用的毫针操作方法是

A. 补申脉、泻照海

B. 泻申脉、补照海

C. 两穴均用补法

D. 两穴均用泻法

E. 两穴均用平补平泻法

81. [2016]患者经常不易入睡,或寐则易醒,甚则彻夜不眠,伴心悸多梦,易惊恐,舌淡,脉弦细。治疗除主穴外还应选

A. 内庭、曲池

B. 行间、侠溪

C. 心俞、胆俞

D. 太溪、肾俞

E. 心俞、脾俞

82. [2010]某男,40岁。恶寒发热2天,恶寒重,发热轻,肢体酸楚,苔薄白,脉浮紧。其主穴选用

A. 列缺、合谷、肺俞、太渊、大椎

B. 太渊、肺俞、合谷、鱼际、三阴交

C. 列缺、合谷、大椎、太阳、风池

D. 鱼际、尺泽、膻中、肺俞、定喘

E. 尺泽、肺俞、膏肓、太溪、足三里

83. [2013]患者,男,32岁。恶寒发热2天,伴咽喉肿痛,口渴,舌苔薄黄。治疗除取主穴外,还应选取的穴位

A. 风门、肺俞

B. 外关、身柱

C. 曲池、中府

D. 阴陵泉、委中、中冲

E. 曲池、尺泽、鱼际

84. [2015]患者恶寒重,热轻,无汗,鼻塞流涕,喷嚏不断,咳嗽白痰,舌淡红,舌薄白,脉浮紧。治疗除主穴外,还应该选取的配穴是

A. 脾俞、足三里

B. 委中、曲泽

C. 阴陵泉、外关

D. 曲池、尺泽

E. 风门、肺俞

85. [2016]治疗感冒,除合谷、列缺、风池外,还应选取的主穴是

A. 阴陵泉,委中

B. 少商,身柱

C. 曲池,尺泽

D. 风门,肺俞

E. 大椎,太阳

86～87题共用选项

A. 风门、肺俞

B. 曲池、尺泽

C. 迎香、少商

D. 外关、肺俞

E. 迎香、鱼际

86. [2016]针灸治风热感冒,除主穴外还应选取的配穴是

87. [2016]针灸治风寒感冒,除主穴外还应选取的配穴是

88. [2017]治疗风寒感冒,除主穴外,还应选取的配穴是

A. 曲池、尺泽

B. 风门、肺俞

C. 阴陵泉、委中

D. 足三里、脾俞

E. 少商、商阳

89. [2011]患者,女,53岁。咳嗽月余,加重1周,咳引胸胁疼痛,痰少而稠,面赤咽干舌苔黄少津,脉弦数。治疗应首选

A. 足阳明、手阳明经穴

B. 手太阴、手阳明经穴

C. 手阳明、足厥阴经穴

D. 足厥阴、手太阴经穴

E. 手太阴、足太阴经穴

90～91题共用选项

A. 肺俞、列缺、合谷

B. 肺俞、太渊、三阴交

C. 肺俞、足三里、三阴交

D. 肺俞、丰隆、三阴交

E. 肺俞、尺泽、合谷

90. [2016]治疗外感咳嗽的腧穴是

91. [2016]治疗内伤咳嗽的腧穴是

92. [2011]患者,男,42岁。哮喘反复发作5年,本次发作喘促不能平卧,咳痰清稀,无汗,头痛,脉浮紧。治疗应首选

A. 膻中、太渊、太溪、肾俞

B. 膻中、列缺、肺俞、尺泽

C. 肺俞、风门、丰隆、太渊

D. 天突、定喘、尺泽、膻中

E. 膏肓、肾俞、太溪、丰隆

93. [2015]哮喘实证,治疗除肺俞、中府、定喘外,还应选取的主穴是

A. 列缺、尺泽

B. 风门、合谷

C. 丰隆、曲池

D. 天突、外关

E. 曲池、大椎

94. [2016]患者感受风寒后出现喉中哮鸣如水鸡声,痰多色白,稀薄有泡沫,恶寒发热,舌苔薄白,脉浮紧。治疗除主穴外,还应选取的配穴是

A. 丰隆、曲池

B. 风门、合谷

C. 风池、太渊

D. 关元、气海

E. 肾俞、太溪

95. [2010]患者,男,30岁。昨日起胃脘胀痛,饮食不下,今天见嗳气泛酸。治疗应首选

A. 内庭

B. 丰隆

C. 太冲

D. 内关

E. 合谷

96. [2013]患者,女,35岁。胃脘部隐痛,痛处喜按,空腹痛甚,纳后痛减,伴胃脘灼热,似饥而不欲食,咽干口燥,大便干结,舌红少津,脉弦细。治疗应首选

A. 内关、天枢、中脘、膈俞

B. 内关、足三里、中脘、胃俞

C. 内关、天枢、中脘、太冲

D. 内关、足三里、中脘、下脘、梁门

E. 足三里、中脘、内关、三阴交、内庭

97. [2016]患者胃脘灼热隐痛,饥不欲食,咽干口燥,大便干结,舌红少津,脉弦细。治疗除主穴外,还应选取的配穴是

A. 下脘、梁门、天枢

B. 膈俞、三阴交、内关

C. 胃俞、内庭、三阴交

D. 期门、太冲、合谷

E. 胃俞、脾俞、关元

98. [2017]治疗瘀血停胃性胃痛,除主穴外,还应选取的配穴是

A. 内庭、胃俞

B. 期门、太冲

C. 胃俞、脾俞

D. 膈俞、三阴交

E. 脾俞、关元

99. [2013]患者,女,40岁。呕吐清水,胃部不适。食久乃吐,喜热畏寒,身倦,便溏,小便可,舌苔白,脉迟。治疗除取主穴外,还应选

A. 上脘、胃俞

B. 肝俞、太冲

C. 肾俞、太溪

D. 胆俞、丘墟

E. 次髎、血海

100. [2015]治疗呕吐热邪内蕴者,宜点刺出血的腧穴是

A. 金津、玉液

B. 中脘、内关

C. 厉兑、内庭

D. 公孙、合谷

E. 厉兑、商阳

101. [2016]治疗呕吐,除胃募穴外,还应选取的经穴是

A. 手厥阴,手阳明经穴

B. 手太阴,手阳明经穴

C. 手少阴,手阳明经穴

D. 手厥阴,足阳明经穴

E. 手少阴,足阳明经穴

102. [2011]某患者大便秘结,面色无华,头晕心悸,唇舌色淡,脉细。应在主穴基础上选

A. 合谷、内庭

B. 太冲、中脘

C. 三阴交、气海

D. 足三里、脾俞

E. 神阙、关元

103. [2015]患者大便干结,腹胀腹痛,口干口臭,小便短赤,舌红,苔黄燥,脉滑实。治疗应选取的主穴是

A. 天枢、大肠俞、上巨虚、支沟

B. 合谷、曲池、天枢、公孙

C. 太冲、中脘、足三里、支沟

D. 神阙、关冲、足三里、中脘

E. 公孙、气海、三阴交、内关

104. [2016]治疗便秘之气秘证,除主穴外,还应选取的配穴是

A. 合谷、曲池

B. 太冲、中脘

C. 神阙、关元

D. 脾俞、气海

E. 照海、太溪

105. [2017]患者大便干结3天,腹胀腹痛,口干口臭,小便短赤,喜冷饮,舌红苔黄,脉滑数。治

疗除主穴外,还应选取的配穴是

  A. 合谷、曲池

  B. 太冲、中脘

  C. 照海、太溪

  D. 足三里、气海

  E. 神阙、关元

106. [2012]患者腹痛,下痢赤白,里急后重,肛门灼热,口渴,舌苔黄腻,脉滑数。治疗应首选

  A. 中脘、合谷、气海

  B. 天枢、合谷、上巨虚

  C. 下脘、合谷、建里

  D. 曲池、建里、足三里

  E. 曲池、上巨虚、内关

107～108 题共用选项

  A. 曲池、内庭

  B. 大椎、十宣

  C. 内关、中脘

  D. 中脘、气海

  E. 脾俞、足三里

107. [2017]治疗湿热痢疾的腧穴是

108. [2017]治疗寒湿痢疾的腧穴是

109. [2015]患者月经周期提前 10 余天,月经量少色淡,伴神疲气短,舌淡,脉细弱。治疗除主穴外,还应选取的配穴是

  A. 脾俞、足三里

  B. 肾俞、太溪

  C. 气海、胃俞

  D. 肾俞、命门

  E. 太冲、期门

110. [2016]患者月经先期量多,色淡质稀,神疲肢倦,心悸气短,舌淡,脉细弱。针刺配穴为

  A. 足三里、脾俞

  B. 肾俞、太溪

  C. 气海、胃俞

  D. 肾俞、命门

  E. 太冲、期门

111. [2017]治疗月经后期的刺灸方法是

  A. 关元加隔姜灸

  B. 三阴交毫针刺法

  C. 血海毫针刺法

  D. 三阴交加拔罐

  E. 血海加拔罐

112. [2005、2006]患者,女,26 岁。经前腹痛剧烈,拒按,经色紫黑,有血块,血块下后疼痛缓解。治疗应首选

  A. 三阴交、足三里、气海

  B. 三阴交、脾俞、胃俞

  C. 三阴交、中极、次髎

  D. 三阴交、肝俞、肾俞

  E. 三阴交、太溪、悬钟

113. [2013]患者,女,35 岁。经前腹痛剧烈,以冷痛为主,得热痛减,月经量少色黯,肢冷畏寒,舌暗苔白,脉沉紧。治疗宜选取的主穴是

  A. 肝俞、肾俞、太溪、气海

  B. 关元、三阴交、隐白、肝俞

  C. 中极、次髎、地机、三阴交

  D. 关元、足三里、三阴交、肾俞

  E. 带脉、中极、白环俞、三阴交

114. [2015]患者行经前下腹部疼痛,冷痛拒按,得温痛减,遇寒痛增,历时数小时,甚则 2～3 天。月经量少色暗,舌暗苔白,脉沉紧。治疗应选取的主穴是

  A. 中极、次髎、地机、三阴交

  B. 阴陵泉、阳陵泉、丰隆、气海

  C. 三阴交、关元、足三里、气海

  D. 足三里、中极、太冲、气海

  E. 丰隆、次髎、天枢、太溪

115. [2017]患者女性,经前小腹胀痛拒按,经血量少,血色暗紫有块,脉弦,舌紫暗。治疗应选取的主穴是

  A. 外关、足临泣、行间

  B. 天柱、后溪、申脉

  C. 太溪、太冲、合谷

  D. 中极、次髎、地机

  E. 四神聪、太溪、内庭

116. [2017]患者经期腹痛,疼痛拒按,经色紫红,夹有血块,下血块后疼痛缓解,脉沉涩。治疗除取三阴交、中极外,还应选取的主穴是

  A. 次髎、地机

  B. 命门、气海

  C. 太冲、气海

  D. 归来、气海

  E. 至阴、隐白

117. [2010]某患者月经淋漓不净,经血色淡,质薄,面色萎黄,神疲肢倦,气短懒言,纳呆便溏,舌质淡而胖,苔白,脉沉细无力,应选取

  A. 气海、三阴交、足三里、百会、脾俞、胃俞

  B. 三阴交、足三里、肾俞、命门

  C. 气海、三阴交、然谷、太溪

  D. 关元、公孙、三阴交、隐白

  E. 公孙、三阴交、隐白、脾俞、胃俞

118. [2015]治疗血热型崩漏,除关元、隐白穴外,还应选取的腧穴是

  A. 肾俞、血海、膈俞

  B. 然谷、地机、太冲

  C. 中极、血海、三阴交

D. 血海、胃俞、脾俞

E. 气海、肾俞、三阴交

119～120 题共用选项

A. 三阴交、足三里、血海

B. 三阴交、肝俞、气海

C. 隐白、血海、阴陵泉、关元

D. 关元、隐白、三阴交

E. 三阴交、足三里、气海、肾俞

119. [2016]治疗崩漏实证,应选取的主穴是

120. [2016]治疗崩漏虚证,应选取的主穴是

121～122 题共用选项

A. 中脘、阳陵泉

B. 关元、命门

C. 风池、太冲

D. 心俞、神门

E. 然谷、阴谷

121. [2015]治疗绝经前后诸证烦躁失眠者,应选取的配穴是

122. [2015]治疗绝经前后诸证纳少便溏者,应选取的配穴是

123. [2005、2009]患儿,男,7 岁。睡中遗尿,白天小便频而量少,劳累后遗尿加重,面白气短,食欲不振,大便易溏,舌淡苔白,脉细无力。治疗除主穴外,还应选取的是

A. 神门、阴陵泉、胃俞

B. 气海、肺俞、足三里

C. 次髎、水道、三阴交

D. 百会、神门、内关

E. 关元俞、肾俞、关元

124. [2011、2012]患儿,女,8 岁。遗尿 3 个月余,每隔 3～5 夜 1 次,面色萎黄,纳食不多,舌淡苔薄,脉细弱。治疗应首选

A. 中极、关元、三阴交、膀胱俞

B. 中极、天枢、足三里、阴陵泉、太冲

C. 关元、太溪、三阴交、至阴

D. 气海、太冲、行间、昆仑、曲池

E. 曲骨、内庭、太溪、肾俞、气海

125. [2016]治疗小儿遗尿的主穴是

A. 中极、关元、三阴交、膀胱俞

B. 中极、天枢、足三里、阴陵泉、太冲

C. 关元、太溪、三阴交、至阴

D. 气海、太冲、行间、昆仑、曲池

E. 曲骨、内庭、太溪、肾俞、气海

126. [2017]治疗遗尿夜梦多的配穴是

A. 百会、神门

B. 肾俞、命门

C. 气海、足三里

D. 行间、阳陵泉

E. 关元、三阴交

127. [2017]治疗遗尿肾气不足证,除主穴外,还应选取的配穴是

A. 肾俞、命门、太溪

B. 肺俞、肾俞、膀胱俞

C. 气海、肺俞、足三里

D. 百会、肺俞、神门

E. 百会、肾俞、神门

128. [2015]治疗瘾疹可采用拔罐法,常用的腧穴是

A. 血海

B. 膈俞

C. 神阙

D. 风门

E. 大椎

129. [2016]患者皮肤突然出现瘙痒,脉浮。治疗除主穴合谷、血海、三阴交外,还应选取的配穴是

A. 大椎、风门

B. 膈俞、曲池

C. 肩髃、内庭

D. 天枢、足三里

E. 脾俞、足三里

130. [2012]治疗肝胆火盛型蛇串疮,应选取的配穴是

A. 行间、侠溪

B. 阴陵泉、内庭

C. 血海、三阴交

D. 太冲、行间

E. 中脘、丰隆

131. [2017]患者皮肤出现簇集性粟粒样大小丘状疱疹,延肋骨带状排列,皮肤鲜红,局部灼热刺痛,烦躁易怒,苔黄,脉弦滑数。治疗除主穴外,还应选取的配穴是

A. 阴陵泉、内庭

B. 血海、三阴交

C. 天枢、大陵

D. 行间、侠溪

E. 神门、内关

132. [2009]患者,男,24 岁。颈项强痛,活动受限,头向患侧倾斜,项背牵拉痛,颈项部压痛明显,兼见恶风畏寒。治疗除主穴外,还应选取的穴位是

A. 内关、外关

B. 肩井、后溪

C. 风池、合谷

D. 血海、阴陵泉

E. 肾俞、关元

133. [2015]患者因受寒而致颈项疼痛,重着,以项背部疼痛为主,有明显压痛,低头更甚,伴恶

寒,头痛,舌淡红,舌薄白,脉弦紧。治疗除主穴外,还应该选取的配穴是
- A. 申脉、外关
- B. 肩髃、天宗
- C. 申脉、合谷
- D. 风池、肩井
- E. 大椎、束骨

134. [2016]患者,男,49 岁。因夜卧受凉项部疼痛,伴左上肢手指发麻,遇寒即发,肩背酸楚,舌苔薄白脉弦紧。其针灸处方除颈夹脊、风池、阿是穴外,还应选取的腧穴是
- A. 天柱、曲池、列缺、合谷
- B. 天柱、膈俞、三阴交、合谷
- C. 肩井、外关、肝俞、肾俞
- D. 大椎、后溪、太溪、太冲
- E. 风门、肺俞、曲池、内关

135. [2016]患者,男,28 岁。右膝扭伤 2 天,局部疼痛,青紫肿胀,舌淡苔薄,脉弦。针灸治疗除阿是穴外,还应选取的主穴是
- A. 太溪、丘墟、解溪
- B. 悬钟、照海、三阴交
- C. 膝眼、膝阳关、梁丘
- D. 太冲、太溪、悬钟
- E. 昆仑、阴陵泉、申脉

136. [2010]患者,男,24 岁。目赤肿痛,眼涩难开,流泪,畏光,伴发热、恶风、头痛,舌苔薄黄,脉浮数。治疗除取睛明、太阳、合谷、太冲外,还应加
- A. 风池、侠溪
- B. 印堂、内庭
- C. 少商、上星
- D. 关冲、支沟
- E. 四白、养老

137. [2015]治疗目赤肿痛,除睛明、风池、太阳外,还应选取的主穴是
- A. 少商、外关
- B. 合谷、太冲
- C. 行间、侠溪
- D. 内庭、足临泣
- E. 关冲、商阳

138. [2011]患者,男,60 岁。两耳听力下降 5 年余,伴耳鸣如蝉,腰膝酸软,脉沉细。治疗应选取
- A. 手、足厥阴经穴为主,兼取手少阳经穴
- B. 足少阴经穴为主,兼取手太阳经穴
- C. 手、足太阳经穴为主,兼取足少阴经穴
- D. 手、足少阳经穴为主,兼取足少阴经穴
- E. 足厥阴、足少阴经穴为主,兼取手少阳经穴

139. [2013]治疗肝胆火盛型耳鸣耳聋,除主穴外,还应选取的配穴是
- A. 气海、足三里
- B. 行间、丘墟
- C. 外关、合谷
- D. 丰隆、阴陵泉
- E. 内庭、二间

140. [2015]治疗耳鸣实证,应选取的主穴是
- A. 翳风、听会、中渚、侠溪
- B. 太冲、三阴交、听宫、阴陵泉
- C. 后溪、外关、翳风、气海
- D. 百会、听会、风池、照海
- E. 太溪、照海、听宫、太冲

141. [2015]患者左耳听力减退,兼见畏寒,发热,舌红,苔薄,脉浮数。治疗除听会、翳风外,还应选取的主穴是
- A. 气海、足三里
- B. 中渚、侠溪
- C. 行间、丘墟
- D. 丰隆、阴陵泉
- E. 太溪、肾俞

142. [2013]患者,女,63 岁。牙痛隐隐,时作时止,伴有牙齿松动,舌红少苔,脉细数。治疗除主穴外,还应选取的配穴是
- A. 阳溪、列缺
- B. 气海、足三里
- C. 内庭、二间
- D. 太溪、行间
- E. 外关、风池

143. [2016]患者牙痛隐隐,时作时止,牙齿浮动,口不臭,脉细数。治疗除主穴外,还应选取的配穴是
- A. 外关、风池
- B. 二间、曲池
- C. 太冲、劳宫
- D. 太溪、行间
- E. 外关、风池

144. [2015]患者咽干微肿,疼痛以午后、入夜尤甚,伴手足心热,舌红,少苔,脉细数。治疗应选取的主穴是
- A. 风池、外关、内庭、鱼际
- B. 少商、合谷、尺泽、关冲
- C. 太溪、照海、列缺、鱼际
- D. 少商、商阳、照海、列缺
- E. 商阳、关冲、照海、太溪

145. [2016]患者,女,46 岁。咽喉微感疼痛,稍肿,色暗红,入夜尤甚,舌红,脉细数。针灸治疗应选取的主穴是
- A. 尺泽、合谷、少商

B. 关冲、合谷、少商

C. 太溪、照海、鱼际

D. 关冲、厉兑、鱼际

E. 太溪、曲池、少商

146. [2017]患者出现咽喉微肿 3 天,疼痛以午后为甚,手足心热,舌红,少苔,脉细数。治疗除主穴外还应选取的配穴是

A. 关冲、风池

B. 关冲、天突

C. 内庭、太冲

D. 照海、太溪

E. 阳池、内关

147. [2016]患者,男,突发右侧胁肋疼痛,呈持续性,阵发性加剧,放射到右肩胛区,恶心呕吐,苔黄腻,脉滑数。应选取的主穴是

A. 内关、郄门、阴郄、膻中

B. 中院、内关、足二里、内庭

C. 期门、外关、阴陵泉、足三里

D. 胆囊穴、阳陵泉、胆俞、日月

E. 肾俞、中极、三阴交、阴陵泉

148. [2016]患者,女,42 岁。阵发性右上腹绞痛 1 天,疼痛放射至右肩胛区,伴恶心呕吐,脉弦紧。针灸治疗应选取的主穴是

A. 中脘、阴陵泉、三阴交

B. 阳陵泉、日月、胆俞

C. 足三里、气海、中脘

D. 内关、膻中、足三里

E. 太冲、内关、上巨虚

149. [2017]治疗肾绞痛,应主选的经穴是

A. 足少阴经与相应募穴

B. 足太阴经穴与相应募穴

C. 足少阴经穴与相应肾俞穴

D. 足太阴经穴与相应肾俞穴

E. 足厥阴经穴与相应肾俞穴

中西医结合内科学

第一单元 呼吸系统疾病

1~2题共用选项

  A. 小青龙汤

  B. 真武汤

  C. 补肺汤

  D. 越婢加半夏汤

  E. 涤痰汤

1. [2013]* 治疗慢性阻塞性肺疾病阳虚水泛证,应首选的方剂是

2. [2013、2017]治疗慢性阻塞性肺疾病外寒里饮证,应首选的方剂是

3. [2014]慢性阻塞性肺疾病外寒里饮证,中医治法是

  A. 温肺散寒,涤痰降逆

  B. 健脾化痰,降气平喘

  C. 清热化痰,宣肺平喘

  D. 补肺纳肾,降气平喘

  E. 温肾健脾,化饮利水

4. [2016]治疗慢性阻塞性肺疾病发生低氧血症,氧气吸入的浓度一般是

  A. 28%~30%

  B. 30%~35%

  C. 35%~40%

  D. 40%~45%

  E. 大于45%

5. [2017]确诊慢性阻塞性肺疾病首选

  A. X线

  B. CT

  C. 肺功能

  D. MRI

  E. 血气分析

6. [2017]慢性阻塞性肺疾病痰热郁肺证的中医治法是

  A. 温肺散寒,涤痰降逆

  B. 宣肺降气,化痰止咳

  C. 宣肺散寒,化痰止咳

  D. 清热化痰,宣肺平喘

  E. 解表散寒,止咳化痰

7. [2009、2010]哮喘的病机关键是

  A. 肺失宣肃,肺气上逆

  B. 痰气搏结,壅阻气道,肺管挛急狭窄

  C. 卫表不和,肺失宣肃

  D. 肺肾气虚,气失摄纳

  E. 胸阳不振,阴寒痰湿闭阻

8. [2008、2009]哮喘持续状态是指哮喘发作严重,时间持续在

  A. 1~2小时

  B. 3~4小时

  C. 5~6小时

  D. 8~12小时

  E. 24小时以上

9. [2010]支气管哮喘的主要特征为

  A. 吸气性呼吸困难

  B. 哮喘持续状态

  C. 反复发作性的呼气性呼吸困难

  D. 混合性呼吸困难

  E. 非发作性的呼气性呼吸困难

10. [2012]患者,女,正在超市购物时突然发生呼吸困难,喘息,胸闷,最有可能的诊断是

  A. 慢性支气管炎

  B. 咽炎

  C. 支气管哮喘

  D. 慢性阻塞性肺疾病

  E. 心源性哮喘

11. [2015]患者,女,28岁,有哮喘病史,近期室内装修,出现喘息、气急、胸闷、咳嗽,多次吸入沙丁胺醇气雾剂,胸闷、喘息未见明显缓解,且喘憋加重并出现意识模糊,急查血气 PaO_2 50 mmHg, $PaCO_2$ 93 mmHg,应立即采用的治疗措施是

  A. 通气治疗

  B. 针灸治疗

  C. 穴位贴敷疗法

  D. 口服中药

  E. 用抗生素

12. [2015]治疗支气管哮喘最常用的白三烯受体拮抗剂是

  A. 孟鲁司特

  B. 阿司咪唑

  C. 倍氯米松

---

*书中题号后方括号内的年份均为真题出现的年份。

D. 酮替芬

E. 沙丁胺醇

13. [2006]支气管哮喘,症见:呼吸急促,喉中哮鸣有声,胸膈满闷如塞,咳不甚,痰少咳吐不爽,面色晦滞带青,口不渴,形寒怕冷。舌苔白滑,脉浮紧。治疗应首选

A. 博利康尼加桑白皮汤

B. 博利康尼加三子养亲汤

C. 氨茶碱加越婢加半夏汤

D. 氨茶碱加定喘汤

E. 氨茶碱加射干麻黄汤

14. [2008]患者,男,2岁。呼吸困难,咳嗽,汗出1小时而就诊。查体:端坐呼吸,呼吸急口唇微绀。心率114次/分,律不齐,双肺满布哮鸣音。为迅速缓解症状,应立即采取的最佳治法是

A. 口服氨茶碱

B. 肌注氨茶碱

C. 喷吸沙丁胺醇

D. 口服强的松

E. 口服阿托品

15. [2011、2013]治疗支气管哮喘寒哮证,应首选

A. 射干麻黄汤

B. 玉屏风散

C. 六君子汤

D. 定喘汤

E. 金匮肾气丸

16. [2014、2017]治疗支气管哮喘热哮证,应首选

A. 射干麻黄汤

B. 玉屏风散

C. 六君子汤

D. 定喘汤

E. 金匮肾气丸

17. [2016]患者进入空调房后突感胸闷、呼吸困难、咳嗽。查体:口唇稍发绀,呼吸急促,双肺满布哮鸣音,心率95次/分,既往有类似发作,可自行缓解。为明确诊断,应首选的检查是

A. 血常规检查

B. 胸部CT

C. 肺功能检查

D. 运动平板试验

E. 支气管舒张试验

18. [2016]支气管哮喘发病的本质是

A. 慢性气道炎症

B. 气道高反应

C. 细胞介导免疫

D. 体液介导免疫

E. 胆碱能神经功能受损

19. [2016]治疗支气管哮喘缓解期脾虚证,应首选

的方剂是

A. 定喘汤

B. 参蛤散

C. 六君子汤

D. 玉屏风散

E. 麦门冬汤

20～21题共用选项

A. 氨茶碱

B. 沙丁胺醇

C. 稳定肥大细胞膜

D. 扎鲁司特

E. 舒张气道平滑肌

20. [2017]引起中枢兴奋性的平喘药是

21. [2017]色甘酸钠治疗哮喘的机制是

22～23题共用选项

A. 肺失宣肃

B. 风热犯肺

C. 肺气郁闭

D. 外邪犯肺

E. 痰热蕴肺

22. [2006]肺炎喘嗽的主要病机是

23. [2006]支气管炎咳的主要病机是

24. 患者,女,22岁。恶寒,高热,咳嗽,胸痛1天入院。检查:血压85/50 mmHg(11.4/6 KPa),脉搏100次/分,X线胸片示右上肺大片片状阴影,呈肺段分布,白细胞21×10⁹/L。其诊断是

A. 休克型肺炎

B. 病毒性肺炎

C. 支原体肺炎

D. 肺炎链球菌肺炎

E. 肺脓肿

25. 患者,男,35岁。高热2天余,咳嗽,咳痰,伴右侧胸痛。X线检查右肺中部实变阴影。其诊断是

A. 急性支气管炎

B. 肺炎链球菌肺炎

C. 支原体肺炎

D. 病毒性肺炎

E. 原发型肺结核

26. [2015]肺炎链球菌肺炎,应首选的抗生素是

A. 左氧氟沙星

B. 头孢噻肟钠

C. 青霉素G

D. 阿奇霉素

E. 红霉素

27. 患者,男,18岁。因高热,胸痛,咯铁锈色痰入院,检查:急性热病病容,体温40℃,脉搏102次/分,X线胸片示左上肺大片片状阴影。白细胞19×10⁹/L。治疗应首选

A. 青霉素加麻杏石甘汤

B. 输液加给氧

C. 糖皮质激素

D. 红霉素加庆大霉素

E. 病毒唑加退热药

28. 治疗支原体肺炎热闭心神证,应首选

A. 桑菊饮与青霉素

B. 麻杏石甘汤与阿昔洛韦

C. 清营汤与红霉素

D. 生脉散与左氧氟沙星

E. 竹叶石膏汤与麦迪霉素

29. [2010]患者,男,30岁。干咳少痰,气短神疲,身热,手足心热,盗汗,心胸烦闷,口渴欲饮,舌红,苔薄黄,脉细数。检查:体温 38.5 ℃,呼吸 26 次/分,右肺呼吸运动减弱,叩诊呈浊音,可闻及支气管呼吸音,白细胞计数 15×10⁹/L,嗜中性粒细胞数 85%,淋巴细胞 15%,胸部 X 线示右中下肺大片均匀致密阴影。治疗应首选

A. 三拗汤或桑菊饮

B. 麻杏石甘汤合苇茎汤

C. 清营汤

D. 生脉散合四逆汤

E. 竹叶石膏汤

30. [2013]治疗肺炎球菌肺炎邪犯肺卫证,应首选的方剂是

A. 千金苇茎汤

B. 麻杏石甘汤

C. 竹叶石膏汤

D. 二陈汤

E. 桑菊饮

31. [2016]临床症状以持久阵发性刺激性呛咳为突出表现的肺炎是

A. 肺放线菌病

B. 军团性肺炎

C. 葡萄球菌肺炎

D. 肺炎球菌肺炎

E. 肺炎支原体肺炎

32. [2016]治疗肺炎痰热壅肺证,应首选的方剂是

A. 清营汤

B. 射干麻黄汤

C. 竹叶石膏汤

D. 银翘散合三拗汤

E. 麻杏石甘汤合千金苇茎汤

33. [2017]易形成肺大泡或囊状气肿的肺炎是

A. 链球菌肺炎

B. 病毒性肺炎

C. 支原体肺炎

D. 葡萄球菌肺炎

E. 军团肺炎

34. [2011]在我国肺部疾病中,临床上最常伴有咯血的疾病是

A. 肺栓塞

B. 肺结核

C. 肺炎

D. 肺气肿

E. 恶性肿瘤肺转移

35. [2013]肺结核最常见的全身中毒症状是

A. 食欲减退

B. 面颊潮红

C. 长期午后低热

D. 乏力、消瘦

D. 盗汗

36. [2010]患者干咳少痰,痰中带血,潮热盗汗,胸闷隐痛,身体逐渐消瘦,口燥咽干,舌红少苔,脉细数。其诊断是

A. 肺痨

B. 肺痿

C. 咳血

D. 虚劳

E. 肺胀

37. [2010、2011]肺结核病的化疗原则是

A. 早期、联合、适量、规律、半程

B. 早期、联合、适量、规律、全程

C. 早期、联合、足量、规律、全程

D. 早期、分别、适量、规律、全程

E. 联合、适量、规律、全程

38. [2010、2012]患者肺痨已多年,现可见咳喘息少气,喘促气短,动则尤甚,咳痰色白,潮热,盗汗,声嘶,面浮肢肿,心慌,唇紫肢冷,形寒,舌质光淡隐紫少津,脉微细而数。治疗方剂最宜用

A. 月华丸

B. 保真汤

C. 百合固金汤合秦艽鳖甲散

D. 补天大造丸

E. 沙参麦冬汤

39. [2011、2012]患者肺痨已多年,现仍咳嗽,痰中带血,潮热,颧红,自汗盗汗,面白神疲,气短声怯,倦怠乏力,食欲不振,舌质光红,苔剥,脉细数无力。治疗方剂最宜用

A. 保真汤

B. 月华丸

C. 百合固金汤

D. 沙参麦冬汤

E. 补肺阿胶汤

40. [2015]肺痨阴阳两虚证的中医治法是

A. 滋阴降火

B. 益气养阴

C. 清热润燥

D. 滋阴润肺

E. 滋阴补阳

41. [2017]确诊肺结核的最主要的方法是

A. 血常规

B. 胸部 CT

C. 结核菌素试验

D. 结核分枝杆菌检查

E. 纤维支气管镜检查

42. [2011]肺癌的中医病因病机是

A. 正气不足,外邪入侵

B. 宿痰伏于肺

C. 脾虚生痰

D. 肾气虚衰

E. 慢性咳喘反复发作,迁延不愈

43. [2011]下列哪种 X 线改变是肺癌的表现

A. 大片状阴影,呈肺叶或肺段分布

B. 大片状阴影,内有空洞液平

C. 空洞形成,空腔是偏心性,壁厚,内壁凹凸不平

D. 空洞形成,同侧或对侧有片状或条索状阴影

E. 腔性阴影,圆形,其壁薄而均匀

44. [2006]患者,男,51 岁。有大量吸烟史 23 年,咳嗽痰中带血 2 月,近 1 月四肢关节疼痛及杵状指,X 线显示右肺上叶肺不张。应首先考虑的诊断是

A. 支气管扩张

B. 肺结核

C. 肺癌

D. 甲状腺功能亢进症

E. 慢性支气管炎阻塞性肺气肿

45. [2012]患者,男性,50 岁。咳痰带血二月余,近一个月食少,体重减轻。有吸烟嗜好,按肺炎治疗无效。X 线检查见右肺近肺门处有一团块状阴影,痰脱落细胞检查找到癌细胞。本例患者的首选治疗方案是

A. 放射治疗

B. 手术切除

C. 化学药物治疗

D. 抗生素治疗

E. 免疫治疗

46. [2015]患者,男,58 岁。长期吸烟,最近出现咳嗽,咳痰,痰中带血丝,右侧胸痛,消瘦,X 线提示右侧肺门类圆形阴影,边沿毛糙,为进一步明确诊断,应选择的检查是

A. 生化检查

B. 肿瘤标志物检查

C. 痰培养加药敏试验

D. 纤维支气管镜

E. 血常规

47. [2006]患者,男,68 岁。诊为肺癌,症见唇甲紫暗,咳痰不爽,胸痛气急。舌有瘀点,脉弦。其证型是

A. 脾肺气虚

B. 痰热搏结

C. 气滞血瘀

D. 痰湿内阻

E. 肺气郁闭

48～49 题共用选项

A. 导痰汤

B. 温胆汤

C. 沙参麦冬汤

D. 七味白术散

E. 补中益气汤

48. [2005]治疗肺癌痰湿毒蕴证,应首选

49. [2005]治疗肺癌气阴两虚证,应首选

50. [2015]原发性支气管肺癌阴虚毒热证的中医治法是

A. 益气养阴,清气化痰

B. 养阴清热,解毒散结

C. 滋阴润肺,解毒散结

D. 止咳化痰,清热解毒

E. 润肺化痰,清热解毒

51. [2016]男,70 岁。咳痰带血三月余,经治疗效果不佳。平素时感四肢关节疼痛,有吸烟史20 年,查体可见杵状指,X 线示:肺门类圆型阴影,边缘毛糙,右肺上叶肺不张,应首先考虑的诊断是

A. 肺结核

B. 食道癌

C. 支气管扩张

D. 慢性支气管炎

E. 原发性支气管肺癌

52. [2017]肺癌气滞血瘀证首选

A. 血府逐瘀汤

B. 桃红四物汤

C. 少府逐瘀汤

D. 膈下逐瘀汤

E. 柴胡疏肝散

53. [2017]原发性支气管肺癌的中医基本病机是

A. 外邪内侵,化热生痰酿毒于肺,久成癥积

B. 正气虚弱,痨虫乘虚耗阴伤肺,久成癥积

C. 正气虚弱,毒恋肺脏瘀阻经脉,久成癥积

D. 外然内饮,痰浊瘀血互结阻肺,久成癥积

E. 本虚标实,痰邪凤根伏隐于肺,久成癥积

54. [2017]中央型肺癌通过 X 线检查表现的直接征象是

A. 肺不张

B. 阻塞性肺炎

C. 局限性肺气肿

D. 一侧肺门肿块

E. 继发性肺囊肿

55. [2005]下列哪项不是肺胀的常见临床表现

    A. 长期反复咳嗽

    B. 喘息,气短难续

    C. 痰涎壅盛

    D. 胸中胀满

    E. 唇暗舌紫,脉结代

56. [2005]患者,男,78岁。经常气短,呼吸困难,最近出现头痛,烦躁不安,渐至言语不清,昏迷,于今日入院。查体:肺部叩诊呈过清音,心浊音界缩小,肝浊音界下降。应首先考虑的是

    A. 结核性脑膜炎

    B. 肺心病

    C. 脑出血

    D. 肺性脑病

    E. 精神病

57. [2005]肺动脉高压早期的X线表现是

    A. 双肺纹理增多

    B. 双肺透亮度增加

    C. 右下肺主动脉干增宽

    D. 右心房肥大

    E. 右心室肥厚、扩张

58. [2015]下列各项,不属于慢性肺源性心脏病中医病因病机的是

    A. 气虚血瘀

    B. 痰蒙神窍

    C. 肝郁气滞

    D. 阳虚水泛

    E. 痰浊壅肺

59~60题共用选项

    A. 越婢加半夏汤

    B. 生脉散合血府逐瘀汤

    C. 真武汤

    D. 苏子降气汤

    E. 补肺汤

59. [2006]慢性肺心病,呼吸浅短,声低气怯,张口抬肩,倚息不能平卧,心慌,形寒,汗出,舌淡紫,脉沉细微无力。治疗首选

60. [2006]慢性肺心病,咳喘无力,气短难续,咳痰不爽,面色晦暗,心慌,唇甲发紫,神疲乏力,舌淡黯,脉沉细涩无力。治疗应首选

61. [2013]患者,男,76岁。因喘憋伴下肢浮肿3年,加重3天来诊。现症见咳嗽痰多,色白黏腻,短气喘息,脘痞纳少,倦怠乏力,舌质淡,苔薄腻,脉滑。有慢性肺源性心脏病病史20年。

其中医证型是

    A. 阳虚水泛证

    B. 痰蒙神窍证

    C. 痰热郁肺证

    D. 痰浊壅肺证

    E. 气虚血瘀证

62. [2013]慢性肺源性心脏病痰蒙神窍证首选的方剂是

    A. 越婢加半夏汤

    B. 生脉散合血府逐瘀汤

    C. 真武汤合五苓散加减

    D. 苏子降气汤

    E. 涤痰汤加减,另服安宫牛黄丸

63. [2015]慢性肺源性心脏病急性期痰浊壅肺证的中医治法是

    A. 宽胸理气,化痰止咳

    B. 健脾益肺,化痰降气

    C. 涤痰开窍,降逆平喘

    D. 利水消肿,止咳平喘

    E. 清热化痰,宣肺止咳

64. [2017]慢性肺源性心脏病死亡原因最主要的并发症是

    A. 肺性脑病

    B. 电解质紊乱

    C. 消化道出血

    D. 休克

    E. 功能性肾衰竭

65. [2017]肺心病急性加重期死亡的首要原因是

    A. 休克

    B. 肺性脑病

    C. 心律失常

    D. 消化道出血

    E. 酸碱平衡失调

66. [2017]患者,女,78岁,慢性肺源性心脏病史5年。近日受凉后咳喘加重,神志恍惚,谵语,抽搐,烦躁不安,咯痰不爽,舌质淡紫,苔白腻,脉细滑数。治疗应首选的方剂是

    A. 苏子降气汤

    B. 越婢加半夏汤

    C. 真武汤合五苓散

    D. 涤痰汤合至宝丹

    E. 补肺汤合参蛤散

67. [2007]慢性呼吸衰竭患者,应采取的吸氧方法是

    A. 间歇高浓度

    B. 持续高浓度

    C. 间歇低浓度

    D. 持续低浓度

    E. 面罩持续吸氧

68. [2006]补肺汤合参蛤散治疗的慢性呼吸衰竭证型是
    A. 痰浊阻肺
    B. 肺肾气虚
    C. 脾肾阳虚
    D. 痰蒙神窍
    E. 阳微欲脱

69. [2006]患者,女,60岁。肺心病史,咳喘加重1周,神志恍惚,谵语,烦躁不安,嗜睡,颜面发绀。舌紫暗,舌苔白腻,脉滑数。动脉血气分析:PaO₂ 50 mmHg,PaCO₂ 55 mmHg。其诊断是
    A. Ⅰ型呼衰,痰蒙神窍证
    B. Ⅱ型呼衰,痰蒙神窍证
    C. Ⅰ型呼衰,脾肾阳虚证
    D. Ⅱ型呼衰,脾肾阳虚证
    E. Ⅱ型呼衰,痰浊阻肺证

第二单元　循环系统疾病

1. [2015]急性肺水肿时咳痰的特征是
    A. 铁锈色痰
    B. 血痰
    C. 粉红色泡沫样痰
    D. 白色浆液性痰
    E. 黏液性痰

2. [2005、2017]患者,男,58岁。高血压病史20年,近1年常觉心慌、气短,昨夜睡眠中突然憋醒,胸闷,咳嗽,气喘,急诊入院。经检查诊断为急性肺水肿,左心衰竭。治疗宜用
    A. 肾上腺素
    B. 异丙肾上腺素
    C. 东莨菪碱
    D. 吗啡
    E. 以上均非

3. [2017]急性心力衰竭Killip法,下列哪项属于Ⅲ级
    A. 有心衰,两肺中下部有湿啰音
    B. 有肺水肿,细湿啰音遍布两肺
    C. 心源性休克,收缩压90 mmHg
    D. X线胸片有肺淤血
    E. 可闻及奔马律

4. [2013]下列哪项是左心衰竭的典型表现
    A. 夜间阵发性呼吸困难
    B. 颈静脉充盈
    C. 下垂性水肿
    D. 浆膜腔积液
    E. 肝肿大

5. [2011]右心功能不全较早出现的临床表现是
    A. 上腹胀满
    B. 肝肿大
    C. 水肿
    D. 颈静脉怒张
    E. 紫绀

6. [2015]患者,男,67岁,有高血压史20年。2年来登2楼时经常喘息。今日反复熟睡中阵发性呼吸困难,坐起后缓解,症见心悸气短,形寒肢冷,尿少,下肢浮肿,舌苔暗白滑,脉细。查体:两下肺可闻及湿性啰音。应首先考虑的病症结合诊断是
    A. 支气管哮喘,阳虚饮停证
    B. 慢性支气管炎,心肾阳虚证
    C. 心绞痛,阳虚饮停证
    D. 高血压病,气虚血瘀证
    E. 慢性心力衰竭,阳虚饮停证

7. [2006]下列各项,对左心衰竭没有诊断意义的是
    A. 咳吐粉红色泡沫样痰
    B. X线检查见肺门蝶状阴影
    C. 端坐呼吸
    D. 漂浮导管检查PCWP>12 mmHg
    E. 心电图Ⅱ导联P波高尖,≥0.25 mV

8. [2013]患者反复咳、痰、喘10年,加重伴下肢水肿1周入院。查体:体温37.8℃,血压140/80 mmHg,HR110次/分,律齐,两肺闻及湿啰音,肝肋下3 cm,肝颈静脉反流征阳性,双下肢凹陷性水肿。应首先考虑的诊断是
    A. 右心衰竭
    B. 肝硬化
    C. 高血压肾病
    D. 急性肾炎
    E. 慢性肾衰竭

9. [2009、2017]患者,男,62岁。患高血压病8年,突发气促,端坐呼吸,咯吐粉红色泡沫痰。检查:双肺广泛水泡音,血压160/90 mmHg。治疗应首选
    A. 氨茶碱
    B. 螺内酯(安体舒通)
    C. 地高辛
    D. 吗啡
    E. 多巴酚丁胺

10. [2006]患者,女,70岁。既往有冠心病高血压病和慢性心功能不全病史。近日外感后,心悸气短,不能平卧,咳吐泡沫痰,乏力,身寒肢冷,尿少,浮肿,面暗,舌红少苔,脉结代。治疗应首先

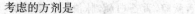

考虑的方剂是

  A. 养心汤合补肺汤

  B. 桂枝甘草龙骨牡蛎汤合金匮肾气丸

  C. 真武汤

  D. 葶苈大枣泻肺汤

  E. 生脉散

11. [2006]治疗心力衰竭心肺气虚证,应首选

  A. 当归四逆汤加减

  B. 血府逐瘀汤加减

  C. 生脉散加减

  D. 养心汤合补肺汤

  E. 人参养荣汤合桃红四物汤

12. [2013]治疗心力衰竭心肾阳虚证,应首选

  A. 养心汤合补肺汤

  B. 真武汤加减

  C. 生脉散合酸枣仁汤加减

  D. 桂枝甘草龙骨牡蛎汤合金匮肾气丸

  E. 人参养荣汤合桃红四物汤

13. [2016]对心衰诊断和鉴别诊断的标志物是

  A. 肌酸磷酸激酶同工酶

  B. 肌钙蛋白

  C. 乳酸脱氢酶同工酶

  D. 肌红蛋白

  E. 精钙肽(BNP/NT - proBNP]

14. [2017]右心室梗死伴右心衰治疗正确的是

  A. 补充血容量

  B. 利尿

  C. 地高辛

  D. 西地兰

  E. 硝酸甘油

15. [2017]左心衰竭最早出现的症状是

  A. 夜间阵发性呼吸困难

  B. 咳嗽、咳痰

  C. 咳血

  D. 乏力、疲倦

  E. 劳力性呼吸困难

16. [2017]治疗心力衰竭痰饮阻肺证,应首选的方剂是

  A. 四逆汤合五苓散

  B. 参附汤合炙甘草汤

  C. 真武汤合三子养亲汤

  D. 生脉饮合五苓散

  E. 真武汤合葶苈大枣泻肺汤

17. [2017]患者,女,62岁,高血压病史15年。近半年出现活动气急,伴尿少肢肿。现症:心悸,喘息不能平卧,形寒肢冷,尿少便溏,舌淡胖,苔白滑,脉细数。查体:心界向两侧扩大,心率100次/分,两下肺闻及细湿啰音,肝-颈静脉反

流征(+),踝部凹陷性水肿。其病症结合诊断是

  A. 急性左心衰,饮凌心肺证

  B. 急性左心衰,心肺气虚证

  C. 慢性心力衰竭,阳虚饮停证

  D. 慢性心力衰竭,脾肾阳虚证

  E. 慢性心力衰竭,心肾阳虚证

18～19题共用选项

  A. 利多卡因

  B. 地高辛

  C. 异搏定

  D. 苯妥英钠

  E. 阿托品

18. [2005]治疗急性心肌梗死后并发的室性早搏,应首选

19. [2005]治疗心功能正常的阵发性室上性心动过速,应首选

20. [2013]治疗慢性房颤,控制心室率常用的药物是

  A. β受体阻滞剂

  B. 维拉帕米

  C. 胺碘酮

  D. 普罗帕酮

  E. 地尔硫卓

21. [2015]下列室性早搏中可以不使用抗心律失常药物的是

  A. 无器质性心脏病且无明显症状的室早

  B. RONT室早

  C. 多源性室早

  D. 急性心肌梗死伴室早

  E. 心肌病伴室早

22. [2016]治疗快速心律失常痰火扰心证,应首选的方剂是

  A. 归脾汤

  B. 天王补心丹

  C. 生脉散

  D. 黄连温胆汤

  E. 安神定志丸

23. [2017]快速性心律失常心神不宁证,应首选的方剂是

  A. 归脾汤

  B. 天王补心丹

  C. 生脉散

  D. 黄连温胆汤

  E. 安神定志丸

24. [2017]室性心动过速伴有器质性心脏病者,应首选

  A. 美托洛尔

B. 美西律
C. 普罗帕酮
D. 维拉帕米
E. 直流电复律

25. [2017]治疗窦性心动过速,应首选的药物是
A. 维拉帕米
B. 地尔硫卓
C. β受体阻滞剂
D. 胺碘酮
E. 三磷酸腺苷

26. [2017]患者,女,50岁。虚烦不寐,触事易惊,终日惕惕,伴气短自汗,倦怠乏力,舌淡,脉弦细。治疗应首选的方剂是
A. 六味地黄丸合交泰丸
B. 安神定志丸合酸枣仁汤
C. 归脾汤合二陈汤
D. 龙胆泻肝汤
E. 黄连温胆汤

27~28 题共用选项
A. Ⅰ度房室传导阻滞
B. Ⅱ度Ⅱ型房室传导阻滞
C. Ⅱ度Ⅰ型房室传导阻滞
D. Ⅲ度房室传导阻滞
E. 窦房传导阻滞

27. [2006]P波与QRS波无固定关系,可见窦性自主心律的心电图表现是

28. [2006]P-R间期固定,QRS波有脱漏的心电图表现是

29. [2015]患者,男,70岁。急性下壁心梗2天,昏厥2次,心室率40次/分,心电图示Ⅲ度房室传导阻滞。应首选的治疗措施是
A. 安装临时心脏起搏器
B. 静滴阿托品
C. 肾上腺素入壶
D. 洋地黄入壶
E. 静注安定

30. [2005]治疗心律失常气阴两虚证,应首选
A. 人参养荣汤
B. 天王补心丹
C. 归脾汤
D. 养心汤
E. 炙甘草汤

31. [2013]治疗缓慢性心律失常心阳不足证,应首选的方剂是
A. 涤痰汤加减
B. 血府逐瘀汤加减
C. 人参四逆汤合桂枝甘草龙骨牡蛎汤加减
D. 参附汤合真武汤加减

E. 炙甘草汤

32. [2017]慢性心律失常心肾阳虚证,应首选的方剂是
A. 人参四逆汤合桂甘龙牡汤
B. 参附汤合真武汤
C. 参附汤合桂甘龙牡汤
D. 炙甘草汤
E. 实脾散

33. [2017]Ⅱ度房室传导阻滞首选
A. 普萘洛尔
B. 麻黄素
C. 胺碘酮
D. 异丙肾上腺素
E. 肾上腺素

34. [2017]下列各项,不属于缓慢性心律失常病因病机的是
A. 心阳不足
B. 肝郁化火
C. 心肾阳虚
D. 气阴两虚
E. 痰浊阻滞

35. [2017]患者,女,65岁,Ⅱ度Ⅰ型房室传导阻滞病史3年。现症见心悸气短、动则加剧,汗出倦怠,面色苍白,形寒肢冷,舌淡苔白,脉沉细而数。其中医治法是
A. 益气养阴,养心安神
B. 清热化痰,宁心安神
C. 补血养心,益气安神
D. 温补心阳,通脉定悸
E. 活血化瘀,理气通络

36. [2010]下列各项,不属于心脏呼吸骤停临床表现的是
A. 突然昏迷
B. 大动脉搏动消失
C. 心音消失
D. 呼吸停止或严重呼吸困难
E. 瞳孔缩小

37. [2010]胸外心脏按压的部位是
A. 胸骨角
B. 胸骨上段
C. 胸骨中、下1/3交界处
D. 胸骨柄
E. 剑突

38. [2010]下列哪项心跳骤停,紧急处理原则是错误的
A. 迅速开始人工呼吸
B. 待心电图确诊后开始心脏按摩
C. 立即开放静脉输液通路

D. 心内注射加强心肌张力的药物

E. 准备好电击除颤

39. [2006]心脏骤停元阳暴脱证的中医治法是

A. 益气复脉

B. 开窍醒神

C. 回阳固脱

D. 益气养阴

E. 活血通脉

40. [2016]心脏性猝死最常见的心电图表现是

A. 心肌电-机械分离

B. 心室扑动

C. 心室静止

D. 心室颤动

E. 高度房室传导阻滞

41. [2017]心脏性猝死最常见病因是

A. 冠心病及其并发症

B. 扩张性心肌病

C. 先天性心血管病

D. 电解质失衡

E. Q-T间期延长综合征

42. [2005]中医学认为引起高血压病的病机关键是

A. 肝肾阴阳失调

B. 肝脾疏泄失调

C. 肺肾吐纳失调

D. 心肾交济失调

E. 心肺相辅失调

43. [2010]下列各项中,除哪项外,均是原发性高血压(风眩)的病理因素

A. 风

B. 火

C. 痰

D. 瘀

E. 燥

44. 下列各项,属于2级高血压的是

A. 收缩压138 mmHg,舒张压106 mmHg

B. 收缩压145 mmHg,舒张压92 mmHg

C. 收缩压158 mmHg,舒张压98 mmHg

D. 收缩压165 mmHg,舒张压112 mmHg

E. 收缩压120 mmHg,舒张压92 mmHg

45. [2015]高血压患者使用血管紧张素转换酶抑制剂的禁忌证是

A. 非糖尿性肾病

B. 代谢综合症

C. 慢性心力衰竭

D. 糖尿病肾病

E. 合并妊娠

46. [2007]患者,男,48岁。十二指肠溃疡病史20年,近感头痛,眩晕而就诊。检查:血压

160/100 mmHg。下列降压药应慎用的是

A. 可乐定

B. 利血平

C. 肼苯哒嗪

D. 氢氯噻嗪

E. 卡托普利

47. [2011]患者,女,45岁。血压160/90 mmHg以上,已持续2年,现眩晕头痛,腰膝痠软,耳鸣多梦,心烦易怒,口苦咽干,手足心热,舌红少苔,脉弦细数。其证型是

A. 肝火亢盛

B. 肝风上扰

C. 肝肾阴虚

D. 痰浊中阻

E. 阴阳两虚

48～49题共用选项

A. 天麻钩藤饮

B. 半夏白术天麻汤

C. 瓜蒌薤白半夏汤合涤痰汤

D. 济生肾气丸

E. 实脾饮

48. [2016]治疗原发性高血压痰湿内盛证,首选的方剂是

49. [2016]治疗心绞痛痰浊闭阻证,应首选

50. [2016]高血压病患者不常规推荐的联合治疗方案是

A. D-CCB+ARB

B. D-CCB+噻嗪类利尿剂

C. ARB+ACEI

D. D-CCB+ACEI

E. ARB+噻嗪类利尿剂

51. [2016]适用于高血压伴前列腺增生的降压药是

A. α受体拮抗剂

B. 钙通道阻滞剂

C. 血管紧张素抑酶抑制剂

D. β受体阻滞剂

E. 利尿剂

52. [2017]青少年高血压伴心动过速的降压药是

A. 卡托普利

B. 美托洛尔

C. 硝苯地平

D. 硝酸甘油

E. 氢氯噻嗪

53. [2017]适用于高血压伴心绞痛的降压药是

A. 氢氯噻嗪

B. 硝苯地平

C. 依那普利

D. 可乐定

E. 利血平

54. [2016]患者,女,64 岁。有高血压病史 12 年。突然剧烈头痛,恶心呕吐 2 小时。伴气急,心慌,视力模糊,查体:BP,240/110 mmHg,P 110 次/分,律齐,神志清。颅脑 CT:未见异常。应首先考虑的诊断是
   A. 高血压脑病
   B. 脑出血
   C. 高血压危象
   D. 短暂性脑缺血发作
   E. 蛛网膜下腔出血

55. [2017]患者,男,75 岁。高血压病 30 年,血压控制不佳,一直未予重视。近来自觉乏力,腰酸,双目模糊,食欲减退,时有恶心,来医院就诊。查血压 160/95 mmHg,尿常规提示蛋白质(+),红细胞(+),血清肌酐 425 μmol/L。目前患者禁用的药物是
   A. 呋塞米
   B. 贝那普利
   C. 硝苯地平
   D. 双嘧达莫
   E. 美托洛尔

56. 对冠心病有确诊价值的辅助检查是
   A. 心电图
   B. 超声心动图
   C. 心电图连续动态监测
   D. 冠状 CT 造影
   E. 冠状动脉造影

57. [2013、2017]下列各项,不符合典型心绞痛症状特点的是
   A. 常由体力劳动或情绪激动所诱发
   B. 休息或舌下含服硝酸甘油可缓解
   C. 疼痛部位主要在胸骨体中段或上段之后
   D. 持续时间常达 15 分钟以上
   E. 胸痛常为压榨样、发闷或紧缩性

58. [2010]胸痛,含化硝酸甘油可缓解的是
   A. 心肌梗死
   B. 心绞痛
   C. 冠心病
   D. 心房纤颤
   E. 心肌炎

59. [2015]下列疾病,发作时心电图显示 S－T 段暂时性抬高的是
   A. 恶化劳力性心绞痛
   B. 初发劳力性心绞痛
   C. 自发性心绞痛
   D. 变异性心绞痛
   E. 稳定劳力性心绞痛

60. [2006]心绞痛发作时,首选的速效药物是

A. 普奈洛尔(心得安)
B. 硝苯地平(心痛定)
C. 硝酸异山梨醇酯(消心痛)
D. 硝酸甘油
E. 阿司匹林

61. [2006、2009]患者,男,70 岁。胸闷胸痛反复发作,心悸少寐,气短乏力,五心烦热,汗多口干,眩晕耳鸣,两颧潮红,舌红少苔,脉细数无力。心电图示Ⅱ、Ⅲ、aVF 导联 S－T 段下移,T 波倒置。心肌酶谱正常。其诊断是
   A. 高血压性心脏病,气阴两虚证
   B. 冠状动脉粥样硬化性心脏病心绞痛,气阴两虚证
   C. 冠状动脉粥样硬化性心脏病心绞痛,寒痰闭阻证
   D. 冠状动脉粥样硬化性心脏病心绞痛,痰瘀闭阻证
   E. 急性心肌梗死,气阴两虚证

62. [2008]患者,女,60 岁。反复发作胸闷胸痛半月余,痰多白黏,纳呆,脘胀,形寒肢冷,舌苔白腻,脉弦滑。心电图 V3、V4、V5、V6 导联 S－T 段下移,T 波倒置。其证型是
   A. 痰湿痹阻
   B. 气阴两虚
   C. 寒痰痹阻
   D. 气血不足
   E. 肝气郁结

63. [2013]治疗心绞痛气虚血瘀证首选的方剂是
   A. 当归四逆汤合苏合香丸加减
   B. 生脉散合炙甘草汤加减
   C. 瓜蒌薤白半夏汤合涤痰汤
   D. 补阳还五汤加减
   E. 血府逐瘀汤加减

64. [2016]患者,男,68 岁。高血压史 10 年,发作性胸痛 2 年,休息后缓解。症见心悸少寐,气短乏力,五心烦热,汗多口干,眩晕耳鸣,两颧潮红,舌红少苔,脉细弱无力,胸痛发作时心电图示:Ⅱ、Ⅲ、aVF 导联 ST 段下移,T 波倒置。其病证结合诊断是
   A. 高血压性心肌病,气阴两虚证
   B. 高血压性心肌病,心血瘀阻证
   C. 冠心病心绞痛,气阴两虚证
   D. 冠心病心绞痛,气虚血瘀证
   E. 急性心肌梗死,痰瘀痹阻证

65~66 题共用选项
   A. 闷疼
   B. 压榨样痛
   C. 灼痛

D. 刺痛

E. 绞痛

65. [2017]心绞痛的疼痛性质是

66. [2017]食管炎的疼痛性质是

67. [2005]急性心肌梗死最常见的心律失常是

A. 房性早搏或心房纤颤

B. 室性早搏或室性心动过速

C. 房室传导阻滞

D. 预激综合征

E. 右束支传导阻滞

68. [2012]患者，男，70岁。心前区疼痛，心电图示V1至V3导联，S-T段弓背样抬高，血清心肌酶升高，提示：

A. 局限前壁心肌梗死

B. 下壁心肌梗死

C. 高侧壁心肌梗死

D. 广泛前壁心肌梗死

E. 前间壁心肌梗死

69. [2008]患者，男，59岁。体胖，多年吸咽，近1年常因劳累致心前区疼痛。日前因丧母而致心前区剧痛，并向左肩放射。入院时检查示神志模糊，心电图示广泛心肌缺血，抢救无效死亡。其死因最大的可能是

A. 心肌炎

B. 高血压性心脏病，心力衰竭

C. 急性心肌梗死

D. 心肌病

E. 脑溢血

70. [2010、2011]患者，男，52岁。症见胸闷心痛，持续难解，动则加重，神疲乏力，气短懒言，心悸自汗，舌体胖大，有齿痕，舌质暗淡，苔薄白，脉细弱无力或结代。检查：心电图示前侧壁心梗。应首先考虑的治疗药物是

A. 硝酸酯类与补阳还五汤

B. β-受体激动剂与血府逐瘀汤

C. 糖皮质激素与生脉散

D. 氨茶碱与桃红四物汤

E. 异丙肾上腺素与真武汤

71. [2011、2013]患者3周前诊断为急性心肌梗死，近日感胸闷心痛，动则心悸不宁，气短乏力，心烦少寐，耳鸣腰酸，舌红少苔，脉细数。治疗应首选的方剂是

A. 苓桂术甘汤合丹参饮

B. 葶苈大枣泻肺汤合二至丸

C. 补阳还五汤合独参汤

D. 养心汤合补肺汤

E. 生脉散合左归饮

72. [2010、2012]患者，男，40岁。既往有心肌梗死病史。近日心胸疼痛，如刺如绞，痛有定处，入夜为甚，甚则心痛彻背，背痛彻心，伴有胸闷，日久不愈，舌质紫暗，有瘀斑，苔薄，脉弦涩。治疗应首先考虑的方剂是

A. 柴胡疏肝散

B. 血府逐瘀汤

C. 瓜蒌薤白半夏汤合涤痰汤

D. 枳实薤白桂枝汤合当归四逆汤

E. 生脉散合人参养荣汤

73. [2015]治疗真心痛痰瘀互结证，应首选的方剂是

A. 枳实薤白桂枝汤

B. 瓜蒌薤白半夏汤合桃红四物汤

C. 当归四逆汤合苏合香丸

D. 血府逐瘀汤

E. 涤痰汤合桃红四物汤

74. [2016]患者，女，69岁。确诊为急性前壁心肌梗死伴频发室性早搏，经利多卡因治疗后好转，随后再次出现心悸。查体：BP：120/75 mmHg，HR 84 次/分，心脏听诊闻及早搏 8～12 次/分，下肢无水肿，ECG 示：频发室早。治疗应首选的药物是

A. 地西泮

B. 普罗帕酮

C. 硫氮酮

D. 维拉帕米

E. 胺碘酮

75. [2016]治疗心肌梗死心阳欲脱证，应首选的方剂是

A. 生脉散合左归饮

B. 补阳还五汤

C. 真武汤

D. 苏合香丸

E. 参附龙牡汤

76. [2017]患者，男，65岁。急性心肌梗死1周，未行介入治疗。现症胸闷心痛，动则加重，神疲乏力，气短懒言，心悸自汗，舌胖色暗，苔薄白，脉细无力。心电图示：V3～V5 异常 Q 波，伴 T 波双向。其病证结合诊断是

A. 急性前壁心肌梗死，气虚血瘀证

B. 急性前间壁心肌梗死，痰瘀互结证

C. 急性高侧壁心肌梗死，气虚血瘀

D. 急性下壁心肌梗死心脾两虚

E. 急性前壁心肌梗死，气阴两虚

77～78题共用选项

A. 寒凝、气滞、血瘀、热毒

B. 寒凝、气滞、血瘀、痰阻

C. 热毒、饮、瘀

D. 肝阳上亢、痰浊内蕴

E. 热毒、湿毒、饮、瘀

77. [2017]上述各项,属于心肌梗死中医病机的是

78. [2017]上述各项,属于原发性高血压中医病机的是

79. [2005]风湿性心脏瓣膜病并发栓塞,最常见于

A. 二尖瓣狭窄合并心力衰竭

B. 二尖瓣狭窄合并心房纤颤

C. 二尖瓣关闭不全合并心力衰竭

D. 二尖瓣关闭不全合并主动脉瓣关闭不全

E. 二尖瓣狭窄合并关闭不全

80. [2006、2008]风湿性心脏瓣膜病的主要病因是

A. 七情所伤

B. 饮食不节

C. 禀赋不足

D. 劳倦体虚

E. 感受外邪

81～82 题共用选项

A. 气虚、阳虚或阴虚

B. 气虚、血虚或阴虚

C. 气虚、血虚或阳虚

D. 水饮内停,瘀血内阻

E. 风寒湿邪,瘀血内阻

81. [2005]中医学认为,风湿性心脏瓣膜病多虚实夹杂,其本虚是指

82. [2005]中医学认为,风湿性心脏瓣膜病多虚实夹杂,其标实是指

83～84 题共用选项

A. 心尖部舒张期震颤

B. 胸骨左缘第 2 肋间收缩期震颤

C. 胸骨左缘第 3、4 肋间收缩期震颤

D. 胸骨右缘第 2 肋间收缩期震颤

E. 胸骨左缘第 2 肋间连续性震颤

83. [2006]主动脉瓣狭窄,可出现的是

84. [2006]室间隔缺损,可出现的是

85. [2010]风湿性心脏病最常见的心律失常是

A. 室性早搏

B. 房性期前收缩

C. 交界性期前收缩

D. 心房纤颤

E. Ⅱ度房室传导阻滞

86. [2006]治疗风湿性心脏瓣膜病气阴两虚证,应首选

A. 血府逐瘀汤

B. 炙甘草汤

C. 真武汤合葶苈大枣泻肺汤

D. 独参汤合桃仁红花煎

E. 五苓散合五皮饮

87. [2006]风湿性心脏瓣膜病阳虚水泛证的治法是

A. 温补心肾,化气行水

B. 补虚固脱,温阳健脾

C. 益气滋阴,活血化瘀

D. 健脾利湿,化瘀行水

E. 温肾助阳,泻肺行水

88. [2016]患者,男,52 岁。心前区不适 5 年。查体:双肺呼吸音清,未闻及干湿性啰音。心界向左下扩大,心率98 次/分,律齐,胸骨左缘3、4 肋间闻及舒张期叹气样杂音,向心尖部传导。为确诊,应首选的检查是

A. 心电图

B. 动态心电图

C. 超声心动图

D. X 线胸片

E. 放射性核素

89. [2017]二尖瓣关闭不全和主动脉瓣关闭不全最容易引起

A. 心力衰竭

B. 栓塞

C. 心律失常

D. 肺部感染

E. 感染性心内膜炎

90～91 题共用选项

A. 重脉

B. 奇脉

C. 交替脉

D. 水冲脉

E. 缺脉

90. [2017]左心衰可出现

91. [2017]心包积液可出现

92. [2016]患者,男,14 岁,1 周前曾患呕吐、腹泻,目前心悸,气短,心前区疼痛,查体:心尖部第一心音减弱,可闻及早搏,心电图检查:心率 105 次/分,Ⅰ度房室传导阻滞,ST 段下移,心肌酶谱检查 CK‐MB 761 U/L。应首先考虑的诊断是

A. 风湿性二尖瓣关闭不全

B. 急性心肌梗死

C. 扩张性心肌病

D. 病毒性心肌炎

E. 急性风湿热

第三单元　消化系统疾病

1. [2016]患者进食冷饮后胃脘暴痛,得热痛减,喜热饮食,脘腹胀满,舌淡,苔白,脉弦紧。急查尿淀粉酶,腹部 B 超均正常,其病证结合诊断是
   A. 急性胰腺炎,寒邪客胃证
   B. 急性胰腺炎,食积气滞证
   C. 急性胆囊炎,食积气滞证
   D. 急性胃炎,寒邪客胃证
   E. 急性胆囊炎,脾胃虚寒证

2. [2005]血清抗胃壁细胞抗体阳性多见于
   A. 慢性浅表性胃炎
   B. 慢性萎缩性胃窦胃炎
   C. 慢性萎缩性胃体胃炎
   D. 胃溃疡
   E. 胃癌

3. [2005]患者,女,46 岁。间歇性上腹隐痛 3 年。胃镜示胃窦部黏膜充血、水肿,呈红白相间,分泌物增多。应首先考虑的是
   A. 慢性浅表性胃炎
   B. 胃窦部溃疡
   C. 胃小弯溃疡
   D. 慢性萎缩性胃炎
   E. 胃癌

4. [2010、2011]防止胃炎复发的关键是
   A. 根除幽门螺杆菌感染
   B. 抗酸药物治疗
   C. 增强胃黏膜防御
   D. 维持能量补给
   E. 外科治疗

5. [2012]患者,女,44 岁。间歇上腹部疼痛 5 年,现疼痛如刺,痛有定处,拒按。有黑便,舌质暗,苔薄,脉涩。治宜
   A. 温中行气,散寒止痛
   B. 疏肝理气,和胃止痛
   C. 活血化瘀,和胃止痛
   D. 健脾益气,温中和胃
   E. 养阴益胃,和阳生津

6. [2012、2013]治疗慢性胃炎脾胃湿热证,应首选的方剂是
   A. 益胃汤
   B. 化肝煎
   C. 保和丸
   D. 左金丸
   E. 三仁汤

7. [2015]治疗慢性胃炎肝胃不和证,应首选的方剂是

   A. 黄芪建中汤
   B. 失笑散合丹参饮
   C. 柴胡疏肝散
   D. 益胃汤
   E. 化肝煎合左金丸

8. [2017]慢性胃炎胃阴不足证,应首选的方剂是
   A. 益胃汤
   B. 三仁汤
   C. 清中汤
   D. 一贯煎
   E. 芍药甘草汤

9. [2017]患者,男,35 岁。胃脘灼热胀痛,嘈杂,脘腹痞闷,口干口苦,渴不欲饮,身重肢倦,尿黄,舌质红,苔黄腻,脉滑。治疗应首选的方剂是
   A. 沙参麦冬汤
   B. 生脉饮
   C. 滋水清肝饮
   D. 益胃汤
   E. 三仁汤

10. [2011]消化性溃疡形成的主要病因是
    A. 遗传因素
    B. 精神因素
    C. 非甾体类抗炎药的应用
    D. 幽门螺杆菌感染
    E. 长期饮用烈酒、浓茶、咖啡等

11. [2016]下列各项不属于消化性溃疡病因的是
    A. 吸烟
    B. EB 病毒感染
    C. 幽门螺旋杆菌感染
    D. 服用非甾体类抗炎药
    E. 胃酸和胃蛋白酶对粘膜自身消化

12. [2006]与消化性溃疡关系最密切的是
    A. 心、脾
    B. 肝、胆
    C. 肝、脾
    D. 肺、脾
    E. 心、肾

13. [2013]上消化道钡剂造影检查,出现直接征象龛影的病变是
    A. 胃炎
    B. 胃癌
    C. 胃溃疡
    D. 胃息肉
    E. 胃粘膜脱垂

14. [2015]幽门螺杆菌根除治疗后复查,应首选的

辅助检查是

A. 组织学检查

B. 黏膜涂片染色

C. 多聚酶链反应

D. 快速尿素酶试验

E. ^{13}C 或 ^{14}C 尿素呼气试验

15. [2005、2006]患者,女,24 岁。反复饥饿痛、夜间痛 1 年,再发 1 周伴呕吐,呕吐物为大量酸臭宿食。查体:心率 80 次/分,上腹部有振水音。应首先考虑的诊断是

A. 胃窦癌

B. 急性肠梗阻

C. 消化性溃疡合并幽门梗阻

D. 急性胆囊炎

E. 急性胰腺炎

16. [2008]消化性溃疡并发幽门梗阻,应首选的治疗梗阻措施是

A. 阿托品加输液

B. 洛赛克加输液

C. 抗菌素加消食中药

D. 禁食、胃肠减压、补液

E. 服中药消导化滞

17. [2006]患者,女,35 岁。有胃溃疡,吐血黯淡,大便漆黑,面色苍白,头晕心悸,神疲乏力,纳少,舌淡红,苔薄白,脉细弱。其证型是

A. 肝气郁结

B. 脾不统血

C. 气随血脱

D. 胃中积热

E. 肝火犯胃

18. [2012]患者,男,33 岁。有胃溃疡病史 3 年,近来自觉胸胁胀满,嗳气则舒,口苦泛酸,大便不畅,苔薄白,脉弦。辨证为

A. 肝胃不和

B. 肝胃郁热

C. 胃阴不足

D. 中焦虚寒

E. 胃络瘀血

19. [2015]患者反复腹部隐痛 10 余年,现症见胃痛隐隐,喜温喜按,畏寒肢冷,泛吐清水,腹胀便溏,舌淡胖边有齿痕,苔白,脉迟。胃镜示胃体溃疡,其中医证型是

A. 肝胃不和

B. 脾胃虚寒

C. 肝胆湿热

D. 肝胃郁热

E. 胃阴不足

20. [2016]消化性溃疡肝胃郁热证的治法是

A. 养阴宜胃,和中止痛

B. 舒肝理气,和胃止痛

C. 清热利湿,醒脾化浊

D. 健脾养阴,益胃止痛

E. 清胃泻热,疏理肝气

21～22 题共用选项

A. 复合型溃疡

B. 幽门管溃疡

C. 球后溃疡

D. 胃小弯溃疡

E. 胃大弯溃疡

21. [2017]溃疡发作无周期性节律性的是

22. [2017]夜间疼痛较重的是

23. [2017]胃和十二指肠同时发生的溃疡是

A. 幽门管溃疡

B. 球后溃疡

C. 复合性溃疡

D. 巨大溃疡

E. 老年人消化性溃疡

24. [2010]胃癌最常见的转移途径是

A. 直接播散

B. 血行转移

C. 淋巴结转移

D. 直接性转移

E. 以上均对

25. [2015]早期胃癌病变侵及到的部位是

A. 肌层或全层

B. 胃窦部

C. 黏膜层

D. 黏膜层和黏膜下层

E. 黏膜层和肌层

26. [2016]胃癌最常见的转移途径是

A. 淋巴道转移

B. 直接蔓延

C. 血行播散

D. 腹腔种植

F. 盆腔种植

27. [2006]胃癌病位在胃,与下列关系密切的是

A. 肝、脾、肾

B. 肝、心、肾

C. 脾、肺、肾

D. 心、肺、肾

E. 心、脾、肾

28. [2012]以下表现可作为溃疡型胃癌诊断依据的是

A. 充盈缺损

B. 龛影

C. 项圈征

D. 狭颈征

E. 环堤征

29. [2005]患者,男,45岁。无节律性上腹部疼痛不适2个月,食欲不振,多次大便隐血试验均为阳性。为确诊,应做的检查是
   A. 胃肠X线
   B. 胃镜
   C. 胃液分析
   D. 腹腔镜
   E. 癌胚抗原

30. [2011]胃癌胃热伤阴证的方药是
   A. 柴胡疏肝散
   B. 玉女煎
   C. 膈下逐瘀汤
   D. 开郁二陈汤
   E. 八珍汤

31~32题共用选项
   A. 柴胡疏肝散
   B. 黄芪建中汤
   C. 化肝煎
   D. 开郁二陈汤
   E. 益胃汤

31. [2011、2013]治疗胃癌痰湿阻胃证,应首选的方剂是

32. [2011、2013]治疗消化性溃疡脾胃虚寒证,应首选的方剂是

33. [2015]患者反复上腹部胀痛5年余,现症见胃脘嘈杂灼热,食后胀痛,痞满吞酸,口干喜冷饮,五心烦热,便秘尿赤,舌红绛,脉细数,胃镜检查:贲门癌。其中医治法是
   A. 清热和胃,养阴润燥
   B. 理气化痰,消食散结
   C. 理气活血,软坚散结
   D. 疏肝和胃,降逆止痛
   E. 燥湿健脾,消痰和胃

34. [2017]患者,男,65岁。胃癌大部切除术后半年。现症见神疲乏力,面色无华,少气懒言,动则气促,自汗,消瘦。舌苔薄白,舌质淡白,边有齿痕,脉沉细无力。其中医证型是
   A. 痰湿内阻证
   B. 脾胃虚寒证
   C. 脾胃虚弱证
   D. 肝胃不和证
   E. 气血两虚证

35. [2011]男性肝硬化患者常出现性欲减退,睾丸萎缩,乳房发育,蜘蛛痣。其主要原因是
   A. 垂体功能减低
   B. 雌激素过多

C. 雄激素过多

D. 肾上腺皮质激素过多

E. 脾功能亢进

36. [2012、2013]下列各项,属于我国肝硬化主要病因的是
   A. 病毒性肝炎
   B. 肝淤血
   C. 血吸虫肝病
   D. 慢性酒精中毒
   E. 胆汁淤积

37. [2013]中医学认为肝硬化之病位主要在
   A. 肝、胆、脾、胃
   B. 肝、胆、肺、肾
   C. 肝、心,脾、肾
   D. 肝、脾、肾
   E. 肝、心、脾

38. [2009]下列哪种疾病可出现肝脏缩小
   A. 肝硬化早期
   B. 肝硬化晚期
   C. 原发性肝癌
   D. 胃炎
   E. 消化性溃疡

39. [2010]下列可引起脾脏巨大的疾病是
   A. 肝硬化
   B. 胃炎
   C. 胆囊炎
   D. 风湿性二尖瓣狭窄
   E. 肾衰

40. [2015]肝硬化最常见的并发症是
   A. 感染
   B. 肝肾综合症
   C. 原发性肝癌
   D. 肝性脑病
   E. 上消化道出血

41. [2005]对早期肝硬化有确诊意义的检查是
   A. B型超声波
   B. 食道钡餐造影
   C. CT
   D. 血清蛋白电泳
   E. 肝穿刺活体组织学检查

42. [2006]下列各项,对诊断肝性脑病最有意义的是
   A. 血清尿素氮
   B. 丙氨酸转移酶
   C. 血氨
   D. 血清胆红素
   E. 尿酮体

43. [2006、2009]患者,男,50岁。肝硬化腹水。症

见:腹膨大,按之软而不坚,胁下胀痛,饮食减
少,食后胀甚,矢气稍减,小便短少,舌苔薄白
腻,脉弦。其治法是
A. 疏肝理气,健脾利湿
B. 运脾利湿,化气行水
C. 活血化瘀,利水消肿
D. 调脾行气,清热利湿
E. 温补肾阳,通阳利水

44. [2010、2011、2012]治疗肝硬化肝脾血瘀证,应
首选的方剂是
A. 柴胡疏肝散合胃苓汤加减
B. 实脾饮加减
C. 中满分消丸合茵陈蒿汤加减
D. 调营饮加减
E. 附子理中汤合五苓散加减

45. [2017]下列哪项不属于肝硬化门脉高压
A. 脾肿大
B. 脾亢进
C. 腹水
D. 痔静脉曲张
E. 腹壁静脉曲张

46. [2017]肝硬化门脉高压症的临床表现是
A. 腹水,黄疸,脾肿大
B. 腹水,黄疸,侧支循环建立及开放
C. 腹水,脾肿大,肾功能衰竭
D. 腹水,脾肿大,侧支循环建立及开放
E. 黄疸,脾肿大,侧支循环建立及开放

47. [2009]原发性肝癌最常见的形态分型是
A. 块状型
B. 肝细胞型
C. 混合型
D. 小癌型
E. 胆管细胞型

48. [2005]患者,男,52岁。间歇性右上腹痛2个
月,实验室检查:甲胎蛋白420 μg/L,为了确诊,
应该做的检查是
A. 肝功能试验
B. 癌胚抗原
C. B型超声波
D. 腹腔镜
E. 血小板计数

49. [2006]患者,男,55岁。右上腹胀痛,消瘦2个
月,发热1周。查体:体温38.5℃,皮肤巩膜轻
度黄染,肋下3 cm质硬,表面有结节。最有助
于确诊的检查是
A. 腹部B超
B. 血清AFP定性
C. 腹部CT

D. 肝穿刺病理检查
E. 异常凝血酶原检查

50. [2012]患者,女,53岁。素有肝炎,近两个月体
重明显下降,消瘦,右上腹不适、腹胀、乏力,两
次检查AFP均示增高,诊断为
A. 肝硬化
B. 肝脓肿
C. 原发性肝癌
D. 慢性肝炎急性发作期
E. 急性胰腺炎

51. [2007]治疗原发性肝癌湿热瘀毒证,应首选
A. 逍遥散合桃红四物汤
B. 茵陈蒿汤合鳖甲煎丸
C. 犀角地黄汤
D. 失笑散合丹参饮
E. 柴胡疏肝散

52. [2008]患者,男,52岁。右上腹疼痛2个月,右
胁胀满,胁下痞块触痛,烦躁易怒,恶心纳呆,面
色微黄不荣,舌暗有瘀斑,苔薄白,脉弦涩。实
验室检查:甲胎蛋白510 μg/L,B型超声波示右
肝叶占位性病变,直径5 cm。其证型是
A. 热毒伤阴
B. 湿热瘀毒
C. 气滞血瘀
D. 水湿内停
E. 肝脾瘀血

53. [2016]原发性肝癌湿热瘀毒证的主要症候是
A. 腹大胀满,积块膨隆
B. 胁下结块,脘腹胀满
C. 两胁胀痛,腹部结块,大便不实
D. 脘腹胀闷,纳呆乏力,舌质红
E. 两胁隐隐作痛,嗳气泛酸

54. [2013]患者腹泻3～5次/日,便稀,时带黏液及
血,2年来时重时轻。左下腹有压痛。曾用利福
平治疗无效。今日结肠镜检查示:黏膜充血水
肿、易脆,伴糜烂和溃疡。应首先考虑的诊断是
A. 阿米巴肠炎
B. 溃疡性结肠炎
C. 结肠癌
D. 细菌性痢疾
E. 肠结核

55. [2016]典型溃疡性结肠炎患者活动期的特点是
A. 稀水样便
B. 黏液便
C. 蛋花汤样便
D. 糊状便
E. 黏液脓血便

56. [2016]治疗溃疡性结肠炎脾肾阳虚证,应首选

的方剂是

A. 四神丸

B. 实脾饮

C. 胃苓汤

D. 驻车丸

E. 白头翁汤

57. [2017]溃疡性结肠炎的腹痛特点是

A. 疼痛—便意—便后缓解

B. 转移性右下腹痛

C. 膈下钻顶样腹痛

D. 夜间隐痛,阵发性加剧

E. 腹痛—餐后缓解

58. [2013]上消化道出血的主要原因是

A. 急性胃炎

B. 胆道出血

C. 门静脉高压引起食管静脉曲张破裂

D. 血液病

E. 消化性溃疡

59. [2007]上消化道大出血患者出现外周血液血红蛋白下降的时间一般是

A. 即时

B. 半小时

C. 1 小时

D. 12 小时

E. 3～4 小时后

60～61 题共用选项

A. 5～20 mL

B. 30～40 mL

C. 50～70 mL

D. 80～100 mL

E. 20 mL 以上

60. [2005]大便隐血试验阳性,提示消化道出血量在

61. [2005]出现柏油样便提示消化道出血量在

62. [2005]患者,男,50 岁。半天来呕血 4 次,量约

1 200 mL,黑便 2 次,量约 600 g,伴头晕心悸。查体:血压 80/60 mmHg,心率 118 次/分,神志淡漠,巩膜轻度黄染,腹部膨隆,移动性浊音(＋)。应首先采取的措施是

A. 等待输血

B. 配血,快速输液,等待输血

C. 紧急胃镜检查明确出血部位

D. 诊断性腹腔穿刺,明确腹水性质

E. 急查血细胞比容

63. [2006]治疗上消化道出血脾不统血证,应首选

A. 泻心汤合十灰散加减

B. 龙胆泻肝汤加减

C. 归脾汤加减

D. 独参汤加减

E. 四味回阳饮加减

64～65 题共用选项

A. 泻热凉血

B. 滋阴凉血

C. 健脾摄血

D. 益气补血

E. 益气补肾

64. [2005]消化性溃疡合并上消化道出血属肝胃郁热者,其治法是

65. [2005]消化性溃疡合并上消化道出血属阴虚血热者,其治法是

66～67 题共用选项

A. 80～100 mL

B. 250～300 mL

C. 400～500 mL

D. 20～40 mL

E. 50～70 mL

66. [2015]临床出现呕血症状,提示胃出血量是

67. [2015]临床出现心慌、乏力等全身症状,提示胃肠道出血量达到

第四单元　泌尿系统疾病

1. [2005]慢性肾小球肾炎蛋白尿形成的主要病机是

A. 心脾气虚

B. 肺肾气虚

C. 脾肾两虚

D. 心肾阴虚

E. 肝肾阴虚

2. [2006]下到各项,与慢性肾小球肾炎发病关系较密切的是

A. 火、寒、暑、湿

B. 风、寒、暑、湿

C. 燥、寒、暑、湿

D. 风、寒、火、湿

E. 风、寒、湿、热

3. [2006]患者,女,35 岁。既往有慢性肾炎。全身浮肿,面白,腰膝冷痛,畏寒,纳少乏力,便溏,月经不调,舌胖齿痕,脉沉细。其证型是

A. 脾肾阳虚

B. 气阴两虚

C. 脾肾气虚

D. 阴阳两虚

E. 湿浊证

4. [2009、2010]患者,男,50岁。反复浮肿,尿血3年。症见:面色无华,少气乏力,易感冒,午后低热,口干咽燥,舌偏红少苔,脉细。检查:血压140/95 mmHg,尿蛋白(＋＋),定量3 g/日,尿红细胞20个/高倍视野,内生肌酐清除率48%。其诊断是

A. 慢性肾炎普通型气阴两虚证

B. 慢性肾炎高血压型气阴两虚证

C. 慢性肾炎肾病型肝肾阴虚证

D. 慢性肾炎普通型肝肾阴虚证

E. 慢性肾盂肾炎肾阴亏虚证

5. [2013]患者有慢性肾小球肾炎病史5年余。症见腰脊酸痛,目睛干涩,头晕耳鸣,五心烦热,舌红,少苔,脉细血压150/90 mmHg。实验室检查:尿蛋白1.52/24小时。治疗应首选的中西药是

A. 氨氯地平加六味地黄丸

B. 苯那普利加异功散

C. 硝苯地平加真武汤

D. 氢氯噻嗪加玉屏风散

E. 厄贝沙坦加杞菊肾气丸

6. [2015]治疗慢性肾炎肝肾阴虚证,应首选的方剂是

A. 麦味地黄丸

B. 杞菊地黄丸

C. 济生肾气丸

D. 金匮肾气丸

E. 参芪地黄汤

7. [2016]治疗慢性肾小球肾炎肺肾气虚证,应首选的方剂是

A. 真武汤合金匮肾气丸

B. 玉屏风散和金匮肾气丸

C. 附子理中丸和补肺汤

D. 异功散和七味都气丸

E. 五苓散和济生肾气丸

8~9题共用选项

A. 少尿,浮肿,蛋白尿

B. 血尿,蛋白尿

C. 浮肿,蛋白尿,血尿,高血压

D. 血尿,少尿,蛋白尿,浮肿

E. 浮肿,大量蛋白尿,低蛋白血症

8. [2005]肾病综合征的临床特征是

9. [2005]急性肾小球肾炎的临床特征是

10. [2010]肾病综合征所表现的水肿最易损伤的脏器是

A. 心、肝、肾

B. 脾、肾、肺

C. 肺、脾、心

D. 肝、肾、脾

E. 心、肝、脾

11~12题共用选项

A. 五皮饮

B. 疏凿饮子

C. 实脾饮

D. 济生肾气丸

E. 左归丸

11. [2009、2010]肾病综合征肾阳虚治疗应首选的方药是

12. [2009、2010]肾病综合征肾阴虚治疗应首选的方药是

13. [2016]下列各项不属于肾病综合征常见并发症的是

A. 呼吸道感染

B. 下肢静脉血栓

C. 脂肪代谢紊乱

D. 消化道出血

E. 蛋白质营养不良

14. [2010]患者,男,38岁。近日出现颜面及下肢高度浮肿,按之没指,胸闷腹胀,身重,纳呆尿少,舌苔白腻,脉濡。实验室检查:尿蛋白(＋＋＋),24小时尿蛋白定量为4 g,胆固醇增高,血浆蛋白25 g/L。应首先考虑的诊断是

A. 急性肾小球肾炎肾阴亏虚证

B. 慢性肾小球肾炎肾阳衰微证

C. 肾病综合征脾虚湿困证

D. 慢性肾小球肾炎脾虚湿困证

E. 肾病综合征水湿浸渍证

15. [2017]治疗肾病综合征应首选的药物是

A. 泼尼松

B. 环磷酰胺

C. 氮芥

D. 环孢素

E. 麦考酚吗乙酯

16. [2005]急性肾盂肾炎的主要病机是

A. 湿热蕴结下焦,膀胱气化不利

B. 湿热蕴结中焦,膀胱气化失司

C. 湿热蕴结肝胆,肝胆疏泄失常

D. 肾气亏虚,肾失蒸化开合

E. 肾阴亏虚,湿热蕴结

17. [2012]下列各项不属于肾盂肾炎感染途径的是

A. 上行感染

B. 直接感染

C. 血行感染

D. 淋巴感染

E. 下行感染

18. [2007]患者,女,26 岁。产后第 3 天出现寒战,高热,腰痛,尿痛,下腹痛。检查:肾区叩击痛,耻骨上压痛,尿白细胞 30 个/高倍视野,尿蛋白(+)、血白细胞 18×10^9/L,中性粒 0.86。其诊断是
   A. 败血症
   B. 肾结核
   C. 急性肾盂肾炎
   D. 急性膀胱炎
   E. 急性肾小球炎

19. [2009]患者,女,38 岁。高热,寒战,腰痛,恶心呕吐,尿频、尿急、尿痛等膀胱刺激症状。尿沉渣镜检白细胞数>5/HP。其诊断应首先考虑的是
   A. 尿道炎
   B. 急性肾小球肾炎
   C. 慢性肾小球肾炎
   D. 急性肾盂肾炎
   E. 慢性肾盂肾炎

20. [2005]患者,女,22 岁。寒战,高热,腰痛,尿频、尿急,灼热刺痛,舌红苔黄,脉濡数。检查:体温 38 ℃,双肾区叩击痛,血白细胞 19.5×10^9/L,中性 90%,尿白细胞 20 个/高倍视野,尿大肠杆菌培养,菌落数≥10^5/L。治疗应首选
   A. 庆大霉素加八正散
   B. 氟哌酸加易黄散
   C. 氟哌酸加龙胆泻肝汤
   D. 庆大霉素加草薢分清饮
   E. 庆大霉素加知柏地黄散

21. [2011]患者,男,38 岁。现症见小便不畅,灼热刺痛,少腹满痛,兼见面红目赤,胁痛口苦,舌暗红,苔黄腻,脉弦细。实验室检查:1 小时尿细胞计数示白细胞数 40 万/小时。诊为"肾盂肾炎"。治疗应首选
   A. 丹栀逍遥散合石韦散
   B. 膏淋汤
   C. 知柏地黄汤
   D. 泽兰汤
   E. 龙胆泻肝汤

22. [2013]表现为小便频数,灼热刺痛,腰痛拒按,恶寒发热,口苦便秘的中医证型是
   A. 肝胆郁热证
   B. 脾肾虚亏,湿热屡犯证
   C. 神气亏虚,邪露三焦证
   D. 肾阴不足,湿热留恋证
   E. 膀胱湿热证

23. [2015]患者,女,48 岁。多年来反复出现尿频,排尿困难,查体:双肾叩击痛(一),血常规:白细胞计数正常,尿白细胞 1～2 个/高倍视野,尿蛋白(一)。尿培养无真菌性菌尿,应首先考虑的诊断是
   A. 尿道综合征
   B. 肾病综合征
   C. 急性膀胱炎
   D. 慢性肾盂肾炎
   E. 慢性肾小球肾炎

24. [2017]患者,女,35 岁。尿频、尿急、尿痛 3 天,伴腰痛,高热,寒战,恶心呕吐。既往有尿路感染反复发作史,查体:39.8 ℃,肋腰点有压痛,有肾区叩击痛。血常规示 WBC 11.8×10^9/L。尿常规示白细胞++++/HP,红细胞+++/HP。临床诊断最可能是
   A. 急性肾盂肾炎
   B. 肾病综合症
   C. 泌尿系统结石
   D. 急性肾小球肾炎
   E. 慢性肾盂肾炎急性发作

25. [2017]尿路感染真性菌尿的诊断标准是
   A. 中段尿菌落数≥10^5/ mL
   B. 中段尿菌落数<10^4/ mL
   C. 尿细菌定量培养 10^4～10^5/ mL
   D. 中段尿细菌定量培养≥10^5/ mL
   E. 中段尿沉渣白细胞数>5/HP

26. [2017]尿路感染膀胱湿热证,应首选的方剂是
   A. 知柏地黄汤
   B. 龙胆泻肝汤
   C. 八正散
   D. 丹栀逍遥散
   E. 三仁汤

27. [2017]治疗尿路感染脾肾亏虚,湿热屡犯证,应首选的方剂是
   A. 八正散
   B. 丹栀逍遥散
   C. 无比山药丸
   D. 知柏地黄丸
   E. 越婢加术汤

28. [2017]患者,女,22 岁。寒战高热,腰痛,尿频、尿急、灼热刺痛,舌红苔黄腻,脉滑数。查体:体温 39 ℃,双肾区叩击痛。实验室检查:血白胞 19.5×10^9/L,中性粒细胞 90%,尿白细胞 20 个/高倍视野,应首先考虑的病证结合诊断是
   A. 急性肾盂肾炎,膀胱湿热证
   B. 急性肾盂肾炎,肝胆郁热证
   C. 急性膀胱炎,膀胱湿热证
   D. 急性膀胱炎,肝胆郁热证
   E. 尿路综合症,膀胱湿热证

29. [2017]患者,女,49 岁。尿频尿急 3 天,小便浑浊,排尿刺痛,下腹部疼痛,无发热和腰痛。尿常规:尿蛋白(一),白细胞 20～30/HP,红细胞 10～15/HP。为改善患者症状,同时增加抗生素的疗效,可以服用的药物是
    A. 维生素 C
    B. 维生素 B6
    C. 叶酸
    D. 碳酸氢钠
    E. 抗焦虑药

30. [2017]患者,女,48 岁。小便淋漓不已,时作时止,每于劳累后发作,尿热,时有尿痛,面色无华,神疲乏力,少气懒言,腰膝酸软,食欲不振,口干不欲饮水,舌质淡,苔薄白,脉沉细。治疗应首选的方剂是
    A. 八正散
    B. 丹栀逍遥散
    C. 无比山药丸
    D. 知柏地黄丸
    E. 补中益气汤

31. [2006]下列关于急性肾功能衰竭少尿或无尿期出现水中毒的原因,不正确的是
    A. 肾脏排尿减少
    B. 输入大量液体
    C. 抗利尿激素增多
    D. 内生水过多
    E. 饮食摄水过多

32. [2005]急性肾功能衰竭的主要病机是
    A. 肺失宣肃
    B. 脾失运化
    C. 肾元亏虚
    D. 瘀血阻络
    E. 湿浊积聚

33. [2005]患者,男,40 岁。颅脑术后第 5 天,但持续高热 4 天,全身浮肿,近 2 天每日尿量不足 110 mL,血尿素氮 260 mmol/L,血肌酐大于 740 μg/L,血糖 6.6 mmol/L。其诊断是
    A. 急性肾功能衰竭
    B. 休克
    C. 心力衰竭
    D. 肝肾综合征
    E. 以上均非

34. [2017]肾后性急性肾衰竭的原因是
    A. 血容量减少
    B. 大面积烧伤
    C. 尿路梗阻
    D. 心功能不全
    E. 上消化道出血

35. [2017]急性肾衰少尿期出现的电解质紊乱主要表现是
    A. 高钠血症
    B. 高氯血症
    C. 高钾血症
    D. 高钙血症
    E. 高镁血症

36. [2009]慢性肾功能不全的主要病因可为
    A. 肾小球肾炎
    B. 尿潴留
    C. 肾盂肾炎
    D. 胃溃疡
    E. 心肌梗死

37. [2006]慢性肾功能不全的主要病机是
    A. 肺脾气虚,卫表不固
    B. 肾与膀胱气化失司
    C. 肺气不宣,脾失健运
    D. 脾肾两虚,精微下注
    E. 脾肾两虚,湿浊内聚

38. [2005]尿毒症终末期最理想的治疗措施是
    A. 血液透析
    B. 肾切除
    C. 输新鲜血液
    D. 每天口服生大黄 8～12 g
    E. 用中药保留灌肠

39. [2005]慢性肾衰竭血瘀证的治疗措施是
    A. 高蛋白、高热量饮食,血府逐瘀汤
    B. 低蛋白、高热量饮食,桃红四物汤
    C. 高蛋白、低热量饮食,补阳还五汤
    D. 高蛋白、低胆固醇饮食,当归补血汤
    E. 低蛋白、高热量饮食,六味地黄丸

40～41 题共用选项
    A. 六君子汤
    B. 杞菊地黄汤
    C. 六味地黄丸
    D. 济生肾气丸
    E. 小半夏加茯苓汤

40. [2005]治疗慢性肾衰竭脾肾气虚证,应首选的方剂是

41. [2005]治疗慢性肾衰竭脾肾阳虚证,应首选的方剂是

42. [2005]患者,女,65 岁,既往患有慢性肾衰竭。近日因劳累出现倦怠乏力,懒言,纳呆腹胀,便溏,腰膝酸软,舌淡有齿痕,苔白腻,脉沉细。其中医治法是
    A. 和中降逆,化湿泄浊
    B. 清化和中
    C. 利水消肿

D. 补气健脾益肾

E. 活血化瘀

43. [2013]治疗慢性肾衰竭阴阳两虚证,应首选的方剂是

A. 金匮肾气丸

B. 六君子汤

C. 大补元煎

D. 参芪地黄汤

E. 枸杞地黄丸

44. [2016]在我国,引起慢性肾衰竭最常见的疾病是

A. 狼疮性肾炎

B. 多囊肾

C. 糖尿病肾病

D. 高血压肾病

E. 肾小球肾炎

45. [2017]对于慢性肾衰竭,下列哪项不用透析治疗

A. 严重代谢性酸中毒 $CO_2CP<13$ mmo/L

B. 恶性高血压

C. 心律失常

D. 肺水肿

E. 脑水肿

46. [2017]治疗慢性肾衰竭湿浊证,首选的方剂是

A. 小半夏加茯苓汤

B. 黄连温胆汤

C. 五皮饮合五苓散

D. 桃红四物汤

E. 天麻钩藤饮

47. [2017]患者,男,43 岁。慢性肾小球肾炎病史 3 年。现症面色无华,少气乏力,手足心热,腰酸痛,舌红,少苔,脉细。查体:血压 150/90 mmHg。尿蛋白 1.5 g/24h。应首选的中西医治疗方案是

A. 氨氯地平,济生肾气丸

B. 氯沙坦,参芪地黄汤

C. 氨氯地平,异功散

D. 氯沙坦,三仁汤

E. 氯沙坦,血府逐瘀汤

48. [2017]患者因颜面及下肢反复浮肿 4 年,加重 2 个月入院。现症面浮身肿,按之凹陷不起,面色晦滞,畏寒肢冷,腰膝酸软,神疲纳呆,舌嫩淡胖有齿痕,苔白,脉沉细,治疗首选的方剂是

A. 知柏地黄丸

B. 济生肾气丸合真武汤

C. 金匮肾气丸和猪苓汤

D. 程氏萆薢分清饮

E. 越婢汤合五皮饮

第五单元　血液及造血系统疾病

1. [2009]慢性贫血的输血指征是当血红蛋白低于

A. 70 g/L

B. 60 g/L

C. 50 g/L

D. 40 g/L

E. 30 g/L

2. [2010]下列各项不属于缺铁性贫血诊断依据的是

A. 血清铁浓度降低

B. 血清铁蛋白降低

C. 小细胞低色素性贫血

D. 总铁结合力降低

E. 转铁蛋白饱和度$<15\%$

3. [2005]下列除哪项外,均是缺铁性贫血脾气虚弱证的临床表现

A. 面色萎黄

B. 神疲乏力

C. 纳少便溏

D. 气短懒言

E. 腰膝酸软

4. [2010]补充铁剂是用于治疗

A. 再生障碍性贫血

B. 白细胞减少症与粒细胞缺乏症

C. 白血病

D. 缺铁性贫血

E. 营养不良

5. [2011]患者,女,15岁。患贫血 2 年。经常头晕眼花,面黄浮肿,活动后则头晕心悸,气促,饮食尚可,有食生米、木炭等异嗜癖。实验室检查示:大便常规发现钩虫卵;血常规示血红蛋白 80 g/L。应首先考虑的贫血是

A. 缺铁性贫血

B. 再障性贫血

C. 溶血性贫血

D. 海洋性贫血

E. 肾性贫血

6～7 题共用选项

A. 香砂六君子汤

B. 八珍汤

C. 四神丸

D. 四物汤

E. 金匮肾气丸

6. [2005]治疗缺铁性贫血脾气虚弱证,应首选

7. [2005]治疗缺铁性贫血气血两虚证,应首选

8. [2013]下列各项不属于缺铁性贫血心脾两虚证临床表现的是
   A. 倦怠乏力
   B. 心悸失眠
   C. 爪甲裂脆
   D. 头晕目眩
   E. 五心烦热

9～10题共用选项
   A. 心、肝
   B. 心、脾
   C. 骨髓
   D. 心、肝、脾、肾
   E. 肺、心、脾、肾

9. [2006]再生障碍性贫血的中医病位是

10. [2005]再生障碍性贫血的关联脏腑是

11～12题共用选项
   A. 免疫因素
   B. 遗传因素
   C. 季节性
   D. 先天禀赋不足
   E. 年老体衰

11. [2009]再生障碍性贫血的西医病因与什么有关系

12. [2009]不属于心肌梗死中医病因的是

13. [2010、2011]髓劳的病机是
   A. 气血亏虚
   B. 阴阳两虚
   C. 阴虚火旺
   D. 气不摄血
   E. 血热伤络

14. [2011]患者,男,40岁。患有再生障碍性贫血。面色苍白,唇甲色淡,头晕,心悸,乏力,动则加剧,舌淡,脉细弱。治疗应首先考虑的方剂是
   A. 右归丸合当归补血汤
   B. 左归丸、右归丸合当归补血汤
   C. 八珍汤
   D. 六味地黄丸合桃红四物汤
   E. 左归丸合当归补血汤

15～16题共用选项
   A. 气血两虚证
   B. 肾阴亏虚证
   C. 阴阳两虚证
   D. 肾虚血瘀证
   E. 阳虚水停证

15. [2013]再生障碍性贫血患者,面色苍白,颧红盗汗,腰膝酸软,便结,舌淡红少苔,脉细数。其中

医证型是

16. [2013]再生障碍性贫血患者,面色晦暗,头晕耳鸣,腰膝酸软,皮肤紫斑,肌肤甲错,舌质紫暗,脉细。其中医证型是

17. [2015]患者,男,36岁。近1年来倦怠乏力,劳累后心悸,气短,头晕,反复上呼吸道感染,血液检查白细胞$2.8×10^9$/L,血红蛋白45 g/L,血小板$55×10^9$/L,骨髓检查增生低下,应首先考虑的诊断是
   A. 血小板减少性紫癜
   B. 白细胞减少证
   C. 慢性再生障碍性贫血
   D. 缺铁性贫血
   E. 慢性粒细胞性白血病

18. [2016]患者,女,19岁。发热、咽痛1周后出现鼻衄,牙龈出血。查体:T 37.3 ℃,P 110次/分,皮肤、黏膜苍白,双下肢瘀点、瘀斑,浅表淋巴结无肿大,胸骨无压痛,肝脾肋下未触及。血常规示:红细胞$3.1×10^9$/L,血红蛋白90 g/L,白细胞$12×10^9$/L,血小板$19×10^9$/L,骨髓检查示:增生活跃,巨幼红细胞增加,幼稚型巨核细胞比例增加。应首先考虑的诊断是
   A. 急性淋巴细胞白血病
   B. 急性粒细胞白血病
   C. 再生障碍性贫血
   D. 特发性血小板减少性紫癜
   E. 过敏性紫癜

19. [2016]患者,女,24岁。患髓劳2年,现症状见面部苍白,面浮肢肿,腰膝酸软,形寒肢冷,月经色淡,舌淡胖嫩,苔薄白,脉细无力。其中医证型是
   A. 气血两虚证
   B. 肾虚血瘀证
   C. 脾气虚弱证
   D. 肾阳亏虚证
   E. 脾胃虚寒证

20. [2017]再生障碍性贫血的诊断标准错误的是
   A. 全血细胞减少
   B. 脾肿大
   C. 骨髓增生减低
   D. 一般抗贫血药治疗无效
   E. 淋巴细胞比例增高

21. [2017]下列各项属于骨髓造血功能衰竭引起的贫血是
   A. 缺铁性贫血
   B. 骨髓增生异常综合征
   C. 铁粒幼细胞性贫血
   D. 再生障碍性贫血

E. 地中海性贫血

22. [2013]治疗白细胞减少症外感温热证,应首选的方剂是
   A. 黄芪建中汤合右归丸
   B. 犀角地黄汤合玉女煎
   C. 生脉散合八珍汤
   D. 六味地黄丸合二至丸
   E. 归脾汤合四君子汤

23. [2017]白细胞减少症指白细胞低于
   A. $0.5×10^9/L$
   B. $4.0×10^9/L$
   C. $5.0×10^9/L$
   D. $0.5×10^9/L$
   E. $2.0×10^9/L$

24~25题共用选项
   A. 归脾汤
   B. 黄芪建中汤合右归丸
   C. 生脉散合六味地黄丸
   D. 八珍汤合无比山药丸
   E. 犀角地黄汤合玉女煎

24. [2017]治疗白细胞减少症脾肾亏虚证,应首选的方剂是

25. [2017]治疗缺铁性贫血脾肾阳虚证,应首选的方剂是

26. [2007]下列哪项不是急性白血病痰热瘀阻证的主症
   A. 心烦口苦
   B. 腹部痞积
   C. 头身困重
   D. 口渴喜饮
   E. 痰多胸闷

27. [2015]下列各项对急性白血病有诊断价值的是
   A. 肝脾肿大,胸骨压痛
   B. 发热、出血、贫血等症状
   C. 骨髓增生异常活跃
   D. 骨髓原始细胞>20%
   E. 外周血涂片有原始细胞

28. [2006]患者,男,22岁。患急性白血病,高热,口渴多汗,头痛面赤,咽喉肿痛,便秘,尿血,舌红绛,苔黄,脉大,治疗应首先考虑的方剂是
   A. 知柏地黄丸合二至丸
   B. 黄连解毒汤合清营汤
   C. 温胆汤合桃红四物汤
   D. 葛根芩连汤
   E. 犀角地黄汤

29. [2011]患者,女,22岁。起病急骤,现症见五心烦热,口苦,渴喜饮水,盗汗,乏力,体倦,皮肤瘀斑,齿龈出血。舌质红,苔黄,脉细数。实验室

检查:骨髓象示有核细胞增生明显,西医诊为"急性白血病",其中医证型应为
   A. 热毒炽盛
   B. 痰热瘀阻
   C. 阴虚火旺
   D. 气虚血瘀
   E. 气阴两虚

30. [2017]治疗急性白血病热毒炽盛证,应首选的方剂是
   A. 加味清胃散合泻心汤
   B. 黄连解毒汤合清营汤
   C. 六味地黄汤合茜根散
   D. 龙胆泻肝汤合犀角地黄汤
   E. 白虎汤合知柏地黄丸

31. [2011]慢性粒细胞白血病最突出的体征是
   A. 皮肤黏膜苍白
   B. 胸骨明显压痛
   C. 脾脏明显肿大
   D. 浅表淋巴结肿大
   E. 绿色瘤

32. [2009]慢性粒细胞白血病瘀血内阻证的首选方剂是
   A. 少腹逐瘀汤
   B. 青蒿鳖甲汤
   C. 膈下逐瘀汤
   D. 八珍汤
   E. 犀角地黄汤

33. [2010、2011、2013]患者,女,32岁。患慢性粒细胞性白血病5年。现症见低热、盗汗,头昏目眩、虚烦,面部潮红,口干口苦,消瘦,手足心热,皮肤瘀斑。舌质光红,苔少,脉细数。查体:胸骨压痛、脾肿大。实验室检查:骨髓象淋巴细胞显著增多。治疗应首选
   A. 青蒿鳖甲汤
   B. 膈下逐瘀汤
   C. 八珍汤
   D. 清营汤合犀角地黄汤
   E. 归脾汤

34. [2016]患者,男,48岁。因反复发热,胸骨疼痛2月就诊。症见低热,多汗,皮肤瘀斑,鼻衄,齿衄,消瘦,面部潮红,口苦口干,舌质光红,脉细数。骨髓检查:各系极度增生,粒红为30:1,原粒细胞8%。其病证结合诊断是
   A. 慢粒白细胞,痰瘀互结证
   B. 慢粒白血病,阴虚内热证
   C. 急淋白血病,热毒壅盛证
   D. 急淋白血病,瘀血内阻证
   E. 慢淋白血病,气血两虚证

35. [2016]治疗慢性粒细胞性白血病首选的化疗药物是
    A. 羟基脲
    B. 别嘌呤醇
    C. 白消安
    D. 环磷酰胺
    E. 高三尖杉酯碱

36. [2017]患者,男,35 岁。慢性粒细胞白血病 5 年。近 1 月来低热,盗汗,头晕,面色潮红,口干口苦,心悸,消瘦,面色无华,皮肤瘀斑。舌红,脉细数。应首选的中西医治疗方案是
    A. 苯丁酸氮芥,四君子汤
    B. 羟基脲,青蒿鳖甲汤
    C. 阿糖胞苷,归脾汤
    D. 白消安,八珍汤
    E. 环磷酰胺,沙参麦冬汤

37. [2009]特发性血小板减少性紫癜与何种因素有关
    A. 遗传因素
    B. 季节性
    C. 免疫因素
    D. 化学因素
    E. 电离辐射

38. [2006]下列各项与特发性血小板减少性紫癜发病关系最密切的是
    A. 心、肝、脾、肾
    B. 肺、肝、脾、肾
    C. 心、肝、脾、肺
    D. 心、肺、脾、肾
    E. 心、肝、肺、肾

39～40 题共用选项
    A. 心
    B. 肝
    C. 肾
    D. 血脉
    E. 骨髓

39. [2010]中医认为再障的病变部位在

40. [2010]中医认为特发性血小板减少性紫癜病变部位在

41～42 题共用选项
    A. 雄激素
    B. 雌激素
    C. 免疫抑制治疗
    D. 脾切除
    E. 糖皮质激素

41. [2011]再生障碍性贫血治疗的首选药物是

42. [2011]特发性血小板减少性紫癜的首选药物是

43. [2009、2010]患者皮肤骤起青紫斑点,大量成片,此起彼伏,身热烦渴,面赤心烦,便秘,尿赤,伴齿衄、鼻衄。舌质红,苔黄燥,脉数有力。其证型是
    A. 阴虚火旺证
    B. 脾不摄血证
    C. 血热伤络证
    D. 肝肾阴虚证
    E. 脾肾两虚证

44. [2013]治疗过敏性紫癜血热妄行证应首选的方剂是
    A. 犀角地黄汤
    B. 黄芪桂枝五物汤
    C. 银翘散
    D. 茜根散
    E. 四妙散

45. [2016]下列关于特发性血小板减少性紫癜实验室检查的叙述,错误的是
    A. 血小板生存时间明显缩短
    B. 急性型骨髓有血小板形成的巨噬细胞显著增加
    C. 骨髓象巨核细胞发育成熟障碍
    D. 慢性型血小板常在 50×10^9/L
    E. 出血时间延长

46. [2017]下列各项不属于成人特发性血小板减少性紫癜临床特点的是
    A. 全身皮肤出现瘀点
    B. 女性可表现为月经量过多
    C. 脾脏显著增大
    D. 牙龈出血
    E. 血小板功能正常

第六单元　内分泌与代谢疾病

1. [2008]中医学认为,甲状腺功能亢进症的基本病机是
   A. 气滞、血瘀、火盛
   B. 痰凝、血瘀、正虚
   C. 痰凝、火盛、血瘀
   D. 气滞、痰凝、血瘀
   E. 气滞、火盛、痰凝

2～3 题共用选项
   A. 他巴唑加天王补心丹
   B. 碘加天王补心丹
   C. 他巴唑加六味地黄丸
   D. 他巴唑加消瘿丸

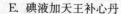

E. 碘液加天王补心丹

2. [2006、2008]治疗甲状腺功能亢进症心肝阴虚证应首选

3. [2006、2008]治疗甲状腺功能亢进症心肝阴虚证,且对抗甲状腺药物过敏者应首选

4. [2012]患者,男,25岁。半年来常有心悸失眠,消瘦,神疲乏力,气短汗出,口干咽燥,手足心热,纳差便溏,双眼突出,颈前肿大,双手颤抖,舌淡红,少苔,脉细。诊断为甲状腺功能亢进症。其证型是
   A. 气滞痰凝
   B. 肝火旺盛
   C. 阴虚火旺
   D. 气阴两虚
   E. 气血两虚

5. [2012、2013、2017]治疗甲状腺功能亢进症阴虚火旺证的是
   A. 生脉散
   B. 龙胆泻肝汤
   C. 逍遥散合二陈汤
   D. 天王补心丹
   E. 知柏地黄丸

6. [2016]下列各项符合甲状腺功能亢进症临床表现的是
   A. 皮肤干燥
   B. 记忆力减退
   C. 心动过速
   D. 收缩压正常舒张压升高
   E. 心包积液

7. [2016]逍遥散合二陈汤治疗甲亢的中医证型是
   A. 心肝阴虚证
   B. 气滞痰凝证
   C. 心脾两虚证
   D. 肝火亢盛证
   E. 痰热淤阻证

8. [2017]患者,女,32岁。甲状腺功能亢进症病史2年,症见颈前肿胀,烦躁易怒,胸闷,两胁胀满,善太息,失眠,月经不调,腹胀便溏,舌质淡红,苔白腻,脉弦。治疗应首选的方剂是
   A. 龙胆泻肝汤
   B. 天王补心丹
   C. 生脉散
   D. 海藻玉壶汤
   E. 逍遥散合二陈汤

9~10题共用选项
   A. 消瘰丸
   B. 泻心汤
   C. 六味地黄丸

D. 龙胆泻肝汤
   E. 天王补心丹

9. [2017]治疗甲状腺功能亢进症肝火旺盛证,应首选的方剂是

10. [2017]治疗甲状腺功能亢进症阴虚火旺证,应首选的方剂是

11. [2017]患者1周前因感冒后无明显诱因出现颈前疼痛,实验室检查血清T3、T4增高,[131] I下降,考虑为
    A. 甲状腺功能亢进
    B. 单纯性甲状腺肿
    C. 亚急性甲状腺炎
    D. 甲状腺功能减退
    E. 神经官能症

12. [2007]糖尿病微血管病变的病理特点是
    A. 毛细血管动脉粥样硬化,管腔狭窄
    B. PAS阳性物质沉着于内皮下,毛细血管基底膜增厚
    C. 毛细血管的钙化,通透性降低
    D. 毛细血管的微血栓形成,血液流速慢
    E. 毛细血管的内皮细胞受损

13. [2015]消渴的中医基本病机是
    A. 劳欲过度,耗伤肾精
    B. 肝郁化火,胶着津液
    C. 饮食失节,酿成内热
    D. 阴津亏损,燥热偏胜
    E. 禀赋不足,阴精亏虚

14. [2009]糖尿病与下列哪个症状没有关系
    A. 饮水多
    B. 尿多
    C. 进食多
    D. 肥胖
    E. 消瘦

15. [2010]下列各项不属于糖尿病主要中医病因的是
    A. 禀赋不足
    B. 饮食失节
    C. 气血瘀滞
    D. 情志失调
    E. 劳欲过度

16. [2012]下列哪项不能作为糖尿病确诊的依据
    A. 多次空腹血糖≥7.8 mmol/L
    B. 尿糖(++)
    C. 多次餐后血糖≥11.0 mmol/L
    D. 葡萄糖耐量试验1小时和2小时血糖均≥11.0 mmol/L
    E. 无"三多一少"症状,血糖多次在7.8~11.1 mmol/L之间

17～18 题共用选项

A. α-糖苷酶抑制剂

B. 双胍类

C. 胰岛素

D. 噻唑烷二酮

E. 磺胺类

17. [2015]治疗消渴病肥胖患者,应首选的药物是

18. [2015、2017]治疗消渴病仅餐后血糖高的患者,应首选的药物是

19. [2016]磺脲类药物降糖的主要机制是

A. 抑制胰岛 B 细胞分泌胰岛素

B. 增加胰岛素释放

C. 增加糖的无氧酵解

D. 减少胃肠道对葡萄糖的吸收

E. 抑制糖原异生

20. [2015]患者,男,58 岁。患糖尿病 15 年。检查:双下肢浮肿,尿蛋白(＋＋＋),空腹血糖 8.0 mmol/L,餐后 2 小时血糖 11.3 mmol/L,血压 160/100 mmHg,其诊断是

A. 高血压 1 级合并糖尿病

B. 糖尿病肾病

C. 慢性肾炎合并糖尿病

D. 糖尿病合并肾盂肾炎

E. 糖尿病肾炎

21. [2010、2011、2012]患者消渴多食易饥,形体消瘦,口渴多尿,大便干结,苔黄,脉滑实有力。治疗首选方剂为

A. 消渴方

B. 玉女煎

C. 六味地黄丸

D. 金匮肾气丸

E. 杞菊地黄丸

22. [2010]金匮肾气丸适用于治疗的糖尿病证型是

A. 胃热炽盛

B. 气阴两虚

C. 肺热津伤

D. 阴阳两虚

E. 肾阴亏虚

23. [2015]适合用七味白术散治疗的糖尿病中医证型是

A. 阴虚燥热证

B. 阴阳两虚证

C. 脉络瘀阻证

D. 痰瘀互结证

E. 气阴两虚证

24. [2016]平胃散合桃红四物汤,治疗糖尿病的中医证型是

A. 痰瘀互结证

B. 气阴两虚证

C. 阴虚燥热者

D. 阴阳两虚证

E. 脉络瘀阻证

25. [2017]糖尿病上消肺热伤津证应首选的方剂是

A. 消渴方

B. 六味地黄丸

C. 七味白术散

D. 平胃散合桃红四物汤

E. 玉女煎

26. [2017]治疗糖尿病并发雀目首选的方剂是

A. 玉女煎

B. 麦味地黄汤

C. 六味地黄丸

D. 金匮肾气丸

E. 杞菊地黄丸

27. [2017]患者,男,64 岁。患有糖尿病 3 年,血脂、血糖控制不理想。今晨出现昏厥 1 次,短暂失忆,视物黑矇,右侧肢体无力,麻木,休息 30 分钟后症状消失,应首先考虑的诊断是

A. 脑出血

B. 脑血栓形成

C. 高血糖昏迷

D. 单纯性眩晕

E. 短暂性脑缺血发作

28. [2017]患者,男,46 岁。2 型糖尿病多年,口服多种降糖药,血糖控制差。现症尿频量多,浊如脂膏,腰膝酸软,口干乏力,头晕耳鸣,皮肤干燥,舌红少苔,脉细数。实验室检查:空腹血糖 10.9 mmol/L,糖化血红蛋白 9.1％。应选用的中西医治疗方案是

A. 胰岛素,玉女煎

B. 胰岛素,六味地黄丸

C. α-糖苷酶抑制剂,消渴方

D. 磺脲类,知柏地黄丸

E. 双胍类,石斛明目丸

29～30 题共用选项

A. 磺脲类

B. α-糖苷酶抑制剂

C. 双胍类

D. 胰岛素

E. 噻唑烷二酮

29. [2017]治疗糖尿病体形肥胖并伴有血脂异常者,应首选的药物是

30. [2017]治疗糖尿病仅餐后血糖增高者,应首选的药物是

31. [2006]下列选项不属于低钾血症表现的是

A. 肌无力

B. 频发室性早搏
C. 血气分析值低于正常
D. 代谢性碱中毒
E. 嗜睡

32. [2013]糖尿病肾病患者,长期予利尿剂、胰岛素治疗。近日出现乏力,尿少,恶心,呕吐,站立时头晕,时有腓肠肌痉挛。实验室检查:血糖4.6 mmol/L,血钠122 mmol/L,血钾3.9 mmol/L,尿素氮5.2 mmol/L,肌酐98 μmol/L,应首先考虑的诊断是
A. 等渗性失水
B. 低渗性失水
C. 水中毒
D. 低血糖症
E. 高渗性失水

33. [2016]等渗性脱水补液治疗时,应该遵循的原则是
A. 以补充等渗溶液为主
B. 以补水为主
C. 以补充高渗性溶液为主
D. 以补充碱性溶液为主
E. 以补充高浓度葡萄糖溶液为主

34. [2017]患者,男,55岁,出现关节疼痛,化验血尿酸正常,关节滑囊液可发现焦磷酸钙结石。诊断为
A. 类风湿性关节炎
B. 痛风
C. 假性痛风
D. 系统性红斑狼疮
E. 骨关节炎

第七单元 风湿性疾病

1. [2005]"晨僵"是下列哪个病证的特征性表现
A. 风寒湿痹
B. 风湿热痹
C. 尪痹
D. 中风后遗症
E. 蝶疮流注

2. [2005]诊断类风湿性关节炎最有意义的实验室指标是
A. 血清抗链球菌溶血素"0"阳性
B. 抗链激酶阳性
C. 抗透明质酸酶阳性
D. 血沉降率加快
E. 类风湿因子阳性

3. [2007]类风湿性关节炎关节僵硬变形的原因是
A. 感受风寒湿热邪气
B. 正气不足,肝肾两虚
C. 气血不行,瘀血内生
D. 气机不畅,津凝成痰
E. 痰瘀互结于关节

4～5题共用选项
A. 血沉
B. C反应蛋白
C. 类风湿因子
D. 血液常规
E. X线

4. [2009]用于类风湿关节炎的早期发现的是
5. [2009]用于观察临床类风湿关节炎疗效的是
6. [2016]类风湿关节炎最早出现的关节改变是
A. 晨僵
B. 关节僵硬

C. 关节畸形
D. 活动障碍
E. 疼痛与压痛

7. [2016]患者,男,45岁。腕及掌指关节肿胀疼痛伴晨僵2个月,呈对称性、持续性,症状时轻时重。有助于该病早期诊断的是
A. 血尿酸增高
B. 关节滑液中有负性双折光针状结晶
C. 人类白细胞相容性抗原B-27阳性
D. X线摄片示骨质呈类圆形穿凿样缺损
E. 抗角蛋白抗体谱阳性

8～9题共用选项
A. 蠲痹汤
B. 四妙丸
C. 独活寄生汤
D. 六味地黄丸
E. 虎潜丸

8. [2005]治疗类风湿性关节炎肝肾亏损,邪痹筋骨证,应首选
9. [2005]治疗类风湿性关节炎湿热痹阻证,应首选
10. [2009]类风湿关节炎寒热错杂证的选方是
A. 四妙丸
B. 丁氏清络饮
C. 桂枝芍药知母汤
D. 身痛逐瘀汤
E. 独活寄生汤

11～12题共用选项
A. 蠲痹汤
B. 四妙丸
C. 独活寄生汤

D. 六味地黄丸

E. 桂枝芍药知母汤

11. [2016]治疗类风湿关节炎肝肾亏虚、邪痹筋骨证，应首选的方剂是

12. [2016]治疗炎风湿关节炎湿热痹阻证，应首选的方剂是

13. [2017]类风湿性关节炎肝肾亏虚证，应首选的方剂是

A. 丁氏清络饮

B. 指迷茯苓丸

C. 四妙丸

D. 济生肾气丸

E. 独活寄生汤

14. [2017]类风湿关节炎活动期的主要临床体征是

A. 晨僵

B. 对称性关节痛

C. 关节肿胀

D. 关节功能障碍

E. 关节畸形

15~16 题共用选项

A. 清瘟败毒饮

B. 犀角地黄汤

C. 玉女煎合增液汤

D. 茵陈蒿汤合柴胡疏肝散

E. 葶苈大枣泻肺汤合泻白散

15. [2006]治疗系统性红斑狼疮气营热盛证，应首选

16. [2006]治疗系统性红斑狼疮阴虚内热证，应首选

17. [2017]系统性红斑狼疮的病理学基础是

A. 滑膜炎

B. 毛细血管炎

C. 坏死性血管炎

D. 类风湿结节

E. 免疫复合物的形成

18. [2017]诊断系统性红斑狼疮特异性高的是

A. 抗核抗体

B. 抗双链 DNA

C. 抗 Sm 抗体

D. 尿中出现管型

E. 补体 C3、C4 降低

第八单元　神经系统疾病

1. [2010]全面性强直-阵挛发作表现是

A. 意识丧失，四肢强直，继之阵挛性抽搐

B. 短暂意识不清

C. 神志清楚，一侧肢体抽搐发作

D. 单侧肢体抽搐

E. 发作性四肢抽搐，口中怪叫

2. [2005]患者，女，24 岁。进餐时突然倒地，意识丧失，四肢抽搐，双目上翻，牙关紧闭，口吐白沫，小便失禁，约 20 分钟后抽搐停止，神识清醒，自觉肢体酸痛。头颅 CT、血液生化检查均正常。自幼有类似发病，其诊断是

A. 癔症性抽搐

B. 低血钙性抽搐

C. 脑寄生虫病

D. 癫痫大发作

E. 昏厥性抽搐

3~4 题共用选项

A. 苯妥英钠

B. 鲁米那

C. 丙戊酸钠

D. 扑痫酮

E. 地西泮

3. [2015、2017]治疗癫痫持续状态应首选的药物是

4. [2015]治疗癫痫失神发作应首选的药物是

5. [2006]患者，男，28 岁。癫痫频发。神思恍惚，心悸，健忘失眠，头晕目眩，两目干涩，腰膝酸软，舌质淡红。脉沉细而数。其中医治法是

A. 补益心肾，潜阳安神

B. 健脾和胃，化痰息风

C. 清肝泻火，化痰息风

D. 涤痰息风，开窍定痫

E. 活血化瘀，通络息风

6. [2010、2011]治疗癫痫风痰闭阻证应首选

A. 定痫丸

B. 涤痰汤

C. 顺气导痰汤

D. 生铁落饮

E. 羚角钩藤汤

7. [2016]治疗痫症瘀阻脑络证应首选

A. 通窍活血汤

B. 定痫丸合涤痰汤

C. 左归丸合二至丸

D. 龙胆泻肝汤合涤痰汤

E. 黄连温胆汤合丹参饮

8. [2016]治疗痫证痰火扰神证应首选的方剂是

A. 大承气汤合定痫丸

B. 龙胆泻肝汤合涤痰汤

C. 半夏泻心汤合二陈汤

D. 左归丸合黄连温胆汤

E. 调胃承气汤合半夏白术汤

9. [2017]癫痫持续状态伴有肝功能不全,首选的治疗措施是

A. 地西泮静注

B. 丙戊酸钠口服

C. 苯妥英钠口服

D. 异戊巴比妥口服

E. 10%水合氯醛 30 mL 灌肠

10. [2009]中风之中脏腑与中经络的鉴别要点是

A. 有无神志不清

B. 有无半身不遂

C. 有无语言不利

D. 有无口眼歪斜

E. 有无肢体麻木

11. [2013]下列关于短暂性脑缺血发作(TIA)临床特征的叙述,错误的是

A. 5 分钟左右达到高峰

B. 一般不反复发作

C. 好发于 50~70 岁

D. 男性多于女性

E. 常于卧位或活动时发生

12~13 题共用选项

A. 短暂性脑缺血发作

B. 脑血栓

C. 脑栓塞

D. 脑出血

E. 蛛网膜下腔出血

12. [2005]起病急,神经症状消失快,一般持续数分钟,多无意识障碍者。应首先考虑的是

13. [2005]起病急,头痛重,伴有呕吐,意识障碍严重,有典型的神经系统局灶体征,应首先考虑的是

14. [2011]患者,男,70 岁。昨下午 3 时突然左侧肢体活动不便,乏力,伴语言不利,口角流涎,但神志清楚,至今日下午 2 时许就诊时,语言流畅,口舌无明显歪斜,肢体活动亦基本正常。其诊断首先考虑的是

A. 脑血栓形成

B. 脑栓塞

C. 脑出血

D. 短暂性脑缺血发作

E. 蛛网膜下腔出血

15. [2006]治疗短暂性脑缺血发作气虚血瘀,脉络瘀阻证,应首选

A. 镇肝熄风汤

B. 补阳还五汤

C. 黄连温胆汤合桃红四物汤

D. 羚角钩藤汤

E. 半夏白术天麻汤

16. [2016]患者有高血压病史 20 年,现突然出现半身不遂,1 小时后就诊时明显好转,上述症状曾反复发作多次。平素头晕目眩,头重如蒙,肢体麻木,胸脘痞闷,舌质暗,苔白腻,脉滑。其中医证型是

A. 气阴亏虚,脉络瘀阻证

B. 气滞血瘀,脉络痰阻证

C. 肝肾阴虚,风阳上扰证

D. 气虚血瘀,脉络瘀阻证

E. 瘀痰互结,阻滞脉络证

17. [2010]下列不属于脑血栓形成的病机是

A. 肝肾阴虚

B. 气血衰少

C. 阴阳失调

D. 上犯于脑

E. 脏气内伤

18. [2010]下列关于脑血栓的说法不正确的是

A. 以中老年人多见

B. 多在剧烈活动后发

C. 大多数病人意识清楚

D. 发病前可有短暂性脑缺血发作

E. 脑脊液检查多正常

19. [2016]脑血栓形成后可以溶栓的时间是

A. 3 小时以内

B. 4 小时以内

C. 5 小时以内

D. 6 小时以内

E. 24 小时以内

20. [2012]下列关于脑血栓急性昏迷期治疗错误的是

A. 保持呼吸道通畅

B. 不能进食病后立即给予口鼻饲养

C. 调节血压

D. 翻身拍背、活动肢体

E. 溶血栓治疗

21. [2013]患者平素头晕头痛,耳鸣目眩,今日突发口眼歪斜,舌强语謇,半身不遂,肢体麻木,舌红苔黄,脉弦。急查头颅 CT:未见异常。应首先考虑的病证结合诊断是

A. 脑栓塞,肝阳暴亢,风火上扰证

B. 脑出血,肝阳暴亢,风火上扰证

C. 脑出血,痰热腑实,风痰上扰证

D. 脑血栓,痰热腑实,风痰上扰证

E. 脑血栓,肝阳暴亢,风火上扰证

22. [2010]治疗中风之中经络的阴虚风动证的首选是

A. 镇肝熄风汤

B. 天麻钩藤饮

C. 星蒌承气汤

D. 桃红四物汤

E. 补阳还五汤

23. [2015、2017]治疗脑血栓形成痰热腑实,风痰上扰证,应首选

A. 真方白丸子

B. 天麻钩藤饮

C. 镇肝熄风汤

D. 星蒌承气汤

E. 苏合香丸

24. [2017]患者,男,51 岁。高血压病史 20 年。平素头晕目眩,头重如蒙,肢体麻木,胸脘痞闷。现症突然出现短暂性神经功能缺失。彩色经颅多普勒(TCD)可见血管狭窄,动脉粥样硬化斑块,应首先考虑的诊断是

A. 脑梗死

B. TIA

C. 脑出血

D. 脑血栓

E. 蛛网膜下腔出血

25. [2013]下列各项属于青年人脑栓塞重要病因的是

A. 肾病综合症

B. 扩张性心肌病

C. 感染性心内膜炎

D. 肺静脉原位血栓

E. 风湿性心脏病

26. [2016]引起脑栓塞的最常见原因是

A. 心肌炎

B. 慢性心房纤颤

C. 感染性心内膜炎

D. 高血压性心脏病

E. 冠状动脉粥样硬化性心脏病

27. [2006]脑梗塞病位在脑,涉及的脏腑是

A. 肝、脾、肾

B. 心、肝、肾

C. 肺、脾、肾

D. 心、脾、肾

E. 肝、脾

28. [2005]大脑中动脉脑梗塞的主要表现是

A. "三偏征"

B. 共济失调

C. 吞咽困难

D. 球麻痹

E. 眩晕

29. [2006]患者,男,58 岁。既往有高血压病史,晨起时突然出现口眼歪斜,语音謇涩,右侧半身不遂,

痰多,腹胀便秘,头晕目眩,舌质红,苔黄腻,脉弦滑,即来医院就诊,测血压 180/100 mmHg,头颅CT 未见异常,其诊断是

A. 高血压病,肝阳暴亢,风火上扰证

B. 高血压病,脑梗塞,风痰瘀血痹阻脉络证

C. 高血压病,脑出血,气虚血瘀证

D. 高血压病,脑梗塞,痰热腑实,风痰上扰证

E. 高血压病,阴虚风动证

30. [2009]患者,男,57 岁。患有风心病史 10 年,清晨起来晨练之后,出现了半身不遂,软弱无力,形体肥胖,气短声低,面色萎黄,舌质淡暗,苔薄白,脉细弱,脑部 CT 示多处病理性梗死灶,应该诊断为

A. 脑血栓形成

B. 脑栓塞气虚血瘀证

C. 脑栓塞阴虚风动证

D. 蛛网膜下腔出血

E. 脑疝

31. [2006]脑梗塞痰湿壅闭心神证的治法是

A. 清热化痰,醒神开窍

B. 辛温开窍,豁痰息风

C. 益气回阳,救阴固脱

D. 平肝潜阳,活血通络

E. 化瘀通络

32. [2016]脑梗死患者,症见半身不遂,舌强语謇,口眼㖞斜,头晕头痛,耳鸣目眩,腰膝酸软,舌红苔黄,脉弦滑。治疗应首选的方剂是

A. 大承气汤

B. 星蒌承气汤

C. 清气化痰汤

D. 镇肝熄风汤

E. 三子养亲汤

33. [2009]脑梗死的病位在脑,还与哪几个脏腑有关

A. 心、肺、肾

B. 肺、脾、肾

C. 脾、肾、胃

D. 脾、肝、肾

E. 肝、肾、胃

34. [2013]下列关于腔隙性脑梗死影像学的叙述,错误的是

A. CT 增强腔隙灶可见斑片状强化

B. CT 所示腔隙灶边界不清晰

C. MRI 可区陈旧性腔隙系由于腔梗或小灶出血所致

D. 脑血管造影无肯定的阳性发现

E. 头颅 CT 见深穿支供血区单个或多个腔隙性阴影

35. [2006]患者,女,68岁,既往有高血压史。今晨起床时发现右侧偏瘫,口眼歪斜,言语不利,头晕,手足麻木,肌肤不仁,舌暗,舌苔薄白,脉浮数。查体:血压170/80 mmHg,头颅CT检查未见异常。应首先考虑的诊断是
    A. 高血压病,痰热腑实,风痰上扰证
    B. 高血压病,阴虚风动证
    C. 高血压病,脑出血,痰热腑实,风痰上扰证
    D. 高血压病,脑梗死,风痰瘀血,痹阻脉络证
    E. 高血压病,脑梗死,肝阳暴亢,风火上扰证

36. [2006]下列各项不是脑出血中医病因病机的是
    A. 烦劳过度,年老体衰
    B. 正气不足,络脉空虚
    C. 五志过极,阳亢风动
    D. 外邪侵袭,肝风内动
    E. 饮食不节,痰浊蒙窍

37. [2015]脑出血主要好发的部位是
    A. 脑桥
    B. 小脑
    C. 脑室
    D. 脑叶
    E. 基底节区

38. [2013、2017]脑干出血导致的瘫痪类型常见的是
    A. 交叉瘫
    B. 单瘫
    C. 四肢瘫
    D. 截瘫
    E. 偏瘫

39. [2005]患者,女,69岁。看电视时突然倒地,呼之不应。查体:深昏迷,左侧瞳孔大于右侧瞳孔,血压170/90 mmHg。应首先考虑的是
    A. 高血压
    B. 脑血栓形成
    C. 脑出血
    D. 脑栓塞
    E. 蛛网膜下腔出血

40. [2013]下列各项不属于脑出血诊断要点的是
    A. 患者多有高血压史
    B. 头颅CT示低密度阴影
    C. 发病早期有头疼、呕吐等颅内高压症状
    D. 有偏瘫、失语等局灶性症状
    E. 活动中突然发病

41. [2015]患者,男,73岁,突然昏仆,不省人事,牙关紧闭,痰湿壅盛,四肢欠温,舌淡,苔白滑腻。头颅CT示:脑出血,急用苏合香丸后,治疗还应选用的方剂是
    A. 生脉散
    B. 地黄饮子
    C. 羚羊角汤
    D. 参附汤
    E. 涤痰汤

42. [2006]蛛网膜下腔出血的最常见病因是
    A. 高血压
    B. 颅内动脉瘤
    C. 脑血检
    D. 动脉炎
    E. 转移癌

43. [2009]蛛网膜下腔出血易再复发的时间是
    A. 1周以内
    B. 2周以内
    C. 5～7周
    D. 8周以上
    E. 48小时以内

44. [2010]蛛网膜下腔出血最有意义的诊断依据是
    A 突然剧烈头痛、呕吐
    B. 膜刺激征阳性
    C. 偏瘫
    D. CT查呈低密度影
    E. 脑脊液检查呈均匀血性,压力增高

45. [2005]患者,男,32岁。突然出现剧烈头痛来急诊。查体:神清,颈强直,四肢肌力Ⅴ级。肌张力正常,布鲁津斯基征(+),最可能的诊断是
    A. 腰椎间盘突出症
    B. 高血压脑病
    C. 脑出血
    D. 蛛网膜下腔出血
    E. 脑栓塞

46. [2017]患者,男,65岁,性格内向,于2年前无明显诱因出现记忆力减退,社交能力下降,精神抑郁。考虑为
    A. 血管性痴呆
    B. Alzheimer病
    C. 脑血管病后遗症
    D. 抑郁症
    E. 帕金森病

第九单元　理化因素所致疾病

1. [2015]下列各项不属于急性中毒防治原则的是
   A. 针对发病机制和病因治疗
   B. 对症治疗
   C. 迅速撤离有害环境
   D. 维持患者生命
   E. 开展流行病学调查

2. [2005]一氧化碳中毒可见
   A. 皮肤黏膜呈樱桃红色
   B. 皮肤干燥
   C. 皮下气肿
   D. 皮肤瘀斑
   E. 皮肤潮湿

3. [2005]对诊断一氧化碳中毒最有意义的辅助检查是
   A. 高铁血红蛋白浓度测定
   B. 血液碳氧血红蛋白浓度测定
   C. 血氧饱和度测定
   D. 脑电图检查
   E. 头颅CT检查

4. [2012]下列关于一氧化碳叙述错误的是
   A. 是一种无色、无臭、无味的气体
   B. 与血红蛋白结合能力远强于氧气
   C. 早期查血可以查到碳氧血红蛋白明显降低
   D. 可引起机体组织出现缺氧
   E. 中毒患者皮肤黏膜出现樱桃红色

5. [2008]对重症煤气中毒的昏迷患者,最有效的抢救措施是
   A. 鼻导管吸氧
   B. 20%甘露醇快速静脉推入
   C. 冬眠疗法
   D. 血液透析
   E. 送入高压氧舱治疗

6. [2016]下列各项不属于急性一氧化碳中毒迟发性脑病临床表现的是
   A. 失语、失明
   B. 偏身感觉障碍
   C. 震颤麻痹综合征
   D. 脑出血
   E. 痴呆状态

7. [2010]轻度有机磷杀虫药中毒瞳孔变化的情况是
   A. 瞳孔缩小
   B. 瞳孔扩大
   C. 两侧瞳孔大小不等
   D. 瞳孔形状不规则

8. [2013]患者,男,35岁,在地里干活时自觉头昏头痛1小时伴恶心呕吐来院就诊。查体:血压110/65 mmHg,心率66次/分,意识模糊,双瞳孔缩小,皮肤多汗,两肺未闻及干湿啰音,口腔有大蒜异味。最有助于明确诊断检查的是
   A. 血气分析
   B. 全血胆碱酯酶活力测定
   C. 脑脊液检查
   D. 心电图检查
   E. 肝、肾功能检查

9. [2006]患者,男,30岁。被路人发现昏迷不醒送入医院。查体:血压110/80 mmHg,心率60次/分,流涎,瞳孔针尖大小,口唇发绀,肌肉震颤,皮肤湿冷,双肺可闻较多湿啰音。应首先考虑的诊断是
   A. 巴比妥类中毒
   B. 癫痫发作
   C. 氰化物中毒
   D. 硝酸盐中毒
   E. 有机磷杀虫药中毒

10. [2009]患者,女,28岁。被人发现时已昏睡在公园一角。查体:神志不清,两侧瞳孔针尖大小,呼吸有大蒜臭味。应首先考虑的是
    A. 急性安眠药中毒
    B. 急性有机磷农药中毒
    C. 急性毒蕈中毒
    D. 亚硝酸盐中毒
    E. 苯酚中毒

11. [2015]下列各项不属于毒蕈碱样的症状是
    A. 皮肤湿冷
    B. 呕吐腹痛
    C. 心率增快
    D. 二便失禁
    E. 面色苍白

12~13题共用选项
    A. 共济失调
    B. 癔病性瘫痪
    C. 流涎
    D. 横纹肌肌束颤动
    E. 精神抑郁

12. [2016]有机磷杀虫药中毒毒蕈碱样的症状是

13. [2016]有机磷杀虫药中毒烟碱样的症状是

14. [2016]患者,男,30岁。昏迷不醒入院。查体:血压110/80 mmHg,心率60次/分,流涎,瞳孔针尖大小,口唇发绀,肌肉震颤,皮肤湿冷,双肺

可闻及湿啰音,应首先考虑的诊断是
- A. 巴比妥类中毒
- B. 癫痫发作
- C. 氰化物中毒
- D. 硝酸盐中毒
- E. 有机磷杀虫药中毒

15. [2017]下列药物中毒需要透析的是
- A. 短效巴比妥类
- B. 中效巴比妥类
- C. 长效巴比妥类
- D. 吩噻嗪类
- E. 苯二氮卓类

16. [2017]促进已吸收的毒物排除的治疗措施是
- A. 立即脱离中毒现场
- B. 洗胃
- C. 导泻及灌肠
- D. 使用特效解毒药
- E. 血液透析

第十单元 内科常见危重症(助理医师不考)

1. [2007]患者,男,50 岁。急性心肌梗死第 2 天,少尿,血压 80/50 mmHg,烦躁不安,面色苍白,表情淡漠,皮肤湿冷,大汗淋漓,脉细弱无力。应首先考虑的是
- A. 左心衰竭
- B. 急性肾功能衰竭
- C. 心肌梗死后综合征
- D. 低血糖反应
- E. 心源性休克

2. [2012]患者,男,43 岁,因外伤住院,皮肤苍白,急诊查血压 80/60 mmHg,脉搏 100 次/分,尿量减少,诊断为
- A. 休克代偿期
- B. 休克进展期
- C. 休克失代偿期
- D. 休克难治期
- E. DIC

3~4 题共用选项
- A. 独参汤合四逆汤频服
- B. 黄连解毒汤

- C. 四逆汤加味
- D. 人参养荣汤
- E. 保元汤合固阳汤

3. [2011]休克寒厥证的首选方剂是

4. [2011]休克热伤营血的首选方剂是

5. [2010、2011]患者,男,72 岁。某日突发休克,可见神昏烦躁,身热口干,胸痛如灼,大汗淋漓,尿少色黄,渴喜冷饮,舌红绛而干,脉虚数。首先应考虑的方剂是
- A. 回阳救急汤
- B. 生脉散
- C. 血府逐瘀汤
- D. 参附汤合四逆汤
- E. 补中益气汤

6. [2017]治疗热衰竭选用下列哪项药物
- A. 葡萄糖氯化钠 800~900 mL
- B. 葡萄糖 1 200~1 800 mL
- C. 葡萄糖氯化钠 2 000~3 000 mL
- D. 10%葡萄糖 1 000 mL
- E. 氯化钠 500~1 000 mL

第十一单元 肺系病证

1. [2011]患者,男,60 岁。3 天前受凉,突然恶寒发热,无汗,咳嗽,夜间加剧,痰稀色白,舌苔薄白腻,脉浮紧。其证候是
- A. 寒邪客肺证
- B. 风寒束表证
- C. 外感风寒证
- D. 风邪袭卫证
- E. 饮邪停肺证

2. [2013]患者鼻塞,流黄浊涕,微恶风,头胀痛,咳嗽咳痰黄黏,咽喉红肿疼痛,口干欲饮,舌苔薄白微黄,舌边尖红,脉浮数。其中医证型是
- A. 风热犯表证
- B. 风寒束表证
- C. 气虚夹湿证

- D. 阴虚内热证
- E. 暑湿伤表证

3. [2016]治疗感冒风热犯表证,首选方剂是
- A. 平胃散
- B. 银翘散
- C. 新加香薷饮
- D. 荆防达表汤
- E. 羌活胜湿汤

4. [2016]患者夏日起居不慎,症见发热 1 天,微恶风,汗少,肢体酸重,头昏重胀痛,咳嗽痰黏,鼻流浊涕,渴不多饮,胸闷脘痞,舌苔薄黄而腻,脉濡数,治疗应首选方剂是
- A. 平胃散
- B. 银翘散

C. 新加香薷饮

D. 荆防败毒散

E. 羌活胜湿汤

第十二单元　心系病证

1. [2013]不寐心肾不交证的证候特点是

   A. 虚烦不寐,胆怯心悸,气短自汗,终日惕惕

   B. 彻夜不寐,急躁易怒,头晕头胀,便秘溲赤

   C. 心悸多梦,腰膝酸软,五心烦热,咽干少津

   D. 多梦易醒,四肢倦怠,神疲食少,腹胀便溏

   E. 心烦不寐,胸脘痞闷,口苦泛恶,头重目眩

2. [2016]患者,女,68岁,心烦少寐,入睡困难,多梦,头晕目眩,手足心热,盗汗,耳鸣,舌红,少苔,脉细数,治疗应首选的方剂是

   A. 生脉饮合酸枣仁汤

   B. 交泰丸合六味地黄丸

   C. 安神定志丸合酸枣仁汤

   D. 天王补心丹合六味地黄丸

   E. 桂枝甘草龙骨牡蛎汤合生脉饮

3. [2009、2010]患者,男,20岁。现症见神萎迟钝,肢厥汗淋,形寒畏冷,心悸胸闷,呼吸急促,尿少或无尿;舌淡,苔白,脉微欲绝。查体:血压70/50 mmHg,面色苍白,四肢湿冷。治疗应首选

   A. 独参汤

   B. 四味回阳饮

   C. 保元汤

   D. 清营汤

   E. 生脉饮

第十三单元　脾系病证

1. [2010]患者脘腹痞塞不舒,胸膈满闷,头晕目眩,身重困倦,呕恶纳呆,口淡不渴,舌苔白厚腻,脉沉滑。治疗应首选

   A. 保和丸

   B. 泻心汤

   C. 二陈平胃汤

   D. 越鞠丸

   E. 补中益气汤

2. [2012]证见泄泻腹痛,泻而不爽,粪便黄褐而臭,肛门灼热,烦热口渴,舌苔黄腻,脉滑数,最佳方剂为

   A. 葛根芩连汤

   B. 芍药汤

   C. 白头翁汤

   D. 黄芩汤

   E. 痛泻药方

3~4题共用选项

   A. 黎明前脐腹作痛,肠鸣即泻,泻后则安

   B. 泄泻肠鸣,腹痛攻窜,抑郁恼怒则发

   C. 大便色黄褐而臭,泻下急迫,肛门灼热

   D. 泄泻清稀如水,腹痛肠鸣

   E. 腹痛肠鸣泻下,粪臭如败卵,嗳腐吞酸

3. [2013]泄泻湿热伤中证的临床表现是

4. [2013]泄泻肝气乘脾证的临床表现是

5. [2016]患者与朋友聚餐后,出现泻下粪便臭如败卵,腹痛肠鸣,泻后痛减,脘腹痞满,不思饮食,舌苔垢浊,脉滑。中医诊断是

   A. 泄泻湿热伤中证

   B. 腹痛湿热伤中证

   C. 泄泻食滞肠胃证

   D. 腹痛食滞肠胃证

   E. 泄泻肝气乘脾证

6~7题共用选项

   A. 消食导滞,和中止泻

   B. 健脾益气,化湿止泻

   C. 芳香化湿,解表散寒

   D. 清热燥湿,分利止泻

   E. 抑肝扶脾,燥湿止泻

6. [2016]患者腹痛肠鸣,泻下粪便臭如败卵。泻后痛减,脘腹痞满,舌苔垢浊,脉滑,其中医治法是

7. [2016]患者泄泻清稀,腹痛肠鸣,脘闷食少,恶寒头痛,舌苔白,脉濡缓,其中医治法是

8~9题共用选项

   A. 健脾益气,化湿止泻

   B. 消食导滞,和中止泻

   C. 抑肝扶脾,燥湿止泻

   D. 清热燥湿,分利止泻

   E. 芳香化湿,解表散寒

8. [2017]患者腹痛肠鸣,泻下粪便臭如败卵,脘腹胀满。其中医治法是

9. [2017]患者泄泻清稀,脘闷食少,腹痛肠鸣,恶寒头痛。其中医治法是

10. [2011]冷秘的治法是

    A. 泻热导滞,润肠通便

    B. 肝脾气滞,脘气不通

    C. 温里散寒,通便止痛

    D. 益气润肠

    E. 养血润燥

第十四单元 肝系病症

1~2题共用选项

    A. 胁肋灼痛,口苦口黏

    B. 胁肋胀痛,胸闷腹胀

    C. 胁肋刺痛,痛有定外

    D. 胁肋隐痛,悠悠不休

    E. 胁肋胀痛,走窜不定

1. [2013]胁痛肝络失养证的临床特征是

2. [2013]胁痛肝胆湿热证的临床特征是

3. [2016]患者胁肋刺痛,痛有定处,痛处拒按,入夜痛甚,胁肋下见有癥块,舌质紫暗,脉沉细。其中医证型是

    A. 肝郁气滞证

    B. 肝胆湿热证

    C. 肝络失养证

    D. 瘀血阻络证

    E. 肝肾亏虚证

4. [2017]胁痛的治则是

    A. 养阴柔肝止痛

    B. 疏肝和络止痛

    C. 疏肝理气解郁

    D. 滋阴养血柔肝

    E. 清热利湿止痛

5. [2010]腹中有结块,推之可移,疼痛部位不固定的是

    A. 癥积

    B. 瘕聚

    C. 痞满

    D. 食积

    E. 鼓胀

6. [2013]治疗积证瘀血内结证,应首选的方剂是

    A. 血府逐瘀汤

    B. 通窍活血汤

    C. 身痛逐瘀汤

    D. 膈下逐瘀汤

    E. 补阳还五汤

7. [2016]下列关于积证的叙述,错误的是

    A. 腹内结块有形可征

    B. 腹内结块固定不移

    C. 痛有定处

    D. 病在气分

    E. 多为脏病

8. [2017]具有"腹中结块柔软,时聚时散,攻窜胀痛"特点的病证是

    A. 血臌

    B. 气臌

    C. 痞满

    D. 积证

    E. 聚证

9. [2011]鼓胀的基本病理变化与哪几个脏腑有关

    A. 肝、心、脾

    B. 肝、心、肾

    C. 肝、脾、肾

    D. 脾、肺、肾

    E. 肺、心、肾

10. [2013]患者腹大胀满,按之如囊裹水,甚则颜面微浮,下肢浮肿,脘腹痞胀,得热则舒,精神困倦,怯寒懒动,小便少,大便溏,舌苔白腻,脉缓。其中医治法是

    A. 疏肝理气,运脾利湿

    B. 温中健脾,行气利水

    C. 活血化瘀,行气利水

    D. 温补脾肾,化气利水

    E. 清热利湿,攻下逐水

11~12题共用选项

    A. 聚散无常,痛无定处

    B. 按之如囊裹水

    C. 按之空空虚,扣之如鼓

    D. 固定不移,痛有定处

    E. 脘腹部痞塞胀满

11. [2017]聚病主证的特点是

12. [2017]水臌的特点是

13~14题共用选项

    A. 肝阳上亢证

    B. 气血亏虚证

    C. 肾精不足证

    D. 痰湿中阻证

    E. 瘀血阻窍证

13. [2009]眩晕面色㿠白,神疲乏力,倦怠懒言,唇甲不华,发色不泽,心悸少寐,纳少腹胀,舌淡苔薄白,脉细弱,其证型是

14. [2009]眩晕日久不愈,精神萎靡,腰酸膝软,少寐多梦,两目干涩,视力减退,五心烦热,舌红少苔,脉细数,其证型是

15. [2005]患者,男,52岁。眩晕头痛,面红目赤,腰膝酸软,耳鸣多梦,口苦咽干,舌红苔黄,脉弦数。血压170/100 mmHg。治疗应首选

    A. 天麻钩藤饮

    B. 二仙汤

    C. 一贯煎

    D. 半夏白术天麻汤

    E. 涤痰汤

第十五单元　肾系病症

1. [2009]水肿与下列哪几个脏腑有关
   A. 肝、脾、肾
   B. 心、肝、肾
   C. 肺、脾、肾
   D. 心、脾、肾
   E. 肝、肺、肾
2. [2012]下列哪项不是阳水证的临床表现
   A. 起病急，病程短
   B. 水肿先从头面肿起
   C. 上半身肿甚
   D. 水肿皮薄光亮
   E. 肢冷、腰酸痛
3. [2011]急性肾炎患者，全身水肿，按之没指，身体困重，胸闷纳呆，舌苔白腻，脉沉缓，其证型是
   A. 风水泛滥
   B. 湿毒浸淫

C. 脾肾阳虚
D. 水湿浸渍
E. 气阴两虚

4. [2013]治疗水肿湿热壅盛证，应首选的方剂是
   A. 麻黄汤
   B. 胃苓汤
   C. 小蓟饮子
   D. 麻黄连翘赤小豆汤
   E. 疏凿饮子
5. [2017]开鬼门、洁净府、去菀陈莝，其中"开鬼门"指的是
   A. 发汗
   B. 利水
   C. 攻逐
   D. 祛湿
   E. 肾水

第十六单元　气血津液病证

1. [2013]郁证的病理基础是
   A. 食郁化火
   B. 气机郁滞
   C. 心神失养
   D. 肝失疏泄
   E. 湿郁生痰
2. [2013]患者被确诊患郁证3个月，精神恍惚，心神不宁，多疑善惊，悲忧善哭，喜怒无常，时时欠伸，舌质淡，脉弦。治疗应首选的方剂是
   A. 甘麦大枣汤
   B. 归脾汤
   C. 丹栀逍遥散
   D. 天王补心丹
   E. 半夏厚朴汤
3. [2012]尿血与血淋的鉴别，主要在于
   A. 尿色的深浅
   B. 尿量的多少
   C. 尿味的情况
   D. 有无尿痛
   E. 以上均非
4. [2005]患者吐血，心烦，口渴，身热，舌红绛，脉数。其证型是
   A. 气虚
   B. 气滞
   C. 血虚
   D. 血热
   E. 血瘀

5. [2013]血证治疗"三原则"指的是
   A. 治火，治气，治血
   B. 止血，宁络，接痕
   C. 益气摄血，凉血止血，祛瘀止血
   D. 止血，化瘀，补血
   E. 治心，治脾，治肝
6. [2017]齿衄胃火炽盛证，应首选的方剂是
   A. 玉女煎
   B. 加味清胃散合泻心汤
   C. 桑菊饮
   D. 黛蛤散
   E. 龙胆泻肝汤

7～8题共用选项
   A. 痰饮
   B. 伏饮
   C. 悬饮
   D. 溢饮
   E. 支饮

7. [2011]饮流于胃肠，称为
8. [2011]水饮流溢于四肢，称为
9. [2013]下列各项，可诊断为溢饮的是
   A. 咳逆倚息，短气不得平卧，其行如肿
   B. 肢体浮肿，汗出恶风
   C. 身体疼痛而沉重，甚至肢体浮肿，当汗出而不汗出
   D. 心下满闷，呕吐清水痰涎，胃肠沥沥有声
   E. 胸胁饱满，咳唾引痛

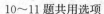

10～11题共用选项

A. 身体疼痛而沉重,甚则肢体浮肿,当汗出而不汗出
B. 其行如肿,汗出恶风
C. 心下满闷,呕吐清水痰涎,胃肠辘辘有声
D. 胸胁胀痛,咳唾引痛,喘促不能平卧
E. 咳逆倚息,短气不能平卧

10. [2015]属溢饮临床特征的是

11. [2015]属悬饮临床特征的是

12. [2016]患者,男,56岁。症见喘促,动则尤甚,心悸,气短,咳嗽痰多,胸闷纳呆,怯寒肢冷,脐下动悸,小便不利,下肢浮肿,舌体胖大,质淡,苔白,脉沉细。其中医诊断是

A. 溢饮脾阳不足证
B. 支饮脾肾阳虚证
C. 悬饮阴虚内热证
D. 支饮寒饮伏肺证
E. 痰饮脾阳虚弱证

13. [2017]狭义的痰饮指的是

A. 痰饮
B. 悬饮
C. 溢饮
D. 支饮

E. 饮停胃肠

14. [2017]患者,女,76岁。咳嗽,痰少,伴气急,胸胁刺痛,呼吸、转侧则疼痛加重,寒热往来,口苦咽干,苔薄白,脉弦数。其中医诊断是

A. 痰饮,饮停胃肠证
B. 悬饮,饮停胸胁证
C. 悬饮,邪犯胸肺证
D. 支饮,寒饮伏肺证
E. 伏饮,心脾两虚证

15. [2016]自汗邪热郁蒸证的中医治法是

A. 益气固表,敛阴止汗
B. 调和营气,固表止汗
C. 清肝泻热,化湿和营
D. 固表止汗,益气健脾
E. 补养心血,调和阴阳

16. [2016]患者症见夜寐盗汗,五心烦热,午后潮热,两颧色红,口渴,舌红少苔,脉细数,其中医证候诊断是

A. 虚劳气血不足证
B. 虚劳心气虚证
C. 虚劳心阴虚证
D. 虚劳肝阴虚证
E. 虚劳肾阴虚证

第十七单元　肢体经络病证

1～2题共用选项

A. 痹证
B. 痿证
C. 闭证
D. 痛证
E. 偏枯

1. [2013]筋骨软弱无力,肌肉萎缩,肢体筋脉弛缓不收的一类疾患是

2. [2013]因中风而至一侧肢体偏废不用,常伴语言謇涩,口眼歪斜的是

3. [2006]患者,男,62岁。患肾癌1年,近1周来,腰痛,坠胀不适,尿血,低热,身体沉困,饮食不佳,舌体胖,苔白腻,脉滑数。其中医治法是

A. 健脾益肾,软坚散结
B. 养阴清热凉血
C. 清热利湿,解毒化瘀
D. 活血化瘀,理气散结

E. 补益气血

4～5题共用选项

A. 经络痹阻
B. 结石阻滞
C. 肝肾阴虚
D. 寒湿阻滞
E. 瘀血阻络

4. [2013]腰部冷痛沉重,寒冷和阴雨天加重,其临床意义是

5. [2013]腰脊疼痛连及下肢者,其临床意义是

6. [2016]外感腰痛最主要的病机是

A. 寒邪伤阳
B. 热邪壅盛
C. 湿邪为患
D. 风邪侵袭
E. 瘀血阻滞

中西医结合外科学

第一单元　中医外科证治概要

1. [2012、2017]肿疡基底部周围坚硬区,边缘清楚,称为
   A. 根脚
   B. 根盘
   C. 护场
   D. 结核
   E. 应指

2~3题共用选项
   A. 痈
   B. 疔
   C. 有头疽
   D. 疖
   E. 发

2. [2012]有个肿物多个脓头的是

3. [2012]有个肿物一个脓头的是

4. [2006]易入血分,可汇聚于局部,腐蚀血肉,发为痈肿疮疡的邪气是
   A. 风
   B. 湿
   C. 寒
   D. 火
   E. 燥

5. [2012]肿物局限,肿势高突,根围收束为
   A. 实证
   B. 阴证
   C. 虚证
   D. 寒证
   E. 热证

6. [2013]外科辨证属阴证的是
   A. 溃后脓液稠厚
   B. 疼痛剧烈
   C. 肿块软硬适度
   D. 肿形平坦下陷
   E. 肿块根脚收束

7. [2016]下列各项辨证属于阴证的是
   A. 疼痛剧烈拒按
   B. 脓液浓质稠厚
   C. 肿胀根盘收束
   D. 肿块柔软如棉
   E. 肿势高肿突起

8. [2017]疼痛轻微,皮色不变,压之酸痛的原因是
   A. 风
   B. 气
   C. 湿
   D. 痰
   E. 寒

9. [2005]外科内治三原则中的补法适用于
   A. 一切肿疡初期
   B. 肿疡疮形已成者
   C. 溃疡中期,正虚毒盛者
   D. 溃疡后期,疮口难敛者
   E. 外科非化脓性肿块性疾病

10. [2013]疔疮走黄的中医治法是
    A. 凉血清热解毒
    B. 托里清热解毒
    C. 利湿清热解毒
    D. 利胆清热解毒
    E. 和营清热解毒

11. [2010、2011]患者,女,28岁,产后乳房胀痛,位于乳房外上方皮肤掀红,肿块形似鸡卵,压痛明显,按之中软,有波动感,伴壮热口渴。切开引流的部位及切口是
    A. 循乳络方向作放射状切口
    B. 乳晕旁孤形切口
    C. 脓肿处作任意切口
    D. 以乳头为中心的孤形切口
    E. 脓肿波动明显处作切口

12. [2012]急性炎症迁延首选哪种膏药
    A. 金黄膏
    B. 冲和膏
    C. 回阳玉龙膏
    D. 生肌玉红膏
    E. 青黛散

13. [2013]治疗急性湿疹局部红肿、糜烂的创面,应首选的外治法是
    A. 湿敷法
    B. 艾灸法
    C. 干燥法
    D. 烘烤法
    E. 拔罐法

14. [2016]治疗阳证肿疡用
   A. 千捶膏
   B. 玉露膏
   C. 红油膏
   D. 冲和膏
   E. 金黄膏

15. [2017]治疗阳证肿疡、溃疡的通用膏药方是
   A. 千捶膏
   B. 玉露膏
   C. 红油膏
   D. 冲和膏
   E. 金黄膏

第二单元　无菌术

1. [2016]通用于皮肤、黏膜,不适用于金属物品的消毒或灭菌方法是
   A. 高压蒸汽灭菌法
   B. 过氧乙醚消毒法
   C. 碘伏消毒法
   D. 乙醇消毒法
   E. 干热灭菌法

2. 采用化学消毒剂消毒时,甲醛主要适用的是
   A. 刀片
   B. 剪刀
   C. 纱布
   D. 被服
   E. 导尿管

3. 高压蒸气灭菌法杀灭一切细菌需维持的时间是
   A. 15 分钟
   B. 20 分钟
   C. 25 分钟
   D. 30 分钟
   E. 60 分钟

4. 手术器械和敷料最常用的灭菌方法是
   A. 甲醛气体熏蒸法
   B. 紫外线消毒法
   C. 乳酸消毒法
   D. 高压蒸气灭菌法
   E. 环氧乙烷熏蒸法

5. [2009]煮沸法消毒杀灭一般细菌所需时间为
   A. 20 分钟
   B. 40 分钟
   C. 60 分钟

   D. 80 分钟
   E. 100 分钟

6. [2016]手术器械和敷料最常用且效果可靠的灭菌方法是
   A. 甲醛气体熏蒸法
   B. 紫外线消毒法
   C. 乳酸消毒法
   D. 高压蒸气灭菌法
   E. 环氧乙烷熏蒸法

7. [2017]刺激性大,对二价铁无腐蚀性的是
   A. 乙醇
   B. 碘伏
   C. 过氧乙酸
   D. 环氧乙烷
   E. 新洁尔灭

8~9 题共用选项
   A. 乙醇
   B. 过氧乙酸
   C. 环氧乙烷
   D. 乳酸
   E. 戊二醛

8. [2017]属于中效消毒剂的是

9. [2017]用于医院环境的室内物品表面消毒的是

10. [2017]适用于医院环境内物品表面的消毒剂是
   A. 乙醇
   B. 碘伏
   C. 过氧乙酸
   D. 环氧乙烷
   E. 碘酊

第三单元　麻　醉

1. [2017]麻醉前 ASA 病情分级属于Ⅲ级的是
   A. 重要脏器有改变,但处于代偿范围
   B. 重要脏器功能明显改变,处于代偿不全状态
   C. 重要脏器功能处于衰竭程度
   D. 化验有改变,全身情况尚好
   E. 全身情况好,无脏器改变

2. [2016]下列各项不属于局部麻醉的是
   A. 局部浸润麻醉

   B. 静脉麻醉
   C. 黏膜表面麻醉
   D. 区域阻滞麻醉
   E. 神经阻滞麻醉

3. 下列除哪项外,其他均属于腰麻(蛛网膜下腔阻滞)术后的并发症
   A. 尿潴留
   B. 呼吸抑制

C. 颅神经麻痹

D. 马尾丛综合征

E. 化脓性脑脊膜炎

4. [2011]下列哪项不是蛛网膜下腔麻醉的适应症

A. 下腹部手术

B. 盆腔手术

C. 下肢手术

D. 肛门及会阴部手术

E. 乳房手术

5. [2015]蛛网膜下腔麻醉最常见的并发症是

A. 腰痛

B. 尿潴留

C. 下肢瘫痪

D. 术后头痛

E. 背痛

6. [2013]下列哪项不是硬膜外麻醉的禁忌证

A. 恶病质

B. 脊椎结核

C. 休克

D. 高血压

E. 穿刺点皮肤感染

7. [2016]硬膜外麻醉术后并发症不包括

A. 神经损伤

B. 头痛

C. 硬膜外血肿

D. 硬膜外胀肿

E. 脊髓前动脉综合征

8. [2017]下列各项不属于蛛网膜下腔麻醉并发症的是

A. 头痛

B. 腰背痛

C. 尿潴留

D. 呼吸抑制

E. 下肢瘫痪

第四单元　体液与营养代谢

1. [2015]患者,男,83岁,缺血性脑卒中1年。吞咽困难,长期鼻饲给予高浓度的要素饮食,现患者严重口渴,乏力,眼窝凹陷,唇舌干燥,皮肤弹性差,应首先考虑的诊断是

A. 低渗性缺水

B. 高血钾症

C. 低血钾症

D. 等渗性缺水

E. 高渗性缺水

2. [2017]等渗性缺水中度缺水占体重的

A. 2%~4%

B. 4%~6%

C. 9%~12%

D. 15%~30%

E. 30%~50%

3. [2006]休克情况下,提示暂不补钾的尿量指标是

A. 40 mL/h

B. 60 mL/h

C. 80 mL/h

D. 100 mL/h

E. 120 mL/h

4. [2006]低钾血症的诊断依据是

A. 血清钾低于3.5 mmol/L

B. 血清钾低于5.5 mmol/L

C. 心率过快

D. 腹胀

E. 抽搐

5. [2017]下列各项属于正常人血清钠浓度的是

A. 100 mmol/L

B. 110 mmol/L

C. 120 mmol/L

D. 130 mmol/L

E. 140 mmol/L

6. [2006]剧烈呕吐可引起的是

A. 代谢性碱中毒

B. 高氯性酸中毒

C. 高氯性碱中毒

D. 低氯性酸中毒

E. 呼吸性碱中毒

7. [2016]呼吸深快,呼出气带有酮味的酸碱失衡是

A. 呼吸性酸中毒

B. 呼吸性碱中毒

C. 代谢性碱中毒

D. 代谢性酸中毒

E. 混合性碱中毒

8. [2016]可出现反常酸性尿的酸碱平衡失调是

A. 低钾性碱中毒

B. 高钠性酸中毒

C. 高钾性酸中毒

D. 低氯性酸中毒

E. 呼吸性碱中毒

9. [2015]下列各项属于肠外营养氨基酸性并发症的是

A. 肝酶谱升高

B. 肝脂肪变性

C. 高血糖

D. 低血糖

E. 代谢性碱中毒

10. ［2016］长期肠外营养可出现与糖代谢有关的并发症是

A. 脑病

B. 肝脂肪变性

C. 高血糖

D. 低血糖

E. 代谢性碱中毒

第五单元　输　血

1. ［2012］不属于输血适应证的是

A. 凝血功能障碍

B. 急性出血

C. 贫血或低蛋白血症

D. 重症感染

E. 酸碱平衡紊乱

2. ［2009］患者，男，30 岁，输血后 4～5 分钟即出现寒战，高热，头痛，腰背剧痛，心前区压迫感，血压为（80/60 mmHg），血浆呈粉红色。应首先考虑的是

A. 发热反应

B. 过敏反应

C. 溶血反应

D. 细菌污染反应

E. 枸橼酸盐中毒

3. ［2012］针对输血后的发热反应，应采取

A. 停止输血，积极抗休克，维持循环功能，保护肾功能和防治弥散性血管内凝血

B. 保证血源质量，防止血源污染，严格无菌操作

C. 主要措施为抗休克、抗感染，包括使用广谱抗生素、补液、利尿、降温、纠酸等

D. 立即停止输血，半坐位，吸氧和利尿

E. 立即减慢输血速度，严重者停止输血，抑制发热反应的常用药物为解热镇痛药

4. ［2016］输血过程中最严重的并发症是

A. 溶血反应

B. 发热反应

C. 循环超负荷

D. 细菌污染反应

E. 过敏反应

5. ［2017］输血最常见的反应为

A. 过敏反应

B. 溶血反应

C. 发热反应

D. 细菌污染反应

E. 循环超负荷

6. ［2017］患者在输血过程中，突发心率加快，咳嗽甚至呼吸困难，肺部大量湿性啰音，咳大量血性泡沫样痰，皮肤发绀，X 线摄片显示肺水肿影像。应首先考虑的诊断是

A. 非溶血性发热反应

B. 细菌污染反应

C. 循环超负荷

D. 过敏反应

E. 溶血反应

7. ［2016］下列各项属于自体输血禁忌的是

A. 血型特殊

B. 凝血因子缺乏

C. 胸部创伤

D. 脾破裂

E. 肝叶切除

第六单元　围手术期处理

1. ［2015、2017］减张缝线的拆线时间是

A. 6～7 日

B. 7～9 日

C. 10～12 日

D. 14 日

E. 4～5 日

2. ［2016］四肢手术缝线的拆除时间是

A. 4～5 日

B. 6～7 日

C. 7～9 日

D. 10～12 日

E. 14 日

3. ［2014、2016］为尽快消除急性呼吸窘迫综合征的肺间质水肿，应控制输液量为

A. 1 000 mL/d

B. 2 000 mL/d

C. 3 000 mL/d

D. 4 000 mL/d

E. 5 000 mL/d

4. ［2017］术后减张缝线的拆除时间是

A. 4～5 日

B. 6～7 日

C. 7～9 日

D. 10～12 日

E. 14 日

第七单元　疼痛与治疗

1. [2015]世界卫生组织推荐中度癌性疼痛的治疗药物是
   A. 吗啡
   B. 芬太尼
   C. 布桂嗪
   D. 哌替啶
   E. 阿司匹林
2. [2016]世界卫生组织推荐的轻度疼痛药物是
   A. 吗啡
   B. 芬太尼
   C. 可待因
   D. 布桂嗪
   E. 阿司匹林
3. [2016]世界卫生组织推荐的三阶梯治疗方案中，中度疼痛首选的治疗药物是
   A. 防风通圣散
   B. 六味地黄丸
   C. 四君子汤
   D. 清暑汤
   E. 托里消毒散

A. 布桂嗪
B. 芬太尼
C. 吗啡
D. 哌替啶
E. 阿司匹林

4～5 题共用选项
A. 吗啡
B. 阿司匹林
C. 布洛芬
D. 布桂嗪
E. 对乙酰氨基酚

4. [2017]世界卫生组织推荐中度癌性疼痛的治疗药物是
5. [2017]世界卫生组织推荐重度癌性疼痛的治疗药物是

第八单元　内镜与腔镜外科技术

暂无。

第九单元　外科感染

1. [2005]患者，男，20 岁，初起颜面部红肿热痛，肿势局限，可见一个脓头，3～5 日化脓，出脓即愈。应首先考虑的是
   A. 疖
   B. 痈
   C. 急性淋巴管炎
   D. 急性淋巴结炎
   E. 痤疮
2. [2009、2011]患者，男，15 岁。多发性疖肿，红、肿、热、痛，部分溃破流出黄脓，发热口渴，舌苔薄黄，脉数。治疗应首选
   A. 黄连解毒汤
   B. 防风通圣散加减
   C. 四妙散
   D. 银翘散
   E. 五神汤
3. [2009]治疗暑疖的首选方剂是
   A. 防风通圣散
   B. 六味地黄丸
   C. 四君子汤
   D. 清暑汤
   E. 托里消毒散
4. [2016]面部"危险三角区"的疖危险之处在于

A. 可引起眼部感染
B. 可引起鼻部感染
C. 可引起颅内感染
D. 可引起口腔感染
E. 可引起耳部感染

5. [2009]有头疽的好发部位是
   A. 面部
   B. 头项
   C. 项背
   D. 腰臀
   E. 四肢
6. [2010]王某，男，69 岁，患后项部有头疽月余，症见疮形平塌，根盘散漫，疮色紫滞。疮腐难脱，脓水稀少，身热不高，唇燥口干，舌红苔薄黄中剥，脉细数，伴有消渴证。治疗应首选
   A. 仙方活命饮
   B. 托里消毒散
   C. 竹叶黄芪汤
   D. 十全大补汤
   E. 五味消毒饮
7. [2013]治疗痈阴虚火盛证首选的方剂是
   A. 仙方活命饮
   B. 托里消毒散
   C. 竹叶黄芪汤

D. 十全大补汤
E. 五味消毒饮

8.［2017］颈痈的中医治法是
A. 和营祛瘀，清热利湿
B. 清肝解郁，消肿化毒
C. 散风清热，化痰消肿
D. 利湿祛瘀，清热解毒
E. 活血化淤，清热解毒

9.［2017］痈患者，局部疮形平塌，根盘散漫，疮色紫滞，不易化脓腐脱，溃出脓水稀少，疼痛剧烈，伴有高热，唇燥咽干，纳呆，大便秘结，小便短赤，舌红，苔黄，脉细数。治疗应首选的方剂是
A. 仙方活命饮
B. 竹叶黄芪汤
C. 十全大补汤
D. 知柏地黄汤
E. 防风通圣散

10.［2005］患者，男，30 岁。右小腿出现水肿性红斑，灼热疼痛 4 天，伴发热，口渴。查体：右小腿肿胀，色鲜红，有小水疱，扪之灼热。其诊断是
A. 痈
B. 附骨疽
C. 发
D. 丹毒
E. 蜂窝织炎

11.［2009］患者，男，32 岁。左下肢丹毒，皮肤红肿灼热，痛如火燎，口渴少饮，尿黄，舌红苔黄腻，脉滑数。其证型是
A. 热毒蕴结
B. 热毒入营
C. 湿热化火
D. 风热化火
E. 脾虚湿困

12.［2011］患者，男，50 岁，右颜面部红肿疼痛伴发热 2 天，皮色鲜红，色如涂丹，压之褪色，扪之灼手，边界清楚，触痛明显，大便 2 日未行。治疗应首选
A. 萆薢渗湿汤加减
B. 五味消毒饮加减
C. 普济消毒饮加减
D. 黄连解毒汤加减
E. 犀角地黄汤加减

13.［2016］患者 2 天前右小腿突发红肿热痛，肤色鲜红，边界清楚，痛如火燎，舌红，苔黄腻，脉滑数。治疗应首选的方剂是
A. 五神汤合萆薢渗湿汤
B. 普济消毒饮合清营汤
C. 仙方活命饮合犀角地黄汤

D. 五味消毒饮和黄连解毒汤
E. 龙胆泻肝汤合二妙丸

14.［2009］急性淋巴结炎颈痈的首选方剂是
A. 牛蒡解肌汤
B. 柴胡清肝汤
C. 五神汤
D. 活血散瘀汤
E. 清营汤

15.［2012］急性淋巴管炎相当于中医学的
A. 烂疗
B. 疫疗
C. 红丝疗
D. 蛇头疗
E. 蛇腹疗

16.［2009］患者，男，27 岁。左中指红肿疼痛 3 天，伴发热，口渴，舌苔薄黄，脉弦数，治疗应首选
A. 竹叶黄芪汤
B. 银翘散
C. 透脓散
D. 五味消毒饮
E. 犀角地黄汤

17.［2013］治疗红丝疗首选的方剂是
A. 五味消毒饮合黄连解毒汤
B. 五味消毒饮合透脓散
C. 牛蒡解肌汤
D. 五神汤合萆薢渗湿汤
E. 透脓散

18.［2014］治疗颈痈首选的方剂是
A. 五味消毒饮合黄连解毒汤
B. 五味消毒饮合透脓散
C. 牛蒡解肌汤
D. 五神汤合萆薢渗湿汤
E. 活血散瘀汤

19.［2016］治疗脓肿正虚邪恋证首选的方剂是
A. 黄连解毒汤
B. 五味消毒饮
C. 活血散瘀汤
D. 托里透毒散
E. 透脓散

20.［2017］患者，男，45 岁，右下肢受伤后合并感染，局部脓腐不透，脓少而薄，疮色灰暗，肿势平塌，散漫不聚，自汗，气息短促属于
A. 干陷证
B. 火陷证
C. 虚陷证
D. 疔疮走黄证
E. 委中毒

21～22 题共用选项

A. 丹毒

B. 红丝疗

C. 余毒流注

D. 火陷证

E. 气性坏疽

21. [2016]属于特异性感染的是

22. [2016]属于全身性感染的是

23. 创伤后并发气性坏疽的时间通常是

A. 1～4 日

B. 5～8 日

C. 9～12 日

D. 13～16 日

E. 17～20 日

第十单元　损　伤

1～2 题共用选项

A. 直接清创缝合

B. 转移皮瓣术

C. 断端较粗的动静脉吻合术

D. 皮片植回

E. 全层植皮

1. [2010]头皮撕脱伤有蒂连接时

2. [2010]头皮撕脱伤有缺损时

3. [2011]下列哪种损伤最严重

A. 头皮血肿

B. 头皮裂伤

C. 头皮撕脱伤

D. 脑震荡

E. 气胸

4. [2005]患者,男,21 岁,头枕部被铁棍击伤,昏迷约 40 分钟,醒后不能回忆当时受伤情况,并出现躁动,伴有头痛、头晕,恶心、呕吐。检查:神经系统无阳性体征,X 线摄片颅骨正常。其诊断是

A. 脑震荡

B. 脑干损伤

C. 头颅软组织挫伤

D. 颅内血肿

E. 脑挫裂伤

5. [2014]颅脑损伤苏醒期的中医辨证论治首选的方剂为

A. 苏合香丸

B. 至宝丹

C. 柴胡细辛汤

D. 可保立苏汤

E. 归脾丸

6. [2017]脑震荡患者受伤 10 天后仍感头晕,肢倦乏力,精神不振,舌淡,苔薄白,脉细。其中医治法是

A. 益气补肾,养血健脑

B. 益气养血,活血化瘀

C. 疏肝活血,安神健脑

D. 清热解毒,活血养血

E. 开窍通闭,活血化瘀

7. [2017]患者,男,35 岁,在工地作业时左侧头部不慎被铁棍击伤,昏迷约 30 分钟,醒后不能回忆当时受伤经过,伴有头痛、头晕,左侧瞳孔缩小,对光反应迟钝,继之瞳孔进行性扩大,对光反应消失,考虑为

A. 脑震荡

B. 颅内血肿

C. 头颅软组织挫伤

D. 脑疝

E. 小脑幕切迹疝

8. [2010]患者,男,20 岁,因施工塌方压伤右前胸引起胸痛、呼吸困难,前胸有一块胸壁软化区,并见反常呼吸运动,X 线检查示右侧 4～8 肋骨骨折,但无血气胸。急救措施应首先选择

A. 给氧

B. 固定胸壁

C. 肋间神经阻滞及骨折处封闭

D. 适用呼吸兴奋剂

E. 支气管扩张剂

9. [2015]张力性气胸闭式胸腔引流的穿刺部位是

A. 腋前线第 4 肋间

B. 锁骨中线第 2 肋间

C. 腋后线第 9 肋间

D. 腋中线第 6 肋间

E. 锁骨中线第 3 肋间

10. [2016]治疗血胸血瘀气滞证应首选的方剂是

A. 生脉散

B. 复元活血汤

C. 理气止痛汤

D. 参附汤

E. 四君子汤

11. [2016]患者左胸部损伤,伤处疼痛,呼吸困难,部分胸腔吸气时内陷,呼气时向外膨出,最有可能的诊断是

A. 开放性气胸

B. 张力性气胸

C. 闭合性气胸

D. 多根多处肋骨骨折

E. 损伤性血胸

12～13 题共用选项

　　A. 张力性气胸

　　B. 闭合性气胸

　　C. 开放性气胸

　　D. 肋骨骨折

　　E. 损伤性血胸

12. [2017]患者胸部受伤后,吸气时胸腔内陷,呼气时膨出见于

13. [2017]可见反常呼吸运动的是

14. [2012]以下可作为真性脾破裂诊断依据的是

　　A. 脑膜刺激征

　　B. 失血性休克

　　C. 皮肤黏膜紫癜

　　D. 蜘蛛痣

　　E. 面色苍白

15～16 题共用选项

　　A. 膈下逐瘀汤

　　B. 清营汤

　　C. 柴胡疏肝散

　　D. 越鞠丸复元活血汤

　　E. 黄连解毒汤合大承气汤

15. [2013]治疗胰腺损伤气血瘀结证,应首选的方剂是

16. [2013]治疗胰腺损伤热毒内蕴证,应首选的方剂是

17. [2015]患者,男,30 岁,上腹有明显挤压伤,X 线示膈下有游离气体,最可能的诊断是

　　A. 胃溃疡穿孔

　　B. 脾破裂

　　C. 阑尾炎

　　D. 十二指肠破裂

　　E. 自发性腹膜炎

18～19 题共用选项

　　A. 血性液体

　　B. 粪臭味混浊液体

　　C. 含胆汁液体

　　D. 不凝固血液

　　E. 脓性液体

18. [2016]化脓性阑尾炎的腹腔抽出液是

19. [2016]真性脾破裂的腹腔抽出液是

20. [2010]下列尿道损伤不包括的症状是

　　A. 休克

　　B. 排尿困难

　　C. 疼痛

　　D. 尿道出血

　　E. 肿块

21. [2013]外伤后出现肉眼血尿伴有条状血凝块和肾绞痛,应首先考虑的损伤部位是

　　A. 输尿管

　　B. 膀胱

　　C. 后阴

　　D. 阴茎

　　E. 肾

22. [2015]肾损伤非手术治疗的绝对卧床休息时间是

　　A. 1 周

　　B. 7～8 周

　　C. 9～10 周

　　D. 2～4 周

　　E. 5～6 周

23. [2016]导尿后,注入生理盐水 200 mL 后吸出,若液体进出量差异很大,提示破裂的部位是

　　A. 肾

　　B. 输尿管

　　C. 膀胱

　　D. 尿道

　　E. 腹膜

24～25 题共用选项

　　A. 绝对卧床休息

　　B. 导尿

　　C. 禁用抗生素

　　D. 立即手术探查

　　E. 禁用止血药

24. [2016]轻度肾挫伤首选的治疗是

25. [2016]严重肾裂伤首选的治疗是

26～27 题共用选项

　　A. 湿热下注证

　　B. 络伤血瘀证

　　C. 气阴两虚证

　　D. 中气下陷证

　　E. 气血两虚证

26. [2016]膀胱损伤患者,症见下腹部疼痛,膀胱区压痛明显,小便窘迫,舌紫,苔薄白,脉弦细。其中医证型是

27. [2016]膀胱损伤后期患者,症见腹痛较前明显减轻,但神疲乏力,面赤咽干,心烦少寐,小便无力,面色无华,舌淡苔薄,脉细数无力。其中医证型是

28. [2017]后尿道损伤伴尿潴留应首选的紧急措施是

　　A. 立即导尿

　　B. 经会阴手术

　　C. 耻骨上膀胱造瘘

　　D. 尿道扩张术

E. 结肠造瘘

29. [2005]Ⅱ°烧伤面积为15%,属于
    A. 轻度
    B. 轻度与中度之间
    C. 中度Ⅱ°
    D. 重度
    E. 特重度

30. [2011]按中国九分法计算烧伤面积,双上肢的面积为
    A. 9%
    B. 18%
    C. 27%
    D. 36%
    E. 46%

31. [2015]按中国新九分法计算,成人双下肢烧伤,其面积是
    A. 30%

B. 46%
C. 9%
D. 18%
E. 27%

32. [2006]毒蛇咬伤质,如为神经毒,其中医名称是
    A. 火毒
    B. 风毒
    C. 风火毒
    D. 热毒
    E. 湿毒

33. [2017]毒蛇咬伤神经毒的治则是
    A. 活血通络,驱风解毒
    B. 清热解毒,活血止痛
    C. 泻火解毒,凉血活血
    D. 清热解毒,凉血熄风
    E. 清营凉血解毒

第十一单元　肿　瘤

1~2题共用选项
    A. 癌
    B. 瘤
    C. 肉瘤
    D. 临界瘤
    E. 纤维瘤

1. [2003]来自间叶组织的恶性肿瘤称为

2. [2003]来自上皮组织的恶性肿瘤称为

3. [2016]下列各项属于恶性肿瘤临床表现的是
    A. 膨胀性生长
    B. 有包膜
    C. 生长较快
    D. 不转移
    E. 不易复发

4. [2008]患者,女,28岁。右前臂圆形肿物如指头大小,质硬,表面光滑,边缘清楚,无粘连,活动度大,应首先考虑的是
    A. 粉瘤
    B. 脂肪瘤
    C. 神经纤维瘤
    D. 纤维瘤
    E. 血管瘤

5. [2012]患者,男,60岁,两天前洗澡发现背部有一肿物,触之柔软,呈分叶状,境界清楚。最有可能的诊断是
    A. 纤维瘤
    B. 粉瘤
    C. 皮脂腺囊肿

D. 交界瘤
E. 脂肪瘤

6. [2017]患儿颈部出现色鲜红,边缘不规则、似草莓样柔软可压缩,压之褪色,考虑为
    A. 毛细血管瘤
    B. 蔓状血管瘤
    C. 海绵状血管瘤
    D. 神经纤维瘤
    E. 脂肪瘤

7~8题共用选项
    A. 肉瘤
    B. 纤维瘤
    C. 神经纤维瘤
    D. 血管瘤
    E. 脂瘤

7. [2016]肿块数十枚,分布于躯干四肢,沿神经干走向生长,大小不等,应首先考虑的诊断是

8. [2016]面颊部肿块如蛋大,质软如绵,表面紫红,按之缩小,放手即复原,应首先考虑的诊断是

9. [2017]患者面部突发肿物,直径约1cm,质软,边界清楚,表面与皮肤粘连,肿物中央皮肤表面有一小孔。应首先考虑的诊断是
    A. 脂肪瘤
    B. 纤维瘤
    C. 神经纤维瘤
    D. 皮脂腺囊肿
    E. 血管瘤

10. [2006]肺癌最常见的症状是

A. 咳嗽

B. 血痰

C. 胸胁胀痛

D. 发热

E. 胸闷

11. [2013]患者吸烟 25 年。近 2 个月消瘦,咳嗽带血 3 天,X 线检查发现右肺外带有实质性占位,为确诊,进一步应作的检查是

A. 痰脱落细胞学检查

B. 肺穿刺

C. 肿瘤标记物检查

D. 痰培养

E. X 线胸片

12. [2016]小细胞肺癌患者,症见胸背部隐隐作痛,咳声减弱,神疲乏力,五心烦热,自汗盗汗,舌红少苔,脉沉细数。治疗应首选的方剂是

A. 百合固金汤

B. 沙参麦门冬汤

C. 六君子汤

D. 白虎汤

E. 海藻玉壶汤

13. [2017]肺癌纵膈受累侵犯下颈交感神经链的体征是

A. 患侧声带麻痹

B. 患侧横膈运动迟缓

C. 上腔静脉综合征

D. 心包堵塞体征

E. Horners 综合征

14~15 题共用选项

A. 左锁骨上窝淋巴结肿大

B. 右锁骨上窝淋巴结肿大

C. 颈部淋巴结肿大

D. 腋下淋巴结肿大

E. 腹股沟淋巴结肿大

14. [2011]胃癌转移多为何处

15. [2011]肺癌转移多为何处

16. [2011]目前唯一比较有效的治疗胃癌的方法是

A. 放射治疗

B. 抗癌治疗

C. 支持治疗

D. 手术切除

E. 心理治疗

17. [2013]患者间断右上腹疼痛 2 个月。现症见两肋胀痛,肋下肿块触痛,纳呆乏力,嗳气泛酸,舌暗有瘀斑,苔薄白,脉弦涩。实验室检查:甲胎蛋白 AFP 升高 3 倍,4 周后复查甲胎蛋白继续升高。B 超示:右肝叶占位性病变,直径 50 mm。其病症结合诊断是

A. 肝癌,气滞血瘀证

B. 肝硬化,热毒伤阴症

C. 慢性肝炎,肝气犯胃证

D. 肝囊肿,气滞血瘀证

E. 肝脓肿,湿热瘀毒证

18. [2013、2015]大肠癌最常见的早期症状是

A. 排便习惯改变

B. 下腹坠胀

C. 大便变细

D. 脓血便

E. 腹痛

19. [2014]治疗直肠癌脾虚湿热证,应首选的方剂是

A. 四妙散合白头翁汤

B. 木香分气丸

C. 参苓白术散

D. 导痰汤

E. 吴茱萸汤

20. [2017]治疗直肠癌湿热瘀毒证应首选的方剂是

A. 四妙散

B. 木香分气丸

C. 吴茱萸汤

D. 导痰汤

E. 参苓白术散

第十二单元　急腹症

1. [2005]患者转移性右下腹痛 2 天,全腹痛 1 天。检查:腹膜刺激征阳性,以右下腹为著,肠鸣音减弱。血白细胞计数 1.8×10^7/L。应首先考虑的是

A. 急性肠胃炎

B. 急性胆囊炎

C. 急性胰腺炎

D. 宫外孕破裂

E. 阑尾炎穿孔并发腹膜炎

2. [2009、2011]肠痈湿热证的首选方剂是

A. 大黄牡丹汤

B. 透脓散

C. 复方大柴胡汤

D. 二妙丸

E. 补阳还五汤

3. [2013]患者,男,70 岁,转移性右下腹痛 3 天。体温 38 ℃,右下腹肌紧张,压痛,反跳痛。实验室检查:血白细胞 20×10^9/L。应首选的治疗措

施是
- A. 中药治疗
- B. 针灸治疗
- C. 应用抗生素
- D. 急诊手术
- E. 择期手术

4. [2016]急性阑尾炎瘀滞证的中医治法是
- A. 通腑排毒,养阴清热
- B. 清热利湿,活血解毒
- C. 清热解毒,活血止痛
- D. 通腑泄热,利湿解毒
- E. 行气活血,通腑泄热

5. [2017]患者突发腹痛,并逐渐转移至右下腹,进行性加剧,右下腹压痛、反跳痛阳性,腹皮挛急,可摸及包块,壮热,恶心纳差,便秘,舌红,苔黄腻,脉滑数。治疗可与大黄牡丹汤合用的方剂是
- A. 红藤煎剂
- B. 透脓散
- C. 白虎汤
- D. 犀角地黄汤
- E. 托里消毒散

6. [2005]患者,男,70岁。腹胀、腹痛、恶心、呕吐,无排便、排气2天。查体:腹胀不均匀,以左下腹明显,可见肠型,左下腹有明显压痛,应首先考虑的诊断是
- A. 肠套叠
- B. 粘连性肠梗阻
- C. 嵌顿疝
- D. 麻痹性肠梗阻
- E. 肠扭转

7~8题共用选项
- A. 复方大承气汤
- B. 小承气汤
- C. 增液承气汤
- D. 甘遂通结汤
- E. 麻子仁丸

7. [2012]治疗肠梗阻水结湿阻证方选

8. [2012]治疗肠梗阻肠腑热结证应首选

9. [2013]治疗急性肠梗阻气滞血瘀证应首选的方剂是
- A. 桃仁承气汤
- B. 桃红四物汤
- C. 增液承气汤
- D. 复方大承气汤
- E. 甘遂通结汤

10. [2012]右腹痛伴高热寒战,继而出现黄疸,见于以下哪种疾病
- A. 急性肝炎
- B. 慢性肝炎
- C. 急性胆囊炎
- D. 急性梗阻性化脓性胆管炎
- E. 急性阑尾炎

11. [2016]患者行纤维胆道镜检查术后2天,突然出现发热寒战、腹痛、黄疸。应首先考虑的诊断是
- A. 胰腺炎
- B. 胆管炎
- C. 十二指肠穿孔
- D. 腹膜炎
- E. 内脏损伤

12. [2017]茵陈_____治疗急性胆囊炎的中医证_____
- A. _____
- _____
- _____证
- _____瘀凝证
- _____肝胃不和证

13. [2011]急性胰腺炎的淀粉酶测定哪项是正确的
- A. 血清淀粉酶起病后6~12小时开始升高
- B. 血清淀粉酶起病后24小时达到高峰
- C. 血清淀粉酶起病后一般持续5~7天后下降
- D. 尿淀粉酶起病12小时后开始上升
- E. 尿淀粉酶升高较快,下降较慢,持续2~4周

14. [2006]患者,女,39岁。诊断为急性胰腺炎,症见全腹疼痛,痛而拒按,发热,口苦而干,脘腹胀满,小便短赤,大便秘结,舌红,苔黄腻,脉滑数。其证型是
- A. 肝郁气滞
- B. 肠胃热结
- C. 脾胃湿热
- D. 肝郁脾虚
- E. 血瘀内停

15. [2013]患者酗酒后感上腹剧痛,并向腰部放射,伴发热,恶心呕吐,腹胀。查体:腹平软,上腹呈束带式压痛,腰部可见瘀斑。应首先考虑的诊断是
- A. 急性胰腺炎
- B. 急性胆囊炎
- C. 肾绞痛
- D. 急性胃炎
- E. 急性肠炎

16. [2016]患者酗酒后突感左上腹剧痛,并向背部放射,伴发热,恶心呕吐。查体:腹平软,左上腹呈束带式压痛,肝脾不大。其最可能的诊断是
- A. 急性胆囊炎
- B. 急性胰腺炎
- C. 急性肠炎

D. 心肌梗死

E. 急性胃炎

17. [2017]患者餐后 2 小时突发性上腹痛,刀割样,恶心呕吐,全腹压痛,反跳痛阳性,腹肌紧张为确诊,进一步应作的检查是

A. 血清淀粉酶

B. 立位腹部平片

C. 腹部彩超

D. 肝肾功能

E. 血脂肪酶

第十三单元　甲状腺疾病

1. [2012]刘某,女,25 岁。甲状腺肿大,边缘不清,皮色如常,质软不痛,随吞咽而上下移动,伴四肢困乏,气短,纳呆体瘦。舌淡红,苔薄,脉弱无力。治疗首选方为

A. 四海舒郁丸

B. 海藻玉壶汤

C. 牛蒡解肌汤

D. 柴胡清肝汤

E. 通气散坚丸

2. [2015]患者,女,24 岁,心悸,多汗,多食,失眠 2 年。查体:甲状腺Ⅱ度肿大,血管杂音(一),尿糖(+),血糖正常。对确诊最有意义的检查是

A. 甲状腺 B 超

B. 糖化血红蛋白

C. FT3、FT4 和 FSH 测定

D. 基础代谢率

E. 心电图

3. [2016]单纯性甲状腺肿患者,症见颈部肿块皮宽质软,伴有神情呆滞,倦怠畏寒,行动迟缓,肢冷,性欲下降,舌质淡,脉沉,其中医治法是

A. 疏肝解郁,健脾益气

B. 疏肝补肾,调摄冲任

C. 疏肝解郁,软坚化痰

D. 调补肝肾,益气健脾

E. 益气养血,疏肝补肾

4. [2006]治疗甲状腺炎气滞痰凝证,应首选

A. 海藻玉壶汤

B. 普济消毒饮合丹栀逍遥散

C. 透脓散合仙方活命饮

D. 龙胆泻肝汤合芍药散

E. 知柏地黄汤合当归六黄汤

5. [2006]下列各项不是甲亢手术并发症的是

A. 呼吸困难和窒息

B. 声音嘶哑

C. 呛咳

D. 甲状腺危象

E. 吞咽困难

6. [2008]患者,女,44 岁。患甲状腺功能亢进 10 余年,现瘿肿质软,目涩目突,手颤,心悸少寐,腰膝酸软,头晕耳鸣,舌质红,苔少,脉细数。治宜

A. 天王补心丹

B. 海藻玉壶汤

C. 丹栀逍遥散合消瘰丸

D. 四海舒郁丸

E. 知柏地黄汤合当归六黄汤

7~8 题共用选项

A. 心肝阴虚

B. 心脾两虚

C. 心胆气虚

D. 心肾阴虚

E. 心阴亏虚

7. [2008]患者瘿肿质软,目突手颤,口干目涩,心悸心慌,消谷善饥,腰膝酸软,耳鸣目眩,舌红少苔,脉细数。其证型是

8. [2008]患者瘿肿质软,或大或小,心悸不宁,心烦不寐,目眩手颤,多食消瘦,口干咽燥,恶热多汗,舌红少苔,脉细数。其证型是

9. [2015]患者,女,26 岁,半年前出现心悸,多食,手抖。病症见口燥咽干,潮热盗汗,心悸,失眠多梦,舌质红,苔少,脉细数。查体:消瘦,心率 118 次/分,律齐。双侧突眼,双甲状腺Ⅱ度肿大。应首先考虑的中医诊断是

A. 瘰病,痰瘀互结证

B. 瘿病,阴虚火旺证

C. 瘿病,肝气郁结证

D. 瘰病,肝肾不足证

E. 瘿病,痰瘀互结证

10. [2015]瘿病气阴两虚证的治法为

A. 滋阴清热,宁心柔肝

B. 补脾健胃,养血安神

C. 疏肝理气,活血化瘀

D. 清热泻火,化痰软坚

E. 益气养阴,泻火化痰

11. [2016]甲状腺功能亢进术后 48 小时内最危急的并发症是

A. 呼吸困难

B. 说话费力

C. 饮水呛咳

D. 手足抽搐

E. 恶寒发热

12. [2016]下列各项不属于甲状腺功能亢进手术并发症的是
　　A. 呼吸困难
　　B. 声音嘶哑
　　C. 饮水呛咳
　　D. 手足抽搐
　　E. 吞咽困难

13. [2016]患者因甲状腺功能亢进症行手术治疗后24小时,突然出现高热40℃、脉率130次/分,烦躁,谵妄,大汗,呕吐。应首先考虑的诊断是
　　A. 低钠血症
　　B. 低钾血症
　　C. 甲状腺危象
　　D. 喉上神经损伤
　　E. 喉返神经损伤

14. [2016]甲状腺功能亢进患者,症见瘿肿,质软不硬,喉感堵塞,胸闷不舒,性急易怒,眼突舌颤,倦怠乏力,舌红,苔薄腻,脉弦滑。其中医治法是
　　A. 疏肝理气,软坚散结
　　B. 清热解毒,化痰活血
　　C. 清热解毒,理气解郁
　　D. 养血祛瘀,清热解毒
　　E. 益气养阴,泻火化痰

15. [2017]治疗甲状腺功能亢进后手足抽搐,应首选的药物是
　　A. 葡萄糖
　　B. 肾上腺素
　　C. 氯化钾
　　D. 碘剂
　　E. 葡萄糖酸钙

16. [2010、2011]颈部一肿块,偏内侧,无痛,可随吞咽动作而活动,病程久,可考虑为
　　A. 甲状腺肿瘤
　　B. 甲状腺癌
　　C. 慢性淋巴性甲状腺炎
　　D. 结节性甲状腺肿
　　E. 甲状舌骨囊肿

17. [2009]甲状腺瘤肝郁气滞证的最佳选方是
　　A. 桃红四物汤
　　B. 逍遥散
　　C. 养阴清肺汤
　　D. 通窍活血汤
　　E. 知柏地黄丸

18. [2013]患者发现颈部肿块2天。查体:气管右侧可扪及一结节,质硬,表面不光滑,可随吞咽上下移动,同侧胸锁乳突肌前缘可扪及2个肿大淋巴结。应首先考虑的诊断是
　　A. 甲状腺肿
　　B. 甲状腺腺瘤
　　C. 甲状腺炎
　　D. 甲状腺癌
　　E. 甲状旁腺腺瘤

19. [2017]甲状腺癌患者,肿块坚硬如石,推之不移,局部僵硬,形体消瘦,皮肤枯槁,声音嘶哑,腰酸无力,舌苔红,少苔,脉沉细数。治疗应首选的方剂是
　　A. 海藻玉壶汤合逍遥散
　　B. 桃红四物汤合海藻玉壶汤
　　C. 通窍活血汤合养阴清肺汤
　　D. 柴胡疏肝散合海藻玉壶汤
　　E. 龙胆泻肝汤合藻药散

第十四单元　乳腺疾病

1. [2005]诊断乳房深部脓肿的主要依据是
　　A. 恶寒发热,乳房触痛
　　B. 乳房红肿热痛
　　C. 穿刺抽出脓性液体
　　D. 局部检查有波动感
　　E. 超声检查提示有液平

2. [2005]关于急性乳腺炎酿脓期治疗方法的叙述,下列哪项是正确的
　　A. 切开引流
　　B. 乳房按摩
　　C. 穿刺排脓
　　D. 取芒硝热敷
　　E. 内服瓜蒌牛蒡汤

3. [2006]治疗急性乳腺炎肝胃郁热证,应首选

　　A. 透脓散
　　B. 托里消毒散
　　C. 逍遥散
　　D. 瓜蒌牛蒡汤
　　E. 柴胡疏肝散

4. [2005]患者,女,23岁。产后23天,左乳房肿痛,伴发热恶寒,口干,舌红苔薄黄、脉浮数。查体:左乳外上象限可扪及一硬块,皮肤微红压痛。诊断为急性乳腺炎。治疗应首选青霉素加
　　A. 瓜蒌牛蒡汤
　　B. 黄连清解汤
　　C. 四妙散
　　D. 黄连解毒汤
　　E. 仙方活命饮

5. [2010]患者,女,24 岁。有先天性乳头凹陷史。近 1 月来发现右乳晕内侧有一直径约 3cm 肿块,局部疼痛不适,形态不规则,边界尚清,质地硬韧,挤压后可见白色脂汁样物质自乳头溢出。应首先考虑的是
   A. 乳晕部痈疖
   B. 乳腺癌
   C. 浆细胞性乳腺炎
   D. 导管内乳头状瘤
   E. 乳房部漏管

6. [2016]治疗急性乳腺炎肝胃郁热证,应首选的方剂是
   A. 逍遥散
   B. 透脓散
   C. 托里消毒散
   D. 瓜蒌牛蒡汤
   E. 柴胡疏肝散

7. [2017]瓜蒌牛蒡汤治疗急性乳腺炎的哪个证型
   A. 热毒炽盛证
   B. 肝胃郁热证
   C. 痰瘀凝结证
   D. 正虚毒恋证
   E. 肝郁气滞证

8. [2009]对于乳腺增生病肿块的描述以下哪项是正确的
   A. 乳房肿块,局部皮肤红、热
   B. 单侧乳房的单个肿块,无明显自觉症状
   C. 乳房肿块,伴有乳房轮廓的轻度异常
   D. 位于乳晕区的单个乳房肿块,伴有乳头单孔溢液
   E. 乳房肿块,伴有周期性乳房胀痛

9. [2008]乳腺囊性增生病用逍遥散加味治疗,其证型是
   A. 肝郁气滞
   B. 痰瘀凝结
   C. 气滞血瘀
   D. 冲任失调
   E. 肝脾不和

10~11 题共用选项
   A. 龙胆泻肝汤
   B. 越鞠丸
   C. 瓜蒌牛蒡汤
   D. 开郁散
   E. 逍遥散

10. [2013]治疗急性乳腺炎肝胃郁热证,应首选的方剂是

11. [2013、2016]治疗乳腺增生症肝郁气滞证,应首选的方剂是

12. [2003]患者,女,25 岁。左乳内肿块,呈卵圆形,质地坚韧,表面光滑,活动度大,无压痛。应首先考虑的是
    A. 乳房结核
    B. 乳腺增生病
    C. 乳腺纤维腺瘤
    D. 乳癌
    E. 乳腺导管扩张症

13. [2005]首选用于治疗乳腺纤维瘤肝郁痰凝证的方剂是
    A. 柴胡疏肝散
    B. 丹栀逍遥散
    C. 二陈汤加减
    D. 逍遥散合二陈汤
    E. 逍遥散合香贝养荣汤

14~15 题共用选项
    A. 逍遥散
    B. 失笑散
    C. 桃红四物汤
    D. 二仙汤
    E. 瓜蒌牛蒡汤

14. [2017]治疗乳房纤维腺瘤肝气郁结证,应首选的方剂是

15. [2017]治疗乳腺增生病冲任失调证,应首选的方剂是

16. [2006]患者,女,45 岁。1 周前发现右乳外上结节,直径约 2.5 cm,较硬,不易推动,无压痛,乳头轻度内陷,皮肤呈橘皮样,右侧腋下触及一直径 0.8 cm 的淋巴结,表面光滑,活动度好。应首先考虑的中医诊断是
    A. 乳癖
    B. 乳核
    C. 乳岩
    D. 乳痨
    E. 乳痈

17. [2007]首选用于治疗乳癌肝郁气滞证的方剂是
    A. 四逆散合开郁散
    B. 二仙汤加味
    C. 清瘟败毒饮合桃红四物汤
    D. 逍遥散
    E. 人参养荣汤

18. [2010]下列乳腺癌中属于高分化癌的是
    A. 硬癌
    B. 骨髓样癌
    C. 炎性乳腺癌
    D. 湿疹样癌
    E. 胶样癌

19. [2011]乳房外上象限一无痛肿块,伴腋窝淋巴

结肿大,可考虑
 A. 乳房纤维腺瘤
 B. 乳腺导管扩张症
 C. 乳腺癌
 D. 乳腺增生病
 E. 急性乳腺炎

20. [2015]下列各项不属于乳腺癌局部典型体征

的是
 A. 肿块表面不光滑
 B. 肿块活动
 C. 橘皮样变
 D. 乳头内陷
 E. 肿块质地坚硬

第十五单元　胃、十二指肠溃疡的外科治疗

1. [2010]下列不属于溃疡病手术适应证的是
 A. 溃疡伴急性穿孔,保守治疗无效者
 B. 慢性溃疡,症状不明显者
 C. 溃疡伴反复消化道出血,经保守治疗出血不止者
 D. 多年溃疡病史,且发作频繁,症状逐渐加重,经内科治疗无效,影响工作和生活者
 E. 怀疑溃疡恶变者

2. [2005]患者,男,28 岁。餐后突发性右上腹痛,疑为十二指肠溃疡穿孔。下列检查中最具有诊断意义的是
 A. 肠鸣音消失
 B. 腹腔穿刺
 C. 肠鸣音亢进
 D. 上腹压痛、反跳痛
 E. 立位腹部平片可见膈下游离气体

3. [2009、2010]胃、十二指肠溃疡穿孔期临床特点之一是
 A. X 线检查右膈下均有游离气体
 B. 穿孔多发生在窦部后壁
 C. 既往均有溃疡病史
 D. 确诊后一律需手术治疗
 E. 有时可引起右下腹剧痛

4. [2011]关于胃、十二指肠溃疡急性穿孔的处理,下列哪项是错误的
 A. 腹膜炎严重宜行单纯穿孔缝合术
 B. 一旦确诊后,应尽早手术治疗
 C. 饱餐后穿孔宜手术治疗
 D. 穿孔后并大出血宜手术治疗
 E. 就诊时腹腔炎症已有局限趋势者,需手术治疗

5. [2016]患者餐后突发性上腹痛,刀割样,恶心呕吐,全腹压痛,反跳痛和腹肌紧张。为明确诊断,应首选的辅助检查是
 A. 腹部 MRI
 B. 立位腹部平片
 C. 腹腔穿刺
 D. 肝、肾功能
 E. 血脂肪酶

6. [2013]瘢痕性幽门梗阻胃中积热证的中医治法是
 A. 养阴益气,降气止呕
 B. 清泄胃热,和中降逆
 C. 养阴清热,降逆止呕
 D. 清泻胃火,降气止呕
 E. 养胃生津,和中降逆

7. [2015]胃、十二指肠溃疡瘢痕性幽门梗阻脾胃虚寒证应首选的方剂是
 A. 麦门冬汤
 B. 天台乌药散
 C. 丁香散
 D. 大黄黄连泻心汤
 E. 小柴胡汤

8. [2016]治疗瘢痕性幽门梗阻气阴两虚证应首选的方剂是
 A. 丁香散
 B. 导痰汤
 C. 大黄黄连泻心汤
 D. 黄连解毒汤
 E. 麦门冬汤

第十六单元　门静脉高压症

1. [2009]患者,男,56 岁,患肝病反复发作 20 余年,近日出现乏力、嗜睡、厌食、脾肿大、脾功能亢进、腹水,应首先考虑诊断为
 A. 急性肝炎
 B. 肝硬化
 C. 黑热病

 D. 门脉高压症
 E. 肝性脑病

2. [2010]反复出现吐血、柏油样便伴脾肿大、腹水、腹壁静脉曲张的疾病是
 A. 消化性溃疡
 B. 胃癌

C. 门脉高压症

D. 食管癌

E. 慢性胃炎

3. [2016]治疗门静脉高压症寒湿困脾证应首选的方剂是

    A. 少腹逐瘀汤

    B. 血府逐瘀汤

    C. 膈下逐瘀汤

    D. 实脾饮

E. 独参汤

4. [2017]治疗门静脉高压症气随血脱证应首选的方剂是

    A. 实脾饮

    B. 独参汤

    C. 麦门冬汤

    D. 人参养荣汤

    E. 膈下逐瘀汤

第十七单元　腹外疝

1～2 题共用选项

    A. 皮肤,皮下组织

    B. 腹膜与腹横筋膜内侧的 1/3 尚有联合腱

    C. 腹内斜肌和腹横肌下缘

    D. 腹股沟韧带和腔隙韧带

    E. 腹外斜肌腱膜

1. [2006]腹股沟管的上壁是

2. [2006]腹股沟管的下壁是

3. [2009]最易引起嵌顿的疝是

    A. 直疝

    B. 斜疝

    C. 股疝

    D. 脐疝

    E. 切口疝

4. [2017]加强腹股沟管前壁最常用的方法是

    A. 高位结扎

    B. 弗格森法

    C. 巴西尼法

    D. 无张力疝修补术

    E. 麦可威法

5～6 题共用选项

    A. 腹股沟斜疝

    B. 腹壁疝

    C. 腹股沟直疝

    D. 脐疝

    E. 切口疝

5. [2012]腹股沟区出现肿块,站立体位出现,躺下按住内环不出来,应首选考虑诊断为

6. [2012]腹股沟区出现肿块,站立体位出现,躺下按住内环出来,应首选考虑诊断为

7. [2016]患者右腹股沟韧带下方卵圆窝处出现一半球形肿块,站立或咳嗽时明显感到不适,查体:肿块局部压痛,表面光滑,移动性差,不可还纳,其诊断是

    A. 易复性斜疝

    B. 嵌顿性斜疝

    C. 难复性斜疝

    D. 股疝

    E. 直疝

第十八单元　泌尿、男性生殖系统疾病

1. [2006]患者,男,58 岁。突然出现左腰部疼痛,剧烈难忍受,且向下腹部放射,伴有血尿。查体:左肾区叩击痛阳性。应首先考虑的诊断是

    A. 石淋

    B. 精浊

    C. 肠结

    D. 子痈

    E. 癃闭

2. [2005]对于输尿管结石引起梗阻而致的肾功能明显受损,应采取的措施是

    A. 肾盂造瘘

    B. 膀胱造瘘

    C. 立刻使用利尿剂

    D. 立刻中药排石

E. 输尿管切开取石

3. [2016]治疗泌尿系统结石湿热蕴结证应首选的方剂是

    A. 济生肾气丸

    B. 金铃子散

    C. 八正散

    D. 六味地黄丸

    E. 仙方活命饮

4～5 题共用选项

    A. 八正散

    B. 丹栀逍遥散合石韦散

    C. 无比山药丸

    D. 知柏地黄汤

    E. 金匮肾气丸

4. [2016]治疗淋证肝胆郁热证应首选的方剂是

5. [2016]治疗淋证膀胱湿热证应首选的方剂是

6. 患者,男,32 岁。阴囊潮红,睾丸肿痛 2 天,伴发热恶寒,舌红苔黄腻,脉弦数。其治法是
   A. 清热利湿,解毒消肿
   B. 疏肝解毒,活血散结
   C. 疏肝解郁,清热消肿
   D. 凉血解毒,活血散结
   E. 扶正托毒,散结解毒

7. 附睾炎脓出毒泄证首选
   A. 龙胆泻肝汤
   B. 仙方活命饮
   C. 仙方活命饮
   D. 八正散
   E. 滋阴除湿汤

8～9 题共用选项
   A. 阴虚火旺
   B. 湿热下注
   C. 肾阳不足
   D. 气血瘀滞
   E. 中气下陷

8. [2005]慢性前列腺炎患者、头晕,精神不振,腰酸膝冷,阳痿,早泄,稍劳后即有白浊溢出,舌淡红,脉细。其证型是

9. [2005]前列腺增生症患者,小便自溢,精神萎靡,腰膝酸软,面色㿠白,畏寒喜暖,舌淡苔薄白,脉沉细。其证型是

10. [2006]患者,男,35 岁。尿频,尿道灼痛,会阴部隐痛。前列腺液镜检:白细胞增多,卵磷脂小体减少,应首先考虑的中医诊断是
    A. 精癃
    B. 子痈
    C. 子痰
    D. 水疝
    E. 精浊

11. [2006]患者,男,34 岁。有慢性前列腺炎史,现感少腹、睾丸、会阴胀痛不适,舌有瘀点,脉细涩。治疗应首选
    A. 八正散
    B. 大分清饮
    C. 抵当汤
    D. 前列腺汤
    E. 右归饮

12. [2012]李某,男,40 岁。肛门、睾丸坠胀不适,间有疼痛,偶见有血尿,舌紫,苔白,脉沉涩。最可能的中医诊断为
    A. 子痰
    B. 囊痈

C. 子痈
D. 精浊
E. 精癃

13～14 题共用选项
    A. 尿频
    B. 进行性排尿困难
    C. 无痛性血尿
    D. 尿潴留
    E. 发热

13. [2006]癃闭最重要的症状是

14. [2006]癃闭最早期的症状是

15. [2013]患者,男,65 岁。有前列腺增生病史,小便频数不爽,淋沥不尽,伴头晕目眩,腰膝酸软,尿黄而热,舌红少苔,脉细数。治疗应首选
    A. 抵当丸
    B. 济生肾气丸
    C. 知柏地黄汤
    D. 前列腺汤
    E. 补中益气汤

16. [2013]前列腺增生症患者,尿频不爽,排尿无力,尿线变细,滴沥不畅,伴倦怠乏力,气短懒言,食欲不振,面色无华。舌淡,苔白,脉细。其中医治法是
    A. 温补肾阳,行气化水
    B. 滋补肾阳,清利小便
    C. 清热利湿,通闭利尿
    D. 行气活血,通窍利尿
    E. 健脾温肾,益气利尿

17. [2016]前列腺增生症患者,尿频不爽,排尿无力,尿线变细,滴沥不畅,伴倦怠无力,气短懒言,面色无华,舌淡,苔白,脉细弱,其中医证型是
    A. 湿热下注证
    B. 气滞血瘀证
    C. 脾肾气虚证
    D. 肾阳衰微证
    E. 肾阴亏虚证

18. [2016]治疗前列腺增生症脾肾气虚证应首选的方剂是
    A. 八正散
    B. 沉香散
    C. 补中益气汤
    D. 济生肾气丸
    E. 知柏地黄丸

19～20 题共用选项
    A. 尿频、尿急、尿痛
    B. 进行性排尿困难
    C. 尿潴留

D. 无痛性血尿

E. 突发腰腹痛伴血尿

19. [2017]属于前列腺增生症状的是

20. [2017]属于泌尿系结石症状的是

第十九单元 肛门直肠疾病

1. [2016]嵌顿性内痔的临床分期是

  A. Ⅰ期

  B. Ⅱ期

  C. Ⅲ期

  D. Ⅳ期

  E. Ⅴ期

2. [2017]患者,女,28岁。周期性无痛性便血2年,呈滴血状,新鲜,量较多,痔核较大,便时痔核脱出肛外,便后能自行还纳,应首先考虑的诊断是

  A. Ⅰ期内痔

  B. Ⅱ期内痔

  C. Ⅲ期内痔

  D. Ⅳ期内痔

  E. 血栓外痔

3. [2010]锁肛痔的常见症状是

  A. 疼痛

  B. 便血

  C. 便秘

  D. 肛裂

  E. 肛瘘

4. [2009、2010、2011]内痔的主要症状是

  A. 便血、疼痛

  B. 便血、有分泌物

  C. 便血、脱出

  D. 便血、肛门痒

  E. 便血、异物感

5. [2015]下列各项适宜用胶圈套扎疗法的是

  A. 血栓性外痔

  B. Ⅱ、Ⅲ期内痔

  C. 赘皮外痔

  D. 内痔嵌顿

  E. 静脉曲张外痔

6. [2009]患者Ⅱ期内痔,便血鲜红,便时有物脱出,口渴,大便秘结,舌苔黄,脉数。治疗应首选

  A. 龙胆泻肝汤

  B. 五神汤

  C. 归脾汤

  D. 小承气汤

  E. 凉血地黄汤

7. [2015]患者Ⅱ期内痔,便血鲜红,量多,便时有物脱出,可自行还纳,肛门灼热,舌红苔黄腻,脉弦数。治疗应首选的方剂是

  A. 增液承气汤

B. 知柏地黄丸

C. 龙胆泻肝汤

D. 五神汤

E. 脏连丸

8. [2013]内痔风伤肠络证的中医治法是

  A. 清热利湿祛风

  B. 补气升提之血

  C. 清热凉血祛风

  D. 清热渗湿止血

  E. 通腑泄热化瘀

9. [2017]血栓性外痔的中医治法为

  A. 清热凉血祛风

  B. 补气升提之血

  C. 清热利湿祛风

  D. 清热渗湿止血

  E. 通腑泄热化瘀

10～11题共用选项

  A. 瘙痒

  B. 便血

  C. 便秘

  D. 流脓

  E. 疼痛

10. [2016]内痔的主要临床表现是

11. [2016]血栓外痔的主要临床表现是

12. [2017]治疗便血不伴疼痛及痔块脱出的内痔,其中医治法是

  A. 清热凉血祛风

  B. 清热渗湿止血

  C. 清热利湿祛风

  D. 补气升提止血

  E. 通腑泄热化瘀

13. [2011]患者,女,34岁。肛门周围红肿8天。检查:截石位肛门5点处有6 cm×3 cm红肿区,灼热,无波动感,压痛明显。其诊断是

  A. 肛瘘

  B. 肛门直肠周围脓肿

  C. 肛裂

  D. 肛门边缘脂肪瘤

  E. 肛周平滑肌瘤

14. [2013]患者肛门周围突然肿痛,持续加重,伴恶寒发热,大便秘结,小便短赤,局部红肿热痛。应首先考虑的诊断是

  A. 肛窦炎

B. 内痔嵌顿

C. 肛门周围脓肿

D. 肛裂

E. 炎性外痔

15. [2016]患者肛周疼痛 7 天,痛如鸡啄,夜寐不能,伴恶寒发热,口干便秘,肛周按之有波动感,舌红苔黄,脉弦滑。治疗应首选的方剂是

A. 五味消毒饮

B. 凉血地黄汤

C. 仙方活命饮

D. 透脓散

E. 脏连丸

第二十单元　周围血管疾病

1. [2011]患者,男,36 岁。手术后 1 周突然出现右下肢疼痛肿胀,皮肤色泽发绀,皮温增高,浅静脉怒张,大腿内侧有明显压痛,并伴有低热。应首先考虑的是

A. 脱疽

B. 血栓性浅静脉炎

C. 下肢深静脉血栓形成

D. 动脉硬化闭塞症

E. 糖尿病坏疽

2. [2006]血栓闭塞性脉管炎热毒证的治法是

A. 清热解毒,化瘀止痛

B. 活血通络,散寒止痛

C. 清热凉血,疏通经络

D. 温阳通脉,祛寒化湿

E. 清热解毒,化痰通络

3. [2015]血栓闭塞性脉管炎寒湿证的治法是

A. 清热解毒,活血化瘀

B. 活血通络,散寒止痛

C. 清热活血,疏通经络

D. 温阳通脉,祛寒化湿

E. 清热解毒,化痰通络

4. [2016]血栓闭塞性脉管炎患者,症见右下肢暗红,下垂时更甚,足趾毳毛脱落,趺阳脉搏动消失,持续性疼痛,夜间痛甚。舌质红,苔薄白,脉沉细而涩。其中医证型是

A. 寒湿证

B. 血瘀证

C. 热毒证

D. 湿热证

E. 肾虚证

5. [2013]治疗血栓闭塞性脉管炎寒湿证首选方剂是

A. 阳和汤

B. 四妙勇安汤

C. 桃红四物汤

D. 十全大补丸

E. 六味地黄丸

6. [2014]治疗血栓闭塞性脉管炎热毒证首选方剂是

A. 阳和汤

B. 四妙勇安汤

C. 桃红四物汤

D. 十全大补丸

E. 附桂八味丸

7. [2017]四妙勇安汤治疗血栓闭塞性脉管炎的中医证型是

A. 寒湿证

B. 血瘀证

C. 热毒证

D. 肾虚证

E. 气虚证

8. [2009]对脱疽寒湿证的症状描述中错误的是

A. 间歇性跛行

B. 肢体寒冷

C. 苍白

D. 静息痛

E. 趺阳脉搏动减弱

9. [2010]患者,男,66 岁。有高血压病史 10 余年。2 年来双下肢发凉麻木,时有小腿部抽痛及间歇性跛行,近来足痛转为持久性静止痛,夜间尤甚,往往抱膝而坐,足背动脉搏动消失。其诊断是

A. 血栓闭塞性脉管炎

B. 雷诺氏病

C. 糖尿病足

D. 动脉硬化性闭塞症

E. 动脉栓塞

10. [2010]阳和汤适用的脱疽证候是

A. 寒凝血脉证

B. 血瘀脉络证

C. 热毒蕴结证

D. 脾肾阳虚证

E. 气阴两虚证

11. [2013]患者,男,75 岁。右足发凉、怕冷、沉重,麻木感月余,伴有间歇性跛行,趺阳脉搏动减弱。舌质淡,脉沉细。其中医证型是

A. 脾肾阳虚证

B. 风寒阻络证

C. 血瘀脉络证

D. 寒凝血脉证

E. 热毒蕴结证

12. [2016]动脉硬化性闭塞症热毒蕴结证的中医治法是

A. 清热解毒,利湿通络

B. 活血化瘀,通络止痛

C. 清热凉血,疏通经络

D. 温经散寒,活血化瘀

E. 补肾健脾,益气养血

13. [2016]动脉硬化性闭塞症寒凝血脉证的中医治法是

A. 清热解毒,利湿通络

B. 活血化瘀,通络止痛

C. 清热凉血,疏通经络

D. 温经散寒,活血化瘀

E. 补肾健脾,益气养血

14. [2017]单纯性下肢静脉曲张气血瘀滞证首选

A. 血府逐瘀汤

B. 桃仁四物汤

C. 柴胡疏肝散

D. 膈下逐瘀汤

E. 补阳还五汤

第二十一单元　皮肤及性传播疾病

1. [2013]患者腰部带状排列簇集状皮疹潮红,疱壁紧张,灼热刺痛,伴口苦咽干,烦躁易怒,大便干,小便黄,舌质红,苔黄厚,脉弦滑数。治疗应首选的方剂是

A. 柴胡疏肝散

B. 银翘散

C. 龙胆泻肝汤

D. 除湿胃苓汤

E. 黄连解毒汤

2. [2015]患者头部、耳后红斑,密集粟粒大小丘疹,丘疱疹,基底潮红,有糜烂及结痂,对称性分布。其诊断是

A. 湿疹

B. 蛇串疮

C. 黄癣

D. 白癣

E. 黑点癣

3. [2016]皮肤瘙痒症患者,皮肤瘙痒剧烈,遇热更甚,皮肤抓破后有血痂,伴心烦,口渴,尿黄,便秘,舌质红,苔薄黄,脉浮数。治疗时应与四物汤合用的方剂是

A. 银翘散

B. 桂枝汤

C. 消风散

D. 苦参汤

E. 当归饮子

4. [2017]皮肤瘙痒难忍,粗糙肥厚可用

A. X 线

B. 激光

C. 紫外线

D. 抗生素

E. 灰黄霉素

5～6 题共用选项

A. 好发于躯干、四肢近端,皮疹为椭圆形红斑,上覆较薄细碎鳞屑

B. 皮疹局限,边界清楚,皮疹肥厚粗糙,或呈苔藓样变,颜色褐红,阵发瘙痒

C. 皮疹为红色的斑丘疹,上覆多层银白色鳞屑,刮之有薄膜和露水珠样出血点

D. 好发于头皮部位,淡红色斑片有较厚糠枇状鳞屑,瘙痒,常伴脱发

E. 多发于儿童面部的白斑,上覆少量糠状鳞屑,界限不清

5. [2016]寻常型银屑病的表现是

6. [2016]慢性湿疹的表现是

7. [2017]治疗银屑病风热血燥证应首选的方剂是

A. 凉血地黄汤

B. 当归饮子

C. 萆薢渗湿汤

D. 桃红四物汤

E. 清营汤

8. [2011]王某,24 岁,患慢性淋病,小便不畅,短涩,淋沥不尽,腰酸腿软,疲劳易发,五心烦热,食少纳差,舌红,苔少,脉细数。其证候是

A. 湿热毒蕴

B. 阴虚毒恋

C. 毒邪流窜

D. 热毒入络

E. 脾虚湿蕴

9. [2017]患者,男,30 岁。5 天前有不洁性生活史,昨天发现尿道口红肿发痒,轻度刺痛,排尿不适,今晨排尿时尿道外口刺痛灼热,排尿后减轻,尿道口有黄色黏稠的脓性分泌物。应首先考虑的诊断是

A. 梅毒

B. 淋病

C. 尖锐湿疣

D. 慢性前列象炎

E. 前列腺增生症

10. [2015]患者,男,47岁。3周前有不洁性交史,近日发现在冠状沟和龟头部位出现一椭圆形的溃疡,质硬,边界清楚,右侧腹股沟处有质硬的淋巴结,无明显压痛,伴大便秘结,小便短黄。应首选考虑的诊断是
    A. 一期梅毒
    B. 尖锐湿疣
    C. 生殖器疱疹
    D. 潜伏梅毒
    E. 三期梅毒

11. [2015]五虎汤治疗梅毒的中医证型是
    A. 肝经湿热证
    B. 肝肾亏损证
    C. 心肾亏虚证
    D. 湿热蕴毒证
    E. 毒结筋骨证

12. [2016、2017]二期梅毒的主要表现是
    A. 疳疮
    B. 硬下疳
    C. 杨梅结毒
    D. 杨梅疮
    E. 脊髓痨

13～14题共用选项
    A. 2～10天
    B. 6～8年
    C. 2～4周
    D. 3个月
    E. 1～12个月

13. [2017]淋病潜伏期为

14. [2017]尖锐湿疣潜伏期为

15. [2017]疳疮是
    A. 杨梅疮
    B. 硬下疳
    C. 脊髓痨
    D. 心血管梅毒
    E. 杨梅结毒

16～17题共用选项
    A. 硬下疳
    B. 脊髓痨
    C. 杨梅疮
    D. 神经梅毒
    E. 心血管梅毒

16. [2017]一期梅毒的主要表现是

17. [2017]二期梅毒的主要表现是

第一单元　女性生殖系统解剖

1. [2005]下列各项不属于女性生殖器内脏部分的是
   A. 子宫
   B. 卵巢
   C. 前庭大腺
   D. 输卵管
   E. 附件

2. [2017]下列各项不属于骨盆组成的是
   A. 骶骨
   B. 尾骨
   C. 髋骨
   D. 耻骨
   E. 股骨

3～4 题共用选项
   A. 大阴唇
   B. 小阴唇
   C. 前庭大腺
   D. 阴道前庭
   E. 处女膜

3. [2003]发生感染时,最易形成炎症及脓肿的部位是

4. [2003]局部受伤时,最易出血,形成血肿的部位是

5. [2003]下列关于子宫的叙述错误的是
   A. 位于骨盆腔中央
   B. 宫腔呈上窄下宽的三角形
   C. 主月经

D. 主孕育胎儿
E. 形态似腑,功能似脏

6～7 题共用选项
   A. 子宫部
   B. 输卵管峡
   C. 输卵管壶腹
   D. 输卵管漏斗
   E. 输卵管伞

6. [2003]女性结扎手术部位应首选

7. [2003]用以识别输卵管的标志是

8. [2005]下列叙述中正确的是
   A. 子宫古称产户
   B. 阴道古称产道
   C. 外阴古称毛际
   D. 处女膜古称阴户
   E. 子宫颈口古称阴门

9. [2016]下列有关女性生殖器官的描述正确的是
   A. 子宫形态中空,定期藏泻,故称为"奇恒之府"
   B. 子宫韧带的作用是与骨盆底肌及筋膜共同维持子宫正常位置,包括圆韧带、阔韧带、主韧带 3 对
   C. 卵巢表面覆盖腹膜,卵巢实质分为皮质和髓质两部分
   D. 前庭大腺位于前庭后方,正常情况下可清楚触及
   E. 输卵管分为间质部、峡部、伞部 3 部分

第二单元　女性生殖系统生理

1. [2005]月经血呈不凝状态的原因是
   A. 月经量多
   B. 有宫颈黏液
   C. 含有前列腺素
   D. 含有大量纤溶酶
   E. 含有脱落的阴道上皮细胞

2. [2010、2012]下列各项不属于雌激素作用的是
   A. 促进卵泡发育
   B. 使阴道上皮细胞脱落加快
   C. 促使乳腺管增生
   D. 促进第二性征发育

E. 促进骨中钙的沉积

3. [2012]下列哪项是孕激素的生理功能
   A. 促进子宫发育
   B. 促进女性第二性征发育
   C. 使阴道上皮细胞增生、角化
   D. 通过中枢神经系统使体温升高 0.3～0.5 ℃
   E. 对防止高血压及冠状动脉硬化有一定的作用

4. [2015]合成孕激素的是
   A. 肾上腺
   B. 合体滤泡
   C. 卵泡

D. 黄体

E. 下丘脑

5. [2016]下列关于雌激素生理作用的叙述错误的是

A. 促进子宫肌细胞增生和肥大

B. 促进子宫内膜体及间质增生

C. 使宫颈口闭合,黏液分泌减少

D. 促进卵泡发育

E. 促进水钠潴留

6. [2017]下列关于孕激素生理作用的叙述正确的是

A. 降低子宫平滑肌兴奋性,升高基础体温

B. 促进子宫内膜腺体及间质增生、恢复

C. 使子宫颈口松弛,黏液分泌增加,变稀薄

D. 促进卵泡发育

E. 促进水钠潴留

7. [2016]下列各项不受性激素影响发生周期性变化的是

A. 输卵管黏膜

B. 子宫颈管黏膜

C. 子宫内膜功能层

D. 子宫内膜基底层

E. 阴道黏膜

8. [2005]下列对天癸认识的叙述错误的是

A. 天癸之源在肾

B. 随肾气的盛衰而变化

C. 决定月经的来潮和绝止

D. 受冲任二脉调节

E. 促进人体生长发育,产生生殖功能

9. [2006、2012]身无病,每三月一行经者,称

A. 居经

B. 暗经

C. 闭经

D. 激经

E. 并月

第三单元　妊娠生理

1. [2010、2013]下列各项不属于胎盘合成的是

A. 雌激素

B. 甲胎蛋白

C. 人绒毛膜促性腺激素

D. 人胎盘生乳素

E. 缩宫素酶

2. [2011、2015]下列各项不属于胎盘功能的是

A. 气体交换

B. 营养物质供应

C. 排出胎儿

D. 代谢产物生血

E. 代谢产物

3. [2016]下列各项不属于胎盘合成的是

A. 雌激素

B. 孕激素

C. 缩宫素酶

D. 卵泡刺激素

E. 人绒毛膜促性腺激素

4~5题共用选项

A. 4~6周

B. 8~10周

C. 1~2周

D. 16周

E. 20周

4. [2005]正常妊娠时,绒毛膜促性腺激素出现高峰,是在末次月经后的

5. [2005]正常妊娠时,绒毛膜促性腺激素开始下降,是在末次月经后的

6~7题共用选项

A. 基础体温测定

B. 阴道后穹隆穿刺,基础体温测定

C. 基础体温测定,HCG测定

D. 尿妊娠试验,基础体温测定

E. B型超声波检查,尿妊娠试验

6. [2005]确诊早孕最可靠的辅助方法是

7. [2005]确诊宫外孕(未破裂型)最可靠的辅助方法是

8. [2005]下列哪项方法不宜用于闭经与早孕的鉴别

A. 妇科检查

B. 基础体温测定

C. 尿妊娠试验

D. 腹部X线检查

E. B型超声波检查

第四单元　产前保健

1. [2008]我国现阶段采用的围生期范围是指

A. 从胚胎形成至产后1周

B. 从妊娠满20周至产后4周

C. 从妊娠满28周至产后1周

D. 从妊娠满28周至产后4周

E. 从妊娠满24周至产后1周

2. [2003]患者,女,25岁,已婚初孕。月经规律,末次月经从1999年11月30日开始,干净之日为12月7日。预产期应是2000年的
   A. 8月14日
   B. 8月30日
   C. 9月7日
   D. 9月14日
   E. 9月30日

3. [2005]月经规律的妇女,推算预产期常用的时间是
   A. 末次月经干净之日
   B. 末次月经开始之日
   C. 初觉胎动之日
   D. 房事之日
   E. 早孕反应开始之日

4. [2006]患者,女,32岁,已婚。孕29周,昨晚因食用不洁食物出现腹泻,今晨自觉胎动异常,下列哪项提示胎儿缺氧
   A. 胎动8次/12小时
   B. 胎动15次/12小时
   C. 胎动20次/12小时
   D. 胎动25次/12小时
   E. 胎动30次/12小时

第五单元　正常分娩

1. [2006]下列关于枕前位分娩机制,判定产程进展的重要标志是
   A. 衔接
   B. 下降
   C. 内旋转
   D. 俯屈
   E. 仰伸

2. [2010]下列关于正常枕先露分娩机制的叙述正确的是
   A. 下降,衔接,内旋转,俯屈,仰伸复位,外旋转
   B. 衔接,俯屈,内旋转,下降,仰伸复位,外旋转
   C. 衔接,下降,俯屈,内旋转,仰伸复位,外旋转
   D. 下降,俯屈,衔接,内旋转,仰伸复位,外旋转
   E. 衔接,下降,内旋转,俯屈,仰伸复位,外旋转

3. [2005]临产的重要标志是
   A. 见红,破膜,规律宫缩
   B. 见红,规律宫缩,宫口开张不明显
   C. 见红,先露下降,伴尿频
   D. 规律宫缩,见红
   E. 规律宫缩,进行性宫口扩张和胎先露下降

4. [2015]假临产的主要征象是
   A. 子宫底下降
   B. 不规律子宫收缩
   C. 宫颈管缩短,宫口扩张
   D. 阴道少量出血
   E. 宫缩逐渐增强

5. [2008]患者,女,24岁,已婚。孕39周,阵发性下腹痛约13小时,伴阴道少许出血,肛门坠胀,有排便感。检查:宫缩45秒/5分钟,宫口已开大达9cm。其诊断是
   A. 分娩先兆
   B. 先兆早产
   C. 已临产,第一产程
   D. 已临产,第二产程
   E. 已临产,第三产程

6. [2012]妊娠末期12小时正常胎动是
   A. 10～20次
   B. 16～25次
   C. 20～30次
   D. 30～40次
   E. 15～20次

7. [2013]下列关于产程的处理,错误的是
   A. 第二产程每隔5～10分钟听胎心一次
   B. 胎膜破裂应立即听胎心
   C. 第二产程指导屏气
   D. 产后应在产房观察2小时
   E. 第一产程每10分钟听胎心一次

8. [2010]临产调护六字要诀是
   A. 惜力、忍痛、勿慌
   B. 睡、忍痛、慢临盆
   C. 安静、忍痛、整洁
   D. 安静、睡眠、忍痛
   E. 睡、忍痛、少运动

9. [2017]下列关于产程的叙述,错误的是
   A. 第一产程也称为宫颈扩张期
   B. 第一产程指规律宫缩到宫口开全
   C. 第三产程约需时间为1小时
   D. 总产程从规律宫缩开始到胎儿胎盘娩出
   E. 第二产程指宫口开全到胎儿娩出

第六单元　正常产褥

1. [2006]下列产褥期的临床表现正确的是
   A. 产后第一日,子宫底稍下降

B. 产后初期,产妇脉搏增快
C. 产后 1~2 天可发生"泌乳热"
D. 产后宫缩痛多见于经产妇
E. 恶露通常持续 1~2 周

2. [2013]下列关于正常产褥的叙述正确的是
A. 产后 1 周宫底稍上升至脐平
B. 体温在产后 24 小时升高不超过 38 ℃
C. 血性恶露持续 10 天
D. 产后 1 个月排除大量汗液
E. 产后 1 周出现宫缩痛

3. [2005]产后胎盘附着处可全部修复的大约时间是
A. 2 周
B. 3 周
C. 4 周
D. 5 周

E. 6 周

4. [2015]正常情况下,产后恶露持续的时间是
A. 4~6 周
B. 6~8 周
C. 3~4 周
D. 7~10 周
E. 2~3 周

5. [2005]下列各项不属于母乳喂养优点的是
A. 母乳中含有最适合婴儿生长发育的各种营养素,易于消化和吸收
B. 母乳中含存丰富的抗体、活性细胞和其他免疫活性物质,可增强婴儿抗感染的能力
C. 母乳中饱和脂肪酸较多,有利于婴儿脑发育
D. 母乳温度及泌乳速度适宜,新鲜、无细菌污染
E. 初乳中含丰富的 sIgA,在胃中不被消化,在肠道中可发挥免疫防御作用

第七单元　妇产科疾病的病因与发病机理

1. [2010]妇产科疾病中医常见淫邪因素是
A. 寒、热、湿
B. 寒、热、燥
C. 寒、湿、燥
D. 湿、热、燥
E. 寒、湿、火

2. [2016]导致妇科疾病的淫邪因素是
A. 风邪、寒邪、热邪
B. 寒邪、热邪、湿邪

C. 寒邪、热邪、燥邪
D. 风邪、热邪、湿邪
E. 风邪、寒邪、湿邪

3. [2017]妇科常见情志致病因素是
A. 悲、恐、惊
B. 怒、思、恐
C. 喜、怒、悲
D. 喜、思、忧
E. 忧、思、悲

第八单元　妇产科疾病的中医诊断与辨证要点

暂无。

第九单元　元治法概要

1. [2005]下列哪项不是妇科的常用治法
A. 滋肾补肾
B. 疏肝养肝
C. 健脾和胃
D. 滋肺养心
E. 清热解毒

2. [2013]下列各项不宜用利湿除痰法治疗的是
A. 癥瘕
B. 不孕症
C. 带下病
D. 崩漏
E. 闭经

第十单元　妊娠病

1. [2005]中医认为妊娠剧吐的主要发病机理是
A. 脾胃虚弱,肝气偏旺
B. 冲气上逆,胃失和降
C. 肝失条达,气机郁滞
D. 痰湿内停,阻郁脾阳

E. 肝气郁结,胃气上逆

2. [2011]出现下列哪种妊娠剧吐的临床表现不需考虑终止妊娠
A. 呕吐物中有胆汁或咖啡渣样物
B. 持续黄疸

C. 持续蛋白尿

D. 体温升高(持续在 38 ℃以上)

E. 心动过速(A≥120 次分]

3. [2016]妊娠剧吐时,不考虑终止妊娠的情况是

　A. 持续出现黄疸

　B. 体温持续高于 38 ℃

　C. 心率大于 120 次/分

　D. 呕吐物中有胆汁

　E. 伴发 Wernicke 脑病

4. [2009]患者,女,26 岁,已婚。停经 48 天,尿妊娠试验(+),1 周来纳呆恶心,呕吐食物残渣,恶闻食气,口淡,神疲思睡,舌淡苔白润,脉缓滑无力。其证型是

　A. 脾胃虚寒

　B. 脾胃虚弱

　C. 痰湿中阻

　D. 肝胃不和

　E. 以上均非

5. [2011]患者,女,24 岁,已婚。停经 45 天,已确诊为早孕。10 天来呕吐频频,食入即吐,吐出物带血丝,精神萎靡,便结尿少,眼眶下陷,脉细滑无力。检查示尿酮体阳性。治疗应首选

　A. 生脉散合增液汤

　B. 口服维生素 B。加生脉散合增液汤

　C. 输液加生脉散合增液汤

　D. 输液加苏叶黄连汤合增液汤

　E. 输液加香砂六君子汤合增液汤

6. [2013]患者妊娠 50 天,恶心,呕吐清水,神疲嗜睡,脘腹胀闷,舌淡苔白,脉缓滑无力。治疗应首选的方剂是

　A. 小半夏加茯苓汤

　B. 白术散

　C. 橘皮竹茹汤

　D. 苏叶黄连汤

　E. 香砂六君子汤

7. [2016]患者,女,26 岁,已婚。停经 50 天,5 天来恶心呕吐酸水,口苦咽干,胸胁满痛,头胀而晕,舌红,苔黄,脉弦滑,尿妊娠试验(+),B超:宫内早孕,其中医证型是

　A. 脾胃虚弱证

　B. 肝胃不和证

　C. 痰湿中阻证

　D. 肝气上逆证

　E. 气阴两亏证

8. [2017]妊娠剧吐的临床常见证型是

　A. 肾气亏损证

　B. 脾胃虚弱证

　C. 气阴两虚证

D. 痰火上扰证

E. 肝气郁结证

9. [2005]患者,女,25 岁,已婚。闭经 4 个月,下腹隐痛 1 周,阴道少量流血 3 天。妇科检查:宫颈口闭,子宫如孕 6 周大小,双附件无异常。于停经 45 天,曾作尿妊娠试验(+)。应首先考虑的是

　A. 稽留流产

　B. 感染性流产

　C. 月经稀发

　D. 先兆流产

　E. 正常妊娠

10. [2005]患者,女,28 岁,已婚。妊娠后阴道少量出血,伴小腹隐痛,腰酸,恶心纳差,舌苔白,脉细滑。B超检查示宫内可见胎囊。应首先考虑的是

　A. 难免流产

　B. 先兆流产

　C. 习惯性流产

　D. 稽留流产

　E. 不全流产

11. [2006]患者,女,23 岁,已婚。停经 80 天,阴道少量出血 10 天,无腹痛,妇科检查子宫增大如孕 40 天大小,B超检查可见胎囊,未见胎心、胎动。应首选的措施是

　A. 查尿妊娠试验

　B. 观察 2 周,复查

　C. 服中药保胎治疗

　D. 用黄体酮安胎治疗

　E. 行刮宫术

12~13 题共用选项

　A. 先兆流产

　B. 难免流产

　C. 不全流产

　D. 完全流产

　E. 习惯性流产

12. [2010]中医称之为胎漏者,是指

13. [2010]中医称之为胎动欲堕者,是指

14~15 题共用选项

　A. 先兆流产

　B. 难免流产

　C. 不完全流产

　D. 完全流产

　E. 稽留流产

14. [2009、2010]中医的胎动不安相当于西医学的哪种流产

15. [2009、2010]中医的胎死宫内胞衣不下相当于西医学的哪种流产

16. [2012、2013]患者,女,26 岁,妊娠 21 周,一天前阴道开始有少量流血,血色鲜红,自感腰酸腹痛,心烦少寐,口渴引饮,舌红,苔黄,脉滑数。治疗方用
    A. 寿胎丸
    B. 举元煎
    C. 苎根汤
    D. 保阴煎
    E. 加味圣愈汤

17. [2015]患者,女,27 岁,孕 3 产 1,自然流产两次,停经 45 天,阴道少量出血 5 天,腰酸,腹坠痛,头晕耳鸣,夜尿频,舌淡,苔白,脉沉细滑尺弱,尿妊娠试验(＋),B 超:宫内可见孕囊,中医药治疗应首选
    A. 雌激素,补肾固冲丸
    B. 黄体酮,寿胎丸
    C. 维生素 E,圣愈汤
    D. 维生素 E,举元煎
    E. 黄体酮,泰山磐石散

18. [2016]患者,女,25 岁,已婚。平素月经规律,周期 28 天,现停经 50 天,肌肉注射黄体酮停药后无阴道流血,应首先考虑的诊断是
    A. 月经后期
    B. 盆腔炎
    C. 早期妊娠
    D. 闭经
    E. 宫颈粘连

19. 治疗习惯性流产(滑胎)肾气亏虚证,应首选的方剂是(2016)
    A. 寿胎丸
    B. 补肾固冲丸
    C. 加减一阴煎
    D. 胎元饮
    E. 泰山磐石散

20. [2016]患者,女,25 岁,已婚,孕 52 天,阴道少量流血 5 天,色淡红,质稀,伴腰腹坠痛,神疲乏力,心悸气短,舌质淡,苔薄白,脉细滑。B 超提示胚胎存活。治疗应首选的方剂是
    A. 泰山磐石散
    B. 胎元饮
    C. 寿胎丸
    D. 保阴煎
    E. 举元煎

21. [2016]先兆流产见阴道流血量增多,阵发性腹痛加重,胎膜破裂阴道流水。中医称之为
    A. 堕胎
    B. 胎动欲堕
    C. 胎动不安

    D. 暗产
    E. 小产

22. [2016]患者,女,30 岁,已婚。平素月经规律,周期 28 天,现停经 60 天,阴道少量流血 7 天,伴下腹隐痛,早孕反应消失,B 超见宫内孕囊,无原始心管搏动。应首先考虑的诊断是
    A. 先兆流产
    B. 异位妊娠
    C. 稽留流产
    D. 难免流产
    E. 不全流产

23. [2017]胎漏、胎动不安气血虚弱证治疗选方为
    A. 寿胎丸
    B. 胎元饮
    C. 补肾固冲丸
    D. 泰山磐石散
    E. 归脾汤

24. [2017]习惯性流产宫颈内口松弛者,修补术最佳时间为
    A. 妊娠 8～12 周
    B. 妊娠 14～18 周
    C. 妊娠 24～28 周
    D. 妊娠 32～36 周
    E. 分娩前

25～26 题共用选项
    A. 补中益气汤
    B. 胎元饮
    C. 寿胎丸
    D. 泰山磐石散
    E. 通乳丹

25. [2017]治疗胎漏、胎动不安气血虚弱证应首选的方剂是

26. [2017]治疗产后缺乳气血虚弱证应首选的方剂是

27. [2003]中医学认为,异位妊娠最主要的病因病机是
    A. 冲任虚弱
    B. 肾气不足
    C. 寒凝气滞
    D. 痰湿阻胞
    E. 少腹血瘀

28. [2005]输卵管妊娠最常见的病因是
    A. 输卵管发育或功能异常
    B. 慢性输卵管炎
    C. 输卵管复通术后
    D. 盆腔子宫内膜异位声
    E. 宫内放置节育器后

29. [2017]关于异位妊娠的叙述错误的是

A. 血 β‑hCG 是晚期异位妊娠检查的重要方法

B. 子宫增大、变软

C. 好发于输卵管

D. 有停经史

E. 可导致晕厥与休克

30. [2013]下列各项不属于异位妊娠的病因是

A. 子宫内膜异位症形成粘连

B. 子宫脱垂

C. 输卵管炎症

D. 宫内节育器

E. 盆腔肿物压迫

31. [2010、2011]患者,女,32岁,已婚。现停经45天,尿妊娠试验阳性。2小时前因与爱人吵架出现左下腹撕裂样剧痛,伴肛门坠胀,面色苍白。查体:血压80/50 mmHg,下腹压痛、反跳痛明显,有移动性浊音,阴道有少量出血。应首先考虑的是

A. 小产

B. 堕胎

C. 胎动不安

D. 异位妊娠

E. 妊娠腹痛

32. [2009、2011]患者,女,24岁,已婚。停经38天,突然下腹部疼痛剧烈,呈持续性,伴头晕乏力,甚则晕厥,尿妊娠试验(＋)。应首选的检查方法是

A. 腹腔穿刺

B. 诊断性刮宫

C. 后穹窿穿刺

D. 二合诊检查

E. 腹腔镜检查

33. [2008]治疗陈旧性宫外孕应首选

A. 宫外孕Ⅰ号方

B. 理冲丸

C. 血府逐瘀汤

D. 宫外孕Ⅱ号方

E. 桂枝茯苓丸

34. [2015]有生育要求的异位妊娠未破损期患者,首选的治疗措施是

A. 手术治疗,宫外孕Ⅰ号方

B. 口服米非司酮,宫外孕Ⅱ号方

C. 口服米非司酮,生脉散

D. 口服黄体酮,理冲丸

E. 口服黄体酮,血府逐瘀汤

35. [2016]治疗异位妊娠休克气陷血脱证(输卵管妊娠破裂),其治法是

A. 活血化瘀、柔肝消癥

B. 益气化瘀、杀胚消癥

C. 回阳救逆、益气固脱

D. 活血化瘀、消癥散结

E. 补气养阴、益气固摄

36. [2005]与妊娠期高血压疾病发生关系最密切的是

A. 心、脾、肾功能失调

B. 肺、脾、肾功能失调

C. 肝、脾、肾功能失调

D. 肝、脾、肺功能失调

E. 心、肝、肾功能失调

37. [2005]治疗妊娠期高血压疾病首选的解痉药是

A. 安定

B. 654‑2

C. 硫酸镁

D. 阿托品

E. 冬眠合剂

38. [2011]妊娠期高血压气滞湿阻证首选方药是

A. 天仙藤散

B. 牛黄清心丸

C. 羚角钩藤汤

D. 杞菊地黄丸

E. 白术散

39. [2013]治疗妊娠期高血压疾病脾肾两虚证应首选的方剂是

A. 天仙藤散

B. 半夏白术天麻汤

C. 杞菊地黄丸

D. 柴胡疏肝散

E. 白术散合五苓散

40. [2016]治疗子肿气滞湿阻证应首选方剂是

A. 天仙藤散

B. 白术散和五苓散

C. 半夏白术天麻汤

D. 二陈汤

E. 五苓散

41. [2016]患者,女,29岁,已婚。孕8月余,头晕头痛伴耳鸣,面部潮红,心烦失眠,口干咽燥,舌红少苔,脉弦细滑数,血压150/100 mmHg。治疗应首选的方剂是

A. 半夏白术天麻汤

B. 杞菊地黄汤

C. 羚角钩藤汤

D. 如柏地黄汤

E. 牛黄降压丸

42. [2016]患者,女,35岁,已婚。G3P1,现孕8月余,症见头痛眩晕,视物不清,突发四肢抽搐,两目直视,牙关紧闭,角弓反张,颜面潮红,舌红苔薄黄,脉弦细滑。血压160/110 mmHg,尿蛋白

（+++），其中医治法是
A. 理气行滞，除湿消肿
B. 滋阴清热，平肝息风
C. 滋阴养血，平肝潜阳
D. 清热豁痰，息风开窍
E. 健脾温肾，行水消肿

43. [2016]患者，女，34岁，已婚。孕28周，面目及下肢浮肿，肤色淡，皮薄而光亮，按之凹陷，倦怠无力，气短懒言，下肢逆冷，腰膝酸软，小便短少，舌淡胖边有齿痕，苔白滑，脉沉滑无力。其中医证型是
A. 脾虚肝旺症
B. 气虚血瘀症
C. 气滞湿阻症
D. 脾肾两虚症
E. 脾虚痰阻症

44. [2017]下列关于妊娠期高血压疾病基本病理变化的叙述正确的是
A. 妊娠20周后血压升高
B. 子宫胎盘灌注不足
C. 胎儿宫内生长受限
D. 全身小动脉痉挛
E. 可见蛋白尿

45. [2017]患者，女，34岁。孕29周，面目及下肢浮肿，按之凹陷，肤色浅，皮薄而光亮，倦怠无力，气短懒言，下肢逆冷，腰膝酸软，小便短少，舌淡胖边有齿痕，苔白滑，脉沉滑无力，其中医证型是
A. 阴虚肝旺证
B. 气虚血瘀证
C. 气滞湿阻证
D. 脾肾两虚证
E. 脾虚肝旺证

46. [2005]下列各项不属于胎儿生长受限的中医证型的是

A. 肾气亏虚
B. 阴虚内热
C. 气血虚弱
D. 脾虚湿盛
E. 胞脉虚寒

47. [2010、2011]患者，女，30岁，孕37周，腹形小于妊娠月份，胎儿存活，头晕耳鸣，腰膝酸软，形寒肢冷，舌淡，苔白，脉沉细。治疗最佳选方为
A. 寿胎丸
B. 保阴煎
C. 胎元饮
D. 温土毓麟汤
E. 归脾汤

48. [2010]下列不会引起胎儿宫内缺氧的疾病是
A. 前置胎盘
B. 妊娠期高血压
C. 妊娠期心脏衰竭
D. 胎盘早剥
E. 羊水过多

49~50题共用选项
A. 妊娠20周前阴道出血或腹痛
B. 妊娠28周阴道反复无痛性出血
C. 子宫软，大小与停经月份不相符
D. 孕晚期反复无痛性阴道出血
E. 孕晚期或分娩期腹痛伴阴道出血

49. [2017]胎盘早剥Ⅰ度表现出的症状是

50. [2017]前置胎盘孕晚期表现出的症状是

51. [2015、2017]下列各项不属于胎盘早剥并发症的是
A. 急性肾衰竭
B. 弥散性血管内凝血
C. 诱发早产
D. 胎死宫内
E. 羊水栓塞

第十一单元　妊娠合并疾病（助理医师不考）

1. [2017]妊娠与心脏病的关系错误的是
A. 妊娠时期是心脏负担最重的时期
B. 妊娠期血容量增加、心排出量增大
C. 第二产程，除宫缩外，产妇屏气用力
D. 产褥期心脏病者仍有可能发生心衰
E. 胎儿生长受限的发生率明显增高

2. [2016]妊娠合并急性病毒性肝炎湿热蕴结证的治法是
A. 疏肝理气、健脾安胎
B. 健脾化湿、养血安胎

C. 清热解毒、凉血救阴
D. 清热解毒、佐以安胎
E. 清热利湿、佐以安胎

3~4题共用选项
A. 妊娠合并重症肝炎
B. 妊娠合并糖尿病
C. 妊娠合并心脏病
D. 妊娠合并慢性肾炎
E. 妊娠合并甲亢

3. [2012]易引起胎盘早剥的疾病是

4. [2012]易引起巨大儿的疾病是

5. [2016]妊娠期糖尿病需立即终止妊娠的指征是
   A. 胎盘功能良好
   B. 血糖控制良好
   C. 胎儿宫内状况良好
   D. 胎儿窘迫
   E. 孕晚期无其他合并症

6. [2010]女,患者,28岁,妊娠期间,尿频、尿急、灼

热疼痛,艰涩不利,身热心烦,口干不欲饮。舌红,苔黄腻,脉滑数。实验室检查示:蛋白尿,氮质血症。其中医辨证为
   A. 脾虚湿盛
   B. 肾阳虚
   C. 阴虚火旺
   D. 心火偏亢
   E. 湿热下注

第十二单元 异常分娩(助理医师不考)

1. [2005]第二产程达1小时胎头无明显下降,称为
   A. 潜伏期延长
   B. 活跃期停止
   C. 第二产程延长
   D. 第二产程停滞
   E. 胎头下降停止

2. [2017]不协调性宫缩乏力处理错误的是
   A. 肌注哌替啶
   B. 缩宫素
   C. 手术剖宫产
   D. 吗啡
   E. 地西泮

第十三单元 胎儿窘迫与胎膜早破

1. [2015]下列各项不属于胎膜早破常见病因的是
   A. 胎膜受力不均
   B. 营养因素
   C. 生殖道感染
   D. 胎儿过大
   E. 羊膜腔压力增高

第十四单元 分娩期并发症

1. [2017]产后出血的最常见原因是
   A. 子宫收缩乏力
   B. 胎盘植入
   C. 软产道裂伤
   D. 凝血功能障碍
   E. 前置胎盘

2. 羊水栓塞的产妇,表现为大出血,呼吸困难,首先的处理是
   A. 抗过敏
   B. 抗休克
   C. 吸氧
   D. 止血
   E. 纠正心衰

3. [2012]关于羊水栓塞的西医处理错误的是
   A. 给氧
   B. 抗过敏
   C. 抗体克
   D. 停止妊娠
   E. 产科处理

4. [2016]发生羊水栓塞时,DIC阶段的治疗原则是
   A. 早期抗凝治疗
   B. 早期抗纤溶治疗
   C. 抗过敏治疗
   D. 补充凝血因子
   E. 使用利尿剂治疗

第十五单元 产后病

1. 产后三病是指
   A. 呕吐、泄泻、盗汗
   B. 尿失禁、缺乳、大便难
   C. 血晕、发热、痉症、
   D. 病痉、病郁冒、大便难
   E. 腹痛、恶露不下、发热

2. [2009]产后三审首审是
   A. 小腹痛与不痛

   B. 大便通与不通
   C. 乳汁的行与不行
   D. 饮食多少
   E. 小便通与不通

3. [2016]下列各项属于"产后三急"的是
   A. 产后败血
   B. 产后大便难
   C. 产后泄泻

D. 产后病痉

E. 产后郁冒

4～5 题共用选项

　A. 塞流、澄源、复旧

　B. 急则治其标,缓则治其本

　C. 调理气血冲任

　D. 虚者补之,实者泻之

　E. 热者清之,逆则降之

4. [2005]产后出血的治疗原则是

5. [2005]无排卵型功血的治疗原则是

6. [2013]患者人工流产后 10 天,阴道出血时少时多,色紫黯,有血块,小腹阵发性疼痛,腰骶酸胀,舌紫黯,脉细涩。其中医证型是

　A. 湿热壅滞证

　B. 气虚血瘀证

　C. 瘀阻子宫证

　D. 阴虚血瘀证

　E. 气血两虚证

7. [2017]患者产后血性恶露 4 周未止,量时多时少,色紫暗,夹血块,小腹疼痛拒按,舌紫黯,边尖有瘀斑、瘀点,脉沉涩。其中医证型是

　A. 血瘀证

　B. 气滞证

　C. 气虚证

　D. 血虚证

　E. 血寒证

8. [2003]产后发热感染邪毒证,若实热瘀血内结阳明者,治疗应首选

　A. 青霉素加五味消毒饮合失笑散

　B. 青霉素加白虎加人参汤

　C. 青霉素加大黄牡丹皮汤

　E. 庆大霉素加清营汤送服紫雪丹

　E. 庆大霉素加清营汤送服安宫牛黄丸

9. [2005]患者,女,26 岁,已婚。孕 2 产 1,现孕 40 周,来院途中分娩,总产程 1 小时,产后 5 天出现寒战、高热、下腹痛,无乳胀及腹泻,妇科检查:阴道内有脓血,宫颈轻度裂伤,子宫大而软,压痛明显。应首先考虑的是

　A. 乳腺炎

　B. 宫颈炎

　C. 产褥感染

　D. 产后细菌性痢疾

　E. 泌尿系感染

10～11 题共用选项

　A. 解毒活血汤

　B. 荆防败毒饮

　C. 五味消毒饮

　D. 清营汤

　E. 清瘟败毒饮

10. [2010、2011]产后高热,恶露不畅,有臭气,小腹痛剧,便秘,舌红,苔黄,脉数。最佳选方是

11. [2010、2011]产后高热汗出,烦躁,斑疹隐隐,舌红绛,苔黄燥,脉弦细而数。最佳选方是

12. [2009、2010、2011、2012]下列关于产后感染邪毒发热主证的叙述错误的是

　A. 高热寒战

　B. 小腹疼痛拒按

　C. 恶露色暗如败酱

　D. 口干不欲饮

　E. 舌红,苔黄,脉数

13. [2016]产后发热(产褥感染)常见的中医证型是

　A. 气虚血瘀证

　B. 气血虚弱证

　C. 感染邪毒证

　D. 心脾两虚证

　E. 湿热下注证

14. [2017]产褥感染最常见的中医证型是

　A. 气虚血瘀证

　B. 气血虚弱证

　C. 感染邪毒证

　D. 肝郁气滞证

　E. 湿热下注证

15. 产褥中暑暑伤津气证应首选

　A. 白虎汤

　B. 竹叶石膏汤

　C. 清暑益气汤

　D. 凉膈散

　E. 银翘散

16～17 题共用选项

　A. 清热凉血,益气生津

　B. 清营泄热,清心开窍

　C. 清营解毒,散瘀泄热

　D. 清热解毒,凉血化斑

　E. 滋阴清热,活血化瘀

16. [2016]治疗产褥中暑,暑入心营证,其中医治法是

17. [2016]治疗产褥感染,热入营血证,其中医治法是

18. [2005]产褥期抑郁症心脾两虚证应首选

　A. 养心汤

　B. 归脾汤

　C. 甘麦大枣汤合归脾汤

　D. 炙甘草汤

　E. 桂枝加龙骨牡蛎汤

19. [2016]患者,女,36 岁,已婚。产后精神不振,心神不宁,悲伤欲哭,失眠健忘,神疲乏力,面色萎

黄,舌淡苔薄,脉细弱。其中医治法是
A. 补益心脾,养血安神
B. 活血化瘀,镇逆安神
C. 疏肝解郁,镇静安神
D. 补肾疏肝,镇静安神
E. 豁痰除湿,镇逆安神

20. [2005]患者,女,30岁,已婚。分娩一女婴。因小事与家人发生争吵后,情志抑郁,食欲不振,2天后乳汁减少,乳房胀硬,低热,舌质正常,脉弦,其证型是
A. 气血虚弱
B. 肝郁气滞
C. 心脾两虚
D. 肝胃不和
E. 肝经郁热

21. [2016]患者,女,30岁,已婚。产后15天,乳汁量少,清稀,乳房柔软,无胀感,神疲纳少,舌淡,脉虚细,其中医治法是
A. 补气养血,佐以通乳
B. 疏肝解郁,通络下乳
C. 补肾益气,佐以通乳
E. 健脾和胃,佐以通乳
E. 理气活血,佐以通乳

22. [2010]患者,产后28天,腰膝关节酸痛,足跟痛,头晕耳鸣,夜尿多,舌淡暗,苔薄白,脉沉细。首选的治疗方法是
A. 养血益气,温经通络
B. 养血活络,行瘀止痛
C. 养血祛风,散寒除湿
D. 补肾强腰,壮筋骨
E. 补肾温阳,化气利水

23. 分娩后2周出现遍身疼痛,偶有关节刺痛,按之痛甚,恶露量少,色黯,小腹疼痛拒按,舌紫黯,苔薄白,脉涩。治疗应首选的方剂是

A. 黄芪桂枝五物汤
B. 加味四物汤
C. 生化汤
D. 独活寄生汤
E. 养荣壮肾汤

24. [2017]治疗产后身痛血虚证应首选的方剂是
A. 独活寄生汤
B. 八珍汤
C. 黄芪桂枝五物汤
D. 生化汤
E. 人参养荣汤

25. [2013]下列各项不属于产后尿潴留气虚证主要症状的是
A. 小腹胀急疼痛
B. 产后小便不通
C. 面色晦黯
D. 舌淡,苔薄白,脉缓弱
E. 气短懒言

26. [2016]患者,女,28岁,已婚。产后小便频数,夜尿频多,腰膝酸软,面色晦暗,舌淡,苔白滑,脉沉细无力。其中医证型是
A. 脾虚症
B. 血瘀症
C. 气虚症
D. 气滞症
E. 肾虚症

27. [2017]患者产后1月余,尿频伴夜尿多1周,腰膝酸软,头晕耳鸣,无尿痛,面色晦暗,舌淡,苔白滑,脉沉细无力。其中医证型是
A. 脾虚证
B. 血瘀证
C. 气虚证
D. 气滞证
E. 肾虚证

第十六单元　外阴上皮内非瘤样病

1. [2015]外阴鳞状上皮增生肝郁气滞的治法是
A. 益气养血,疏风止痒
B. 疏肝解郁,养血通络
C. 滋补肝肾,活血通络
D. 清热利湿,杀虫止痒
E. 滋阴补肾,清肝止痒

2. [2017]患者,女,38岁,外阴奇痒难忍,灼热疼痛1周,自外用达克宁栓无明显好转。带下量多,色黄气秽,胸闷烦躁,口苦口干,小便黄,大便干,舌红,苔黄腻,脉弦数。妇科检查见局部皮肤黏膜粗糙肥厚,其中医治法是

A. 滋阴清热,养血通络
B. 健脾除湿,升阳止带
C. 清利湿热,通络止痒
D. 疏肝理气,活血解毒
E. 疏肝解郁,养血通络

3. [2013]用归肾丸合二至丸治疗外阴硬化性苔藓的是
A. 外阴瘙痒,灼热疼痛,带下量多色黄,胸闷烦躁,口苦口干,舌红,苔黄腻,脉弦数
B. 外阴瘙痒,局部萎缩变白,头晕目眩,腰背酸楚,舌红,苔少,脉细数

C. 外阴瘙痒,阴部干涩,性情抑郁,乳房胀痛,胸闷嗳气,舌质黯,苔薄,脉弦细

D. 外阴干燥瘙痒,变薄变白皲裂,心悸怔忡,气短乏力,舌淡,苔薄,脉细

E. 外阴瘙痒,局部薄脆变白无弹性,小便频数,形寒畏冷,舌淡胖,苔薄白,脉沉细无力

4. [2015]下列各项属于外阴硬化性苔癣临床表现的是
   A. 白带量多
   B. 月经量少
   C. 外阴局部皮肤色素沉着
   D. 外阴局部皮肤增厚
   E. 外阴瘙痒

5. [2016]患者,女,48岁,外阴干燥瘙痒,灼热疼痛,夜间尤甚,伴头晕目眩,腰膝酸软,双目干涩,舌红少苔,脉细数。妇科检查见局部皮肤黏膜萎缩,色素减退。其中医治法是
   A. 清热解毒,除湿止痒
   B. 清热利湿,杀虫止痒
   C. 温肾健脾,养血润燥
   D. 补益肝肾,养荣润燥
   E. 益气养血,润燥止痒

第十七单元　女性生殖系统炎症

1. [2008]治疗前庭大腺炎寒凝瘀滞证,应首选
   A. 阳和汤
   B. 少腹逐瘀汤
   C. 《金匮》温经汤
   D. 桂枝茯苓丸
   E. 内补丸

2. [2005]下列关于阴道假丝酵母菌病的描述正确的是
   A. 主要是直接传染
   B. 孕妇与非孕妇发生率大体相同
   C. 白带增多,灰白色,稀薄泡沫状
   D. 多见于长期服用安宫黄体酮妇女
   E. 有白假丝酵母菌感染的阴道 pH 为 4.0~4.7

3. 外阴瘙痒,阴道见黄色泡沫状分泌物,味臭。最可能的诊断为
   A. 淋痛
   B. 非特异性阴道炎
   C. 外阴阴道假丝酵母菌病
   D. 滴虫性阴道炎
   E. 宫颈糜烂

4. [2005]患者,女,21岁,未婚。3天来带下量多:色黄呈脓性,有臭气,阴部坠胀,口苦咽干,舌红苔黄腻,脉弦滑。阴道分泌物镜检见大量脓细胞。其诊断是
   A. 滴虫性阴道炎湿热证
   B. 滴虫性阴道炎湿毒证
   C. 外阴阴道假丝酵母菌病湿热证
   D. 非特异性阴道炎湿热证
   E. 非特异性阴道炎湿毒证

5. [2010]患者,女,50岁,已婚。近3天带下量多,色黄,质稀,有味,妇科检查:带下量多,黄绿色,质稀,有泡沫。应首先考虑的是
   A. 细菌性阴道病
   B. 滴虫性阴道炎
   C. 外阴阴道假丝酵母菌病
   D. 老年性阴道炎
   E. 非淋菌性阴道炎

6. [2013]患者外阴奇痒难忍,灼热疼痛,带下量多,色黄气秽,胸闷烦躁,口苦口干,溲黄便干,舌红,苔黄腻,脉弦数。妇科检查见局部皮肤黏膜粗糙肥厚,破溃流水,治疗应首选的方剂是
   A. 五味消毒散
   B. 完带汤
   C. 逍遥散
   D. 龙胆泻肝汤
   E. 知柏地黄丸

7~8 题共用选项
   A. 白带多,白色凝乳状
   B. 白带少,色黄质稠,阴痒
   C. 白带少,呈水状,干涩感
   D. 白带多,灰黄色稀薄泡沫状
   E. 白带多,灰白色稀薄,鱼腥臭味

7. [2015]细菌性阴道病的临床表现是

8. [2015]外阴阴道假丝酵母菌病的临床表现是

9~10 题共用选项
   A. 甲硝唑栓
   B. 乙烯雌酚片
   C. 1%乳酸
   D. 尼尔雌醇
   E. 制霉菌素

9. [2017]外阴阴道假丝酵母菌病的治疗应选

10. [2017]细菌性阴道病的治疗应选

11. [2005]患者,女,25岁,已婚。以往月经正常,50天前行人流吸宫术,出血少,现月经未潮,3天来感觉小腹胀痛,肛门坠胀。妇科检查:子宫后位,稍大而软,有明显压痛,双附件无异常,尿妊娠试验(一)。应首先考虑的是
    A. 闭经

B. 早孕
C. 妊娠腹痛
D. 宫颈宫腔粘连
E. 子宫内膜炎

12. [2006]患者,女,35 岁,已婚。半年前出现阴道分泌物增多,并伴有性交后出血。妇科检查:宫颈中度糜烂,颗粒状,接触性出血。宫颈细胞学检查:轻度炎症。应首先考虑的治疗措施是
A. 服中药治疗
B. 手术切除子宫
C. 物理治疗
D. 口服抗生素
E. 局部外敷中药制剂

13. [2010]患者,女,35 岁,性交后阴道流血 2 个月,妇科检查见宫颈中度糜烂,宫颈活组织检查示异型细胞占据上皮层的下 1/3～2/3。应首选的治疗措施是
A. 暂时按炎症处理
B. 行子宫全切除术
C. 行激光、冷凝等治疗,术后定期随访
D. 行子宫全切及双侧附件切除术
E. 暂不需处理,随访观察

14. [2005]治疗慢性宫颈炎湿热内蕴证应首选
A. 龙胆泻肝汤
B. 止带方
C. 二妙丸
D. 五味消毒饮
E. 仙方活命饮

15. [2013]下列各项不属于宫颈糜烂湿热下注证主要症状的是
A. 伴少腹胀痛
B. 阴部灼痛
C. 带下量多、色黄
D. 带下质稠有臭味
E. 舌红,苔黄腻,脉滑数

16. [2016]治疗慢性宫颈炎湿热下注证应首选的方剂是
A. 仙方活命饮
B. 止带方加味
C. 完带汤
D. 五味消毒饮
E. 龙胆泻肝汤去木通

17. [2006]患者,女,30 岁,已婚。清宫术后 10 天,下腹疼痛拒按,寒热往来,带下量多,色黄,臭秽,小便短赤,大便燥结,舌红,苔黄厚,脉弦滑。应首先考虑的诊断是
A. 急性盆腔炎热毒壅盛证
B. 急性盆腔炎湿热瘀结证

C. 急性盆腔炎气营同病证
D. 慢性盆腔炎湿热壅阻证
E. 慢性盆腔炎气滞血瘀证

18. [2010]患者,女,32 岁。小腹及少腹疼痛拒按,有灼热感,伴腰骶疼痛,低热起伏,带下量多,色黄、质稠、溲黄,舌红苔黄腻,脉弦滑。其治法是
A. 清热除湿,化瘀止痛
B. 行气活血,化瘀止痛
C. 疏肝理气,化瘀止痛
D. 凉血活血,化瘀止痛
E. 健脾利湿,化瘀止痛

19. [2016]治疗慢性宫颈炎湿热下注证应首选的方剂是
A. 仙方活命饮
B. 止带方加味
C. 完带汤
D. 五味消毒饮
E. 龙胆泻肝汤去木通

20. [2016]患者,女,29 岁,已婚。近 5 周带下增多,色黄,质稠有臭味,伴少腹胀痛,胸胁胀痛,心烦易怒,口干苦,舌红,苔黄腻,脉滑数,妇科检查:宫颈充血水肿,治疗应首选的方剂是
A. 龙胆泻肝汤去木通
B. 五味消毒饮
C. 完带汤
D. 四妙丸
E. 止带方加味

21. [2016]急性盆腔炎患者,出现神昏谵语,高热汗出,烦渴欲饮,烦躁不宁,舌红绛,治疗应首选的方剂是
A. 银翘散
B. 白虎汤
C. 青蒿鳖甲汤
D. 清营汤
E. 大黄牡丹皮汤

22. [2017]盆腔炎性疾病,湿热瘀结证的治疗大法是
A. 清热解毒,化瘀止痛
B. 清热利湿,化瘀止痛
C. 滋阴降火,化瘀止痛
D. 清热利湿,杀虫止痒
E. 清热利湿,燥湿止带

23. 患者,女,30 岁。诊断盆腔炎 5 天,出现神昏谵语,口渴欲饮,烦躁不宁 1 天,体温 39 ℃,舌红绛,苔黄燥,脉弦细数。治疗应首选的方剂是
A. 青蒿鳖甲汤
B. 大黄牡丹皮汤
C. 清营汤

D. 五味消毒饮

E. 白虎汤

第十八单元　月经病

1. [2015]关于无排卵性功血的子宫内膜病理变化，下列哪项是正确的
   A. 排卵型月经过多
   B. 萎缩型子宫内膜
   C. 子宫内膜脱落不全
   D. 黄体功能不全
   E. 排印期出血

2. [2009]月经先期的病因病机不包括下列哪项
   A. 气虚不能统血
   B. 虚热迫血妄行
   C. 阳盛血海不宁
   D. 血瘀新血不守
   E. 肝郁血热妄行

3. [2005、2017]下列关于无排卵性功血特征的叙述错误的是
   A. 月经周期紊乱
   B. 子宫内膜呈增殖期改变
   C. 基础体温呈单相型
   D. 子宫内膜呈分泌期改变
   E. 经期长短不一,反复不净

4. [2009]下列关于黄体功能不足正确的是
   A. 基础体温成双向型
   B. 多发生于青春期女性
   C. 一般表现为月经周期延长
   D. 患者都为不孕
   E. 有时月经周期虽在正常范围内,但卵泡期缩短、黄体期缩短

5. [2016]关于功能失调性子宫出血子宫内膜病理改变的叙述,正确的是
   A. 无排卵性功血子宫内膜可见不典型增生
   B. 无排卵性功血子宫内膜在月经后期出现分泌期形态
   C. 无排卵性功血子宫内膜可见单纯型增生
   D. 排卵期出血子宫内膜呈早期分泌反应,无晚期增生期改变
   E. 有排卵性功血子宫内膜

6. [2010]某女,18岁,月经周期正常,月经淋漓不断超过 7 天,体温呈双向型。诊断为
   A. 无排卵性功血,经期延长
   B. 无排卵性功血,月经过多
   C. 有排卵性功血,月经先后无定期
   D. 有排卵性功血,经期延长
   E. 崩漏

7. [2005]治疗月经先期阴虚血热型应首选

A. 两地汤加孕激素
B. 举元煎加雄激素
C. 健固汤加雄激素
D. 健固汤加孕激素
E. 右归丸加雌激素

8. [2010]治疗无排卵性功血的治疗原则是
   A. 塞流、澄源、复旧
   B. 止血固冲,以防脱证
   C. 滋阴清热,止血调经
   D. 止血、调整月经周期、促进排卵
   E. 急则治其标,缓者治其本

9. [2009、2011、2017]治疗崩漏的三法是
   A. 塞流、澄源、求因
   B. 补肾、益脾、调肝
   C. 朴肾、益脾、化痰
   D. 塞流、澄源、复旧
   E. 塞流、止血、求因

10. [2013]患者平素月经周期28 天,经期 9 天,量较少,色红质稠,口干咽燥,潮热盗汗。其病证结合诊断是
    A. 经期延长,血瘀证
    B. 月经过少,肾虚证
    C. 经期延长,虚热证
    D. 月经过少,气滞血瘀证
    E. 经期延长,血热证

11. [2013]患者,女,34 岁。月经周期 20～22 天,一行,量少,色淡黯,腰膝酸软,头晕耳鸣,夜尿频多,舌质淡黯,苔薄白,脉沉细。曾 4 次在发现怀孕不足 40 天时流产。现测基础体温双相。其病症结合诊断是
    A. 排卵性月经过多,肾气不固证
    B. 排卵期出血,肾气不固证
    C. 黄体功能不足,肾气不固证
    D. 黄体功能不足,脾气虚弱证
    E. 无排卵性功血,肾虚证

12～13 题共用选项
A. 保阴煎
B. 两地汤
C. 清热固经汤
D. 清经散
E. 丹栀逍遥散

12. [2013]治疗崩漏实热证,应首选的方剂是

13. [2013]治疗崩漏虚热证,应首选的方剂是

14. [2016]下列各项不属于黄体功能不足肝郁血热

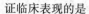

证临床表现的是

A. 月经周期或先或后

B. 经量或多或少

C. 经色紫红、质稠、有块

D. 经血排出不畅

E. 胸闷胁胀

15～16 题共用选项

A. 随时诊刮

B. 月经干净后 5～7 天进行

C. 经前期或月经来潮 6 小时内

D. 月经第 14 天进行

E. 月经第 5 天进行

15. [2016]为确定排卵和黄体功能,诊断性刮宫的时间是

16. [2016]若怀疑子宫内膜不规则脱落,诊断性刮宫的时间是

17. [2017]下列关于排卵性月经失调子宫内膜病理改变的叙述错误的是

A. 子宫内膜于经前呈分泌反应

B. 分泌期的子宫内膜腺体呈现分泌反应不良

C. 子宫内膜可见复杂性增生

D. 月经第 5～6 天,可以见到分泌反应的子宫内膜

E. 月经第 5～6 天,可以见到混合型的子宫内膜

18. [2017]下列各项属于"治崩三法"的是

A. 塞流、澄源、求因

B. 塞流、固涩、调冲

C. 止血、固冲、复旧

D. 塞流、澄源、复旧

E. 塞流、止血、澄源

19. [2010]闭经的中医病名是

A. 暗经

B. 血枯

C. 激经

D. 季经

E. 并月

20. [2011]患者,女,30 岁。停经 8 个月,小腹疼痛,胸胁胀满,以往月经正常,曾生育一胎,人工流产 4 次。8 个月前因孕 50 天行无痛人流,之后月经再未来潮。曾用孕激素及雌激素,孕激素序贯治疗无效。最可能的诊断是

A. 下丘脑性闭经

B. 卵巢性闭经

C. 子宫性闭经

D. 营养不良性闭经

E. 垂体性闭经

21. [2013]治疗闭经溢乳综合征气血虚弱型,应首选人参养荣汤加

A. 黄体酮

B. 绒毛膜促性腺激素

C. 溴隐亭

D. 丙酸睾丸酮

E. 己烯雌酚

22. [2010]闭经的治疗原则是

A. 虚者补而通之,实者泻而通之

B. 调理冲任气血为主

C. 温经养血,活血行滞

D. 急者治其标,缓者治其本

E. 热者清之,逆者平之

23. [2012]张某,女,31 岁,自小肥胖,平素经常延后或闭经,常自感疲倦乏力,头晕心悸,带下量多质黏稠,腰痠怕冷,胸闷泛恶,面色㿠白,舌淡,苔白腻,脉滑。治疗首选方为

A. 毓麟珠

B. 养精种玉汤

C. 开郁种玉汤

D. 苍附导痰丸

E. 少腹逐瘀汤

24. [2016]苍附导痰丸主要适用于闭经中医证型的是

A. 寒凝血瘀证

B. 肝肾不足证

C. 气血虚弱证

D. 痰湿阻滞证

E. 阴虚血燥证

25. [2011]患者,女,25 岁,未婚。每次行经期间,小腹冷痛拒按,得热则舒,月经量少,色黯有块,畏寒身痛,舌淡黯,苔白腻,脉沉紧。其中医治法是

A. 理气活血,化瘀止痛

B. 理气行滞,化瘀止痛

C. 疏肝行气,缓急止痛

D. 温经祛寒,活血止痛

E. 益气补血,活血止痛

26～27 题共用选项

A. 少腹逐瘀汤

B. 清热调血汤

C. 膈下逐瘀汤

D. 血府逐瘀汤

E. 丹栀逍遥散

26. [2016]治疗痛经气滞血瘀证,应首选的方剂是

27. [2016]治疗痛经寒湿凝滞证,应首选的方剂是

28. [2016]患者,女,25 岁。经期小腹胀痛,拒按,经行量少不畅,色淡黯有血块,血块下痛减,经前乳房胀痛,舌质黯,脉弦滑。其中医证型是

A. 气滞血瘀证

B. 寒湿凝滞证

C. 湿热瘀阻证

D. 气血虚弱证

E. 肾虚血瘀证

29. [2017]黄芪建中汤治疗痛经所适用的中医证型是

A. 气滞血瘀证

B. 寒湿凝滞证

C. 湿热瘀阻证

D. 气血虚弱证

E. 肝肾亏损证

30～31 题共用选项

A. 少腹逐瘀汤

B. 膈下逐瘀汤

C. 毓麟珠

D. 启宫丸

E. 苍附导痰丸

30. [2013]治疗多囊巢综合征气滞血瘀证,应首选的方剂是

31. [2013]治疗不孕症痰湿证,应首选的方剂是

32. [2015]多囊卵巢综合症肾阳虚证中西医药治疗应首选

A. 复方醋酸环丙孕酮,右归丸

B. 氯米芬,苍附导痰汤

C. 复方醋酸环丙孕酮,膈下逐瘀汤

D. 糖皮质激素,左归丸

E. 黄体酮,龙胆泻肝丸

33. [2016]治疗多囊卵巢综合征胰岛素抵抗常用药物是

A. 氯米芬

B. 二甲双胍

C. 螺内酯

D. 复方醋酸环丙孕酮

E. 妈富隆

34. [2016]患者,女,30 岁,已婚。经前延长及月经量少 3 年,未避孕未怀孕 2 年。症见头晕头重,胸闷泛恶,形体肥胖,多毛,带下量多,舌体胖大,苔白腻,脉滑。B 超提示双侧卵巢多囊样改变。其中医证型是

A. 脾肾虚弱证

B. 痰湿阻滞证

C. 肝经郁热证

D. 气滞血瘀证

E. 痰瘀互结证

35. [2017]患者,女,35 岁,1 年前有流产史,近 2 个月来出现月经不调、量少,经行延后,带下量多,头晕头重,胸闷泛恶,体型肥胖,多毛,实验室检查:血清雄激素明显升高,治疗错误的是

A. 氯米芬

B. 补佳乐合黄体酮

C. 孕激素

D. 地塞米松

E. 溴隐亭

36. [2017]患者,女,30 岁,已婚。月经稀发,肥胖,婚后未孕,带下量多,形体肥胖,多毛,四肢倦怠,胸闷泛恶,现月经停闭 8 月,检查血 HCG (一),超声提示:子宫附件无明显异常,内膜厚 7 mm,舌体胖大,色淡,苔白腻,脉滑。其中医证型是

A. 寒湿凝滞证

B. 脾肾阳虚证

C. 痰湿阻滞证

D. 气滞血瘀证

E. 肝郁脾虚证

37. [2006]治疗经前期综合征肝郁气滞应首选的方剂是

A. 逍遥散

B. 柴胡疏肝散

C. 血府逐瘀汤

D. 滋水清肝饮

E. 丹栀逍遥散

38. [2015]患者,女,24 岁,已婚。月经规律,经前头晕头痛,烦躁失眠,时有烘热汗出,腰酸腿软,口糜,舌红少苔,脉细滑,治疗应首选的方剂是

A. 逍遥丸

B. 归脾汤

C. 柴胡疏肝散

D. 知柏地黄丸

E. 桃红四物汤

39. [2017]患者,女,28 岁。近 1 年经前乳房、乳头胀痛,胸闷胁胀,精神抑郁,头晕目眩,烦躁易怒,舌紫黯,脉弦。其中医证型是

A. 脾肾阳虚证

B. 肝肾阴虚证

C. 肝郁气滞证

D. 瘀血阻滞证

E. 心脾气虚证

40. [2012、2017]绝经综合症肝肾阴虚应首选

A. 杞菊地黄丸

B. 一贯煎

C. 二仙汤

D. 八珍汤

E. 归脾汤

41～42 题共用选项

A. 逍遥散

B. 柴胡疏肝散

C. 启宫丸

D. 一贯煎

E. 调肝汤

41. [2016]治疗经前期综合征肝郁气滞证应首选的方剂是

42. [2016]治疗绝经综合征肾虚肝郁证应首选的方剂是

43. [2016]患者,女,49岁。近1年月经紊乱,烘热汗出,头晕耳鸣,烦躁易怒,情绪异常,乳房胀痛,舌淡红苔薄白,脉弦细。其中医治法是

A. 滋阴降火,交通心肾

B. 滋补肝肾,育阴潜阳

C. 滋肾养阴,疏肝解郁

D. 疏肝解郁,调补冲任

E. 滋阴补肾,调补冲任

44~45题共用选项

A. 知柏地黄丸

B. 归肾丸

C. 六味地黄丸

D. 杞菊地黄丸

E. 人参养营汤

44. [2017]治疗经前期综合征肝肾阴虚证应首选的方剂是

45. [2017]治疗绝经综合征肝肾阴虚证应首选的方剂是

第十九单元 女性生殖器官肿瘤

1. [2013]诊断宫颈癌的辅助检查不包含

A. 宫腔镜

B. 宫颈刮片细胞学检查

C. 阴道镜

D. 宫颈活检

E. 宫颈椎切

2. [2016]下列关于女性生殖器官肿瘤的叙述正确的是

A. Ⅱ型子宫内膜癌即雌激素相关型,占多数,预后好

B. 高危型HPV持续感染是子宫颈癌的主要危险因素

C. 80%卵巢上皮性癌患者CEA升高

D. 宫颈癌筛查的主要方法是宫颈管活组织检查

E. 子宫肌瘤好发于绝经后

3. [2017]用于早期宫颈癌手术治疗的是

A. ⅠB2期-ⅡA2期

B. ⅡA-ⅡB

C. ⅠA-ⅡB

D. ⅠA-ⅡA

E. ⅡB-ⅣA期

4. [2017]下列关于宫颈癌的叙述错误的是

A. 高危型HPV持续感染不是宫颈癌的主要危险因素

B. 宫颈癌Ⅱ期指肿瘤已超出宫颈,但未达宫壁,或未达引导下1/3

C. 原位癌或微小浸润癌可无明显病灶

D. 早期宫颈癌多为接触性出血或血水样阴道分泌物

E. 宫颈刮片细胞学检查是宫颈癌筛查的主要方法

5. [2005]患者,女,32岁,结婚5年未孕,月经规则,自觉胸闷痞闷,带下量多,色白,质黏,舌苔白腻,脉细滑。妇科检查:子宫如孕2个月大小,宫底部明显突出,质硬,B型超声波检查为单个结节,血红蛋白90 g/L,应首选的治疗措施是

A. 甲基睾丸酮加开郁二陈汤

B. 雌激素加开郁二陈汤

C. 输血加开郁二陈汤

D. 子宫肌瘤摘除术

E. 子宫次全切除术

6. [2009]患者,女,35岁,月经量多,发热恶寒,下腹疼痛拒按,带下黄稠、臭秽,胸脘满闷,大便燥结,舌红,苔黄腻,脉弦滑。B超检查示:可见一囊性包块。治疗的首选方剂是

A. 膈下逐瘀汤

B. 少腹逐瘀汤

C. 开郁二陈汤

D. 大黄牡丹汤加减

E. 清海丸

7. [2011]患者,女,35岁,已婚。患子宫肌瘤2年,精神抑郁,经前乳房胀痛,胸胁胀闷,心烦易怒,小腹胀痛,时有刺痛,舌边有瘀点苔白,脉细弦。治疗应首选

A. 桂枝茯苓丸

B. 膈下逐瘀汤

C. 少腹逐瘀汤

D. 补阳还五汤

E. 逐瘀止血汤

8. [2016]患者,女,39岁,已婚。小腹有包块,胀满不适,月经后期,量少不畅,经质黏稠,带下量多,色白质黏,脘腹痞满,形体肥胖,嗜睡肢倦,舌淡胖,苔白腻,脉沉滑。其中医治法是

A. 活血化瘀,软坚散结

B. 温经散寒,活血消癥

C. 化痰除湿,活血消癥

D. 行气活血,散结消癥
E. 温补肾阳,软坚散结

9. [2006]下列各项不属于子宫肌瘤中医常见证型的是
   A. 气血虚弱
   B. 气滞血瘀
   C. 阴虚内热
   D. 痰湿瘀阻
   E. 寒湿凝滞

10～11题共用选项

A. 龙胆泻肝汤
B. 仙方活命饮
C. 四妙丸
D. 茵陈二黄汤
E. 大黄牡丹皮汤

10. [2016]治疗盆腔炎性疾病湿热瘀结证应首选的方剂是

11. [2016]治疗子宫肌瘤湿热瘀结证应首选的方剂是

第二十单元　妊娠滋养细胞疾病

1. [2005]患者,女,35岁。葡萄胎刮宫术后5个月,间断有阴道出血,量不多。术后以工具避孕。现尿妊娠试验,胸片可见两肺中下叶散在多个半透明小圆形阴影。应首先考虑的是
   A. 葡萄胎
   B. 绒毛膜痛
   C. 侵蚀性葡萄胎
   D. 吸宫不全
   E. 妊娠

2. [2011、2012]葡萄胎清宫术后,关于随访哪一项错误
   A. 应定期查 HCG
   B. 应随访2年
   C. 应注意有无阴道出血、咳嗽、咯血等症状
   D. 定期作盆腔检查 B超、X线胸片检查
   E. 应采用宫内节育器或避孕药避孕

3. [2006]下列葡萄胎治疗后的随访,最有价值的检查是
   A. 妇科检查
   B. 肺部摄片
   C. 尿妊娠试验

D. 血 HCG 测定
E. B超检查

4. [2015]患者,女41岁,葡萄胎二次清宫后1周,少量阴道出血,咯血,病理结果示:滋养细胞高度增生,血清 HCG:20 μ/mL,应首选的治疗措施是
   A. 口服避孕药
   B. 再次行刮宫术
   C. 全子宫切除术
   D. 预防性化疗
   E. 口服宫外孕2号方

5. [2017]患者,女,30岁,已婚。停经9周左右开始出现阴道不规则出血10余天,有时可见水泡状组织排出,下腹隐痛,呕吐剧烈,食入即吐,汤水难咽。查人绒毛膜促性腺激素值明显高于正常妊娠月份值。应首先考虑的诊断是
   A. 先兆流产
   B. 异位妊娠
   C. 葡萄胎
   D. 难免流产
   E. 不全流产

第二十一单元　子宫内膜异位症及子宫腺肌病

1. [2006]治疗子宫内膜异位症气滞血瘀证应首选的方剂是
   A. 温经汤
   B. 桃红四物汤
   C. 少腹逐瘀汤
   D. 失笑散
   E. 膈下逐瘀汤

2. [2005]患者,女,31岁,已婚。人工流产术后1年,经行腹痛逐渐加重,灼痛难忍,拒按,月经量多,色深红,舌红苔黄,脉弦数。妇科检查:后穹窿可触及黄豆大小的触痛性结节。治疗应首选
   A. 血府逐瘀汤

B. 清热调血汤
C. 膈下逐瘀汤
D. 失笑散
E. 银甲丸

3. [2013]治疗轻度子宫内膜异位症应采取的治疗措施是
   A. 避孕药治疗
   B. 高效孕激素治疗
   C. 保留卵巢功能手术
   D. 根治性手术
   E. 假绝经疗法

4. [2016]子宫内膜异位症的基本病机是

A. 寒凝血瘀

B. 气滞血瘀

C. 脏腑功能失调

D. 气血功能失常

E. 瘀血阻滞冲任胞宫

5. [2016]肾虚血瘀型子宫内膜异位症的证候特点是

　　A. 经前、经行小腹胀痛,拒按

　　B. 经前或经期小腹疼痛,有灼热感,拒按

　　C. 经前、经期小腹掣痛,拒按

　　D. 经行腹痛,喜温喜按,纳差便溏

　　E. 经行腹痛,痛引腰骶,腰膝酸软

6. 患者,女,30岁,舌黯,边尖有瘀点,妇科检查:后穹窿可触及触痛性结节,治疗应首选的方剂是

　　A. 血府逐瘀汤

　　B. 膈下逐瘀汤

　　C. 桂枝茯苓丸

　　D. 桃红四物汤

　　E. 清热调血汤

7～8题共用选项

　　A. 宫颈

　　B. 子宫后壁

　　C. 输卵管

D. 卵巢

E. 盆腔腹膜

7. [2016]异位妊娠最常发生的部位是

8. [2016、2017]子宫内膜异位症最常发生的部位是

9. [2016]患者,女,49岁,已婚。经行腹痛进行性加重3年,疼痛难忍,月经紊乱,妇科检查宫体左、右侧分别触及7 cm×6 cm及4 cm×5 cm囊性偏实包块,与宫体关系密切,压痛。5年前曾行左侧卵巢囊肿手术,病理诊断为子宫内膜异位囊肿,中、西药物治疗2年,症状无缓解,无生育要求。应首选的治疗措施是

　　A. 假绝经疗法

　　B. 根治性手术

　　C. 保留生育功能手术

　　D. 次全子宫切除术

　　E. 全子宫切除术

10. [2017]膈下逐瘀汤治疗子宫内膜异位症适宜的中医证型是

　　A. 寒凝血瘀证

　　B. 气滞血瘀证

　　C. 痰瘀互结证

　　D. 气虚血瘀证

　　E. 肾虚血瘀证

第二十二单元　子宫脱垂

1～2题共用选项

　　A. 补中益气汤

　　B. 阴道子宫全切术及阴道前后壁修补术

　　C. 子宫托

　　D. 阴道纵隔形成术

　　E. 针灸治疗

1. [2005]患者,女,40岁,子宫3度脱垂及阴道壁膨出。应首选的治疗措施是

2. [2005]患者,女,72岁,绝经23年,子宫萎缩,3度脱垂伴有冠心病。应首选的治疗是

3. [2006]患者,女,68岁,阴中有块状物脱出10年余,劳则加剧,平卧则回纳,小腹下坠,四肢乏力,少气懒言,面色无华,舌淡,苔薄,脉虚细。妇科检查诊断为子宫脱垂。其中医治法是

　　A. 补益中气,升阳举陷

　　B. 补肾固脱,益气升提

　　C. 清热利湿,升阳固脱

　　D. 益气养血,温阳固脱

　　E. 补肾健脾,升阳固脱

4. [2009、2011]女性子宫脱垂肾虚型的首选方剂是

　　A. 补中益气汤

　　B. 大补元煎

C. 龙胆泻肝汤合五味消毒饮

D. 毓麟珠

E. 温胞饮

5. [2015]治疗子宫脱垂中气下陷证应首选的方剂是

　　A. 四君子汤

　　B. 补中益气汤

　　C. 举元煎

　　D. 大补元煎

　　E. 大全大补汤

6. [2016]子宫脱垂的中医主要治法是

　　A. 清热利湿,补肾固脱

　　B. 补肾益气,温养冲任

　　C. 益气升提,补肾固脱

　　D. 疏肝解郁,补肾固脱

　　E. 燥湿化痰,补肾固脱

7. [2016]患者,女,45岁,阴中有物脱出,久脱不复,腰酸腿软,小便频数,小腹下坠,头晕耳鸣,舌质淡,苔薄,脉沉弱,其中医证型是

　　A. 中气下陷证

　　B. 肾气亏虚证

　　C. 湿热下注证

D. 肾阳不足证

E. 气血不足证

8. [2017]患者,女,49 岁,已婚。子宫颈脱出于阴道口 1 月,劳累或向下屏气后加重,下腹下坠,神倦乏力,少气懒言,面色无华,舌淡红,苔薄白,脉缓弱。治疗应首选的方剂是

A. 龙胆泻肝汤

B. 五味消毒饮

C. 补中益气汤

D. 大补元煎

E. 知柏地黄丸

第二十三单元　不孕症

1. [2005]继发性不孕的中医病名是

A. 全不产

B. 断绪

C. 阻病

D. 暗产

E. 避年

2~3 题共用选项

A. HCG

B. HMG

C. 氯米芬

D. 溴隐亭

E. 皮质类固醇

2. [2005]治疗免疫性不孕应首选

3. [2005]治疗高催乳素血症性不孕应首选

4. [2005]治疗不孕症血瘀证应首选的方剂是

A. 桃红四物汤

B. 养精种玉汤

C. 开郁种玉汤

D. 少腹逐瘀汤

E. 启宫丸

5. [2010、2011]不孕症肾气虚首选何方治疗

A. 毓麟珠

B. 温胞饮

C. 养精种玉汤

D. 开郁种玉汤

E. 苍附导痰丸

6~7 题共用选项

A. 开郁种玉汤

B. 六味地黄丸

C. 养精种玉汤

D. 少腹逐瘀汤

E. 右归丸

6. [2011、2013、2017]治疗不孕症肾阴虚证应首选的方剂是

7. [2011、2013]治疗不孕症肝郁证应首选的方剂是

8. [2015]下列各项不属于不孕症患者应进行的检查是

A. 血清性激素检查

B. 基础体温测定

C. 输卵管通畅检查

D. 卵巢穿刺检查

E. 甲状腺功能检查

9. [2015]患者,女 28 岁,结婚 2 年不孕,月经先后不定期 23~56 天一行;行经期 3~7 天,量少,色黯,有血块,经前乳胀,胸胁胀满,烦躁易怒,舌暗红苔薄白,脉细弦,妇科盆腔检查正常,基础体温连续测定 4 个周期均为单相,男方检查未发现异常。治疗应选

A. 雌激素加少腹逐瘀汤

B. 雌激素加启宫丸

C. 雌激素加开郁种玉汤

D. 氯䧳酚胺加少腹逐瘀汤

E. 氯䧳酚胺加开郁种玉汤

10. [2016]毓麟珠治疗不孕症的中医证型是

A. 肾阴虚证

B. 肾阳虚证

C. 肝郁证

D. 肾气虚弱证

E. 痰湿证

11~12 题共用选项

A. 血府逐瘀汤

B. 桃红四物汤合失笑散

C. 温经汤

D. 膈下逐瘀汤

E. 少腹逐瘀汤

11. [2016]治疗子宫内膜不规则脱落血瘀证应首选的方剂是

12. [2016]治疗不孕症血瘀证应首选的方剂是

13. [2017]治疗不孕症,启宫丸所适用的中医证型是

A. 肾虚证

B. 湿热证

C. 肝郁证

D. 痰湿证

E. 血瘀证

第二十四单元　计划生育

1. ［2005］患者，女，25 岁，已婚。顺产 6 个月，在哺乳中，身体健康，月经正常。最适宜的计划生育措施是
   A. 口服避孕药
   B. 外用避孕药
   C. 安全期避孕
   D. 放置宫内节育器
   E. 行绝育术

2. ［2010］一女子产 1,6 个月大,此时应采取何法避孕
   A. 宫内节育器
   B. 避孕套
   C. 药物避孕
   D. 安全期避孕
   E. 体外排精避孕

3. ［2011］下列关于短效口服避孕药服用方法的叙述,正确的是
   A. 月经来潮第 1 天起,每天 1 片,连服 22 天
   B. 月经净后第 1 天起,每天 1 片,连服 22 天
   C. 月经来潮第 5 天起,每晚 1 片,连服 22 天
   D. 有房事时服 1 片
   E. 月经来潮第 5 天服 1 片,20 天后再服 1 片

4. ［2010］下列各项不属于人工流产并发症的是
   A. 人流综合症
   B. 子宫穿孔
   C. 人流后宫缩不良
   D. 人流不全
   E. 人流术后感染

中西医结合儿科学

第一单元　儿科学基础

1. [2013]小儿体格发育最快的时期是
   A. 新生儿期
   B. 婴儿期
   C. 幼儿期
   D. 学龄前期
   E. 学龄期

2. [2015]正常1岁小儿乳牙的数目是
   A. 6～8
   B. 9～12
   C. 13～15
   D. 16～18
   E. 3～5

3～4题共用选项
   A. 12 kg,85 cm
   B. 14 kg,105 cm
   C. 16 kg,110 cm
   D. 18 kg,115 cm
   E. 20 kg,112 cm

3. [2010]6周岁小儿的标准体重,身高按现行公式计算应为

4. [2010]2周岁小儿的标准体重,身高按现行公式计算应为

5～6题共用选项
   A. 34 cm
   B. 46 cm
   C. 48 cm
   D. 50 cm
   E. 52 cm

5. [2009]新生儿的头围是

6. [2009]5岁小儿的头围是

7. [2006、2017]小儿前囟闭合的正常时间是
   A. 6～7个月
   B. 8～9个月
   C. 9～11个月
   D. 12～18个月
   E. 19～20个月

8. [2003]小儿开始更换恒牙的年龄是
   A. 2～3岁
   B. 4～5岁
   C. 6～7岁
   D. 8～9岁
   E. 10岁

9. [2009、2010]小儿认识母亲面容的年龄是
   A. 1个月
   B. 3～4个月
   C. 4～5个月
   D. 1～2岁
   E. 5岁

10. [2012]小儿几岁听力才发育完善
    A. 1岁
    B. 2岁
    C. 3岁
    D. 4岁
    E. 5岁

11. [2016]6～7月的婴儿应会的运动是
    A. 翻身
    B. 扶站
    C. 独坐
    D. 独走
    E. 双脚跳

12～13题共用选项
    A. 32 cm
    B. 34 cm
    C. 42 cm
    D. 46 cm
    E. 48 cm

12. [2016]正常1岁小儿,其头围大小是

13. [2016]正常1岁小儿,其胸围大小是

14. [2017]幼儿期的年龄段范围是
    A. 出生后脐带结扎至生后满28日
    B. 出生后28至1周岁
    C. 1～3周岁
    D. 3～7周岁
    E. 7周岁至青春期来临

15. [2003]中医学称小儿为"纯阳之体",其含义是
    A. 纯阳无阴
    B. 发育迅速
    C. 阳常有余
    D. 肝常有余
    E. 阴虚阳亢

16. [2006]儿科常见病中发病率最高的是
    A. 消化系统疾病
    B. 循环系统疾病
    C. 呼吸系统疾病
    D. 营养性疾病
    E. 泌尿系统疾病
17. [2010]小儿生理特点中所说的"稚阴稚阳"的含义是
    A. 生机蓬勃,发育迅速
    B. 脏腑娇嫩,形气未充
    C. 年龄越小,生长越快
    D. 年龄越小,发育越快
    E. 纯阳无阴,阳常有余
18. [2010、2011]小儿的病理特点不包括下列哪项
    A. 发病容易
    B. 传变迅速
    C. 脏气清灵
    D. 易趋康复
    E. 形气未充
19. [2013]下列各项,不属于小儿生理特点的是
    A. 形气未充
    B. 脏腑娇嫩
    C. 生机蓬勃
    D. 发育迅速
    E. 脏气清灵
20. [2017]下列特点可概括为小儿"纯阳之体"的是
    A. 脏腑娇嫩,形气未充
    B. 生机蓬勃,发育迅速
    C. 发病容易,传变迅速
    D. 脏气轻灵,易趋康复
    E. 易寒易热,易虚易实
21. [2005]下列关于小儿热量需要的叙述正确的是
    A. 按体重算,每日需要的量随年龄增加而增加
    B. 生长愈快,需要热量愈多
    C. 排泄所损失的热量占总热量的15%。
    D. 婴儿每日所需的总热量为418.6 kJ/kg
    E. 小儿哭闹时,供能量需要增加2倍
22. [2005]下列关于母乳喂养的叙述正确的是
    A. 母乳中的酪蛋白多,易于消化吸收
    B. 目前主张正常足月新生儿的开奶时间应为出生后
    C. 1岁半～2岁可完全断奶
    D. 每次哺乳时间为30分钟
    E. 乳母患活动性肺结核、急性肝炎时禁忌哺乳
23. [2010、2011、2012]下列关于母乳喂养优点的叙述错误的是
    A. 含饱和脂肪酸多,利于消化吸收
    B. 钙磷比例适宜,较少发生低钙血症

C. 含优质蛋白质,必需氨基酸多
D. 有促进婴儿免疫力的作用
E. 哺乳可促进子宫收缩,利于母亲早日康复
24. [2005]母乳喂养,增加半固体和固体辅食最适宜的时间是
    A. 2～3个月
    B. 3～4个月
    C. 4～5个月
    D. 5～6个月
    E. 1岁半后
25. [2016]下列各项不属于婴儿辅食添加原则的是
    A. 从少到多
    B. 由稀到稠
    C. 由细到粗
    D. 由一种到多种
    E. 患病时添加新品种
26. [2017]添加辅食的原则错误的是
    A. 从少到多
    B. 由稀到稠
    C. 由细到粗
    D. 由一种到多种
    E. 患病时添加新品种
27. [2017]小儿辅助食品正确的添加原则是
    A. 由少到多
    B. 由粗到细
    C. 有多种到一种
    D. 由稠到稀
    E. 天气寒冷时尽快增加辅食
28～29题共用选项
    A. 麻疹
    B. 口疮
    C. 风疹
    D. 猩红热
    E. 流行性腮腺炎
28. [2009、2011]草莓舌见于
29. [2009、2011]患儿哭叫拒食,伴流涎烦躁见于
30. [2010、2011]小儿望诊的内容不包括下列哪项
    A. 望神色
    B. 望形态
    C. 审苗窍
    D. 辨斑疹
    E. 听声音
31. [2003]小儿指纹分三关,从虎口到食指端依次为
    A. 命关、气关、风关
    B. 气关、命关、风关
    C. 气关、风关、命关
    D. 风关、气关、命关

E. 风关、命关、气关

32. [2009]正常小儿的指纹是
    A. 淡紫隐隐不超出风关
    B. 淡紫隐隐不超出气关
    C. 淡紫隐隐不超出命关
    D. 暗紫不超出气关
    E. 紫红不超出命关

33. [2015]下列各项不属于小儿指纹辨证纲领的是
    A. 淡滞定虚实
    B. 三关测轻重
    C. 浮沉分表里
    D. 红紫辨寒热
    E. 纹证不符,舍证从纹

34. [2016]3岁以内小儿的正常指纹是
    A. 淡紫隐隐显于气关
    B. 色泽鲜红显于气关
    C. 淡紫隐隐显于命关
    D. 色泽鲜红显于风关
    E. 淡紫隐隐不显于风关

35～36题共用选项
    A. 浮而无力
    B. 沉而有力
    C. 迟而有力
    D. 迟而无力
    E. 浮而有力

35. [2003]小儿表实证的脉象是
36. [2003]小儿表虚证的脉象是
37. [2012]儿科的基本脉象为
    A. 浮、沉、缓、急、虚、实
    B. 浮、沉、迟、数、滑、涩
    C. 浮、沉、迟、数、有力、无力

D. 浮、沉、缓、急、有力、无力
    E. 浮、沉、迟、数、长、短

38～39题共用选项
    A. 头颅
    B. 胸胁
    C. 腹部
    D. 皮肤
    E. 四肢

38. [2005]小儿水肿,按诊的主要部位是
39. [2005]婴儿颅内压增高,按诊的主要部位是
40. [2017]诊断儿科疾病,四诊中最为重要的是
    A. 望
    B. 闻
    C. 问
    D. 切
    E. 触

41. [2016]幼儿的中药用药量为成人量的
    A. 1/6
    B. 1/3
    C. 1/2
    D. 2/3
    E. 等量

42～43题共用选项
    A. 1/5张含钠液
    B. 1/4张含钠液
    C. 1/3张含钠液
    D. 1/2张含钠液
    E. 2/3张含钠液

42. [2016]小儿等渗性脱水应首选的液体是
43. [2016]小儿低渗性脱水应首选的液体是

第二单元　新生儿疾病

1. [2003]下列属于早产儿生理性黄疸特点的是
    A. 生后5～6天出现,30～35天完全消退
    B. 生后3～4天出现,21～28天完全消退
    C. 生后3～4天出现,15～20天完全消退
    D. 生后2～3天出现,10～14天完全消退
    E. 生后2天出现,3～7天完全消退

2. [2006]足月女婴,25天。出生后2周出现身黄,目黄,其色晦暗,持续不退,精神倦怠,四肢欠温,不欲吮乳,大便溏薄,小便短少,舌质偏淡,舌苔白腻。治疗应首先考虑的方剂是
    A. 茵陈理中汤
    B. 茵陈蒿汤
    C. 血府逐瘀汤
    D. 茵陈四苓汤

E. 茵陈四逆汤

3. [2010、2012、2013]足月男婴,23天,出生后2周出现身黄,目黄,黄色鲜明,发热口渴,或见心中懊恼,腹部胀闷,口干而苦,恶心呕吐,小便短少黄赤,大便秘结,舌苔黄腻,脉象弦数。治疗应首先考虑的方剂是
    A. 茵陈蒿汤加减
    B. 大柴胡汤加减
    C. 茵陈术附汤加减
    D. 茵陈理中汤加减
    E. 茵陈四逆汤加减

4. [2015]新生儿生理性黄疸出现的时间是
    A. 出生后4～6天
    B. 出生后7～10天

C. 出生后 14 天以上

D. 出生时

E. 出生后 2~3 天

5. [2016]可造成新生儿黄疸重度贫血的是

A. Rh 溶血

B. ABO 溶血

C. 新生儿肝炎

D. 新生儿败血症

E. 母乳性黄疸

6. [2016]患儿,出生 1 周,全身不温,面颊、臀部、四肢可见硬肿,皮肤板硬,色暗红、青紫。治疗应首选的方剂是

A. 参附汤

B. 血府逐瘀汤

C. 当归四逆汤

D. 桃红四物汤

E. 参附龙牡救逆汤

7. [2017]新生儿硬肿证硬肿依次出现的顺序是

A. 面部、上肢、腹部、下肢

B. 面部、背部、腹部、胸部

C. 下肢、臀、面颊、上肢

D. 下肢、上肢、腹部、背部

E. 上肢、下肢、面颊、腹部

第三单元　呼吸系统疾病

1. [2008]治疗小儿暑邪感冒应首选

A. 银翘散

B. 桑菊饮

C. 杏苏散

D. 新加香薷饮

E. 三拗汤

2. [2015]引起小儿疱疹性咽炎的病毒是

A. 单纯疱疹病毒

B. 流感病毒

C. 鼻病毒

D. 柯萨奇病毒

E. 埃可病毒

3. [2013]小儿感冒每易夹惊,中医学认为是

A. 脾常不足

B. 肾常虚

C. 形气未充

D. 肝常有余

E. 肺常不足

4. [2016]引起小儿咽-结合膜热的病原是

A. 腺病毒 3、7 型

B. 溶血性链球菌

C. 金黄色葡萄球菌

D. 柯萨奇 A 组病毒

E. 呼吸道合胞病毒

5. [2017]引起咽-结合膜热的病毒是

A. 腺病毒

B. 单纯疱疹病毒

C. 柯萨奇病毒

D. 巨细胞病毒

E. 冠状病毒

6. [2016]下列各项属于小儿感冒常见的是

A. 夹痰、夹滞、夹湿

B. 夹痰、夹瘀、夹滞

C. 夹痰、夹滞、夹惊

D. 夹痰、夹暑、夹滞

E. 夹痰、夹滞、夹躁

7. [2017]下列哪项不属于夹滞特点

A. 惊惕易哭

B. 脘腹胀满

C. 不思乳食

D. 呕吐泄泻

E. 大便酸臭

8. [2005]肺炎喘嗽区别于支气管炎的重要体征是

A. 双肺固定的细湿啰音

B. 双肺呼吸音减弱

C. 双肺呼吸音增粗

D. 双肺哮鸣音

E. 双肺管状呼吸音

9. [2005]患儿,10 个月,入院时诊断为腺病毒肺炎痰热闭肺证。今突然虚烦不安,额汗不温,口唇发绀。查体:体温 38 ℃,呼吸 64 次/分,心率 165 次/分,心音低钝,肝脏比入院时增大 2 cm,舌暗紫,指纹沉而色青,达于命关。治疗应首选

A. 西地兰加参附龙牡汤

B. 青霉素加生脉散

C. 地塞米松加参附龙牡汤

D. 西地兰加真武汤

E. 地塞米松加麻杏石甘汤

10. [2005]患儿,男,2 岁,发热、咳嗽 5 天,口渴,小便短赤,舌红苔黄。检查:听诊双下肺固定中细湿啰音,血白细胞总数及中性粒细胞增高。治疗应首选

A. 红霉素加二陈汤

B. 红霉素加三拗汤

C. 青霉素加麻杏石甘汤

D. 病毒唑加二陈汤

E. 病毒唑加银翘散

11. [2006、2009、2011]患儿,3 岁,发热,咳喘 7 天,时有烦躁,喉间痰鸣,气急口渴,面赤,鼻煽,口周发绀。查体:体温 38.8 ℃,听诊双肺底固定中湿啰音,舌红苔黄,脉滑数,临床诊断为支气管肺炎。其证型是
    A. 风寒闭肺
    B. 风热闭肺
    C. 痰热闭肺
    D. 阴虚肺热
    E. 肺脾气虚

12. [2010]男孩,8 岁,咳嗽 2 周,病初发热,近 1 周咳剧,晚间明显,痰稠伴胸痛,体检一般情况,呼吸匀平,咽部充血,两肺呼吸音稍粗,偶闻干性啰音。胸部 X 线片呈肺门阴影增浓,右下肺有云雾状阴影。病初用过利巴韦林及青霉素,无效,改用红霉素后近日症状好转,诊断为支原体肺炎。关于支原体肺炎,哪项正确
    A. 咳嗽常较剧,可似百日咳样干咳
    B. 红霉素、四环素及头孢唑林对本病均有良好疗效
    C. 肺部一定出现阳性体征
    D. 肺炎支原体不是介于细菌与病毒之间的一种微生物
    E. 以上均正确

13. [2013]患儿,3 岁,肺炎病程中出现面色苍白,口唇紫绀,呼吸困难,四肢厥冷,右肋下痞块增大,神萎淡漠,舌质略紫,苔薄白,脉细弱数。治疗应首选的方剂是
    A. 人参五味子汤
    B. 生脉散
    C. 独参汤
    D. 羚角钩藤汤
    E. 参附龙牡救逆汤

14. [2015]患儿,3 岁,发热 3 天,咳嗽频繁,喉间痰鸣,突然出现呼吸短促,四肢厥冷,面色苍白,口唇发绀,虚烦不安,舌质略紫,苔薄白,脉细数无力。查体:呼吸 65 次/分,心率 170 次/分,其中医证候是
    A. 心阳虚衰证
    B. 肾虚不纳证

C. 风寒闭肺证
D. 虚实夹杂证
E. 毒热闭肺证

15. [2016]治疗小儿肺炎痰热闭肺证首选方剂是
    A. 杏苏散
    B. 华盖散
    C. 荆防败毒散
    D. 银翘散合麻杏石甘汤
    E. 五虎汤合葶苈大枣泻肺汤

16. [2016]治疗小儿肺炎肺脾气虚证应首选的方剂是
    A. 麻杏石甘汤
    B. 黄连解毒汤
    C. 沙参麦冬汤
    D. 人参五味子汤
    E. 葶苈大枣泻肺汤

17. [2016]下列各项不属于小儿肺炎心衰诊断标准的是
    A. 神志昏迷,反复惊厥
    B. 呼吸突然加快,超过 60 次/分
    C. 心率突然加快,超过 160 次/分
    D. 极度烦躁不安,皮肤苍白发灰
    E. 心音低钝,有奔马律,颈静脉怒张

18. [2017]患儿,2 岁。发热烦躁,咳嗽喘促,呼吸困难,气急鼻煽,喉间痰鸣,面赤口渴,吐痰,舌质红,舌苔黄厚腻,脉象弦滑。其证是
    A. 风寒闭肺证
    B. 风热闭肺证
    C. 痰热闭肺证
    D. 毒热闭肺证
    E. 阴虚肺热证

19. [2016]患儿,4 岁,入幼儿园 1 年来,患肺炎 2 次,支气管炎 2 次,每 1～2 月感冒 1 次。平时不耐寒凉,多汗,汗出不温,肌肉松弛,咽红不退,扁桃体肿大,舌淡红,苔薄白,脉浮数无力。应首选考虑的病证结合诊断是
    A. 急性上呼吸道感染,风热感冒证
    B. 小儿肺炎,阴虚肺热证
    C. 反复呼吸道感染,营卫失和,邪毒留恋证
    D. 反复呼吸道感染,肺脾两虚,气血不足证
    E. 反复呼吸道感染,肾虚骨弱,精血失充证

第四单元　循环系统疾病

1. [2005]诊断病毒性心肌炎最常作的检查是
    A. 心脏彩色多普勒检查
    B. 心电图
    C. 心电向量

D. 胸部 X 线摄片
E. 螺旋 CT

2. [2006]下列各项不属于病毒性心肌炎临床诊断依据的是

A. 心功能不全或心源性休克
B. 心脏扩大
C. 肌酸磷酸激酶同工酶升高
D. 心电图表现为完全性右或左束支阻滞
E. ST-T段改变,T波高耸

3. [2011]小儿病毒性心肌炎痰瘀阻络证的治法是
A. 清热化湿,宁心安神
B. 益气养阴,化瘀通络
C. 清热化湿,解毒达邪
D. 豁痰活血,化瘀通络
E. 温振心阳,豁痰活血

4~5题共用选项
A. 银翘散
B. 附子汤
C. 葛根芩连汤
D. 生脉散合复脉汤
E. 血府逐瘀汤合生脉散

4. [2005]病毒性心肌炎风热邪毒内侵心脉证的用方是
5. [2005]病毒性心肌炎湿热邪毒内侵心脉证的用方是
6. [2015]下列各项不属于小儿病毒性心肌炎临床诊断的是
A. 心功能不全
B. 肾功能不全
C. 心电图有明显心律失常和ST-T改变
D. 心脏扩大

E. CK-MB升高

7. [2016]小儿病毒性心肌炎痰瘀阻络证的治法是
A. 清热化湿,宁心安神
B. 益气养阴,化瘀通络
C. 清热化湿,解毒达邪
D. 豁痰化瘀,活血通络
E. 温振心阳,豁痰活血

8. [2016]治疗小儿病毒性心肌炎痰瘀阻络证首选的方剂是
A. 银翘散合二陈汤
B. 葛根黄芩黄连汤
C. 炙甘草汤合生脉散
D. 桂枝甘草龙骨牡蛎汤
E. 瓜蒌薤白半夏汤合失笑散

9. [2017]病毒性心肌炎的内因是
A. 风热犯心
B. 湿热侵心
C. 正气亏虚
D. 温热邪毒
E. 痰瘀阻络

10. [2017]治疗病毒性心肌炎风热犯心证选的方剂是
A. 玉屏风散
B. 荆防败毒散
C. 葛根芩连汤
D. 银翘散
E. 生脉散

第五单元　消化系统疾病

1. [2008]小儿鹅口疮口腔局部的临床特征是
A. 口腔黏膜出现单个或成簇的小疱疹
B. 口腔黏膜充血,水肿,可有疱疹
C. 口腔创面有纤维素渗出物形成或灰白色假膜,易擦去
D. 口腔黏膜表面覆盖白色乳凝块样片状物,不易擦去
E. 口腔黏膜出现大小不等的糜烂或溃疡

2. [2009、2010]患儿,6个月,因腹泻长期使用广谱抗生素。症见:满口白屑,状如雪花,不易擦去。应首先考虑的是
A. 乳垢
B. 口糜
C. 疳积
D. 奶麻
E. 鹅口疮

3. [2008]患儿,女,3个月。口腔、舌面满布白屑,面赤唇红,烦躁不宁,吮乳啼哭,大便干结,小便短

黄。治疗应首选制霉菌素加
A. 清热泻脾散
B. 泻黄散
C. 六味地黄丸
D. 导赤散
E. 清胃散

4~5题共用选项
A. 清热泻脾散
B. 参苓白术散
C. 泻心导赤散
D. 黄连解毒汤
E. 知柏地黄丸

4. [2005、2017]治疗鹅口疮心脾积热证应首选
5. [2005]治疗鹅口疮虚火上浮证应首选
6. [2017]治疗鹅口疮心脾积热证应首选的方剂是
A. 清胃散
B. 泻黄散
C. 泻心汤

D. 清热泻脾散

E. 导赤散

7. [2009、2011]患儿,2岁。患疱疹性口炎,舌上、舌边溃烂,色赤疼痛,烦躁多啼,小便短黄,舌尖红,苔薄黄。治疗应首先考虑的方剂是
   A. 凉膈散
   B. 泻心导赤散
   C. 清热泻脾散
   D. 清胃散
   E. 泻黄散

8. [2016]患儿,4岁,发热,流涕,咳嗽,纳差,恶心,口腔内出现疱疹。伴疼痛流涎,1天后口腔内出现米粒大小的疱疹,分布稀疏,疹色红润,根盘红晕不著,疱液清亮,舌质红,苔薄黄腻,脉浮数,其中医证型是
   A. 湿热瘀组证
   B. 邪犯肺脾证
   C. 胃热湿阻证
   D. 脾虚湿阻证
   E. 湿热瘀阻证

9. [2016]治疗小儿疱疹性口炎心火上炎证应首选的方剂是
   A. 银翘散
   B. 凉膈散
   C. 泻心导赤散
   D. 清热泻脾散
   E. 六味地黄丸

10. [2009]患儿,2个月,自出生后至今排稀便日可达四五次,呈黄色,时有绿色,吃奶正常,体重照常增长,体形虚胖。出生后一直有湿疹,实验室检查:大便常规无异常。应首先考虑的是
    A. 病毒性肠炎
    B. 霉菌性肠炎
    C. 过敏性肠炎
    D. 生理性腹泻
    E. 感染性腹泻

11. [2005]患儿,5个月。腹泻水样便,每日10余次,尿量少。查体:昏睡。呼吸深快,皮肤弹性极差,前囟及眼窝明显凹陷,四肢凉。实验室检查:二氧化碳结合力10 mmol/L。应首先考虑的是
    A. 重度脱水,酸中毒
    B. 中度脱水,酸中毒
    C. 重度脱水
    D. 中度脱水
    E. 轻度脱水

12. [2006]患儿,2岁,体重11 kg,盛夏就诊,腹泻2天,量多次频,泻下急迫,大便呈黄色蛋花样,

有少许黏液,精神稍差,皮肤弹性尚可,哭时有泪,尿黄量少,舌质红,苔黄腻,指纹紫。大便常规:WBC 4~6/HP,RBC 1~2/HP,应首选考虑的诊断是
   A. 轮状病毒性肠炎,轻度脱水
   B. 轮状病毒性肠炎,中度脱水
   C. 大肠杆菌肠炎,轻度脱永
   D. 大肠杆菌肠炎,中度脱水
   E. 急性细菌性痢疾,轻度脱水

13. [2006]下列有关小儿腹泻的西医治疗原则错误的是
   A. 调整饮食
   B. 控制肠道内外感染
   C. 纠正水、电解质紊乱
   D. 尽早使用止泻剂
   E. 加强护理,防止并发症

14. [2009、2017]患儿,女,1岁,腹泻3天,大便稀薄,色淡多沫,臭气不甚,肠鸣腹痛,时伴发热,鼻塞流涕,轻咳,口不渴,舌苔白润,脉浮紧,指纹淡红。治疗应首选
   A. 荆防败毒散
   B. 参苓白术散
   C. 异功散
   D. 藿香正气散
   E. 保和丸

15. [2015]小儿腹泻湿热泻证的大便特点是
   A. 大便稀溏,色淡不臭
   B. 大便清稀,完谷不化
   C. 大便水样,或如蛋花汤样
   D. 大便清稀,夹有泡沫
   E. 大便稀溏,夹有食物残渣

16. [2013]小儿泄泻湿热泻的治法是
   A. 疏风散寒,化温和中
   B. 清肠解热,化湿止泻
   C. 健脾益气,助运止泻
   D. 健脾和胃,消食化滞
   E. 清热化湿,健脾止泻

17. [2016]小儿腹泻湿热泻的中医治法是
   A. 消食导泻,和中止泻
   B. 疏风散寒,理气化湿
   C. 温补脾肾,固涩止泻
   D. 清肠解热,化湿止泻
   E. 健脾益气,升提助运

18. [2016]治疗小儿腹泻风寒泻应首选的方剂是
   A. 理中丸
   B. 保和丸
   C. 小建中汤
   D. 藿香正气散

E. 荆防败毒散

19. [2016]患儿,6岁,腹泻5天,症见精神烦躁,皮肤干燥、弹性差,哭时泪少,口唇干燥,尿量明显减少,体重18.5 kg。治疗应补充累积补液的总量是
   A. 500 mL
   B. 800 mL
   C. 1 500 mL
   D. 2 000 mL
   E. 2 500 mL

20. [2017]患儿,5岁,腹泻2天,大便稀溏,夹有食块,气味酸臭,脘腹胀满,便前腹痛,泻后痛减,腹痛拒按,夜卧不安,舌苔厚腻,指纹紫。治疗应首选
   A. 葛根芩连汤
   B. 参苓白术散
   C. 异功散

D. 藿香正气散
   E. 保和丸

21. [2017]小儿泄泻脾虚泻的治法是
   A. 健脾和胃,消食化滞
   B. 清热化湿,健脾止泻
   C. 疏风散寒,化湿和中
   D. 清肠解热,化湿止泻
   E. 健脾益气,助运止泻

22. [2017]患儿,10个月。腹泻3天,现精神萎靡,皮肤干燥,眼窝明显凹陷,哭时泪少,四肢稍凉。判断其脱水程度是
   A. 无脱水
   B. 轻度脱水
   C. 中度脱水
   D. 重度脱水
   E. 重度脱水伴休克

第六单元　泌尿系统疾病

1. [2005]下列哪项不是急性肾炎的临床特征
   A. 多数病人都有血尿
   B. 病程早期常有高血压
   C. 部分病例可出现急性肾功能不全
   D. 血压急剧升高时可出现高血压脑病
   E. 浮肿为可凹性、上行性

2. [2005]急性肾炎患儿,肢体浮肿,咳嗽气急,心悸胸闷,口唇青紫,脉细无力。治疗应首选
   A. 速尿加己椒苈黄丸
   B. 速尿加龙胆泻肝汤
   C. 西地兰加己椒苈黄丸
   D. 西地兰加龙胆泻肝汤
   E. 氢氯噻嗪加己椒苈黄丸

3. [2011]小儿急性肾炎(阳水)湿热内侵型应首选
   A. 麻黄连翘赤小豆汤
   B. 五皮饮
   C. 五味消毒饮合小蓟饮子
   D. 越婢汤
   E. 实脾饮

4. [2013]患儿,8岁。患感冒1周未愈。昨起水肿从眼睑开始,继而四肢、全身,颜面为甚,舌苔薄白,脉浮。治疗应首先考虑的方剂是
   A. 越婢加术汤
   B. 麻黄汤
   C. 麻黄连翘赤小豆汤
   D. 五皮饮
   E. 五苓散

5. [2016]下列各项中属于小儿急性肾小球肾炎典

型表现的是
   A. 浮肿,少尿,血尿,高血压
   B. 浮肿,少尿,蛋白尿,高血压
   C. 浮肿,少尿,血尿,低蛋白血症
   D. 浮肿,少尿,血尿,水钠潴留
   E. 浮肿,少尿,蛋白尿,高胆固醇血症

6. [2016]患儿,6岁,全身浮肿,面目为著,尿量减少,面白身重,气短乏力,纳呆便清,自汗出,易感冒,偶伴上气喘患,咳嗽,舌质淡胖,脉虚弱,其中医治法是
   A. 健脾渗湿,清热清肿
   B. 疏风宣肺,利水消肿
   C. 湿肾健脾,化气行水
   D. 泻肺逐水,温阳扶正
   E. 益气健脾,宣肺利水

7. [2017]急性肾小球肾炎除有浮肿、少尿外还有的特征性表现是
   A. 血尿、高血压
   B. 蛋白尿
   C. 低蛋白血症
   D. 高脂血症
   E. 尿路刺激征

8. [2017]治疗急性肾小球肾炎应用青霉素的目的是
   A. 预防肾炎复发
   B. 防止交叉感染
   C. 清除残余病灶
   D. 治疗并发症

E. 治疗肾炎

9. [2005]患儿,4岁,反复浮肿5个月,面色萎黄,神疲乏力,肢体浮肿,晚间腹胀,纳少便溏。查体:全身浮肿呈凹陷性,舌淡苔白滑,脉沉缓。实验室检查:尿蛋白明显增高,血浆蛋白降低,血清胆固醇5.97 mmol/L,诊断为肾病综合征。其证型是
A. 风水相搏
B. 湿热内侵
C. 脾虚湿困
D. 肝肾阴虚
E. 脾肾阳虚

10. [2006]小儿肾病综合征脾肾阳虚证偏肾阳虚的首选方剂是
A. 真武汤合黄芪桂枝五物汤
B. 实脾饮

C. 右归丸
D. 六味地黄丸
E. 五苓散

11. [2015]小儿肾病综合征脾肾阳虚证的中医治法是
A. 益气健脾,宣肺利水
B. 温肾健脾,化气利水
C. 益气养阴,化湿清热
D. 健脾益肾,行气利水
E. 滋阴补肾,平肝潜阳

12. [2016]诊断小儿肾病综合征的必要条件是
A. 大量蛋白尿,血尿
B. 大量蛋白尿,高血压
C. 蛋白血症,低补体血症
D. 大量蛋白尿,低白蛋白血症
E. 低蛋白血症,高胆固醇血症

第七单元　神经肌肉系统疾病

1. [2008]小儿化脓性脑膜炎的脑脊液变化为
A. 细胞数增高,蛋白正常,糖降低
B. 细胞数增高,蛋白增高,糖降低
C. 细胞数正常,蛋白正常,糖降低
D. 细胞数增高,蛋日升高,糖升高
E. 细胞数增高,蛋白正常,糖正常

2. [2005]患儿,9岁。发热,双侧腮腺肿大9天,现头痛,呕吐。查体:体温39℃,嗜睡,颈项强直。实验室检查:脑脊液蛋白定量20 mg/dl,细胞数160×10⁶/L,以淋巴细胞为主。应首先考虑的是
A. 化脓性脑膜炎
B. 化脓性腮腺炎并发脑膜脑炎
C. 流行性腮腺炎并发脑膜脑炎
D. 结核性脑膜炎
E. 流行性腮腺炎并发胰腺炎

3. [2016]患儿,2个月。发热,时有呼吸暂停,心率偏慢,发绀,吐奶,时有尖叫,惊厥,查体前囟紧张,脑脊液检查压力增高,外观混浊,白细胞1 200×10⁶/L。应首先考虑的诊断是
A. 颅内出血
B. 呼吸衰竭
C. 胆红素脑病
D. 病毒性脑炎
E. 化脓性脑膜炎

4. [2017]患儿,1岁。发热3天,频繁呕吐1天,伴惊厥3次。查体:精神萎靡,前囟1 cm×1 cm隆起,颈项强直。布氏征(+),脑脊液外观混浊,白细胞3.0×10⁹/L,多核0.8,蛋白300 mg/L,糖1.4 mmol/L。最可能的诊断是

A. 结核性脑膜炎
B. 化脓性脑膜炎
C. 病毒性脑膜炎
D. 瑞氏综合征
E. 癫痫

5. [2006]夏季病毒性脑炎的常见病因是
A. 外感寒湿
B. 外感湿热
C. 感受温热毒邪
D. 饮食不洁
E. 感受暑湿

6. [2013]患儿,5岁,发热7天,头痛,恶心呕吐,嗜睡,神识模糊,表情淡漠,目光呆滞,喉中痰鸣,曾抽搐两次。查体:体温37.8℃,咽红,扁桃体Ⅱ度肿大,心肺听诊正常。神经系统检查:巴氏征阳性,脑膜刺激征阳性。实验室检查:血白细胞5.8×10⁹/L,中性粒细胞62%,淋巴细胞38%。舌质胖嫩,苔白,脉弦滑。其病证结合诊断是
A. 结核性脑膜炎,痰蒙清窍证
B. 链球菌脑膜炎,痰瘀阻络
C. 上呼吸道感染,急惊风
D. 急性化脓性脑膜炎,痰热壅盛证
E. 病毒性脑炎,痰蒙清窍证

7. [2016]下列各项不属于小儿病毒性脑炎常用的对症处理措施的是
A. 维持水电解质平衡
B. 控制惊厥
C. 控制高温

D. 重症病人呼吸循环功能的监护
E. 肾上腺皮质激素的应用

8. [2017]病毒性脑炎患儿,出现高热、头痛、恶心呕吐,神识不清,喉中痰鸣,颈项强直,烦躁不安,肢体抽搐,舌红绛,苔黄腻,脉数。治疗应首选的方剂是

A. 龙胆泻肝汤
B. 镇肝熄风汤
C. 犀角地黄汤
D. 清瘟败毒饮
E. 羚角钩藤汤

第八单元　小儿常见心理障碍

1. [2010]患儿,男,5岁。诊断为多发性抽动症,现面红目赤,烦躁易怒,挤眉弄眼,撅嘴喊叫,摇头耸肩,发作频繁,抽动有力,大便秘结,小便短赤,舌红,苔黄,脉弦数。治法为
   A. 滋阴潜阳,柔肝息风
   B. 益气健脾,平肝息风
   C. 泻火涤痰,清心安神
   D. 补益脾肾
   E. 清肝泻火,息风镇惊

2. [2011]患儿,10岁。经常挤眉眨眼,耸肩摇头,口出秽语,肢体震颤,大便干结,五心烦热,两颧潮红,形体消瘦,舌质红绛,舌苔光剥,脉细数无力。治疗应首选
   A. 大定风珠
   B. 醒脾散
   C. 千金龙胆汤
   D. 礞石滚痰丸
   E. 川芎茶调散

3. [2013]患儿,8岁,注意力不集中,急躁易怒1年余,多动难静,冲动任性,五心烦热,腰膝酸软,舌质红,苔薄,脉弦细。治疗应首选的方剂是
   A. 杞菊地黄丸
   B. 大定风珠
   C. 礞石滚痰丸
   D. 天麻钩藤饮
   E. 千金龙胆汤

4. [2016]小儿注意力缺陷多动障碍的主要发病机制是
   A. 肾常虚,肝常有余

B. 心阴耗损,血脉闭阻
C. 阴常有余,阳常不足
D. 肝风痰火胶结
E. 阳动有余,阴静不足

5. [2016]治疗小儿注意力缺陷多动障碍痰火内忧证的中医治法是
   A. 益气健脾,平肝息风
   B. 滋阴潜阳,柔肝息风
   C. 清肝泻火,息风开窍
   D. 清热化痰,宁心安神
   E. 清热化痰,涤痰开窍

6. [2016]患儿,男,10岁。经常挤眉眨眼,耸肩摇头,口出秽语,性情急躁,五心烦热,大便干结,两颧潮红,形体消瘦,舌质红绛,舌苔光剥,脉细数无力。其中医治法是
   A. 清肝泻火,息风镇惊
   B. 泻火涤痰,清心安神
   C. 益气健脾,平肝息风
   D. 滋阴潜阳,柔肝息风
   E. 清肝泻火,镇惊安神

7. [2017]患儿,7岁。多动难静,急躁易怒,冲动任性,神思涣散,动作笨拙,注意力不集中,五心烦热,记忆力差,腰酸乏力,大便闭结,舌红,苔薄,脉弦细。治疗应首选的方剂是
   A. 知柏地黄丸
   B. 杞菊地黄丸
   C. 六味地黄丸
   D. 金匮肾气丸
   E. 河车八味丸

第九单元　造血系统疾病

1. [2005]营养性缺铁性贫血实验室检查,下列正确的是
   A. 血清铁蛋白降低,血清铁降低,总结合力降低
   B. 血清铁降低,总铁结合力增高,铁粒幼红细胞增加
   C. 总铁结合力降低,血清铁降低,铁粒幼红细胞减少
   D. 血清铁蛋白降低,红细胞游离原卟啉增高,血

   清铁降低
   E. 红细胞游离原卟啉增高,铁幼粒红细胞增高,血清铁降低

2. [2005]患儿,男,4岁。一向偏食,不吃鱼肉蛋,仅食蔬菜,近日面色渐苍白,不愿活动,时而腹泻,心肺正常,肝脏于肋下3 cm触及,脾未及,血红蛋白60 g/L,红细胞2.90×10^{12}/L血涂片示红细胞大小不等,以小细胞为主,中心淡染区扩大。

最可能的诊断是

A. 溶血性贫血

B. 缺铁性贫血

C. 再生障碍性贫血

D. 巨幼红细胞性贫血

E. 营养性混合性贫血

3. [2010]小儿营养性缺铁性贫血脾胃虚弱的方药是

A. 补中益气汤

B. 参苓白术散

C. 归脾汤

D. 左归丸

E. 右归丸

4. [2010、2013]1 岁小儿,诊断为营养性缺铁性贫血。症见面色萎黄,神疲乏力,食欲不振,少气懒言,舌淡,苔薄白,指纹淡红。治疗应首先考虑的方剂是

A. 参苓白术散加减或异功散加味

B. 归脾汤加减

C. 左归丸加减

D. 右归丸加减

E. 犀角地黄汤加减

5. [2016]小儿营养性缺铁性贫血,经铁剂治疗血红蛋白达正常后,仍需服用铁剂的时间是

A. 马上停药

B. 6~8 周

C. 4~5 周

D. 2~3 周

E. 5 天~1 周

6. [2016]小儿贫血心脾两虚证应首选的方剂是

A. 补中益气汤

B. 参苓白术散

C. 归脾汤

D. 左归丸

E. 右归丸

7. [2017]下列关于小儿营养性缺铁性贫血治疗的叙述正确的是

A. 口服铁剂按元素铁每日 0.2~0.6 mg/kg

B. 口服铁剂的同时口服维生素 B 有助铁剂吸收

C. 血红蛋白达正常水平后应继续服用铁剂 6~8 周

D. 口服铁剂最好于进餐时服药

E. 牛奶可与铁同服,不影响铁的吸收

8. [2006]患儿,10 岁,两天前臀部及双下肢皮肤出现紫癜,伴腹痛阵作,口臭纳呆,腹胀便秘,今日出现便血,舌红,苔黄,脉滑数。其证型是

A. 血热妄行

B. 胃肠积热

C. 风热伤络

D. 肝肾阴虚

E. 气虚血瘀

9. [2010、2011]男孩,8 岁,诊断为特发性血小板减少性紫癜。现症见:皮肤密集瘀斑瘀点,紫癜红润鲜明,偶有尿血,面红目赤,心烦口渴,便秘尿少,舌红苔黄,脉数。治疗应首先考虑的方剂是

A. 犀角地黄汤加减

B. 归脾汤加减

C. 大补阴丸合茜根散加减

D. 桃仁汤加减

E. 左归丸加减

10. [2016]患儿,2 岁,5 天前因感冒发热,热退后皮肤突然出现瘀点、瘀斑,色鲜红,伴鼻衄 1 次,心烦口渴,便秘尿少,舌质红,苔薄黄,脉数。血小板计数 56×10^9/L。应首先考虑的病证结合诊断是

A. 过敏性紫癜,血热妄行证

B. 过敏性紫癜,风热伤络证

C. 过敏性紫癜,胃肠积热证

D. 特发性血小板减少性紫癜,血热伤络证

E. 特发性血小板减少性紫癜,阴虚火旺证

11. [2016]治疗小儿特发性血小板减小性紫癜气滞血瘀证应首选的方剂是

A. 四物汤

B. 桃仁汤

C. 茜根散

D. 归脾汤

E. 丹栀逍遥散

12. [2017]特发性血小板减少性紫癜气不摄血证的首选方剂是

A. 归脾汤

B. 八珍汤

C. 四物汤

D. 生脉散

E. 桃仁汤

第十单元　内分泌疾病

1. [2016]性早熟阴虚火旺证的治法是

A. 滋阴清热,滋补肺肾

B. 滋阴补肾,兼清余热

C. 补肾填髓,养肝强筋

D. 滋补肾阴,清泻相火

E. 育阴潜阳,滋肾养肝

第十一单元 变态反应、结缔组织病

1. [2010、2011]患儿,男,8岁。反复咳嗽1个半月,咳嗽呈发作性,夜间剧,干咳痰少,用多种抗生素治疗无效,口服氨茶碱咳嗽明显减轻。应首先考虑的诊断是
   A. 急性支气管炎
   B. 急性上呼吸道感染
   C. 咳嗽变异性哮喘(过敏性咳嗽)
   D. 热性咳嗽
   E. 以上均非

2. [2012]对小儿哮喘病机叙述正确的是
   A. 肺虚不能抵抗外邪而发
   B. 邪入肺经,引动伏痰,痰阻气道而发
   C. 脾肾不足,正气虚弱而发
   D. 外邪入侵,感邪而发
   E. 肺脾肾三脏均不足,外感邪气而发

3. [2013]小儿哮喘发病的主要内因是
   A. 外感六淫之邪
   B. 接触异常气味
   C. 活动过度,情绪激动
   D. 嗜食酸、甘、咸、腻
   E. 胎禀不足与伏痰

4. [2010、2017]小儿支气管哮喘寒性哮喘的首选方药是
   A. 羚角钩藤汤合紫雪丹加减
   B. 银翘散加减
   C. 琥珀抱龙丸加减
   D. 小青龙汤加减
   E. 麻杏石甘汤加减

5. [2012]小儿热性哮喘首选方剂是
   A. 小青龙汤加减
   B. 定喘汤加减
   C. 大青龙汤加减
   D. 射干麻黄汤加减
   E. 人参五味子汤加减

6. [2016]治疗小儿哮喘虚实夹杂证,应首选的方剂是
   A. 桑白皮汤
   B. 小青龙汤
   C. 麻杏石甘汤
   D. 金匮肾气丸
   E. 射干麻黄汤合都气丸

7~8题共用选项
   A. 麻杏石甘汤
   B. 三拗汤合止嗽散
   C. 桂枝汤合苏葶丸
   D. 二陈汤合苏葶丸
   E. 小青龙汤合三子养亲汤

7. [2016]治疗小儿寒性哮喘,应首选的方剂是

8. [2016]治疗小儿热性哮喘,应首选的方剂是

9. [2017]支气管哮喘发病的主要因素是
   A. 痰
   B. 风
   C. 湿
   D. 热
   E. 瘀

10. [2017]下列哪项不是小儿支气管哮喘的主证
    A. 咳嗽
    B. 喘息
    C. 发热
    D. 气促
    E. 哮鸣

11. [2017]治疗小儿寒性哮喘应首选的方剂是
    A. 小青龙汤合三子养亲汤
    B. 金沸草散合定喘汤
    C. 射干麻黄汤合都气丸
    D. 华盖散合麻杏石甘汤
    E. 三拗汤合二陈汤

12. [2003]风湿性心肌炎的临床表现下列哪项是错误的
    A. 出现早搏和心动过速
    B. 心率增快
    C. 心前区第一心音减弱
    D. 严重时可出现奔马律
    E. 心尖区可听到隆隆样收缩期杂音

13. [2010]患儿,女,2岁。发热恶风,汗出不解,口渴欲饮,关节肿痛,局部灼热,皮肤有红斑,小便短赤,大便秘结,舌质红,苔黄腻,脉滑数。可考虑的诊断是
    A. 支气管哮喘
    B. 风湿热
    C. 特发性血小板减少性紫癜
    D. 感冒
    E. 皮肤黏膜淋巴结综合征

14. [2015]小儿风湿热早期应使用青霉素,其疗程是
    A. 10~13天
    B. 14~21天
    C. 5~7天
    D. 8~10天
    E. 22~28天

15. [2017]风湿热控制链球菌感染,大剂量青霉素静脉滴注持续
    A. 1 周
    B. 2~3 周
    C. 5~10 周
    D. 1 年
    E. 5 年

16. [2006]过敏性紫癜血热妄行证的首选方剂是
    A. 银翘散
    B. 犀角地黄汤
    C. 四妙散
    D. 葛根黄芩黄连汤合小承气汤
    E. 茜根散

17. [2011]下列哪项属于过敏性紫癜的临床表现
    A. 初起呈紫红色斑丘疹,高出皮面,继而呈棕褐色
    B. 半数以下患儿出现反复的阵发性紫癜
    C. 出现小关节肿痛
    D. 预后较差
    E. 少数出现血尿、蛋白尿和管型

18. [2015]治疗过敏性紫癜湿热痹阻证应首选的方剂是
    A. 葛根芩连汤
    B. 四妙散
    C. 银翘散
    D. 犀角地黄汤

E. 香砂平胃散

19~20 题共用选项
    A. 银翘散
    B. 茜根散
    C. 四妙散
    D. 犀角地黄汤
    E. 知柏地黄丸

19. [2016]治疗小儿过敏性紫癜肝肾阴虚证应首选的方剂是

20. [2016]治疗小儿过敏性紫癜湿热痹阻证应首选的方剂是

21. [2017]下列各项不属于过敏性紫癜临床表现的是
    A. 皮肤出血点
    B. 便血
    C. 呕吐
    D. 血尿、蛋白尿
    E. 关节畸形

22. [2012]下列各项不属于皮肤黏膜淋巴结综合征诊断标准的是
    A. 不明原因发热,持续五天或更久
    B. 球结膜弥漫性充血
    C. 躯干部多形性充血性红斑
    D. 外周血以淋巴细胞为主,异常淋巴细胞大于 10%
    E. 颈淋巴结非化脓性肿大

第十二单元 营养性疾病

1. [2016]下列各项属于小儿肥胖症主要病因的是
    A. 肝气犯胃
    B. 脾虚肝亢
    C. 热结胃肠
    D. 饮食失调
    E. 胃热气逆

2. [2011]患儿,2 岁。形体极度消瘦,面呈老人貌,皮包骨头,腹凹如舟,精神萎靡,大便溏薄,舌淡苔薄腻,其证候是
    A. 疳肿胀
    B. 疳气
    C. 疳积
    D. 干疳
    E. 心疳

3. [2011、2013]患儿,2 岁。食少纳呆,易发脾气,大便不调,查体:形体略瘦,体重 10 kg,毛发稀疏,面色少华,舌淡,苔薄白微腻。其病症结合诊断是
    A. 营养不良,疳积证

B. 营养不良,干疳证
    C. 厌食,脾运失健证
    D. 厌食,脾胃气虚证
    E. 营养不良,疳气证

4. [2015、2017]治疗疳证疳气证应首选的方剂是
    A. 资生健脾丸
    B. 肥儿丸
    C. 八珍汤
    D. 六君子汤
    E. 四君子汤

5. [2011]下列哪项不是维生素 D 缺乏性佝偻病的初期表现
    A. 烦躁多哭
    B. 多汗
    C. 枕秃
    D. 方颅
    E. 血清总钙正常值降低或正常

6. [2006]患儿,1 岁,患维生素 D 缺乏性佝偻病,夜啼不宁,多汗,惊惕不安,行走不稳,出牙延迟,舌

淡,苔薄白,指纹淡。治疗应首选

A. 四君子汤

B. 补肾地黄丸

C. 六味地黄丸

D. 益脾镇惊散

E. 资生健脾丸

7. [2013]患儿,8 个月,早产,人工喂养,未及时添加辅食。1 个月来夜间烦躁、哭闹、睡眠不安。查体:枕秃,无乳牙萌出,前囟门较大,血清钙偏低。应首先考虑的诊断是

A. 癫痫

B. 维生素 B 缺乏症

C. 维生素 D 缺乏性佝偻病

D. 低血糖症

E. 低镁血症

8. [2015]小儿佝偻病初期的临床表现

A. 肋膈沟,鸡胸

B. 夜啼,易惊、多汗

C. 颅骨软化,方颅

D. 下肢弯曲,踝内翻

E. 骨骼畸形

9～10 题共用选项

A. 肺脾气虚证

B. 脾虚肝旺证

C. 肾虚骨弱证

D. 阴虚火旺证

E. 气虚血弱证

9. [2016]维生素 D 缺乏性佝偻病患儿,症见多汗乏力,烦躁,睡眠不安,夜惊,发稀枕秃,囟门迟闭,

反复感冒,舌质淡红,苔薄白,指纹偏淡,其中医证型是

10. [2016]维生素 D 缺乏性佝偻病患儿,症见头颅方大,鸡胸龟背,肋骨串珠明显,并伴面白虚烦,形瘦神疲,筋骨萎软,多汗,四肢乏力,舌淡苔少,指纹色淡,其中医证型是

11. [2016]治疗小儿维生素 D 缺乏性佝偻病脾虚肝旺证应首选的方剂是

A. 四君子汤

B. 天麻钩藤饮

C. 益脾镇惊散

D. 知柏地黄丸

E. 补肾地黄丸

12. [2017]患儿,8 个月。未及时添加辅食和维生素 D。近 1 月来,多汗夜惊,烦躁不安,前囟开大,乳牙未萌,发稀枕秃。治疗选用维生素 D 的剂量是

A. 每日 1 000 IU

B. 每日 1 500 IU

C. 每日 2 000 IU

D. 每日 200 IU

E. 每日 3 000 IU

13. [2017]小儿手足搐搦症西医治疗原则首选

A. 止惊

B. 葡糖糖酸钙

C. 20%甘露醇

D. 维生素 D

E. 25%葡糖糖

第十三单元　感染性疾病

1. [2010、2012]典型麻疹开始出疹地方为

A. 耳后、发际

B. 面颊、前额

C. 躯干及四肢

D. 手足心

E. 全身

2. [2013]麻疹证的皮疹特点是

A. 玫瑰色小丘疹

B. 鲜红色细小丘疹

C. 淡红色细小丘疹

D. 淡红色斑丘疹

E. 暗红色斑丘疹

3. [2003]麻疹最常见的并发症是

A. 肺炎

B. 脑膜脑炎

C. 心肌炎

D. 急性肾炎

E. 关节炎

4. [2016]麻疹发热和出疹的时间关系是

A. 发热数小时出疹

B. 发热 1～2 天出疹

C. 发热 3～4 天出疹

D. 发热 5～6 天出疹

E. 发热 7 天出疹

5. [2011]患儿,2 岁。麻疹高热 4 天,皮肤疹点密集成片,色紫红,遍及周身,神昏,抽搐 3 次。治疗应首选

A. 清金化痰汤

B. 清解透表汤

C. 羚角钩藤汤

D. 天麻钩藤汤

E. 银翘散

6. [2006]患儿,男,3岁。发热3天,鼻塞流涕,眼睑红赤,泪水汪汪,口腔颊黏膜见一有细小白色疹点,周围红晕,舌苔薄黄。治疗应首选
    A. 清解透表汤
    B. 宣毒发表汤
    C. 银翘散
    D. 桑菊饮
    E. 透疹发表汤

7. [2015]治疗麻疹初热期邪犯肺卫证应首选
    A. 清解透表汤
    B. 透疹凉解汤
    C. 凉营清气汤
    D. 解肌透疹汤
    E. 宣毒发表汤

8~9题共用选项
    A. 高热骤降,涕泪横流,两目红赤
    B. 高热不退,咳嗽气促,鼻煽痰鸣
    C. 壮热起伏,烦躁不安,咳嗽阵作
    D. 高热不退,烦躁谵妄,四肢抽搐
    E. 高热不退,声音嘶哑,声如犬吠

8. [2016]小儿麻疹邪毒闭肺证的证候是

9. [2016]小儿麻疹麻毒攻喉证的证候是

10. [2017]下列临床表现符合麻疹发病特点的是
    A. 遍身猩红色皮疹
    B. 热退疹出
    C. 向心性分布
    D. 最后出现于前胸及后背
    E. 热甚疹出

11. [2006]风疹的皮疹特点是
    A. 发3~4天后出疹
    B. 淡红色丘疹,疹后脱皮
    C. 淡红色斑丘疹,先见于面部,24小时内波及全身
    D. 疹退后有色素沉着
    E. 全身皮肤充血潮红

12~13题共用选项
    A. 银翘散
    B. 桑菊饮
    C. 透疹凉解汤
    D. 清胃解毒汤
    E. 清解透表汤

12. [2008]治疗风疹邪郁肺卫证应首选

13. [2008]治疗水痘风热轻证应首选

14. [2010、2011]风疹邪入气营的症状是
    A. 发热恶风,流涕喷嚏
    B. 疹色紫暗
    C. 稀疏细小
    D. 苔薄白

    E. 脉浮数

15. [2016]患儿,2岁,发热1天出疹,皮疹初起细小淡红,后转为鲜红和紫暗,疹点密集,伴壮热口渴,烦躁不宁,耳后及枕部淋巴红肿大,舌红,苔黄,脉洪数,治疗应首选的方剂是
    A. 解肌透痧汤
    B. 透疹凉解汤
    C. 清解透表汤
    D. 温瘟败毒饮
    E. 竹叶石膏汤

16. [2012]以下选项中属于幼儿急疹出疹特点的是
    A. 发热1~2天出疹,皮疹主要见于面部和躯干
    B. 发热12~24小时内出疹
    C. 发热1~2天内,出现红色斑丘疹
    D. 发热3~5天热退疹出
    E. 发热第2~3天,口腔两颊粘膜红赤,贴近白齿外见微小灰白色粘膜斑

17. [2006]患儿,8岁。发热伴皮疹3天。皮疹呈向心性分布,躯干部多,四肢远端、手掌、足底较少。斑、丘、疱疹和结痂同时存在,疱疹形似露珠水滴,壁薄易破,周围有红晕,发热为38℃左右。应首先考虑的诊断是
    A. 手足口病
    B. 风疹
    C. 水痘
    D. 丘疹样荨麻疹
    E. 脓疱疮

18. [2012]小儿发热1~2天后起疹,同一时期内疱疹、丘疹、干痂并存,诊断为
    A. 麻疹
    B. 风疹
    C. 幼儿急疹
    D. 水痘
    E. 猩红热

19. [2006、2008]患儿,女,3岁。低热恶寒,鼻塞流涕,全身皮肤成批出疹,为红色斑疹和斑丘疹,继有疱疹,疱浆清亮,头面、躯干多见,舌红,苔薄白,脉浮数。其诊断是
    A. 风疹,邪郁肺卫证
    B. 麻疹,见形期
    C. 幼儿急疹,肺卫蕴热证
    D. 猩红热,邪侵肺胃证
    E. 水痘,风热轻证

20. [2008、2009]小儿水痘邪郁肺卫的首选方剂是
    A. 清营汤
    B. 银翘散
    C. 沙参麦冬汤

D. 普济消毒饮

E. 龙胆泻肝汤

21. [2017]风疹、水痘初期均可用治疗的是

A. 宣毒发表汤

B. 银翘散

C. 解肌透痧汤

D. 柴胡葛根汤

E. 化斑解毒汤

22. [2011]猩红热的临床表现下列哪项是错误的

A. 初起发热,咽喉红肿糜烂

B. 发热数小时至一天出疹

C. 皮疹呈鲜红点状,密集成片,先见于颈、腋下及腹股沟,继而遍及全身

D. 恢复期有色素沉着

E. 有环口苍白圈,杨梅舌,皮肤皱褶处可见线状疹

23. [2009]患儿,10岁。发热,出皮疹2天,伴咽痛。查体:面颊潮红,咽部充血明显,草莓舌,口唇周围苍白,皮疹呈针尖大小,由上而下遍及全身,疹间一片红晕,压之褪色,即刻又复原,皮肤皱褶处皮疹密集。应首先考虑的是

A. 麻疹

B. 风疹

C. 幼儿急疹

D. 猩红热

E. 水痘

24. [2012]解肌透痧汤治疗猩红热的哪种证型

A. 邪侵肺卫

B. 毒炽气营

C. 疹后阴伤

D. 肺肾阴虚

E. 邪毒深入

25. [2016]猩红热发热和出疹的时间关系是

A. 发热数小时出疹

B. 发热1~2天出疹

C. 发热3~4天出疹

D. 发热5~6天出疹

E. 发热7天出疹

26. [2016]患儿,18个月。壮热不退8天,目赤唇红,斑疹鲜红,颈部核肿大,坚硬触痛,表面不红,不化脓,指趾端肿硬,潮红,舌质红绛,状如草莓,指纹紫。治疗应首选的方剂是

A. 银翘散

B. 凉营清气汤

C. 白虎汤

D. 大承气汤

E. 竹叶石膏汤

27~28题共用选项

A. 麻疹粘膜斑

B. 玫瑰疹

C. 环口苍白圈

D. 荨麻疹

E. 水疱疹

27. [2017]麻疹可见

28. [2017]猩红热可见

29. [2005]流行性腮腺炎肿大部位是

A. 两侧颈部

B. 两侧耳后

C. 两侧颌下

D. 两侧面部

E. 耳垂为中心

30. [2009]患儿,5岁。发热,两侧腮腺肿大,张口及吃硬食物疼痛加重。查体:体温38.5℃,双侧肿大腮腺,以耳垂为中心向周边蔓延,表面灼热有触痛,无波动感。实验室检查:白细胞总数4.0×10^7/L,中性粒细胞42%。淋巴细胞58%。应首先考虑的是

A. 腮腺管阻塞

B. 淋巴结炎

C. 颌下腺炎

D. 流行性腮腺炎

E. 化脓性腮腺炎

31. [2012]风温实邪(腮腺炎病毒)主要侵犯的经脉是

A. 足少阳胆经

B. 足厥阴肝经

C. 足阳明胃经

D. 足少阴肾经

E. 足太阳膀胱经

32. [2009、2010、2011、2013]流行性腮腺炎温毒在表证的首选方剂是

A. 柴胡葛根汤

B. 普济消毒饮

C. 清瘟败毒饮

D. 龙胆泻肝汤

E. 银翘散

33. [2016]患儿,男,7岁。4周前曾发热,咽痛,诊断为急性化脓性扁桃体炎。1天前出现双眼睑水肿,继而下肢水肿,按之凹陷即起,尿少色赤,恶风,咳嗽,舌质淡,苔薄黄,脉浮。治疗应首选的方剂是

A. 三仁汤合猪苓汤

B. 己椒苈黄汤合参附汤

C. 参苓白术散合三仁汤

D. 五味消毒饮合小蓟饮子

E. 麻黄连翘赤小豆汤合五苓散

34. [2016]患儿,6岁。症见高热不退,两侧腮部肿胀疼痛,坚硬拒按,张口咀嚼困难,口渴引饮,烦

躁不安,咽红肿痛,食欲不振,便秘溲赤,舌质红,舌苔黄,脉滑数。治疗应首选的方剂是
- A. 银翘散
- B. 普济消毒饮
- C. 龙胆泻肝汤
- D. 清瘟败毒饮
- E. 柴胡葛根汤

35. [2017]患儿,5岁,轻微发热2天,双侧耳根部漫肿疼痛,边缘不清,触之痛甚,咀嚼不便,咽红,舌质红,苔薄黄,脉浮数,诊为流行性腮腺炎。其中医证型是
- A. 邪侵肺卫证
- B. 温毒在表证
- C. 毒邪内闭证
- D. 热毒炽盛证
- E. 邪犯肺胃证

36. [2009]下列关于中毒型细菌性痢疾错误的是
- A. 潜伏期较长
- B. 高热可>40 ℃或更高
- C. 少数体温不升
- D. 以西医治疗为主,采取抗感染、抗休克、防治脑水肿和呼吸衰竭
- E. 中医则以急则治其标,缓则治其本

37. [2016]患儿,6岁,突然高热,恶心呕吐,血压90/60 mmHg,神志昏迷,反复惊厥,四肢温,肛门拭子查到脓血,舌质红,苔黄,脉数,应首先考虑的诊断是
- A. 中毒性痢疾,肺型
- B. 中毒性痢疾,脑型
- C. 中毒性痢疾,混合型
- D. 中毒性痢疾,休克型
- E. 中毒性痢疾,高热惊厥

38. [2017]患儿,6岁。突然高热,恶心呕吐,血压90/60 mmHg,神志昏迷,反复惊厥,四肢温,肛门拭子查到脓血便,舌质红,苔黄,脉数。治疗应首选的方剂是
- A. 参附龙牡救逆汤
- B. 独参汤
- C. 黄连解毒汤
- D. 清瘟败毒饮
- E. 甘露消毒丹

39. [2013]下列各项不属于传染性单核细胞增多症主要临床表现的是
- A. 肝脾、淋巴结肿大
- B. 指趾端硬肿脱皮
- C. 发热
- D. 皮疹
- E. 咽峡炎

40～41题共用选项
- A. 四妙散
- B. 桃仁汤
- C. 普济消毒饮
- D. 清营汤
- E. 银翘散

40. [2013]自治疗水痘邪郁肺卫证应首选的方剂是

41. [2013]治疗传染性单核细胞增多症邪郁肺卫证,应首选的方剂是

42. [2015]患儿,4岁,诊断为传染性单核细胞增多症起病急剧,发热持续6天,咽喉红肿疼痛,乳蛾肿大,溃烂,面红唇赤,躯干皮疹,颈、腋、腹股沟淋巴结肿大,大便干,舌质红,苔黄腻,脉滑数,治疗应首选的方剂是
- A. 普济消毒饮
- B. 黄连解毒汤
- C. 银翘散
- D. 小柴胡汤
- E. 茵陈蒿汤

43. [2017]患儿,7岁。发热1周,伴咽痛、躯干部皮疹。查体:T 38.6 ℃,咽充血,扁桃体Ⅱ度肿大,两侧颈部可触及肿大的淋巴结,肝脾肿大,躯干部见红色斑丘疹,压之退色。舌质红,苔黄,脉数。血常规示白细胞12×10⁹/L,异型淋巴细胞16%。其诊断是
- A. 川崎病
- B. 麻疹
- C. 传染性单核细胞增多症
- D. 猩红热
- E. 风湿热

44～45题共用选项
- A. 肺、脾
- B. 肺、胃
- C. 脾、肾
- D. 心、脾
- E. 肝、脾

44. [2013]手足口病的中医病位是

45. [2013]猩红热的中医病位是

46. [2016]患儿,5岁,发热,体温37.5 ℃左右,伴咳嗽,纳差恶心,1天后口腔内可见疱疹,疼痛流涎,拒食,手足散在小疱疹,分布稀疏,疹色红润,疱浆清亮,舌质红,苔薄黄腻,脉浮数。应首先考虑的病证诊断是
- A. 水痘,邪犯肺卫证
- B. 脓疱疮,湿热内侵证
- C. 猩红热,邪侵肺卫证
- D. 手足口病,邪犯肺脾证
- E. 手足口病,湿热蒸盛证

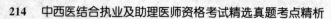

47. [2017]患儿,4 岁。轻微发热 1 天,流涕咳嗽,口腔内及手掌、足心可见米粒大斑丘疹,疹色红润,根盘红晕不著,疱浆清亮,舌质红,苔薄黄,脉浮数。其诊断为
    A. 手足口病
    B. 水痘
    C. 荨麻疹
    D. 口疮
    E. 幼儿急疹

第十四单元　寄生虫病

1. [2016]患儿,4 岁,脐周腹痛,时作时止,形体消瘦,饮食不振,面色萎黄,睡眠不安,夜间磨牙,面部可见淡白色斑,巩膜有蓝色斑点。粪便有蛔虫卵。治疗应首选的方剂是
    A. 乌梅丸
    B. 肥儿丸
    C. 使君子散
    D. 资生健脾丸
    E. 驱蛔承气汤

2. [2017]蛔虫成虫可引起的最常见的症状是
    A. 脐周腹痛
    B. 恶心呕吐
    C. 寐中磨牙
    D. 烦躁易怒
    E. 嗜食泥土

第十五单元　小儿危重症的处理

1. [2005]心搏、呼吸骤停的临床表现不包括
    A. 突然昏迷
    B. 心电图呈心房颤动
    C. 大动脉搏动消失
    D. 心音听不到
    E. 面色灰暗或发绀

2. [2009]下列关于小儿胸外心脏按压不正确的是
    A. 患者去枕仰卧在地面,抬高双下肢 15°
    B. 按压部位位于胸骨中、下 1/3 交界处
    C. 按压胸骨的幅度为 2.5~4 cm
    D. 只用拇指尖按压
    E. 按压频率为 100~120 次/分

3. [2016]婴儿心肺复苏操作过程中,胸部按压的幅度是
    A. 2 cm
    B. 3 cm
    C. 4 cm
    D. 5 cm
    E. 6 cm

4. [2016]下列各项不属于小儿感染性休克早期临床表现的是
    A. 呼吸加快
    B. 心率增快
    C. 面色苍白
    D. 烦躁不安
    E. 毛细血管再充盈时间>3 s

第十六单元　中医相关病证

1. [2012]下列各项属于小儿痰热咳嗽临床特点的是
    A. 咳痰不爽,痰黄黏稠,口渴咽痛
    B. 咳漱重浊,痰多壅盛,白色而稀
    C. 咳嗽痰多,色黄黏稠,烦躁不宁
    D. 干咳无痰,口渴咽干,喉痒声嘶
    E. 咳漱无力,痰白清稀,气短嫩言

2. [2009、2010]小儿风寒咳嗽的首选方剂是
    A. 金沸草散
    B. 桑菊饮
    C. 清金化痰汤
    D. 三拗汤合二陈汤
    E. 六君子汤

3. [2015]患儿,5 岁,咳嗽 3 天,咳声重浊,干咳为主,咽痒,发热头痛,全身酸痛,舌淡红,苔薄白,脉浮紧,其中医证候是
    A. 痰热咳嗽证
    B. 痰湿咳嗽证
    C. 气虚咳嗽证
    D. 风寒咳嗽证
    E. 风热咳嗽证

4. [2016]患儿,3 岁,发热,恶风,有汗,鼻流浊涕,咽红肿痛,舌质红,苔薄黄,指纹浮紫,最见咳嗽较剧,痰多,喉间痰鸣,其中医治法是
    A. 辛凉解表,清肺化痰
    B. 辛温解表,清肺化痰
    C. 清暑解表,清肺化痰
    D. 清热解毒,清肺化痰
    E. 辛凉解表,消食导滞

5. [2016]患儿,4 岁,咳嗽 1 周,痰多,色白,喉间痰

声噜噜,神乏困倦胸闷,纳呆,舌淡红,苔白腻,脉滑。其中医证型是
A. 风寒咳嗽
B. 风热咳嗽
C. 痰湿咳嗽
D. 痰热咳嗽
E. 气虚咳嗽

6. [2017]患儿,2岁。咳嗽2天,咳声不爽,痰黄黏稠,口渴咽痛,鼻流浊涕,伴发热、恶风、头痛、微汗出,舌红苔薄黄,脉浮数。其中医证型是
A. 风寒咳嗽
B. 风热咳嗽
C. 痰热咳嗽
D. 痰湿咳嗽
E. 阴虚燥咳

7~8题共用选项
A. 淡
B. 滞
C. 红
D. 紫
E. 沉

7. [2017]小儿出现咳嗽,鼻塞流涕,咽腔不适,舌淡红苔白,辨寒热时,其指纹为

8. [2017]小儿大便稀薄,日3~5次,色黄,气味臭秽,辨虚实时其指纹为

9. [2013]患儿,8岁。腹痛,疼痛拒按,痛如锥刺,舌质紫暗,脉涩。其中医证型是
A. 腹部中寒证
B. 脾胃虚寒证
C. 气滞血瘀证
D. 乳食积滞证
E. 胃肠结热证

10. [2015]患儿,3岁,饮食不节后出现脘腹胀痛,嗳腐吞酸,呕吐,不思饮食,矢气频作,大便酸臭,便后痛减,夜卧不安,舌淡红,苔白厚腻。其中医证候是
A. 脾虚夹积证
B. 脾失健运证
C. 腹部中寒证
D. 乳食积滞证
E. 胃肠结热证

11. [2015]患儿,5岁。近2天来腹痛绵绵,时作时止,痛时喜按,面白少华,神疲乏力,手足不温,食后腹胀,大便偏稀。唇舌较淡,脉沉稳。治疗应首选
A. 养脏散
B. 香砂平胃散
C. 大承气汤

D. 小建中汤
E. 少腹逐瘀汤

12. [2016]患儿,5岁,近3日来脘腹胀满,疼痛拒按,不失乳食。嗳腐吞酸,时有呕吐。吐物酸馊,腹痛欲泻。泻后痛减,矢气频作,粪便秽臭,夜卧不安,舌淡红,苔厚腻,脉象沉滑,治疗应首选的方剂是
A. 养脏散
B. 六君子汤
C. 香砂平胃散
D. 小建中汤合理中丸
E. 少腹逐瘀汤合保和丸

13. [2006]积滞脾虚夹积证的首选药物是
A. 酵母片
B. 乳酸菌素片
C. 健脾丸
D. 乳酶生
E. 肥儿丸

14. [2000]患儿,男,1岁。素不欲食,强迫进食则脘腹胀满,舌苔白腻,脉细缓。其诊断是
A. 厌食,胃阴不足证
B. 厌食,脾运失健证
C. 厌食,脾胃气虚证
D. 疳病,疳证
E. 疳病,疳积

15. [2005]小儿厌食脾胃气虚的治疗原则是
A. 调脾助运
B. 滋阴清热
C. 滋脾养胃
D. 和脾助运
E. 健脾益气

16. [2015]小儿厌食脾胃气虚证的中医治法为
A. 滋脾养胃,佐以助运
B. 运脾和胃,佐以助运
C. 调理脾胃,运脾开胃
D. 健脾益气,佐以助运
E. 滋阴清热,消食开胃

17. [2016]小儿厌食脾失健运证的中医治法是
A. 调和脾胃,运脾开胃
B. 健脾益气,佐以助运
C. 滋脾养胃,佐以助运
D. 健脾温中,消食化滞
E. 滋阴清热,消食开胃

18~19题共用选项
A. 不换金正气散
B. 保和丸
C. 异功散
D. 养胃增液汤

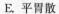

E. 平胃散

18. [2017]患儿不思进食,食少饮多,皮肤失润,大便偏干,小便短黄,手足心热,舌红少津,苔少,脉细数。治疗应首选的方剂是

19. [2017]患儿不思饮食,食而不化,大便偏稀夹不消化食物,面色少华,形体偏瘦,舌质淡,苔薄白,脉细无力,治疗应首选的方剂是

20. [2005]小儿急惊风的主要病位在
   A. 心肾
   B. 心脾
   C. 肝脾
   D. 心肝
   E. 肝肾

21. [2011]下列各项不属于惊风八候的是
   A. 搐
   B. 摇
   C. 搦
   D. 引
   E. 反

22. [2015]下列不属于小儿急惊风四证的是
   A. 惊
   B. 风
   C. 痰
   D. 搐
   E. 热

23. [2006]患儿,10个月。发热、咳嗽半天,突然痉厥昏迷,舌红,苔薄黄,指纹浮紫,其治法是
   A. 疏风清热,息风定惊

B. 平肝息风,清心开窍
C. 清气凉营,息风开窍
D. 清热化湿,解毒息风
E. 镇惊安神,平肝息风

24. [2013]患儿,3岁。受惊吓后,夜间惊叫急啼,神志不清,四肢厥冷,大便色青,苔薄白,脉乱不齐。其中医治法是
   A. 清心开窍,平肝息风
   B. 清热化湿,解毒息风
   C. 镇惊安神,平肝息风
   D. 疏风清热,息风定惊
   E. 清气凉营,息风开窍

25. [2016]患儿2岁,发热1天,伴咳嗽,鼻塞流涕,烦躁不安,3分钟前突起抽搐。体温39.3℃,给予退热处理,抽搐持续2分钟后停止。舌红,苔薄黄,脉浮数,治疗应首选的方剂是
   A. 银翘散
   B. 清瘟败毒饮
   C. 犀角地黄汤
   D. 黄连解毒汤
   E. 白虎汤合紫雪

26. [2016]治疗小儿遗尿下元虚寒证应首选的方剂是
   A. 异功散
   B. 交泰丸
   C. 菟丝子散
   D. 补中益气汤
   E. 六味地黄丸

诊断学基础

第一单元　症状学

1. [2005、2011]下列哪项属于非感染性发热疾病
   A. 肺结核
   B. 肺炎
   C. 急性肾盂肾炎
   D. 伤寒
   E. 血清病

2. [2017]下列各项属于抗原抗体反应发热的是
   A. 白血病
   B. 甲状腺功能亢进
   C. 鱼鳞病
   D. 药物热
   E. 安眠药中毒

3. [2006、2010、2011]下列疾病表现为地水热的是
   A. 肺炎球菌肺炎
   B. 疟疾
   C. 布鲁斯菌病
   D. 渗出性胸膜炎
   E. 风湿热

4. [2004、2012]长期使用解热药或激素类药后,常出现的热型是
   A. 消耗热
   B. 不规则热
   C. 回归热
   D. 稽留热
   E. 弛张热

5. [2015]下列各项可出现间歇热的是
   A. 肺炎链球菌肺炎
   B. 肺结核
   C. 伤寒
   D. 疟疾
   E. 风湿热

6. [2016]常引起弛张热的疾病是
   A. 布氏杆菌病
   B. 肺炎链球菌肺炎
   C. 伤寒
   D. 霍奇金病
   E. 风湿热

7. [2017]败血症见于什么热型
   A. 稽留热
   B. 回归热

C. 弛张热
D. 间歇热
E. 波状热

8. [2017]发热伴头痛、呕吐及昏迷的疾病是
   A. 败血症
   B. 肾盂肾炎
   C. 乙型脑炎
   D. 黑热病
   E. 支气管炎

9. [2017]下列哪项头痛类型上午较重
   A. 丛集性头痛
   B. 鼻窦炎
   C. 药物性头痛
   D. 血管性头痛
   E. 紧张性头痛

10. [2012]下列哪项不符合胸壁疾患所致胸痛的特点
    A. 疼痛部位较固定
    B. 局部有压痛
    C. 举臂动作时可加剧
    D. 因情绪激动而诱发
    E. 深呼吸或咳嗽可加剧

11~12题共用选项
    A. 精神紧张诱发
    B. 服用硝酸甘油减轻
    C. 呼吸时加重,屏气时消失
    D. 压迫加剧
    E. 进食加剧

11. [2015]干性胸膜炎的胸痛特点是

12. [2015]食管疾病的胸痛特点是

13. [2016]胸痛常表现为呼吸时加重,屏气时消失的疾病是
    A. 肋间神经痛
    B. 支气管肺癌
    C. 食管癌
    D. 急性心肌梗死
    E. 干性胸膜炎

14~15题共用选项
    A. 急性胸膜炎
    B. 肥厚型心肌病

C. 反流性食管炎

D. 胸膜炎

E. 急性心肌梗死

14. [2017]服用抗酸剂后胸痛减轻或消失的疾病是

15. [2017]胸痛伴面色苍白、大汗、血压下降的疾病是

16. [2017]典型心绞痛的疼痛性质是

    A. 刀割痒痛

    B. 刺痛

    C. 压榨样痛

    D. 灼痛

    E. 闷痛

17～18 题共用选项

    A. 急性肠炎

    B. 穿孔

    C. 输尿管结石

    D. 急性胰腺炎

    E. 十二指肠溃疡

17. [2005]腹痛伴有腹泻,多见于

18. [2005]暴饮暴食后上腹疼痛,向左腰背放散,多见于

19. [2006]胆道蛔虫梗阻出现腹痛的特点是

    A. 突发中上腹剧烈刀割样持续性疼痛

    B. 持续性、广泛性剧烈腹痛伴腹肌紧张

    C. 右上腹进行性锐痛

    D. 剑突下钻顶样疼痛

    E. 右下腹阵发性绞痛

20. [2015]腹胀,腹痛伴呕吐,停止排便,排气,应首先考虑的诊断是

    A. 结缔组织病

    B. 肠梗阻

    C. 急性腹腔内出血

    D. 结核性腹膜炎

    E. 急性胆囊炎

21～22 题共用选项

    A. 腹部胀痛

    B. 转移性右下腹痛

    C. 周期性,节律性上腹隐痛

    D. 右上腹剧烈绞痛

    E. 持续性,广泛性剧烈腹痛伴板状腹

21. [2016]急性阑尾炎的腹痛特点是

22. [2016]急性弥漫性腹膜炎的腹痛特点是

23. [2017]引起急性腹膜炎的常见病因是

    A. 急性胃炎

    B. 急性胃肠穿孔

    C. 急性肠炎

    D. 急性胆囊炎

    E. 急性尿道炎

24～25 题共用选项

    A. 肝炎

    B. 胃炎

    C. 肠炎

    D. 脾破裂

    E. 肾结石

24. [2017]出现腹痛伴黄疸的疾病是

25. [2017]出现腹痛伴休克的疾病是

26～27 题共用选项

    A. 慢性胃炎

    B. 消化性溃疡

    C. 食管炎

    D. 肝硬化门静脉高压

    E. 胰腺炎

26. [2017]可出现呕血与黑便、伴慢性、周期性、节律性上腹痛的疾病是

27. [2017]可出现呕血与黑便伴腹壁静脉曲张、腹水、脾肿大的疾病是

28. [2006]下列各项属于百日咳咳嗽特点的是

    A. 犬吠样

    B. 鸡鸣样吼声

    C. 金属调

    D. 声音嘶哑

    E. 无声

29. [2010]嘶哑样咳嗽可见于

    A. 急性喉炎

    B. 声带疾患

    C. 百日咳

    D. 胸膜

    E. 支气管扩张

30～31 题共用选项

    A. 纵膈肿瘤

    B. 百日咳

    C. 急性喉炎

    D. 声带疾患

    E. 支气管扩张

30. [2017]金属调的咳嗽见于

31. [2017]鸡鸣样吼声见于

32. [2015]急性左心衰竭的咳痰特征是

    A. 粉红色泡沫样痰

    B. 鲜红色痰

    C. 铁锈色痰

    D. 灰黄色痰

    E. 棕褐色痰

33～34 题共用选项

    A. 上呼吸道感染

    B. 胸膜炎

    C. 喉头水肿

D. 支气管扩张症
E. 肺结核

33. [2016]上述各项常出现咳嗽,咯血伴低热,盗汗的是

34. [2016]上述各项常出现咳嗽,咯血伴大量脓痰的是

35. [2008]下列哪项咯血不是肺瘀血引起的
    A. 高血压心肺功能不全
    B. 二尖瓣狭窄
    C. 先天性心脏病房间隔缺损
    D. 肺栓塞
    E. 先天性肺动脉高压

36. [2015、2006、2010]我国常见的咯血原因是
    A. 支气管扩张
    B. 肺结核
    C. 二尖瓣狭窄
    D. 肺脓肿
    E. 支气管肺癌

37~38 题共用选项
    A. 二尖瓣狭窄
    B. 支气管扩张
    C. 肺结核
    D. 肺癌
    E. 急性左心衰

37. [2017]咯血量大而骤然停止见于

38. [2017]多次少量咯血见于

39. [2002、2003、2006、2010]引起吸气性呼吸困难的疾病是
    A. 气管肿瘤
    B. 慢性阻塞性肺气肿
    C. 支气管哮喘
    D. 气胸
    E. 大块肺不张

40. [2011]左心功能不全发生夜间阵发性呼吸困难的机制是
    A. 通气功能障碍
    B. 换气功能障碍
    C. 呼吸中枢受抑制
    D. 外周化学感受器调节紊乱
    E. 酸中毒

41. [2010]下列哪项是支气管哮喘呼吸困难的类型
    A. 呼气性
    B. 吸气性
    C. 混合性
    D. 阵发性
    E. 腹式呼吸消失

42. [2010、2013]代谢性酸中毒可出现
    A. 潮式呼吸
    B. 库斯莫尔呼吸
    C. 间停呼吸
    D. 夜间阵发性呼吸困难
    E. 吸气性呼吸困难

43~44 题共用选项
    A. 潮式呼吸
    B. 呼吸浅慢
    C. 间停呼吸
    D. 呼吸深快
    E. 库斯莫尔呼吸

43. [2017]酸中毒引起的呼吸类型是

44. [2017]临终前的危急征象是

45~46 题共用选项
    A. 吸气性呼吸困难
    B. 呼气性呼吸困难
    C. 混合性呼吸困难
    D. 劳累性呼吸困难
    E. 端坐呼吸

45. [2017]慢性阻塞性肺气肿的呼吸困难类型是

46. [2017]气管异物引起的呼吸困难类型是

47. [2017]表现为吸气性呼吸困难的疾病是
    A. 支气管哮喘
    B. 慢性支气管炎
    C. 重症肺结核
    D. 气管异物
    E. 气胸

48. [2017]出现心源性哮喘的常见疾病是
    A. 高血压性心脏病
    B. 肺心病
    C. 支气管哮喘
    D. 支气管肺癌
    E. 心包积液

49. [2015]下列各项可出现粘液性水肿面容的是
    A. 破伤风
    B. 恶性肿瘤
    C. 库欣综合征
    D. 伤寒
    E. 甲状腺功能减退症

50. [2016]下列疾病多表现为下垂性水肿的是
    A. 肾小球肾炎
    B. 肝硬化
    C. 血管神经性水肿
    D. 右心衰竭
    E. 甲状腺功能减退症

51. [2017]粘液性水肿见于
    A. 甲状腺功能减退
    B. 伤寒
    C. 二尖瓣狭窄

D. 肾病综合征
E. 肝硬化

52. [2017]下列各项出现水肿伴颈静脉怒张的是
   A. 心源性水肿
   B. 肝源性水肿
   C. 肾源性水肿
   D. 营养不良性水肿
   E. 内分泌水肿

53. [2000、2006]下列除哪项外均可引起中枢性呕吐
   A. 耳源性眩晕
   B. 洋地黄中毒
   C. 尿毒症
   D. 胆囊炎
   E. 妊娠反应

54. [2002、2003]下列除哪项外均可出现周围性呕吐
   A. 洋地黄中毒
   B. 急性胃炎
   C. 胃穿孔
   D. 胆囊炎
   E. 咽部受激惹

55. [2017]下列哪项不是反射性呕吐
   A. 急慢性胃炎
   B. 幽门梗阻
   C. 脑膜炎
   D. 急性胰腺炎
   E. 胆石症

56. [2003、2012]呕血呈暗红色是由于
   A. 在胃中停留时间长,被氧化
   B. 是静脉血,非动脉血
   C. 血红蛋白与胃酸结合而变性
   D. 病人在缺氧情况下发生呕血
   E. 血红蛋白与硫化物结合而变性

57. [2016]引起上消化道出血最常见的原因是
   A. 消化性溃疡
   B. 胆道感染
   C. 胃癌
   D. 血小板减少性紫癜
   E. 肝硬化

58. [2000]下列关于溶血性黄疸的叙述正确的是
   A. 直接迅速反应阳性
   B. 尿中结合胆红素阴性
   C. 血中非结合胆红素不增加
   D. 尿胆原阴性
   E. 大便呈灰白色

59. [2010]下列除哪项外常可引起肝细胞性黄疸
   A. 疟疾

B. 急性甲型肝炎
C. 中毒性肝炎
D. 钩端螺旋体病
E. 肝癌

60. [2016]下列各项不属于肝细胞性黄疸特点的是
   A. 尿胆原可增加
   B. 粪便白陶土色
   C. 尿胆红素阳性
   D. 血清结合胆红素增高
   E. 血清非结合胆红素升高

61. [2017]血清总胆红素增高,以非结合胆红素增高为主见于
   A. 肝硬化
   B. 中毒性肝炎
   C. 病毒性肝炎
   D. 贫血
   E. 钩端螺旋体病

62. [2017]溶血性黄疸时,实验室检直结果为阴性的指标是
   A. 血清总胆红素
   B. 结合胆红素
   C. 非结合胆红素
   D. 尿胆原
   E. 尿胆红素

63. [2002、2003]患儿发热,随后出现呕吐和意识障碍。应首先考虑的是
   A. 病毒性脑炎
   B. 尿毒症
   C. 癫痫
   D. 有机磷农药中毒
   E. 先天性心脏病

64. [2008、2011]在下列疾病中哪项不会导致意识障碍
   A. 低血糖
   B. 一度房室传导阻滞
   C. 窒息
   D. 一氧化碳中毒
   E. 休克

65. [2006、2012]下列不属于谵妄表现的是
   A. 意识大部分丧失
   B. 谵语
   C. 躁动不安
   D. 意识模糊
   E. 错觉

66. [2016]表现为持续性睡眠,可被唤醒,醒后能正确回答问题,刺激停止后迅速入睡的是
   A. 嗜睡
   B. 昏睡

C. 昏迷

D. 谵妄

E. 意识模糊

第二单元 问 诊

1. [2003]下列各项最符合主诉书写要求的主诉是
   A. 患高血压病 3 年
   B. 心绞痛反复发作 3 年
   C. 3 年前开始多饮,多食,多尿
   D. 吞咽困难,进行性加重已 1 月余
   E. 某医院确诊为肺癌,介绍病人来诊

2. [2017]下列各项最符合主诉书写要求的主诉是
   A. 寒战、高热、咳嗽、右胸痛两天
   B. 风心病 5 年
   C. 2 年前开始多饮,多食,多尿
   D. 已患高血压 3 年
   E. 因慢性腹泻乏力 2 个月

3. [2006、2008]主诉应包括的内容有
   A. 此次发病的全过程
   B. 就诊过程
   C. 治疗过程
   D. 发病时间
   E. 对治疗的反应

4. [2017]下列主诉错误的是
   A. 进行性吞咽困难 1 月
   B. 糖尿病 3 年
   C. 血糖升高 2 月,入院进一步检查
   D. 发现胆结石 3 月,入院手术治疗
   E. 活动后心慌、气短 2 年,下肢水肿 1 周

5. [2002]下列除哪项外均属于现病史的内容
   A. 起病情况
   B. 主要症状及伴随症状
   C. 诊疗经过
   D. 病程中的一般情况
   E. 家族成员患同样疾病的情况

6. [2011]问职业属于

   A. 现病史
   B. 既往史
   C. 个人史
   D. 婚育史
   E. 家族史

7. [2013]现病史中不属于主要症状特点的内容是
   A. 部位
   B. 程度
   C. 诊治经过
   D. 性质
   E. 持续时间

8. [2016]下列各项不属于现病史问诊内容的是
   A. 起病情况
   B. 主要症状特征
   C. 伴随症状
   D. 病情发展与演变
   E. 过敏史

9. [2000、2010]下列除哪项外均是采录既往史所要求的内容
   A. 过去健康情况
   B. 预防接种情况
   C. 传染病史
   D. 过敏史
   E. 是否到过传染病的流行地区

10. [2015]下列各项不属于"既往史"内容的是
    A. 冶游史
    B. 手术史
    C. 预防接种史
    D. 传染病史
    E. 过敏史

第三单元 检体诊断

1. [2017]腹腔深部包块的触诊方法是
   A. 双手触诊
   B. 冲击触诊
   C. 深部滑行触诊
   D. 深压触诊
   E. 浅部触诊

2. [2012]正常成人不会出现的叩诊音是
   A. 清音
   B. 鼓音
   C. 实音

   D. 浊音
   E. 过清音

3. [2016]急性有机磷杀虫药中毒患者呼出的气味是
   A. 酒味
   B. 烂苹果味
   C. 刺激性蒜味
   D. 氨味
   E. 腥臭味

4~5 题共用选项

A. 肠梗阻

B. 糖尿病酮症中毒

C. 有机磷杀虫中毒

D. 肝昏迷

E. 幽门梗阻

4. [2017]呕吐物闻到粪便臭味,应考虑的疾病是

5. [2017]呕吐物闻到浓烈的酸味,应考虑的疾病是

6. [2012]正常成人腋测法体温应是

A. 36～37 ℃

B. 36.2～37 ℃

C. 36.2～37.2 ℃

D. 36.4～37.4 ℃

E. 36.5～37.5 ℃

7. [2011]正常人呼吸与脉搏之比为

A. 1:1

B. 1:2

C. 1:3

D. 1:4

E. 1:5

8～9 题共用选项

A. 脉搏短绌

B. 水冲脉

C. 奇脉

D. 颈静脉搏动

E. 交替脉

8. [2002]主动脉瓣关闭不全,多表现为

9. [2002]缩窄性心包炎,多表现为

10～11 题共用选项

A. 收缩压<130 mmHg 或(和)舒张压<85 mmHg

B. 收缩压≥140 mmHg 或(和)舒张压≥90 mmHg

C. 收缩压为 140～159 mmHg 或(和)舒张压 90～99 mmHg

D. 收缩压为 160～179 mmHg 或(和)舒张压 100～109 mmHg

E. 收缩压≥180 mmHg 或(和)舒张压≥110 mmHg

10. [2011]高血压的诊断标准是

11. [2011]2 级高血压的诊断标准是

12. [2012]成人血压(肱动脉)的正常值范围为

A. 100～150/70～95 mmHg

B. 90～140/60～90 mmHg

C. 90～150/80～100 mmHg

D. 90～120/50～90 mmHg

E. 80～130/60～80 mmHg

13. [2015]血压为 165/100 mmHg,其诊断是

A. 1 级高血压

B. 2 级高血压

C. 3 级高血压

D. 脉压减小

E. 单纯收缩期高血压

14. [2015]正常人两上肢血压的差别一般是

A. 5～10 mmHg

B. 11～15 mmHg

C. 16～20 mmHg

D. 21～25 mmHg

E. 26～30 mmHg

15～16 题共用选项

A. 苦笑面容

B. 伤寒面容

C. 甲亢面容

D. 二尖瓣面容

E. 慢性病面容

15. [2005]消瘦,两眼球突出,兴奋不安,呈惊恐貌,多见于

16. [2005]两颧紫红,口唇发绀,多见于

17. [2017]表现为面色晦暗,双颊紫红,口唇轻度发绀的面容是

A. 慢性病容

B. 甲亢面容

C. 二尖瓣面容

D. 伤寒面容

E. 贫血面容

18. [2008]下列各项属于被动体位的是

A. 角弓反张

B. 辗转体位

C. 肢体瘫痪

D. 端坐呼吸

E. 以上均非

19. [2012]患者一侧胸大量积液,常采取的体位是

A. 健侧卧位

B. 患侧卧位

C. 端坐位

D. 翻动体位

E. 仰卧位

20. [2017]右侧大量胸腔积液患者多采用的强迫体位是

A. 蹲位

B. 辗转体位

C. 俯卧位

D. 右侧卧位

E. 左侧卧位

21～22 题共用选项

A. 醉酒步态

B. 蹒跚步态

C. 慌张步态

D. 跨阈步态

E. 共济失调步态

21. [2010]震颤麻痹患者常采取的步态是

22. [2010]巴比妥中毒可见

23～24题共用选项

A. 醉酒步态

B. 慌张步态

C. 划圈样步态

D. 剪刀步态

E. 共济失调步态

23. [2017]急性脑血管病后遗症可见

24. [2017]震颤麻痹可见

25. [2010]蜘蛛痣不应出现的部位是

A. 手背

B. 前胸

C. 面部

D. 腹部

E. 颈部

26～27题共用选项

A. 丘疹

B. 斑疹

C. 荨麻疹

D. 斑丘疹

E. 玫瑰疹

26. [2013]伤寒患者出现的皮疹类型是

27. [2013]丹毒患者出现的皮疹类型是

28. [2017]引起起全身淋巴结肿大的疾病是

A. 化脓性扁桃体炎

B. 淋巴结结核

C. 胃癌

D. 系统性红斑狼疮

E. 乳腺癌

29. [2010]流行性腮腺炎可出现腮腺管开口处黏膜红肿,其部位在

A. 上颌第2臼齿相对应的颊黏膜上

B. 下颌第2臼齿相对应的颊黏膜上

C. 下颌第1臼齿相对应的颊黏膜上

D. 上颌第1臼齿相对应的颊黏膜上

E. 舌下

30. [2012]方颅可见于

A. 呆小症

B. 先天性梅毒

C. 脑膜炎

D. 脑积水

E. 小儿营养不良

31. [2013]双侧眼睑闭合不全的常见疾病是

A. 眼外伤

B. 脑出血

C. 沙眼

D. 面神经麻痹

E. 甲状腺功能亢进症

32. [2016]能导致瞳孔扩大的疾病是

A. 有机磷杀虫药中毒

B. 吗啡中毒

C. 青光眼绝对期

D. 毒蕈中毒

E. 虹膜炎

33. [2017]自发性眼球震颤见于

A. 甲状腺功能亢进

B. 小脑病变

C. 帕金森综合征

D. 青光眼

E. 风心病

34. [2017]鼻腔堵塞,鼻梁宽平如蛙状,应考虑的疾病是

A. 鼻骨骨折

B. 红斑狼疮

C. 肥大鼻息肉

D. 鼻骨发育不全

E. 鼻中隔偏曲

35. [2000]心室收缩时颈静脉有搏动可见于

A. 高血压病

B. 严重贫血

C. 三尖瓣关闭不全

D. 主动脉瓣关闭不全

E. 甲状腺功能亢进症

36. [2011]颈动脉搏动多见于

A. 二尖瓣关闭不全

B. 主动脉瓣关闭不全

C. 三尖瓣关闭不全

D. 肺动脉瓣关闭不全

E. 二尖瓣狭窄

37. [2013]甲状腺检查可触及震颤并闻及连续性血管杂音的疾病是

A. 甲状腺癌

B. 甲状腺腺瘤

C. 单纯性甲状腺肿

D. 甲状腺功能亢进症

E. 慢性淋巴细胞性甲状腺炎

38. [2017]有关甲状腺肿大的分度,以下说法不正确的是

A. 既能看到,又能触及,且能触到有结节者为Ⅱ度

B. 外观没有肿大,但是触诊能及者为Ⅰ度

C. 外观稍肿大,触不到肿大者为Ⅰ度

D. 肿大超过胸锁乳突肌外缘者为Ⅲ度

E. 既能看到,又能触及,但是肿大没有超过胸锁乳突肌为Ⅱ度

39. [2010、2011]气管向患侧移位可见于
  A. 胸腔积液
  B. 气胸
  C. 肺气肿
  D. 肺不张
  E. 肺实变

40～41题共用选项
  A. 肺不张
  B. 慢性阻塞性肺气肿
  C. 肺组织纤维化
  D. 闭合性气胸
  E. 肺部肿瘤

40. [2012]气管居中见于

41. [2012]气管向健侧移位的是

42. [2016]可引起气管向患侧移位的疾病是
  A. 胸膜粘连
  B. 大量胸腔积液
  C. 气胸
  D. 阻塞性肺气肿
  E. 纵隔肿瘤

43～44题共用选项
  A. 乳腺增生
  B. 乳腺囊肿
  C. 乳腺纤维瘤
  D. 乳腺炎
  E. 乳管内乳头状瘤

43. [2017]出现乳房肿胀,发红,灼热,疼痛明显,可能的疾病是

44. [2017]出现乳头有血性分泌物,可能的疾病是

45～46题共用选项
  A. 潮式呼吸
  B. 呼吸浅慢
  C. 间停呼吸
  D. 呼吸深快
  E. 库斯莫尔呼吸

45. [2017]酸中毒引起的呼吸类型是

46. [2017]临终前的危急征象是

47. [2005]下列哪种疾病触诊语颤消失
  A. 肺炎性浸润
  B. 肺梗死
  C. 肺结核空洞
  D. 肺纤维化
  E. 支气管阻塞

48. [2006、2012]胸腔大量积气患者触觉语颤表现的是

A. 增强

B. 减弱或消失

C. 稍增强

D 正常

E. 无变化

49. [2017]引起触觉语颤增强的病变是
  A. 肺气肿
  B. 气胸
  C. 肺实变
  D. 胸膜肥厚
  E. 胸控积液

50. [2009]下列除哪项外均可为正常的叩诊音
  A. 振水音
  B. 清音
  C. 鼓音
  D. 浊音
  E. 实音

51. [2012]肺部叩诊出现实音应考虑的疾病是
  A. 肺炎
  B. 胸膜炎
  C. 肺空洞
  D. 肺气肿
  E. 大量胸腔积液

52. [2017]肺部叩诊为过清音的疾病是
  A. 肺不张
  B. 肺癌
  C. 肺气肿
  D. 大叶性肺炎
  E. 胸腔积液

53. [2010]可闻及病理性支气管呼吸音的部位是
  A. 肩胛下区
  B. 喉部
  C. 胸骨上窝
  D. 背部第6颈椎附近
  E. 以上均非

54. [2009]下列哪项不是干啰音的特点
  A. 呼吸音之外的附加声音
  B. 呼气时明显
  C. 持续时间较长
  D. 性质和部位固定不变
  E. 音调较高

55. [2013]双肺满布干啰音的常见疾病是
  A. 肺炎链球菌肺炎
  B. 支气管肺癌
  C. 支气管扩张症
  D. 肺结核
  E. 支气管哮喘

56. [2016]下列各项可出现双肺满布湿啰音的是

A. 肺炎链球菌肺炎
B. 急性肺水肿
C. 支气管哮喘
D. 肺脓肿
E. 支气管扩张症

57. [2017]干啰音见于下列哪种
A. 支气管哮喘
B. 肺炎
C. 肺结核
D. 支气管扩张
E. 肺癌

58. [2011]具有胸膜摩擦音体征的疾病是
A. 结核性干性胸膜炎
B. 结核性渗出性胸膜炎
C. 肺结核并发气胸
D. 结核性脓胸
E. 肺结核

59. [2010]患者咳嗽，查体：气管向左偏移，凸侧胸廓较左侧饱满，叩诊出现鼓音。应首先考虑的是
A. 右侧气胸
B. 左侧肺不张
C. 右下肺炎
D. 肺气肿
E. 右侧胸腔积液

60~61 题共用选项
A. 肺实变
B. 肺气肿
C. 肺不张
D. 气胸
E. 胸膜增厚

60. [2011]病侧呼吸动度减弱伴叩诊为浊音、呼吸音消失者，见于

61. [2011]病侧呼吸动度减弱伴叩诊为鼓音、呼吸音消失者，见于

62. [2011]心前区隆起可见于以下哪种疾病
A. 肺动脉瓣狭窄
B. 胸腔积液
C. 气胸
D. 肺不张
E. 粘连性胸膜炎

63. [2013]左心室增大时心尖搏动移位的方向是
A. 向右下
B. 向左下
C. 向后
D. 向右
E. 向左

64. [2015]下列各项可引起心尖搏动增强的是

A. 心包积液
B. 甲状腺功能亢进症
C. 心肌炎
D. 左侧气胸
E. 左侧胸腔积液

65~66 题共用选项
A. 左侧气胸
B. 左心室肥大
C. 肺气肿
D. 粘连性心包炎
E. 心包积液

65. [2016]可出现抬举性心尖搏动的是
66. [2016]可出现负性心尖搏动的是
67. [2017]左心室增大心尖搏动向哪个方向移位
A. 左上
B. 左下
C. 右上
D. 右下
E. 负性心搏

68. [2011]最易触及心包摩擦感的是
A. 坐位，胸骨左缘第4肋间处，深呼气末
B. 坐位，胸骨左缘第4肋间处，深吸气末
C. 卧位，胸骨左缘第2肋间处，深呼气末
D. 卧位，胸骨左缘第2肋间处，深吸气末
E. 卧位，剑突下，屏住呼吸时

69. [2012]在胸骨左缘第3~4肋间触及收缩期震颤，应考虑为
A. 主动脉瓣关闭不全
B. 室间隔缺损
C. 二尖瓣狭窄
D. 三尖瓣狭窄
E. 肺动脉瓣狭窄

70. [2010]肺气肿时，心脏浊音界的改变多为
A. 心浊音界向左扩大
B. 心浊音界缩小
C. 心浊音界向右扩大
D. 心浊音界向两侧扩大
E. 以上均非

71. [2011、2012]高血压性心脏病左心室增大，其心脏浊音界呈
A. 靴形
B. 梨形
C. 烧瓶形
D. 普大型
E. 心腰部凸出

72. [2017]心腰部饱满或膨出，心脏浊音区呈
A. 梨形心
B. 靴形心

C. 烧瓶心

D. 普大心

E. 三角烧瓶心

73～74 题共用选项

A. 动脉导管未闭

B. 主动脉瓣狭窄

C. 肺动脉瓣狭窄

D. 二尖瓣狭窄

E. 室间隔缺损

73. [2013]胸骨左缘第 2 肋间可出现收缩期震颤的疾病是

74. [2013]胸骨右缘第 2 肋间可出现收缩期震颤的疾病是

75. [2017]二尖瓣狭窄听诊特点

A. 心尖部第一心音亢进

B. 胸骨左缘第二肋间隙第二心音亢进伴分裂

C. 心尖部舒张期隆隆样杂音

D. 心尖部收缩期吹风样杂音

E. 开瓣音

76. [2004]下列哪项提示左心功能不全

A. 脉搏强而大

B. 舒张早期奔马律

C. 奇脉

D. 脉搏过缓

E. 脉搏绝对不齐

77. [2011]第二心音固定分裂最常见于何种疾病

A. 动脉导管未闭

B. 室间隔缺损

C. 房间隔缺损

D. 右束支阻滞

E. 左束支阻滞

78. [2016]下列各项最常出现心尖部舒张早起奔马律的是

A. 心包炎

B. 肺源性心脏病

C. 左心衰竭

D. 感染性心内膜炎

E. 肺动脉瓣狭窄

79. [2017]闻及舒张早期奔马律,应考虑的疾病是

A. 二尖瓣脱垂

B. 二尖瓣狭窄

C. 主动脉瓣狭窄

D. 心力衰竭

E. 心包积液

80～81 题共用选项

A. 心力衰竭

B. 心房颤动

C. 完全性房室传导阻滞

D. 心肌炎

E. 甲状腺功能减退症

80. [2017]出现大炮音的常见疾病是

81. [2017]出现第一心音强弱不等的常见疾病是

82. [2011]主动脉瓣狭窄时听诊区位于

A. 胸骨右缘第 2 肋间

B. 胸骨左缘第 2 肋间

C. 胸骨左缘第 3、4 肋间

D. 心尖部

E. 胸骨左缘第 2 肋间及其附近

83～84 题共用选项

A. 胸骨左缘第 3、4 肋间闻及Ⅱ～Ⅲ级或Ⅲ级以上粗糙的全收缩期杂音

B. 胸骨左缘第 3、4 肋间可闻及舒张期叹气样杂音

C. 胸骨右缘第二肋间闻Ⅱ、Ⅲ级喷射性收缩期杂音

D. 胸骨左缘第 2、4 肋间闻及Ⅱ、Ⅲ级喷射性收缩期杂音

E. 心尖部位听到Ⅲ、Ⅳ级吹风样收缩期杂音

83. [2012]主动脉瓣关闭不全听诊是指

84. [2012]室间隔缺损听诊是指

85～86 题共用选项

A. 胸骨右缘第 2 肋间收缩期震颤

B. 胸骨左缘第 2 肋间收缩期震颤

C. 胸骨左缘第 3、4 肋间收缩期震颤

D. 心尖部舒张期震颤

E. 胸骨左缘第 2 肋间及其附近连续性震颤

85. [2016]符合二尖瓣狭窄震颤特点的是

86. [2016]符合动脉导管未闭震颤特点的是

87. [2017]胸骨左缘 3、4 肋间听到响亮粗糙的收缩期杂音,应考虑的疾病是

A. 二尖瓣狭窄

B. 室间隔缺损

C. 肺动脉瓣狭窄

D. 二尖瓣关闭不全

E. 肺动脉瓣关闭不全

88. [2009]下列哪种现象可见毛细血管搏动征

A. 主动脉瓣狭窄

B. 主动脉瓣关闭不全

C. 二尖瓣狭窄

D. 二尖瓣关闭不全

E. 动脉导管未闭

89. [2010、2013]下列除哪项外均可见到周围血管征

A. 主动脉瓣关闭不全

B. 发热

C. 贫血

D. 甲亢

E. 主动脉瓣狭窄

90~91 题共用选项

A. 交替脉

B. 水冲脉

C. 奇脉

D. 重博脉

E. 无脉

90. [2017]左心衰见于

91. [2017]心包积液见于

92. [2004]患者 3 年来经常心悸,气短。检查:心尖搏动稍向左下移位,心浊音界稍向左下扩大,心尖部听诊可闻及 3/6 级以上粗糙的收缩期吹风样杂音及舒张期隆隆样杂音。应首先考虑的是

A. 单纯二尖瓣狭窄

B. 单纯二尖瓣关闭不全

C. 二尖瓣狭窄及二尖瓣关闭不全

D. 主动脉瓣狭窄

E. 主动脉瓣关闭不全

93. [2005]主动脉瓣关闭不全时,左心室扩大,心影外形应是

A. 梨形

B. 靴形

C. 里横位

D. 烧瓶形

E. 心腰部突出

94. [2012]仰卧位时,前腹壁与胸骨下端到耻骨联合的连线大致在同一水平面上,称为

A. 腹部平坦

B. 腹部饱满

C. 腹部膨隆

D. 腹部低平

E. 腹部凹陷

95~96 题共用选项

A. 脐以下自下而上

B. 脐以上从下向上,脐以下自上向下

C. 脐以上自上而下

D. 自上向下,流入下腔静脉

E. 都不正确

95. [2017]下腔静脉梗阻腹壁静脉血流方向是

96. [2017]门脉高压腹壁静脉血流方向是

97. [2017]关于脾肿大描述错误的是

A. 肋下不超过 3 cm,为轻度脾肿大

B. 超过 3 cm,但在脐水平以上为中度脾肿大

C. 超过脐水平线或前正中线为高度脾肿大

D. 中度以上脾肿大时,其右缘常可触及脾切迹

E. 超过 3 cm,但在脐水平以上为轻度脾肿大

98. [2010]下列哪项体征最能提示腹膜炎的存在

A. 肠鸣音减弱

B. 叩出移动性浊音

C. 腹部压痛

D. 腹部触及肿块

E. 反跳痛

99. [2015]下列关于胆囊点的叙述正确的是

A. 右髂前上棘与脐连线中,外 1/3 交界处

B. 右侧腹直肌外缘与肋弓交界处

C. 右侧第 10 肋骨前端

D. 右侧脐水平线与腹直肌外缘交界处

E. 右髂前上棘水平与腹直肌外缘交界处

100. [2016]腹部触诊出现反跳痛,提示的病变部位是

A. 腹部脏器有炎症

B. 胃肠痉挛

C. 腹膜壁层有炎症

D. 肠系膜动脉栓塞

E. 肠梗阻

101~102 题共用选项

A. 慢性肝炎

B. 急性胃肠炎

C. 胃肠道穿孔

D. 结核性腹膜炎

E. 重症肌无力

101. [2017]腹壁紧张度增加成揉面感,应考虑的疾病是

102. [2017]腹部紧张度增加硬如板状,应考虑的疾病是

103~104 题共用选项

A. Murphy 阳性

B. 麦氏点压痛

C. Courvoisier 阳性

D. Courvoisier 阴性

E. 板状腹

103. [2009]胰头癌引起梗阻性黄疸可见

104. [2009]急性胆囊炎可见

105. [2015]可引起高度脾肿大的疾病是

A. 慢性粒细胞白血病

B. 系统性红斑狼疮

C. 败血症

D. 慢性肝炎

E. 肝硬化

106. [2017]触诊肝脏肿大,质坚硬如石,表面呈大小不等的结节状,高低不平,边缘不整,压痛明显。应首先考虑的诊断是

A. 急性肝炎

B. 慢性肝炎

C. 肝硬化
D. 肝癌
E. 肝淤血

107. [2017]触诊肝脏呈弥漫性肿大,应首先考虑的是
   A. 肝囊肿
   B. 肝癌
   C. 肝包虫病
   D. 脂肪肝
   E. 肝脓肿

108. [2010]自肺开始叩诊肝脏相对浊音界时其叩诊音应是
   A. 由清音转为实音
   B. 由浊音变为实音
   C. 由清音转为鼓音
   D. 由过清音转为实音
   E. 由清音转为浊音

109. [2011]移动性浊音可见于
   A. 肝硬化晚期
   B. 急性腹膜炎
   C. 幽门梗阻
   D. 胃扩张
   E. 胃液分泌过多

110. [2002]肝硬化腹壁静脉曲张时,其血管杂音常可闻及的部位是
   A. 上腹部
   B. 下腹部
   C. 右侧腹部
   D. 左侧腹部
   E. 右肋缘下

111. [2011、2013]空腹听诊出现振水音,可见于
   A. 肝硬化腹水
   B. 肾病综合征
   C. 结核性腹膜炎
   D. 幽门梗阻
   E. 急性肠炎

112. [2012]下列各项可出现金属样肠蠕动音的是
   A. 麻痹性肠梗阻
   B. 机械性肠梗阻
   C. 低血钾
   D. 急性肠炎
   E. 败血症

113. [2012]患者,女,40岁。仰卧时腹部呈蛙状,侧卧时下侧腹部明显膨出。应首先考虑的是
   A. 胃肠胀气
   B. 腹腔积液
   C. 巨大卵巢囊肿
   D. 肥胖

E. 子宫肌瘤

114～115题共用选项
   A. 麦氏点压痛
   B. 墨菲氏征阳性
   C. 液波震颤阳性
   D. 振水音阳性
   E. 移动性浊音阳性

114. [2016]急性胆囊炎出现的体征是
115. [2016]幽门梗阻出现的体征是
116. [2017]直肠指检触及质地坚硬、表面凹凸不平的包块,应首先考虑的疾病是
   A. 肛裂
   B. 直肠息肉
   C. 直肠周围脓肿
   D. 肛周脓肿
   E. 直肠癌

117～118题共用选项
   A. 指关节梭状畸形
   B. 杵状指
   C. 匙状甲
   D. 浮髌现象
   E. 肢端肥大

117. [2013、2017]支气管扩张常表现为
118. [2013、2017]类风湿性关节炎常表现为
119. [2010]中枢性瘫痪的特点是
   A. 肌张力降低
   B. 腱反射减弱
   C. 浅反射消失
   D. 不出现病理反射
   E. 肌张力增强

120. [2015]中腹壁反射的反射中枢位于
   A. 胸髓7～8节段
   B. 胸髓9～10节段
   C. 胸髓11～12节段
   D. 腰髓1～2节段
   E. 腰髓2～4节段

121. [2016、2017]下列各项符合中枢性瘫痪表现特点的是
   A. 瘫痪范围较局限,以肌群为主
   B. 肌张力增高
   C. 深反射减弱或消失
   D. 无病理反射
   E. 肌萎缩明显

122. [2006]下列不属于锥体束病变时的病理反射的是
   A. 巴宾斯基征
   B. 查多克征
   C. 戈登征

D. 拉塞格征

E. 奥本海姆征

123. [2009、2010]下列属于脑膜刺激征的是

　　A. 布鲁津斯基征

　　B. 奥本海姆征

　　C. 霍夫曼征

　　D. 巴宾斯基征

　　E. 拉塞格征

124~125题共用选项

　　A. 高血压病

　　B. 内囊出血

　　C. 蛛网膜下腔出血

　　D. 坐骨神经痛

　　E. 腰椎间盘突出症

124. [2016]可出现巴宾斯基征阳性的疾病是

125. [2016]可出现脑膜刺激征的疾病是

126. [2017]脑干型感觉障碍见于

　　A. 多发性神经炎

　　B. 椎间盘突出

　　C. 脊髓外肿瘤

　　D. 炎症、肿瘤和血管病变

　　E. 脊髓外伤

127. [2017]可引起深反射亢进的疾病是

　　A. 末梢神经炎

　　B. 神经根炎

C. 脊髓灰质炎

D. 脑出血

E. 脊髓休克状态

128~129题共用选项

　　A. 胸髓7~8节

　　B 同侧锥体束

　　C. 胸髓9~10节

　　D. 胸髓11节

　　E. 腰髓2~4节

128. [2017]上部腹壁反射消失,病变部位是

129. [2017]一侧腹壁反射消失,病变部位是

130. [2017]脊髓横贯性损伤发生在颈膨大处称为

　　A. 交叉瘫

　　B. 单瘫

　　C. 四肢瘫

　　D. 神经瘫

　　E. 偏瘫

131. [2017]肢体远端对称性完全感觉缺失,呈于套装,袜子状分布,其感觉障碍的举型是

　　A. 末梢型

　　B. 神经根型

　　C. 脊髓型

　　D. 内囊型

　　E. 脑干型

第四单元　实验室诊断

1. [2002、2003]血小板减少常见于

　　A. 脾切除术后

　　B. 急性胃出血后

　　C. 急性溶血后

　　D. 急性白血病

　　E. 以上均非

2. [2006]下列可引起中性粒细胞生理性增多的是

　　A. 睡眠

　　B. 妊娠末期

　　C. 休息

　　D. 缺氧

　　E. 情绪激动

3. [2010]可引起白细胞核右移的是

　　A. 脾功能亢进

　　B. 溶血性贫血

　　C. 药物中毒

　　D. 恶性贫血

　　E. 再生障碍性贫血

4. [2013]下列各项不属于红细胞增多的疾病是

　　A. 严重腹泻

B. 大面积烧伤

C. 肺源性心脏病

D. 再生障碍性贫血

E. 真性红细胞增多症

5. [2015]下列各项贫血原因属于红细胞破坏过多的是

　　A. 阵发性睡眠性血红蛋白尿

　　B. 慢性感染

　　C. 恶性肿瘤

　　D. 巨幼细胞性贫血

　　E. 上消化道出血

6. [2016]正常成人血小板计数的参考值是

　　A. $(4{\sim}10){\times}10^9/L$

　　B. $(50{\sim}90){\times}10^9/L$

　　C. $(50{\sim}90){\times}10^{12}/L$

　　D. $(100{\sim}300){\times}10^9/L$

　　E. $(400{\sim}600){\times}10^9/L$

7. [2016]下列各项可出现外周血中性粒细胞减少的是

　　A. 糖尿病酮症酸中毒

B. 急性心肌梗死

C. 急性大出血

D. 脾功能亢进

E. 恶性肿瘤

8. [2017]网织红细胞绝对性增多见于

A. 大面积烧伤

B. 大量出汗

C. 真性红细胞增多症

D. 急性失血性贫血

E. 急性白血病

9. [2017]有机磷农药中毒时血常规检查增多的细胞是

A. 中性粒细胞

B. 淋巴细胞

C. 单核细胞

D. 嗜酸性粒细胞

E. 嗜碱性粒细胞

10. [2017]诊断低蛋白血症,血清白蛋白的数值是

A. <60 g/L

B. <55 g/L

C. <40 g/L

D. <35 g/L

E. <25 g/L

11. [2017]下列各项可引起高钾血症的是

A. 心力衰竭

B. 肾源性水肿

C. 醛固酮增多症

D. 胃肠引流

E. 急性肾衰少尿期

12. [2017]缺铁性贫血给予铁剂治疗后,网织红细胞计数达到的高峰时间是

A. 3~5 天

B. 5~7 天

C. 7~10 天

D. 11~13 天

E. 14 天以后

13. [2006]下列疾病可以出现凝血时间缩短的是

A. 先天性凝血酶原缺乏症

B. 纤维蛋白原缺乏症

C. DIC 早期

D. 血小板减少性紫癜

E. 严重肝病

14. [2017]反映内源性凝血系统各凝血因子总的凝血状况的是

A. 活化部分凝血活酶原时间测定

B. 血浆凝血酶原时间测定

C. 血浆纤维蛋白原测定

D. 血浆 D-二聚体测定

E. 血浆硫酸鱼精蛋白副凝固实验

15～16 题共用选项

A. 淀粉酶

B. 血清转氨酶

C. γ-谷氨酰基转肽酶

D. 血清碱性磷酸酶

E. 肌酸磷酸激酶

15. [2003]对诊断骨质疏松最有意义的是

16. [2003]对诊断心肌梗死最有意义的是

17. [2004]血清总胆红素、结合胆红素、非结合胆红素均中度增加,可见于

A. 蚕豆病

B. 胆石症

C. 珠蛋白生成障碍性贫血

D. 急性黄疸性肝炎

E. 胰头癌

18. [2004]对诊断急性胰腺炎最有价值的血清酶检查是

A. 谷草转氨酶

B. 淀粉酶

C. 碱性磷酸酶

D. 谷丙转氨酶

E. 乳酸脱氢酶

19～20 题共用选项

A. HBsAg（＋）

B. 抗－HBs（＋）

C. －HBeAg（＋）

D. 抗－HBc（＋）

E. 抗－HBe（＋）

19. [2004]作为机体获得对 HBV 免疫力及乙型肝炎患者痊愈的指标是

20. [2004]HBV 感染进入后期与传染减低的指标是

21. [2010]早期诊断甲型肝炎最简便可靠的血清学标志是

A. 血清中检出抗 HAV-lgM

B. 血清中捡出抗 HAV-lgG

C. ALT 明显升高

D. 血清中检出抗原－抗体复合物

E. 分子杂交法检测到 HAVRNA

22～23 题共用选项

A. HCV-RNA 阳性

B. HBeAg 阳性

C. HAV-RNA 阳性

D. HDV-RNA 阳性

E. 以上均非

22. [2010]丙肝复制的标志是

23. [2010]乙肝复制的标志是

24～25 题共用选项

A. HBsAg 阳性
B. HBeAg 阳性
C. 抗-HBs 阳性
D. 抗-HBe 阳性
E. 抗-HBc 阳性

24. [2017]属于乙肝保护性抗体的是

25. [2017]反映 HBV 传染性减弱的是

26. [2015]酒精性肝病时,血清氨基酸转移酶的变化是
A. ALT 和 AST 均显著增高
B. ALT 显著增高,AST 基本正常
C. ALT 基本正常,AST 显著增高
D. ALT 和 AST 均增高不明显
E. ALT/AST>1

27~28 题共用选项
A. 肌钙蛋白(CTnT)
B. 天门冬氨酸氨基转移酶(AST)
C. 碱性磷酸同工酶(ALP3)
D. 丙氨酸氨基转移酶(ALT)
E. 乳酸脱氢酶(LDH)

27. [2016]诊断急性心肌梗死的确定性标志物是

28. [2016]胆道癌性梗阻是 100% 增高的酶是

29. [2016]下列各项对急性胰腺炎有诊断价值的是
A. 血清淀粉酶大于 800 U/L
B. 血清淀粉酶大于 1 800 U/L
C. 血清淀粉酶大于 3 000 U/L
D. 血清淀粉酶大于 5 000 U/L
E. 血清淀粉酶小于 800 U/L

30~31 题共用选项
A. CK
B. LDH
C. cTnT
D. CK-MB
E. 血清氨基转移酶

30. [2017]心肌梗死的确定性标志物是

31. [2017]反映急性病毒性肝炎的是

32. [2002]下列关于内生肌酐清除率的叙述正确的是
A. 肾功能严重损害时,开始升高
B. 高于 80 mL 预后不良
C. 肾功能损害愈重,其清除率愈低
D. 肾功能损害愈重,其清除率愈高
E. 其测定与肾功能损害程度无关

33. [2000]下列关于血尿素氮的改变及临床意义的叙述正确的是
A. 上消化道出血时,血尿素氮减少
B. 大面积烧伤时,血尿素氮减少
C. 严重的肾盂肾炎,血尿素氮减少

D. 血尿素氮对早期肾功能损害的敏感性差
E. 血尿素氮对早期肾功能损害的敏感性强

34. [2017]血 β_2-微球蛋白(β_2-MG 测定)的临床意义为
A. 肾小球正常,肾小管损伤
B. 肾小球损伤,肾小管正常
C. 肾小管损伤,肾间质正常
D. 肾小管损伤,肾间质损伤
E. 肾小球正常,肾间质损伤

35. [2006]引起病理性血糖升高的原因不包括下列哪种疾病
A. 甲状腺功能亢进症
B. 嗜铬细胞瘤
C. 糖尿病
D. 肾上腺功能亢进症
E. 胰岛细胞瘤

36. [2009]患者体检时发现血糖是 8.8 mmol/L,接下来需要检查的是
A. 血常规
B. 糖化血红蛋白
C. 葡萄糖耐量试验
D. 尿常规
E. 血清胆固醇

37. [2002]患者,男,55 岁。劳累及情绪激动后,多次出现短时间胸骨后疼痛,下列哪项血清检查对明确诊断最有参考意义
A. 钾
B. 钠
C. 氯化物
D. 钙
E. 胆固醇及甘油三酯

38. [2004]下列除哪项外均可引起血清钾增高
A. 急、慢性肾衰竭
B. 静脉滴注大量钾盐
C. 严重溶血
D. 代谢性酸中毒
E. 代谢性碱中毒

39. [2002]成人血清钠的正常值是
A. 110~12 mmol/L
B. 121~130 mmol/L
C. 135~145 mmol/L
D. 150~155 mmol/L
E. 156~160 mmol/L

40. [2015]下列各项一般不会引起血糖升高的是
A. 肢端肥大症
B. 甲状腺功能亢进症
C. 急性酒精中毒
D. 颅脑外伤

E. 急性脑血管病

41. [2017]出现空腹血糖(FBG)增高的疾病是
    A. 糖尿病
    B. 重型肝炎
    C. 胰岛细胞瘤
    D. 甲状腺功能减退症
    E. 急性酒精中毒

42. [2002]下列关于急性胰腺炎酶学检查的叙述正确的是
    A. 血清淀粉酶多在发病 1～2 小时开始增高
    B. 尿淀粉酶多在发病 3～4 小时开始增高
    C. 胰腺广泛坏死时，尿淀粉酶可增高不明显
    D. 尿淀粉酶的增高多早于血清淀粉酶
    E. 尿、血淀粉酶常同时开始增高

43. [2010、2012]对胰腺炎具有重要诊断意义的是哪项检查
    A. 血常规白细胞计数
    B. 血清淀粉酶测定
    C. 血清脂肪酶测定
    D. 血清钙测定
    E. 血清正铁蛋白

44. [2011]对心肌缺血与心内膜下梗死的鉴别最有意义的是
    A. 淀粉酶
    B. 血清转氨酶
    C. γ-谷氨酰基转肽酶
    D. 肌酸磷酸激酶
    E. 血清碱性磷酸酶

45. [2013]慢性肝病时血清球蛋白增高的原因是
    A. 肝脏合成白蛋白能力下降
    B. 体液免疫能力增强
    C. 球蛋白合成减少
    D. 肝脏清除来自门静脉的抗原能力下降
    E. 氨基酸吸收障碍

46. [2005]下列各项对诊断急性肾小球肾炎最有意义的是
    A. 血尿
    B. 蛋白尿
    C. 水肿、高血压
    D. 血沉增快
    E. 血清补体 C3 下降,在肾炎症状出现后 8 周内恢复正常

47. [2013]血清甲胎蛋白(AFP)>300 μg/L,对下列疾病最有诊断意义的是
    A. 转移性肝癌
    B. 脂肪肝
    C. 慢性活动性乙型肝炎
    D. 原发性肝癌

E. 肝硬化

48～49 题共用选项
    A. 淡红色尿
    B. 淡黄色尿
    C. 酱油色尿
    D. 深黄色尿
    E. 乳白色尿

48. [2006]急性溶血时可出现的是

49. [2006]丝虫病患者可出现的是

50. [2010]下列除哪项外均可出现蛋白尿
    A. 高热
    B. 高血压
    C. 妊娠中毒
    D. 心功能不全
    E. 慢性胃炎

51. [2006]下列情况不出现尿酮体阳性的是
    A. 饥饿状态
    B. 暴饮暴食
    C. 妊娠剧烈呕吐
    D. 糖尿病酮症酸中毒
    E. 厌食症

52. [2011]尿沉渣镜检每离倍视野多少个白细胞即视为异常
    A. >3 个
    B. >1 个
    C. >5 个
    D. >8 个
    E. >10 个

53. [2011]下列肾实质严重损害的是
    A. 尿蛋白明显增多
    B. 尿中白细胞明显增多
    C. 尿中红细胞明显增多
    D. 尿中出现管型
    E. 尿比重固定于 1.010 左右

54. [2012]健康人尿中可以见到什么管型
    A. 透明管型
    B. 白细胞管型
    C. 红细胞管型
    D. 颗粒管型
    E. 脂肪管型

55～56 题共用选项
    A. 乳糜尿
    B. 血红蛋白尿
    C. 胆红素尿
    D. 脓尿
    E. 血尿

55. [2015]急性溶血可引起的尿液改变是

56. [2015]丝虫病可引起的尿液改变是

57. [2016]下列各项,肾病综合征可出现的是
    A. 肾小球性蛋白尿
    B. 肾小管性蛋白尿
    C. 混合性蛋白尿
    D. 溢出性蛋白尿
    E. 假性蛋白尿

58~59 题共用选项
    A. 血尿
    B. 脓尿
    C. 乳糜尿
    D. 胆红素尿
    E. 血红蛋白尿

58. [2017]膀胱癌尿外观改变是
59. [2017]发生溶血反应尿外观改变是
60. [2003]粪便中查到巨噬细胞多见于
    A. 阿米巴痢疾
    B. 细菌性痢疾
    C. 急性胃肠炎
    D. 血吸虫病
    E. 霍乱

61. [2006]出现大便隐血试验阳性,其上消化道出血量至少达到的数量是
    A. 5 mL
    B. 10 mL
    C. 20 mL
    D. 50 mL
    E. 60 mL

62. [2015]可出现粪便隐血持续阳性的是
    A. 十二指肠球部溃疡
    B. 急性肠炎
    C. 胃溃疡
    D. 溃疡性胃癌
    E. 食管裂孔疝

63. [2016]上消化道大出血时,粪便的特点是
    A. 水样稀便
    B. 黏液脓血便
    C. 米泔样便
    D. 柏油样便
    E. 鲜血便

64~65 题共用选项
    A. 水样稀便
    B. 黏液脓血便
    C. 鲜血便
    D. 柏油样便
    E. 米泔样便

64. [2016]上消化道大出血的粪便特点是
65. [2016]霍乱的粪便特点是

66~67 题共用选项
    A. 咯铁锈色痰
    B. 咯粉红色泡沫痰
    C. 咯吐大量鲜血
    D. 咯大量脓痰
    E. 干咳无痰

66. [2002、2003]急性左心功能不全常伴有
67. [2002、2003]肺炎球菌肺炎常伴有
68. [2005]患者,女,70 岁。冠心病史 5 年。今日突然心悸气短,不能平卧,咳嗽,咯粉红色泡沫样痰。应首先考虑的是
    A. 肺癌
    B. 肺脓肿
    C. 肺结核
    D. 急性肺水肿
    E. 支气管扩张

69. [2006]心功能不全肺淤血时,在痰中出现的是
    A. 白细胞
    B. 夏科-雷登结晶体
    C. 上皮细胞
    D. 红细胞
    E. 库什曼螺旋体

第五单元　心电图诊断

1~2 题共用选项
    A. P 波
    B. QRS 波群
    C. S-T 段
    D. T 波
    E. Q-T 间期

1. [2013]代表心室除极和复极总时间的是
2. [2013]代表心房除极波形的是

3~4 题共用选项
    A. P 波
    B. QRS 波
    C. Q-T 间期
    D. S-T 段
    E. P-R 间期

3. [2017]反映心房除极的是
4. [2017]反映心室除极的是
5. [2015]窦性 P 波的方向应该是
    A. Ⅰ、Ⅱ、aVF、aVR、V3~V4 直立
    B. Ⅰ、Ⅱ、Ⅲ、V3~V5 直立,aVR 倒置
    C. Ⅰ、Ⅱ、aVF、V3~V6 直立、aVR 倒置

D. Ⅱ、Ⅲ、aVF 倒置

E. Ⅰ、Ⅱ、aVR、V3～V6 直立

6. [2016]心电图中代表心室除极、复极时间的是
   A. QRS 波群
   B. P－R 间期
   C. Q－T 间期
   D. S－T 段
   E. T－P 段

7. [2011]S－T 段下移不应超过
   A. 0.05 mV
   B. 0.1 mV
   C. 0.2 mV
   D. 0.3 mV
   E. 1.0 mV

8. [2005]局限前壁心肌梗死特征性心电图改变见于
   A. V3、V4、V5
   B. V1、V2、V3、V4、V5
   C. V1、V2、V3
   D. V5、V6、V7、aVF
   E. Ⅱ、Ⅲ、aVF

9. [2009]下列关于心电图的描述哪项不正确
   A. 心房扑动的频率 250～350 次/分钟
   B. 心室扑动的频率为 180～250 次/分钟
   C. 心房颤动波是一系列大小不等、间距不均、形态各异的波
   D. 心室颤动波是一系列形状、大小、规律相同的波
   E. 窦性心动过速的心率多在 100～160 次/分钟之间

10. [2010]吴某,男性,55 岁,心电图:P 波高尖,电压≥0.25 mV,在 Ⅱ、Ⅲ、aVF 导联最突出,应诊断为
    A. 左心室肥大
    B. 右心室肥大
    C. 左心房肥大
    D. 右心房肥大
    E. 双侧心室肥大

11～12 题共用选项
   A. S－T 段下移
   B. S－T 段明显上抬,呈弓背向上的单向曲线
   C. T 波高耸
   D. T 波倒置
   E. 异常深而宽的 Q 波

11. [2010]心肌损伤的心电图改变是

12. [2010]心肌坏死的心电图改变是

13. [2012]心电图可见 P 波增宽,时间>0.11 s,并有切迹,首先考虑为下列哪种疾病
    A. 右心室增大
    B. 左心室增大
    C. 左心房增大
    D. 心肌梗死
    E. 右心房增大

14. [2011、2012]室性早搏的心电图表现为
    A. 提前出现宽大畸形的 QRS 波群,代偿间歇完全
    B. P 波消失,心室律绝对不规则,QRS 波群形态正常
    C. 心率加快,节律规则,QRS 波群正常,P 波逆行
    D. 连续 3 个或者 3 个以上的室性期前收缩,可见心室夺获和室性融合波
    E. P－R 间期逐渐延长,相邻 PP 间期进行性缩短

15. [2015]诊断陈旧性心肌梗死的心电图依据是
    A. 坏死型 Q 波
    B. T 波倒置
    C. S－T 段水平下降
    D. T 波高尖
    E. S－T 段抬高与 T 波融合成单向曲线

16. [2016]下列心电图表现不符合房性早搏的是
    A. P'波提前出现,与窦性 P 波不同
    B. QRS 波群形态多正常
    C. 代偿间期不完全
    D. P'－R 间期大于 0.12 s
    E. P'波后可以没有 QRS 波群

17. [2016]心肌梗死特征性心电图出现在 Ⅱ、Ⅲ、aVF 导联,提示梗死部位是
    A. 前间壁
    B. 前壁
    C. 侧壁
    D. 正后壁
    E. 下壁

18～19 题共用选项
   A. 逆行 P 波
   B. 异常 Q 波
   C. QRS 波群时间大于 0.12 s
   D. 心电轴左偏
   E. 心电轴右偏

18. [2016]符合左前分支传导阻滞的表现是

19. [2016]符合左后分支传导阻滞的表现是

20～21 题共用选项
   A. QRS 波提前出现,其前无异位 P 波
   B. 逆行 P 波
   C. P－R 间期恒定

D. P-QRS波无固定关系

E. P波消失 f 波

20. [2017]室性期前收缩的心电图表现为

21. [2017]二度Ⅱ型房室传导阻滞心电图表现为

22. [2017]三度房室传导阻滞表现为

    A. QRS波提前出现,其前无异位P波

    B. 逆行P波

    C. P-R间期恒定

    D. P-QRS波无固定关系

    E. P波消失 f 波

23. [2017]左房肥大的心电图改变是

    A. P>0.11 s,常呈双峰,双峰间期≥0.04 s

    B. P>0.25 mV

    C. PV5>2.5 mV

    D. PaVR>1.0 mV

    E. QRS>0.10 s

24. [2017]心电图见P波规律地出现,P-R间期逐渐延长,直到一个P波后无QRS波群,脱落后的第一个P-R间期又缩短,如此周而复始,应考虑的诊断是

    A. 一度房室传导阻滞

    B. 二度Ⅰ型房室传导阻滞

    C. 二度Ⅱ型房室传导阻滞

    D. 三度房室传导阻滞

    E. 窦性停搏

25. [2017]下壁心肌梗死时,病理性Q波出现的导联是

    A. V1、V2、V3

    B. V4、V5、V6

    C. Ⅱ、Ⅲ、aVF

    D. Ⅰ、aVL、V6

    E. V7、V8、V9

第六单元　影像诊断

1. [2000、2017]对腹部实质性脏器病变,最简便易行的检查方法是

    A. X线射片

    B. CT扫描

    C. 同位素扫描

    D. B型超声波检查

    E. 纤维内窥镜检查

2~3题共用选项

    A. X线检查

    B. 数字化减影血管造影

    C. 超声检查

    D. CT检查

    E. MRI检查

2. [2015]诊断骨折最常用的检查方法是

3. [2015]诊断心脏和大血管病变最常见的检查方法是

4. [2010]下列关于胸肺部X线检查临床应用的叙述,错误的是

    A. 诊断呼吸系统疾病

    B. 检测呼吸功能

    C. 防癌

    D. 防痨

    E. 防职业病

5. [2005]肺结核早期诊断最主要的方法是

    A. 痰结核菌检查

    B. X线检查

    C. 结核菌素试验

    D. 血沉

    E. 白细胞计数和分类

6. [2004]某肺叶发生肺不张时,典型的X线表现是

    A. 中等密度,边界不清的云絮状阴影

    B. 密度增高,边缘清楚,呈散在小花朵状阴影

    C. 密度增高,边缘锐利的粗乱线条状阴影

    D. 斑点状或小块状密度甚高的致密阴影

    E. 三角形密度均匀增高的片状阴影

7~8题共用选项

    A. 肺大泡

    B. 肺脓肿

    C. 浸润型肺结核空洞形成

    D. 慢性纤维空洞型肺结核

    E. 周围型肺癌空洞形成

7. [2004]X线下见右上肺有多发的厚壁空洞,周围有较广泛的纤维索影。应首先考虑的是

8. [2004]X线下见右下肺出现大片的浓密阴影,其内见一个含有液平面的圆形空洞,洞内壁光整,洞壁较厚。应首先考虑的是

9~10题共用选项

    A. 急性粟粒型肺结核

    B. 慢性血行播散型肺结核

    C. 原发型肺结核

    D. 继发型肺结核

    E. 结核性胸膜炎

9. [2016]上述各项,X线可见肺内哑铃状双极现象的是

10. [2016]上述各项,X线可见渗出、增殖、播散、纤维和空洞等多种性质病灶同时存在的是

11. [2017]诊断脑梗塞下列哪项能较早发现

    A. CT

B. MRI

C. B超

D. 多普勒

E. X线

12. [2017]后前位胸片显示左肺门肿块影约3 cm×3 cm大小,边缘有分叶征,伴有左肺上叶肺不张。首先考虑的诊断是

A. 原发型肺结核

B. 肺炎

C. 浸润型结核

D. 肺癌

E. 肺脓肿

13. [2017]下列各项不属于慢性支气管炎X线特点的是

A. 两肺纹理增多

B. 支气管充气征

C. 两肺纹理紊乱

D. 两肺纹理增粗

E. 肺纹理延伸到肺野外带

14～15题共用选项

A. 左心室增大

B. 右心室增大

C. 左心房增大

D. 右心房增大

E. 右心室缩小

14. [2011]X线显示:心右缘双弧影,心底部双心房影,可见于

15. [2011]X线显示:心右缘向右扩展,显著增大时,弧度加长,最突出点位置最高,可见于

16. [2011]对二尖瓣狭窄程度的判定最有价值的检查是

A. 听诊

B. 胸部X线摄影

C. 心电图检查

D. 胸部CT扫描

E. 二维超声心动图检查

17. [2006]下列疾病,立位X线透视可见膈下游离气体影的是

A. 胃穿孔

B. 肠梗阻

C. 肠套叠

D. 肝破裂

E. 结肠肿瘤

18. [2015]立位腹部平片可见膈下游离气体影,首先考虑的是

A. 肺炎

B. 急性胃穿孔

C. 肠炎

D. 胰腺炎

E. 肠梗阻

19. [2016]十二指肠球部溃疡的直接X线征象是

A. 球部充盈缺损

B. 球部激惹征

C. 球部龛影

D. 幽门痉挛,开放延迟

E. 黏膜皱襞粗乱

20. [2016]下列各项不属于肾结石X线征象的是

A. 主要位于肾盂或肾盏内

B. 圆形或卵圆形高密度影

C. 可有肾盂、肾盏积水

D. 造影可见充盈缺损

E. 肾轮廓局限性外突

21. [2016]X线片见Codman三角,应首先考虑的是

A. 恶性骨肿瘤

B. 良性骨肿瘤

C. 化脓性骨膜炎

D. 骨关节结核

E. 长骨骨折

22～23题共用选项

A. 肺段性分布

B. 骨质疏松、关节狭窄

C. 骨质疏松、破坏为主死骨形成

D. 虫蚀状骨破坏

E. 椎间隙变窄、椎体楔形变

22. [2017]急性骨髓炎的X线表现为

23. [2017]类风湿性关节炎的X线表现为

24. [2017]CT见脑内圆形均匀密度增高影,边界清楚,周围有环形密度减低影,应首先考虑的诊断是

A. 脑出血

B. 蛛网膜下腔出血

C. 脑梗死

D. 脑肿瘤

E. 颅脑外伤

25. [2002]下列关于甲状腺功能亢进症的叙述正确的是

A. T4、T3均增高时,才能诊断

B. T4、T3均降低时,才能诊断

C. 仅有T3增高即可诊断

D. 增高时,T4则降低

E. 以上均非

药理学

第一单元　药物作用的基本原理

1～2题共用选项

　　A. 一般成人应用药物能产生治疗作用的一次平均用量
　　B. 应用药物能引起药理效应的最小剂量
　　C. 介于最小有效量和极量之间的量
　　D. 指治疗量的最大限度
　　E. 超过极量,产生中毒症状的剂量

1. [2012]治疗量是指

2. [2012]阈剂量是指

3. [2006]下列关于副作用的描述正确的是
　　A. 药物在治疗剂量时出现的与治疗目的无关的作用
　　B. 药物应用不当而产生的作用
　　C. 因病人有遗传缺陷而产生的作用
　　D. 停药后出现的作用
　　E. 因用药剂量过大产生的作用

4～5题共用选项

　　A. 副作用
　　B. 毒性反应
　　C. 过敏反应
　　D. 耐受性
　　E. 成瘾性

4. [2005]巴比妥类药物引起皮疹、发热属于

5. [2005]巴比妥类药物引起呼吸抑制属于

6. [2015]下列药品不良反应中属后遗效应的是
　　A. 呋塞米引起耳毒性
　　B. 阿托品引起口干
　　C. 吗啡引起成瘾
　　D. 服用巴比妥类催眠药后次晨头昏
　　E. 西环素引起二重感染

7. [2005]药物的首过消除发生于
　　A. 舌下给药后
　　B. 吸入给药后
　　C. 口服给药后
　　D. 静脉给药后
　　E. 皮下给药后

8. [2005]下列有关胎盘屏障的叙述错误的是
　　A. 是胎盘绒毛与了宫血窦间的屏障
　　B. 通透性与一般毛细血管相同
　　C. 几乎所有药物均可通过
　　D. 可阻止药物从母体进入胎儿血液循环中
　　E. 妊娠妇女原则上应禁用一切影响胎儿发育的药物

9. [2010]某药的半衰期为 7 小时,连续衡量给药需多久达到稳态血浓度
　　A. 10 小时
　　B. 1 天左右
　　C. 2 天左右
　　D. 5 天左右
　　E. 10 天左右

10. 某药半衰期为 5 小时,1 次用药后人体内基本消除(消除 95％以上)的最短时间是
　　A. 10 小时左右
　　B. 1 天左右
　　C. 2 天左右
　　D. 5 天左右
　　E. 10 天左右

11. [2005]下列影响药物效应的因素中属于药效学因素的是
　　A. 妨碍吸收
　　B. 影响肝脏生物转化
　　C. 竞争血浆蛋白结合
　　D. 影响排泄
　　E. 生理性拮抗

12. [2013]药物合用的作用大于它们分别作用的代数和称为
　　A. 拮抗作用
　　B. 增敏作用
　　C. 增强作用
　　D. 相加作用
　　E. 无关作用

第二单元　拟胆碱药

1. [2009]下列属于毛果芸香碱的作用是
　　A. 直接作用于受体
　　B. 影响递质的储存
　　C. 影响递质的代谢

D. 影响递质的释放

E. 影响递质的生物合成

2. [2006、2011、2013]毛果芸香碱对眼睛的作用是

A. 瞳孔缩小、眼压降低、松弛

B. 瞳孔扩大、眼压降低、松弛

C. 瞳孔缩小、眼压升高、痉挛

D. 瞳孔扩大、眼压升高、痉挛

E. 瞳孔扩大、眼压降低、痉挛

3. [2012]新斯的明可用于以下哪种疾病

A. 琥珀胆碱过量

B. 阵发性室上性的心动过速

C. 心绞痛

D. 室性心动过速

E. 支气管哮喘

4. [2008]新斯的明治疗重症肌无力的机制是

A. 兴奋大脑皮质

B. 激动骨骼肌 M 胆碱受体

C. 促进乙酰胆碱合成

D. 抑制胆碱酯酶和激动骨骼肌 N2 胆碱受体

E. 促进骨骼肌细胞钙离子内流

5. [2017]治疗重症肌无力的是

A. 毛果芸香碱

B. 新斯的明

C. 阿托品

D. 山莨胆碱

E. 肾上腺素

第三单元 有机磷酸酯类中毒解救

1. [2005]治疗有机磷中毒毒蕈碱样症状的药物是

A. 阿托品

B. 氯磷定

C. 利多卡因

D. 甲硝唑(灭滴灵)

E. 双复磷

第四单元 抗胆碱药

1. [2015]阿托品松弛平滑肌作用较强的部位是

A. 胆道平滑肌

B. 气管平滑肌

C. 胃肠道平滑肌

D. 输尿管平滑肌

E. 子宫平滑肌

2. [2006]阿托品用于麻醉前给药的主要目的是

A. 抑制呼吸道腺体分泌

B. 抑制排尿

C. 抑制排便

D. 防止心动过速

E. 消除紧张情绪

3. [2013]下列药物不能治疗术后甲状腺危象的是

A. 阿托品

B. 氢化可的松

C. 肾上腺素能阻滞剂

D. 碘剂

E. 洋地黄制剂

4~5题共用选项

A. 阿托品

B. 托吡卡胺

C. 普鲁苯辛

D. 山莨菪碱

E. 东莨菪碱

4. [2005]治疗晕动病应选用

5. [2005]治疗感染中毒性休克应选用

6. [2015]山莨菪碱的临床应用是

A. 过敏性休克

B. 血管神经性头痛

C. 青光眼

D. 心绞痛

E. 麻醉前给药

7. [2006、2011、2013]下列哪项属于感染性休克的首选

A. 普鲁本辛

B. 胃复康

C. 阿托品

D. 山莨菪碱

E. 去甲肾上腺素

8. [2017]下列阿托品的药理作用中与抗胆碱作用无关的是

A. 松弛平滑肌

B. 抑制腺体分泌

C. 扩瞳

D. 兴奋心脏

E. 扩张小血管

第五单元 拟肾上腺素药

1. [2009、2011]去甲肾上腺素可以引起的严重不良 | 反应是

A. 休克
B. 头痛
C. 泄泻
D. 皮肤潮红
E. 急性肾功能衰竭

2. [2008]大剂量静脉注射可引起心率减慢的是
A. 肾上腺素
B. 去甲肾上腺素
C. 异丙肾上腺素
D. 多巴胺
E. 间羟胺

3. [2003、2011]呼吸、心跳骤停进行心肺复苏急救首选
A. 酚妥拉明
B. 氯丙嗪
C. 吗啡
D. 肾上腺素
E. 阿司匹林

4. [2017]治疗氯丙嗪中毒时应
A. 异丙肾上腺素
B. 去甲肾上腺素
C. 酚妥拉明
D. 间羟胺
E. 阿托品

5. [2003]患儿,男,7岁。支气管哮喘急性发作。治疗应首选

A. 心得安(普奈洛尔)
B. 心得宁(普拉洛尔)
C. 心得乐(纳多洛尔)
D. 酚妥拉明
E. 异丙肾上腺素

6. [2005]主要兴奋β受体的拟肾上腺素药是
A. 去甲肾上腺素
B. 肾上腺素
C. 间羟胺
D. 异丙肾上腺素
E. 多巴胺

7. [2006]多巴胺最适用于治疗的是
A. 伴有心肌收缩力减弱、尿量减少而血容量已补足的休克病人
B. 青霉素G引起的过敏性休克
C. 心源性哮喘
D. 支气管哮喘
E. 缓慢型心律失常

8. [2017]对伴有心肌收缩力减弱、尿量减少而血容量已补足的休克,应选用的药物是
A. 去甲肾上腺素
B. 肾上腺素
C. 异丙肾上腺素
D. 多巴胺
E. 麻黄碱

第六单元　抗肾上腺素药

1. [2015]治疗外周血管痉挛性疾病的药物是
A. 哌唑嗪
B. 组胺
C. 肾上腺素
D. 酚妥拉明
E. 普萘洛尔

2. [2005]酚妥拉明可用于治疗顽固性充血性心力衰竭的主要原因是
A. 兴奋心脏,增强心肌收缩力,使心率加快,心输出量增加
B. 抑制心脏,使其得到休息
C. 扩张肺动脉,减轻右心后负荷
D. 扩张外周小动脉,减轻心脏后负荷
E. 扩张外周小静脉,减轻心脏前负荷

3. [2017]诊断嗜铬细胞瘤用
A. 毛果芸香碱
B. 酚妥拉明
C. 多巴胺

D. 去甲肾上腺素
E. 阿托品

4～5题共用选项
A. α受体阻断药
B. β受体阻断药
C. M受体阻断药
D. H1受体阻断药
E. H2受体阻断药

4. [2017]酚妥拉明的药物分类是

5. [2017]雷尼替丁的药物分类是

6. [2008]下列哪一疾病不是肾上腺素受体阻断药的适应证
A. 心绞痛
B. 甲状腺功能亢进
C. 窦性心动过速
D. 高血压
E. 支气管哮喘

第七单元 镇静催眠药

1. [2015]具有中枢性肌松作用的药物是
   A. 氯丙嗪
   B. 苯巴比妥
   C. 地西泮
   D. 丙咪嗪
   E. 卡马西平
2. [2010]安定具有下述哪种作用
   A. 降血压
   B. 中枢性肌松
   C. 镇痛
   D. 镇吐
   E. 利尿
3. [2012]小儿热性惊厥首选治疗药物为
   A. 苯巴比妥
   B. 苯妥英钠
   C. 硫喷妥钠
   D. 地西泮
   E. 甘露醇
4. [2017]地西泮的作用特点是
   A. 安全范围小
   B. 随剂量增加依次出现镇静和催眠作用
   C. 加大剂量可引起全身麻醉
   D. 有肝药酶诱导作用
   E. 有明显后遗效应
5. [2017]苯二氮卓类的特拮抗药是
   A. 纳洛酮
   B. 氟西泮
   C. 利多卡因
   D. 苯妥英钠
   E. 氟马西尼

第八单元 抗癫痫药

1. [2017]对各种癫痫类型均有效的是
   A. 乙琥胺
   B. 卡马西平
   C. 苯妥英钠
   D. 丙戊酸钠
   E. 地西泮

第九单元 抗精神失常药

1. [2011]下列哪项具有安定作用
   A. 阿司匹林
   B. 氯丙嗪
   C. 氢氯噻嗪
   D. 可乐定
   E. 硝酸甘油
2. [2012]具有强大镇吐作用的药物是
   A. 苯巴比妥
   B. 氯丙嗪
   C. 哌替啶
   D. 阿司匹林
   E. 扑热息痛
3~4题共用选项
   A. 氯丙嗪
   B. 丙咪嗪
   C. 碳酸锂
   D. 地西泮
   E. 利血平
3. [2006]上述各项属于抗抑郁症药物的是
4. [2006]上述各项属于抗精神分裂症药物的是
5. [2013]氟西汀的临床适应症是
   A. 库欣综合症
   B. 瑞夷综合症
   C. 帕金森病
   D. 强迫症
   E. 失眠症
6~7题共用选项
   A. 治疗神经官能症的药物
   B. 治疗精神分裂症的药物
   C. 治疗躁狂症的药物
   D. 治疗抑郁症的药物
   E. 治疗焦虑症的药物
6. [2005]氯丙嗪是
7. [2005]丙咪嗪是

第十单元 抗帕金森病药

1. [2005]左旋多巴抗帕金森病的机制是
   A. 抑制多巴胺的再摄取
   B. 激动中枢胆碱受体
   C. 阻断中枢胆碱受体
   D. 补充纹状体中多巴胺的不足
   E. 直接激动中枢的多巴胺受体

2. [2006]治疗肝昏迷的抗帕金森药是
   A. 左旋多巴
   B. 苯海索
   C. 溴隐亭
   D. 金刚烷胺
   E. 司来吉兰

3. [2005]苯海索治疗帕金森病的机制是
   A. 补充纹状体中多巴胺的不足
   B. 激动多巴胺受体
   C. 兴奋中枢胆碱受体
   D. 阻断中枢胆碱受体
   E. 抑制多巴脱羧酶活性

4. [2017]下列哪项为抗帕金森病药
   A. 左旋多巴
   B. 吗啡
   C. 地西泮
   D. 阿司匹林
   E. 多巴胺

5. [2017]下列关于左旋多巴抗帕金森病作用特点的叙述错误的是
   A. 对轻症患者疗效较好
   B. 对老年患者疗效较差
   C. 对肌肉僵直及运动困难者疗效较好
   D. 对氯丙嗪引起的锥体外系症状无效
   E. 对肌肉震颤者疗效较好

第十一单元　镇痛药

1. [2006、2010]吗啡急性中毒致死的最主要原因是
   A. 呼吸麻痹
   B. 肾功能衰竭
   C. 消化道出血
   D. 中枢兴奋
   E. 循环衰竭

2. [2012]使用吗啡镇痛的禁忌证是
   A. 心肌梗死
   B. 癌症晚期
   C. 烧伤后疼痛
   D. 手术前给药
   E. 颅脑损伤

3~4 题共用选项
   A. 曲马多
   B. 罗通定
   C. 哌替啶
   D. 吗啡
   E. 纳洛酮

3. [2006]与氯丙嗪、异丙嗪合用组成冬眠合剂的药物是

4. [2006]止泻效果明显的药物是

5~6 题共用选项
   A. 罗通定
   B. 哌替啶
   C. 多巴胺
   D. 纳洛酮
   E. 曲马多

5. [2013]与氯丙嗪、异丙嗪合用组成冬眠合剂的药物是

6. [2013]吗啡中毒解救选用的药物是

7. [2017]急性吗啡中毒的特效解救药是
   A. 肾上腺素
   B. 胆碱酯酶激动剂
   C. 纳洛酮
   D. 可待因
   E. 美沙酮

8. [2017]下列关于吗啡药理作用的叙述错误的是
   A. 镇静
   B. 镇咳
   C. 抑制呼吸
   D. 升高血压
   E. 缩瞳

第十二单元　解热镇痛药

1. [2010]下列关于阿司匹林的应用叙述错误的是
   A. 有较强的解热、镇痛作用
   B. 抗炎、抗风湿作用
   C. 可以影响血栓的形成
   D. 非典患者发热都可用阿司匹林
   E. 有哮喘病史者禁用

2. [2005、2009]阿司匹林不具有的不良反应是
   A. 瑞夷(Reye)综合征
   B. 荨麻疹等过敏反应
   C. 因水钠潴留而引起水肿
   D. 诱发胃溃疡和胃出血
   E. 水杨酸反应

3. [2012]以下不具有抑制环氧化酶作用的药物是
   A. 阿司匹林
   B. 对乙酰氨基酚
   C. 布洛芬
   D. 尼美舒利
   E. 吲哚美辛

4～5 题共用选项

A. 阿司匹林

B. 对乙酰氨基酚

C. 布洛芬

D. 保泰松

E. 吲哚美辛

4. [2005]超量服用可引起急性中毒性肝损坏的药物是

5. [2005]长期口服可引起凝血障碍的药物是

6. [2012]解热镇痛作用十分明显,但抗炎作用较弱的药物是

A. 阿司匹林

B. 扑热息痛

C. 布洛芬

D. 美洛昔康

E. 吲哚美辛

7. [2017]阿司匹林防止血栓的机制是

A. 直接刺激作用

B. 激动免疫活性细胞

C. 白三烯等脂氧酶代谢产物

D. 抑制血小板凝聚、凝血酶原形成

E. 抑制胃粘膜 PG 合成

8. [2017]下列哪项是抑制 PG 合成而导致的消化性溃疡

A. 阿司匹林

B. 对乙酰氨基酚

C. 布洛芬

D. 塞来昔布

E. 保泰松

第十三单元　抗组胺药

1. [2005]异丙嗪不具备的药理作用是

A. 镇静作用

B. 减少胃酸分泌

C. 抗胆碱作用

D. 局麻作用

E. 止吐作用

第十四单元　利尿药、脱水药

1. [2015]氢氯噻嗪的临床应用是

A. 急性肺水肿

B. 急性脑水肿

C. 严重水肿

D. 轻中度水肿

E. 急性肾功能衰竭

2. [2008]长期应用可引起低血钾的降压药是

A. 利血平

B. 哌唑嗪

C. 硝苯吡啶

D. 氢氯噻嗪

E. 肼苯哒嗪

3～4 题共用选项

A. 抑制肾小球滤过

B. 直接抑制肾小管 $H-Na^+$ 交换

C. 直接抑制肾小管 K^+-Na^+ 交换

D. 抑制碳酸酐酶活性

E. 拮抗醛固酮的作用

3. [2005]螺内酯(安体舒通)利尿作用的机制是

4. [2005]氨苯蝶啶的利尿作用机制是

5. [2017]治疗脑水肿首选的是

A. 呋塞米

B. 甘露醇

C. 乳果糖

D. 氢氯噻嗪

E. 螺内酯

6～7 题共用选项

A. 呋塞米

B. 氨苯蝶啶

C. 葡萄糖

D. 氢氯噻嗪

E. 螺内酯

6. [2017]用于治疗轻、中度水肿的药物是

7. [2017]用于治疗严重水肿的药物是

第十五单元　抗高血压药

1. [2017]高血压伴消化性溃疡不宜选用

A. 利血平

B. 可乐定

C. 卡托普利

D. 硝普钠

E. 硝苯地平

2. [2017]高血压伴有支气管哮喘的患者不宜使用的药物是

A. 钙通过阻滞药

B. β受体阻滞药

C. 利尿降压药

D. 血管紧张素转化酶抑制剂

E. 血管紧张素Ⅱ受体拮抗剂

第十六单元　抗心律失常药

1. [2009]治疗室性心律失常的首选药物是
   A. 普鲁卡因
   B. 利多卡因
   C. 心得安
   D. 异搏定
   E. 心痛定
2. [2013]下列各项不属于苯妥英钠临床应用的是
   A. 癫痫强直-阵挛性发作
   B. 三叉神经痛
   C. 舌咽神经痛
   D. 室性心律失常
   E. 癫痫失神性发作
3～4题共用选项
   A. 普罗帕酮
   B. 奎尼丁
   C. 胺碘酮
   D. 维拉帕米

E. 利多卡因
3. 心肌梗死引起的室性心动过速宜选用的药物是
4. 阵发性室上性心动过速宜选用的药物是
5. [2005]变异型心绞痛不宜使用
   A. 硝酸甘油软膏
   B. 硝酸甘油贴片
   C. 普萘洛尔
   D. 硝苯吡啶
   E. 地尔硫卓
6. [2005、2011、2012、2013]室上性心动过速合并高血压患者,治疗首选药物为
   A. 美托洛尔
   B. 维拉帕米
   C. 拉贝洛尔
   D. 三甲噻方
   E. 硝苯地平

第十七单元　抗慢性心功能不全药

1. [2012]下列哪种情况最宜用洋地黄
   A. 急性风湿热伴心动过速
   B. 快速心室率的房颤伴心功能不全
   C. 甲亢伴心动过速
   D. 缩窄性心包炎伴肝肿大、腹水
   E. 肺心病伴心功能不全
2. [2006]强心苷最严重的毒性反应是
   A. 失眠
   B. 心室颤动
   C. 黄视
   D. 惊厥
   E. 腹泻
3～4题共用选项
   A. α受体阻滞剂

B. β受体阻滞剂
   C. 钙拮抗剂
   D. 利尿剂
   E. 血管紧张素转化酶抑制剂
3. [2008]治疗高血压伴心率过快应首选
4. [2008]治疗高血压伴心力衰竭应首选
5～6题共用选项
   A. 利尿剂
   B. β受体阻滞剂
   C. 钙拮抗剂
   D. 血管紧张素转换酶抑制剂
   E. 血管紧张素Ⅱ受体阻滞剂
5. [2005]巯甲丙脯酸（开搏通）属于
6. [2005]美托洛尔(倍他乐克)属于

第十八单元　抗心绞痛药

1. [2005]下列除哪项外均可用于治疗心绞痛发作
   A. 硝酸甘油
   B. 硝苯地平(心痛定)
   C. 硝酸异山梨醇酯(消心痛)
   D. 美托洛尔
   E. 阿司匹林
2. [2012]心绞痛发作时首选药物为
   A. 美托洛尔
   B. 硝酸甘油

C. 维拉帕米
   D. 曲美他嗪
   E. 硝苯地平
3. [2005]心绞痛发作时,首选的速效药物是
   A. 普萘洛尔(心得安)
   B. 硝苯地平(心痛定)
   C. 硝酸异山梨醇酯(消心痛)
   D. 硝酸甘油
   E. 硝苯地平

4.［2017］用硝酸甘油控制心绞痛急性发作的常用
　给药方法是
　　A. 口服
　　B. 舌下含服
　　C. 肌内注射
　　D. 皮下注射
　　E. 静脉滴注

5.［2012］治疗变异型心绞痛不宜选用
　　A. 硝酸甘油软膏
　　B. 硝酸甘油贴片
　　C. 普萘洛尔
　　D. 硝苯吡啶
　　E. 硝酸戊四醇酯

第十九单元　血液系统药

1～2题共用选项
　　A. 尿激酶
　　B. 双香豆素
　　C. 叶酸制剂
　　D. 维生素K
　　E. 铁制剂

1.［2013］营养性巨幼红细胞性贫血宜选用的药
　物是

2.［2013］慢性失血所致贫血宜选用的药物是

3.［2005、2012］以下哪项不是肝素的作用
　　A. 抗凝血
　　B. 抑制血小板
　　C. 调血脂
　　D. 抗过敏
　　E. 解热镇痛

4.［2005］肝素抗凝的主要作用机制是增强下列哪
　项的亲和力
　　A. 抗凝血酶Ⅰ和因子Ⅰ
　　B. 抗凝血酶Ⅱ和因子Ⅱ
　　C. 抗凝血酶Ⅱ和因子Ⅲ

　　D. 抗凝血酶Ⅲ和因子Ⅱ
　　E. 抗凝血酶Ⅲ和因子Ⅱ

5.［2009］双香豆素的作用是
　　A. 抗惊厥
　　B. 麻醉前给药
　　C. 抗癫痫
　　D. 抗凝
　　E. 祛痰药

6.［2017］肝素抗凝作用的特点是
　　A. 仅在体内有效
　　B. 仅在体外有效
　　C. 体内、体外均有效
　　D. 仅口服有效
　　E. 仅对血栓患者有效

7.［2005］链激酶用于治疗血栓性疾病,是由于
　　A. 扩张血管
　　B. 抑制凝血因子
　　C. 抑制血小板聚集
　　D. 促进纤溶酶原合成
　　E. 激活纤溶酶原

第二十单元　消化系统药

1.［2011］长期饮用小苏打水可能引起
　　A. 腹泻
　　B. 头痛
　　C. 便秘
　　D. 碱血症
　　E. 高钙血症

2～3题共用选项
　　A. 碳酸钙
　　B. 三硅酸镁
　　C. 奥美拉唑
　　D. 胶体果胶秘
　　E. 氢氧化镁

2.［2009］治疗消化性溃疡的药物中能引起轻微腹
　泻的药物是

3.［2009］治疗消化性溃疡的药物中能引起便秘的
　药物是

4.［2003］因胃酸分泌过多而致的消化性溃疡,治疗
　应首选
　　A. α受体阻滞剂
　　B. β受体阻滞剂
　　C. H2受体阻滞剂
　　D. N受体阻滞剂
　　E. 多巴胺受体阻滞剂

5.［2005］下列何种药物具有抑制胃酸分泌的作用
　　A. 碳酸钙
　　B. 三硅酸镁
　　C. 氢氧化铝
　　D. 西咪替丁
　　E. 氢氧化镁

6.［2013］抑制质子泵的抗消化溃疡药是
　　A. 奥美拉唑
　　B. 西咪替丁

C. 碳酸钙

D. 阿托品

E. 氢氧化镁

7～8 题共用选项

A. 奥美拉唑

B. 雷尼替丁

C. 前列腺素 E

D. 胃复安(灭吐灵)

E. 胶体次枸橼酸铋

7. [2005]常用的质子泵阻滞剂是

8. [2005]能促进胃动力的药物是

9. [2017]下列可引起碱血症的是

A. 氢氧化镁

B. 氢氧化铝

C. 碳酸氢钠

D. 碳酸钙

E. 氧化镁

10～11 题共用选项

A. 抑制 H^+ 泵

B. 中和胃酸

C. 保护胃黏膜

D. 抗幽门螺旋杆菌

E. 抑制胃壁细胞

10. [2017]硫糖铝的作用机制是

11. [2017]奥美拉唑的作用机制是

第二十一单元　呼吸系统药

1. [2009、2011、2013]支气管哮喘 β 受体兴奋药的首选药物是

A. 茶碱类

B. 色甘酸钠

C. 二丙酸倍氯米松

D. 可待因

E. 沙丁胺醇

2～3 题共用选项

A. 氨茶碱

B. 沙丁胺醇

C. 哌仑西平

D. 色甘酸钠

E. 二丙酸倍氯米松

2. [2010]抢救哮喘持续状态宜选用的药物是

3. [2010]伴有心脏功能不全的哮喘急性发作病人，宜选用的药物是

4. [2012]具有松弛平滑肌、利尿、强心作用的药物是

A. 沙丁胺醇

B. 阿托品

C. 地塞米松

D. 氨茶碱

E. 麻黄碱

5. [2006]对反复发作的顽固性哮喘或哮喘持续状态疗效较好的药物是

A. 哌替啶

B. 异丙肾上腺素

C. 色甘酸钠

D. 氯化铵

E. 二丙酸氯地米松

第二十二单元　糖皮质激素

1. [2015]长期使用糖皮质激素所致水盐代谢紊乱的表现是

A. 血钙升高

B. 血磷升高

C. 血钠降低

D. 血钾降低

E. 血氨升高

2～3 题共用选项

A. 肾上腺素

B. 去甲肾上腺素

C. 异丙肾上腺素

D. 糖皮质激素

E. 多巴胺

2. [2010]治疗过敏性血小板减少性紫癜应首先考虑的药物是

3. [2010]治疗支气管哮喘应首先考虑的药物是

4. [2013]糖皮质激素停药产生反跳现象的原因是

A. 肾上腺皮质功能亢进

B. 对糖皮质激素产生依赖性

C. 垂体功能亢进

D. ACTH 分泌突然增高

E. 甲状腺功能亢进

5. [2017]糖皮质激素突然停药引起的反跳现象的原因是

A. 激素用量不足

B. 患者对糖皮质激素产生依赖

C. 激素降低了机体抵抗力

D. 机体对激素耐药

E. 患者对激素不敏感

6. [2017]糖皮质激素治疗严重感染时必须合用

A. 抗酸药
B. 抗菌药
C. 抗高血压药
D. 抗贫血病
E. 免疫抑制剂

第二十三单元　抗甲状腺药

1. [2009]治疗甲状腺危象的首选药物是
   A. 甲硫氧嘧啶
   B. 卡比马唑
   C. 丙硫氧嘧啶
   D. 心得安
   E. 氢化可的松
2. [2005]甲基硫氧嘧啶治疗甲状腺功能亢进症的

机制是
   A. 抑制食物中碘的吸收
   B. 抑制甲状腺激素的合成
   C. 抑制甲状腺激素的释放
   D. 减少甲状腺激素的储存
   E. 对抗甲状腺激素的作用

第二十四单元　降血糖药

1. [2005]下列哪种情况下不首选胰岛素
   A. Ⅱ型糖尿病患者经饮食治疗无效
   B. Ⅰ型糖尿病
   C. 糖尿病并发严重感染
   D. 妊娠糖尿病
   E. 酮症酸中毒
2. [2003]磺酰脲类药物降血糖作用的环节是
   A. 促进葡萄糖降解
   B. 刺激胰岛 β 细胞释放胰岛素
   C. 减少糖原异生
   D. 拮抗胰高血糖素的作用
   E. 抑制葡萄糖从肠道吸收
3. [2006]磺酰脲类药物引起的不良反应不包括
   A. 胆汁淤积性黄疸
   B. 突发严重低血糖
   C. 高乳酸血症
   D. 皮肤过敏
   E. 粒细胞减少
4. [2005]对胰岛功能完全丧失的糖尿病患者,仍有
   降血糖作用的药物是
   A. 优降糖
   B. 二甲双胍
   C. 甲苯磺丁脲
   D. 氯磺丙脲
   E. 甲磺吡脲
5. [2011]中度Ⅱ型糖尿病的首选药物是
   A. 胰岛素
   B. 双胍类
   C. 磺酰脲类
   D. α-葡萄糖苷酶抑制药
   E. 环丙沙星
6. [2012]下列药物中没有促进胰岛素分泌作用
   的是

A. 格列本脲
B. 格列波脲
C. 格列美脲
D. 格列喹酮
E. 伏格列波糖

7. [2017]有降糖及抗利尿作用的药物是
   A. 格列本脲
   B. 格列吡嗪
   C. 格列齐特
   D. 二甲双胍
   E. 吡格列酮
8. [2017]格列齐特最严重的不良反应是
   A. 低血糖
   B. 粒细胞减少
   C. 胃肠道反应
   D. 胰岛素抵抗
   E. 过敏反应
9. [2017]影响凝血功能的降血糖药是
   A. 二甲双胍
   B. 磺脲类
   C. 阿卡波糖
   D. 格列齐特
   E. 格列吡嗪
10. [2017]引起乳酸血症的降糖药是
    A. 二甲双胍
    B. 氯磺丙脲
    C. 甲苯磺丁脲
    D. 格列本脲
    E. 格列吡嗪
11. [2017]下列各项宜餐中服用的降糖药是
    A. 阿卡波糖
    B. 二甲双胍
    C. 格列齐特

D. 胰岛素

E. 甲苯磺丁脲

第二十五单元　合成抗菌药

1. [2005、2012]治疗细菌性痢疾首选药物为
   A. 环丙沙星
   B. 氧氟沙星
   C. 复方磺胺甲恶唑
   D. 阿奇霉素
   E. 头孢曲松

2～4题共用选项
   A. 呋喃唑酮
   B. 甲氧苄啶
   C. 氧氟沙星
   D. 磺胺嘧啶
   E. 甲硝唑

2. [2005]能引起儿童软骨发育不良的药物是

3. [2005]服药后应多喝开水,防止尿内结晶形成的药物是

4. [2005]能增强磺胺类药物抗菌作用的药物是

5. [2005]属于治疗流行性脑脊髓膜炎的首选药物之一的是
   A. 磺胺甲噁唑
   B. 磺胺嘧啶
   C. 磺胺异噁唑
   D. 甲氧苄啶
   E. 磺胺米隆

6. [2015]甲氧苄啶与磺胺药合用的理由是
   A. 加强抑制细菌的二氢叶酸合成酶
   B. 增强机体免疫功能
   C. 破坏细菌细胞壁
   D. 可使细菌叶酸代谢受到双重阻断
   E. 改变细菌胞浆膜通透性

第二十六单元　抗生素

1～2题共用选项
   A. 复方新诺明
   B. 四环素
   C. 头孢拉定
   D. 青霉素
   E. 红霉素

1. [2013]治疗梅毒应首选的抗生素是

2. [2013]治疗急性细菌性前列腺炎应首选的抗生素是

3～4题共用选项
   A. 青霉素 G
   B. 头孢氨苄
   C. 林可霉素
   D. 链霉素
   E. 四环素

3. [2012]治疗斑疹伤寒应首选

4. [2012]治疗钩端螺旋体病应首选

5. [2006]对军团菌感染效果最好的药物是
   A. 林可霉素
   B. 红霉素
   C. 庆大霉素
   D. 万古霉素
   E. 多黏菌素

6. [2013]反复用药在内耳蓄积会引起耳毒性的药物是
   A. 氨基糖苷类
   B. 大环内酯类

C. 头孢菌素类
   D. 林可霉素类
   E. 四环素类

7. [2017]对铜绿假单胞菌感染最好的是
   A. 氧氟沙星
   B. 诺氟沙星
   C. 环丙沙星
   D. 青霉素
   E. 四环素

8. [2017]氨基糖苷类抗生素属于
   A. 繁殖期杀菌剂
   B. 速效杀菌剂
   C. 静止期杀菌剂
   D. M期杀菌药
   E. 繁殖期抑菌药

9～10题共用选项
   A. 绿铜假单胞菌
   B. 结核杆菌
   C. 真菌
   D. 回归热螺旋体
   E. 立克次体

9. [2017]上述各项对青霉素 G 高度敏感的病原体是

10. [2017]上述各项采用羧苄西林治疗,有特效的病原体是

11. [2006]治疗伤寒、副伤寒流感杆菌性脑膜炎应首选

A. 多西环素
B. 四环素
C. 链霉素

D. 氯霉素
E. 头孢菌素类

第二十七单元　抗真菌药与抗病毒药

1. [2013]治疗阴道假丝酵母菌病,局部用药应首选
   A. 氟哌酸
   B. 氯霉素
   C. 制霉菌素
   D. 克林霉素
   E. 甲硝唑
2. [2005]氟康唑抗真菌的作用机制是
   A. 阻止核酸合成
   B. 抑制细胞膜类固醇合成,使其通透性增加
   C. 抑制二氢叶酸合成酶
   D. 抑制二氢叶酸还原酶
   E. 抑制蛋白质合成

3～4 题共用选项

A. 抗甲状腺药
B. 肾素-血管紧张素系统抑制药
C. 广谱抗生素
D. 抗精神失常药
E. 抗病毒药
3. [2010]四环素是哪种类型的药物
4. [2010]阿昔洛韦是哪种类型的药物
5. [2017]具有抗真菌作用的药物是
   A. 两性霉素 B
   B. 阿昔洛韦
   C. 氯霉素
   D. 四环素
   E. 环丙沙星

第二十八单元　抗菌药物的耐药性

暂无。

第二十九单元　抗结核病药

1. [2005]异烟肼与利福平合用治疗结核病,应定期检查
   A. 心电图
   B. 肾功能
   C. 肝功能
   D. 血象
   E. 以上均非
2. [2005]应用异烟肼抗结核,合用维生素 B₆ 的目的是
   A. 增强疗效
   B. 延缓耐药性的产生
   C. 延长异烟肼的作用时间
   D. 减轻神经系统不良反应
   E. 预防过敏反应

3～4 题共用选项

A. 苯妥英钠
B. 乙琥胺
C. 地西泮
D. 链霉素
E. 氧氟沙星
3. [2011]癫痫大发作和部分性发作的首选药物是
4. [2011]对抗结核杆菌的首选药物是
5. [2006]乙胺丁醇的主要不良反应是
   A. 结晶尿
   B. 球后视神经炎
   C. 周围神经炎
   D. 肝脏损害
   E. 耳毒性

第三十单元　抗恶性肿瘤药

1. [2017]下列抗结核药作用机制叙述错误的是
   A. 链霉素抑制结合杆菌蛋白合成
   B. 异烟肼影响细菌 DNA 的合成而致细菌死亡
   C. 利福平抑制 RNA 合成
   D. 乙胺丁醇多种机制共存
   E. 氨基水杨酸干扰结合杆菌代谢
2. [2017]甲氨蝶呤抗肿瘤的作用机制是
   A. 抑制二氢叶酸还原酶
   B. 干扰肿瘤细胞的 RNA 转录
   C. 抑制肿瘤细胞的蛋白质合成
   D. 抑制肿瘤细胞的嘌呤合成代谢
   E. 阻止肿瘤细胞的 DNA 复制

传染病学

第一单元　传染病学总论

1. [2016]下列有关感染的叙述错误的是
   A. 感染是病原体对人体的一种寄生过程
   B. 感染过程要有病原体、人体和外环境
   C. 病原体的致病力包括毒力、侵袭力、病原体数量和变异星
   D. 机体的免疫应答对感染过程的表现起重要作用
   E. 病原体侵入人体,只要发病就是感染过程的开始

2. [2008]在感染过程的五种结局中最不常见的表现是
   A. 病原体被清除
   B. 隐性感染
   C. 显性感染
   D. 病原携带状态
   E. 潜伏性感染

3. [2016]隐性感染病例增加的临床主要意义是
   A. 典型病例增加
   B. 轻症病例增加
   C. 潜在感染病例增加
   D. 病原携带病例增加
   E. 免疫人群增加

4. [2010]病原体侵入人体后能否引起疾病主要取决于
   A. 机体保护性免疫
   B. 病原体侵入途径与特异性定位
   C. 病原体毒力与数量
   D. 机体天然屏障作用
   E. 病原体的致病力与机体免疫机能

5. [2013]下列各项不属于感染过程中病原体作用的是
   A. 侵袭力
   B. 抵抗力
   C. 数量
   D. 毒力
   E. 变异性

6. [2016]下列各项不属于感染过程中病原体作用的是
   A. 侵袭力
   B. 毒力

   C. 数量
   D. 抵抗力
   E. 变异性

7. [2017]下列各项不属于病原体致病作用的是
   A. 吞噬
   B. 毒力
   C. 数量
   D. 变异性
   E. 侵袭力

8. [2017]下列属于亚临床感染的是
   A. 显性感染
   B. 隐性感染
   C. 病原携带者
   D. 病原体被清除
   E. 潜伏性感染

9. [2012]传染病流行的基本条件是
   A. 疫源地,病原携带者,易感人群
   B. 传染源,病原因携带者,免疫低下者
   C. 疫源地,隐性感染者,易感人群
   D. 传染源,传播途径,易感人群
   E. 疫源地,传播途径,免疫低下者

10. [2013]下列不属于传染源的是
    A. 病人
    B. 病原携带者
    C. 隐性感染者
    D. 易感者
    E. 受感染的动物

11. [2010]下列关于传染病暴发流行的叙述止确的是
    A. 集中于某一人群
    B. 集中于某一职业
    C. 集中于某一时间
    D. 集中于某一地区
    E. 集中于某一年龄

12. [2012]下列各项不属于传染病基本特征的是
    A. 有病原体
    B. 有感染后免疫性
    C. 有流行病学特征
    D. 有发热
    E. 有传染性

13. [2010]下列哪种疾病应按甲类传染病管理
   A. 流脑
   B. 肺炭疽
   C. 菌痢
   D. 伤寒
   E. AIDS

14~15题共用选项
   A. 鼠疫、霍乱
   B. 流行性乙型脑炎、风疹
   C. 流行性感冒、麻风病
   D. 传染性非典型性肺炎、肺炭疽
   E. 传染性非典型性肺炎、流行性感冒

14. [2013]甲类传染病是

15. [2013]丙类传染病是

16. [2015]属于乙类传染病,依法采取甲类传染病
   防控措施的是

   A. 流行性出血热
   B. 肺炭疽
   C. 流行性乙型脑炎
   D. 疟疾
   E. 艾滋病

17~18题共用选项
   A. 加强水源管理
   B. 保持居室空气流通
   C. 灭蚊
   D. 防止虫类叮咬
   E. 勤换和洗晒衣物及床单被褥

17. [2017]针对切断消化道传染病传播途径采取的
   措施是

18. [2017]针对切断呼吸道传染病传播途径应采取
   的措施是

第二单元　病毒感染

1. [2015]下列各型肝炎病毒属于脱氧核糖核酸
   (DNA)病毒的是
   A. 丁型
   B. 戊型
   C. 甲型
   D. 乙型
   E. 丙型

2. [2016]下列各型肝炎病毒属于脱氧核糖核酸
   (DNA)病毒的是
   A. 甲型
   B. 乙型
   C. 丙型
   D. 丁型
   E. 戊型

3. [2010、2011、2012、2013]丙型肝炎的传播途径是
   A. 土壤
   B. 飞沫
   C. 粪口
   D. 昆虫
   E. 输血

4~5题共用选项
   A. 母婴
   B. 呼吸道
   C. 血液
   D. 土壤
   E. 粪口

4. [2013]甲型肝炎的主要传播途径是

5. [2013]戊型肝炎的主要传播途径是

6. [2016]可经母婴途径传播的疾病是

   A. 细菌性痢疾
   B. 流行性脑脊髓膜炎
   C. 霍乱
   D. 乙型肝炎
   E. 伤寒

7~8题共用选项
   A. 水源与食品污染
   B. 输血及血制品
   C. 母婴垂体传播
   D. 飞沫传播
   E. 虫媒传播

7. [2016]丙型肝炎的主要传播途径是

8. [2016]戊型肝炎的主要传播途径是

9. [2017]丙型肝炎最主要的传播途径是
   A. 性接触传播
   B. 消化道传播
   C. 输血传播
   D. 母婴传播
   E. 人工授精

10. [2010]下列不属于急性重型肝炎典型表现的是
   A. 黄疸迅速加深
   B. 出血倾向明显
   C. 肝肿大
   D. 出现烦躁、谵妄等神经系统症状
   E. 急性肾功能不全

11. [2013]男性,47岁,15年前发现HBsAg阳性,
   近1月自觉乏力、纳差3天前出现尿黄、皮肤黄
   染,查体:慢性病容,面色晦暗,精神萎靡,皮肤
   巩膜重度黄染,无肝掌,胸部可见蜘蛛痣,肝脾

肋下未扪及,移动性浊音阳性,实验室检查:ALT:102 U/L,白蛋白 32 g/L,球蛋白 36 g/L,总胆红素 560 μmol/L,凝血酶原活动度 34%,诊断应考虑

A. 急性乙型肝炎
B. 慢性乙型肝炎重度
C. 急性黄疸型肝炎
D. 亚急性重型肝炎(乙型)
E. 慢性重型肝炎(乙型)

12. [2016]下列关于慢性重型肝炎临床表现的叙述错误的是
A. 腹水
B. 脾脏肿大
C. 蜘蛛痣
D. 颅内出血
E. 肝掌

13. [2016]下列各项可提示急性黄疸型肝炎发展为急性重型肝炎的是
A. 肝脏进行性肿大
B. 有出血倾向
C. 黄疸逐步减轻
D. 低氧血症
E. 胆酶同步升高

14. [2016]戊型肝炎的潜伏期是
A. 30 天左右
B. 60~90 天
C. 2~9 周
D. 1~2 周
E. 1~3 天

15. [2017]下列各项不属于急性淤胆型肝炎临床表现的是
A. 肝大
B. 乏力明显
C. 皮肤瘙痒
D. 黄疸较深
E. 大便颜色变浅

16. [2017]可见黄疸进行性加强并伴有明显神经、精神症状的肝炎是
A. 急性黄疸型肝炎
B. 中毒慢性肝炎
C. 急性重型肝炎
D. 淤胆型肝炎
E. 中度慢性肝炎

17. [2009、2010、2011]能保护人体,防止乙肝病毒感染的是
A. HBsAg
B. 抗-HBs
C. HBeAg
D. 抗-HBe
E. 抗-HBc

18. [2012]下列哪项检查阳性表示乙型肝炎患者传染性强
A. HBsAg
B. 抗-HBs
C. HBeAg
D. 抗-HBe
E. 抗-HBc

19. [2016]下列各项既是重型肝炎的诊断依据,也是判断其预后的敏感指标的是
A. 血氨
B. 胆碱酯酶
C. 丙氨酸转氨酶
D. 天冬氨酸转氨酶
E. 凝血酶原活动度(PTA≤40%)

20. [2017]判断重型肝炎预后及其诊断指标的是
A. 凝血酶原活动度(PTA≤40%)
B. 胆碱酯酶
C. 丙氨酸转氨酶
D. 天冬氨酸转氨酶
E. 血氨

21. [2011]慢性乙型肝炎干扰素治疗的疗程是
A. 小于 6 周
B. 8~12 周
C. 24 周
D. 1 年
E. 2 年以上

22. [2016]治疗慢性 Bin 丙型肝炎的最佳方案是
A. 聚乙二醇干扰素合拉米夫定
B. 聚乙二醇干扰素合利巴韦林
C. 聚乙二醇干扰素合恩替卡韦
D. 普通干扰素合利巴韦林
E. 普通干扰素合拉米夫定

23. [2017]下列急性肝炎需要抗病毒的是
A. 甲肝
B. 乙肝
C. 丙肝
D. 丁肝
E. 戊肝

24. [2017]核苷类似物可停药的指标是
A. 抗-HEV IgM 阳性
B. 发生 HBsAg 血清转换
C. PTH≥40
D. HBV DNA 阳性
E. 血清抗-HBS

25. [2013]流感的多发季节是
A. 秋季

B. 冬季

C. 春季

D. 夏季

E. 任何季节

26. [2015]下列各项不属于流感治疗原则的是

A. 隔离患者

B. 及早应用抗流感病毒药物

C. 加强支持治疗和防止并发症

D. 合理应用对症治疗药物

E. 常规应用抗菌素

27. [2016]肺炎型流感最常见好发人群是

A. 2 岁以下小儿

B. 学龄儿童

C. 青壮年

D. 孕妇

E. 未注射流感疫苗人群

28. [2017]抗流感药物奥司他韦的作用机制是

A. 抑制 RNA 聚合酶

B. 阻止离子通道 M_2

C. 抑制血凝酶

D. 抑制神经氨酸酶

E. 激活神经氨酸酶

29. [2013]下列各项考虑为人禽流感疑似病例的是

A. 无流行病学史,有临床表现,急性期和恢复期双份血清抗禽流感病毒抗体滴度 4 倍以上升高

B. 出现高热、咳嗽及呼吸困难等症状,胸片显示为双侧肺炎

C. 1 周内有流行病学接触史,出现流感样症状

D. 有流行病学史和临床表现,呼吸道分泌物标本甲型流感病毒和比型单克隆抗体抗原检测阳性

E. 有流行病学史和临床表现,呼吸道分泌物标本中分离出特定病毒

30. [2015]下列关于人感染高致病性禽流感的叙述错误的是

A. 传染源主要为病禽

B. 传染途径主要经呼吸道

C. 人类普遍缺乏免疫力

D. 夏季发病少

E. 爆发流行多在秋季

31. [2015]下列各项不属于人感染高致病性禽流感的流行病学特征的是

A. 可通过密切接触传播

B. 一年四季均可发生

C. 传染源主要为病禽

D. 主要经呼吸道传播

E. 人类普遍易感

32. [2016]鉴别人感染高致病性禽流感与传染性非典型肺炎的主要依据是

A. 流行病学史

B. 高热、咳嗽等临床表现

C. 血常规检查

D. X 线胸片

E. 病原学检查

33. [2016]下列关于人感染高致病性禽流感的叙述错误的是

A. 由禽流感病毒引起

B. 属人、禽、畜共患传染病

C. 病毒及带毒健康禽为传染源

D. 一年四季均可发生

E. 应在发病 72 小时内应用抗流感病毒药物

34. [2017]禽流感抗病毒首选

A. 法昔洛韦

B. 扎那米韦

C. 利巴韦林

D. 恩替卡韦

E. 奈韦拉平

35. [2011]传染性非典型肺炎的病原学特点是

A. 细菌感染

B. 衣原体感染

C. 支原体感染

D. 冠状病毒

E. 真菌

36. [2010]下列与传染性非典型肺炎诊断有关的描述错误的是

A. 疑似诊断病例

B. 临床诊断病例

C. 医学观察病例

D. 重症传染性非典型肺炎

E. 轻型传染性非典型肺炎

37. [2016]下列各项不符合重症感染性非典型肺炎诊断标准的是

A. 低氧血症,氧合指数低于 300 mmHg

B. 呼吸困难,呼吸频率>30 次/分

C. X 线胸部示多叶总面积病变或病灶总面积范围超过双肺总面积 1/3

D. 出现休克或多脏器功能障碍综合征(MODS)

E. 白细胞计数明显升高

38. [2010、2011]传染性非典型肺炎的主要传播途径是

A. 飞沫

B. 血液

C. 性接触

D. 消化道

E. 母婴

39. [2010]传染性非典型肺炎的首发症状是
    A. 肌肉酸痛
    B. 头痛
    C. 乏力
    D. 发热
    E. 干咳

40. [2013]对于传染性非典型肺炎要做到"三早"，"三早"是指
    A. 早发现、早隔离、早治疗
    B. 早发现、早诊断、早治疗
    C. 早发现、早隔离、早诊断
    D. 早诊断、早隔离、早降温
    E. 早诊断、早降温、早治疗

41. [2017]非典接触者的隔离观察期为
    A. 5 天
    B. 14 天
    C. 7 天
    D. 2 天
    E. 10 天

42. [2009]下列属于艾滋病的病原体是
    A. 人体免疫缺陷病毒
    B. 冠状病毒
    C. 吉汉病毒
    D. 沙门菌
    E. 志贺菌

43. [2010]引起艾滋病肺部感染最常见的病原体是
    A. 结核杆菌
    B. 肺孢子虫
    C. 念珠病
    D. 隐球菌
    E. 疱疹病毒

44~45 题共用选项
    A. 人体免疫缺陷病毒
    B. 冠状病毒
    C. 汉坦病毒
    D. 沙门氏菌
    E. 志贺氏菌

44. [2015]艾滋病的病原体是

45. [2015]细菌性痢疾的病原体是

46. [2016]艾滋病肺部感染最常见的病原体是
    A. 念珠菌
    B. 隐球菌
    C. 肺孢子菌
    D. 结核杆菌
    E. 疱疹病毒

47. [2017]艾滋病侵犯的细胞是
    A. B 淋巴细胞
    B. CD4＋T 淋巴细胞
    C. 单核细胞
    D. 神经胶质细胞
    E. 直肠粘膜上皮细胞

48. [2010，2012]不属于艾滋病传播途径的是
    A. 性传播
    B. 消化道传播
    C. 血液传播
    D. 血液制品传播
    E. 母婴传播

49. [2015]可经母婴途径传播的疾病是
    A. 霍乱
    B. 艾滋病
    C. 细菌性痢疾
    D. 流行性脑脊髓膜炎
    E. 伤寒

50. [2012]下列各项不属于艾滋病典型表现的是
    A. 口咽念珠菌感染
    B. 长期发热
    C. 头痛，进行性痴呆
    D. 皮肤黏膜出血
    E. 慢性腹泻

51. [2011、2013]艾滋病可出现持续性全身淋巴结肿大的时期是
    A. 无症状感染期
    B. 急性 HIV 感染期
    C. 恢复期
    D. 任何病期
    E. 艾滋病期

52. [2010]感染 HIV 后，临床无明显症状，但血中可检出病毒及抗体，此期的持续时间一般是
    A. 1~2 年
    B. 3~4 天
    C. 4~5 年
    D. 6~8 年
    E. 12~15 年

53. [2016]艾滋病病毒侵入至发展为艾滋病所经历的时期为
    A. 1 个月
    B. 3 个月
    C. 半年
    D. 1 年
    E. 2 年以上

54. [2016]艾滋病可出现持续性全身淋巴结肿大的时期是
    A. 急性 HIV 感染期
    B. 无症状感染期
    C. 艾滋病期
    D. 恢复期

E. 任何病

55. [2017]艾滋病应采取的隔离措施是
   A. 接触隔离
   B. 肠道隔离
   C. 呼吸道隔离
   D. 血液体液隔离
   E. 血液、体液及保护性隔离

56～57题共用选项
   A. 10年
   B. 6～8年
   C. 12～18个月
   D. 6～12个月
   E. 7～14天

56. [2017]艾滋病急性感染期持续时间通常为

57. [2017]艾滋病的无症状感染期持续时间一般是

58. [2011、2013]女性,28岁,因反复腹泻1年,发热5天就诊,其夫患有淋菌性尿道炎,有3年吸毒史,患者否认吸毒、输血及性乱史。查体:T 38.3℃,恶感质,口咽部可见白色斑块,可擦去,无出血,双侧腹股沟淋巴结肿大,你认为患者应该进行以下哪项检查来明确诊断
   A. 血常规
   B. 血培养
   C. 淋巴结穿刺液涂片
   D. 咽拭子培养
   E. 血清抗-HIV检测

59. [2015]艾滋病无症状期的诊断指标是
   A. 体重6个月内下降10%以上
   B. HIV抗体阳性
   C. 有流行病学史
   D. 贫血
   E. X线检查显示肺部感染

60. [2013]下列药物不能用于艾滋病治疗的是
   A. 齐多夫定
   B. 双脱氧胞苷
   C. 双脱氧肌苷
   D. 阿糖腺苷
   E. 拉米夫定

61. [2010]以鼠类为主要传染源的传染性疾病是
   A. 流行性脑脊髓膜炎
   B. 传染性非典型肺炎
   C. 流行性出血热
   D. 霍乱
   E. 细菌性痢疾

62. [2011、2015]下列有关流行性出血热的描述正确的是
   A. 发病以青少年为主
   B. 一般不经呼吸道传播

C. 无明显季节性
D. 所有患者均有五期经过
E. 可有母婴传播

63. [2006]流行性出血热患者全身各组织器官都可有充血、出血、变性、坏死,表现最为明显的器官是
   A. 心
   B. 肺
   C. 肾
   D. 脑垂体
   E. 胃肠

64. [2006]流行性出血热的典型表现是
   A. 黏液脓血便
   B. 四肢抽搐,顽固性呕吐
   C. 皮肤黏膜出血点
   D. 发热,盗汗
   E. 腹泻,呕吐

65. [2013]流行性出血热出现"三痛""三红"征的临床分期是
   A. 少尿期
   B. 多尿期
   C. 恢复期
   D. 发热期
   E. 低血压休克期

66. [2015]可见头痛、腰痛和眼眶痛的传染性疾病是
   A. 流行性出血热
   B. 艾滋病
   C. 伤寒
   D. 麻疹
   E. 戊型肝炎

67. [2017]流行性出血判断少尿的标准为24小时尿量少于
   A. 400 mL
   B. 300 mL
   C. 200 mL
   D. 100 mL
   E. 50 mL

68. [2009、2011]流行性出血热低血压休克期的治疗原则不包括
   A. 扩充血容量
   B. 纠正酸中毒
   C. 酌情选用血管活性药
   D. 强心
   E. 利尿

69. [2010]关于流行性出血热少尿期治疗原则不包括
   A. 大量补液

B. 无消化道出血时可进行导泻疗法

C. 腹膜或血液透析

D. 促进利尿

E. 宜高营养、高维生素及易消化的饮食

70. [2015]下列关于流行性出血热少尿期治疗原则的叙述错误的是

A. 稳定内环境

B. 放血疗法

C. 透析疗法

D. 扩充血容量

E. 促进利尿

71. [2017]流行性出血热发热期抗病毒治疗首选

A. 干扰素

B. 利巴韦林

C. 奥司他韦

D. 拉米夫定

E. 沙奎那韦

72. [2017]流行性出血热早期休克的原因是

A. 心源性休克

B. 继发性休克

C. 低血容量性休克

D. 感染性休克

E. 过敏性休克

73. [2016]狂犬病兴奋期典型表现是

A. 恐风

B. 恐水

C. 肢体瘫痪

D. 呼吸急促

E. 心率增快

74. [2017]狂犬病神经过敏引起的症状是

A. 腹泻

B. 视力下降

C. 皮疹

D. 痴呆

E. 咽肌痉挛

75. [2017]狂犬病伤口处理错误的是

A. 缝合伤口

B. 20%肥皂水冲洗

C. 抗狂犬病免疫球蛋白

D. 肌注狂犬疫苗

E. 肌注免疫血清

76. [2017]下列各项死亡率最高的是

A. 艾滋病

B. 非典型肺炎

C. 狂犬病

D. 禽流感

E. 出血热

77. [2008]乙型脑炎(简称乙脑)的主要传染源是

A. 猪

B. 乙脑病毒携带者

C. 乙脑患者

D. 蚊虫

E. 野鼠

78. [2013]流行性乙型脑炎的主要死因是

A. 膈肌麻痹

B. 意识障碍

C. 高热抽搐

D. 呼吸衰竭

E. 循环衰竭

79. [2016]下列关于流行性乙型脑炎临床分型的叙述正确的是

A. 轻型,普通型,重型,极重型

B. 轻型,普通型,危重型

C. 轻型,中型,重型

D. 不典型,典型,爆发型

E. 不典型,典型,重型

80. [2016]流行性乙型脑炎患者出现瞳孔不等大、呼吸不规则,应首先采取的措施是

A. 糖皮质激素静脉滴注

B. 吸痰

C. 20%甘露醇快速静脉滴注

D. 吸氧

E. 镇痉

81. [2016]预防流行性乙型脑炎的关键措施是

A. 管理患者

B. 管理猪等家畜

C. 注射丙种球蛋白

D. 防鼠,灭鼠

E. 防蚊、灭蚊和预防接种

82. [2017]鉴别中毒性菌痢与流行性乙型脑炎的重要依据是

A. 高热、昏迷、惊厥

B. 发病季节

C. 血清抗体检测

D. 脑脊液常规

E. 血常规

83. [2017]乙脑极期的表现错误的是

A. 高热惊厥

B. 病理征阳性

C. 脑膜刺激征阳性

D. 瘫痪多不对称

E. 颅高压表现及呼吸衰竭

84. [2017]下列各项不属于乙脑流行病学特征的是

A. 人畜共患疾病

B. 患者是主要的传染源

C. 东南亚是主要的流行区

D. 人群对乙脑普遍易感

E. 乙脑经蚊虫叮咬传播

第三单元　细菌感染

1. [2010]流行性脑脊髓膜炎的病原菌是
  A. 革兰阴性杆菌
  B. 抗酸杆菌
  C. 革兰阴性球菌
  D. 革兰阳性球菌
  E. 革兰阴性弧菌

2～3题共用选项
  A. 1～5个月
  B. 6个月～5岁
  C. 15～18岁
  D. 20岁
  E. 50岁以上

2. [2010]流脑发病高峰年龄是

3. [2010]流脑隐性感染后免疫能力达高峰的年龄是

4. [2017]作为流行性脑脊髓膜炎的传染源最重要的是
  A. 带菌者
  B. 人和感染的猪
  C. 哺乳动物
  D. 蚊子
  E. 鼠

5～6题共用选项
  A. 变质性炎
  B. 化脓性炎
  C. 增生性炎
  D. 出血性炎
  E. 假膜性炎

5. [2006]流行性脑脊髓膜炎,病理变化为

6. [2006]流行性乙型脑炎,其病理变化为

7. [2017]流行性脑脊髓膜炎带菌者细菌在体内寄生的部位是
  A. 汗腺
  B. 血管内皮
  C. 蛛网膜
  D. 肺部
  E. 鼻咽部

8. [2013]流脑最常见的临床类型是
  A. 普通型
  B. 轻型
  C. 暴发型脑膜脑炎型
  D. 暴发型混合型
  E. 暴发型休克型

9. [2017]流脑普通型传染性最强的时期是

A. 前驱期
B. 败血症期
C. 脑膜炎期
D. 恢复期
E. 休克期

10. [2017]流脑的主要传染源是
  A. 隐性感染者
  B. 蚊虫
  C. 鼠类
  D. 狗
  E. 猪

11. [2010、2011]下列各项不支持流行性脑脊髓膜炎诊断的脑脊液检查是
  A. 外观混浊呈脓性
  B. 蛋白质含量高
  C. 白细胞数$<0.5×10^7$/L,以单个核细胞为主
  D. 糖含量明显减少
  E. 氯化物含量减少

12. [2011]下列哪项不属于流行性脑脊髓膜炎的实验室检查
  A. 血象
  B. 脑脊液检查
  C. 细菌学检查
  D. 免疫学检查
  E. 咽拭子检查

13～14题共用选项
  A. 皮肤淤点涂片检查
  B. 溶解物试验
  C. 抗体检测
  D. 脑脊液常规
  E. 细菌培养

13. [2015]可确诊流行性脑脊髓膜样炎的实验室检查是

14. [2015]用于流行性脑脊髓膜炎早期诊断的检查是

15. [2016]确诊流行性脑脊髓膜炎最重要的实验室检查是
  A. 血白细胞总数增高
  B. 脑脊液涂片阳性
  C. 脑脊液呈化脓性改变
  D. 脑脊液培养阳性
  E. 咽拭子培养阳性

16. [2012]患者高热3天,头痛,伴呕吐。检查:颈项强直,克氏征阳性,脑脊液外观混浊,细胞数

2 000/μL,以中性粒细胞为主。应首先考虑的是
- A. 结核性脑膜炎
- B. 流行性脑脊髓膜炎
- C. 流行性乙型脑炎
- D. 伤寒
- E. 中毒型菌痢

17. [2017]确诊流行性脑脊髓膜炎最重要的实验室检查是
- A. 血白细胞总数增高
- B. 脑脊液涂片阳性
- C. 脑脊液呈化脓性改变
- D. 脑脊液细菌培养阳性
- E. 咽拭子培养阳性

18. [2006]治疗流行性脑脊髓膜炎应首选的抗菌药物是
- A. 磺胺嘧啶
- B. 氯霉素
- C. 红霉素
- D. 磷霉素
- E. 青霉素

19. [2013]流行性脑脊髓膜炎出现昏迷、潮式呼吸和瞳孔不等大时最主要的抢救措施为
- A. 肌注苯巴比妥
- B. 使用人工呼吸机
- C. 注射山莨菪碱(654-2)
- D. 立即气管切开
- E. 甘露醇静脉快速推注

20～21 题共用选项
- A. 抗菌治疗
- B. 抗病毒治疗
- C. 抗毒素治疗
- D. 补液治疗
- E. 对症治疗

20. [2016]流行性乙型脑炎首选的治疗是

21. [2016]流行性脑脊髓膜炎首选的治疗是

22～23 题共用选项
- A. 鞭毛 H 抗原
- B. 表面 Vi 抗原
- C. 内毒素
- D. 外毒素
- E. 菌体 O 抗原

22. [2013]上述各项用于伤寒慢性带菌者调查的是

23. [2013]上述各项对伤寒的发病起重要作用的是

24～25 题共用选项
- A. 汉坦病毒
- B. 沙门菌
- C. 人免疫缺陷病毒
- D. 冠状病毒
- E. 志贺氏菌

24. [2015]艾滋病的病原体是

25. [2015]伤寒的病原体是

26. [2005]伤寒患者在病程第 2～3 周体温逐渐下降,尚未达到正常温度,体温又再次升高,持续5～7 天后才正常,血培养阳性,其诊断是
- A. 伤寒复发
- B. 伤寒再燃
- C. 并发肠出血
- D. 并发肠穿孔
- E. 中毒性肝炎

27. [2006]典型伤寒出现玫瑰疹的时间是
- A. 第3～5 天
- B. 第7～10 天
- C. 第14～21 天
- D. 第22～28 天
- E. 第28 天以后

28. [2016]伤寒患者腹痛常见部位是
- A. 右上腹
- B. 右下腹
- C. 左上腹
- D. 左下腹
- E. 脐周部位

29～30 题共用选项
- A. 高热,咳嗽,呼吸困难
- B. 高热,腹痛,脓便血
- C. 高热,抽搐,意识障碍
- D. 高热,头痛,皮下出血
- E. 高热,表情淡漠,相对缓脉

29. [2016]伤寒的表现是

30. [2016]人感染高致病性禽流感的表现是

31. [2017]不属于伤寒极期的临床表现是
- A. 皮疹
- B. 腹泻
- C. 脾肿大
- D. 表情淡漠
- E. 头痛

32. [2006]下列有关伤寒肥达反应的描述正确的是
- A. 只要阳性就有明确诊断价值
- B. 阴性结果即可除外伤寒
- C. 可根据"O"抗体效价的不同区别伤寒或副伤寒
- D. "H"抗体出现较早,消失快,更有利于诊断
- E. 检测 Vi 抗体可用于慢性带菌者的调查

33. [2017]下列各项白细胞计数减少或正常的是
- A. 伤寒
- B. 乙脑

C. 出血热

D. 流脑

E. 霍乱

34～35 题共用选项

A. 血培养

B. 尿培养

C. 骨髓培养

D. 粪便培养

E. 玫瑰疹刮取物培养

34. [2017]伤寒实验室检查阳性率受病程及应用抗菌药物影响小的是

35. [2017]伤寒第一周阳性率最高的是

36. [2017]伤寒开始出现粪便排菌的时间是

A. 自潜伏期起

B. 病程第一周

C. 病程第 3 天

D. 病程第 6 天

E. 病程第 3～4 周

37. [2012]患者,女,30 岁。长期发热,体检肝脾肿大,血常规检查示白细胞减少,骨髓培养有伤寒杆菌。下列选项中正确的是

A. 支持临床诊断伤寒

B. 确诊伤寒

C. 伤寒带菌者

D. 骨髓炎

E. 细菌性痢疾

38. 治疗伤寒应首选的药物是

A. 头孢唑啉

B. 氯霉素

C. 链霉素

D. 环丙沙星

E. 庆大霉素

39. [2012]痢疾杆菌根据抗原结构哪种菌感染最多见

A. 鲍氏菌

B. 舒氏菌

C. 福氏菌及宋内菌

D. 志贺菌

E. 志贺菌与舒氏菌

40～41 题共用选项

A. 福氏志贺菌

B. 痢疾志贺菌

C. 宋内志贺菌

D. 舒氏志贺菌

E. 鲍氏志贺菌

40. [2013]产生外毒素能力最强的痢疾杆菌菌群是

41. [2013]抵抗力最强的痢疾杆菌菌群是

42～43 题共用选项

A. 宋内志贺菌

B. 舒氏志贺菌

C. 痢疾志贺菌

D. 程氏志贺菌

E. 鲍氏志贺菌

42. [2015]感染后是慢性化的细菌性痢疾菌群是

43. [2015]产生外毒素能力最强的细菌性的痢疾菌群是

44. [2016]下列关于痢疾杆菌的叙述错误的是

A. 为革兰阴性杆菌

B. 普通培养基可生长

C. 宋内志贺菌感染易转为慢性

D. 体外生存力较强

E. 对一般消毒剂敏感

45. [2017]细菌性痢疾致病作用的决定因素是

A. 内毒素

B. 外毒素

C. 肠毒素

D. 神经毒素

E. 菌体 O 抗原

46. [2001]中毒性菌痢最严重的临床表现是

A. 起病急骤

B. 高热

C. 惊厥

D. 循环衰竭和呼吸衰竭

E. 昏迷

47. [2001]粪便中查到巨噬细胞,多见于

A. 阿米巴痢疾

B. 细菌性痢疾

C. 急性胃肠炎

D. 血吸虫病

E. 霍乱

48. [2010]细菌性痢疾大便常规检查可见

A. 大量脓细胞

B. 淀粉颗粒

C. 寄生虫

D. 上皮细胞

E. 肌肉纤维

49. [2010]慢性细菌性痢疾病程常超过的时间是

A. 1 个月

B. 2 个月

C. 3 个月

D. 6 个月

E. 12 个月

50. [2011]腹痛、腹泻、黏液脓血便,伴发热恶寒,最可能的诊断是

A. 菌性痢疾

B. 阿米巴痢疾

C. 急性胃肠炎

D. 流行性脑脊髓炎

E. 霍乱

51. [2009]下列中毒性细菌性痢疾的治疗措施错误的是

A. 抗菌治疗

B. 扩充血容量

C. 纠正代谢性酸中毒

D. 血管活性药物的应用

E. 纠正代谢性碱中毒

52. [2017]成人急性菌痢抗菌素首选

A. 氯霉素

B. 氟喹诺酮类

C. 呋喃唑酮

D. 四环素

E. 磺胺药

53. [2010]关于霍乱弧菌的描述正确的是

A. 革兰染色阳性,有芽孢、荚膜和鞭毛

B. 需氧,耐酸不耐碱

C. 产生的内毒素是重要的致病因子

D. 其病原菌分型为:古典生物型和埃尔脱生物型

E. 古典生物型和埃尔托生物型均属于不凝聚弧菌

54. [2010]霍乱的传播途径是

A. 空气

B. 粪口

C. 呼吸道分泌物

D. 血液

E. 性

55~56 题共用选项

A. 大肠

B. 小肠

C. 内毒素

D. 外毒素

E. 环境

55. [2011]霍乱感染的部位是

56. [2011]霍乱的致病因素是

57. [2016]引起霍乱剧烈腹泻的主要致病物质是

A. 菌体 O 抗原

B. 鞭毛 H 抗原

C. 内毒素

D. 夹膜

E. 肠毒素

58. [2017]霍乱剧烈腹泻的主要致病因素是

A. 神经氨酸酶

B. 血凝素

C. 霍乱内毒素

D. 霍乱肠毒素

E. 菌体裂解

59. [2013]霍乱最常见的严重并发症是

A. 肾衰竭

B. 心律失常

C. 急性肺水肿

D. 低钾综合征

E. 代谢性酸中毒

60. 霍乱的典型表现是

A. 黏液脓血便

B. 四肢抽搐,顽固性呕吐

C. 皮肤黏膜出血点

D. 发热,盗汗

E. 腹泻,呕吐

61. [2016]典型霍乱的首发症状是

A. 发热

B. 呕吐

C. 腹泻

D. 恶心

E. 腹痛

62. [2017]霍乱最先出现的症状是

A. 呕吐

B. 剧泻

C. 发热

D. 恶心

E. 腹痛

63. [2013]确诊霍乱最可靠的依据是

A. 粪便涂片染色阳性

B. 粪便培养霍乱弧菌阳性

C. 重度脱水

D. 流行病学资料

E. 剧烈泻吐

64. [2016]下列实验室检查用于霍乱流行病学追溯诊断的是

A. 大便常规

B. 动力试验

C. 制动试验

D. 血清抗凝集素抗体检查

E. 大便涂片染色

65. [2015]霍乱治疗的关键环节是

A. 纠正酸中毒

B. 应用血管活性药物

C. 补液治疗

D. 抗菌治疗

E. 抗肠毒素治疗

66. [2010、2011、2012]霍乱重症首日补液量应该达到

A. 1 000~2 000 mL

B. 2 000~3 000 mL

C. 3 000~4 000 mL

D. 4 000~8 000 mL

E. 8 000~12 000 mL

67. [2017]霍乱的预防下列哪项错误

    A. 控制传染源

    B. 切断传播途径

    C. 改善卫生环境

    D. 保护易感人

    E. 口服霍乱菌疫苗

68. [2017]下列霍乱补液原则中错误的是

    A. 早期、快速、足量

    B. 先盐后糖

    C. 先快后慢

    D. 积极补钾

    E. 及时补碱

69. [2017]治疗霍乱首选的抗菌药物是

    A. 复方磺胺甲恶唑片

    B. 环丙沙星

    C. 庆大霉素

    D. 青霉素

    E. 黄连素

70~71 题共用选项

    A. 伤寒

    B. 霍乱

    C. 细菌性痢疾

    D. 阿米巴痢疾

    E. 细菌性食物中毒

70. [2017]新鲜粪便镜检动力试验阳性,可以诊断的疾病是

71. [2017]粪便镜检见大量吞噬细胞,可以诊断的疾病是

第四单元　消毒与隔离

1. [2017]能杀灭细菌芽孢的消毒方法是

    A. 紫外线消毒法

    B. 酒精浸泡法

    C. 碘伏浸泡法

    D. 环氧乙烷灭菌法

    E. 含氯消毒液浸泡法

医学伦理学

第一单元 概 述

1. [2009、2012]对伦理学的类型区分认识不正确的是
   - A. 规范伦理学包括目的论和义务论
   - B. 目的论被区分为快乐主义和自我实现
   - C. 利己主义和功利主义是"自我实现"的内容
   - D. 义务论可分为神命义务论、道义义务论、契约义务论
   - E. "自我实现"目的论中最重要的理论是"德性论"

2. [2011]医学道德的作用不包括哪一项
   - A. 对医学科学的促进作用
   - B. 对医疗质量的保证作用
   - C. 对经济效益的保障作用
   - D. 对社会文明的推动作用
   - E. 对医院人际关系的调节作用

3. [2012]目前我国医学伦理学主要的研究对象是
   - A. 研究道德问题
   - B. 研究医学实践中的道德问题
   - C. 关于道德的学说和体系
   - D. 生命伦理学发展的新阶段

   - E. 临床医学问题

4. [2015]医德形成的基础是
   - A. 医德意志
   - B. 医德信念
   - C. 医德行为
   - D. 医德认识
   - E. 医德情感

5～6题共用选项
   - A. 神灵主义医学模式
   - B. 自然哲学医学模式
   - C. 机械论医学模式
   - D. 生物医学模式
   - E. 生物—心理—社会医学模式

5. [2009、2010]把人比作机器,疾病是机器某部分零件失灵,用机械观解释一切人体现象的医学模式是

6. [2009、2010]认为心理、社会因素与疾病的发生、发展、转化有着密切的联系的医学模式是

第二单元 医学伦理的历史发展

1. [2010]撰写"医家五戒十要"的是
   - A. 李时珍
   - B. 陈实功
   - C. 孙思邈
   - D. 张仲景
   - E. 华佗

2. [2011]下列各项不属于中国古代医德思想内容的是
   - A. 救死扶伤,一视同仁的道德准则
   - B. 仁爱救人、赤诚济世的事业准则
   - C. 清廉正直,不图钱财的道德品质
   - D. 认真负责、一丝不苟的服务态度
   - E. 不畏权贵,忠于医业的献身精神

3～4题共用选项
   - A. 《省心录论医》
   - B. 《备急千金要方》
   - C. 《外科正宗》
   - D. 《本草纲目》
   - E. 《迈蒙尼提斯祷文》

3. [2006]"无恒德者,不可以作医,人命生死之所系"出自的著作是

4. [2006]"启我爱医术,复爱世间人,愿绝名利心,尽力为病人,无分爱与憎,不问富与贫,诸疾病者,一视如同仁"出自的著作是

5. [2010]最早出现医学伦理学起源的是
   - A. 英国
   - B. 美国
   - C. 埃及
   - D. 古希腊
   - E. 中国

6. [2011]最早形成医学伦理学学科体系的国家是
   - A. 英国
   - B. 美国
   - C. 中国
   - D. 法国
   - E. 荷兰

7. [2012]伦理学作为学科出现的标志是
   - A. 《黄帝内经》

B.《医业伦理学》

C.《备急千金要方》

D.《希波克拉底誓言》

E.《医学伦理学》

8. [2017]既是西方医学的创始人,也是西方传统医德的奠基人,指的是

A. 希波克拉底

B. 亚里士多德

C. 盖伦

D. 迈蒙尼提斯

E. 帕茨瓦尔

第三单元　医学伦理的理论基础

1. [2012]生命神圣论的积极意义不包括

A. 对人的生命的尊重

B. 推行医学人道主义反对非人道的医疗行为

C. 反对不平等的医疗制度

D. 合理公正的分配卫生资源

E. 实行一视同仁的医德规范

2. [2011]生命神圣观的含义是

A. 强调人的生命价值至高无上,人的生命神圣不可侵犯

B. 强调人的生命存在状态及其有价值的生命观

C. 强调人的生命是一种自觉的合乎理性的存在

D. 强调人的生命是生物学和社会学统一体

E. 强调人的生存权、健康权是基本权利

3. [2006]在临床工作中,生命质量衡量标准不包括的是

A. 个体生命的健康程度

B. 个体生命的治愈希望

C. 个体生命的预期寿命

D. 个体生命的价值观念

E. 个体生命的德才素质

4. [2009、2010]医学伦理学发展到生命伦理学阶段,其理论基础的核心是

A. 生命神圣论

B. 美德论

C. 义务论

D. 生命质量与生命价值论

E. 人道论

5. [2013]医学人道主义的核心内容是

A. 仁爱、严谨、公正

B. 公正对待服务对象

C. 尊重病人的生命、人格和权利

D. 善待生命,体贴患者

E. 救死扶伤,忠于医业

6~7 题共用选项

A. 尊重病人的生命

B. 尊重病人的人格与尊严

C. 尊重病人平等的医疗与健康权利

D. 注重对社会利益及人类健康利益的维护

E. 尊重病人的法律地位

6. [2010]医学人道主义的核心内容中不包括哪一项

7. [2010]医学人道主义的根本思想是

第四单元　医学道德的规范体系

1~2 题共用选项

A. 不伤害原则

B. 有利原则

C. 公正原则

D. 尊重原则

E. 平等原则

1. [2011]医学道德的具体原则不包括

2. [2011]在诊治、护理过程中,不使病人受到身心损害的是哪一条原则

3. [2012、2014]医学道德的最高原则是

A. 行善原则

B. 不伤害原则

C. 尊重原则

D. 公平原则

E. 公正原则

4. [2013]对不伤害原则的解释正确的是

A. 不伤害原则就是消除任何医疗伤害

B. 不伤害原则就是要求医生对患者丝毫不能伤害

C. 因绝大多数医疗行为都存在着不同程度的伤害,所以不伤害原则是做不到的

D. 伤害原则要求对医学行为进行受益与伤害的权衡,把可控伤害控制在最低限度之内

E. 对肿瘤患者进行化疗意味着绝对伤害

5. [2016]"上以疗君亲之疾,下以救贫贱之厄,中可保身长全"体现的医疗活动原则是

A. 尊重原则

B. 保密原则

C. 公益原则

D. 审慎原则

E. 公正原则

6. [2017]下列不符合无伤原则的是

A. 对症下药,合理配伍

B. 避免操作失误造成医疗伤害

C. 对孕妇行 X 线检查且未告知可能的风险

D. 适当的限制约束精神病人的自由

E. 选择受益最大伤害最小的治疗方案

7. [2000]医德规范是指导医务人员进行医疗活动的

A. 思想准则

B. 行为准则

C. 技术规程

D. 技术标准

E. 思想和行为准则

8. [2010、2013]医学道德的范畴不包括

A. 权利与义务

B. 情感与良心

C. 审慎与保密

D. 荣誉与幸福

E. 公正与尊重

9. [2011]医生应该具备的最基本的医德情感是

A. 责任感

B. 同情感

C. 事业感

D. 高尚感

E. 荣誉感

10~11 题共用选项

A. 医学关系中的主体在道义上应享有的权利和利益

B. 医学关系中的主体在道义上应履行的职责和使命

C. 医学关系的主体对应尽义务的自我认识和自我评价的能力

D. 医学关系中的主体因履行道德职责受到

褒奖而产生的自我赞赏

E. 医学关系中的主体在医疗活动中对自己和他人关系的内心体验和感受

10. [2012、2015]作为医学伦理学基本范畴的良心是指

11. [2012、2015]作为医学伦理学基本范畴的情感是指

12~13 题共用选项

A. 医务人员享有的权利和利益

B. 医务人员应履行的职责和使命

C. 医务人员对应尽义务的自我认识和自我评价

D. 医务人员履行职责受到赞赏而产生的自我赞赏

E. 医务人员在医疗活动中对自己和他人关系的内心体验和感受

12. [2016]医德良心指的是

13. [2016]医德情感指的是

14. [2010]产前 B 超检查不告诉婴儿性别属于

A. 权利

B. 良心

C. 保密

D. 审慎

E. 义务

15~16 题共用选项

A. 凭借职业良心,尽职尽责地工作

B. 同情、关怀和体贴患者

C. 树立正确的苦乐观

D. 提高责任感,避免医疗事故

E. 保证医学职业的声誉和社会地位

15. [2013]医学道德权利的作用是

16. [2013]医学道德幸福的作用是

第五单元　医患关系道德

1. [2006]概括医患关系内涵的是

A. 医患关系是一种民事法律关系

B. 医患关系是具有道德意义较强的社会关系

C. 医患关系是一种商家与消费者的关系

D. 医患关系是包括非技术性和技术性方面的关系

E. 医患关系是患者与治疗者在诊疗和保健中所建立的关系

2. [2015]下列各项属于医患关系基本内容的是

A. 契约关系与人道主义

B. 技术关系和非技术关系

C. 技术操作和服务态度

D. 技术方面和法律方面

E. 法律方面与伦理方面

3. [2006、2011]1976 年,美国学者提出的医患关系基本模式是

A. 主动—被动型,互相—合作型,平等参与型

B. 主动—合作型,相互—指导型,共同参与型

C. 主动—配合型,指导—合作型,共同参与型

D. 主动—被动型,指导—合作型,共同参与型

E. 主动—被动型,共同参与型,父权主义型

4~5 题共用选项

A. 医患交往的社会性日益突出为社会所关注

B. 将部分医德规范、观念纳入《中华人民共和国执业医师法》

C. 医患交往在经济条件、文化背景方面日显重要

D. 指导患者就医,自主选择医生、护士、治疗小组的做法

E. 部分医务人员在诊疗工作中过于依靠仪器检测

4. [2006]上述各项体现我国当今医患关系法制化趋势反映在

5. [2006]上述各项体现在医患关系中,体现病人自主性的是

6~7题共用选项

A. 医患关系的物化趋势

B. 医患关系结构的"人机化"趋势

C. 医患关系的经济化趋势

D. 医患要求的多元化趋势

E. 医患关系的法制化趋势

6. [2016]随着社会的发展,病人对医疗卫生保健的要求出现层次上、档次上的差别,指的是

7. [2016]医学高新技术的应用使诊疗方式发生了巨大的变化,加重了医生对高新技术设备的依赖,指的是

8. [2006]尊重患者知情同意权,其正确的做法是

A. 婴幼患儿可以由监护人决定其诊疗方案

B. 家属无承诺,即使患者本人知情同意也不得给予手术

C. 对特殊急诊患者的抢救都同样对待

D. 无须做到患者完全知情

E. 只经患者同意即可手术

9. [2010、2013]人体实验性治疗时,医生发现该治疗会对患者不利而取消,是医生行使的

A. 特殊干涉权

B. 诊治权

C. 工作、学习权

D. 参与权

E. 义务

10. [2012]某农村老年患者李某,患晚期胃癌住院治疗,医师认为积极的手术比保守的化疗放疗效果好。因此建议病人及家属配合医师进行手术,但病人不愿为家庭带来经济负担,坚决反对手术,医师反复开导,病人始终坚持初衷。最后医师尊重病人的决定、进行保守治疗。最合乎医学伦理的分析是

A. 病人不该拒绝医师的方案

B. 医师可以行使干涉权强行手术

C. 应该听从家属的意见

D. 医师已经为病人的自主选择提供了充分信息,因此应该尊重病人的自主选择

E. 此事应由医院伦理委员会讨论决定

11. [2006、2011、2013]患者的权利不包括

A. 平等的医疗权

B. 患者的经济免责权

C. 知情同意权

D. 诉讼权与获得赔偿权

E. 要求保护隐私权和免除一定社会责任权

12~14题共用选项

A. 知情同意

B. 支持医学科学发展

C. 病人利益至上

D. 医德境界

E. 内心信念

12. [2006]属于病人道德权利的是

13. [2006]属于病人道德义务的是

14. [2006]属于医德评价方式的是

15. [2016]下列各项不属于医患冲突原因的是

A. 医疗服务态度

B. 医疗事故

C. 无法满足病人需求

D. 病人不愿支付医疗费用

E. 医疗管理方面因素

第六单元 临床诊疗工作中的道德

1. [2016]临床诊疗工作的基本道德原则是

A. 配伍原则

B. 及时原则

C. 经济原则

D. 协作原则

E. 最优化原则

2. [2016]在选择诊断方法、治疗药物时,应考虑患者的经济负担和社会医疗资源,这反映的是

A. 知情同意原则

B. 保护隐私原则

C. 医疗公正原则

D. 医疗最优化原则

E. 效益最大化原则

3. [2017]临床诊疗道德中最优化原则是指

A. 积极充分利用现实条件,严肃认真做出负荷病情实际的判断

B. 认真实施有效治疗

C. 疗效最佳,安全无害,痛苦最小,耗费最少

D. 尊重患者的生命价值,不愿意泄露患者的隐私

E. 力争尽快地对疾病作出诊断，主动迅速地治疗

4. [2009]在使用辅助检查手段时不适宜的是
   A. 认真严格地掌握适应证
   B. 可以广泛积极地依赖各种辅助检查
   C. 有利于提高医生诊治疾病的能力
   D. 必要检查能尽早确定诊断和进行治疗
   E. 应从患者的利益出发决定该做的项目

5. [2016]下列各项属于中医四诊的道德要求的是
   A. 全面系统
   B. 安神定志
   C. 认真细致
   D. 加强联系
   E. 切忌片面

6. [2006]下列各项不符合道德要求的是
   A. 尽量为患者选择安全有效的药物
   B. 尽可能开患者要求的好药，贵重药物
   C. 在医疗过程中要为患者保守秘密
   D. 对婴幼儿、老年病人的用药应该谨慎，防止肾功能损害
   E. 钻研药理知识，防止粗疏和盲目用药

7. [2010]不属于手术前道德要求的是
   A. 必须确定手术是否必须
   B. 必须做到知情同意
   C. 手术确定后，还应认真组织术前讨论
   D. 医务人员协助病人做好心理、躯体上的准备
   E. 消除病人不适

8. [2009]下列各项中不属于传染病诊治工作的道德要求的是
   A. 重视消毒隔离
   B. 勇于献身的高尚道德情操
   C. 严格疫情报告制度
   D. 强化社会预防保健意识
   E. 正确对待病人的拒绝

9. [2016]下列各项不属于传染病诊治工作道德要求的是
   A. 重视消毒隔离
   B. 遵守国家相关法律
   C. 合理使用医疗资源
   D. 具有无私奉献精神
   E. 严格疫情报告制度

第七单元　医学科研工作的道德

1. [2013]人体实验必须坚持的道德原则是
   A. 受试者的疾病获得治疗
   B. 受试者的绝对安全
   C. 受试者没有任何不适
   D. 受试者获得知情同意
   E. 受试者获得经济利益

2. [2014]下列人体实验类型中不需要付出道德代价的是
   A. 自体实验
   B. 自愿实验
   C. 欺骗实验
   D. 强迫实验
   E. 天然实验

3. [2015]下列各项不属于人体实验应遵循的道德原则是
   A. 知情同意原则
   B. 生命价值原则
   C. 科学对照原则
   D. 医学目的原则
   E. 维护受试者利益原则

4. [2016]在进行人体实验时，首要的道德原则是
   A. 科学性原则
   B. 医学目的原则
   C. 知情同意原则
   D. 维护受试者利益原则
   E. 有利于社会发展原则

第八单元　医学道德的评价、教育和修养

1~2题共用选项
   A. 是否有利于患者疾病的缓解、痊愈和康复的标准
   B. 是否有利于医学科学的发展、揭示人类生命奥秘的标准
   C. 是否有利于医疗人际关系的良性发展的标准
   D. 是否有利于医患关系的良性发展的标准
   E. 是否有利于人类生存环境的保护和改善，

是否有利于人类的健康
1. [2012]医德评价的疗效标准是
2. [2012]医德评价的社会标准是
3. [2011]医德评价的方式是
   A. 疗效标准、社会标准、科学标准
   B. 社会舆论、内心信念、传统习俗
   C. 社会舆论
   D. 社会舆论
   E. 内心信念

4. [2010]下列各项不属于医德修养内容的是
　　A. 树立正确的医德认识,在实践中进行医德品
　　　质的培养
　　B. 认真学习医学伦理学知识,进行医德理论修养
　　C. 在医疗实践中以医德原则和规范要求自己,进

行认知修养
　　D. 学习国家医疗体制改革文件,进行卫生政策
　　　修养
　　E. 以正确的医德思想克服旧的道德观念的影
　　　响,进行医德信念修养

第九单元　生命伦理学

1. [2011]下列不是基因工程的伦理原则是
　　A. 优生
　　B. 疾病的治疗和预防
　　C. 知情同意和知情选择
　　D. 保护基因隐私和反对基因歧视
　　E. 努力促进人人平等、民族和睦和国际和平

2～3 题共用选项
　　A. 有限的移植器官供体如何分配给需要者
　　B. 有些器官移植是在亲属间进行的
　　C. 用确认脑死亡病人的器官施行器官移
　　　植术
　　D. 器官移植者的人格完整有待改善
　　E. 器官移植的前景未达到全球的合作

2. [2012]上述各项涉及"公正"伦理问题的是

3. [2012]上述各项符合"有利而不伤害"伦理原则

的是

4. [2015]根据美国哈佛医学院提出的"脑死亡"概
　　念,不能确诊"脑死亡"的条件是
　　A. 自主运动和自主呼吸消失
　　B. 对外部刺激和内部需求毫无知觉和反应
　　C. 体温低于 32.2 ℃或服用中枢抑制药物者
　　D. 脑电波平直或等电位
　　E. 诱导反射消失

5. [2016]根据 1965 年美国哈佛大学医学院提出的
　　"脑死亡"概念,不能确诊"脑死亡"的条件是
　　A. 诱导反射消失
　　B. 脑电波平直或等电位
　　C. 自主运动和自主呼吸消失
　　D. 对外部刺激和内部需求毫无知觉和反应
　　E. 体温低于 32.2 ℃或服用中枢抑制药物者

# 卫生法规

第一单元 卫生法概述

1. [2011、2012]我国制定卫生法基本法律的机关是
   A. 全国人民代表大会
   B. 全国人民代表大会常务委员会
   C. 国务院
   D. 省级人民政府
   E. 省级卫生行政部门

2. [2010]由国务院制定的有关国家行政管理方面的规范性文件称为
   A. 法律
   B. 卫生行政法规
   C. 部门规章
   D. 地方卫生法规
   E. 宪法

3～4题共用选项
   A. 全国人大常委会
   B. 国务院
   C. 全国政协
   D. 市级人民政府
   E. 卫生部

3. [2009]《突发公共事件应急条例》是由哪里制定的

4. [2009]《传染病防治法》是由哪里制定的

5. [2006、2009、2010]我国卫生法基本原则不包括的内容是
   A. 保护公民身体健康
   B. 患者自主
   C. 预防为主
   D. 兼顾经济与社会效益
   E. 卫生工作社会化

6. [2011、2014]下列哪项被确定为我国卫生立法的重要原则和卫生工作的根本方针
   A. 预防为主
   B. 促进国际交流与保护公民健康
   C. 推动卫生事业发展
   D. 规范卫生工作行为

7. [2012]卫生法的立法宗旨和最终目的是
   A. 预防为主
   B. 中西医并重
   C. 保护公民健康
   D. 动员全社会参与
   E. 卫生工作法制化

第二单元 卫生法律责任

1. [2006、2010、2010]下列各项不属于我国《民法通则》规定的承担民事责任的方式是
   A. 排除妨碍
   B. 返还财产
   C. 赔偿损失
   D. 罚金
   E. 赔礼道歉

2. [2002、2013]目前,我国卫生法规中所涉及的民事责任的主要承担方式是
   A. 恢复原状
   B. 赔偿损失
   C. 停止侵害
   D. 消除危险
   E. 支付违约金

3. [2010]实施卫生法中的行政处罚的卫生行政主管机关是县级以上的
   A. 司法部门
   B. 卫生行政管理部门
   C. 卫生组织、社会团体
   D. 药品监督管理部门
   E. 工商行政管理部门

4. [2002、2010]下列哪项属于行政处罚
   A. 罚款
   B. 降级
   C. 赔偿损失
   D. 撤职
   E. 赔礼道歉

5. [2005、2012]下述各项属于行政处分的是
   A. 罚款
   B. 降级
   C. 吊销卫生许可证
   D. 没收违法所得
   E. 责令停产停业整顿

6. [2006]下列各项不属于我国刑法规定刑罚的种

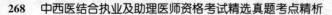
类是
- A. 有期徒刑
- B. 撤职
- C. 管制
- D. 罚金
- E. 没收财产

7. [2009]卫生法中的法律责任分别是
- A. 赔偿责任、补偿责任、刑事责任
- B. 经济责任、民事责任、刑事责任
- C. 行政处分、经济补偿、刑事责任
- D. 行政处罚、经济赔偿、刑事责任
- E. 民事责任、行政责任、刑事责任

第三单元　《中华人民共和国执业医师法》

1. [2012]以下情形中可以参加执业医师资格考试的是
- A. 有医学专业专科以上学历,在医疗机构中工作满一年
- B. 有医学专科学历,在医疗机构中试用期满二年
- C. 有医学专科学历,在医疗机构中工作满二年
- D. 取得执业助理医师执业证书后,具有医学专科学历,在医疗机构中工作满二年
- E. 取得执业助理医师执业证书后,具有医学专科学历,在医疗机构中试用期满二年

2. [2012]国家实行医师资格考试制度,目的是检验评价申请医师资格者是否具备
- A. 医学专业学历
- B. 取得医学专业技术职务的条件
- C. 从事医学专业教学、科研的资格
- D. 开办医疗机构的条件
- E. 从事医学实践必需的基本专业知识与能力

3. [2011、2015]自具有高等学校医学专科学历,拟参加执业助理医师资格考试人员,须在医疗机构中的试用期年限是
- A. 半年
- B. 1 年
- C. 2 年
- D. 3 年
- E. 5 年

4. [2001、2005、2010]受理申请医师注册的卫生行政部门对不符合条件不予注册的,应当自收到申请之日起多少日内给予申请人书面答复,并说明理由
- A. 15 日
- B. 20 日
- C. 30 日
- D. 40 日
- E. 45 日

5. [2009]管理本行政区域医师工作的机构是
- A. 县级以上人民政府劳动人事部门
- B. 县级以上人民政府工商行政部门
- C. 县级以上人民政府卫生行政部门
- D. 各级医师协会
- E. 各级政府

6. [2002、2003、2006]某中医内科医师经执业医师注册后,在医疗机构执业。后来该医师进修放射专业知识与技能,并被原医疗机构安排至放射科工作,对其改变执业范围的行为
- A. 医疗机构允许即可
- B. 应到准予注册的卫生行政部门办理变更注册手续
- C. 应到准予注册的上一级卫生行政部门办理变更注册手续
- D. 任何组织和个人无权干涉
- E. 只要其医术高明,就不受限制

7. [2005、2012]下列各项不属于《执业医师法》中规定的医师在执业活动中享有的权利的是
- A. 放弃救治不缴纳医疗费用的患者
- B. 在执业范围内进行医学诊查
- C. 在执业范围内出具相应的医学证明文件
- D. 人格尊严、人身安全不受侵犯
- E. 享受国家规定的福利待遇

8. [2010]选择合理的医疗、预防、保健方案是
- A. 医师的职责
- B. 医师的义务
- C. 医师的权利
- D. 医师的道德
- E. 医师的良心

9. [2011]下列各项属于医生对社会的义务的是
- A. 限制患者自主权利以达到对患者应尽的责任
- B. 医生用所掌握的医学知识为患者服务
- C. 医生向患者说明病情等有关医疗活动
- D. 主动宣传普及医药卫生知识
- E. 医生为患者保守秘密

10. [2006、2009、2011]医师签署有关医学证明文件,必须亲自诊查、调查,并按照规定及时填写医学文书,对医学文书及有关资料不得
- A. 与同行讨论
- B. 用电脑打印
- C. 随身携带
- D. 向主管医生报告
- E. 隐匿、伪造或者销毁

11. [2012]所开具的处方须经所在执业地点执业医师签字或加盖专用签章后有效的是
    A. 执业医师
    B. 执业助理医师
    C. 实习医师
    D. 见习医师
    E. 进修医师

12. [2013]医师不按规定使用精神药品,有关部门有权暂停其执业活动的时间规定是
    A. 六个月以上一年以下
    B. 一年以上三年以下
    C. 三年以上五年以下
    D. 一个月以上三个月以下
    E. 三个月以上六个月以下

13. [2012]医师在执业活动中违反卫生行政规章制度或者技术操作规范,造成严重后果的,责令暂停执业活动,暂停期限是
    A. 3个月以上,6个月以下
    B. 6个月以上,2年以下
    C. 6个月以上,1年以下
    D. 1年以上,3年以下
    E. 1年以上,1年半以下

14. [2003、2012]张某自行学医并开设门诊,因违反诊疗护理常规致使患者死亡,追究其刑事责任的机关是
    A. 管辖地人民法院
    B. 卫生行政部门
    C. 医疗事故鉴定委员会
    D. 管辖地人民政府
    E. 工商行政部门

第四单元　《中华人民共和国药品管理法》

1. [2010]药品所含成分的名称与国家药品标准或者省、自治区、直辖市药品标准规定不符合的是
    A. 劣药
    B. 假药
    C. 保健药品
    D. 非处方药
    E. 特殊管理药品

2~3题共用选项
    A. 劣药
    B. 假药
    C. 残次药品
    D. 仿制药品
    E. 特殊药品

2. [2003、2010]药品成分的含量不符合国家药品标准的是

3. [2003、2010]药品所含成分与国家药品标准规定的成分不符合的是

4~5题共用选项
    A. 劣药
    B. 假药
    C. 残次药品
    D. 仿制药品
    E. 特殊管理药品

4. [2005、2011]超过有效期的药品是

5. [2005、2011]所标明的适应证或功能主治超出规定范围的药品是

6. [2005]《药品管理法》规定对四类药品实行特殊管理,下列药品中不属于法定特殊管理药品的是
    A. 生化药品
    B. 麻醉药品

C. 精神药品
D. 放射性药品
E. 医疗用毒品

7. [2005、2010]直接作用于中枢神经系统,使之兴奋或抑制,连续使用能产生依赖性的药物是
    A. 精神药品
    B. 麻醉药品
    C. 毒性药品
    D. 放射性药品
    E. 戒毒药品

8. [2001、2007]除特殊需要外,第一类精神药品的处方每次不得超过多少日的常用量
    A. 1日
    B. 3日
    C. 5日
    D. 7日
    E. 4日

9~10题共用选项
    A. 6个
    B. 1年
    C. 2年
    D. 3年
    E. 4年

9. [2006]普通处方、急诊处方、儿科处方的保存期是

10. [2006、2014]麻醉药品处方的保存期是

11~12题共用选项
    A. 2日极量
    B. 4日极量
    C. 2日常用量

D. 3 日常用量

E. 7 日常用量

11. [2012]毒性药品每次每张处方不超过

12. [2012]第一类精神药品每次每张处方不超过

13. [2010]下列关于医疗机构配制制剂管理的叙述错误的是

    A. 凭医师处方在本医疗机构使用

    B. 经所在地省级药品监督管理部门批准后方可配制

    C. 可在市场上销售

    D. 无《医疗机构制剂许可证》不得配制

    E. 特殊情况下,可在指定医疗机构之间调剂使用

14. [2012]医疗机构药剂人员调配处方的错误行为是

    A. 处方必须经过核对,对处方所列药品不得擅自更改

    B. 处方所列药品缺货时用同类药品代用

    C. 对有配伍禁忌的处方,应当拒绝调配

    D. 对有超剂量的处方,应当拒绝调配

    E. 必要时,经处方医师更正或重新签字,方可调配

15. [2005]某药店经营者为贪图利益而违法销售超过有效期的药品,依据《药品管理法》第 75 条的规定,其所在地的药品监督管理行政执法机构应给予的处罚是没收违法销售药品和违法所得,并

    A. 处以非法所得一倍以上三倍以下的罚款

    B. 处以非法所得二倍以上五倍以下的罚款

    C. 处以二千元以上五千元以下的罚款

    D. 处以违法销售药品货值金额两倍以上五倍以下的罚款

    E. 处以违法销售药品货值金额一倍以上三倍以下的罚款

16. [2015]对生产、销售假药和劣药在追究法律责任时,法律规定的不同处理形式是

    A. 没收违法生产、销售的药品和违法所得

    B. 追究刑事责任

    C. 停产、停业整顿

    D. 罚款的金额

    E. 吊销许可证

第五单元 《中华人民共和国传染病防治法》

1. [2012]国家对传染病防治实行的方针是

    A. 服务群众

    B. 标本兼治

    C. 预防为主

    D. 监督管理

    E. 依靠科学

2. [2002、2003]传染性非典型性肺炎防治工作应坚持的原则是

    A. 预防为主,防治结合,分级负责,依靠科学,依法管理

    B. 预防为主,及时隔离,依靠科学,防治结合,加强监督

    C. 有效预防,宣传教育,加强监测,防治结合,科学管理

    D. 预防控制,分级负责,依靠科学,防治结合,及时隔离

    E. 预防为主,及时控制,科学治疗,统一监测,防治结合

3. [2008]我国《传染病防治法》规定的甲类传染病是

    A. 鼠疫、艾滋病

    B. 鼠疫、霍乱

    C. 鼠疫、霍乱、艾滋病

    D. 鼠疫、霍乱、伤寒和副伤寒

    E. 鼠疫、霍乱、艾滋病、伤寒和副伤寒

4. [2010、2012、2015]依据《传染病防治法》规定,采取甲类传染病的预防、控制措施的乙类传染病是

    A. 病毒性肝炎

    B. 人感染高致病性禽流感

    C. 艾滋病

    D. 登革热

    E. 淋病、梅毒

5. [2009、2011]我国传染病防治法将法定管理传染病分为

    A. 甲类 2 种、乙类 25 种、丙类 10 种

    B. 甲类 2 种、乙类 23 种、丙类 9 种

    C. 甲类 2 种、乙类 22 种、丙类 11 种

    D. 甲类 2 种、乙类 20 种、丙类 13 种

    E. 甲类 2 种、乙类 19 种、丙类 14 种

6. [2008]为保证儿童及时接受预防接种,医疗机构与儿童的监护人员应当

    A. 订立合同

    B. 共同协商

    C. 先由医疗机构提出

    D. 先由监护人提出

    E. 相互配合

7. [2003]必须按照国务院卫生行政部门的有关规定,严格执行消毒隔离制度,防止发生院内感染

和医源性感染的机构是
A. 疾病控制中心
B. 卫生监督所
C. 预防保健机构
D. 医疗保健机构
E. 卫生行政管理机构

8. [2005、2010]下列各项不属于法定责任疫情报告人的是
A. 疾病预防控制机构
B. 民医疗机构
C. 采供血机构
D. 执行职务的医疗卫生人员
E. 社会福利机构

9. [2010]对拒绝隔离治疗的甲类传染病患者,由公安机关协助医疗机构采取的措施是
A. 对疫点进行卫生处理
B. 强制隔离治疗
C. 在指定场所进行医学观察
D. 在指定场所单独治疗
E. 划定疫点

10. [2003]《传染病防治法》规定应予以隔离治疗的是
A. 疑似传染病病人
B. 甲类传染病病人
C. 甲类传染病病人和病原携带者
D. 乙类传染病病人和病原携带者
E. 除艾滋病病人、炭疽中的肺炭疽以外的乙类传染病病人

11. [2012]对医疗机构内的甲类传染病患者的密切接触者,医疗机构应采取的措施是
A. 对疫点进行卫生处理
B. 强制隔离治疗
C. 在指定场所进行医学观察
D. 在指定场所单独治疗
E. 划定疫点

12. [2012]医疗机构对传染病患者或者疑似传染病患者应提供的措施是
A. 医疗救护
B. 医学观察减免医疗费用
C. 强制医疗
D. 强制医疗
E. 医疗补助

13. [2005、2011]某县暴发传染病,县政府主要领导以稳定、发展经济为由,要求并指示有关机构隐瞒传染疫情,造成传染病传播、流行,该主要领导应承担的行政责任是
A. 行政处分
B. 行政处罚
C. 行政赔偿
D. 行政拘留
E. 行政裁决

第六单元 《突发公共卫生事件应急条例》

1. [2003]《突发公共卫生事件应急条例》规定:突发事件应急工作应当遵循的原则是
A. 完善并建立监测与侦警手段
B. 预防为主、常备不懈
C. 积极预防、认真报告
D. 及时调查、认真处理
E. 监测分析、综合评价

2. [2015]下列各项不属于全国突发事件应急预案内容的是
A. 突发事件应急处理技术和监测机构及其任务
B. 突发事件的立法规划方案
C. 突发事件的分级和应急处理工作方案
D. 突发事件应急处理专业队伍的建设和培调
E. 突发事件信息的收集、分析、报告、通报制度

3. [2013]医疗卫生机构发现可能发生重大食物中毒事件,应向有关部门报告的时间限定是
A. 2 小时内
B. 1 小时内
C. 6 小时内
D. 12 小时内
E. 3 小时内

4. [2012]县级以上地方人民政府及其卫生行政主管部门未履行职责,对突发事件隐瞒、谎报的,对其主要负责人依法给予的行政处分是
A. 责令改正
B. 通报批评
C. 警告
D. 罚款
E. 降级或撤职

第七单元 《医疗事故处理条例》

1. [2014]依据 2002 年 9 月 1 日实施的《医疗事故处理条例》,不属于医疗事故的是
A. 医疗机构违反规章造成患者重度残废
B. 在医疗活动中,由于患者病情异常而发生医疗意外
C. 医务人员违反诊疗常规,造成患者一般功能性

障碍
   D. 医务人员违反护理常规,造成患者轻度残废
   E. 药房等非临床科室因过失导致患者人身损害
2~3 题共用选项
   A. 造成患者明显人身损害的其他后果的
   B. 造成患者轻度残疾、器官组织损伤导致一般功能障碍的
   C. 造成患者中度残疾、器官组织损伤导致严重功能障碍的
   D. 造成患者死亡、重度残疾的
   E. 造成患者死亡的
2. [2006、2011、2012]构成二级医疗事故的情形为
3. [2006、2011、2012]构成四级医疗事故的情形为
4. [2017]医疗事故按以下标准分级
   A. 一级医疗事故:造成病员残废或者功能障碍的;二级医疗事故:造成病员严重残废或者严重功能障碍的;三级医疗事故:造成病员死亡的。
   B. 一级医疗事故:造成患者死亡、重度残疾的;二级医疗事故:造成患者中度残疾、器官组织损伤导致严重功能障碍的;三级医疗事故:造成患者轻度残疾、器官组织损伤导致一般功能障碍的;四级医疗事故:造成患者明显人身损害的其他后果的。
   C. 一级医疗事故:造成病员死亡的;二级医疗事故:造成病员严重残废或者严重功能障碍的;三级医疗事故:造成病员残废或者功能障碍的;四级医疗事故:造成病员病程延长或者费用增加。
   D. 一级医疗事故:造成病员残废或者功能障碍的;二级医疗事故:造成病员严重残废或者严

重功能障碍的;三级医疗事故:造成病员死亡的;四级医疗事故:造成病员病程延长或者费用增加。
   E. 一级医疗事故:造成病员死亡的;二级医疗事故:造成病员严重残废或者严重功能障碍的;三级医疗事故:造成病员残废或者功能障碍的;四级医疗事故:造成病员痛苦以及病程延长或者费用增加。
5~6 题共用选项
   A. 72 小时
   B. 7 日
   C. 48 小时后
   D. 48 小时内
   E. 10 日
5. [2015]依据《医疗事故处理条例》,医患双方当事人对患者死因有异议的,进行尸检的时限为患者死亡后
6. [2015]依据《医疗事故处理条例》,医患双方当事人对患者死因有异议的,具备尸体冻存条件的,进行尸检确定死因的时限可以延长至
7~8 题共用选项
   A. 医疗事故损害后果与患者原有疾病状况之间的关系
   B. 患者的经济状况
   C. 患者亲友在纠纷处理过程中的态度
   D. 无过错输血感染造成的不良后果
   E. 医患双方协商解决
7. [2005]医疗事故赔偿确定具体赔偿数额,应当考虑的因素是
8. [2005]对发生医疗事故的赔偿等民事责任争议问题处理时,可以考虑的方式是

第八单元　中华人民共和国中医药条例

1. [2011]中医药教育机构临床教学基地由哪个部门制定
   A. 国务院教育行政部门
   B. 国务院卫生行政部门
   C. 省人民政府
   D. 省级卫生行政部门
   E. 市级卫生行政部门

解析部分

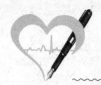 **中医基础理论**

第一单元　中医学理论体系的主要特征

1. 【参考答案】C

【解析】本题考查中医学的基本特点,属于理解记忆内容。中医学理论体系的主要特点,一是整体观念,二是辨证论治。故选择 C。

2. 【参考答案】B

【解析】本题考查中医学的基本特点,属于理解记忆内容。中医学理论体系的主要特点,一是整体观念,二是辨证论治。故选择 B。

3. 【参考答案】E

【解析】本题考查中医学整体观念的内容。具体包括"人是一个有机整体"、"人与自然环境的统一性"和"人与社会环境的统一性"。故选择 E。

4. 【参考答案】B

【解析】本题考查中医学整体观念的具体表现,不同的季节对人身体正常生理的影响不同,体现了"人与自然环境的统一性"。故选择 B。

5. 【参考答案】D

【解析】本题考查中医学整体观念的内容。(1)人体是一个有机整体:①五脏一体观;②形神一体观。(2)人与自然环境的统一性。(3)人与社会环境的统一性。故选择 D。

6. 【参考答案】B

【解析】本题考查点属于记忆内容。

7. 【参考答案】D

【解析】中医学理论体系的主要特点是整体观念、辨证论治。故选择 D。

8. 【参考答案】C

【解析】本题考查点属于记忆与理解内容。论治,是在辨证的基础上,确立相应的治疗原则和方法,选择适当的治疗手段和措施来处理疾病的思维和实践过程。论治过程一般分为因证立法、随法选方、据方施治三个步骤。故选择 C。

9. 【参考答案】A

【解析】本题考查同病异治的含义。同病异治,指同一种病,由于发病的时间、地域不同,或所处的疾病的阶段或类型不同,或病人的体质有异,反映出的证候不同,因而治疗也就有异。辛温解表和辛凉解表分别是风寒型感冒和风热型感冒的治法。故选择 A。

10. 【参考答案】B

【解析】本题考查同病异治。同病异治,指同一病证,因时、因地、因人不同,或由于病情进展程度、病机变化,以及用药过程中正邪消长等差异,表现出不同证候,治疗上应相应采取不同治法。故选择 B。

11. 【参考答案】E

【解析】本题考查证候的含义。此考点需要分清病、证、症三者的含义。病,即疾病,是致病邪气作用于人体,人体正气与之抗争而引起的机体阴阳失调、脏腑组织损伤、生理机能失常或心理活动障碍的一个完整的异常生命过程;证,是疾病过程中某一阶段或某一类型的病理概括,证是病机的外在反映;病机是证的内在本质;症,即症状和体征的总称,是疾病过程中表现出的个别、孤立的现象,可以是病人异常的主观感觉或行为表现,也可以是医生检查病人时发现的异常征象。症是判断疾病、辨识证的主要依据。故选择 E。

12. 【参考答案】B

【解析】本题考查证候的含义。B 选项阴虚火旺是疾病的一种类型属于证的范畴,而 A、C、D、E 选项属于症的范畴。故选择 B。

13. 【参考答案】D

【解析】证,是疾病过程中某一阶段或某一类型的病理概括,证是病机的外在反映;病机是证的内在本质。故选择 D。

14~15.【参考答案】A　B

【解析】病,即疾病,是致病邪气作用于人体,人体正气与之抗争而引起的机体阴阳失调、脏腑组织损伤、生理机能失常或心理活动障碍的一个完整的异常生命过程;证,是疾病过程中某一阶段或某一类型的病理概括,证是病机的外在反映。故 14 题选择 A,15 题选择 B。

16.【参考答案】E

【解析】本题考查辨证论治。确定治法、处方遣药即论治,论治的基础是辨证,辨证即将四诊(望、闻、问、切)所收集的有关疾病的所有资料,包括症状和体征,运用中医学理论进行分析、综合,辨清疾病的原因、性质、部位及发展趋向,然后概括、判断为某种性质的证的过程。故选择 E。

17.【参考答案】B

【解析】证,是疾病过程中某一阶段或某一类型的病理概括,证是病机的外在反映。故选择 B。

18.【参考答案】E

【解析】本题考查辨证论治。确定治法、处方遣药即论治,论治的基础是辨证,辨证即将四诊(望、闻、问、切)所收集的有关疾病的所有资料,包括症状和体征,运用中医学理论进行分析、综合,辨清疾病的原因、性质、部位及发展趋向,然后概括、判断为某种性质的证的过程。故选择 E。

19.【参考答案】B

【解析】本题考查辨证论治。确定治法、处方遣药即论治,论治的基础是辨证,辨证即将四诊(望、闻、问、切)所收集的有关疾病的所有资料,包括症状和体征,运用中医学理论进行分析、综合,辨清疾病的原因、性质、部位及发展趋向,然后概括、判断为某种性质的证的过程。故选择 B。

20.【参考答案】C

【解析】症,即症状和体征的总称,是疾病过程中表现出的个别、孤立的现象,可以是病人异常的主观感觉或行为表现,也可以是医生检查病人时发现的异常征象。故选择 C。

第二单元　精气学说

1.【参考答案】B

【解析】本题考查点属于记忆内容。精气学说的基本内容:精气是构成宇宙的本原;精气的运动和变化;精气是天地万物的中介;天地精气化生为人。故选择 B。

2.【参考答案】B

【解析】本题考查点属于记忆内容。精气学说的基本内容:精气是构成宇宙的本原;精气的运动和变化;精气是天地万物的中介;天地精气化生为人。故选择 B。

3.【参考答案】A

【解析】本题考查点属于记忆内容。精气学说的基本内容:精气是构成宇宙的本原;精气的运动和变化;精气是天地万物的中介;天地精气化生为人。故选择 A。

4.【参考答案】B

【解析】本题考查点属于记忆内容。精气学说的基本内容:精气是构成宇宙的本原;精气的运动和变化;精气是天地万物的中介;天地精气化生为人。故选择 B。

第三单元　阴阳学说

1.【参考答案】E

【解析】本题考查阴阳的含义,属于记忆理解内容。阴阳,是中国古代哲学的一对范畴,是对自然界相互关联的某些事物或现象对立双方属性的概括。它是古代的一种哲学思想,具体来说是古代朴素的唯物论和辩证法思想。故选择 E。

2.【参考答案】A

【解析】本题考查阴阳的含义,属于记忆理解内容。阴阳,是中国古代哲学的一对范畴,是对自然界相互关联的某些事物或现象对立双方属性的概括。故选择 A。

3.【参考答案】C

【解析】本题考查阴阳的属性,属于记忆理解内容。阳具有如下特性:运动的、外向的、上升的、弥散的、温热的、明亮的、兴奋的,等等;阴具有如下特性:静止的、内守的、下降的、凝聚的、寒冷的、晦暗的、抑制的。故选择 C。

4.【参考答案】C

【解析】本题考查阴阳在中医学中的应用,属于记忆理解内容。色泽晦暗的属阴(A,B),色泽鲜明的属阳(C),声息低微的属阴(D,E)。故选择 C。

5.【参考答案】B

【解析】本题考查阴阳在中医学中的应用,属于记忆理解内容。在辨证方面,虽有阴、阳、表、里、寒、热、虚、实八纲,但阴阳为总纲,表、实、热属于阳(B),里、虚、寒属于阴(A,C,D,E)。故选择 B。

6.【参考答案】D

【解析】本题考查事物或现象的阴阳属性,属于理解内容。上午为阳中之阳,下午为阳中之阴;上半夜为阴中之阴,下半夜为阴中之阳。故选择 D。

7.【参考答案】A

【解析】本题考查事物或现象的阴阳属性,属于理解内容。上午为阳中之阳,下午为阳中之阴;上半夜为阴中之阴,下半夜为阴中之阳。故选择 A。

8.【参考答案】B

【解析】本题考查事物或现象的阴阳属性,属于理解内容。上午为阳中之阳,下午为阳中之阴;上半夜为阴中之阴,下半夜为阴中之阳。故选择 B。

9.【参考答案】E

【解析】本题考查事物或现象的阴阳属性,属于理解内容。四季阴阳属性的划分:夏季属阳中之阳,秋季属阳中之阴,冬季属阴中之阴,春季属阴中之阳。故选择 E。

10.【参考答案】E

【解析】本题考查阴阳的对立制约,属于理解内容。"动极者镇之以静,阴亢者胜之以阳"大意为:"动证当予以镇静之剂,阳虚无以制阴则会致阴亢盛",体现的是属性相反的阴阳双方相互牵制(E)以维持动态平衡。阴阳对立侧重体现的是属性相反的阴阳双方之间的对立状态(A)。阴阳互根体现的是阴阳双方具有相互依存,互为根本的关系(B)。阴阳平衡是指阴阳双方在相互斗争、相互作用中处于大体均势的状态,即阴阳协调和相对稳定状态(C)。阴阳转化,指事物的总体属性,在一定条件下可以向其相反的方向转化,即属阳的事物可以转化为属阴的事物,属阴的事物可以转化为属阳的事物(D)。故选择 E。

11.【参考答案】B

【解析】本题考查阴阳的互根互用,属于理解内容。"孤阴不生,独阳不长"意为:完全脱离了阳,则阴无以化生;完全脱离了阴,则阳无以生长。它体现了阴阳双方相互依存、互为根本的关系,即阴和阳任何一方都不能脱离另一方而存在,每一方都以对方的存在作为自己存在的前提条件(B)。阴阳消长平衡是指对立互根的阴阳双方不是一成不变的,而是处于不断地增长和消减的变化之中,阴阳双方在彼此的运动过程中保持着动态平衡(C,E)。阴阳对立制约是指属性相反的阴阳双方在一个统一体中的相互斗争、相互制约和相互排斥(A)。阴阳转化,指事物的总体属性,在一定条件下可以向其相反的方向转化,即属阳的事物可以转化为属阴的事物,属阴的事物可以转化为属阳的事物(D)。故选择 B。

12.【参考答案】C

【解析】本题考查阴阳的互根互用,属于理解内容。阴阳互根是指一切事物或现象中相互对立着的阴阳两个方面,具有相互依存、互为根本的关系,故补阳时可适当佐以补阴药,谓之阴中求阳;补阴时可适当佐以补阳药,谓之阴中求阴,则可阴阳互生互济(C)。阴阳的对立制约,是指属性相反的阴阳双方在一个统一体中的相互斗争、相互制约和相互排斥(B)。阴阳消长,是指对立互根的阴阳双方不是一成不变的,而是处于不断的增长和消减的变化之中,阴阳双方在彼此消长的运动过程中保持着动态平衡(E)。阴阳相互转化,是指事物的总体属性,在一定条件下可以向其相反的方向转化(D)。阴阳协调平衡,是指阴阳双方在相互斗争、相互作用中处于大体均势的状态(A)。故选择 C。

13~14.【参考答案】A D

【解析】本题考查阴阳的基本内容,属于记忆理解内容。阴阳互根,指一切事物或现象中相互对立着的阴阳两个方面,具有相互依存、互为根本的关系。即阴和阳任何一方都不能脱离另一方而单独存在,每一方都以相对的另一方的存在为自己存在的前提。"孤阴不生,独阳不生",甚则"阴阳离决,精气乃绝"而死亡。阴阳互藏,指相互对立的阴阳双方中的任何一方都包含着另一方,即阴中有阳,阳中有阴。故13题选择A,14题选择D。

15.【参考答案】A

【解析】本题考查阴阳的消长,属于理解内容。冬天相对于春天为阴,春天相对于冬天为阳,从冬至到立春是由寒逐渐变热的过程,也是一个"阴消阳长"的过程。故选择A。

16.【参考答案】B

【解析】本题考查阴阳的消长。阴阳消长是指对立互根的阴阳双方不是一成不变的,而是处于不断的增长和消减的变化之中,阴阳双方在彼此消长的运动过程中保持着动态平衡。故选择B。

17.【参考答案】E

【解析】本题考查阴阳的转化。阴阳转化指事物的总体属性,在一定条件下可以向其相反的方向转化,即属阳的事物可以转化为属阴的事物,属阴的事物可以转化为属阳的事物。故选择E。

18.【参考答案】B

【解析】本题考查阴阳的互根互用,属于理解内容。阴阳离决指人体的阴阳失去相对平衡,一方过强或过弱,致另一方无法依存,无法再继续保持阴阳两者能动的相互平衡关系,出现离决,致使人体精气耗竭,生命终结,是阴阳相互依存,互为根本的体现,谁也离不开谁。对立制约是阴阳双方在一个统一体中的相互争斗、相互制约和相互排斥(A)。互根互用是阴阳具有相互资生、促进,互为根本的关系(B)。相互交感是阴阳二气在运动中相互感应而交合,即相互发生作用(C)。消长平衡是指对立互根的阴阳处于不断增长和消减的变化之中,保持动态平衡(D)。相互转化是阴阳在一定条件下可以向其相反的方向转化(E)。故选择B。

19.【参考答案】C

【解析】本题考查阴阳的相互转化,属于理解内容。阴阳转化,指事物的总体属性,在一定条件下可以向其相反的方向转化,即属阳的事物 可以转化为属阴的事物,属阴的事物可以转化为属阳的事物。《内经》以"重阴必阳,重阳必阴"、"寒极生热,热极生寒"(《素问·阴阳应象大论》)和"物生谓之化,物极谓之变"(《素问·天元纪大论》)来阐释阴阳转化的机理(C)。阴阳交感,是指阴阳二气在运动中相互感应而交合,亦即相互发生作用(A)。阴阳对立制约,是指属性相反的阴阳双方在一个统一体中的相互斗争、相互制约和相互排斥(B)。阴阳互根是指一切事物或现象中相互对立着的阴阳两个方面,具有相互依存,互为根本的关系(D)。阴阳消长,是指对立互根的阴阳双方不是一成不变的,而是处于不断的增长和消减的变化之中。阴阳双方在彼此消长的运动过程中保持着动态平衡(E)。故选择C。

20.【参考答案】C

【解析】本题考查阴阳交感,属于记忆理解内容。阴阳交感,指阴阳二气在运动中相互感应而交合。阴阳交感是宇宙万物赖以生成和变化的根源。古代哲学家认为,构成宇宙万物的本原之气,由自身的运动分化为相互对立的阴阳二气:阳气升腾而为天,阴气凝聚而为地。天气下降,地气上升,天地阴阳二气相互作用,交感合和,产生了宇宙万物,并推动着它们的发展和变化。《周易·系辞下》说:"天地氤氲,万物化醇;男女构精,万物化生。"故选择C。

21.【参考答案】B

【解析】本题考查阴阳的互根互用,属于记忆理解内容。"孤阴不生,独阳不长"意为:完全脱离了阳,则阴无以化生;完全脱离了阴,则阳无以生长。体现了阴阳双方相互依存、互为根本的关系,即阴和阳任何一方都不能脱离另一方而存在,每一方都以对方的存在作为自己存在的前提条件(B)。阴阳交感,指阴阳二气在运动中相互感应而交合。阴阳交感是宇宙万物赖以生成和变化的根源(C)。阴阳消长平衡是指对立互根的阴阳双方不是一成不变的,而是处于不断的增长和消减的变化之中,阴阳双方在彼此的运动过程中保持着动态平衡(D)。阴阳对立制约是指属性相反的阴阳双方在一个统一体中的相互斗争、相互制约和相互排斥(A)。阴阳转化,指事物的总体属性,在一定条件下可以向其相反方向转化,即属阳的事物可以转化为属阴的事物,属阴的事物可以转化为属阳的事物(E)。故选择B。

22.【参考答案】B

【解析】本题考查五脏的阴阳属性,属于记忆内容。五脏也分阴阳:心肺居于膈上属阳,而心属火,位南方,通于夏,主温通,属阳中之阳;肺属金,位西方,通于秋,主肃降,属阳中之阴。肝、脾、肾居膈下属阴,而肝属木,位东方,通于春,主升发,属阴中之阳;肾属水,位北方,通于冬,主闭藏,属阴中之阴;脾属土,居中央,主四时,属阴中之至阴。故选择B。

23.【参考答案】C

【解析】本题考查五脏的阴阳属性,属于记忆内容。五脏也分阴阳:心肺居于膈上属阳,而心属火,位南方,通于夏,主温通,属阳中之阳;肺属金,位西方,通于秋,主肃降,属阳中之阴。肝、脾、肾居膈下属阴,而肝属木,位东方,通于春,主升发,属阴中之阳;肾属水,位北方,通于冬,主闭藏,属阴中之阴;脾属土,居中央,主四时,属阴中之至阴。故选择 C。

24.【参考答案】D

【解析】本题考查点属于记忆内容。如体表属阳,然皮肉为阳中之阳,筋骨为阳中之阴。再继续分,则皮肤为阳中之阳,肌肉为阳中之阴;筋为阴中之阳,骨为阴中之阴。故选择 D。

25.【参考答案】B

【解析】本题考查阴阳的互根互用,属于记忆理解内容。因为阴阳之间存在着互根互用的关系。当阴阳发生病理性变化时可以出现阴阳互损的情况。阴阳互损导致阴阳两虚,所以临床上应采用阴阳双补的治疗原则。对阳损及阴导致的以阳虚为主的阴阳两虚证,当补阳为主,兼以补阴,此法就是阴中求阳;对阴损及阳导致的以阴虚为主的阴阳两虚证,当补阴为主,兼以补阳,即为阳中求阴,如此则阴阳双方相互资生,相互为用。故选择 B。

26.【参考答案】B

【解析】"壮水之主,以制阳光"又称壮水制火或滋水制火,滋阴抑火,是治求其属的治法,即用滋阴降火之法,以抑制阳亢火盛。如肾阴不足,则虚火上炎,此非火之有余,乃水之不足,故当滋养肾水。故选择 B。

27.【参考答案】C

【解析】本题考查的知识点是阴阳学说在疾病预防和治疗方面的应用。阴偏衰产生的是"阴虚则热"的虚热证,治疗当滋阴制阳,《内经》称之为"阳病治阴"。故选择 C。

第四单元　五行学说

1.【参考答案】D

【解析】本题考查点属于记忆内容。正确顺序角、徵、宫、商、羽。故选择 D。

2.【参考答案】A

【解析】本题考查点属于记忆内容。筋—木、脉—火、肉—土、皮—金、骨—水。故选择 A。

3~4.【参考答案】D　E

【解析】本题考查点属于记忆内容。酸—木、苦—火、甘—土、辛—金、咸—水。故 3 题选择 D,4 题选择 E。

5.【参考答案】A

【解析】本题考查五行属性,属于理解记忆内容。木曰曲直,水曰润下,火曰炎上,金曰从革,土爱稼穑。故选择 A。

6.【参考答案】D

【解析】本题考查五行特性。金曰从革为凡具有沉降、肃杀、收敛等性质或作用的事物和现象,归属于金。火曰炎上为凡具有温热、上升、光明等性质或作用的事物和现象,归属于火。土稼穑为凡具有生化、承载、受纳等性质或作用的事物和现象,归属于土。水曰润下为凡具有滋润、下行、寒凉、闭藏等性质或作用的事物和现象,归属于水。木曰曲直为凡具有生长、升发、条达、舒畅等性质或作用的事物和现象,归属于木。故选择 D。

7.【参考答案】E

【解析】本题考查五行特性。水曰润下为凡具有滋润、下行、寒凉、闭藏等性质或作用的事物和现象,归属于水。金曰从革为凡具有沉降、肃杀、收敛等性质或作用的事物和现象,归属于金。火曰炎上为凡具有温热、上升、光明等性质或作用的事物和现象,归属于火。土稼穑为凡具有生化、承载、受纳等性质或作用的事物和现象,归属于土。木曰曲直为凡具有生长、升发、条达、舒畅等性质或作用的事物和现象,归属于木。故选择 E。

8.【参考答案】A

【解析】本题考查点属于记忆内容。一年季节中,春属木、夏属火、长夏属土、秋属金、冬属水。故选择 A。

9.【参考答案】D

【解析】本题考查五行特性。金曰从革为凡具有沉降、肃杀、收敛等性质或作用的事物和现象,归属于金。火曰炎上为凡具有温热、上升、光明等性质或作用的事物和现象,归属于火。土稼穑为凡具有生化、承载、受纳等性质或作用的事物和现象,归属于土。水曰润下为凡具有滋润、下行、寒凉、闭藏等性质或作用的事物和现象,归属于水。木曰曲直为凡具有生长、升发、条达、舒畅等性质或作用的事物和现象,归属于木。故选择 D。

10.【参考答案】B

【解析】本题考查五行生克规律,属于理解记忆内容。水生木,木为水之子(B)。木克土,木为土之所不胜(A)。火生土,土为火之子(C)。水克火,水为火之所不胜(D)。金克木,金为木之所不胜(E)。故选择 B。

11.【参考答案】D

【解析】本题考查五行生克规律,属于理解记忆内容。金克木,金为木之所不胜(D)。水生木,水为木之母(A)。土生金,金为土之子(B)。火生土,火为土之母(C)。水克火,水为火之所不胜(E)。故选择 D。

12.【参考答案】D

【解析】本题考查五行生克规律,属于理解记忆内容。火克金,金为火之所胜。故选择 D。

13.【参考答案】A

【解析】本题考查五行生克规律,属于理解记忆内容。肺五行属金,金克木,木为金之所胜。故选择 A。

14.【参考答案】B

【解析】本题考查五行生克规律在治法上的应用,属于理解记忆内容。依据五行相克规律确定的治法,常用的有抑木扶土法、培土制水法、佐金平木法和泻南补北法四种;依据五行相生规律确定的治法,常用的有滋水涵木法、益火补土法、培土生金法、金水相生法四种。故选择 B。

15.【参考答案】E

【解析】本题考查五行学说的基本内容和其在生理病理方面的应用。五脏配属五行:肝属木,心属火,脾属土,肺属金,肾属水。而五行相生的次序是木生火、火生土、土生金、金生水、水生木。其中生我者为母,我生者为子。母病及子即病变从母脏传来,并依据相生方向侵及属子的脏腑。肺属金,肾属水,金生水,故肺为肾之母,肺病及肾属母病及子(A)。肺属金,心属火,根据五行相克,火克金。相侮传变即反克为害,病变由彼克脏腑传来。肺病及心属相侮传变(B)。心属火,肝属木,木生火,心为肝之子,心病及肝属子病及母(C)。肝属木,肾属水,水生木,肝为肾之子。子病及母即病变从子脏传来,侵及属母的脏腑。肝病及肾属于子病及母(D)。脾属土,肾属水,土克水。相乘传变即相克太过而导致的疾病传变,病变从相克方面传来,侵及被制脏腑。脾病及肾属于相乘传变(E)。故选择 E。

16.【参考答案】C

【解析】本题考查五行生克与乘侮规律,属于理解记忆内容。相乘与相侮的主要区别是:前者是按五行的相克次序发生过度的克制,后者是与五行相克次序发生相反方向的克制现象。两者之间的联系是:在发生相乘时,也可同时发生相侮;发生相侮时,也可同时发生相乘。《素问·五运行大论》说:"气有余,则制己所胜(C)而侮所不胜(D);其不及,则己所不胜,侮而乘之,己所胜,轻而侮之(E)"。母与子的关系不能用乘侮规律解释,而是用母子相即规律来解释。母生子,母气有余而滋养其子(A)。子气有余可以导致母行亢盛,也可损伤母行,不能说子气有余而乘其母(B)。故选择 C。

17.【参考答案】B

【解析】本题考查五行生克乘侮理论,属于理解内容。"见肝之病,知肝传脾",肝的病变可影响到脾的功能的发挥,故应先实脾,预防疾病的传变。如:肝气太过,或郁结,或上逆,木亢则乘土,病将及脾胃,此时应在疏肝平肝的基础上预先培补其脾气,使肝气得平,使脾气得健,则肝病不得传于脾。故选择 B。

18~19.【参考答案】D　C

【解析】本题考查五行生克乘侮理论,属于理解内容。母病及子指病变从母脏传来,并依据相生方向侵及属子的脏腑。肝属木,心属火,木生火,肝为心之母脏,肝病及心属母病及子(A)。子病及母是指病变从子脏传来,侵及属母的脏腑。肝属木,肾属水,水生木,肝为肾之子脏,肝病及肾属子病及母(B)。相侮传变即反克为害。肝属木,肺属金,金克木,但出现木火刑金,肝病及肺,属相侮传变(C)。相乘传变即相克太过导致的疾病传变。肝属木,脾属土,木克土,木亢乘土,肝病及脾,五行相乘(D)。子病及母是指病变从子脏传来,侵及属母的脏腑。脾属土,心属火,火生土,脾为心之子脏,脾病及心,属子病及母(E)。

20.【参考答案】D

【解析】本题考查五行生克乘侮理论,属于理解内容。肝属木,肺属金,金克木,但出现木火刑金,肝病及肺,属相侮传变。故选择 D。

21~22.【参考答案】B　A

【解析】本题考查五行生克乘侮理论,属于理解内容。相侮传变即反克为害。肝属木,肺属金,金克木,但出现木火刑金,肝病及肺,属相侮传变(B)。相乘传变即相克太过导致的疾病传变。肝属木,脾属土,木克土,木亢乘土,肝病及脾,属五行相乘(A)。

23.【参考答案】A

【解析】本题考查五行生克乘侮理论,属于理解内容。脾属土,肾属水,土克水。相乘传变即相克太过而导致的疾病传变,病变从相克方面传来,侵及被制脏腑。脾病及肾属于相乘传变。故选择 A。

24.【参考答案】A

【解析】本题考查五行生克乘侮理论,属于理解内容。心属火,脾属土,火生土,故心病及脾属于"母病及子"的脏病传变。故选择 A。

25～26.【参考答案】C　D

【解析】本题考查五行生克乘侮理论,属于理解内容。脾属土,肾属水,土克水。相乘传变即相克太过而导致的疾病传变,病变从相克方面传来,侵及被制脏腑。脾病及肾属于相乘传变(C)。木克土,土壅木郁即脾病及肝,不是母子间疾病的传变,是反向克制导致的传变(D)。

27.【参考答案】D

【解析】本题考查五行生克乘侮理论,属于理解内容。心属火,肝属木,木生火,心为肝之子,心病及肝属子病及母。故选择 D。

28.【参考答案】A

【解析】本题考查五行生克乘侮理论,属于理解内容。肝属木,心属火,木生火,肝为心之母脏,肝病及心属母病及子。故选择 A。

29.【参考答案】C

【解析】本题考查五行生克在情志治法的应用,属于理解内容。情志生于五脏,五脏之间有着生克关系,所以情志之间也存在着生克关系。运用情志相互制约的关系来达到调中情志治疗疾病的目的便是情志病治疗中的情志相胜法。即一"行"的情志可以制约其"所胜"的情志。怒为肝志,属木;喜为心志,属火,思为脾志,属土;悲为肺志,属金;恐为肾志,属水。火能克金,故喜能胜悲(A)。土能克水,故思能胜恐(B)。金能克木,故悲能胜怒(C)。水能克火,故恐能胜喜(D)。惊与肾的关系密切,不能制约大怒(E)。

30.【参考答案】C

【解析】本题考查五行生克规律在治法上的应用,属于理解记忆内容。依据五行相克规律确定的治法,常用的有抑木扶土法、培土制水法、佐金平木法和泻南补北法四种;依据五行相生规律确定的治法,常用的有滋水涵木法、益火补土法、培土生金法、金水相生法四种。故选择 C。

31.【参考答案】A

【解析】本题考查五行生克规律在治法上的应用,属于理解记忆内容。抑木扶土法是疏肝健脾或平肝和胃以治疗肝脾不和或肝气犯胃病证的治法,又称疏肝健脾法、调理肝脾法(或平肝和胃法)。适用于木旺乘土或土虚木乘之证。故选择 A。

32.【参考答案】A

【解析】本题考查五行生克规律在治法上的应用,属于理解记忆内容。"培土生金"是指健脾生气以补益肺气的治法。脾在五行属土、肺在五行属金,土生金,故培土生金体现五行相生(A)的规律。五行相乘是指五行中一行对其所胜的过度制约或克制(E)。五行相克是指木、火、土、金、水之间存在着有序的递相克制、制约的关系(B)。五行相侮是指五行中一行对其所不胜的反向制约和克制(C)。母病及子是指五行中的某一行异常,影响到其子行,终致子母两行都异常(D)。故选择 A。

33～34.【参考答案】A　E

【解析】本题考查五行生克规律在治法上的应用,属于理解记忆内容。依据五行相生规律确定的治法,常用的有滋水涵木法、益火补土法、培土生金法、金水相生法四种(A)。佐金平木法是一种五行相克治法,清肃肺气以抑制肝气上逆的方法(E)。肝气上冲于肺,肺气不得不降,出现气喘短息,胁肋窜痛,脉弦等症,用佐金平木法,肺气下降则肝气随之条达舒畅。

第五单元　藏象学说(助理医师不考)

1.【参考答案】D

【解析】本题考查藏象的基本含义,属于记忆内容,记住即可。

第六单元　五　脏

1.【参考答案】A

【解析】本题考查五脏的生理特点,属于记忆内容。"所谓五脏者,藏精气而不泻也,故满而不能实;六腑者,传化物而不藏,故实而不能满也。"故选择 A。

2.【参考答案】D

【解析】本题考查五脏的生理特点,属于记忆内容。"所谓五脏者,藏精气而不泻也,故满而不能实;六腑者,传化物而不藏,故实而不能满也。"故选择 D。

3.【参考答案】B

【解析】本题考查六腑的生理特点,属于记忆内容。"所谓五脏者,藏精气而不泻也,故满而不能实;六腑者,传化物而不藏,故实而不能满也。"故选择 B。

4.【参考答案】B

【解析】本题考查心的生理功能,属于理解记忆内容。心的主要生理功能是主血脉,主藏神。心藏神,又称主神明或主神志,是指心有统帅全身脏腑、经络、形体、官窍的生理活动和主司精神、意识、思维、情志等心理活动的功能(B)。脾的主要生理功能是主运化(C),统摄血液(D)。肝的主要生理功能是主疏泄(E)和主藏血(A)。故选择 B。

5.【参考答案】B

【解析】本题考查心的生理功能,属于理解记忆内容。心的主要生理机能为主血脉和主藏神,而心的主血脉和心藏神的机能上事人体整个生命活动的作用,故称心为五脏六腑之大主。心主血脉之所以和心为五脏六腑之大主有一定关系,是由于人体各脏腑形体官窍的生理机能,包括神志活动都离不开血气的充养,而血气到达全身是以心脏搏动为动力的。故心主血脉与心为五脏六腑之大主有一定联系,但并非理论依据(A)。人体的脏腑、经络、形体、官窍,各有不同的生理机能,但它们都必须在心神的主宰和调节下,分工合作,共同完成整体生命活动。心神通过驾驭协调各脏腑之气以达到调控个脏腑机能之目的,因此心为五脏六腑之大主(B)。思维、魂魄、意志均为心主神志的一个方面(C、D、E)。故选择 B。

6.【参考答案】B

【解析】本题考查心为"君主之官"的理论依据,属于理解记忆内容。因为心藏神,又称主神明或主神志,是指心有统帅全身脏腑、经络、形体、官窍的生理活动和主司精神、意识、思维、情志等心理活动的功能。故《素问·灵兰秘典论》说:"心者,君主之官也,神明出焉。"因为《素问·宣明五气》所说:"心藏神,肺藏魄,肝藏魂,脾藏意,肾藏志。"意志魂魄不属于心,不能用于解释心为"君主之官"。故选择 B。

7.【参考答案】C

【解析】本题考查心主神志最主要的物质基础,属于理解记忆内容。心主血脉,主藏神,只有心血充足才能化神养神而使心神灵敏不惑,所以血液是心主神志最主要的物质基础。故选择 C。

8.【参考答案】E

【解析】本题考查血液正常运行的基本条件,属于理解记忆内容。因为心、脉、血三者密切相连,构成一个血液循环系统。血液在脉中正常运行,必须以心气充沛、血液充盈、脉管通利为基本条件。其中心气充沛又起着主导作用,对血液循环系统生理功能的正常发挥起着主导作用。故选择 E。

9.【参考答案】A

【解析】本题考查脏腑的生理特性,属于理解记忆内容。心的生理特性是:为阳脏而主通明。心主通明,通即通畅,明即清明,是指心脉以通畅为本,心神以清明为要。故选择 A。

10.【参考答案】A

【解析】本题考查五脏的生理功能,属于理解记忆内容。心的主要生理功能是主血脉,主藏神。脾的主要生理功能是主运化,统摄血液。肝的主要生理功能是主疏泄和主藏血。故选择 A。

11.【参考答案】B

【解析】本题考查五脏的生理功能,属于记忆内容。心的主要生理功能是主血脉,主藏神。故选择 B。

12.【参考答案】B

【解析】本题考查心为"君主之官"的理论依据,属于理解记忆内容。因为心藏神,又称主神志,是指心有统帅全身脏腑、经络、形体、官窍的生理活动和主司精神、意识、思维、情志等心理活动的功能。故《素问·

灵兰秘典论》说:"心者,君主之官也,神明出焉。"故选择 B。

13.【参考答案】C

【解析】本题考查肺的主要生理机能,属于理解记忆内容。肺气的宣发肃降作用推动和调节全身水液的输布和排泄。肺气的宣发作用,能向上向外布散气与津液,肺气的肃降作用,能向内向下布散气和津液,肺气的宣发和肃降,是相互制约、相互为用的两个方面。宣发与肃降协调,则呼吸均匀通畅,水液得以正常的输布代谢,所谓"水精四布,五经并行"。宣发与肃降失调,则见呼吸失常和水液代谢障碍,故与肺主通调水道功能关系最密切的是肺主宣发和肃降。故选择 C。

14～15.【参考答案】C　B

【解析】本题考查点属于记忆内容,记住即可。

16.【参考答案】A

【解析】本题考查肺主气的功能与特性的决定因素,属于理解记忆内容。肺主一身之气和呼吸之气,实际上都基于肺的呼吸功能(A)。肺的呼吸调匀是气的生成和气机调畅的根本条件。如果肺的呼吸功能失常,势必影响一身之气的生成和运行。肺主气是宗气的来源之一,所以肺主气的功能与特性不取决于宗气的生成(B)。肺主一身之气的运行,体现于对全身气机的调节作用(C)。肺朝百脉,是指全身的血液都通过百脉流经于肺,经肺的呼吸,进行体内外清浊之气的交换,然后再通过肺气宣降作用,将富有清气的血液通过百脉输送到全身(D)。肺主治节,是指肺气具有治理调节肺之呼吸及全身之气、血、水的作用(E)。故选择 A。

17.【参考答案】E

【解析】本题考查肺的生理特性和生理机能以及二者的区别,理解记忆即可。肺的生理机能是主气司呼吸、主行水、朝百脉、主治节(E)。肺的生理特性是肺为华盖(A)、肺为娇脏(B)、肺气宣降(C、D)。故选择 E。

18.【参考答案】B

【解析】本题考查点属于记忆内容,记住即可。

19.【参考答案】B

【解析】本题考查肺的生理特性和生理机能以及二者的区别,理解记忆即可。肺朝百脉,助心行血;脾主统血和运化;肝主调畅气机;肾主司水液。故选择 B。

20.【参考答案】B

【解析】本题考查脾的生理功能,属于理解记忆内容。运化水液,也有人称作"运化水湿",是指对水液的吸收、转输和布散作用,是脾主运化的一个组成部分。饮食中营养物质的吸收,多属于液态状物质,所谓运化水液的功能,即是对被吸收的水谷精微中多余水分,能及时地转输至肺和肾,通过肺、肾的气化功能,化为汗和尿排出体外。因此,脾的运化水液功能健旺,就能防止水液在体内发生不正常停滞,也就能防止湿、痰、饮等病理产物的生成。反之,脾的运化水液功能减退,必然导致水液在体内的停滞,而产生湿、痰、饮等病理产物,甚则导致水肿。所以《素问·至真要大论》说:"诸湿肿满,皆属于脾。"这也就是脾虚生湿,脾为生痰之源和脾虚水肿的发生机理。故选择 B。

21.【参考答案】C

【解析】本题考查点属于理解记忆内容。人体的四肢需要脾胃运化的水谷精微及津液的营养和滋润,脾气健运则四肢的活动充足,强健有力,所以脾气的运化功能与肌肉的壮实及其功能的发挥之间有着密切的联系。肝在体合筋,心在体合脉,肺在体合皮,肾在体合骨。故选择 C。

22～23.【参考答案】C　D

【解析】本题考查点属于记忆内容,记住即可。

24.【参考答案】B

【解析】本题考查点属于记忆内容,记住即可。

25.【参考答案】E

【解析】本题考查点属于记忆内容,记住即可。

26.【参考答案】D

【解析】本题考查点属于理解记忆内容。人体的四肢需要脾胃运化的水谷精微及津液的营养和滋润,脾气健运则四肢的活动充足,强健有力,所以脾气的运化功能与肌肉的壮实及其功能的发挥之间有着密切的联系。

27.【参考答案】B

【解析】本题考查肝主疏泄的基本生理功能,属于理解记忆内容。肝主疏泄,是指肝气具有疏通、畅达全身气机,进而起到促进精血津液的运行输布、脾胃之气的升降、胆汁的分泌排泄以及情志的舒畅等作用,所以肝主疏泄的基本生理功能是调畅全身气机。故选择 B。

28.【参考答案】C

【解析】本题考查肝主疏泄的基本生理功能,属于理解记忆内容。肝主疏泄,是指肝气具有疏通、畅达全身气机,进而起到促进血津液的运行输布、脾胃之气的升降、胆汁的分泌排泄以及情志的舒畅等作用,所以肝主疏泄的基本生理功能是调畅全身气机。故选择 C。

29.【参考答案】A

【解析】本题考查肝的生理特性,属于理解记忆内容。肝的主要生理机能是主疏泄和主藏血。肝"体阴而用阳"是中医学对肝脏生理病理的概括。"体"是指肝脏的本体,"用"则为肝脏的功能活动。肝藏血,血为阴,足厥阴肝经,所以肝的实体为阴,肝主疏泄,疏泄体现阳的特性(A)。心的生理特性是为阳脏而主通明(B)。脾的主要生理机能是主运化,统摄血液(C)。肺的主要生理机能是主气司呼吸,主行水,朝百脉,主治节(D)。肾的主要生理机能是主藏精,主水,主纳气(E)。故选择 A。

30.【参考答案】C

【解析】本题考查肝主疏泄的功能,属于理解记忆内容。肝主疏泄,是指肝气具有疏通、畅达全身气机,进而促进精血津液的运行输布、脾胃之气的升降、胆汁的分泌排泄以及情志的舒畅等作用。包括:①促进血液与津液的运行输布;②促进脾胃运化和胆汁的分泌排泄;③调畅情志;④促进男子排精与女子排卵行经。肝气的疏泄作用是,调畅全身气机,使脏腑经络之气的运行通畅无阻。肾主骨生髓的生理功能,说明促进骨骼发育是肾精及肾气促进机体生长发育功能的具体体现。故选择 C。

31.【参考答案】E

【解析】本题考查肝主疏泄的功能,属于理解记忆内容。肝主疏泄,是指肝气具有疏通、畅达全身气机,进而促进精血津液的运行输布、脾胃之气的升降、胆汁的分泌排泄以及情志的舒畅等作用。包括:①促进血液与津液的运行输布;②促进脾胃运化和胆汁的分泌排泄;③调畅情志;④促进男子排精与女子排卵行经。肝气的疏泄作用,调畅全身气机,使脏腑经络之气的运行通畅无阻。故选择 E。

32.【参考答案】E

【解析】本题考查肝藏血的生理功能的含义,属于理解记忆内容。肝藏血,是指肝脏具有贮藏血液、调节血量和防止出血的功能。促进男子排精是肝主疏泄的表现。故选择 E。

33.【参考答案】E

【解析】本题考查点属于记忆内容,记住即可。

34.【参考答案】E

【解析】本题考查阴阳之根本所对应的脏腑,属于理解记忆内容。肾气所分的肾阴、肾阳为机体生命活动的根本,肾阴肾阳又称"五脏阴阳之本"。故选择 E。

35.【参考答案】D

【解析】人体的水液代谢与诸多脏腑有关,而肺的宣发和肃降、脾的运化和转输、胃的游溢精气、肾的蒸腾和气化是调节水液代谢平衡的中心环节,尤以肾的作用贯穿始终,居于极其重要的地位。肾主水,即是指肾中精气的气化作用,对于体内津液的输布和排泄,维持体内津液代谢的平衡,起着主宰作用。故选择 D。

36~37.【参考答案】D　E

【解析】本题考查本题考查点属于记忆内容,记住即可。

38.【参考答案】C

【解析】本题考查五脏之间的关系,属于理解记忆内容。心与肺的关系,主要表现在血液运行与呼吸吐纳之间的协同调节关系。血液的正常运行,必须依赖于心气的推动,亦有赖于肺气的辅助。故选择 C。

39.【参考答案】D

【解析】本题考查五脏之间的关系,属于理解记忆内容。心的生理功能为主血脉(心推动血液运行的功能)和心藏神(心脏具有主管生命和精神活动的功能)。肝主调畅精神情志,维持气血运行,肝主藏血(贮藏血液和调节血流量)。可见心与肝的主要生理特性与血液和神志关系最密切。故选择 D。

40~41.【参考答案】A　B

【解析】本题考查点属于记忆内容,记住即可。

42~43.【参考答案】E　D

【解析】本题考查五脏之间的关系,属于理解记忆内容。"乙癸同源"即"肝肾同源",主要表现在精血同源、藏泄互用以及阴"水火既济"即"心肾相交",心居上焦属阳,在五行中属火;肾居下焦属阴,在五行中属水。在上者宜降,在下者宜升,升已而降,降已而升。心位居上,故心火(阳)必须下降于肾,使肾水不寒;肾位居下,故肾水(阴)必须上济于心,使心火不亢。肾无心火之温煦则水寒,心无肾阴之凉润则火炽。心与肾之间的水火升降互济,维持了两脏之间生理机能的协调平衡。

44.【参考答案】B

【解析】本题考查五脏之间的关系,属于理解记忆内容。"水火既济"即"心肾相交",心居上焦属阳,在五行中属火;肾居下焦属阴,在五行中属水。在上者宜降,在下者宜升,升已而降,降已而升。心位居上,故心火(阳)必须下降于肾,使肾水不寒;肾位居下,故肾水(阴)必须上济于心,使心火不亢。肾无心火之温煦则水寒,心无肾阴之凉润则火炽。心与肾之间的水火升降互济,维持了两脏之间生理机能的协调平衡。故选择 B。

45~46.【参考答案】E A

【解析】本题考查点属于记忆内容,记住即可。主蛰,喻指肾有潜藏、封藏、闭藏之生理特性,是对其藏精机能的高度概括。肾的藏精、主纳气、主生殖、主二便等机能,都是肾主蛰藏生理特性的具体体现。守位,是指肾中相火(肾阳)涵于肾中,潜藏不露,以发挥其温煦、推动等作用。相火与君火相对而言。君火,即心阳,心之生理之火,又称心火;相对于心火,其他脏腑之火皆称为相火。

47.【参考答案】B

【解析】本题考查五脏之间的关系,属于理解记忆内容。主要体现在人体气机升降的调节方面。"肝生于左,肺藏于右"是指肝气从左升发,肺气由右肃降。肝气以升发为宜,肺气以肃降为顺。此为肝肺气机升降的特点所在。肝升肺降,升降协调,对全身气机的调畅、气血的调和,起着重要的调节作用。故选择 B。

48.【参考答案】B

【解析】本题考查五脏之间的关系,属于理解记忆内容。肺与脾的关系,主要表现在气的生成与水液代谢两个方面。气的生成:肺主呼吸,吸入自然界的清气;脾主运化,化生水谷之精并进而化为谷气。清气与谷气在肺中汇为宗气,宗气与元气再合为一身之气。一身之气的盛衰,主要取决于宗气的生成。故选择 B。

49~50.【参考答案】C E

【解析】本题考查五脏之间的关系,属于理解记忆内容。肺与脾的关系,主要表现在气的生成与水液代谢两个方面。气的生成:肺主呼吸,吸入自然界的清气;脾主运化,化生水谷之精并进而化为谷气。清气与谷气在肺中汇为宗气,宗气与元气再合为一身之气。一身之气的盛衰,主要取决于宗气的生成。肺与肾的关系,主要表现在水液代谢、呼吸运动及阴阳互资三个方面。肺主气而司呼吸,肾藏精而主纳气。人体的呼吸运动,虽由肺所主,但亦需肾的纳气机能协助。只有肾精及肾气充盛,封藏机能正常,肺吸入的清气才能经过其肃降而下纳于肾,以维持呼吸的深度。

51~52.【参考答案】E A

【解析】本题考查五脏之间的关系,属于理解记忆内容。脾为后天之本,肾为先天之本,脾肾两者首先表现为先天与后天的互促互助关系;脾主运化水液,肾为主水之脏,脾肾的关系还表现在水液代谢方面。肺与肾的关系,主要表现在水液代谢、呼吸运动及阴阳互资三个方面。肺主气而司呼吸,肾藏精而主纳气。人体的呼吸运动,虽由肺所主,但亦需肾的纳气机能协助。只有肾精及肾气充盛,封藏机能正常,肺吸入的清气才能经过其肃降而下纳于肾,以维持呼吸的深度。

53.【参考答案】D

【解析】本题考查五脏之间的关系,属于理解记忆内容。肝主藏血,调节血量;脾主生血,统摄血液。脾气健运,水谷精微充足,气血生化有源,肝得以濡养而使肝气冲和条达。肝脾相互协作,共同维持血液的正常运行。故选择 D。

54.【参考答案】C

【解析】本题考查五脏之间的关系,属于理解记忆内容。肺与肾的关系,主要表现在水液代谢、呼吸运动及阴阳互资三个方面。故选择 C。

55.【参考答案】B

【解析】本题考查五脏之间的关系,属于理解记忆内容。脾为后天之本,肾为先天之本,脾肾两者首先表现为先天与后天的互促互助关系。故选择 B。

56~57.【参考答案】D A

【解析】本题考查五脏之间的关系,属于理解记忆内容。脾为后天之本,肾为先天之本,脾肾两者首先表现为先天与后天的互促互助关系。肝气由肝血所化所养,内含肝阴与肝阳;肾气由肾精化生,内含肾阴与肾阳。不仅肝血与肾精之间存在着同源互化的关系,而且肝肾阴阳之间也存在着相互资养和相互制约的联系。

58.【参考答案】B

【解析】本题考查五脏之间的关系,属于理解记忆内容。肝主疏泄,肾主封藏,二者之间存在着相互为用、相互制约的关系。肝气疏泄可促使肾气封藏有度,肾气闭藏可防肝气疏泄太过。疏泄与封藏,相反而相成,从而调节女子的月经来潮、排卵和男子的排精。故选择 B。

59.【参考答案】B

【解析】本题考查五脏之间的关系,属于理解记忆内容。肝与肾有"肝肾同源"或"乙癸同源"之称。主要表现在精血同源、藏泄互用以及阴阳互滋互制等方面。故选择 B。

60.【参考答案】E

【解析】本题考查五脏之间的关系,属于理解记忆内容。"水火既济"即"心肾相交",心居上焦属阳,在五行中属火;肾居下焦属阴,在五行中属水。在上者宜降,在下者宜升,升已而降,降已而升。心位居上,故心火(阳)必须下降于肾,使肾水不寒;肾位居下,故肾水(阴)必须上济于心,使心火不亢。肾无心火之温煦则水寒,心无肾阴之凉润则火炽。心与肾之间的水火升降互济,维持了两脏之间生理机能的协调平衡。故选择 E。

61.【参考答案】E

【解析】本题考查五脏之间的关系,属于理解记忆内容。心与小肠互为表里,心包与三焦互为表里。

62~63.【参考答案】D　E

【解析】本题考查五脏之间的关系,属于理解记忆内容。肺主气而司呼吸,肾藏精而主纳气。人体的呼吸运动,虽由肺所主,但亦需肾的纳气机能协助。只有肾精及肾气充盛,封藏机能正常,肺吸入的清气才能经过其肃降而下纳于肾,以维持呼吸的深度。

64~65.【参考答案】D　B

【解析】本题考查五脏之间的关系,属于理解记忆内容。肝主疏泄,肾主封藏,二者之间存在着相互为用、相互制约的关系。肝气疏泄可促使肾气封藏有度,肾气闭藏可防肝气疏泄太过。疏泄与封藏,相反而相成,从而调节女子的月经来潮、排卵和男子的排精。"水火既济"即"心肾相交",心居上焦属阳,在五行中属火;肾居下焦属阴,在五行中属水。在上者宜降,在下者宜升,升已而降,降已而升。心位居上,故心火(阳)必须下降于肾,使肾水不寒;肾位居下,故肾水(阴)必须上济于心,使心火不亢。肾无心火之温煦则水寒,心无肾阴之凉润则火炽。心与肾之间的水火升降互济,维持了两脏之间生理机能的协调平衡。

66~67.【参考答案】B　E

【解析】本题考查点属于记忆内容,记住即可。

68.【参考答案】E

【解析】本题考查点属于记忆内容,记住即可。

69~70.【参考答案】C　B

【解析】本题考查点属于记忆内容,记住即可。

71~72.【参考答案】B　D

【解析】本题考查点属于记忆内容,记住即可。

73~74.【参考答案】C　E

【解析】本题考查点属于记忆内容,记住即可。

75.【参考答案】C

【解析】本题考查点属于记忆内容,记住即可。

76.【参考答案】A

【解析】本题考查点属于记忆内容,记住即可。

77~78.【参考答案】B　E

【解析】本题考查点属于记忆内容,记住即可。

79.【参考答案】D

【解析】本题考查点属于记忆内容,记住即可。

80.【参考答案】D

【解析】本题考查点属于记忆内容,记住即可。

81.【参考答案】E

【解析】本题考查点属于记忆内容,记住即可。

82.【参考答案】C

【解析】本题考查点属于记忆内容,记住即可。

第七单元 六 腑

1.【参考答案】C

【解析】本题考查点属于记忆内容,记住即可。六腑除胆以外,都是贮藏或转输浊物,只有胆是贮藏精汁,故名被称为"中精之腑"。故选择 C。

2.【参考答案】B

【解析】本题考查点属于记忆内容,记住即可。三焦有"孤府""决渎之官"之称。胃有"太仓"、"水谷之海"之称。小肠有"受盛之官"之称。脾有"仓廪之官"之称,与胃之"太仓"不可混淆。大肠有"传导之官"之称。故选择 B。

3.【参考答案】C

【解析】本题考查胃的特性,属于理解记忆内容。胃主通降,喜润恶燥。故选择 C。

4.【参考答案】D

【解析】本题考查胃的特性,属于理解记忆内容。胃主通降,喜润恶燥。故选择 D。

5.【参考答案】B

【解析】本题考查胃生理功能,属于理解记忆内容。胃有"太仓""水谷之海"之称。胃的主要生理功能是主受纳和腐熟水谷。故选择 B。

6.【参考答案】E

【解析】本题考查小肠的生理功能,属于理解记忆内容。小肠的主要生理机能是主受盛化物和泌别清浊。运化为脾的生理功能。脾主运化,包括运化水谷精微和运化水湿。通调水道为肺的生理功能。受纳为胃的生理功能,胃主受纳水谷。腐熟水谷为胃的生理功能,胃气将饮食物初步消化,并形成食糜。故选择 E。

7.【参考答案】C

【解析】本题考查小肠的生理功能,属于理解记忆内容。小肠主受盛和化物,表现在以下两个方面:一是小肠接受由胃腑下传的食糜而盛纳之,即受盛作用。小肠承受适时下降的经过胃初步腐熟的饮食物,并在小肠内停留一定的时间,以便进一步充分消化和吸收。二是由脾气对小肠中的食糜进一步消化,化为精微和糟粕两部分,即化物作用。故选择 C。

8.【参考答案】D

【解析】本题考查小肠的生理功能,属于理解记忆内容。小肠主泌别清浊、主液。小肠中的食糜在进一步消化的过程中,随之分为清、浊两部分:清者,即水谷精微和津液,由小肠吸收,经脾气的转输全身;浊者,即食物残渣和部分水液,经胃和小肠之气的作用通过阑门传送到大肠。小肠在吸收谷精的同时,吸收了大量的津液。小肠吸收的津液与谷精合为水谷之精,由脾气转输到全身,其中部分津液经三焦下渗膀胱,成为尿液生成之源。故选择 D。

9.【参考答案】A

【解析】本题考查小肠的生理功能,属于理解记忆内容。小肠的主要生理机能是主受盛化物和泌别清浊。运化为脾的生理功能。脾主运化,包括运化水谷精微和运化水湿。通调水道为肺的生理功能。受纳为胃的生理功能,胃主受纳水谷。腐熟水谷为胃的生理功能,胃气将饮食物初步消化,并形成食糜。故选择 A。

10.【参考答案】B

【解析】本题考查大肠的生理功能,属于理解记忆内容。传化糟粕为大肠的生理功能。受盛为小肠的生理功能。化物为小肠的生理功能。泌别清浊为小肠的生理功能。通行元气为三焦的生理功能。故选择 B。

11.【参考答案】C

【解析】本题考查点属于记忆内容,记住即可。

12~13.【参考答案】B D

【解析】本题考查点属于记忆内容,记住即可。

14~15.【参考答案】D E

【解析】本题考查点属于记忆内容,记住即可。

16.【参考答案】E

【解析】本题考查点属于记忆内容,记住即可。胃、小肠、大肠中的部分津液由脾吸收后,经三焦之腑渗入膀胱,成为尿液生成之源。因此,膀胱是水液汇聚之处,故《灵枢》称之为"津液之府"。《素问·灵兰秘典论》说:"膀胱者,州都之官,津液藏焉。"故选择 E。

17.【参考答案】D

【解析】本题考查点属于记忆内容,记住即可。津液自胃肠经三焦下渗膀胱,三焦水道通畅,则津液源源不断渗入膀胱,成为尿液生成之源。《灵枢·本输》说:"三焦者,中渎之府也,水道出焉,属膀胱。"故选择 D。

18.【参考答案】C

【解析】本题考查点属于记忆内容,记住即可。《灵枢·本输》说:"三焦者,中渎之府也,水道出焉,属膀胱,是孤之府也。"故选择 C。

19.【参考答案】C

【解析】本题考查三焦的生理功能,属于理解记忆内容。六腑三焦的主要生理机能是疏通水道,运行津液。故选择 C。

20~21.【参考答案】D E

【解析】本题考查点属于记忆内容,记住即可。

22.【参考答案】C

【解析】本题考查点属于记忆内容,记住即可。津液自胃肠经三焦下渗膀胱,三焦水道通畅,则津液源源不断渗入膀胱,成为尿液生成之源。《灵枢·本输》说:"三焦者,中渎之府也,水道出焉,属膀胱。"故选择 C。

第八单元　奇恒之腑

1.【参考答案】C

【解析】本题考查点属于记忆内容,记住即可。脑,又名髓海,深藏于头部,居颅腔之中,其外为头面,内为脑髓,是精髓和神明汇集发出之处,又称为元神之府。心为藏神之脏,君主之官,生之本,五脏六腑之大主。肾有先天之本,封藏之本,五脏阴阳之本之称。头为精明之府。肝为将军之官,谋虑出焉。故选择 C。

2.【参考答案】E

【解析】本题考查点属于记忆内容,记住即可。

3.【参考答案】D

【解析】本题考查点属于记忆内容,记住即可。

4.【参考答案】B

【解析】本题考查点属于记忆内容,记住即可。脑,又名髓海,深藏于头部,居颅腔之中,其外为头面,内为脑髓,是精髓和神明汇集发出之处,又称为元神之府。故选择 B。

5.【参考答案】C

【解析】本题考查点属于记忆内容,记住即可。女子胞,又称胞宫、胞脏、子宫、子脏等。故选择 C。

6.【参考答案】B

【解析】本题考查点属于记忆内容,记住即可。人出生后随着肾精及肾气的不断充盈,产生天癸。天癸,是肾精及肾气充盈到一定程度而产生的一种精微物质,具有促进人体生殖器官的发育成熟和维持人体生殖机能的作用。故选择 B。

7.【参考答案】E

【解析】本题考查点属于记忆内容,记住即可。

8.【参考答案】E

【解析】本题考查五脏与六腑之间的关系,属于理解记忆内容。脾与胃:纳运相成、升降相因、燥湿相济。故选择 E。

9.【参考答案】C

【解析】本题考查点属于理解记忆内容,记住即可。气的运动称作气机。气运动的基本形式是升降出入。气的升降出入运动,不仅推动和激发着人体的各种生理活动,而且也只有在脏腑经络组织器官的生理活动中,才能得到具体的体现。肺与肝的相互关系,主要表现在人体气机升降的调节方面。在生理上,肺位于膈上,主肃降,应秋气,其气以下降为顺;肝位于下焦,主升发,应春气,其气以上升为和。肝升肺降,相反相成,维持人体气机的调畅,是谓"肝升于左,肺降于右"(A)。肺与肾之间的关系主要表现为呼吸和水液代谢方面。在呼吸方面,肺为呼吸器官,通过肺的呼浊吸清,吐故纳新,完成体内外气体的交换。但肺的呼吸功能,必须依赖于肾主纳气的作用才得以正常发挥。中医学认为,由于肺吸入的清气,必须下行至肾,由肾摄纳之,从而保证呼吸运动的平稳,有利于气体的交换,故"肺为气之主,肾为气之根,肺主出气,肾主纳气,阴阳相交,呼吸乃和"。在水液代谢方面,肾为主水之脏,具有气化功能,其气化作用贯穿在水液代谢的始终,而肺为水之上源,肺主行水,宣发肃降,通调水道。肺肾等脏相互配合,共同维持人体水液代谢的协调平衡(B)。脏腑之气的运动规律中,脾胃属土,居中央,主四时,养四脏,脾气升而胃气降,斡旋四脏之气的升降运动,为脏气升降之枢纽。脾胃之气的升降失调,不仅影响饮食物的消化和水谷精微的吸收,导致气血生化无源,而且可阻滞中焦,导致其他四脏之气的升降运动失常而出现心肾水火不济、肝肺左升右降不和等病理状态(C)。胆附于肝,有经脉互为络属,构成表里关系,肝与胆的关系,主要表现在消化和情志方面(D)。心为阳脏,位居膈上,属阳、属火;肾位于下焦,属阴、属水,心肾之间的关系,主要表现为阴阳相交,水火既济的关系。心火在上,必须下行至肾,资助肾阳以温煦肾水,使肾水不寒;肾水在下必上行至心,资助心阴以涵养心阳,使心火不亢,从而维持心肾乃至全身的水火阴阳之间的协调平衡(E)。

第九单元 精、气、血、津液、神

1.【参考答案】D
【解析】本题考查点属于记忆内容,记住即可。
2.【参考答案】D
【解析】本题考查点属于记忆内容,记住即可。
3.【参考答案】B
【解析】本题考查点属于理解记忆内容。发为血之余,肾其华在发,肾主藏精。故选择 B。
4.【参考答案】D
【解析】本题考查点属于理解记忆内容。气具有防御的作用。
5.【参考答案】C
【解析】本题考查点属于理解记忆内容。气的运动称作气机。人体之气的运动形式,可以简单地归纳为升、降、出、入四种基本形式。故选择 C。
6~7.【参考答案】C D
【解析】本题考查气的功能,属于理解记忆内容。气的防御作用,气既能护卫肌表,防御外邪入侵,同时也可以祛除侵入人体内的病邪。气的固摄作用,指气对体内血、津液、精等液态物质的固护、统摄和控制作用,防止其无故流失,保证它们发挥正常的生理作用。
8.【参考答案】D
【解析】本题考查气的功能,属于理解记忆内容。气的固摄作用,指气对体内血、津液、精等液态物质的固护、统摄和控制作用,防止其无故流失,保证它们发挥正常的生理作用。故选择 D。
9.【参考答案】E
【解析】本题考查气的功能,属于理解记忆内容。气的防御作用,气既能护卫肌表,防御外邪入侵,同时也可以祛除侵入人体内的病邪。故选择 E。
10.【参考答案】B
【解析】本题考查气的功能,属于理解记忆内容。气的固摄作用,指气对体内血、津液、精等液态物质的固护、统摄和控制作用,防止其无故流失,保证它们发挥正常的生理作用。故选择 B。
11.【参考答案】A
【解析】本题考查气的功能,属于理解记忆内容。气的推动作用指气中属阳部分(阳气)的激发、兴奋、促进等作用。主要体现于:①激发和促进人体的生长发育及生殖机能。②激发和促进各脏腑经络的生理机能。③激发和促进精血津液的生成及运行输布。④激发和兴奋精神活动。故选择 A。
12~13.【参考答案】B D
【解析】本题考查不同气的生理功能,属于理解记忆内容。元气的生理功能,一是推动和调节人体的生长发育和生殖机能;二是推动和调控各脏腑、经络、形体、官窍的生理活动。营气的生理功能,有化生血液和营养全身两个方面。
14.【参考答案】C
【解析】本题考查不同气的生理功能,属于理解记忆内容。营气的生理功能,有化生血液和营养全身两个方面。故选择 C。

15.【参考答案】E

【解析】本题考查不同气的生理功能,属于理解记忆内容。宗气的生理功能,主要有走息道以行呼吸、贯心脉以行血气和下蓄丹田以资先天三个方面。故选择 E。

16.【参考答案】B

【解析】本题考查卫气的化生,属于理解记忆内容。卫气生成由水谷精微中的剽悍滑利部分化生,在脉外运行。故选择 B。

17.【参考答案】E

【解析】本题考查不同气的生理功能,属于理解记忆内容。宗气的生理功能,主要有走息道以行呼吸、贯心脉以行血气和下蓄丹田以资先天三个方面。故选择 E。

18～19.【参考答案】B　D

【解析】本题考查不同气的生理功能,属于理解记忆内容。凡语言、声音、呼吸的强弱,气血的运行,肢体的寒温和活动能力,视听的感觉能力,心搏的强弱及其节律等,皆与宗气的盛衰有关。卫气生成由水谷精微中的剽悍滑利部分化生,在脉外运行。

20～21.【参考答案】C　D

【解析】本题考查不同气的特点,属于理解记忆内容。营气是行于脉中而具有营养作用的气。卫气由水谷精微中的剽悍滑利部分化生,在脉外运行。

22～23.【参考答案】C　D

【解析】本题考查不同气的生理功能,属于理解记忆内容。营气由水谷精微中的精华部分化生,并进入脉中运行全身。卫气由水谷精微中的剽悍滑利部分化生,在脉外运行。

24～25.【参考答案】C　D

【解析】本题考查不同气的生理功能,属于理解记忆内容。营气是行于脉中而具有营养作用的气。卫气是运行于脉外而具有保卫作用的气。

26.【参考答案】D

【解析】本题考查血的生成,属于理解记忆内容。脾胃运化的水谷精微所产生的营气和津液,是化生血液的主要物质。故选择 D。

27.【参考答案】A

【解析】本题考查血的生成,属于理解记忆内容。①脾胃是血液生化之源:脾胃运化的水谷精微所产生的营气和津液,是化生血液的主要物质。②心肺对血液的生成起重要作用:脾胃运化水谷精微所化生的营气和津液,由脾向上升输于心肺,与肺吸入的清气相结合,贯注心脉,在心气的作用下变化而成为红色血液。③肾藏精,精生髓,精髓是化生血液的基本物质之一。同时肾精充足,肾气充沛,也可以促进脾胃的运化,有助于血液的化生。故选择 A。

28.【参考答案】E

【解析】本题考查血的生成,属于理解记忆内容。脾胃运化的水谷精微所产生的营气和津液,是化生血液的主要物质。故选择 E。

29.【参考答案】E

【解析】本题考查血的运行,属于理解记忆内容。肝调节血流量。故选择 E。

30.【参考答案】E

【解析】本题考查血的运行,属于理解记忆内容。心、肝、脾、肺等脏生理机能的相互协调与密切配合,共同保证了血液的正常运行。心阳的推动和温煦、肺气的宣发与肃降、肝气的疏泄是推动和促进血液运行的重要因素;心阴的宁静与凉润、脾气的统摄、肝气的藏血是控制和固摄血液运行的重要因素。故选择 E。

31～32.【参考答案】B　D

【解析】本题考查点属于记忆内容,记住即可。

33.【参考答案】D

【解析】本题考查心与脾的关系,属于理解记忆内容。心与脾的关系,主要表现在血液生成方面的相互为用及血液运行方面的相互协同。故选择 D。

34～35.【参考答案】C　D

【解析】本题考查津液的生理功能,属于理解记忆内容。由于津质地清稀,布散于体表,所以能滋润皮毛肌肉,输注于孔窍的则能滋润鼻、目、口、耳等官窍(C)。液质地稠密,渗入体内的能濡养脏腑,渗注骨、脊、脑,能充养骨髓、脊髓、脑髓,流入骨节,使关节滑利,屈伸自如(D)。

36.【参考答案】D

【解析】本题考查津液的代谢,属于理解记忆内容。人体的水液代谢关系是由肺、脾、肾及大小肠、膀胱等脏腑共同来完成的,肺主行水;肾主水,由于肾中精气的气化功能,对机体水液代谢的平衡,具有调节作用;脾主运化水湿的作用。故选择 D。

37.【参考答案】E

【解析】本题考查津布散部位,属于理解记忆内容。液质地稠密,渗入体内的,能濡养脏腑;渗注骨、脊、脑的,能充养骨髓、脊髓、脑髓;流入骨节的,能使关节滑利,屈伸自如。故选择 E。

38.【参考答案】A

【解析】本题考查津液生成,属于理解记忆内容。"饮入于胃,游溢精气,上输于脾,脾气散精。"胃主受纳腐熟,"游溢精气"而吸收饮食水谷的部分精微和水液。小肠泌别清浊,将水谷精微和水液大量吸入后并将食物残渣下送大肠。大肠主津,在传导过程中吸收食物残渣中的水液,促使糟粕形成粪便。胃、小肠、大肠所吸收的水谷精微及水液,均上输于脾,通过脾气的转输作用布散到全身。故选择 A。

39.【参考答案】C

【解析】本题考查津布散部位,属于理解记忆内容。由于津质地清稀,布散于体表,所以能滋润皮毛肌肉,输注于孔窍的则能滋润鼻、目、口、耳等官窍。故选择 C。

40.【参考答案】A

【解析】本题考查人体之神,属于理解记忆内容。人体之神,指人体生命活动的主宰及其外在总体表现的统称。故选择 A。

41.【参考答案】C

【解析】本题考查点属于理解记忆内容。血是能化神,血是神的物质基础。故选择 C。

42~43.【参考答案】A D

【解析】本题考查气与血的关系,属于理解记忆内容。气能生血,是指血液的化生离不开气作为动力。血液的化生以营气、津液和肾精作为物质基础,在这些物质本身的生成以及转化为血液的过程中,每一个环节都离不开相应脏腑之气的推动和激发作用,这是血液生成的动力。气能生血还包含了营气在血液生成中的作用,营气与津液入脉化血,使血量充足。因此,气的充盛则化生血液的功能增强,血液充足;气的虚亏则化生血液的功能减弱,易于导致血虚的病变,故中医治疗血虚证时,常加入一定的补气药(A)。血能载气,是指气存在血中,依附于血而不致散失,赖血之运载而运行全身。而大失血的病人,气亦随之发生大量的丧失,往往导致气的涣散不收、漂浮无根的气脱病变,称为"气随血脱"(D)。

44.【参考答案】D

【解析】本题考查气与津的关系,属于理解记忆内容。"吐下之余,定无完气"的含义为:随着呕吐、泄泻,大量津液流失,气也会随之损耗。其机理为:津液是气运行的载体之一(即津能载气)——在血脉之外,气的运行必须依附于津液,否则会使气漂浮失散而无所归,故随着呕吐、泄泻,大量津液流失,气也会随之漂浮失散。故选择 D。

45.【参考答案】B

【解析】本题考查气与血的关系,属于理解记忆内容。气能生血是指血液的生成必须依赖着气的推动作用和气化作用。临床上治疗血虚的时候,多配伍补气药物,为气能生血理论的具体应用。气能行血是指血液的正常运行必须依靠着气的推动作用。气滞不能行血,血液停留于局部,形成气滞血瘀,气虚行血无力,引起血液运行迟缓,称为气虚血瘀,在治疗时配以行气、补气药助血运行,是气能行血理论的具体应用。气能摄血是指血液的正常运行必须依赖着气的固摄作用,临床上多用于指导气虚等所致的血行脉外的出血病证的治疗。血与气的关系为血能养气和血能载气。血能载气是指气存于血中,依附于血而不致散失,赖血之运载而运行全身。故选择 B。

46.【参考答案】D

【解析】本题考查津与血的关系,属于理解记忆内容。津液和血均由饮食水谷精微所化生,且二者之间可以相互资生,相互转化,即津能生血、血可化津,故称之为"津血同源"。故选择 D。

47~48.【参考答案】B A

【解析】本题考查津与血的关系,属于理解记忆内容。对大量失血的病人,不可以再用发汗的治疗方法,以防止津液与血液的进一步耗竭,加重病情。其机理为:血和津液都是由饮食水谷精微所化生,二者之间可以相互资生,相互转化,因而,血液亏耗或大量失血时,同时会导致津液的不足,故不能对失血者再使用发汗的治疗方法,以防津液与血液进一步耗竭的恶性后果;对于大量汗出的人不能刺血、放血同理。

49.【参考答案】E

　　【解析】本题考查精与血关系以及脏与脏的关系,属于理解记忆内容。肾藏精,肝藏血,精能生血,血可化精,这种精血之间相互滋生,相互转化的关系即可称为"精血同源"也可称为"肝肾同源"。心与肺的关系主要表现在血液运行与呼吸吐纳之间的协调关系。心与脾的关系,主要表现在血液生成方面的相互为用及血液运行方面的相互协同。心与肝的关系,主要表现在行血及藏血以及精神调节两个方面。心与肾再生理上的联系主要表现为"心肾相交"。故选择 E。

50.【参考答案】A

　　【解析】本题考查气与血的关系,属于理解记忆内容。气能生血,是指血液的化生离不开气作为动力。血液的化生以营气、津液和肾精作为物质基础,在这些物质本身的生成以及转化为血液的过程中,每一个环节都离不开相应脏腑之气的推动和激发作用,这是血液生成的动力。气能生血还包含了营气在血液生成中的作用,营气与津液入脉化血,使血量充足。因此,气的充盛则化生血液的功能增强,血液充足;气的虚亏则化生血液的功能减弱,易于导致血虚的病变,故中医治疗血虚证时,常加入一定量的补气药。故选择 A。

51~52.【参考答案】D　E

　　【解析】本题考查点属于理解记忆内容。精神互用:心藏神,肾藏精。精能化气生神,为气、神之源;神能控精驭气,为精、气之主。故积精可以全神,神清可以控精。精血同源:肝藏血,肾藏精,精血皆由水谷之精化生和充养,且能相互资生,故曰同源互化。

53.【参考答案】E

　　【解析】本题考查气与津的关系,属于理解记忆内容。津液是气运行的载体之一(即津能载气)——在血脉之外,气的运行必须依附于津液,否则会使气漂浮失散而无所归,故随着呕吐、泄泻,大量津液流失,气也会随之漂浮失散。故选择 E。

54.【参考答案】E

　　【解析】本题考查气与血的关系,属于理解记忆内容。血能载气,是指气存在血中,依附于血而不致散失,赖血之运载而运行全身。而大失血的病人,气亦随之发生大量的丧失,往往导致气的涣散不收,漂浮无根的气脱病变,称为"气随血脱"。故选择 E。

55.【参考答案】B

　　【解析】本题考查气与血的关系,属于理解记忆内容。气能生血是指血液的生成必须依赖着气的推动作用和气化作用。临床上治疗血虚的时候,多配伍补气药物,为气能生血理论的具体应用。气能行血是指血液的正常运行必须依靠着气的推动作用。气滞不能行血,血液停留于局部,形成气滞血瘀,气虚行血无力,引起血液运行迟缓,称为气虚血瘀,在治疗时配以行气、补气药助血运行,是气能行血理论的具体应用。气能摄血是指血液的正常运行必须依赖着气的固摄作用。临床上多用于指导气虚等所致的血行脉外的出血病证的治疗。血与气的关系为血能养气和血能载气。血能载气是指气存在血中,依附于血而不致散失,赖血之运载而运行全身。故选择 B。

56~57.【参考答案】A　D

　　【解析】本题考查气与血的关系,属于理解记忆内容。血能载气,是指气存在血中,依附于血而不致散失,赖血之运载而运行全身。而大失血的病人,气亦随之发生大量的丧失,往往导致气的涣散不收,漂浮无根的气脱病变,称为"气随血脱"。"夺血者无汗"的含义为:对血液亏耗或大量失血的病人,不可以再用发汗的治疗方法,以防止津液与血液的进一步耗竭,加重病情。其机理为:血和津液都是由饮食水谷精微所化生,二者之间可以相互资生,相互转化,因而,血液亏耗或大量失血时,脉中血少,不能充分化生津液,反而需要脉外津液进入脉中以化生和补充血液,因而会同时导致津液的不足,故不能对失血者再使用发汗的治疗方法,以防津液与血液进一步耗竭的恶性后果。

第十单元　经　络

1.【参考答案】C

　　【解析】本题考查经络功能,属于理解记忆内容。经络功能:①沟通联系作用;②运输渗灌作用;③感应传导作用,经络系统通过经气的感应传导,进行生命信息的传递,沟通各部分之间的联系;④调节作用。故选择C。

2.【参考答案】D

【解析】本题考查经络走向,属于记忆内容,强化记忆即可。

3.【参考答案】D

【解析】本题考查经络走向,属于记忆内容,强化记忆即可。

4.【参考答案】C

【解析】本题考查十二经脉的交接规律,属于理解记忆内容。相为表里的阴经与阳经在四肢末端交接(A)。手三阳经行于肩部和肩胛部(B)。同名手足阳经在头面部交接(C)。足手阴经在胸部交接(D)。足太阳经行于背部(E)。故选择C。

5.【参考答案】A

【解析】本题考查十二经脉的交接规律,属于理解记忆内容。头面为诸阳之会,所以手足阳经在头面交接。如手阳明大肠经与足阳明胃经交接于鼻翼旁;手太阳小肠经与足太阳膀胱经交接于目内眦;手少阳三焦经与足少阳胆经交接于目外眦。故选择A。

6.【参考答案】C

【解析】本题考查十二经脉的交接规律,属于理解记忆内容。头面为诸阳之会,所以手足阳经在头面交接。如手阳明大肠经与足阳明胃经交接于鼻翼旁;手太阳小肠经与足太阳膀胱经交接于目内眦;手少阳三焦经与足少阳胆经交接于目外眦。故选择C。

7.【参考答案】C

【解析】本题考查经络走向,属于记忆内容,强化记忆即可。

8.【参考答案】C

【解析】本题考查经络走向,属于记忆内容,强化记忆即可。

9.【参考答案】E

【解析】本题考查经络走向,属于记忆内容,强化记忆即可。

10~11.【参考答案】D E

【解析】本题考查经络走向,属于记忆内容,强化记忆即可。患者疼痛沿三焦经放散,故其病变部位在三焦经的循行部位,上肢外侧中线为手少阳三焦经的循行部位(D)。患者病发心绞痛,沿手少阴经放散,故病变部位在手少阴心经的循行部位,上肢内侧后缘为手少阴心经的循行部位(E)。

12.【参考答案】A

【解析】本题考查十二经脉流注次序,属于记忆内容。记忆:肺大胃脾心小肠,膀肾包焦胆肝详。

13.【参考答案】E

【解析】本题考查十二经脉流注次序,属于记忆内容。记忆:肺大胃脾心小肠,膀肾包焦胆肝详。

14.【参考答案】A

【解析】本题考查经络交接,属于记忆内容,强化记忆即可。

15.【参考答案】E

【解析】本题考查经脉的走行,属于记忆内容。下肢内侧,内踝尖上8寸以下为厥阴在前,太阴在中,少阴在后;内踝尖上8寸以上则太阴在前,厥阴在中,少阴在后。故选择E。

16.【参考答案】B

【解析】本题考查经络表里对应,属于记忆内容,强化记忆即可。

17~18.【参考答案】B D

【解析】本题考查经络走向,属于记忆内容,强化记忆即可。

19.【参考答案】A

【解析】本题考查经络走向,属于记忆内容,强化记忆即可。

20.【参考答案】C

【解析】本题考查点属于理解记忆内容。督脉能总督一身阳经之经气,故称为"阳脉之海"(A)。任脉能总任一身阴经之脉气,故称为"阴脉之海"(B)。冲脉能调节十二经脉气血,故称为"十二经脉之海"或"五脏六腑之海",冲脉亦有"血海"之称(C)。带脉约束纵行诸经,主司带下,无别称(D)。阴维脉维系、联络全身阴经的作用,无别称(E)。故选择C。

21～22.【参考答案】B　C

【解析】本题考查点属于理解记忆内容。任主胞胎：任脉起于胞中,与女子月经来潮及妊养、生殖机能有关。冲脉上至于头,下至于足,贯穿全身,成为气血的要冲,能调节十二经气血,故有"十二经脉之海"之称。冲脉又称"血海",同妇女的月经有密切关系。

23.【参考答案】C

【解析】本题考查奇经八脉的循行部位,属于记忆内容。督脉行于背部正中,其脉多次与手足三阳经及阳维脉相交会。故选择 C。

24.【参考答案】A

【解析】本题考查经脉走向及作用,属于理解记忆内容。任脉行于腹面正中线,其脉多次与手足三阴及阴维脉交会,能总任一身之阴经,故又称"阴脉之海"。任,又与"妊"意义相通。其脉起于胞中,与女子妊娠有关,称"任主胞胎"。故选择 A。

25.【参考答案】B

【解析】本题考查点属于理解记忆内容。任脉总任一身阴经,与全身所有阴经相连,凡精血、津液均为任脉所司,故称为阴脉之海。故选择 B。

26.【参考答案】D

【解析】本题考查点属于记忆内容,记住即可。

27.【参考答案】B

【解析】本题考查经筋的功能,属于理解记忆内容。经筋多附于骨和关节,具有约束骨骼,主司关节运动的机能,满布于躯体和四肢浅部,对脏腑与周身各部分组织能起到　定的保护作用。故选择 B。

第十一单元　体　质

1.【参考答案】A

【解析】本题考查点属于记忆内容,记住即可。

2.【参考答案】A

【解析】本题考查点属于理解记忆内容。精气血津液是决定体质特征的重要物质基础,精分为先天之精和后天水谷之精,气由先后天之精化生,血和津液均来源于脾胃所化生的水谷之精。故精的盈亏优劣是体质差异的根本。故选择 A。

第十二单元　病　因

1.【参考答案】C

【解析】本题考查六淫的致病特点,属于理解记忆内容。疠气是有别于六淫而具有强烈传染性的外感病邪,流行性强、发病急、一气一病是其致病特点。六淫,即风、寒、暑、湿、燥、火(热),是外感病因之一,它们的共同致病特点为外感性、地域性、季节性、相兼性。故选择 C。

2.【参考答案】C

【解析】本题考查六淫的致病特点,属于理解记忆内容。六淫,即风、寒、暑、湿、燥、火(热),是外感病因之一,它们的共同致病特点为外感性、地域性、季节性、相兼性。故选择 C。

3.【参考答案】D

【解析】本题考查六淫的致病特点,属于理解记忆内容。疠气是有别于六淫而具有强烈传染性的外感病邪,流行性强、发病急、一气一病是其致病特点。六淫,即风、寒、暑、湿、燥、火(热),是外感病因之一,它们的共同致病特点为外感性、地域性、季节性、相兼性。故选择 D。

4.【参考答案】C

【解析】本题考查对外感六淫与内生"五邪"的区别,属于理解记忆内容。六淫,即风、寒、暑、湿、燥、火(热)六种外感病邪的统称。内生"五邪",是指在疾病的发展过程中,由于脏腑经络及精气血津液的功能失常而产生的化风、化寒、化湿、化燥、化火等病理变化。暑邪有明显的季节性,主要发生于夏至以后,立秋之前,是六淫之中只有外感而无内生的邪气。风、寒、湿、燥、火(热)邪气既可有外感,又可有内生。故选择 C。

5.【参考答案】B

【解析】本题考查寒邪的致病特征,属于理解记忆内容。风为阳邪,其致病具有善动不居、轻扬开泄的特性,易袭阳位,风善行而数变,故致病病位游走不定,病情变幻无常,发病迅速;风性主动,故致病具有动摇不定的特征;风为百病之长,寒、热、暑、湿、燥邪易依附风邪侵犯人体。寒邪为阴邪,其致病具有寒冷、凝结、收引的特性,易伤阳气。因寒性凝滞,寒邪侵犯人体,经脉气血为寒邪所凝结阻滞,不通则痛,故最易导致疼痛。暑为阳邪,其致病具有炎热、升散的特性,能扰神伤津耗气,多挟湿邪。燥邪致病具有干燥、收敛的特性,其性干涩,易伤津液,并易伤肺脏。湿邪为阴邪,致病具有重浊、黏滞、趋下的特性,易损伤阳气,阻遏气机。故选择 B。

6.【参考答案】E

【解析】本题考查风邪的致病特征,属于理解记忆内容。风为阳邪,其致病具有善动不居、轻扬开泄的特性,易袭阳位,风善行而数变,故致病病位游走不定,病情变幻无常,发病迅速;风性主动,故致病具有动摇不定的特征;风为百病之长,寒、热、暑、湿、燥邪易依附风邪侵犯人体。故选择 E。

7~8.【参考答案】D　C

【解析】本题考查湿邪的致病特征,属于理解记忆内容。湿性重浊,"重",即沉重、附着。湿邪致病,常出现以沉重感及附着难以移动为特征的临床表现(D)。"浊",即秽浊。湿邪为患,易出现分泌物和排泄物秽浊不清的特征。湿性黏滞,湿邪为患,易呈现分泌物和排泄物黏滞不爽的特征(C)。

9.【参考答案】C

【解析】本题考查湿邪的致病特征,属于理解记忆内容。风为阳邪,其致病具有善动不居、轻扬开泄的特性,易袭阳位,风善行而数变,故致病病位游走不定,病情变幻无常,发病迅速;风性主动,故致病具有动摇不定的特征;风为百病之长,寒、热、暑、湿、燥邪易依附风邪侵犯人体。暑为阳邪,其致病具有炎热、升散的特性,能扰神伤津耗气,多挟湿邪。湿邪为阴邪,致病具有重浊、黏滞、趋下的特性,易损伤阳气,阻遏气机。湿为重浊有质之邪,侵入人体最易留滞于脏腑经络,阻遏气机。寒邪为阴邪,其致病具有寒冷、凝结、收引的特性,易伤阳气。火为阳邪,其致病具有炎热升腾的特性,其性燔灼趋上,易扰心神,易耗气伤津、生风动血,易致疮痈。故选择 C。

10~11.【参考答案】E　A

【解析】本题考查六淫的致病特点,属于理解记忆内容。火为阳邪,其致病具有炎热升腾的特性,其性燔灼趋上,易扰心神,易耗气伤津、生风动血,易致疮痈(E)。湿邪为阴邪,致病具有重浊、黏滞、趋下的特性,易损伤阳气,阻遏气机(A)。

12.【参考答案】B

【解析】本题考查寒邪的致病特点,属于理解记忆内容。

13.【参考答案】A

【解析】本题考查六淫的致病特点,属于理解记忆内容。风为百病之长。

14.【参考答案】B

【解析】本题考查六淫的致病特点,属于理解记忆内容。寒邪为阴邪,其致病具有寒冷、凝结、收引的特性,易伤阳气。因寒性凝滞,寒邪侵犯人体,经脉气血为寒邪所凝结阻滞,不通则痛,故最易导致疼痛。故选择 B。

15.【参考答案】A

【解析】本题考查寒邪的致病特点,属于理解记忆内容。寒性收引,可使气机收敛,则筋脉收缩挛急而屈伸不利。寒为阴邪,为阴气盛的表现,故易伤阳气,而呈现出实寒或虚寒的表现。寒性收引,若伤及肌表,则毛窍腠理闭塞,卫阳被郁遏不得宣泄,可见恶寒、发热、无汗等症状。寒为阴邪,易伤阳气,故易使气血津液失于阳气的温煦推动而凝结、阻滞,不通则通,而呈现出疼痛的表现。寒邪入里,直中三阴,则会表现出里实寒证的症状。故选择 A。

16~17.【参考答案】A　C

【解析】本题考查暑邪的致病特点,属于理解记忆内容。暑季气候炎热,且常多雨而潮湿,热蒸湿动,水气弥漫,故暑邪致病,多挟湿为患,常见四肢困倦的症状,又因湿邪阻遏气机的特点,湿阻胸膈所以胸闷(C)。暑为阳邪,其性炎热,暑邪伤人多表现为一系列阳热症状,如,高热、心烦、面赤、脉洪大等(A)。暑伤脾胃,可致纳食减少。暑性升散,扰神伤津耗气:"升",即升发,向上。暑为阳邪,其性升发,故易上扰心神,或侵犯头目,出血心胸烦闷不宁、头昏、目眩、面赤等。"散",指暑邪侵犯人体,可致腠理开泄而多汗。暑性开泄而多汗,易袭阳位,可致气虚阳气不足。

18~19.【参考答案】C　D

【解析】本题考查六淫的致病特点,属于理解记忆内容。湿易困脾,燥易伤肺。

20~21.【参考答案】B　C

【解析】本题考查风邪的致病特点,属于理解记忆内容。风为阳邪,其致病具有善动不居、轻扬开泄的特性,易袭阳位,风性善行而数变,故致病病位游走不定,病情变幻无常,发病迅速(B);风性主动,故致病具有动摇不定的特征(C)。

22~23.【参考答案】C　D

【解析】本题考查六淫的致病特点,属于理解记忆内容。湿性趋下,易袭阴位(C)。暑为阳邪,其致病具有炎热、升散的特性,能扰神伤津耗气,即出现口渴喜饮等(D)。

24~25.【参考答案】C　A

【解析】本题考查六淫的致病特点,属于理解记忆内容。湿邪为阴邪,致病具有重浊、黏滞、趋下的特性,易损伤阳气,阻遏气机(C)。风为阳邪,其致病具有善动不居、轻扬开泄的特性,易袭阳位,风善行而数变,故致病病位游走不定,病情变幻无常,发病迅速(A)。

26~27.【参考答案】C　B

【解析】本题考查七情内伤致病对脏腑气机的影响,属于理解记忆内容。过怒导致肝气疏泄太过,气机上逆,甚至血随气逆,并走于上的病机变化,即怒则气上(A)。过度恐惧伤肾,致使肾气失固,气陷于下的病机变化,即恐则气下(B)。过度思虑伤脾,导致脾气郁滞,运化失职的病机变化,即思则气结(C)。过度悲忧伤肺,导致肺失宣降及肺气耗伤的病机变化,即悲则气消。猝然受惊伤心,导致心神不定,气机逆乱的病机变化,即惊则气乱(E)。

28.【参考答案】D

【解析】本题考查七情内伤致病对脏腑气机的影响,属于理解记忆内容。心在志为喜,过喜则伤心(A),肝在志为怒,过怒则伤肝(D);脾在志为思,过度思虑则伤脾(E);肺在志为悲为忧,过悲则伤肺(B);肾在志为恐,过恐则伤肾(C)。故选择D。

29.【参考答案】C

【解析】本题考查七情内伤致病对脏腑气机的影响,属于理解记忆内容。过怒导致肝气疏泄太过,气机上逆,甚至血随气逆,并走于上的病机变化,即怒则气上。过度恐惧伤肾,致使肾气失固,气陷于下的病机变化,即恐则气下。过度思虑伤脾,导致脾气郁滞,运化失职的病机变化,即思则气结(C)。过度悲忧伤肺,导致肺失宣降及肺气耗伤的病机变化,即悲则气消。猝然受惊伤心,导致心神不定,气机逆乱的病机变化,即惊则气乱。故选择C。

30~31.【参考答案】E　D

【解析】本题考查六淫的致病特点,属于理解记忆内容。

32~33.【参考答案】E　D

【解析】本题考查点属于理解记忆内容,记住即可。

34.【参考答案】C

【解析】本题考查情志变化对内脏的影响,属于理解记忆内容。由于情志变化的复杂性、交织性、多变性,故七情伤脏,既可单一情志伤人,又可两种以上情志交织伤人。单一情志伤人,除易伤心神和反伤本脏之外,也可伤及他脏。如郁怒不解则伤肝,忧思不解易伤脾。若数情交织致病,则更易伤及多个脏腑。由于心、肝、脾三脏在人体生理和情志活动中发挥着重要作用,故情志内伤,最易损伤心、肝、脾三脏。故选择C。

35.【参考答案】C

【解析】本题考查情志变化对内脏的影响,属于理解记忆内容。由于情志变化的复杂性、交织性、多变性,故七情伤脏,既可单一情志伤人,又可两种以上情志交织伤人。单一情志伤人,除易伤心神和反伤本脏之外,也可伤及他脏。如郁怒不解则伤肝,忧思不解易伤脾。若数情交织致病,则更易伤及多个脏腑。由于心、肝、脾三脏在人体生理和情志活动中发挥着重要作用,故情志内伤,最易损伤心、肝、脾三脏。故选择C。

36.【参考答案】E

【解析】本题考查情瘀血的致病特点,属于理解记忆内容。瘀血一旦停滞于某脏腑组织,多难以及时消散,故其致病又具有病位相对固定的特征,如局部刺痛、固定不移,或癥积肿块形成而日久不消等。故选择E。

37.【参考答案】B

【解析】本题考查瘀血致病的症状特点,属于理解记忆内容。瘀血致病的症状特点:(1)疼痛:一般表现为刺痛,痛处固定不移,拒按,夜间痛势尤甚。(2)肿块:瘀血积于皮下或体内则可见肿块,肿块部位多固定不移。若在体表则可见局部青紫肿胀;若在体腔内则扪之质硬、坚硬难移之癥积。(3)出血:因瘀血阻滞,经脉不畅,血溢脉外而见出血,血色紫黯,或夹有瘀血块。(4)色紫黯:①面色紫黯,口唇、爪甲青紫等;②舌质紫黯,或舌

中医执业及助理医师资格考试精选真题考点精析

有瘀斑、瘀点等。(5)可出现肌肤甲错,脉涩或脉结代等。故选择 B。

38.【参考答案】D

【解析】本题考查瘀血致病的症状特点,属于理解记忆内容。瘀血致病的症状特点之一是疼痛,一般表现为刺痛,痛处固定不移,拒按,夜间痛势尤甚。故选择 D。

39.【参考答案】C

【解析】本题考查瘀血的形成原因,属于理解记忆内容。瘀血的形成,主要有两方面:一是因气虚、气滞、血寒、血热等原因,使血行不畅而凝滞。气为血帅,气虚或气滞,不能推动血液的正常运行;或寒邪客入血脉,使经脉蜷缩拘急,血液凝滞不畅,或热入营血,血热搏结等,均可形成瘀血。二是由于内外伤、气虚失摄或血热妄行等原因造成血离经脉,积存于体内而形成瘀血。故选择 C。

40.【参考答案】E

【解析】本题考查瘀血的致病特点,属于理解记忆内容。瘀血的致病特点:①易于阻滞气机;②影响血脉运行;③影响新血生成;④病位固定,病证繁多。故选择 E。

41.【参考答案】D

【解析】本题考查瘀血致病的症状特点,属于理解记忆内容。瘀血致病的症状特点:(1)疼痛:一般表现为刺痛,痛处固定不移,拒按,夜间痛势尤甚。(2)肿块:瘀血积于皮下或体内则可见肿块,肿块部位多固定不移。若在体表则可见局部青紫肿胀;若在体腔内则扪之质硬、坚固难移之癥积。(3)出血:因瘀血阻滞,经脉不畅,血溢脉外而见出血,血色紫黯,或夹有瘀血块。(4)色紫黯:①面色紫黯,口唇、爪甲青紫等;②舌质紫黯,或舌有瘀斑、瘀点等。(5)可出现肌肤甲错,脉涩或脉结代等。故选择 D。

42~43.【参考答案】B C

【解析】本题考查病邪致病的特点,属于理解记忆内容。疠气的致病特点:①发病急骤,病情危笃;②传染性强,易于流行;③一气一病,症状相似。痰饮的致病特点:①阻滞气血运行;②影响水液代谢;③易于蒙蔽心神;④致病广泛,变幻多端。

44.【参考答案】B

【解析】本题考查五味偏嗜导致的脏腑机能失常的表现,属于记忆内容。《素问·五藏生成》说:"多食咸,则脉凝泣而变色;多食苦,则皮槁而毛拔;多食辛,则筋急而爪枯;多食酸,则肉胝皱而唇揭;多食甘,则骨痛而发落。"故选择 B。

45.【参考答案】D

【解析】本题考查中医病因学说中的劳逸失度,属于理解记忆内容。"久视伤血,久卧伤气,久坐伤肉,久立伤骨,久行伤筋,是谓五劳所伤"出自《素问·宣明五气》。过度卧床,易使肺吸入的新鲜空气缺乏,肺的机能变弱,而肺主一身之气,所以久卧伤气。久视伤血是由于"肝开窍于目",且肝受血而能视,所以伤及血。久坐伤肉是由于长时间的久坐,缺乏活动,周身气血运行缓慢,可使肌肉松弛无力,所以伤及肉。房劳过度可伤及精,因房劳过度伤及肾,肾藏精,为封藏之本,但不属于五劳所伤。久行伤筋是由于久行能使膝关节过度疲倦,而膝为筋之府,所以久行可伤及筋。故选择 D。

46.【参考答案】A

【解析】本题考查中医病因学说中的劳逸失度,属于理解记忆内容。"久视伤血,久卧伤气,久坐伤肉,久立伤骨,久行伤筋,是谓五劳所伤"出自《素问·宣明五气》。故选择 A。

第十三单元 发 病

1.【参考答案】B

【解析】本题考查点属于记忆内容,记住即可。

2.【参考答案】B

【解析】本题考查疾病发生的因素,属于理解记忆内容。正气不足是疾病发生的内在因素《素问遗篇·刺法论》说:"正气存内,邪不可干。"《素问·评热病论》说:"邪之所凑,其气必虚。"正气在发病中起主导作用。故选择 B。

3.【参考答案】B

【解析】本题考查疾病发生的因素,属于理解记忆内容。正气不足是疾病发生的内在因素。《素问遗篇·刺法论》说:"正气存内,邪不可干。"《素问·评热病论》说:"邪之所凑,其气必虚。"正气在发病中起主导作用。

故选择 B。

4.【参考答案】A

【解析】本题考查疾病发生的因素,属于理解记忆内容。邪气是发病的重要条件。故选择 A。

5.【参考答案】B

【解析】本题考查疾病发生的因素,属于理解记忆内容。正气不足是疾病发生的内在因素。《素问遗篇·刺法论》说:"正气存内,邪不可干。"《素问·评热病论》说:"邪之所凑,其气必虚。"正气在发病中起主导作用。故选择 B。

6～7.【参考答案】E　A

【解析】本题考查疾病发生的因素,属于记忆内容,记住即可。

8.【参考答案】A

【解析】本题考查发病类型,属于理解记忆内容。感邪即发又称为猝发、顿发,指邪后立即发病、发病迅速之意。情志剧变容易一蹴致病。故选择 A。

9.【参考答案】D

【解析】本题考查发病类型,属于理解记忆内容。继发首先本身有原发疾病,并且所产生的新的疾病与原发病在病理上有密切联系。而肝阳上亢所致的中风属于在中风之前就有肝阳上亢,后来又继发了中风,肝阳上亢又是中风的病因。感邪即发又称为猝发、顿发。指感邪后立即发病、发病迅速之意。徐发,是指感邪后缓慢发病,又称为缓发。徐发多见于内伤邪气致病。伏而后发,是指感受邪气后,病邪在机体内潜伏一段时间,或在诱因的作用下,过时而发病,这种发病形式多见于外感性疾病和某些外伤。复发,是指疾病初愈或慢病的缓解阶段,在某些诱因的作用下,引起疾病再度发作或反复发作的一种发病形式。故选择 D。

10.【参考答案】A

【解析】本题考查发病类型,属于理解记忆内容。猝发这种发病类型多见于新感外邪较盛。如感受风寒、风热、温热、暑热、温毒邪气,邪气较盛时,多感邪即发。所以温毒邪盛感而爆发属于猝发这种发病类型。故选择 A。

11.【参考答案】D

【解析】本题考查发病类型,属于理解记忆内容。继发首先本身有原发疾病,并且所产生的新的疾病与原发病在病理上有密切联系。故选择 D。

12.【参考答案】C

【解析】本题考查发病类型,属于理解记忆内容。伏而后发,是指感受邪气后,病邪在机体内潜伏一段时间,或在诱因的作用下,过时而发病,这种发病形式多见于外感性疾病和某些外伤。故选择 C。

13.【参考答案】C

【解析】本题考查发病类型,属于理解记忆内容。伏而后发,是指感受邪气后,病邪在机体内潜伏一段时间,或在诱因的作用下,过时而发病,这种发病形式多见于外感性疾病和某些外伤。故选择 C。

14.【参考答案】E

【解析】本题考查发病类型,属于理解记忆内容。伏而后发,是指感受邪气后,病邪在机体内潜伏一段时间,或在诱因的作用下,过时而发病,这种发病形式多见于外感性疾病和某些外伤。故选择 E。

第十四单元　病　机

1.【参考答案】E

【解析】本题考查点属于理解记忆内容。大实有羸状指实邪结聚的病证,出现类似虚弱的假象,其机理是实邪壅盛,阻遏气机,而外呈不足之象。内生五邪兼正气不足与邪实正虚,正气无力祛除病邪。阴虚邪恋,余热不退为虚证。邪气侵袭,伤及营卫气血为实证。故选择 E。

2～3.【参考答案】A　E

【解析】本题考查邪正盛衰与疾病转归,属于理解记忆内容。正虚邪恋,多见于疾病后期,且是多种疾病由急性转为慢性,或慢性疾病久治不愈,或遗留某些后遗症的主要原因之一。正胜邪退,疾病趋向于好转和痊愈。邪去正虚,多见于重病的恢复期。邪胜正衰,疾病趋向恶化,甚则导致死亡。邪正相持,疾病趋向于迁延或慢性化。

4～5.【参考答案】B　A

【解析】本题考查点属于理解记忆内容。"实邪结聚,阻滞经络",此即邪气实;实邪结聚于内,致气血不能外达,可表现出失于气血濡养的"虚"的症状,此即"大实而有羸状",故"由于实邪结聚,阻滞经络,气血不能外达"而出现的病机为真实假虚。真虚假实,一般是由于正气虚弱,脏腑经络之气不足,推动、激发功能减退所致,故真虚假实证又称为"至虚有盛候"。

6~7.【参考答案】C D

【解析】本题考查点属于理解记忆内容。真实假虚证,是指病机的本质为"实",但表现出某些"虚"的临床假象。一般是由于邪气亢盛,结聚体内,阻滞经络,气血不能外达所致。如因瘀血内阻而出现的妇女崩漏下血,热结肠胃而见泻下稀水臭秽的"热结旁流"等。真虚假实,是指病机的本质为"虚",但表现出"实"的临床假象。一般是由于正气虚弱,脏腑经络之气不足,推动、激发功能减退所致。

8~9.【参考答案】B A

【解析】本题考查点属于理解记忆内容。真实假虚证,是指病机的本质为"实",但表现出某些"虚"的临床假象。一般是由于邪气亢盛,结聚体内,阻滞经络,气血不能外达所致。如因瘀血内阻而出现的妇女崩漏下血,热结肠胃而见泻下稀水臭秽的"热结旁流"等。真虚假实,是指病机的本质为"虚",但表现出"实"的临床假象。一般是由于正气虚弱,脏腑经络之气不足,推动、激发功能减退所致,如脾虚湿滞证,由于脾气不足,运化无权,而致湿邪内生,阻滞中焦。临床上既有属脾气虚弱的神疲肢倦、食欲不振、食后腹胀、大便不实等,又兼见属湿滞病变的口黏、脘痞、舌苔厚腻等症状。

10~11.【参考答案】C B

【解析】本题考查点属于理解记忆内容。阳偏盛多表现为阳热亢盛而阴液未亏或亏损不甚的实热证候(A)。阴偏盛多表现为阴盛而阳气未虚或虚损不甚的实寒证候(B)。阴偏衰多表现为阴液不足和滋养、宁静功能减退以及阳气相对亢盛的虚热证(C)。阳偏衰多表现为阳气虚损不能制阴,阴相对亢盛的虚寒证(D)。阴盛格阳是指阴寒之邪壅盛于内,逼迫阳气浮越于外的真寒假热证(E)。

12.【参考答案】D

【解析】本题考查点属于理解记忆内容。以阴阳失调所致的阴阳偏胜、阴阳偏衰、阴阳互损、阴阳格拒、阴阳离决等病机阐释寒热虚实病证、寒热真假病证、具有寒热表现的危重病证等。阴阳偏胜属"邪气胜则实"的实性病机。阴阳格拒的机理在于出现真寒假热或真热假寒的复杂病变。阴阳偏衰属"精气夺则虚"的虚性病机。阴阳互损形成阴阳两虚的病机。阴阳离决分为亡阴和亡阳两类,是具有寒热表现的危重。故选择D。

13.【参考答案】B

【解析】本题考查点属于理解记忆内容。以阴阳失调所致的阴阳偏胜、阴阳偏衰、阴阳互损、阴阳格拒、阴阳离决等病机阐释寒热虚实病证、寒热真假病证、具有寒热表现的危重病证等。阴阳偏胜属"邪气胜则实"的实性病机。阴阳格拒的机理在于出现真寒假热或真热假寒的复杂病变。阴阳偏衰属"精气夺则虚"的虚性病机。阴阳互损形成阴阳两虚的病机。阴阳离决分为亡阴和亡阳两类,是具有寒热表现的危重。故选择B。

14.【参考答案】D

【解析】本题考查阴阳失调的各种表现,属于理解记忆内容。"患者久病,畏寒喜暖,形寒肢冷,面色㿠白"是由于人体阳气虚衰、温煦功能减退导致的,阳气虚弱可导致兴奋作用减弱,出现精神不振,喜静萎靡症状,小便清长,下利清谷,偶见小腿浮肿,按之凹陷如泥,是由于肾的阳气虚弱,温煦不足,津液停滞而成水湿痰饮。故本题患者的病机是阳气偏衰。故选择D。

15.【参考答案】B

【解析】本题考查点属于理解记忆内容。阳偏盛多表现为阳热亢盛而阴液未亏或亏损不甚的实热证候。阴偏盛多表现为阴盛而阳气未虚或虚损不甚的实寒证候。阴偏衰多表现为阴液不足和滋养、宁静功能减退以及阳气相对亢盛的虚热证。阳偏衰多表现为阳气虚损不能制阴,阴相对亢盛的虚寒证。阴盛格阳是指阴寒之邪壅盛于内,逼迫阳气浮越于外的真寒假热证。在此可以简单记忆,阳偏盛,阴偏盛,盛就是实证;阳偏衰,阴偏衰,衰就是虚证。故选择B。

16.【参考答案】E

【解析】本题考查点属于理解记忆内容。

17~18.【参考答案】C E

【解析】本题考查点属于理解记忆内容。由于"人受气于谷",气生化于脾,脾主升,而脾胃又为气血生化之源,所以在脾胃气虚时,更易导致气陷,故气陷常称为中气(即脾胃之气的合称)下陷,还可伴见腰腹胀满重坠,便意频频,以及短气乏力,语声低微,脉弱无力等症(C)。阴阳互损,是指阴或阳任何一方虚损的前提下,病变发展影响及相对的一方,形成阴阳两虚的病机。在阴虚的基础上,继而导致阳虚,称为阴损及阳;在阳虚的基础上,继而导致阴虚,称为阳损阴。由于肾藏精气,内寓真阴真阳,为全身阳气阴液之根本,因此,无论阴虚或阳虚,多在损及肾脏阴阳及肾本身阴阳失调的情况下,才易于发生阳损及阴或阴损及阳的阴阳互损的病理变化(E)。

19.【参考答案】E

【解析】本题考查点属于理解记忆内容。阴阳互损,是指在阴或阳任何一方虚损的前提下,病变发展影响及相对的一方,形成阴阳两虚的病机。在阴虚的基础上,继而导致阳虚,称为阴损及阳;在阳虚的基础上,继而导致阴虚,称为阳损阴。由于肾藏精气,内寓真阴真阳,为全身阳气阴液之根本,因此,无论阴虚或阳虚,多在损及肾脏阴阳及肾本身阴阳失调的情况下,才易于发生阳损及阴或阴损及阳的阴阳互损的病理变化。故选择 E。

20.【参考答案】E

【解析】本题考查阴阳失调的各种表现,属理解记忆内容。阳盛于内是疾病的本质,但由于格阴于外,可在原有壮热、面红、气粗、烦躁、舌红、脉数大有力等邪热内盛表现的基础上,又现四肢厥冷、脉象沉伏等假寒之象,故称为真热假寒证。邪热内盛,深伏于里,阳气被遏,不能外达,手足厥冷的表现符合阳盛格阴的表现。故选择 E。

21.【参考答案】D

【解析】本题考查阴阳失调的各种表现,属理解记忆内容。阴寒极盛于内,逼迫阳气浮越于外,此即阴阳双方不能相互维系,为阴盛格阳。故选择 D。

22.【参考答案】A

【解析】亡阴证指由于机体阴气发生突然大量消耗或丢失,而致全身机能严重衰竭的一种病理变化。亡阴多由于热邪炽盛,或邪热久留,大量伤耗阴气,煎灼津液,或逼迫津液大量外泄而为汗,以致阴气随之大量消耗而突然脱失;也可由于长期大量耗损津液和阴气,日久导致亡阴者。阴气脱失,多见手足虽温而大汗不止、烦躁不安、心悸气喘、体倦无力、脉数疾躁动等危重征象。故选项 A 较为合适,为正确选项。

23.【参考答案】D

【解析】本题考查点属于理解记忆内容。气机闭阻,外出严重障碍,气出入受到阻碍以致清窍闭塞,所以出现昏厥这种病理状态。气虚,指一身之气不足及其功能低下的病理状态,气虚常见精神萎顿、倦怠乏力、眩晕、自汗、易于感冒、面色㿠白、舌淡、脉虚等症状。气滞,是指机体局部气的流畅不畅,郁滞不通的病理状态。气逆,指气升之太过,或降之不及以脏腑之气逆上为特征的一种病理状态。气脱,即气不内守,大量向外亡失,以致生命机能突然衰竭的一种病理状态。故选择 D。

24.【参考答案】B

【解析】本题考查点属于记忆内容,记住即可。畏寒肢冷属于阳虚的表现。

25.【参考答案】E

【解析】本题考查点属于理解记忆内容。气机闭阻,外出严重障碍,气出入受到阻碍以致清窍闭塞,所以出现昏厥这种病理状态。气脱,即气不内守,大量向外亡失,以致生命机能突然衰竭的一种病理状态。故选择 E。

26～27.【参考答案】A　B

【解析】本题考查点属于理解记忆内容。肝主疏泄而藏血,肝气的疏泄作用在气机调畅中起着关键作用,因而气滞血瘀多与肝失疏泄密切相关。脾主统血,脾气对血有固摄作用,因而气不摄血多与脾气固摄密切相关。

28～29.【参考答案】C　D

【解析】本题考查点属于理解记忆内容。两胁胀满疼痛为气滞的表现,血瘀也可致两胁疼痛,舌质瘀斑、瘀点为血瘀的表现,为气滞与血瘀并见,故其病机为气滞血瘀。气不摄血证指慢性出血,与气虚的证候同见。

30～31.【参考答案】D　E

【解析】本题考查点属于理解记忆内容。气机闭阻,外出严重障碍,气出入受到阻碍以致清窍闭塞,所以出现昏厥这种病理状态。气脱,即气不内守,大量向外亡失,以致生命机能突然衰竭的一种病理状态。

32～33.【参考答案】B　C

【解析】本题考查点属于记忆内容,记住即可。

34.【参考答案】C

【解析】本题考查寒从中生的原因,属于理解记忆内容。因为脾为气血生化之源,脾阳能达于肌肉四肢。

肾阳为人身阳气之根,能温煦全身脏腑形体。故脾肾阳气虚衰,则温煦失职,最易表现虚寒之象,而尤以肾阳虚衰为关键。故选择C。

35～36.【参考答案】 B　A

【解析】 本题考查点属于理解记忆内容。久病累及脾肾,以致脾肾阳虚,温煦气化失司,可以导致阳气虚衰,不能制阴祛寒,阴寒内盛。风气内动的病机主要是肝阳化风、热极生风、阴虚风动、血虚生风,不是脾肾阳虚引起的。湿浊内生是由于脾的运化功能和输布津液的功能障碍,从而引起湿浊蓄积停滞的病理状态,不是脾肾阳虚引起的。津伤化燥是由久病伤阴耗液,或大汗、大吐、大下,或亡血失精导致阴亏津少,以及某些热性病过程中的热盛伤阴耗津等所致,不是脾肾阳虚引起的。火热内生是由于阳盛有余,或阴虚阳亢,或由于气血郁滞,或由病邪郁结而产生的火热内扰,机能亢奋的病理状态,不是脾肾阳虚引起的。

37.【参考答案】 E

【解析】 本题考查火热内生的机理,属于理解记忆内容。外感暑热阳邪属于外感六淫的范畴,不属于内生五邪的范围。内生五邪由脏腑及精气血津液功能失常而产生;外感六淫由自然界的气候变化失常而产生。火热内生有虚实之分,其病机主要有如下几个方面:①阳气过盛化火;②邪郁化火;③五志过极化火;④阴虚火旺。故选择E。

38.【参考答案】 C

【解析】 本题考查点属于理解记忆内容。阴虚风动的主要病机是津液枯竭,阴气大伤,失其凉润柔和,既对筋脉失之滋润,又不能制阳而致阳气相对亢盛所以出现手足蠕动的症状。热极生风多出现痉挛、抽搐、鼻翼煽动、目睛上吊等临床表现,常伴有高热、神昏、谵语。血虚生风临床可见肢体麻木不仁,筋肉跳动,甚则手足拘挛不伸等症。此外,尚有血燥生风。肝阳化风,可见筋惕肉瞤、肢麻震颤、眩晕欲仆,甚则口眼歪斜、半身不遂。严重者,则因血随气升而发猝然厥仆。寒凝筋脉临床可见痛处固定,遇寒加重。故选择C。

39～40.【参考答案】 E　A

【解析】 本题考查点属于理解记忆内容。久病累及脾肾,以致脾肾阳虚,温煦气化失司,可以导致阳气虚衰,不能制阴祛寒,阴寒内盛。湿浊内生,又称"内湿",是指由于脾的运化功能(运化水谷和水湿)和输布津液的功能障碍,从而引起水湿痰浊蓄积停滞的病理状态。

41.【参考答案】 B

【解析】 本题考查点属于记忆内容,记住即可。内风的形成机理是脏腑气血失调,体内阳气亢逆。其病机主要有肝阳化风、热极生风、阴虚风动、血虚生风等。其中《临证指南医案》指出:"内风乃身中阳气之变动。"故选择B。

42.【参考答案】 D

【解析】 本题考查阴虚风动的病因。阴虚风动多见于热病后期,津液阴气大量亏损或由于久病耗伤、津液阴气亏虚所致。血虚生风,多由于生血不足或失血过多所致。血燥生风,多由于久病耗血或年老精亏血少所致。产后恶露日久不净、失血过多易导致血虚生风。水不涵木,浮阳不潜,肝阳上亢,为肝阳化风。故选择D。

43.【参考答案】 B

【解析】 本题考查内寒病机涉及脏腑,理解记忆即可。"内寒病机主要与脾肾阳虚有关",且心阳虚,温运无权,鼓动血行功能减弱,血行滞缓所致内寒。肝病以阳亢为多见,阳盛则热不会出现内寒。肺病以气虚为多见。故选择B。

44.【参考答案】 B

【解析】 本题考查内寒病机涉及脏腑,理解记忆即可。"内寒病机主要与脾肾阳虚有关",且心阳虚,温运无权,鼓动血行功能减弱,血行滞缓所致内寒。肝病以阳亢为多见,阳盛则热不会出现内寒。肺病以气虚为多见。故选择B。

45.【参考答案】 D

【解析】 本题考查津枯血燥的形成原因,属理解记忆内容。高热伤津,或烧伤引起津液损耗,或阴虚痨热、津液暗耗均会导致津枯血燥。失血脱液也是津液亏乏枯竭的直接原因,可以导致血燥虚热内生或血燥生风。痰瘀阻津没有津液的亏乏,不会导致血燥虚热内生或血燥生风。故选择D。

46.【参考答案】 B

【解析】 本题考查点属于理解记忆内容。"患者曾发高热,热退则口鼻、皮肤干燥,形瘦,目陷,唇舌干燥"为热盛伤津导致津液亏乏。"舌质紫绛,边有瘀斑、瘀点"为血瘀的表现,所以本题病机为津亏血瘀。故选择B。

47.【参考答案】 D

【解析】本题考查点属于记忆内容,记住即可。

第十五单元　防治原则

1.【参考答案】A

【解析】本题考查点属于理解记忆内容。

2.【参考答案】B

【解析】本题考查点属于理解记忆内容。热者寒之,即以寒治热,指热性病证出现热象,用寒凉方药来治疗,即以寒药治热证。如表热证用辛凉解表方药,里热证用苦寒清里方药等。故选择B。

3.【参考答案】D

【解析】本题考查点属于理解记忆内容。由于采用的方药与病证的性质相逆,如热证用寒药,虚则补,称"逆治"。故选择D。

4～5.【参考答案】B　C

【解析】本题考查点属于理解记忆内容。

6.【参考答案】E

【解析】本题考查点属于理解记忆内容。适用于实证的是实则泻之。适用于虚证的是虚则补之。适用于虚实错杂证的是攻补兼施或扶正与祛邪先后运用。适用于真虚假实证的是塞因塞用。通因通用即是用具有泻下通利功用的方药治疗具有通泻下利症状的实证,适用于真实假虚证。故选择E。

7.【参考答案】C

【解析】本题考查点属于理解记忆内容。寒因寒用,即以寒治寒,是指用寒性药物来治疗具有假寒征象的病证。它适用于阳盛格阴的真热假寒证。真热假寒,即阳盛格阴导致既有壮热、面红、烦躁等热盛于内,又有四肢厥冷的假寒之象,应选用寒凉药物来治疗。阴胜则寒的实寒证通常用温热药来治疗,即寒者热之。阳偏衰产生的是"阳虚则寒"的虚寒证,治疗当扶阳抑阴,《内经》称之为"阴病治阳"。由阴盛格阳导致的真寒假热应用热性药物来治疗,即热因热用。故选择C。

8～9.【参考答案】A　C

【解析】本题考查点属于理解记忆内容。正治,是指采用与病证性质相反的方药以治疗的治疗原则。由于采用的方药与病证的性质相逆,如热证用寒药,故又称"逆治"。方法:寒者热之、热者寒之、虚则补之和实则泻之。反治,指顺从病证的外在假象而治的治疗原则。由于采用的方药性质与病证中假象的性质相同,故又称为"从治"。方法:热因热用、寒因寒用、塞因塞用和通因通用。

10.【参考答案】C

【解析】本题考查正治与反治适用证,属于理解记忆内容。格阳证中,由于阴寒充塞于内,逼迫阳气浮越于外,故可见身反不恶寒,面赤如妆等假热之象,但由于阴寒内盛是病本,故同时也见下利清谷,四肢厥逆,脉微欲绝,舌淡苔白等内真寒的表现。因此,当用温热方药以治其本,故适用于真寒假热的治则是热因热用。故选择C。

11.【参考答案】B

【解析】本题考查点属于理解记忆内容。阴胜则寒之证即实寒证,应治寒以热,即用"寒者热之"的治法,以温散其阴寒。阴虚则热之证即虚热证,应用滋阴的方法治疗,即"阳病治阴"或"壮水之主,以制阳光"。阴盛伤阳之证是指阴寒偏盛的疾病过程中,导致的阳气损伤,治疗应在调整阴偏盛的基础上,配合扶阳之法,即"阴病治阳"或"益火之源,以消阴翳"。阴损及阳证是阴虚引起的阳虚,以阴虚为主,治疗应在补阳的基础上辅以滋阴之品。阳损及阴证是阳虚引起的阴虚,以阳虚为主,治疗应在滋阴的基础上辅以补阳之品。故选择B。

12.【参考答案】D

【解析】本题考查中医基础理论疾病防治原则的治则,几种治法理解记忆即可。

13～14.【参考答案】D　E

【解析】本题考查点属于理解记忆内容。阴虚则热之证即虚热证,应用滋阴的方法治疗,即"阳病治阴"或"壮水之主,以制阳光"(E)。阴盛伤阳之证是指阴寒偏盛的疾病过程中,导致的阳气损伤,治疗应在调整阴偏盛的基础上,配合扶阳之法,即"阴病治阳"或"益火之源,以消阴翳"(D)。

15～16.【参考答案】D　E

【解析】本题考查点属于理解记忆内容。

17.【参考答案】C

【解析】本题考查点属于理解记忆内容。阳损及阴证是阳虚引起的阴虚,以阳虚为主,治疗应在滋阴的基础上辅以补阳之品。故选择C。

18.【参考答案】D

【解析】本题考查扶正与祛邪的治则,几种治则理解记忆即可。

19～20.【参考答案】A C

【解析】本题考查扶正与祛邪的治则,几种治则理解记忆即可。

21.【参考答案】E

【解析】本题考查扶正与祛邪的治则,几种治则理解记忆即可。

22.【参考答案】E

【解析】本题考查对三因制宜的理解。"用寒远寒,用热远热"的意思是用寒凉方药及食物时,当避其气候之寒凉;用温热方药及食物时,当避其气候之温热,明显体现了因时制宜,而不是因地、因人制宜。

23.【参考答案】A

【解析】本题考查对三因制宜的理解,弄清三者含义即可。

第十六单元　养生与寿夭

1.【参考答案】E

【解析】本题考查点属于记忆内容,记住即可。

中医诊断学

第一单元　望　诊

1.【参考答案】C

【解析】望神应重点观察病人的精神、意识、面目表情、形体动作、反应能力等,尤应重视眼神的变化。

2.【参考答案】A

【解析】得神,神志清楚,语言清晰,面色荣润;两目精彩,反应灵敏,动作自如;呼吸平稳,肌肉不削。

3.【参考答案】B

【解析】得神可见精神良好,反应灵敏,双目精彩,面色红润等。失神可见精神萎靡,反应迟钝,面色晦暗无华,目光无彩,眼球呆滞等。少神可见精神不振,双目乏神,肌肉松弛,倦怠无力,少气懒言,动作迟缓等。心阳不足可见形寒肢冷,脉微欲绝。心阴虚可见心悸、胸痛等。

4.【参考答案】D

【解析】假神是指久病、重病患者,精气本已极度衰竭,突然出现某些症状暂时"好转"的现象。是脏腑精气衰竭的表现。(1)假神的临床表现:久病、重病患者本已失神,突然精神转佳,神志清楚;或目无光彩,突然目光转亮;或久病面色无华,突然两颧泛红如妆;久病懒言少语,却突然言语不休,想见亲人,或久病本无食欲,而突然欲进饮食或食量突然增加等。(2)假神的临床意义:提示脏腑精气衰竭,正气将绝,阴不敛阳,虚阳外越,阴阳即将离决,多见于临终之前。古人比喻为"回光返照""残灯复明"。

5.【参考答案】D

【解析】假神,久病重病之人,本已失神,但突然精神转佳,目光转亮,言语不休,想见亲人,欲进饮食,两颧泛红如妆。

6.【参考答案】A

【解析】失神可见精神萎靡,反应迟钝,面色晦暗无华,目光无彩,眼球呆滞等。

7.【参考答案】D

【解析】本题考查神乱的常见临床表现及其意义。狂病多由暴怒气郁化火,煎津为痰,痰火扰乱心神。以狂躁妄动为特点,有痰有火,属阳证。

8.【参考答案】D

【解析】我国正常人面色:明润含蓄,红黄隐隐。

9.【参考答案】A

【解析】鲜明如橘子色——阳黄(湿热熏蒸)。

10.【参考答案】A

【解析】满面通红——实热证,里热亢盛。

11.【参考答案】C

【解析】黄胖(面黄虚浮)——脾虚湿蕴。

12.【参考答案】C

【解析】肾虚水泛的面色特征是眼眶周围色黑。

13.【参考答案】E

【解析】青色所主病证的是寒证、气滞、血瘀、疼痛、惊风。

14.【参考答案】A

【解析】《素问·刺热篇》:额——心,鼻——脾,左颊——肝,右颊——肺,颏——肾。

15.【参考答案】B

【解析】《素问·刺热篇》:额——心,鼻——脾,左颊——肝,右颊——肺,颏——肾。

16～17.【参考答案】A　A

【解析】《灵枢·五色篇》:鼻——明堂,眉间——阙,额——庭(颜),颊侧——藩,耳门——蔽,中庭——面首,阙上——咽喉,阙中(印堂)——肺,阙下(下极,山根)——心,下极之下(年寿)——肝,肝部左右——胆,肝下(准头)——脾,方上(脾两旁)——胃,中央(颧下)——大肠,挟大肠——肾,明堂(鼻端)以上——小肠,明堂以下——膀胱子处。《素问·刺热篇》:额——心,鼻——脾,左颊——肝,右颊——肺,颏——肾。

18~19.【参考答案】D B

【解析】晦暗如烟熏——阴黄(寒湿郁阻)。黄胖(面黄虚浮)——脾虚湿蕴。

20~21.【参考答案】B C

【解析】本题考查点属于记忆内容,记住即可。

22.【参考答案】D

【解析】片状脱发(斑秃)——血虚受风。

23.【参考答案】D

【解析】头皮发痒、多屑、多脂——血热化燥。

24.【参考答案】D

【解析】固定侧视者,称横目斜视。多属肝风内动所致。

25.【参考答案】E

【解析】本题考查点属于记忆内容,记住即可。目部黑睛——风轮;两眦——血轮;胞睑——肉轮;白睛——气轮;瞳仁——水轮。

26.【参考答案】A

【解析】本题考查点属于记忆内容,记住即可。目部黑睛——风轮——肝;两眦——血轮——心;胞睑——肉轮——脾;白睛——气轮——肺;瞳仁——水轮——肾。

27.【参考答案】B

【解析】两眦赤痛为心火。

28.【参考答案】D

【解析】牙齿燥如枯骨是肾阴枯涸,精不上荣,见于温热病的晚期。

29~30.【参考答案】C E

【解析】若溃腐日久,周围淡红或苍白者,多属虚证(C)。伪膜坚韧,不易剥离,重剥则出血,或剥去随即复生,此属重证,多是白喉,又称"疫喉",因肺胃热毒伤阴而成,属烈性传染病(E)。

31.【参考答案】E

【解析】伪膜:咽部溃烂处上覆白腐,形如白膜者。

32.【参考答案】C

【解析】手足筋肉挛急不舒,屈伸不利,多因寒邪凝滞,或气血亏虚,筋脉失养所致。

33.【参考答案】D

【解析】本题考查点属于记忆内容,记住即可。

34.【参考答案】C

【解析】四肢、面部等处出现白斑,大小不等,界限清楚,病程缓慢者,为白驳风。多因风湿侵袭,气血失和,血不荣肤所致。

35.【参考答案】B

【解析】疹为皮肤出现红色或紫红色、粟粒状疹点,高出皮肤,抚之碍手,压之褪色的症状。

36.【参考答案】E

【解析】斑为皮肤黏膜出现深红色或青紫色片状斑块,平摊于皮肤,摸之不碍手,压之不褪色。

37.【参考答案】A

【解析】痈红肿高大,根盘紧束,焮热疼痛,未脓易消,已脓易溃,脓汁黄稠,溃后易敛。

38.【参考答案】C

【解析】疖形小而圆,红肿热痛不甚,脓出即愈。

39.【参考答案】C

【解析】小腿部皮肤突然鲜红成片,色如涂丹,边缘清楚,灼热胀痛者,称为流火。

40.【参考答案】C

【解析】痰清稀多泡沫多为风痰。

41~42.【参考答案】D E

【解析】痰白而清稀或有灰黑点,属寒痰。痰黄黏稠,坚而成块,属热痰。

43.【参考答案】D

【解析】本题考查点属于记忆内容,记住即可。呕吐物清稀无酸臭的临床意义是寒呕,即胃阳不足,腐熟无力或寒邪伤胃,损伤胃阳导致水饮内停。

44.【参考答案】C

【解析】本题考查点属于记忆内容,记住即可。

45~46.【参考答案】C　D

【解析】本题考查点属于记忆内容,记住即可。指纹显于风关——邪气入络,邪浅病轻;指纹显于气关——邪气入经,邪深病重;指纹显于命关——邪入脏腑,病情严重;指纹直达指端(透关射甲)——病情凶险,预后不良。

47.【参考答案】A

【解析】本题考查点属于记忆内容,记住即可。指纹偏红——外感表证、寒证;指纹紫红——里热证;指纹青色——疼痛、惊风;指纹淡白——脾虚、疳积;指纹紫黑——血络郁闭,危重。

48~49.【参考答案】C　A

【解析】本题考查点属于记忆内容,记住即可。指纹偏红——外感表证、寒证;指纹紫红——里热证;指纹青色——疼痛、惊风;指纹淡白——脾虚、疳积;指纹紫黑——血络郁闭,危重。

50.【参考答案】E

【解析】本题考查点属于记忆内容,记住即可。指纹偏红——外感表证、寒证;指纹紫红——里热证;指纹青色——疼痛、惊风;指纹淡白——脾虚、疳积;指纹紫黑——血络郁闭,危重。

第二单元　望　舌

1.【参考答案】A

【解析】舌尖多反映上焦心肺的病变;舌中多反映中焦脾胃的病变;舌根多反映下焦肾的病变;舌两侧多反映肝胆的病变。

2.【参考答案】D

【解析】舌尖多反映上焦心肺的病变;舌中多反映中焦脾胃的病变;舌根多反映下焦肾的病变;舌两侧多反映肝胆的病变。

3.【参考答案】C

【解析】舌质绛红为邪入营血证。

4.【参考答案】B

【解析】舌绛少苔或无苔——阴虚火旺。

5~6.【参考答案】C　B

【解析】舌绛紫,干燥少津——热毒炽盛,气血壅滞。舌淡紫,湿润或青紫——阴寒内盛,寒凝血瘀。

7.【参考答案】E

【解析】淡白舌而有裂纹——血虚不润。

8.【参考答案】E

【解析】淡白舌而有裂纹——血虚不润。

9.【参考答案】C

【解析】歪斜舌是舌体偏于一侧,主中风或中风先兆、喑痱。

10.【参考答案】B

【解析】多见于热入心包,或高热伤津,或风痰阻络。

11.【参考答案】B

【解析】颤动舌是舌体震颤抖动,不能自主,属肝风内动。

12.【参考答案】B

【解析】本题考查点属于记忆内容,记住即可。

13.【参考答案】C

【解析】苔白如积粉,扪之不燥(称"积粉苔")常见于瘟疫或内痈等病,系秽浊时邪与热毒相结而成。

14.【参考答案】B

【解析】薄厚苔测邪气之深浅。

15.【参考答案】B

【解析】燥苔是舌苔干燥,扪之无津,甚则舌苔干裂。

16～17.【参考答案】C A

【解析】苔薄白而滑多为外感寒湿,或脾肾阳虚,水湿内停。苔白厚而干主痰浊湿热内蕴。

18.【参考答案】B

【解析】薄白苔正常舌象,或见于表证初期,或是里证病轻,或是阳虚内寒。

19.【参考答案】A

【解析】苔黄而腻主湿热或痰热内蕴,或食积化腐。

20.【参考答案】A

【解析】舌红、苔光属阴虚,脉细弱属气虚。

21.【参考答案】A

【解析】由病历推断此患者为湿热证,故舌象应为舌红苔黄腻。

22.【参考答案】B

【解析】淡白舌:舌色较正常人的淡红色浅淡的,白色偏多红色偏少。全无血色者,称为枯白舌,白苔一般常见于表证、寒证、湿证。舌淡苔白而润,可为正常舌象,或是表证初起,或是阳虚内寒。

23.【参考答案】C

【解析】根据基础舌象知识可推断。

24.【参考答案】E

【解析】根据基础舌象知识可推断。

25.【参考答案】D

【解析】根据基础舌象知识可推断。

26.【参考答案】A

【解析】根据基础舌象知识可推断。

27～28.【参考答案】E A

【解析】根据基础舌象知识可推断。舌苔的薄厚测邪气至深浅。舌苔的润燥了解津液变化。

29.【参考答案】D

【解析】根据基础舌象知识可推断。

30～31.【参考答案】E A

【解析】根据基础舌象知识可推断。

第三单元　闻　诊

1.【参考答案】C

【解析】金实不鸣,新病音哑或失音者,多属实证,多因外感风寒或风热袭肺,或痰湿壅肺,肺失清肃,邪闭清窍所致。

2.【参考答案】D

【解析】独语多因心气虚弱,神气不足,或气郁痰阻,蒙蔽心神所致,属阴证。错语证有虚实之分,虚证多因心气虚弱,神气不足致,多见于久病体虚或老年脏气衰微之人;实证多为痰湿、瘀血、气滞阻碍心窍所致。

3～5.【参考答案】D C A

【解析】谵语神识不清,语无伦次,声高有力的症状;狂言精神错乱,语无伦次,狂叫骂詈的症状;郑声神识不清,语言重复,断时续,语声低弱模糊的症状。

6～7.【参考答案】B D

【解析】独语自言自语,喃喃不休,见人语止,首尾不续的症状;错语病人神识清楚而语言时有错乱,语后自知言错的症状。

8.【参考答案】B

【解析】独语自言自语,喃喃不休,见人语止,首尾不续的症状。

9.【参考答案】B

【解析】咳声如犬吠,伴有声音嘶哑,吸气困难,是肺肾阴虚,疫毒攻喉所致,多见于白喉。

10~11.【参考答案】C　B

【解析】咳声不扬,痰稠色黄,不易咯出,多属热证,多热邪犯肺,肺津被灼。咳有痰声,痰多易咯,多属痰湿阻肺。

12~13.【参考答案】D　E

【解析】咳声短促,呈阵发性、痉挛性,连续不断,咳后有鸡鸣样回声,并反复发作者,为顿咳(百日咳),多因风邪与痰热搏结所致,常见于小儿。咳声如犬吠,伴有声音嘶哑,吸气困难,是肺肾阴虚,疫毒攻喉所致,多见于白喉。

14.【参考答案】A

【解析】热扰神明呕吐呈喷射状。

15.【参考答案】D

【解析】食滞胃脘呕吐酸腐。

16.【参考答案】C

【解析】呕吐酸腐食物,多因暴饮暴食,食滞胃脘,胃失和降,胃气上逆所致,故选项C较为合适。

17.【参考答案】B

【解析】太息又称叹息,指情志抑郁、胸闷不畅时发出的长吁或短叹声。

18~19.【参考答案】B　E

【解析】本题考查点属于记忆内容,记住即可。口气酸臭,并伴食欲不振,脘腹胀满者,多属食积胃肠。病室有烂苹果样气味(酮体气味),多为消渴并发症患者,属危重病症。

20.【参考答案】C

【解析】本题考查点属于记忆内容,记住即可。病室有烂苹果样气味(酮体气味),多为消渴并发症患者,属危重病症。

21.【参考答案】D

【解析】本题考查点属于记忆内容,记住即可。

第四单元　问　诊

1~2.【参考答案】A　C

【解析】风寒表证的寒热特征是恶寒重发热轻;伤风表证的寒热特征是发热轻而恶风。

3.【参考答案】B

【解析】外感表证,疾病初期恶寒与发热同时并见。

4.【参考答案】C

【解析】外感表证,疾病初期恶寒与发热同时并见。

5.【参考答案】C

【解析】本题考查点属于记忆内容,记住即可。湿温潮热:身热不扬,午后热甚,兼头身困重——湿温病(湿邪粘腻,湿遏热伏)。

6.【参考答案】E

【解析】本题考查点属于记忆内容,记住即可。阳明潮热:热势较高,日晡(申时)热甚,兼腹胀便秘,阳明腑实证。

7.【参考答案】E

【解析】寒热往来病人自觉恶寒与发热交替发作的症状,是正邪相争,互为进退的病理反映,为半表半里证寒热的特征。

8.【参考答案】A

【解析】战汗,病人先恶寒战栗,表情痛苦,几经挣扎,而后汗出,见于温病或伤寒病邪正相争剧烈之时,是疾病发展的转折点。

9~10.【参考答案】E　D

【解析】战汗,病人先恶寒战栗,表情痛苦,几经挣扎,而后汗出。邪盛正衰:汗出后仍身发高热,脉来急疾,则疾病恶化。邪去正安:汗出后热退脉缓,则疾病好转。

11.【参考答案】D

【解析】绞痛,痛势剧烈如刀绞。有形实邪阻闭气机;或寒邪凝滞气机。

12.【参考答案】E

【解析】隐痛,痛不剧烈,绵绵不休。

13～14.【参考答案】B　D

【解析】冷痛,痛有冷感而喜暖,阳气不足或寒邪阻络;走窜痛,疼痛部位游走不定,走窜攻冲作痛,气滞,风证。

15～16.【参考答案】C　D

【解析】掣痛,抽掣牵扯而痛,经脉失养或阻滞不通所致;冷痛,痛有冷感而喜暖,阳气不足或寒邪阻络。

17.【参考答案】B

【解析】侧头部痛,痛在两侧太阳穴附近甚者属少阳经头痛。

18.【参考答案】E

【解析】头脑空痛,腰膝酸软者属肾虚头痛。

19.【参考答案】E

【解析】①头晕而胀,烦躁易怒,舌红苔黄,脉弦数者,多因肝火上炎;②头晕胀痛,头重脚轻,舌红少津,脉弦细者,多因肝阳上亢;③头晕面白,神疲乏力,舌淡,脉细弱者,多因气血亏虚;④头晕且昏沉,如物裹缠,痰多苔腻者,多因痰湿内阻;⑤头晕耳鸣,腰酸遗精者,多因肾虚精亏;⑥若外伤后头晕刺痛者,多属瘀血阻络。

20.【参考答案】C

【解析】目眩,病人自觉视物旋转动荡,如在舟车之上,或眼前如有蚊蝇飞动。

21.【参考答案】A

【解析】失眠,有虚、实之分。虚者多因阴血亏虚、心神失养,或心胆气虚,心神不安所致,常见于心脾两虚、心肾不交、心胆气虚等证;实者多因邪气内扰心神所致,如心肝火盛,或痰火扰神,或食滞内停所致的"胃不和则卧不安"等。

22.【参考答案】B

【解析】嗜睡,多由痰湿内盛或阳虚阴盛。

23.【参考答案】B

【解析】睡眠时时惊醒,不易安卧者,多见于胆郁痰扰。

24.【参考答案】E

【解析】渴不多饮,兼身热不扬,头身困重,苔黄腻者,属湿热证。

25.【参考答案】B

【解析】渴喜热饮,饮水不多,或饮后即吐者,多为痰饮内停。

26.【参考答案】D

【解析】饥不欲食,是因胃阴不足,虚火内扰所致。

27.【参考答案】B

【解析】饭后嗜睡,兼神疲倦怠,食少纳呆者,多由脾失健运,清阳不升所致。

28.【参考答案】E

【解析】消谷善饥,兼多饮多尿,形体消瘦者,多见于消渴病;消谷善饥,兼大便溏泄者,多属胃强脾弱。

29～30.【参考答案】C　E

【解析】口淡为寒湿中阻;口甜为脾胃湿热或脾虚之证。

31.【参考答案】A

【解析】口淡多见于脾胃虚弱证。

32.【参考答案】D

【解析】口苦多见于心火上炎或肝胆火热之证。

33.【参考答案】B

【解析】口黏腻常见于痰热内盛、湿热蕴脾及寒湿困脾之证。

34.【参考答案】D

【解析】大便溏结不调,多因肝郁脾虚所致。

35～36.【参考答案】B　C

【解析】本题考查点属于记忆内容,记住即可。

37.【参考答案】B

【解析】本题考查点属于记忆内容,记住即可。

38.【参考答案】A

【解析】多饮多尿而形体消瘦者,属消渴病,因肾阴亏虚,开多合少所致。

39～40.【参考答案】B　D

【解析】白带,带下色白量多,质稀如涕,淋漓不绝,多属脾肾阳虚,寒湿下注所致。

41.【参考答案】B

【解析】黄带,带下色黄,质黏,气味臭秽,多属湿热。

42.【参考答案】C

【解析】月经先期,多因脾气亏虚、肾气不足,冲任不固;或因阳盛血热、肝郁化热、阴虚火旺,热扰冲任,血海不宁所致。

43.【参考答案】B

【解析】月经先后不定期,多因肝气郁滞,或脾肾虚损,使冲任气血失调,血海蓄溢失常。

第五单元　按　诊

1.【参考答案】C

【解析】本题考查点属于记忆内容,记住即可。

2.【参考答案】A

【解析】循是指切脉时三指沿寸口脉长轴循行,诊察脉之长短,比较寸关尺三部脉象的特点。

3.【参考答案】A

【解析】医生用较轻的指力,按在寸口脉搏跳动部位,以体察脉搏部位的方法。用举的指法取脉亦称"轻取"或"浮取"。

4.【参考答案】C

【解析】正常脉象不浮不沉,不大不小,从容和缓,节律一致。

5.【参考答案】D

【解析】浮脉类——浮脉、洪脉、濡脉、散脉、芤脉、革脉。

6.【参考答案】D

【解析】沉脉类——沉脉、伏脉、牢脉、弱脉。

7～8.【参考答案】D　B

【解析】芤脉主病——失血伤阴。缓脉可见于正常人。

9.【参考答案】E

【解析】数脉主热证(有力为实热,无力为虚热),亦主虚证。

10.【参考答案】E

【解析】疾脉主阳极阴竭,元气将脱。

11.【参考答案】C

【解析】长脉——首尾端直,超过本位。

12.【参考答案】B

【解析】大脉机理分析:健康人见之,为体魄健壮的征象;疾病中脉大,则提示病情加重。

13.【参考答案】A

【解析】长脉主阳气有余,热证。

14.【参考答案】D

【解析】微脉极细极软,似有似无,至数不明。

15.【参考答案】B

【解析】濡脉的特点是浮细无力而软,濡脉主虚,又主湿。实证脉类特点是均应指有力,包括弦、滑、紧、长、大五类脉象。

16.【参考答案】D

【解析】脉位指的是脉搏跳动显现的部位和长度,脉位表浅为浮脉,脉位深沉为沉脉。濡脉属于浮脉类,脉象特点是浮而细软;弱脉属于沉脉类,脉象特点是沉细无力而软。

17.【参考答案】E

【解析】本题目意在考查,濡脉与弱脉的主要区别。濡脉特点是浮而细软,弱脉特点是沉细无力而软。

18.【参考答案】C

【解析】滑脉往来流利,应指圆滑,如盘走珠。

19.【参考答案】D

【解析】滑脉主痰饮,食滞,实热。

20～21.【参考答案】E A

【解析】弦脉主肝胆病,痛证,痰饮,疟疾,虚劳内伤、中气不足亦可见;涩脉主气滞血瘀,精伤血少,夹食夹痰。

22.【参考答案】C

【解析】涩脉往来艰涩,如轻刀刮竹,主气滞血瘀,精伤血少,夹食夹痰。

23.【参考答案】D

【解析】涩脉主气滞血瘀,精伤血少,夹食夹痰。

24.【参考答案】D

【解析】弦脉主肝胆病,痛证,痰饮,疟疾,虚劳内伤、中气不足亦可见。

25～26.【参考答案】A D

【解析】紧脉紧张有力,如转绳。疾脉一息七至以上,脉来急疾。

27～28.【参考答案】A D

【解析】紧脉主寒,痛,宿食。弱脉主气血不足。

29.【参考答案】A

【解析】紧脉紧张有力,如转绳。

30～31.【参考答案】B E

【解析】紧脉主实寒证,疼痛,宿食;细脉主气血两虚,诸虚劳损,主湿。邪热亢盛多见于洪脉。血瘀证是涩脉。虚阳浮越于外,可见于浮脉。

32～33.【参考答案】A E

【解析】结脉脉来缓慢,时见一止,止无定数。弱脉柔细而沉。

34～35.【参考答案】D E

【解析】代脉脉来一止,止有定数,良久方来。促脉脉来急数,时见一止,止无定数。

36.【参考答案】B

【解析】促脉脉来急数,时见一止,止无定数;结脉脉来缓慢,时见一止,止无定数;代脉脉来一止,止有定数,良久方来。

37.【参考答案】A

【解析】结脉脉来缓慢,时见一止,止无定数;代脉脉来一止,止有定数,良久方来。

38.【参考答案】A

【解析】滑脉主痰饮,食滞,实热。

39.【参考答案】A

【解析】弦紧脉多见于寒证、痛证,常见于寒滞肝脉,或肝郁气滞等所致疼痛等。

40.【参考答案】C

【解析】沉涩脉多见于血瘀,尤常见于阳虚而寒凝血瘀者。

41～42.【参考答案】D A

【解析】沉弦脉多见于肝郁气滞,或水饮内停。弦细脉多见于肝肾阴虚或血虚肝郁,或肝郁脾虚等证。

43.【参考答案】A

【解析】身热初按热甚,久按热反转轻者为热在表;久按其热甚者为热在里。

44.【参考答案】D

【解析】肿块推之可移,或痛无定处,聚散不定者,为瘕聚,病属气分。

45.【参考答案】C

【解析】凡肿块推之不移,肿块痛有定处者,为积,病属血分。痛无定处,按之无形,聚散不定者为聚,属气分病。

第六单元　八纲辨证

1.【参考答案】B

【解析】虚实是辨别邪正盛衰的纲领。

2.【参考答案】B

【解析】寒热是辨别疾病性质的纲领。

3.【参考答案】B

【解析】表证一般以新起恶寒,或恶寒发热并见,脉浮,内部脏腑的症状不明显。

4.【参考答案】B

【解析】表证是辨别疾病病位内外和病势深浅的纲领。

5.【参考答案】C

【解析】面色青白,痛则肢冷,舌苔白,脉紧均属寒邪所致。

6.【参考答案】D

【解析】寒证和热证的鉴别要点——辨别寒证与热证,不能孤立地根据某一症状作判断,应对疾病的全部表现进行综合观察,尤其是寒热的喜恶,口渴与不渴,面色的赤白,四肢的凉温,二便,舌象,脉象等方面更为重要。

7.【参考答案】C

【解析】大便秘结,口臭咽干,属热证。

8~9.【参考答案】A　C

【解析】风寒表证恶寒重发热轻。伤风表证发热轻而恶风。

10.【参考答案】A

【解析】外邪袭表,卫阳被遏,肌表失煦,则出现恶寒发热的症状。

11.【参考答案】D

【解析】疼痛拒按是实证的表现。

12.【参考答案】

【解析】实寒证临床表现畏寒喜暖,面色苍白,四肢欠温,腹痛拒按,肠鸣腹泻,或痰鸣喘嗽,口淡多涎,小便清长,舌苔白润,脉迟或紧。

13.【参考答案】B

【解析】虚实是辨别邪正盛衰的纲领,其中,实证是指人体感受外邪,或疾病过程中阴阳气血失调,体内病理产物蓄积,以邪气盛、正气不虚为基本病理,表现为有余、亢盛、停聚特征的各种证候;虚证是指人体阴阳、气血、津液、精髓等正气亏虚,而邪气不著,表现为不足、松弛、衰退征的各种证候。故实证疼痛拒按,虚证疼痛喜按(A对);实证声高气粗,虚证声低息微(C对);实证舌质老,虚证舌质嫩(D对);实证脉有力,虚证脉无力(E对)。实证多壮热,虚证多五心烦热、午后微热;实证多恶寒,添衣加被不减,虚证多畏寒,得衣近火则减(B错,为本题正确答案)。

14.【参考答案】D

【解析】本题属记忆理解性题目,记住即可。

15.【参考答案】A

【解析】手足烦热,娇红咽干,午后潮热,盗汗,舌红少苔,脉细数属阴虚火旺证。

16.【参考答案】D

【解析】阳虚证临床表现面色㿠白,疲乏无力,少气懒言,畏寒肢冷,蜷卧自汗,口淡乏味,小便清长,大便稀溏,水肿,舌质淡胖嫩,苔白润,脉迟无力等。

17.【参考答案】B

【解析】A表现为汗热味咸而黏,如珠如油,身体灼热、恶热,虚烦躁扰或昏谵,口渴欲饮,皮肤皱瘪,小便极少或无尿,面赤唇焦,舌红干瘦,脉细数疾等。B表现为冷汗淋漓、汗质稀淡,神情淡漠或呆滞,肌肤不温,肢冷畏寒,呼吸气微,面色苍白,舌淡而润,脉微欲绝。C表现为经常畏冷,四肢不温,嗜睡蜷卧,面色㿠白,口淡不渴,或渴喜热饮,或口泛清涎,小便清长,大便溏薄或完谷不化,舌淡胖,苔白滑,脉沉迟或细弱等。D表现为五心烦热,或骨蒸潮热,颧红盗汗,口燥咽干,心烦失眠,形体消瘦,或眩晕耳鸣,小便短黄,大便干结,舌红少苔少津,脉细数。故选择B。

18.【参考答案】E

【解析】亡阴表现为汗热味咸而黏,如珠如油,身体灼热、恶热,虚烦躁扰或昏谵,口渴欲饮,皮肤皱瘪,小便极少或无尿,面赤唇焦,舌红干瘦,脉细数疾等。亡阳表现为冷汗淋漓,汗质稀淡,神情淡漠或呆滞,肌肤不温,肢冷畏寒,呼吸气微,面色苍白,舌淡而润,脉微欲绝。

19.【参考答案】C

【解析】虚寒证临床表现精神不振,面色淡白,畏寒肢冷,腹痛喜按,大便溏薄,小便清长,少气乏力,舌质淡嫩,脉微或沉迟无力。

20.【参考答案】B

【解析】两颧娇红属虚热证。

21.【参考答案】C

【解析】患者久病纳食减少,疲乏无力,因虚导致运化不及出现腹部胀满。

22.【参考答案】C

【解析】患者身热不恶寒,反恶热,一派热象,由于热郁于里导致气机不能疏布到四肢出现手足逆冷。

23.【参考答案】C

【解析】本题考查点属于记忆内容,记住即可。

24~25.【参考答案】A　D

【解析】疫毒痢初期,高热烦渴,舌红脉数,急骤出现四肢厥冷,面色苍白,属热证转寒。面色浮红如妆属虚阳外越,真寒假热。

26~27.【参考答案】B　D

【解析】疫毒痢初期,高热烦渴,舌红脉数,急骤出现四肢厥冷,面色苍白,属热证转寒。面色紫黯,胸腹发热,四肢厥冷,小便短黄,舌红苔黄,脉有力,属真热假寒。

28~29.【参考答案】B　E

【解析】高热气粗、面红目赤属实热证,口渴、舌燥少津,属热伤津的虚证。气血亏损,血海空虚而致的经闭,属真虚假实。

第七单元　病因辨证

1~2.【参考答案】B　C

【解析】暑淫证则恶热,汗出,口渴,疲乏,尿黄,舌红,苔白或黄,脉虚数。寒淫证则恶寒发热,无汗,头痛,身痛,喘咳,苔薄白,脉浮紧;或手足拘急,四肢厥冷,脉微欲绝;或腹痛肠鸣,泄泻,呕吐等。

3~4.【参考答案】C　A

【解析】暑淫证则恶热,汗出,口渴,疲乏,尿黄,舌红,苔白或黄,脉虚数。风淫证则发热恶风,头痛,汗出,咳嗽,鼻塞流涕,苔薄白,脉浮缓;或肢体麻木,强直,痉挛,四肢抽搐,角弓反张;或皮肤瘙痒。

5~6.【参考答案】A　B

【解析】本题考查点属于记忆内容,记住即可。

第八单元　气血津液辨证

1.【参考答案】A

【解析】气虚证临床表现气短声低,少气懒言,精神疲惫,体倦乏力,脉虚,舌质淡嫩,或有头晕目眩,自汗,动则诸症加重。

2.【参考答案】D

【解析】气陷无力升举,不能维持脏器正常位置,故觉脘腹坠胀,甚至出现内脏下垂。

3.【参考答案】C

【解析】气陷无力升举,不能维持脏器正常位置,故觉脘腹坠胀,甚至出现内脏下垂。

4.【参考答案】A

【解析】气不固,包括不能固摄津液、血液、小便、大便、精液、胎元等。气不摄津则可表现为自汗,流涎。

5.【参考答案】C

【解析】本题考查点属于记忆内容,记住即可。

6.【参考答案】B

【解析】气逆证临床表现咳嗽频作,呼吸喘促;呃逆、嗳气不止,或呕吐、呕血;头痛、眩晕,甚至昏厥、咯血等。

7~8.【参考答案】D　C

【解析】气不固证临床表现:气短、疲乏,面白,舌淡,脉虚无力;或见自汗不止;或为流涎不止;或见遗尿,余溺不尽,小便失禁;或为大便滑脱失禁;或妇女出现崩漏,或为滑胎、小产;或见男子遗精、滑精、早泄等。气陷证临床表现:头晕眼花,气短疲乏,脘腹坠胀感,大便稀溏,形体消瘦,或见内脏下垂、脱肛、阴挺等。

9.【参考答案】C

【解析】血虚证临床表现:面色淡白或萎黄,眼睑、口唇、舌质、爪甲的颜色淡白,头晕;或见眼花、两目干涩,心悸,多梦,健忘,神疲,手足发麻;或妇女月经量少、色淡、延期甚或经闭,脉细无力等。心烦一般为热证。

10.【参考答案】D

【解析】瘀血色脉征主要表现:面色黧黑,或唇甲青紫,或皮下紫斑,或肌肤甲错,或腹露青筋,或皮肤出现丝状红缕,或舌有紫色斑点、舌下络脉曲张,脉多细涩或结、代、无脉等。

11.【参考答案】C

【解析】血瘀证辨证要点:固定刺痛、肿块、出血、瘀血舌脉征。

12.【参考答案】D

【解析】血瘀证临床表现:疼痛特点为刺痛、痛久拒按、固定不移、常在夜间痛甚;肿块的性状是在体表者包块色青紫,腹内者触及质硬而推之不移。出血的特征是出血反复不止,色紫暗或来血块,或大便色黑如柏油状,或妇女血崩、漏血。瘀血色脉征主要有面色黧黑,或唇甲青紫,或皮下紫斑,或肌肤甲错,或腹露青筋,或皮肤出现丝状红缕,或舌有紫色斑点、舌下络脉曲张,脉多细涩或结、代、无脉等。

13.【参考答案】C

【解析】由舌脉症状分析可知。

14~15.【参考答案】A　C

【解析】气滞血瘀证临床表现:胸胁胀满疼痛,乳房胀痛,情志抑郁或易怒,兼见痞块刺痛、拒按,妇女痛经,经血紫暗有块,或闭经,舌紫暗或有瘀斑,脉弦涩。气随血脱证临床表现大出血时,突然面色苍白,大汗淋漓,四肢厥冷,呼吸微弱,甚至晕厥,舌淡,脉微欲绝或见芤脉。

16.【参考答案】D

【解析】气血两虚证临床表现:头晕目眩,少气懒言,神疲乏力,自汗,面色淡白或萎黄,唇甲淡白,心悸失眠,形体消瘦,舌淡而嫩,脉细弱。

17~18.【参考答案】C　D

【解析】气滞血瘀证临床表现:胸胁胀满疼痛,乳房胀痛,情志抑郁或易怒,兼见痞块刺痛、拒按,妇女痛经,经血紫暗有块,或闭经,舌紫暗或有瘀斑,脉弦涩。气血两虚证临床表现:头晕目眩,少气懒言,神疲乏力,自汗,面色淡白或萎黄,唇甲淡白,心悸失眠,形体消瘦,舌淡而嫩,脉细弱。

19.【参考答案】B

【解析】气不摄血证临床表现:吐血、便血、崩漏、皮下瘀斑、鼻衄,神疲乏力,气短懒言,面色淡白,舌淡,脉弱。

20~21.【参考答案】C　D

【解析】气随血脱证临床表现:大出血时,突然面色苍白,大汗淋漓,四肢厥冷,呼吸微弱,甚至晕厥,舌淡,脉微欲绝或见芤脉。气虚血瘀证临床表现:面色淡白,神疲乏力,气短懒言,食少纳呆;面色晦滞,局部青紫、肿胀、刺痛不移而拒按,或肢体瘫痪、麻木,或可触及肿块,舌淡紫或有瘀点瘀斑,脉细涩。

22~23.【参考答案】B　A

【解析】气虚血瘀证临床表现:面色淡白,神疲乏力,气短懒言,食少纳呆;面色晦滞,局部青紫、肿胀、刺痛不移而拒按,或肢体瘫痪、麻木,或可触及肿块,舌淡紫或有瘀点瘀斑,脉细涩。气不摄血证临床表现:吐血、便血、崩漏、皮下瘀斑、鼻衄,神疲乏力,气短懒言,面色淡白,舌淡,脉弱。

24.【参考答案】C

【解析】痰蒙心神则见神昏、神乱。

25.【参考答案】B

【解析】痰浊中阻,胃失和降,可见脘痞、纳呆、泛恶呕吐痰涎等症。

26.【参考答案】D

【解析】情志抑郁,胸胁胀痛属于肝郁的临床表现。

27~28.【参考答案】B C

【解析】悬饮,饮邪停于胸胁,阻碍气机,压迫肺脏,则有肋间饱满,咳唾引痛,胸闷息促等症。支饮,饮邪停于心肺,阻遏心阳,阻滞气血运行,则见胸闷心悸,气短不得卧等症。

29.【参考答案】B

【解析】饮邪停留于胃肠,阻滞气机,胃失和降,可见泛吐清水,脘腹痞胀,腹部水声辘辘。

30.【参考答案】E

【解析】悬饮,饮邪停于胸胁,阻碍气机,压迫肺脏,则有肋间饱满,咳唾引痛,胸闷息促等症。

31~32.【参考答案】C A

【解析】支饮,饮邪停于心肺,阻遏心阳,阻滞气血运行,则见胸闷心悸,气短不得卧等症;痰饮,饮邪停留于胃肠,阻滞气机,胃失和降,可见泛吐清水,脘腹痞胀,腹部水声辘辘。

33.【参考答案】D

【解析】阴水临床表现:足胫、下肢先肿,渐至全身,腰以下肿甚,按之凹陷难复,小便短少,兼脾、肾阳虚;阳水临床表现眼睑、颜面先肿,迅速遍及全身,皮薄光亮,小便短少,伴咽喉肿痛、咳嗽及表证。

34.【参考答案】E

【解析】阴水临床表现:足胫、下肢先肿,渐至全身,腰以下肿甚,按之凹陷难复,小便短少,兼脾、肾阳虚;阳水临床表现眼睑、颜面先肿,迅速遍及全身,皮薄光亮,小便短少,伴咽喉肿痛、咳嗽及表证。

35.【参考答案】A

【解析】津液亏虚证临床表现:口、鼻、唇、舌、咽喉、皮肤、大便等干燥,皮肤枯瘪而缺乏弹性,眼球深陷,口渴欲饮水,小便短少而黄,舌红,脉细数无力等。

第九单元 脏腑辨证

1.【参考答案】E

【解析】心阳虚脱证临床表现:在心阳虚证的基础上,突然冷汗淋漓,四肢厥冷,面色苍白,呼吸微弱,或心悸,心胸剧痛,神志模糊或昏迷,唇舌青紫,脉微欲绝。

2~3.【参考答案】A B

【解析】心阳虚脱证临床表现:在心阳虚证的基础上,突然冷汗淋漓,四肢厥冷,面色苍白,呼吸微弱,或心悸,心胸剧痛,神志模糊或昏迷,唇舌青紫,脉微欲绝。肝郁脾虚临床表现:胸胁胀满窜痛,善太息,情志抑郁,或急躁易怒,面色青黄,食少,腹胀,肠鸣矢气,便溏不爽,或腹痛欲便、泻后痛减,或大便溏结不调,舌苔白,脉弦或缓。

4.【参考答案】A

【解析】心气虚证、心阳虚证、心阳暴脱证均可见心悸、胸闷、气短等症。

5~6.【参考答案】B C

【解析】心血虚证临床表现:心悸,头晕眼花,失眠,多梦,健忘,面色淡白或萎黄,舌色淡,脉细无力。寒凝心脉证临床表现:以痛势剧烈,突然发作,遇寒加剧,得温痛减为特点。

7.【参考答案】B

【解析】心血虚证、心阴虚证均可见心悸、失眠、多梦等症。

8.【参考答案】E

【解析】痰火扰神证临床表现:发热,口渴,胸闷,气粗,咯吐黄痰,喉间痰鸣,心烦,失眠,甚则神昏谵语,或狂躁妄动,打人毁物,不避亲疏,胡言乱语,哭笑无常,面赤,舌质红,苔黄腻,脉滑数。

9.【参考答案】D

【解析】痰蒙心神证、痰火扰神证均有神志异常的表现,均可见神昏。

10~11.【参考答案】D　B

【解析】本题理解记忆即可。

12.【参考答案】C

【解析】心火亢盛证临床表现:发热、口渴、心烦、失眠、便秘、尿黄、面红、舌尖红绛、苔黄、脉数有力。甚或口舌生疮、溃烂疼痛;或见小便短赤、灼热涩痛;或见吐血;或见狂躁谵语、神识不清。

13.【参考答案】A

【解析】燥邪犯肺证与气候干燥有关,以干咳,痰少,质黏及燥邪犯表证为辨证的主要依据。

14.【参考答案】B

【解析】肺气虚证临床表现:咳嗽无力,气短而喘,动则尤甚,咯痰清稀,声低懒言,或有自汗、畏风,易于感冒,神疲体倦,面色淡白,舌淡苔白,脉弱。

15.【参考答案】C

【解析】寒痰阻肺证指寒饮或痰浊停聚于肺,临床表现:咳嗽、痰多、色白、质稠或清稀、易咯、胸闷、气喘,或喉间有哮鸣声,恶寒,肢冷,舌质淡,苔白腻或白滑,脉弦或滑,又名寒饮停肺证、痰浊阻肺证,故选择C。

16.【参考答案】A

【解析】风寒袭肺证临床表现:咳嗽,咯少量稀白痰,气喘,微有恶寒发热,鼻塞,流清涕,喉痒,或见身痛无汗,舌苔薄白,脉浮紧。

17~18.【参考答案】C　D

【解析】痰热壅肺证临床表现:痰热交结,壅滞于肺,肺失清肃,以发热、咳喘、痰多黄稠等为主要表现的证候。燥邪犯肺证临床表现:干咳无痰,或痰少而黏、不易咯出,甚则胸痛,痰中带血,或见鼻衄、口、唇、鼻、咽、皮肤干燥,尿少,大便干结,舌苔薄而干燥少津。或微有发热恶风寒,无汗或少汗,脉浮数或浮紧。

19.【参考答案】A

【解析】风热犯肺证本证多有感受风热的病史,以咳嗽、痰少色黄与风热表证共见为辨证的主要依据。燥邪犯肺证本证与气候干燥有关,以干咳、痰少、质黏及燥邪犯表证为辨证的主要依据。

20.【参考答案】C

【解析】燥邪犯肺证临床表现:干咳无痰,或痰少而黏、不易咯出,甚则胸痛,痰中带血,或见鼻衄、口、唇、鼻、咽、皮肤干燥,尿少,大便干结,舌苔薄而干燥少津;或微有发热恶风寒,无汗或少汗,脉浮数或浮紧。

21~22.【参考答案】B　E

【解析】肺热炽盛证临床表现:发热,口渴,咳嗽,气粗而喘,甚则鼻翼扇动,鼻息灼热,胸痛,或有咽喉红肿疼痛,小便短黄,大便秘结,舌红苔黄,脉洪数。风热犯肺证临床表现:咳嗽,痰少而黄,气喘,鼻塞,流浊涕,咽喉肿痛,发热,微恶风寒,口微渴,舌尖红,苔薄黄,脉浮数。

23.【参考答案】C

【解析】肠燥津亏证本证多属病久而势缓,以大便燥结、排便困难与津亏症状共见为辨证的主要依据。

24.【参考答案】A

【解析】脾不统血证临床表现:各种慢性出血,如便血、尿血、吐血、鼻衄、紫斑、妇女月经过多、崩漏,食少便溏,神疲乏力,气短懒言,面色萎黄,舌淡,脉细无力。

25~26.【参考答案】D　A

【解析】脾不统血证临床表现:各种慢性出血,如便血、尿血、吐血、鼻衄、紫斑、妇女月经过多、崩漏,食少便溏,神疲乏力,气短懒言,面色萎黄,舌淡,脉细无力。脾气虚证临床表现:不欲食,纳少,脘腹胀满,食后胀甚,或饥时饱胀,大便溏稀,肢体倦怠,神疲乏力,少气懒言,形体消瘦,或肥胖、浮肿,面色淡黄或萎黄,舌淡苔白,脉缓或弱。

27~28.【参考答案】E　C

【解析】肝胆湿热证临床表现:身目发黄,胁肋胀痛,或胁下有痞块,纳呆,厌油腻,泛恶欲呕,腹胀,大便不调,小便短赤,发热或寒热往来,口苦口干,舌红,苔黄腻,脉弦滑数;或为阴部潮湿、瘙痒、湿疹,阴器肿痛,带下黄稠臭秽等。湿热蕴脾证临床表现:脘腹胀闷,纳呆,恶心欲呕,口中黏腻,渴不多饮,便溏不爽,小便短黄,肢体困重,或身热不扬,汗出热不解,或见面目发黄鲜明,或皮肤发痒,舌质红,苔黄腻,脉濡数或滑数。

29.【参考答案】D

【解析】湿热蕴脾证临床表现:脘腹胀闷,纳呆,恶心欲呕,口中黏腻,渴不多饮,便溏不爽,小便短黄,肢体困重,或身热不扬,汗出热不解,或见面目发黄鲜明,或皮肤发痒,舌质红,苔黄腻,脉濡数或滑数。

30. 【参考答案】D

【解析】胃阴虚证临床表现:胃脘嘈杂,饥不欲食,或痞胀不舒,隐隐灼痛,干呕,呃逆,口燥咽干,大便干结,小便短少,舌红少苔乏津,脉细数。

31. 【参考答案】B

【解析】胃阴虚证临床表现:胃脘嘈杂,饥不欲食,或痞胀不舒,隐隐灼痛,干呕,呃逆,口燥咽干,大便干结,小便短少,舌红少苔乏津,脉细数。

32. 【参考答案】B

【解析】胃阴虚证临床表现:胃脘嘈杂,饥不欲食,或痞胀不舒,隐隐灼痛,干呕,呃逆,口燥咽干,大便干结,小便短少,舌红少苔乏津,脉细数。

33. 【参考答案】A

【解析】胃热炽盛证临床表现:胃脘灼痛、拒按,渴喜冷饮,或消谷善饥,或口臭,牙龈肿痛溃烂,齿衄,小便短黄,大便秘结,舌红苔黄,脉滑数。

34. 【参考答案】E

【解析】食滞胃肠证指饮食停积胃肠,以脘腹痞胀疼痛、呕泻酸馊腐臭等为主要表现的证候。

35. 【参考答案】A

【解析】胃虚寒证又名胃阳虚证,指阳气不足,胃失温煦,以胃脘冷痛、喜温喜按,畏冷肢凉为主要表现的虚寒证候,故选择 A。

36. 【参考答案】C

【解析】寒滞胃肠证、食滞胃肠证、胃肠气滞证均见胃脘疼痛痞胀。

37. 【参考答案】B

【解析】肝阴虚证临床表现头晕眼花,两目干涩,视力减退,或胁肋隐隐灼痛,面部烘热或两颧潮红,或手足蠕动,口咽干燥,五心烦热,潮热盗汗,舌红少苔乏津,脉弦细数。

38. 【参考答案】C

【解析】肝血虚证临床表现:头晕眼花,视力减退或夜盲,或肢体麻木,关节拘急,手足震颤,肌肉瞤动,或为妇女月经量少、色淡,甚则闭经,爪甲不荣,面白无华,舌淡,脉细。

39. 【参考答案】B

【解析】肝郁气滞证临床表现:情志抑郁,善太息,胸胁、少腹胀满疼痛,走窜不定;或咽部异物感,或颈部瘿瘤、瘰疬,或胁下肿块;妇女可见乳房作胀疼痛,月经不调,痛经;舌苔薄白,脉弦。病情轻重与情绪变化关系密切。

40. 【参考答案】C

【解析】肝火炽盛证与肝阳上亢证相同症状:头晕胀痛,面红目赤,口苦口干,急躁易怒,耳鸣,失眠。

41. 【参考答案】B

【解析】肝阳化风证临床表现:眩晕欲仆,步履不稳,头胀头痛,急躁易怒,耳鸣,项强,头摇,肢体震颤,手足麻木,语言謇涩,面赤,舌红,或有苔腻,脉弦细有力。甚至突然昏仆,口眼㖞斜,半身不遂,舌强语謇。

42. 【参考答案】D

【解析】血虚生风证临床表现:眩晕,肢体震颤、麻木,手足拘急,肌肉瞤动,皮肤瘙痒,爪甲不荣,面白无华,舌质淡白脉细或弱。

43. 【参考答案】D

【解析】肝阳化风证临床表现:眩晕欲仆,步履不稳,头胀头痛,急躁易怒,耳鸣,项强,头摇,肢体震颤,手足麻木,语言謇涩,面赤,舌红,或有苔腻,脉弦细有力。甚至突然昏仆,口眼㖞斜,半身不遂,舌强语謇。

44. 【参考答案】C

【解析】寒滞肝脉证临床表现:少腹冷痛,阴部坠胀作痛,或阴器收缩引痛,或巅顶冷痛,得温则减,遇寒痛增,恶寒肢冷,舌淡,苔白润,脉沉紧或弦紧。

45. 【参考答案】D

【解析】肝胆湿热证临床表现:身目发黄,胁肋胀痛,或胁下有痞块,纳呆,厌油腻,泛恶欲呕,腹胀,大便不调,小便短赤,发热或寒热往来,口苦口干,舌红,苔黄腻,脉弦滑数。或阴部潮湿、瘙痒、湿疹,阴器肿痛,带下黄稠臭秽等。

46. 【参考答案】D

【解析】肝胆湿热证临床表现：身目发黄，胁肋胀痛，或胁下有痞块，纳呆，厌油腻，泛恶欲呕，腹胀，大便不调，小便短赤，发热或寒热往来，口苦口干，舌红，苔黄腻，脉弦滑数。或阴部潮湿，瘙痒，湿疹，阴器肿痛，带下黄稠臭秽等。

47.【参考答案】E

【解析】胆郁痰扰证临床表现：胆怯易惊，惊悸不宁，失眠多梦，烦躁不安，胸胁胀闷，善太息，头晕目眩，口苦呕恶，舌淡红或红，苔白腻或黄滑，脉弦缓或弦数。

48.【参考答案】A

【解析】胆郁痰扰证临床表现：胆怯易惊，惊悸不宁，失眠多梦，烦躁不安，胸胁胀闷，善太息，头晕目眩，口苦呕恶，舌淡红或红，苔白腻或黄滑，脉弦缓或弦数。

49～50.【参考答案】C　D

【解析】肾虚水泛证临床表现：腰膝酸软，耳鸣，身体浮肿，腰以下尤甚，按之没指，小便短少，畏冷肢凉，腹部胀满，或见心悸，气短，咳喘痰鸣，舌质淡胖苔白滑脉沉迟无力。肾气不固证临床表现：腰膝酸软，神疲乏力，耳鸣失聪；小便频数而清，或尿后余沥不尽，或遗尿，或夜尿频多，或小便失禁；舌淡，苔白，脉弱。男子滑精、早泄；女子月经淋沥不尽，带下清稀量多，或胎动易滑。

51.【参考答案】C

【解析】肾虚水泛证临床表现：腰膝酸软，耳鸣，身体浮肿，腰以下尤甚，按之没指，小便短少，畏冷肢凉，腹部胀满，或见心悸，气短，咳喘痰鸣，舌质淡胖，苔白滑，脉沉迟无力。

52.【参考答案】C

【解析】肾精不足证临床表现：小儿生长发育迟缓，身体矮小，囟门迟闭，智力低下，骨骼痿软；男子精少不育，女子经闭不孕，性欲减退；成人早衰，腰膝酸软，耳鸣耳聋，发脱齿松，健忘恍惚，神情呆钝，两足痿软，动作迟缓，舌淡，脉弱。

53.【参考答案】C

【解析】肾阴虚证与肾精不足皆属于肾的虚证，均可见腰膝酸软，头晕耳鸣，齿松发脱等症，肾阴虚有阴虚内热的表现，性欲偏亢，梦遗，经少；肾精不足主要为生长发育迟缓，早衰，生育机能低下，无虚热表现。

54～55.【参考答案】B　A

【解析】肾气不固证临床表现：腰膝酸软，神疲乏力，耳鸣失聪；小便频数而清，或尿后余沥不尽，或遗尿，或夜尿频多，或小便失禁；男子滑精、早泄；女子月经淋沥不尽，或带下清稀量多，或胎动易滑。舌淡，苔白，脉弱。膀胱湿热证临床表现：小便频数，排尿灼热涩痛，小便短赤，尿血或有砂石，小腹胀痛，腰痛，发热口渴，舌红苔黄腻，脉濡数。

56～57.【参考答案】E　D

【解析】心脾气血虚证，脾气亏虚，心血不足，以心悸、神疲、头晕、食少、腹胀、便溏等为主要表现的虚弱证候。心肾不交证，指心与肾的阴液亏虚，阳气偏亢，以心烦、失眠、梦遗、耳鸣、腰酸等为主要表现的虚热证候。

58～59.【参考答案】D　B

【解析】肝火犯肺证临床表现：胸胁灼痛，急躁易怒，头胀头晕，面红目赤，口苦口干，咳嗽阵作，痰黄稠黏，甚则咳血，舌红，苔薄黄，脉弦数。肝胃不和证临床表现：胃脘、胁肋胀满疼痛，走窜不定，嗳气，吞酸嘈杂，呃逆，不思饮食，情绪抑郁，善太息，或烦躁易怒，舌淡红，苔薄黄，脉弦。

60.【参考答案】B

【解析】肝郁脾虚证临床表现：胸胁胀满窜痛，善太息，情志抑郁，或急躁易怒，食少，腹胀，肠鸣矢气，便溏不爽，或腹痛欲便、泻后痛减，或大便溏结不调，舌苔白，脉弦或缓。

61.【参考答案】A

【解析】肝胃不和证临床表现：胃脘、胁肋胀满疼痛，走窜不定，嗳气，吞酸嘈杂，呃逆，不思饮食，情绪抑郁，善太息，或烦躁易怒，舌淡红，苔薄黄，脉弦。

62～63.【参考答案】C　A

【解析】肝郁脾虚证临床表现：胸胁胀满窜痛，善太息，情志抑郁，或急躁易怒，食少，腹胀，肠鸣矢气，便溏不爽，或腹痛欲便、泻后痛减，或大便溏结不调，舌苔白，脉弦或缓。肝胃不和证临床表现：胃脘、胁肋胀满疼痛，走窜不定，嗳气，吞酸嘈杂，呃逆，不思饮食，情绪抑郁，善太息，或烦躁易怒，舌淡红，苔薄黄，脉弦。肝胃不和证临床表现：抑郁易怒，胸胁胀痛兼胃失和降，常有纳少脘胀、呕恶、呃逆、嗳气、嘈杂等胃气上逆等症状，舌淡红，苔薄黄，脉弦。

64~65. 【参考答案】A　D

【解析】肺肾气虚证临床表现：咳嗽无力，呼多吸少，气短而喘，动则尤甚，吐痰清稀，声低，乏力，自汗，耳鸣，腰膝酸软，或尿随咳出，舌淡紫，脉弱。心肺气虚证临床表现：胸闷，咳嗽，气短而喘，心悸，动而尤甚，吐痰清稀，神疲乏力，声低懒言，自汗，面色淡白，舌淡苔白，或唇舌淡紫，脉弱或结或代。心肺气虚证临床表现：胸闷，咳嗽，气短而喘，心悸，动而尤甚，吐痰清稀，神疲乏力，声低懒言，自汗，面色淡白，舌淡苔白，或唇舌淡紫，脉弱或结或代。

66~67. 【参考答案】A　D

【解析】肺肾气虚证临床表现：咳嗽无力，呼多吸少，气短而喘，动则尤甚，吐痰清稀，声低，乏力，自汗，耳鸣，腰膝酸软，或尿随咳出，舌淡紫，脉弱。心肺气虚证临床表现：胸闷，咳嗽，气短而喘，心悸，动而尤甚，吐痰清稀，神疲乏力，声低懒言，自汗，面色淡白，舌淡苔白，或唇舌淡紫，脉弱或结或代。

68. 【参考答案】A

【解析】心肾阳虚证指心与肾的阳气虚衰，失于温煦，以心悸、水肿等为主要表现的虚寒证候。

69. 【参考答案】D

【解析】肾阳虚证临床表现：畏寒肢冷，心悸怔忡，胸闷气喘，肢体浮肿，小便不利，神疲乏力，腰膝酸冷，唇甲青紫，舌淡紫，苔白滑，脉弱。

70. 【参考答案】C

【解析】肺肾气虚证临床表现：咳嗽无力，呼多吸少，气短而喘，动则尤甚，吐痰清稀，声低，乏力，自汗，耳鸣，腰膝酸软，或尿随咳出，舌淡紫，脉弱。

71. 【参考答案】E

【解析】本题理解记忆即可。

72. 【参考答案】D

【解析】本题理解记忆即可。

第十单元　六经辨证

1~2. 【参考答案】C　B

【解析】卫分证临床表现：发热，微恶风寒，少汗，头痛，全身不适，口微渴，舌边尖红，苔薄黄，脉浮数，或有咳嗽、咽喉肿痛。太阳中风临床表现：发热，恶风，汗出，脉浮缓，或见鼻鸣，干呕。

3. 【参考答案】C

【解析】阳明腑实证临床表现：日晡潮热，手足汗出，脐腹胀满疼痛，拒按，大便秘结，甚则神昏谵语，狂躁不得眠，舌苔黄厚干燥，或起芒刺，甚至苔焦黑燥裂，脉沉实或滑数。

4. 【参考答案】D

【解析】本题理解记忆即可。

5~6. 【参考答案】A　E

【解析】白虎汤，辨证要点：大热、大汗、大渴、脉洪大。大承气汤，辨证要点：日晡潮热，手足汗出，脐腹胀满疼痛，拒按，大便秘结，甚则神昏谵语，狂躁不得眠，舌苔黄厚干燥，或起芒刺，甚至苔焦黑燥裂，脉沉实或滑数。

7. 【参考答案】B

【解析】葛根黄芩黄连汤：下利不止，利下臭恶稠黏，肛门灼热，小便黄，喘而汗出，或兼表证，舌红苔黄，脉数。

8. 【参考答案】D

【解析】少阴热化证临床表现：心烦不得眠，口燥咽干，舌尖红，脉细数。

9. 【参考答案】C

【解析】合病指伤寒病不经过传变，两经或三经同时出现病证者。

第十一单元　卫气营血辨证

1. 【参考答案】E

【解析】身热夜甚为营分证。

2. 【参考答案】B

【解析】营分证临床表现：身热夜甚，口不甚渴或不渴，心烦不寐，甚或神昏谵语，斑疹隐隐，舌质红绛无苔，脉细数。

3.【参考答案】A

【解析】本题记住即可。

4.【参考答案】C

【解析】本题为温病营分证 热灼营阴证，首选清营汤，选项 A、B 均属于气分证，选项 D 清宫汤用于热陷心包证，选项 E 属于血分证。

5.【参考答案】B

【解析】身热夜甚为营分证。

第十二单元　三焦辨证(助理医师不考)

1.【参考答案】C

【解析】上焦病证热陷心包证的临床表现：灼热，神昏，肢厥，舌謇，舌绛等。

中药学

第一单元　总　论

1.【参考答案】A

【解析】本题考查的是五味理论。

辛："能散、能行"，即具有发散、行气行血的作用，多用治表证及气血阻滞之证。如苏叶发散风寒，木香行气除胀，川芎活血化瘀等。

海藻具有咸味，咸："能下、能软"，具有泻下通便、软坚散结的作用。一般来讲，泻下或润下通便及软化坚硬、消散结块的药物多具有咸味，咸味药多用治大便燥结、痰核、瘰疬、癥瘕痞块等证。如芒硝邪热通便，海藻、牡蛎消散瘰疬，鳖甲软坚消癥等。

乌梅具有酸味，酸："能收、能涩"，具有收敛、固涩的作用。一般固表止汗、敛肺止咳、涩肠止泻、固精缩尿、固崩止带的药物多具有酸味。如五味子固表止汗，乌梅敛肺止咳，五倍子涩肠止泻等。

大黄具有苦味，苦："能泻、能燥、能坚"，即具有清泻火热、泻降气逆、通泄大便、燥湿、坚阴等作用。一般来讲，清热泻火、下气平喘、降逆止呕、通利大便、清热燥湿、苦温燥湿、泻火存阴的药物多具有苦味。苦味药物多用于治疗热证、火证、喘咳、呕恶、便秘、湿证、阴虚火旺等证。如黄芩、栀子清热泻火，半夏、陈皮降逆止呕，大黄、枳实泻热通便，知母、黄柏泻火存阴等。

党参具有甘味，甘："能补、能和、能缓"，即具有补益、和中、调和药性和缓急止痛的作用。一般来讲，滋养补虚、调和药性及制止疼痛的药物多具有甘味。甘味药多用于治疗正气虚弱、身体诸痛及调和药性、中毒解救等几个方面。如人参大补元气，党参补脾肺气，饴糖缓急止痛、甘草调和药性并解毒等。故选择 A。

2.【参考答案】D

【解析】本题考查药性升降浮沉理论，属于理解记忆内容。一般沉降药，其性属寒凉，味属酸、苦、咸，质地多为重浊坚实之品，作用趋向多主下行向内。清热药、泻下药、利水渗湿药、降气平喘药、降气和胃药、安神药、平肝熄风药、收敛止血药、收涩药等多具有沉降药性。故选择 D。

3.【参考答案】D

【解析】本题考查的是五味理论，属于理解记忆内容。苦："能泻、能燥、能坚"，即具有清泻火热、泻降气逆、通泄大便、燥湿、坚阴等作用。一般来讲，清热泻火、下气平喘、降逆止呕、通利大便、清热燥湿、苦温燥湿、泻火存阴的药物多具有苦味。苦味药物多用于治疗热证、火证、喘咳、呕恶、便秘、湿证、阴虚火旺等证。如黄芩、栀子清热泻火，半夏、陈皮降逆止呕，大黄、枳实泻热通便，知母、黄柏泻火存阴等。咸："能下、能软"，具有泻下通便、软坚散结的作用。一般来讲，泻下或润下通便及软化坚硬、消散结块的药物多具有咸味，咸味药多用治大便燥结、痰核、瘰疬、癥瘕痞块等证。如芒硝邪热通便，海藻、牡蛎消散瘰疬，鳖甲软坚消癥等。辛味能散、能行，具有发散、行气行血的作用。甘："能补、能和、能缓"，即具有补益、和中、调和药性和缓急止痛的作用。一般来讲，滋养补虚、调和药性及制止疼痛的药物多具有甘味。甘味药多用于治疗正气虚弱、身体诸痛及调和药性、中毒解救等几个方面。如人参大补元气，党参补脾肺气，饴糖缓急止痛，甘草调和药性并解毒等。酸："能收、能涩"，具有收敛、固涩的作用。一般固表止汗、敛肺止咳、涩肠止泻、固精缩尿、固崩止带的药物多具有酸味。如五味子固表止汗，乌梅敛肺止咳、五倍子涩肠止泻等。辛："能散、能行"，即具有发散、行气行血的作用，多用治表证及气血阻滞之证。如苏叶发散风寒，木香行气除胀，川芎活血化瘀等。故选择 D。

4.【参考答案】C

【解析】本题考查中药归经理论。中药归经理论的形成是在中医理论指导下，以脏腑经络学说为基础，以药物所治疗的具体病症为依据，经过长期临床实践总结出来的用药理论。归经理论与临床实践密切相关，此外，还有依据药物自身的特性，即形、色、气味、禀赋等的不同，进行归经的方法。如味辛、色白入肺经、大肠经；味苦、色赤入心经、小肠经；味甘、色黄入脾、胃经等，都是以药物的味与色作为药物的归经依据。故选择 C。

5.【参考答案】D

【解析】本题考查药性升降浮沉理论，属于理解记忆内容。止咳平喘药物中，有的偏于止咳，有的偏于平喘,有的则兼而有之。具有平喘作用的药物一般属沉降药。利水渗湿药物作用趋向偏于下行,属沉降药。熄风潜阳多为质重之介类或矿石类药物,属沉降药。祛风散寒药物性味多属辛温,辛以发散,温可去寒,属升浮药。清热药物药性寒凉,沉降入里,属沉降药,泻下药物为沉降之品,属沉降药。故选择D。

6~7.【参考答案】E　A

【解析】本题考查中药四气理论。《素问·至真要大论》中"寒者热之,热者寒之",《神农本草经》序列"疗寒以热药,疗热以寒药",指出了如何掌握药物的四气理论以指导临床用药的原则。具体来说,温热药多用治中寒腹痛、寒疝腹痛、阳痿不举、阴寒水肿、风寒痹症、虚阳上越、亡阳虚脱等一系列阴寒证;寒凉药主要用于实热烦渴、温毒发斑、血热吐衄、火毒疮疡、热结便秘、热淋涩痛、高热神昏、热极生风等一系列阳热证。总之,寒凉药用治阳热证,温热药用治阴寒证,这是必须遵循的用药原则。寒与凉、热与温之间有程度上的差异,应根据病情轻重程度决定。故6题选E,7题选A。

8.【参考答案】E

【解析】本题考查点属于记忆内容。升降浮沉是药物对人体作用的不同趋势性。

9.【参考答案】C

【解析】本题考查五味理论,属于理解记忆内容。辛:"能散、能行",即具有发散、行气行血的作用,解表药是以发散表邪、治疗表证为主的药物,多辛散轻扬,故解表药多辛。酸:"能收、能涩",即具有收敛、固涩的作用,收涩药是以治疗各种滑脱病证为主的药物,多酸涩,故收涩药味多酸。甘:"能补、能和、能缓",即具有补益、和中调和药性和缓急止痛的作用,补益药多用治正气虚弱等,根据"甘能补"的理论,故补益药一般具有甘味。苦:"能泄、能燥、能坚",即具有清热泻火、燥湿、坚阴等作用,清热药、攻下药泻火力强,多苦寒,故清热药多味苦。咸:"能下、能软",即具有泻下通便、软坚散结的作用,泻下或润下药多用于治疗大便燥结、瘰疬痞块等,软坚、消散力强,故泻下以及润下药多味咸。故选择C。

10.【参考答案】A

【解析】本题考查引经药,属于理解记忆内容。柴胡、黄芩、川芎入少阳;吴茱萸、藁本入厥阴;羌活入太阳;葛根、白芷、知母入阳明。故选择A。

11.【参考答案】A

【解析】本题考查点属于记忆内容,记住即可。

12.【参考答案】C

【解析】本题考查五味理论,属于理解记忆内容。辛:"能散、能行",即具有发散、行气行血的作用,解表药是以发散表邪、治疗表证为主的药物,多辛散轻扬,故解表药味多辛。苦:"能泻、能燥、能坚",即具有清泻火热、泻降气逆、通泄大便、燥湿、坚阴等作用。一般来讲,清热泻火、下气平喘、降逆止呕、通利大便、清热燥湿、苦温燥湿、泻火存阴的药物多具有苦味。苦味药物多用于治疗热证、火证、喘咳、呕恶、便秘、湿证、阴虚火旺等证。如黄芩、栀子清热泻火,半夏、陈皮降逆止呕,大黄、枳实泻热通便,知母、黄柏泻火存阴等。咸:"能下、能软",具有泻下通便、软坚散结的作用。一般来讲,泻下或润下通便及软化坚硬、消散结块的药物多具有咸味,咸味药多用治大便燥结、痰核、瘰疬、癥瘕痞块等证。如芒硝邪热通便,海藻、牡蛎消散瘿瘤,鳖甲软坚消癥等。辛味能散、能行,具有发散、行气行血的作用。甘:"能补、能和、能缓",即具有补益、和中、调和药性和缓急止痛的作用。一般来讲,滋养补虚、调和药性及制止疼痛的药物多具有甘味。甘味药多用于治疗正气虚弱、身体诸痛及调和药性、中毒救急等几个方面。如人参大补元气,党参补脾肺气,饴糖缓急止痛,甘草调和药性并解毒等。酸:"能收、能涩",具有收敛、固涩的作用。一般固表止汗、敛肺止咳、涩肠止泻、固精缩尿、固崩止带的药物多具有酸味。如五味子固表止汗,乌梅敛肺止咳,五倍子涩肠止泻等。故选择C。

13.【参考答案】B

【解析】本题考查五味理论,属于理解记忆内容。苦:"能泻、能燥、能坚",即具有清泻火热、泻降气逆、通泄大便、燥湿、坚阴等作用。一般来讲,清热泻火、下气平喘、降逆止呕、通利大便、清热燥湿、苦温燥湿、泻火存阴的药物多具有苦味。苦味药物多用于治疗热证、火证、喘咳、呕恶、便秘、湿证、阴虚火旺等证。如黄芩、栀子清热泻火,半夏、陈皮降逆止呕,大黄、枳实泻热通便,知母、黄柏泻火存阴等。咸:"能下、能软",具有泻下通便、软坚散结的作用。一般来讲,泻下或润下通便及软化坚硬、消散结块的药物多具有咸味,咸味药多用治大便燥结、痰核、瘰疬、癥瘕痞块等证。如芒硝邪热通便,海藻、牡蛎消散瘿瘤,鳖甲软坚消癥等。辛味能散、能行,具有发散、行气行血的作用。甘:"能补、能和、能缓",即具有补益、和中、调和药性和缓急止痛的作用。一般来讲,滋养补虚、调和药性及制止疼痛的药物多具有甘味。甘味药多用于治疗正气虚弱、身体诸痛及调和药性、中毒解救等几个方面。如人参大补元气,饴糖缓急止痛,甘草调和药性并解毒等。酸:"能收、能涩",具有收敛、固涩的作用。一般固表止汗、敛肺止咳、涩肠止泻、固精缩尿、固崩止带的药物多具有酸味。如五味子固表止汗、乌梅敛肺止咳、五倍子涩肠止泻等。辛:"能散、能行",即具有发散、行气行血的作用,多用治表证及气血阻滞之证。如苏叶发散风寒、木香行气除胀、川芎活血化瘀等。故选择 B。

14.【参考答案】C

【解析】本题考查中药"七情"配伍理论,属于理解记忆内容。相须就是两种功效类似的药物配合应用,可以增强原有药物功效。相杀就是一种药物能够消除另一种药物的毒副作用。相使就是以一种药为主,另一种药为辅,两药合用,辅药可以提高主药的功效。相畏就是一种药物的毒副作用能被另一种药物所抑制。相反就是两种药物同用能产生剧烈的毒副作用。故选择 C。

15.【参考答案】E

【解析】本题考查中药"七情"配伍理论,属于理解记忆内容。相反就是两种药物同用能产生剧烈的毒副作用。相须就是两种功效类似的药物配合应用,可以增强原有药物功效。相杀就是一种药物能够消除另一种药物的毒副作用。相使就是以一种药为主,另一种药为辅,两药合用,辅药可以提高主药的功效。相畏就是一种药物的毒副作用能被另一种药物所抑制。故选择 E。

16.【参考答案】E

【解析】本题考查中药"七情"配伍理论,属于理解记忆内容。人参与莱菔子相配,莱菔子能削弱人参的补气作用。相使就是以一种药物为主,一种药物为辅,两药合用,辅药可以提高主要的功效(A 错)。相畏就是一种药物的毒副作用能被另一种药物所抑制。相杀就是一种药物能够消除另一种药物的毒副作用。相反就是两种药物同用能产生剧烈的毒副作用错。相恶就是一种药物能破坏另一种药物的功效,莱菔子能削弱人参的补气作用。故选择 E。

17~18.【参考答案】E A

【解析】本题考查中药"七情"配伍理论,属于理解记忆内容。相须就是两种功效类似的药物配合应用,可以增强原有药物功效。相杀就是一种药物能够消除另一种药物的毒副作用。相使就是以一种药为主,另一种药为辅,两药合用,辅药可以提高主药的功效。相畏就是一种药物的毒副作用能被另一种药物所抑制。相反就是两种药物同用能产生剧烈的毒副作用。

19.【参考答案】E

【解析】本题考查"十八反""十九畏",属于记忆性内容,记住即可。十八反:本草明言十八反,半蒌贝蔹及攻乌,藻戟遂芫俱战草,诸参辛芍叛藜芦。十九畏:硫黄原是火中精,朴硝一见便相争;水银莫与砒霜见,狼毒最怕密陀僧;巴豆性烈最为上,偏与牵牛不顺情;丁香莫与郁金见,牙硝难合京三棱;川乌、草乌不顺犀,人参最怕五灵脂;官桂善能调冷气,若逢石脂便相欺;大凡修合看顺逆,炮爁炙煿莫相依。故选择 E。

20.【参考答案】E

【解析】川贝母与川乌属于十八反;藜芦与赤芍属于十八反;肉桂与赤石脂属于十九畏;水银与砒霜属于十九畏;硫黄与厚朴不属于配伍禁忌。

21.【参考答案】D

【解析】本题考查"十八反""十九畏",属于记忆性内容,记住即可。十八反:本草明言十八反,半蒌贝蔹及攻乌,藻戟遂芫俱战草,诸参辛芍叛藜芦。十九畏:硫黄原是火中精,朴硝一见便相争;水银莫与砒霜见,狼毒最怕密陀僧;巴豆性烈最为上,偏与牵牛不顺情;丁香莫与郁金见,牙硝难合京三棱;川乌、草乌不顺犀,人参最怕五灵脂;官桂善能调冷气,若逢石脂便相欺;大凡修合看顺逆,炮爁炙煿莫相依。故选择 D。

22~23.【参考答案】B B

【解析】本题考查"十八反""十九畏",属于记忆性内容,记住即可。十八反:本草明言十八反,半蒌贝蔹及攻乌,藻戟遂芫俱战草,诸参辛芍叛藜芦。十九畏:硫黄原是火中精,朴硝一见便相争;水银莫与砒霜见,狼毒最怕密陀僧;巴豆性烈最为上,偏与牵牛不顺情;丁香莫与郁金见,牙硝难合京三棱;川乌、草乌不顺犀,人参最怕五灵脂;官桂善能调冷气,若逢石脂便相欺;大凡修合看顺逆,炮爁炙煿莫相依。

24.【参考答案】A

【解析】本题考查点属于记忆内容,记住即可。先煎:主要指有效成分难溶于水的一些金石、矿物、介壳类药物。包煎:主要指那些黏性强、粉末状及带有绒毛的药物。后下:主要指一些气味芳香的药物,久煎其有效成分易于挥发而降低药效。另煎:又称另炖,主要指某些贵重药材,为了更好地煎出有效成分,则应单煎。烊化:又称熔化,主要是指某些胶类药物及黏性大而易溶的药物。故选择 A。

25.【参考答案】E

【解析】本题考查点属于记忆内容,记住即可。另煎:又称另炖,主要指某些贵重药材,为了更好地煎出有效成分,则应单煎。先煎:主要指有效成分难溶于水的一些金石、矿物、介壳类药物。包煎:主要指那些黏性强、粉末状及带有绒毛的药物。后下:主要指一些气味芳香的药物,久煎其有效成分易于挥发而降低药效。烊化:又称熔化,主要是指某些胶类药物及黏性大而易溶的药物。故选择 E。

26.【参考答案】A
【解析】本题考查点属于记忆内容,记住即可。包煎:主要指那些黏性强、粉末状及带有绒毛的药物,宜先用纱布袋装好,再与其他药物同煎,以防止药液混浊或刺激咽喉引起咳嗽及沉于锅底,加热时引起焦化或煳化。如蛤粉、滑石、青黛、旋覆花、车前子、蒲黄及灶心土等。故选择 A。

27.【参考答案】D
【解析】本题考查点属于记忆内容,记住即可。冲服:主要指某些贵重药,用量较轻,为防止散失,常需要成细末制成散剂,用温开水或复方其他药物煎液冲服。如麝香、牛黄、珍珠、羚羊角、猴枣、马宝、西洋参、鹿茸、人参、蛤蚧等。某些药物,根据病情需要,为提高药效,也常研成散剂冲服。如用于止血的三七、花蕊石、白及、紫珠草、血余炭、棕榈炭及用于熄风止痉的蜈蚣、全蝎、僵蚕、地龙和用于制酸止痛的乌贼骨、瓦楞子、海蛤壳、延胡索等。某些药物高温容易破坏药效或有效成分难溶于水,也只能做散剂冲服。如芒硝、鹤草芽、朱砂等。此外,还有一些液体药物如竹沥汁、姜汁、藕汁、荸荠汁、鲜地黄汁等也需冲服。故选择 D。

28.【参考答案】A
【解析】本题考查点属于记忆内容,记住即可。后下:主要指某些气味芳香的药物,久煎其有效成分易于挥发而降低药效,须在其他药物煎沸 5～10 分钟后放入,如薄荷、青蒿、香薷、木香、砂仁、沉香、白豆蔻、草豆蔻等。此外,有些药物虽不属芳香药,但久煎也能破坏其有效成分,如钩藤、大黄、番泻叶等亦属后下之列。另煎:又称另炖,主要指某些贵重药材,为了更好地煎出有效成分,则应单煎。先煎:主要指有效成分难溶于水的一些金石、矿物、介壳类药物。包煎:主要指那些黏性强、粉末状及带有绒毛的药物。烊化:又称熔化,主要是指某些胶类药物及黏性大而易溶的药物。故选择 A。

29.【参考答案】E
【解析】本题考查点属于记忆内容,记住即可。后下:主要指某些气味芳香的药物,久煎其有效成分易于挥发而降低药效,须在其他药物煎沸 5～10 分钟后放入,如薄荷、青蒿、香薷、木香、砂仁、沉香、白豆蔻、草豆蔻等。此外,有些药物虽不属芳香药,但久煎也能破坏其有效成分,如钩藤、大黄、番泻叶等亦属后下之列。故选择 E。

30.【参考答案】B
【解析】本题考查点属于记忆内容,记住即可。先煎:主要指有效成分难溶于水的一些金石、矿物、介壳类药物,应打碎先煎,煮沸 20～30 分钟,再下其他药物同煎,以使有效成分充分析出。如磁石、代赭石、生铁落、生石膏、寒水石、紫石英、龙骨、牡蛎、海蛤壳、瓦楞子、珍珠母、石决明、紫贝齿、龟甲、鳖甲等。此外,附子、乌头等毒副作用较强的药物,宜先煎 45～60 分钟后再下它药,久煎可以降低毒性,安全用药。故选择 B。

31.【参考答案】B
【解析】本题考查点属于记忆内容,记住即可。巴豆有大毒,宜制霜服用。故选择 B。

32.【参考答案】B
【解析】本题考查点属于记忆内容,记住即可。后下:主要指某些气味芳香的药物,久煎其有效成分易于挥发而降低药效,须在其他药物煎沸 5～10 分钟后放入,如薄荷、青蒿、香薷、木香、砂仁、沉香、白豆蔻、草豆蔻等。此外,有些药物虽不属芳香药,但久煎也能破坏其有效成分,如钩藤、大黄、番泻叶等亦属后下之列。故选择 B。

33.【参考答案】D
【解析】本题考查冲服的特点,记住即可。冲服:主要指某些贵重药,用量较轻,为防止散失,常需要成细末制成散剂,用温开水或复方其他药物煎液冲服。如麝香、牛黄、珍珠、羚羊角、猴枣、马宝、西洋参、鹿茸、人参、蛤蚧等。某些药物,根据病情需要,为提高药效,也常研成散剂冲服。如用于止血的三七、花蕊石、白及、紫珠草、血余炭、棕榈炭及用于熄风止痉的蜈蚣、全蝎、僵蚕、地龙和用于制酸止痛的乌贼骨、瓦楞子、海蛤壳、延胡索等。某些药物高温容易破坏药效或有效成分难溶于水,也只能做散剂冲服。如雷丸、青黛、鹤草芽、朱砂等。此外,还有一些液体药物如竹沥汁、姜汁、藕汁、荸荠汁、鲜地黄汁等也需冲服。故选择 D。

34.【参考答案】D
【解析】本题考查点属于记忆内容,记住即可。先煎:主要指有效成分难溶于水的一些金石、矿物、介壳类药物。故选择 D。

35～36.【参考答案】C D

【解析】本题考查点属于记忆内容,记住即可。

第二单元　解表药

一、发散风寒药

1.【参考答案】A

【解析】本题考查麻黄的临床应用。患者外感风寒,恶寒发热,头身疼痛,无汗为伤寒表实证,治以发散风寒,咳喘以宣肺平喘。麻黄具有发散风寒,宣肺平喘,利水消肿的功效,宜用于风寒外郁,腠理密闭无汗的外感风寒表实证,并且麻黄味辛为治疗肺气壅遏所致喘咳的药。故选择A。

2.【参考答案】B

【解析】本题考查麻黄的功效。麻黄味辛、微苦,温,归肺、膀胱经,具有发汗解表,宣肺平喘,利水消肿,散寒通滞的功效。故选择B。

3.【参考答案】A

【解析】本题考查麻黄的功效。麻黄味辛、微苦,温。归肺、膀胱经,具有发汗解表,宣肺平喘,利水消肿,散寒通滞的功效。故选择A。

4.【参考答案】C

【解析】本题考查解表药的适应证。麻黄用于风寒表实无汗证。紫苏用于风寒感冒兼气滞证。桂枝用于风寒表实无汗证和风寒表虚有汗证。香薷用于风寒感冒兼有湿者。荆芥用于外感表证,祛风功效强。故选择C。

5.【参考答案】B

【解析】本题考查桂枝的主治。桂枝主治:①风寒表虚有汗;②风寒湿痹,寒凝血滞之月经不调、经闭、痛经、癥瘕,虚寒腹痛;③胸痹作痛,阳虚心悸;阳虚水肿,痰饮证。故选择B。

6.【参考答案】C

【解析】本题考查桂枝的功效。桂枝的功效:①发汗解肌;②温通经脉;③助阳化气,行水消肿。故选择C。

7.【参考答案】A

【解析】本题考查荆芥归经。荆芥,辛,微温,归肺、肝经。故选择A。

8.【参考答案】B

【解析】本题考查荆芥的功效。荆芥的功效:①祛风解表;②透疹止痒;③消疮止血。故选择B。

9.【参考答案】C

【解析】本题考查荆芥的功效。荆芥的功效:①祛风解表;②透疹止痒;③消疮止血。故选择C。

10.【参考答案】D

【解析】本题考查细辛的功效,属记忆内容。细辛味辛,性温,入肺、肾、心经;具有解表散寒,祛风止痛,通窍,温肺化饮的功效。故选择D。

11.【参考答案】C

【解析】本题考查细辛的功效,属记忆内容。细辛味辛,性温,入肺、肾、心经;具有解表散寒,祛风止痛,通窍,温肺化饮的功效。故选择C。

12.【参考答案】E

【解析】本题考查紫苏的功效。紫苏的功效:①发表散寒;②行气宽中;③安胎;④解鱼蟹毒。故选择E。

13.【参考答案】B

【解析】本题考查点属于记忆内容,了解即可。

14.【参考答案】C

【解析】本题考查苍耳子的功效。苍耳子的功效:①散风寒,通鼻窍;②除湿止痛,止痒。故选择C。

15.【参考答案】C

【解析】本题考查辛夷的功效。辛夷的功效:发散风寒,通鼻窍。故选择C。

16.【参考答案】C

【解析】本题考查白芷主治。白芷主治:①外感风寒或表证夹湿兼见头痛鼻塞者;②阳明头痛,眉棱骨痛,鼻渊头痛,牙痛;③风寒湿痹,寒湿带下;④疮痈肿毒。故选择C。

17.【参考答案】B

【解析】本题考查白芷的功效。白芷的功效：①解表散寒；②通窍止痛；③燥湿止带；④消肿排脓。故选择B。

18～19.【参考答案】C　D

【解析】本题考查中药主治。羌活善治太阳经头痛、上半身风寒湿痹痛(C)。白芷善治阳明经头痛(D)。

20.【参考答案】B

【解析】本题考查香薷的功效。香薷的功效：发汗解表，化湿和中，利水消肿。故选择B。

21.【参考答案】D

【解析】本题考查防风、羌活主治。羌活主治：①风寒表证，表证夹湿，风寒头痛；②风寒湿痹。防风主治：①风寒表证，风热表证，表证夹湿；②风寒湿痹，风湿瘙痒；③破伤风，小儿惊风。故选择D。

二、发散风热药

1.【参考答案】C

【解析】本题考查薄荷的功效。薄荷的功效：①宣散风热；②清利头目，利咽；③透疹④疏肝行气。故选择C。

2.【参考答案】D

【解析】本题考查薄荷主治。薄荷主治：①风热感冒，温病初起；②风热头痛、目赤、咽喉肿痛；③麻疹不透，风疹瘙痒；④肝郁气滞，胸闷胁痛。故选择D。

3.【参考答案】B

【解析】本题考查薄荷主治。薄荷主治：①风热感冒，温病初起；②风热头痛、目赤、咽喉肿痛；③麻疹不透，风疹瘙痒；④肝郁气滞，胸闷胁痛。故选择B。

4.【参考答案】C

【解析】本题考查薄荷的功效。薄荷的功效：①宣散风热；②清利头目，利咽；③透疹；④疏肝行气。故选择C。

5～6.【参考答案】B　E

【解析】本题考查中药功效。薄荷的功效：①宣散风热；②清利头目，利咽；③透疹；④疏肝行气。藁本的功效：①发表散寒；②祛风胜湿，止痛。

7.【参考答案】E

【解析】本题考查牛蒡子的功效与主治。牛蒡子具有疏散风热、宣肺祛痰、利咽透疹、解毒消肿的功效，同时牛蒡子性寒，能滑肠通便，治疗大便秘结，故牛蒡子能治疗风热郁闭，咽喉肿痛，大便秘结。故选择E。牛蒡子性寒滑肠的功效为常考点，需牢记。

8.【参考答案】B

【解析】综合判断应选择具有滑肠和利咽之功的疏散风热药。而牛蒡子疏散风热，宣肺祛痰，利咽透疹，解毒散肿。故选择E。薄荷疏散风热，清利头目，利咽透疹，疏肝行气。蝉蜕疏散风热，利咽开音，透疹，明目退翳，熄风止痉。二者都不具有滑肠之功。菊花疏散风热，平抑肝阳，清肝明目，清热解毒。蔓荆子疏散风热，清利头目。故选择B。

9.【参考答案】E

【解析】本题考查中药功效。薄荷的功效：①宣散风热；②清利头目，利咽；③透疹；④疏肝行气。牛蒡子功效：①疏散风热；②宣肺利咽；祛痰止咳；③解毒透疹；④消肿疗疮。故选择E。

10.【参考答案】A

【解析】本题考查中药功效。薄荷的功效：①宣散风热；②清利头目，利咽；③透疹；④疏肝行气。牛蒡子功效：①疏散风热；②宣肺利咽；祛痰止咳；③解毒透疹；④消肿疗疮。故选择A。

11.【参考答案】E

【解析】本题考查桑叶主治。桑叶主治：①风热感冒及温病初起之咳嗽头痛；②肺热燥咳；③肝阳眩晕，目赤肿痛，视物昏花；④血热吐衄。故选择E。

12.【参考答案】D

【解析】本题考查蝉蜕的归经。蝉蜕，甘寒，归肺、肝经。故选择D。

13～14.【参考答案】D　B

【解析】本题考查中药功效。升麻的功效：①发表透疹；②清热解毒；③升举阳气。柴胡的功效：①解表退热；②疏肝解郁；③升举阳气。

15.【参考答案】B

【解析】本题考查中药功效。升麻的功效：①发表透疹；②清热解毒；③升举阳气。薄荷功效：①宣散风热；②清利头目,利咽；③透疹；④疏肝行气。葛根：①解肌退热；②透疹；③生津止渴；④升阳止泻。故选择 B。

16.【参考答案】B

【解析】本题考查中药功效。升麻的功效：①发表透疹；②清热解毒；③升举阳气。菊花的功效：①疏散风热；②平抑肝阳；③清肝明目；④清热解毒。故选择 B。

17.【参考答案】D

【解析】本题考查中药主治。柴胡主治：①邪在少阳之寒热往来,感冒高热；②肝郁气结,胁肋疼痛,月经不调,痛经；③气虚下陷之久泻脱肛,子宫脱垂,胃下垂等。升麻主治：①风热头痛,麻疹透发不畅；②热毒疮痈,咽喉肿痛,口舌生疮,痄腮,丹毒,温毒发斑；③气虚下陷之久泻脱肛,崩漏下血及胃下垂,子宫脱垂等。故选择 D。

18.【参考答案】A

【解析】本题考查升麻功效。升麻的功效：①发表透疹；②清热解毒；③升举阳气。故选择 A。

19.【参考答案】C

【解析】本题考查柴胡的主治。柴胡主治：①邪在少阳之寒热往来,感冒高热；②肝郁气结,胁肋疼痛,月经不调,痛经；③气虚下陷之久泻脱肛,子宫脱垂,胃下垂等。故选择 C。

20~21.【参考答案】C　D

【解析】本题考查中药主治。柴胡主治：①邪在少阳之寒热往来,感冒高热；②肝郁气结,胁肋疼痛,月经不调,痛经；③气虚下陷之久泻脱肛,子宫脱垂,胃下垂等。葛根主治：①外感表证,项背强痛；②麻疹初起透发不畅；③热病烦渴,消渴证；④湿热泻痢初起,脾虚泄泻。

22.【参考答案】A

【解析】本题考查中药用法,属于记忆性内容,记住即可。葛根的功效：①解肌退热；②透疹；③生津止渴；④升阳止泻。止泻用煨葛根,是治疗外感发热、头痛、无汗、项背强痛的首选药,故选择 A。

23.【参考答案】D

【解析】本题考查蔓荆子的功效。蔓荆子的功效：①疏散风热；②清利头目；③祛风止痛。故选择 D。

24.【参考答案】D

【解析】本题考查蔓荆子的功效。蔓荆子的功效：①疏散风热；②清利头目；③祛风止痛。故选择 D。

第三单元　清热药

一、清热泻火药

1.【参考答案】D

【解析】本题考查石膏主治。石膏主治：①温热病气分高热,肺热喘咳,胃火上炎之牙龈肿痛、头痛、口舌生疮等；②疮疡溃而不敛,湿疹,水火烫伤,外伤出血。故选择 D。

2.【参考答案】D

【解析】本题考查石膏的性味。石膏,甘、辛,大寒。故选择 D。

3.【参考答案】A

【解析】本题考查知母的主要归经。知母,归肺、胃、肾经。故选择 A。

4.【参考答案】A

【解析】本题考查栀子的功效。栀子的功效：①治疗热病引起心烦的首选药；②善于清泻三焦火热之邪；③止血应炒炭使用。故选择 A。

5.【参考答案】B

【解析】本题考查栀子主治。栀子主治：①热病心烦、郁闷、躁扰不宁；②湿热黄疸,热淋,血淋；③血热吐血、衄血、尿血；④热毒疮肿,跌打肿痛。故选择 B。

6.【参考答案】D

【解析】本题考查栀子主治。栀子主治：①热病心烦、郁闷、躁扰不宁；②湿热黄疸，热淋，血淋；③血热吐血、衄血、尿血；④热毒疮肿，跌打肿痛。故选择 D。

7.【参考答案】E

【解析】本题考查知母主治。知母主治：①热病壮热烦渴，肺热咳嗽；②燥热咳嗽，阴虚劳嗽，阴虚火旺，潮热盗汗，内热消渴，阴虚肠燥便秘。故选择 E。

8.【参考答案】A

【解析】本题考查芦根的功效。芦根的功效：①清热生津；②除烦止呕；③利尿。故选择 A。

9.【参考答案】C

【解析】本题考查知母的功效。知母的功效：①清热泻火；②滋阴润燥。故选择 C。

10.【参考答案】C

【解析】本题考查芦根的主治。芦根主治：①热病烦渴，舌燥少津，肺热或外感风热 咳嗽，肺痈吐脓；②胃热呕哕；③小便短赤，热淋涩痛。故选择 C。

11～12.【参考答案】C　C

【解析】本题考查中药主治。芦根主治：①热病烦渴，舌燥少津，肺热或外感风热咳嗽，肺痈吐脓；②胃热呕哕；③小便短赤，热淋涩痛。

13～14.【参考答案】E

【解析】本题考查夏枯草主治。夏枯草主治：①肝阳或肝火上升之头目眩晕；目赤肿痛、目珠夜痛。②痰火郁结之瘰疬、瘿瘤。故选择 E。

15～16.【参考答案】A　F

【解析】本题考查中药主治。夏枯草主治：①肝阳或肝火上升之头目眩晕；目赤肿痛、目珠夜痛；②痰火郁结之瘰疬、瘿瘤。龙胆草主治：①湿热下注阴肿阴痒、带下、阴囊湿疹，黄疸；②肝火上炎之头痛目赤，耳聋胁痛；高热抽搐、小儿急惊，带状疱疹。

17～18.【参考答案】C　E

【解析】本题考查中药功效。天花粉的功效：①清热泻火；②生津止渴；③消肿排脓。紫草功效：①凉血活血；②解毒透疹。

19～20.【参考答案】C　B

【解析】本题考查中药功效。淡竹叶功效：①清热除烦；②利尿。天花粉功效：①清热泻火；②生津止渴；③消肿排脓。

二、清热燥湿药

1.【参考答案】D

【解析】本题考查黄连的功效。黄连善于治疗中焦湿热，清心胃之火。故选择 D。

2.【参考答案】C

【解析】本题考查黄连主治。黄连主治：①湿热痞满呕吐，泻痢，黄疸等；②热病高热、烦躁、神昏，内热心烦不寐，胃火牙痛，口舌生疮；肝火犯胃之呕吐吞酸；血热吐衄；③痈疽肿毒，目赤肿痛，耳道疖肿，湿热疮疹等。黄连善于治疗中焦湿热，清心胃之火。故选择 C。

3.【参考答案】D

【解析】本题考查黄芩主治。黄芩主治：①湿温泻痢黄疸淋；②热病烦渴，肺热咳嗽，少阳寒热，咽痛，目赤，痈肿疮毒；③血热吐血、咳血、衄血、便血、崩漏；④血热胎动不安。黄芩善于清肺火，治疗上焦热。黄连治疗中焦湿热，黄柏治疗下焦湿热。金银花功效：①清热解毒；②疏散风热。故选择 D。

4.【参考答案】B

【解析】本题考查黄芩主治。黄芩主治：①湿温泻痢黄疸淋；②热病烦渴，肺热咳嗽，少阳寒热，咽痛，目赤，痈肿疮毒；③血热吐血、咳血、衄血、便血、崩漏；④血热胎动不安。黄芩善于清肺火，治疗上焦热。黄连治疗中焦湿热，黄柏治疗下焦湿热。栀子功效：①治疗热病引起心烦的首选药；②善于清泻三焦火热之邪；③止血应炒炭使用。故选择 B。

5.【参考答案】E

【解析】本题考查黄芩的功效。黄芩的功效：①清热燥湿②泻火解毒③凉血止血④清热安胎。故选择 E。

6.【参考答案】A

【解析】本题考查中药功效。黄芩的功效:①清热燥湿;②泻火解毒;③凉血止血;④清热安胎。穿心莲功效:①清热解毒;②凉血消肿;③燥湿。故选择 A。

三、清热解毒药

1~2.【参考答案】D A

【解析】本题考查中药主治。蒲公英主治:①乳痈疮痈肿毒,各种内痈;②咽喉肿痛,目赤肿痛,毒蛇咬伤;③湿热黄疸,热淋涩痛。金银花主治:①疮痈疔肿,肠痈,肺痈,乳痈;热毒泻痢;②外感热病,风热表证。

3.【参考答案】A

【解析】本题考查连翘的功效。连翘的功效:①清热解毒,疏散风热;②消肿散结;③利尿。故选择 A。

4.【参考答案】B

【解析】本题考查连翘主治。连翘主治:①外感热病,风热表证;②疮痈疮毒,乳痈,肺痈,瘰疬痰核;③热淋涩痛祛上焦风热一也;清心经热二也,为疮家圣药三也。故选择 B。

5.【参考答案】D

【解析】本题考查穿心莲的功效。穿心莲的功效:①清热解毒,②凉血消肿,③燥湿。故选择 D。

6.【参考答案】A

【解析】本题考查金银花的功效。金银花的功效:①清热解毒;②疏散风热。故选择 A。

7.【参考答案】C

【解析】本题考查鱼腥草的功效。鱼腥草的功效:①清热解毒,排脓消痈;②利尿通淋。故选择 C。

8~9.【参考答案】D E

【解析】本题考查中药功效。射干的功效:①清热解毒,散结消肿;②祛痰利咽。鱼腥草的功效:①清热解毒,排脓消痈;②利尿通淋。

10.【参考答案】C

【解析】本题考查大青叶主治。大青叶主治:①丹毒,口疮,痄腮,痈肿疮毒;②温病热入血分之高热、神昏、发斑;③咽喉肿痛。故选择 C。

11.【参考答案】C

【解析】本题考查连翘主治。连翘主治:①外感热病,风热表证;②疮痈疮毒,乳痈,肺痈,瘰疬,痰核;③热淋涩痛。故选择 C。

12.【参考答案】B

【解析】本题考查白头翁的功效。白头翁清热解毒,凉血止痢,善治热毒血痢。故选择 B。

13.【参考答案】E

【解析】本题考查射干主治。射干主治:①痈肿,瘰疬,久疟疟母,经闭;②痰多咳喘,咽喉肿痛(尤宜于热结痰壅者)。故选择 E。

14.【参考答案】D

【解析】本题考查土茯苓的功效。土茯苓的功效:解毒、利湿,通利关节。故选择 D。

15.【参考答案】E

【解析】本题考查榧子的功效。榧子味甘,性平,归肺、胃、大肠经。其功效为杀虫消积,润肠通便,润肺止咳。故选择 E。

16.【参考答案】B

【解析】本题考查大青叶的功效。大青叶的功效:①清热解毒;②凉血消斑;③利咽消肿。故选择 B。

17.【参考答案】E

【解析】本题考查龙胆草主治。龙胆草主治湿热下注阴肿阴痒、带下、阴囊湿疹,黄疸。故选择 E。

18.【参考答案】B

【解析】本题考查败酱草的功效。败酱草的功效:①清热解毒,消痈排脓;②祛瘀止痛。故选择 B。

19.【参考答案】B

【解析】本题考查连翘主治。连翘主治:①外感热病,风热表证;②疮痈疮毒,乳痈,肺痈,瘰疬痰核;③热淋涩痛。金银花主治:①疮痈疔肿,肠痈,肺痈,乳痈;热毒泻痢;②外感热病,风热表证。贯众清热解毒,凉血止血,杀虫。大青叶主治:①丹毒,口疮,痄腮,痈肿疮毒;②温病热入血分之高热、神昏、发斑;③咽喉肿痛。板蓝根主治:①痄腮,丹毒,大头瘟疫;温病发热、头痛或发斑疹;②咽喉肿痛,故本题选择 B。

四、清热凉血药

1.【参考答案】C

【解析】本题考查中药功效。生地黄的功效:①清热凉血;②养阴生津;③润肠。玄参的功效:①清热凉血;②滋阴降火;③解毒散结;④润肠。故选择 C。

2.【参考答案】A

【解析】本题考查玄参的功效。玄参的功效:①清热凉血;②滋阴降火;③解毒散结;④润肠。故选择 A。

3.【参考答案】C

【解析】本题考查玄参主治。玄参主治:①温病热入营血,温毒发斑;②热病伤阴心烦不眠,阴虚火旺骨蒸潮热;③咽喉肿痛,痈肿疮毒,瘰疬痰核,阳毒脱疽;④阴虚肠燥便秘。故选择 C。

4.【参考答案】C

【解析】本题考查紫草的功效。紫草的功效:①凉血活血;②解毒透疹。板蓝根的功效:①清热解毒,凉血;②利咽。玄参的功效:①清热凉血;②滋阴降火;③解毒散结;④润肠。赤芍的功效:①清热凉血;②散瘀止痛。牡丹皮的功效:①清热凉血;②活血散瘀;③退虚热。故选择 C。

5.【参考答案】D

【解析】本题考查紫草的功效。紫草的功效:①凉血活血;②解毒透疹。故选择 D。

6～7.【参考答案】A　B

【解析】本题考查中药功效。生地黄的功效:①清热凉血;②养阴生津;③润肠。山慈菇的功效:清热解毒,消痈散结。故 6 题选择 A,7 题选择 B。

五、清虚热药

1～2.【参考答案】C　E

【解析】本题考查中药功效。地骨皮的功效:①退虚热;②凉血;③清肺降火;④生津。胡黄连的功效:①退虚热;②除疳热;③清湿热;④解热毒。故 1 题选择 C,2 题选择 E。

3.【参考答案】B

【解析】本题考查地骨皮的功效。地骨皮的功效:①退虚热;②凉血;③清肺降火;④生津。故选择 B。

4～5.【参考答案】A　B

【解析】本题考查中药的功效。地骨皮的功效:①阴虚发热,有汗骨蒸,小儿疳积;②血热吐血、衄血、尿血;③肺热咳嗽;④内热消渴。青蒿的功效:①退虚热;②凉血;③解暑热;④截疟。故 4 题选择 A,5 题选择 B。

6.【参考答案】E

【解析】本题考查地骨皮的功效。地骨皮的功效:①退虚热;②凉血;③清肺降火;④生津。故选择 E。

7～8.【参考答案】A　D

【解析】本题考查中药主治。青蒿主治:①阴虚发热,骨蒸潮热,虚热兼表;热病后期,夜热早凉或低热不退;②血热疹痒、吐血、衄血;③暑热外感,发热口渴;④疟疾寒热。紫草主治:①温病血热毒盛之斑疹紫黑;②疮疡,湿疹,阴痒,水火烫伤;③麻疹。故 7 题选择 A,8 题选择 D。

第四单元　泻下药

一、攻下药

1.【参考答案】C

【解析】本题考查大黄炭主治。泻下攻积用生大黄后下,活血化瘀用酒大黄,止血用大黄炭。所以大黄炭用于出血证。故选择 C。

2.【参考答案】B

【解析】本题考查芒硝的功效。芒硝的功效:①泻下攻积;②润燥软坚;③清热消肿。故选择 B。

3.【参考答案】A

【解析】本题考查大黄的性味。大黄,苦,寒,归大肠、脾、胃。故选择 A。

4.【参考答案】C

【解析】本题考查大黄的功效。大黄的功效：①泻下攻积；②清热泻火解毒；③凉血止血；④活血化瘀；⑤清利湿热。故选择C。

5～6.【参考答案】A　A

【解析】本题考查大黄主治。大黄主治：①大便秘结，胃肠积滞，湿热泻痢初起；②火邪上炎之目赤、咽喉肿痛、口舌生疮、牙龈肿痛，热毒疮疡，烧伤，烫伤；③血热吐血、衄血、咯血、便血；④瘀血经闭，产后瘀阻腹痛，癥瘕积聚，跌打损伤；⑤湿热黄疸，淋证涩痛。故5题、6题选择A。

7～8.【参考答案】C　C

【解析】本题考查大黄主治。大黄主治：①大便秘结，胃肠积滞，湿热泻痢初起；②火邪上炎之目赤、咽喉肿痛、口舌生疮、牙龈肿痛，热毒疮疡，烧伤，烫伤；③血热吐血、衄血、咯血、便血；④瘀血经闭，产后瘀阻腹痛，癥瘕积聚，跌打损伤；⑤湿热黄疸，淋证涩痛。故7题、8题选择C。

9.【参考答案】E

【解析】本题考查点属于记忆问题，记住即可。

10.【参考答案】E

【解析】本题考查中药主治。大黄主治：①大便秘结，胃肠积滞，湿热泻痢初起；②火邪上炎之目赤、咽喉肿痛、口舌生疮、牙龈肿痛，热毒疮疡，烧伤，烫伤；③血热吐血、衄血、咯血、便血；④瘀血经闭，产后瘀阻腹痛，癥瘕积聚，跌打损伤；⑤湿热黄疸，淋证涩痛。栀子主治：①热病心烦、郁闷、躁扰不宁；②湿热黄疸，热淋，血淋；③血热吐血、衄血、尿血；④热毒疮肿，跌打肿痛。故选择E。

二、峻下逐水药

1～2.【参考答案】A　A

【解析】本题考查巴豆的功效。巴豆的功效：①峻下冷积；②逐水退肿；③祛痰利咽；④蚀疮去腐。故1题、2题选择A。

3～4.【参考答案】E　B

【解析】本题考查中药功效。芒硝的功效：①泻下攻积；②润燥软坚；③清热消肿。牵牛子的功效：①泻下逐水；②去积杀虫。故3题选择E，4题选择B。

5.【参考答案】B

【解析】本题考查点属于记忆问题，记住即可。孕妇禁用药物指毒性较强或药性猛烈的药物，如巴豆、牵牛子、大戟、商陆、麝香、三棱、莪术、水蛭、斑蝥、雄黄、砒霜等。孕妇慎用的药物包括通经去瘀、行气破滞及辛热滑利之品，如桃仁、红花、牛膝、大黄、枳实、附子、肉桂、干姜、木通、冬葵子、瞿麦等。故选择B。

6.【参考答案】D

【解析】本题考查点属于记忆内容，记住即可。牵牛子煎服，3～9 g，入丸散剂，每次1.5～3 g。本品炒用药性减缓。故选择D。

第五单元　祛风湿药

一、祛风寒湿药

1.【参考答案】E

【解析】本题考查独活主治。独活主治：①祛风湿，止痛；②解表。善治下半身风寒湿痹。故选择E。

2.【参考答案】C

【解析】本题考查威灵仙的功效。威灵仙的功效：①祛风湿，通经络，止痛；②消痰水，治骨鲠。故选择C。

3.【参考答案】B

【解析】本题考查木瓜的功效。木瓜的功效：①舒筋活络；②化湿和胃；③生津开胃。故选择B。

4.【参考答案】B

【解析】本题考查独活的功效。独活的功效：①祛风湿，止痛；②解表。木瓜的功效：①舒筋活络；②化湿和胃；③生津开胃。桑寄生的功效：①祛风湿；②补肝肾，强筋骨，安胎。秦艽的功效：①祛风湿，通络止痛；②退虚热；③清湿热。防己的功效：①祛风湿，止痛；②利水消肿。故选择B。

5～6.【参考答案】E　E

【解析】本题考查乌梢蛇的功效。乌梢蛇的功效：①祛风通络；②定惊止痉。狗脊：祛风湿，补肝肾，强腰膝。独活的功效：①祛风湿，止痛；②解表。防己的功效：①祛风湿，止痛；②利水消肿。五加皮的功效：①祛风湿；②补肝肾，强筋骨；③利水。故5题、6题选择E。

7~8.【参考答案】D E

【解析】本题考查地中药功效。木瓜的功效：①舒筋活络；②化湿和胃；③生津开胃。川乌的功效：①祛风除湿；②散寒止痛。狗脊的功效：祛风湿，补肝肾，强腰膝。桑寄生的功效：①祛风湿；②补肝肾，强筋骨，安胎。五加皮的功效：①祛风湿；②补肝肾，强筋骨；③利水。故7题选择D，8题选择E。

9.【参考答案】A

【解析】本题考查独活主治。独活主治：①风寒痹痛，腰膝酸痛，加羌活；少阴头痛，皮肤湿痒；②表证夹湿。独活善治下半身风寒湿痹。乌梢蛇的功效：①祛风通络；②定惊止痉。威灵仙的功效：①祛风湿，通经络、止痛；②消痰水，治骨鲠。川乌的功效：①祛风除湿；②散寒止痛。木瓜的功效：①舒筋活络；②化湿和胃；③生津开胃。故选择A。

二、祛风湿热药

1.【参考答案】C

【解析】本题考查秦艽主治。秦艽主治：①风湿痹证，风寒湿痹，表证夹湿（最宜于风湿热痹）；②骨蒸潮热；③湿热黄疸。故选择C。

2~3.【参考答案】A B

【解析】本题考查中药功效。独活的功效：①祛风湿，止痛；②解表。防己功效：①祛风湿，止痛；②利水消肿。故2题选择A，3题选择B。

4.【参考答案】C

【解析】本题考查秦艽的功效。秦艽的功效：①祛风湿，通络止痛；②退虚热；③清湿热。故选择C。

三、祛风强筋骨药

1.【参考答案】D

【解析】本题考查桑寄生主治。桑寄生主治：①风湿痹证，腰膝酸痛；②肝肾虚损，冲任不固所致胎漏，胎动不安。故选择D。

2~3.【参考答案】C A

【解析】本题考查中药功效。桑寄生的功效：①祛风湿；②补肝肾，强筋骨，安胎。续断功效：①补益肝肾，强筋健骨；②止血安胎；③疗伤续折。故2题选择C，3题选择A。

4.【参考答案】B

【解析】本题考查桑寄生主治。桑寄生主治：①风湿痹证，腰膝酸痛；②肝肾虚损，冲任不固所致胎漏，胎动不安。故选择B。

第六单元　化湿药

1~2.【参考答案】B C

【解析】本题考查中药功效。山豆根的功效：①清热解毒；②利咽消肿。厚朴的功效：①燥湿消痰；②下气除满；③平喘。故1题选择B，2题选择C。

3.【参考答案】C

【解析】本题考查藿香的功效。藿香的功效：化湿、解暑、止呕、发表。故选择C。

4.【参考答案】B

【解析】本题考查佩兰的功效。佩兰的功效：化湿、解暑。故选择B。

5.【参考答案】D

【解析】本题考查砂仁的功效。砂仁的功效：①化湿行气；②温中止泻；③安胎。故选择D。

6.【参考答案】B

【解析】本题考查苍术主治。苍术主治：①湿阻中焦证，痰饮，水肿；②风寒湿痹，湿盛脚气，痿证；③表证夹湿者；④夜盲，眼目昏涩。故选择B。

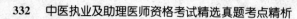

7.【参考答案】C

【解析】本题考查厚朴的应用。厚朴的应用:①湿阻中焦,脘腹胀满;②食积气滞,腹胀便秘;③痰饮喘咳;④梅核气。故选择 C。

8.【参考答案】D

【解析】本题考查藿香主治。藿香主治:①湿阻中焦证;②呕吐;③暑湿及湿温初起。治暑月外感风寒,内伤生冷而致恶寒发热,头痛脘闷,呕恶吐泻。故选择 D。

9.【参考答案】E

【解析】本题考查草果的功效。草果的功效:①燥湿温中;②除痰截疟。故选择 E。

第七单元　利水渗湿药

一、利水消肿药

1.【参考答案】B

【解析】本题考查茯苓的主治。茯苓主治:①水肿;②痰饮;③脾虚泄泻;④心悸,失眠。故选择 B。

2.【参考答案】E

【解析】本题考查薏苡仁的主治。薏苡仁主治:①水肿,小便不利,脚气肿痛;湿温;②脾虚泄泻;③湿痹筋脉拘急;④肺痈,肠痈。故选择 E。

3.【参考答案】A

【解析】本题考查泽泻的功效。泽泻功效:①利水渗湿;②泄热。故选择 A。

4～5.【参考答案】B　C

【解析】本题考查中药的功效。麻黄的功效:①发汗解表;②宣肺平喘;③利水消肿。茯苓的功效:①利水消肿;②渗湿;③健脾;④宁心。故 4 题选择 B,5 题选择 C。

6.【参考答案】E

【解析】本题考查薏苡仁的主治。薏苡仁主治:①水肿,小便不利,脚气肿痛;湿温;②脾虚泄泻;③湿痹筋脉拘急;④肺痈,肠痈。故选择 E。

7.【参考答案】E

【解析】本题考查薏苡仁的主治。薏苡仁主治:①水肿,小便不利,脚气肿痛;湿温;②脾虚泄泻;③湿痹筋脉拘急;④肺痈,肠痈。故选择 E。

8.【参考答案】E

【解析】本题考查茯苓的主治。茯苓主治:①水肿;②痰饮;③脾虚泄泻;④心悸,失眠。故选择 E。

9～10.【参考答案】D　E

【解析】本题考查中药的功效。茯苓的功效:①利水消肿;②渗湿;③健脾;④宁心。薏苡仁的功效:①利水渗湿;②健脾;③除痹;④清热排脓。柴胡的功效:①解表退热;②疏肝解郁;③升举阳气。葛根的功效:①解肌退热;②透疹;③生津止渴;④升阳止泻。故 9 题选择 D,10 题选择 E。

二、利尿通淋尿

1.【参考答案】D

【解析】本题考查车前子的主治。车前子主治:①湿热淋证,小便不利,水肿兼热;②泄泻(利小便所以实大便);③肝热目赤,肝肾亏虚目暗不明(配补肝肾药);④肺热咳嗽痰多。故选择 D。

2.【参考答案】A

【解析】本题考查滑石的功效。滑石的功效:①利尿通淋;②清热解暑;③外用收湿敛疮。故选择 A。

3～4.【参考答案】D　C

【解析】本题考查中药的功效。萆薢的功效:①利湿去浊;②祛风除痹。茵陈的功效(主治)利湿退黄,解毒疗疮。故 3 题选择 D,4 题选择 C。

5.【参考答案】A

【解析】本题考查车前子的功效。车前子的功效:①利水通淋;②渗湿止泻;③清肝明目;④清肺化痰。故选择 A。

6.【参考答案】E

【解析】本题考查石韦的功效。石韦的功效:①利尿通淋;②清肺止咳;③凉血止血。故选择 E。

7.【参考答案】D

【解析】本题考查石韦的功效。石韦的功效:①利尿通淋;②清肺止咳;③凉血止血。故选择 D。

8.【参考答案】D

【解析】本题考查车前子的功效。车前子的功效:①利水通淋;②渗湿止泻;③清肝明目;④清肺化痰。故选择 D。

9.【参考答案】A

【解析】本题考查车前子的功效。车前子的功效:①利水通淋;②渗湿止泻;③清肝明目;④清肺化痰。故选择 A。

10~11.【参考答案】A　D

【解析】本题考查中药的功效。木通的功效:①利尿通淋;②清心火;③通经下乳。瞿麦的功效:①利尿通淋;②破血通经。故 10 题选择 A,11 题选择 D。

三、利湿退黄药

1.【参考答案】A

【解析】本题考查金钱草的主治。金钱草主治:①热淋,石淋;②湿热黄疸,肝胆结石;③热毒疮肿毒蛇咬伤。故选择 A。

2~3.【参考答案】E　C

【解析】本题考查中药的功效。金钱草的功效:①利湿退黄;②利尿通淋;③解毒消肿。虎杖的功效:①利湿退黄;②清热解毒;③散瘀止痛;④化痰止咳;⑤泻热通便。故 2 题选择 E,3 题选择 C。

4.【参考答案】C

【解析】本题考查中药的功效。大黄与虎杖均具有活血散瘀、清热解毒、利胆退黄、泻下通便的功效,治疗瘀血诸证、痈肿疮毒、水火烫伤、湿热黄疸、淋证、热结便秘等。然大黄泻下攻积,清热凉血,用于积滞便秘,血热吐衄,目赤咽肿,湿热痢疾。而虎杖还能化痰止咳,用于肺热咳嗽。故选择 C。

第八单元　温里药

1.【参考答案】A

【解析】本题考查附子的功效应用。附子,辛,大热;有毒;归心、肾、脾经。主治:①亡阳;②肾阳不足,命门火衰之畏寒肢冷,阳痿,宫冷,尿频;脾肾阳虚之脘腹冷痛,泄泻,水肿;心阳虚衰之心悸、胸痹;③寒湿痹痛,阳虚外感。故选择 A。

2.【参考答案】E

【解析】本题考查肉桂的功效。肉桂的功效:①补火助阳;②引火归元;③散寒止痛;④温通经脉。故选择 E。

3.【参考答案】C

【解析】本题考查肉桂的功效。肉桂的功效:①补火助阳;②引火归元;③散寒止痛;④温通经脉。故选择 C。

4~5.【参考答案】A　D

【解析】本题考查中药的主治。附子主治:①亡阳;②肾阳不足,命门火衰之畏寒肢冷,阳痿,宫冷,尿频;脾肾阳虚之脘腹冷痛,泄泻,水肿;心阳虚衰之心悸、胸痹;③寒湿痹痛,阳虚外感。吴茱萸主治:①寒疝腹痛,经寒痛经;中寒肝逆之头痛,吐涎沫,呕吐吞酸;②虚寒腹痛泄泻;寒湿脚气肿痛,或上冲于腹之腹胀困闷欲死。故 4 题选择 A,5 题选择 D。

6.【参考答案】A

【解析】本题考查干姜的功效。干姜的功效:①温中散寒;②回阳通脉;③温肺化饮。故选择 A。

7.【参考答案】B

【解析】本题考查干姜的主治。干姜主治:①脾胃受寒或虚寒所致腹痛,呕吐,泄泻;②亡阳欲脱;③寒饮咳喘。故选择 B。

8.【参考答案】A

【解析】本题考查中药的功效。

9.【参考答案】C

【解析】本题考查干姜的主治。干姜主治:①脾胃受寒或虚寒所致腹痛,呕吐,泄泻;②亡阳欲脱;③寒饮咳喘。故选择 C。

10.【参考答案】D

【解析】本题考查吴茱萸的应用。茱萸的应用:①寒凝疼痛;②胃寒呕吐;③虚寒泄泻,为治脾肾阳虚,五更泻常用药,如四神丸。故选择 D。

11.【参考答案】C

【解析】本题考查吴茱萸的功效。吴茱萸的功效:①散寒止痛;②降逆止呕;③助阳止泻。故选择 C。

第九单元　理气药

1.【参考答案】B

【解析】本题考查香附的主治。香附主治:①肝郁气滞之胁痛、脘腹胀痛,疝痛;②肝郁月经不调,痛经,乳房胀痛;脾胃气滞,脘腹胀痛。故选择 B。

2.【参考答案】E

【解析】本题考查川楝子的使用注意,记住即可。

3.【参考答案】E

【解析】本题考查枳实的归经。枳实苦、辛、微寒。归脾、胃、大肠经。故选择 E。

4.【参考答案】E

【解析】本题考查青皮主治。青皮主治:①肝郁气滞之胸胁、乳房胀痛或结块,乳痈,疝气痛;②食积腹胀痛;癥瘕积聚、久疟痞块。故选择 E。

5.【参考答案】A

【解析】本题考查香附的主治。香附主治:①肝郁气滞之胁痛、脘腹胀痛,疝痛;②肝郁月经不调,痛经,乳房胀痛;脾胃气滞,脘腹胀痛。故选择 A。

6.【参考答案】B

【解析】本题考查香附的主治。香附主治:①肝郁气滞之胁痛、脘腹胀痛,疝痛;②肝郁月经不调,痛经,乳房胀痛;脾胃气滞,脘腹胀痛。故选择 B。

7.【参考答案】E

【解析】本题考查川楝子的主治。川楝子主治:①肝郁气滞或肝胃不和之胸胁、脘腹胀痛,疝气痛;②虫积腹痛;③头癣。故选择 E。

8.【参考答案】C

【解析】本题考查佛手的功效。佛手的功效:①疏肝解郁;②理气和中;③燥湿化痰。故选择 C。

9.【参考答案】D

【解析】本题考查薤白的主治。薤白主治:①痰浊闭阻胸阳之胸痹证;②胃肠气滞,泻痢里急后重。故选择 D。

10.【参考答案】C

【解析】本题考查沉香的用法,记住即可。

11~12.【参考答案】D　A

【解析】本题考查中药的功效。香附的功效:①疏肝解郁;②调经止痛;③理气调中。枳实的功效:①破气除痞;②化痰消积;③升阳举陷。故 11 题选择 D,12 题选择 A。

13.【参考答案】B

【解析】本题考查青皮的主治。青皮的主治:①肝郁气滞之胸胁、乳房胀痛或结块,乳痈,疝气痛;②食积腹胀痛;癥瘕积聚、久疟疟块。故选择 B。

　　14～15.【参考答案】A　B

　　【解析】本题考查中药的功效。陈皮的功效:①理气调中;②燥湿化痰。青皮的功效:①疏肝破气;②消积化滞。故 14 题选择 A,15 题选择 B。

第十单元　消食药

　　1.【参考答案】D

　　【解析】本题考查鸡内金功效。鸡内金功效(主治):①饮食积滞,消化不良,小儿疳积;②遗尿,遗精;③泌尿系或肝胆结石症。故选择 D。

　　2.【参考答案】A

　　【解析】本题考查山楂主治。山楂主治善治肉食积滞。故选择 A。

　　3.【参考答案】D

　　【解析】本题考查鸡内金主治。鸡内金主治:①饮食积滞,消化不良,小儿疳积;②遗尿,遗精;③泌尿系或肝胆结石症。故选择 D。

　　4.【参考答案】D

　　【解析】本题考查莱菔子主治。莱菔子主治:①食积气滞之脘腹胀满;②痰涎壅盛之气喘咳嗽。故选择 D。

　　5.【参考答案】C

　　【解析】本题考查麦芽用法。

　　6.【参考答案】E

　　【解析】本题考查莱菔子主治。莱菔子主治:①食积气滞之脘腹胀满;②痰涎壅盛之气喘咳嗽。故选择 E。

　　7.【参考答案】E

　　【解析】本题考查山楂的功效。山楂的功效:①消食化积;②行气散瘀。故选择 B。

　　8.【参考答案】C

　　【解析】本题考查麦芽的功效。麦芽的功效:①消食健胃;②回乳消胀;③疏肝解郁。故选择 C。

　　9.【参考答案】E

　　【解析】本题考查鸡内金的用法。

第十一单元　驱虫药

　　1.【参考答案】D

　　【解析】本题考查槟榔主治。槟榔主治:①绦虫病、姜片虫病、蛔虫病、蛲虫病、钩虫病等;②食积气滞之腹胀、便秘,泻痢里急后重;③水肿,脚气肿痛;④疟疾。故选择 D。

　　2.【参考答案】D

　　【解析】本题考查苦楝皮的功效。苦楝皮的功效:①杀虫;②疗癣。故选择 D。

　　3～4.【参考答案】A　B

　　【解析】本题考查药物使用注意。

　　5.【参考答案】E

　　【解析】本题考查槟榔的功效。槟榔的功效:①杀虫消积;②行气;③利水;④截疟。故选择 E。

　　6.【参考答案】C

　　【解析】本题考查苦楝皮的功效。苦楝皮的功效:①杀虫;②疗癣。故选择 C。

　　7.【参考答案】B

　　【解析】本题考查使君子使用注意。

第十二单元 止血药

一、凉血止血药

1.【参考答案】B

【解析】本题考查槐花主治。槐花主治:①血热妄行所致各种出血证,尤宜于便血,痔疮出血;②肝火上炎之头痛目赤。故选择 B。

2.【参考答案】B

【解析】本题考查槐花主治。槐花主治:①血热妄行所致各种出血证,尤宜于便血,痔疮出血;②肝火上炎之头痛目赤。故选择 B。

3~4.【参考答案】A D

【解析】本题考查中药主治。白茅根主治:①血热衄血、咳血、吐血、尿血;②热病烦渴,胃呕吐,肺热咳喘;③血淋,热淋,小便不利,水肿,黄疸。蒲黄主治:①血瘀心腹疼痛,痛经,产后瘀阻腹痛;②吐血,咯血,衄血,尿血,崩漏,外伤出血;③血淋涩痛。故 3 题选择 A,4 题选择 D。

二、化瘀止血药

1~2.【参考答案】C B

【解析】本题考查中药的功效。茜草的功效:①凉血,止血;②祛瘀,通经。蒲黄的功效:①化瘀;②止血;③利尿。故 1 题选择 C,2 题选择 B。

3.【参考答案】B

【解析】本题考查三七的功效。三七的功效:①化瘀止血;②活血定痛。故选择 B。

4.【参考答案】D

【解析】本题考查血竭的功效。血竭的功效:①活血定痛;②敛疮生肌。故选择 D。

5.【参考答案】D

【解析】本题考查中药的功效。三七的功效:①化瘀止血;②活血定痛。茜草的功效:①凉血,止血;②祛瘀,通经。蒲黄的功效:①化瘀;②止血;③利尿。故选择 D。

6.【参考答案】A

【解析】本题考查中药的功效。蒲黄的功效:①化瘀;②止血;③利尿。茜草的功效:①凉血,止血;②祛瘀,通经。故选择 A。

三、收敛止血药

1.【参考答案】C

【解析】本题考查仙鹤草的功效。仙鹤草的功效:①收敛止血;②止痢;③截疟,解毒;④杀虫止痒;⑤补虚。故选择 C。

2~3.【参考答案】A E

【解析】本题考查中药主治。白及主治:①出血证;②痈肿疮疡,手足皲裂,水火烫伤。侧柏叶主治:①肺热咳嗽;②脱发,须发早白。故 2 题选择 A,3 题选择 E。

4.【参考答案】C

【解析】本题考查白及功效。白及善治肺胃出血。故选择 C。

5~6.【参考答案】C A

【解析】本题考查中药的功效。仙鹤草的功效:①收敛止血;②止痢;③截疟,解毒;④杀虫止痒;⑤补虚。三七的功效:①化瘀止血;②活血定痛。故 5 题选择 C,6 题选择 A。

四、温经止血

1.【参考答案】D

【解析】本题考查艾叶主治。艾叶主治:①虚寒性崩漏下血、胎漏;②经寒痛经,月经不调,带下清稀,宫冷不孕;脘腹冷痛;③外用治湿疹瘙痒。故选择 D。

第十三单元 活血祛瘀药

一、活血止痛药

1.【参考答案】A

【解析】本题考查川芎主治。川芎善治头痛,可以用于治疗各种头痛,太阳经头痛、少阳经头痛、阳明经头痛、厥阴经头痛均可配伍川芎。相关方剂:川芎茶调散——疏风止痛——外感风邪所致的头痛。故选择A。

2.【参考答案】E

【解析】本题考查郁金的功效。郁金的功效:①活血止痛;②行气解郁;③凉血清心;④利胆退黄。故选择E。

3.【参考答案】D

【解析】本题考查延胡索主治。延胡索专治一身上下诸痛。故选择D。

4.【参考答案】A

【解析】本题考查乳香的功效。乳香的功效:①活血行气止痛;②消肿生肌。故选择A。

5~6.【参考答案】A E

【解析】本题考查中药用法,记住即可。白茅根主治:①血热衄血、咳血、吐血、尿血;②热病烦渴,胃热呕吐,肺热咳喘,加芦根;③血淋,热淋,小便不利,水肿,湿热黄疸。延胡索专治一身上下诸痛,醋制可以增强止痛作用。故5题选择A,6题选择E。

二、活血调经药

1~2.【参考答案】E D

【解析】本题考查中药的功效。益母草的功效:①活血调经;②利尿消肿;③清热解毒。丹参功效:①活血祛瘀;②通经止痛;③除烦安神;④凉血消痈。故1题选择E,2题选择D。

3.【参考答案】C

【解析】本题考查益母草的功效。益母草的功效:①活血调经;②利尿消肿;③清热解毒。故选择C。

4.【参考答案】D

【解析】本题考查桃仁的功效。桃仁的功效:①活血祛瘀;②润肠通便;③止咳平喘。故选择D。

5.【参考答案】B

【解析】本题考查丹参主治。丹参主治:①胸痹心痛,脘腹疼痛,癥瘕积聚,肝脾肿大;②月经不调,血滞经闭,产后瘀滞腹痛;③热痹肿痛;④热病高热烦躁,内热心烦,斑疹,心悸怔忡,失眠;⑤疮痈肿痛。故选择B。

6.【参考答案】B

【解析】本题考查桃仁主治。桃仁主治:①瘀血阻滞经闭,痛经,产后腹痛,癥瘕,跌打肿痛,肺痈,肠痈;②肠燥便秘;③咳喘。故选择B。

7~8.【参考答案】E B

【解析】本题考查中药的功效。泽兰的功效:①活血调经;②利水消肿。桃仁的功效:①活血祛瘀;②润肠通便;③止咳平喘。故7题选择E,8题选择B。

9.【参考答案】D

【解析】本题考查丹参主治。丹参对血热瘀滞之证尤为相宜。故选择D。

10.【参考答案】D

【解析】本题考查益母草的功效。益母草为妇科经产之要药。故选择D。

11.【参考答案】E

【解析】本题考查牛膝的功效。①活血通经;②利水通淋;③引火(血)下行;④补肝肾,强筋骨。故选择E。

三、活血疗伤药

1~2.【参考答案】B C

【解析】本题考查中药的功效。三七的功效:①化瘀止血;②活血定痛。狗脊的功效:①补肾、强腰膝;②祛风湿。故1题选择B,2题选择C。

3.【参考答案】D

【解析】本题考查血竭的功效。血竭的功效：①活血定痛；②化瘀止血；③敛疮生肌。故选择 D。

4.【参考答案】D

【解析】本题考查血竭的功效。血竭的功效：①活血定痛；②化瘀止血；③敛疮生肌。故选择 D。

5.【参考答案】D

【解析】本题考查点属于记忆内容，记住即可。妊娠禁用药物指毒性较强或药性猛烈的药物，如巴豆、牵牛子、大戟、商陆、麝香、三棱、莪术、水蛭、斑蝥、雄黄、砒霜等。慎用的药物包括通经去瘀、行气破滞及辛热滑利之品，如桃仁、红花、牛膝、大黄、枳实、附子、肉桂、干姜、木通、冬葵子、瞿麦等。故选择 D。

第十四单元　化痰止咳平喘药

一、温化寒痰药

1～2.【参考答案】C　C

【解析】本题考查中药主治。半夏主治：①痰多咳喘，痰饮眩悸，风痰眩晕，痰厥头痛；②胃气上逆，恶心呕吐；③胸脘痞闷，梅核气。故 1 题选择 C，2 题选择 C。

3～4.【参考答案】C　D

【解析】本题考查中药的功效。白芥子的功效：①温肺化痰；②利气散结，通络止痛。旋覆花的功效：①降气化痰；②降逆止呕。故 3 题选择 C，4 题选择 D。

5.【参考答案】C

【解析】本题考查白芥子的功效。白芥子的功效：①温肺化痰；②利气散结，通络止痛。故选择 C。

6～7.【参考答案】C　A

【解析】本题考查中药的功效。半夏的功效：①燥湿化痰；②降逆止呕；③消痞散结，外用消肿止痛。川贝母的功效：①清热化痰；②润肺止咳；③散结消肿。故 6 题选择 C，7 题选择 A。

8.【参考答案】A

【解析】本题考查中药的功效。旋覆花的功效：①降气化痰；②降逆止呕。代赭石的功效：①平肝潜阳；②重镇降逆；③凉血止血。故选择 A。

9.【参考答案】B

【解析】本题考查白芥子的功效。白芥子的功效：①温肺化痰；②利气散结，通络止痛。故选择 B。

二、清化热痰药

1.【参考答案】C

【解析】本题考查竹茹功效。竹茹功效：①清热化痰；②除烦止呕；③凉血止血。故选择 C。

2.【参考答案】E

【解析】本题考查瓜蒌主治。瓜蒌主治：①肺热咳嗽，痰稠不易咳出；②胸痹，结胸；③乳痈肿痛，肺痈，肠痈；④肠燥便秘。故选择 E。

3～4.【参考答案】A　D

【解析】本题考查中药主治。桔梗主治：①咳嗽痰多，咯痰不爽，咽痛音哑；②肺痈胸痛，咳吐脓血，痰黄腥臭。竹茹主治：①肺热咳嗽，咳痰黄稠；②痰火内扰之心烦失眠；胃热呕吐，妊娠恶阻；吐血、衄血、崩漏。故 3 题选择 A，4 题选择 D。

5.【参考答案】C

【解析】本题考查桔梗的功效。桔梗的功效：①宣肺，利咽；②祛痰，排脓。故选择 C。

6.【参考答案】C

【解析】本题考查白芥子的功效。白芥子的功效：①温肺化痰；②利气散结，通络止痛。故选择 C。

7.【参考答案】A

【解析】本题考查桔梗的功效。桔梗的功效：①宣肺，利咽；②祛痰，排脓。故选择 A。

8～9.【参考答案】D　E

【解析】本题考查中药的功效。苦杏仁的功效：①止咳平喘；②润肠通便。瓜蒌的功效：①清热化痰；②宽胸散结;③润肠通便。故8题选择D,9题选择E。

10~11.【参考答案】D　B

【解析】本题考查中药的主治。桔梗主治:①咳嗽痰多,咯痰不爽,咽痛音哑;②肺痈胸痛,咳吐脓血,痰黄腥臭。竹茹主治:①肺热咳嗽,咳痰黄稠;②痰火内扰之心烦失眠;胃热呕吐,妊娠恶阻;吐血、衄血、崩漏。故10题选择D,11题选择B。

三、止咳平喘药

1.【参考答案】B

【解析】本题考查葶苈子的主治。葶苈子主治:①痰涎壅盛、喘咳不得平卧;②水肿,悬饮,胸腹积水,小便不利。故选择B。

2.【参考答案】E

【解析】本题考查记忆性问题,记住即可。

3.【参考答案】E

【解析】本题考查苦杏仁的功效。苦杏仁的功效:①止咳平喘;②润肠通便。故选择E。

4.【参考答案】C

【解析】本题考查百部的主治。百部主治:①新久咳嗽,百日咳,肺痨咳嗽;②蛲虫病,头虱,体虱。故选择C。

5.【参考答案】A

【解析】本题考查中药性味。葶苈子苦、辛,大寒,归肺、膀胱经。故选择A。

6.【参考答案】A

【解析】本题考查百部的功效。百部的功效:①润肺止咳;②杀虫灭虱。故选择A。

7.【参考答案】D

【解析】本题考查桑白皮的主治。桑白皮主治:①肺热咳喘;②水肿。故选择D。

8~9.【参考答案】A　E

【解析】本题考查中药的主治。百部主治:①新久咳嗽,百日咳,肺痨咳嗽;②蛲虫病,头虱,体虱。紫苏子主治:①痰壅咳喘气逆;②肠燥便秘。故8题选择A,9题选择E。

10.【参考答案】A

【解析】本题考查百部的主治。百部主治:①新久咳嗽,百日咳,肺痨咳嗽;②蛲虫病,头虱,体虱。故选择A。

第十五单元　安神药

一、重镇安神药

1.【参考答案】A

【解析】本题考查磁石的功效。磁石的功效:①镇惊安神;②平肝潜阳;③聪耳明目;④纳气平喘。故选择A。

2.【参考答案】A

【解析】本题考查磁石的功效。磁石的功效:①镇惊安神;②平肝潜阳;③聪耳明目;④纳气平喘。故选择A。

3.【参考答案】B

【解析】本题考查朱砂的功效。朱砂的功效:①镇心安神;②清热解毒。故选择B。

4~5.【参考答案】A　D

【解析】本题考查中药的功效。合欢皮的功效:①解郁安神;②活血消肿。琥珀的功效:①镇惊安神;②活血散瘀;③利尿通淋。故4题选择A,5题选择D。

6.【参考答案】E

【解析】本题考查琥珀的功效。琥珀的功效:①镇惊安神;②活血散瘀;③利尿通淋。故选择E。

7.【参考答案】E

【解析】本题考查朱砂的功效。朱砂的功效：①镇心安神；②清热解毒。故选择 E。

8.【参考答案】D

【解析】本题考查点属于记忆内容，记住即可。朱砂切忌火煅研末冲，或入丸散，0.1～0.5 g。使用注意：①朱砂有毒，不宜久服或过量；②肝肾功能不正常者慎用。故选择 D。

二、养心安神药

1～2.【参考答案】B　C

【解析】本题考查中药的功效。柏子仁的功效：①养心安神；②润肠通便。酸枣仁的功效：养心益肝；安神，敛汗；生津。故 1 题选择 B，2 题选择 C。

3.【参考答案】B

【解析】本题考查柏子仁的功效。柏子仁的功效：①养心安神；②润肠通便。故选择 B。

4.【参考答案】B

【解析】本题考查酸枣仁的功效。酸枣仁的功效：养心益肝；安神，敛汗；生津。故选择 B。

5.【参考答案】C

【解析】本题考查酸枣仁的功效。酸枣仁的功效：养心益肝；安神，敛汗；生津。故选择 C。

6.【参考答案】A

【解析】本题考查柏子仁的功效。柏子仁的功效：①养心安神；②润肠通便。故选择 A。

7.【参考答案】E

【解析】本题考查酸枣仁的功效。酸枣仁的功效：养心益肝；安神，敛汗；生津。故选择 E。

8.【参考答案】C

【解析】本题考查点属于记忆内容，记住即可。

第十六单元　平肝熄风药

一、平抑肝阳药

1.【参考答案】D

【解析】本题考查代赭石的功效。代赭石的功效：①平肝潜阳；②重镇降逆；③凉血止血。故选择 D。

2.【参考答案】D

【解析】本题考查石决明的功效。石决明的功效：①平肝潜阳；②清肝明目。故选择 D。

3.【参考答案】D

【解析】本题考查石决明的功效。石决明的功效：①平肝潜阳；②清肝明目。故选择 D。

4.【参考答案】C

【解析】本题考查刺蒺藜的功效。刺蒺藜的功效：①平肝疏肝；②祛风明目。故选择 C。

5.【参考答案】E

【解析】本题考查牡蛎的主治。牡蛎主治：①阴虚阳亢之头晕目眩，阴虚风动；②烦躁不安，心悸失眠；③瘰疬痰核，癥瘕积聚；④自汗、盗汗，遗精，崩漏，带下；⑤胃痛泛酸。故选择 E。

6.【参考答案】B

【解析】本题考查牡蛎的功效。牡蛎的功效：①平肝潜阳；②镇惊安神；③软坚散结；④收敛固涩。故选择 B。

7～8.【参考答案】E　B

【解析】本题考查中药的主治。代赭石主治：①肝阳上亢之头晕目眩；②嗳气，呕吐，呃逆；③血热吐血，衄血，崩漏。牡蛎主治：①阴虚阳亢之头晕目眩，阴虚风动；②烦躁不安，心悸失眠；③瘰疬痰核，癥瘕积聚；④自汗，盗汗，遗精，崩漏，带下；⑤胃痛泛酸。故 7 题选择 E，8 题选择 B。

二、熄风止痉药

1.【参考答案】A

【解析】本题考查天麻的主治。天麻主治：①虚风内动，急慢惊风，癫痫抽搐，破伤风；②肝阳上亢之头痛眩晕;③风湿痹痛,肢体麻木,手足不遂。故选择 A。

2.【参考答案】B

【解析】本题考查羚羊角的功效。羚羊角的功效:①平肝熄风;②清肝明目;③清热解毒。故选择 B。

第十七单元　开窍药

1.【参考答案】D

【解析】本题考查麝香的主治。麝香主治:①闭证神昏;②疮肿,瘰疬,咽喉肿痛;③胸痹心痛,心腹暴痛,痹痛麻木,跌打损伤;④血瘀经闭,癥瘕,难产死胎。故选择 D。

2.【参考答案】C

【解析】本题考查麝香的功效。麝香的功效:①开窍醒神;②活血通经;③消肿止痛;④催产下胎。故选择 C。

3~4.【参考答案】A　B

【解析】本题考查中药的功效。麝香的功效:①开窍醒神;②活血通经;③消肿止痛;④催产下胎。全蝎的功效:①熄风镇痉;②攻毒散结;③通络止痛。故 3 题选择 A,4 题选择 B。

5.【参考答案】A

【解析】本题考查石菖蒲的主治。石菖蒲主治:①痰湿蒙蔽清窍之神昏,癫痫,耳聋,耳鸣,心气不足之心悸失眠,健忘恍惚,②湿阻中焦之脘腹痞胀,噤口痢。故选择 A。

6.【参考答案】E

【解析】本题考查石菖蒲的功效。石菖蒲的功效:①开窍醒神;②化湿和胃;③宁神益志。故选择 E。

第十八单元　补虚药

一、补气药

1.【参考答案】C

【解析】本题考查白术的功效。白术的功效:①补气健脾;②燥湿利水;③止汗;④安胎。故选择 C。

2.【参考答案】A

【解析】本题考查人参的功效。人参的功效:①大补元气;②补脾益肺;③生津;④安神益智。故选择 A。

3.【参考答案】D

【解析】本题考查白术的主治。白术主治:①脾胃气虚之食少便溏,倦怠乏力;②脾虚水肿,痰饮;③表虚自汗;④脾虚气弱之胎动不安。故选择 D。

4~5.【参考答案】B　D

【解析】本题考查中药的功效。白术的功效:①补气健脾;②燥湿利水;③止汗;④安胎。黄芪的功效:①补气健脾;②益卫固表;③利尿消肿;④托毒生肌;⑤升阳举陷。故 4 题选择 B,5 题选择 D。

6.【参考答案】D

【解析】本题考查甘草的功效。甘草的功效:①益气补中;②祛痰止咳;③清热解毒;④缓急止痛;⑤缓和药性。故选择 D。

7~8.【参考答案】C　B

【解析】本题考查中药的功效。白术的功效:①补气健脾;②燥湿利水;③止汗;④安胎;甘草的功效:①益气补中;②祛痰止咳;③清热解毒;④缓急止痛;⑤缓和药性。故 7 题选择 C,8 题选择 B。

9.【参考答案】D

【解析】本题考查黄芪的主治。黄芪主治:①脾胃气虚,脾肺气虚,中气下陷,气虚发热;②自汗,盗汗;③气虚水肿,小便不利;④气血不足之疮痈不溃或溃久不敛;⑤气血双亏,血虚萎黄,气不摄血;血痹肢麻,半身不遂;消渴病。故选择 D。

二、补阳药

1.【参考答案】D

【解析】本题考查鹿茸的功效。鹿茸的功效:①补肾阳;②益精血,强筋骨;③调冲任;④托疮毒。故选择 D。

2.【参考答案】B

【解析】本题考查益智仁的功效。益智仁的功效:①暖肾固精缩尿;②温脾开胃摄唾。故选择 B。

3.【参考答案】C

【解析】本题考查续断的功效。续断的功效:①补益肝肾,强筋骨;②止血安胎;③疗伤续折。故选择 C。

4.【参考答案】B

【解析】本题考查续断的功效。续断的功效:①补益肝肾,强筋骨;②止血安胎;③疗伤续折。故选择 B。

5~6.【参考答案】C E

【解析】本题考查中药的功效。锁阳的功效:①补肾助阳;②润肠通便。巴戟天的功效:①补肾助阳;②祛风除湿。故 5 题选择 C,6 题选择 E。

7~8.【参考答案】C E

【解析】本题考查中药的功效。锁阳的功效:①补肾助阳;②润肠通便。蟾酥的功效:①解毒,止痛;②开窍醒神。故 7 题选择 C,8 题选择 E。

三、补血药

1.【参考答案】B

【解析】本题考查制首乌的主治。制首乌主治精血亏虚之头晕眼花,须发早白,腰酸脚软,遗精,崩漏,带下病。故选择 B。

2.【参考答案】C

【解析】本题考查白芍的主治。白芍主治:①血虚萎黄,月经不调,痛经,崩漏;②阴虚盗汗、表虚自汗;③肝脾不和之胸胁脘腹疼痛或四肢拘急作痛;④肝阳上亢之头痛眩晕。故选择 C。

3.【参考答案】A

【解析】本题考查阿胶的功效。阿胶的功效:①补血止血;②滋阴润肺。故选择 A。

4~5.【参考答案】B A

【解析】本题考查中药归经。白芍,甘、苦、酸、微寒。归肝、脾经。熟地,甘,微温。归肝、肾经。故 4 题选择 B,5 题选择 A。

6~7.【参考答案】B C

【解析】本题考查中药的功效。熟地黄的功效:①补血滋阴;②填精益髓。白芍的功效:①养血敛阴;②柔肝止痛;③平抑肝阳。故 6 题选择 B,7 题选择 C。

8~9.【参考答案】C A

【解析】本题考查中药的主治。当归主治:①血虚诸证;②血虚血瘀;③虚寒腹痛,瘀血作痛,跌打损伤,痹痛麻木;痈疽疮疡;④血虚肠燥便秘。阿胶主治:①血虚诸证;②出血证;③阴虚燥咳或虚劳喘咳,阴虚心烦失眠。故 8 题选择 C,9 题选择 A。

10~11.【参考答案】B C

【解析】本题考查中药的功效。鸡血藤的功效:①补血;②舒经活络。当归的功效:①补血;②调经;③活血,止痛;④润肠通便。故 10 题选择 B,11 题选择 C。

12.【参考答案】B

【解析】本题考查当归的主治。当归主治:①血虚诸证;②血虚血瘀;③虚寒腹痛,瘀血作痛,跌打损伤,痹痛麻木;痈疽疮疡;④血虚肠燥便秘。故选择 B。

13.【参考答案】C

【解析】本题考查点属于记忆内容,记住即可。

四、补阴药

1.【参考答案】A

【解析】本题考查北沙参的主治。北沙参主治:肺阴虚、胃阴虚证肺热燥咳少痰,阴虚劳嗽咯血;气阴两伤之舌干口渴。故选择 A。

2.【参考答案】A

【解析】本题考查北沙参的功效。北沙参的功效:①养阴清润肺;②益胃生津。故选择 A。

3～4.【参考答案】E　B

【解析】本题考查中药的功效。女贞子的功效：①滋补肝肾；②乌须明目。大枣的功效：①补中益气；②养血安神。故 3 题选择 E,4 题选择 B。

5～6.【参考答案】B　E

【解析】本题考查中药的功效。百合的功效：①养阴润肺；②清心安神。女贞子的功效：①滋补肝肾；②乌须明目。故 5 题选择 B,6 题选择 E。

7.【参考答案】D

【解析】本题考查龟板的主治。龟板主治：①阴虚阳亢之头晕目眩,热病伤阴之虚风内动；②肾虚腰膝痿弱,筋骨不健,小儿囟门不合；③心血不足之心悸、失眠、健忘；④血热崩漏、月经过多。故选择 D。

第十九单元　收涩药

一、固表止汗药

1.【参考答案】B

【解析】本题考查浮小麦的功效。浮小麦的功效：①固表止汗；②益气除热。

二、敛肺涩肠药

1.【参考答案】F

【解析】本题考查赤石脂的功效。赤石脂的功效：①涩肠止泻；②收敛止血；③敛疮生肌。故选择 E。

2.【参考答案】D

【解析】本题考查乌梅的主治。乌梅主治：①肺虚久咳；②久泻久痢；③虚热消渴；④蛔厥腹痛；⑤崩漏,便血。故选择 D。

3.【参考答案】C

【解析】本题考查乌梅的功效。乌梅的功效：①敛肺止咳；②涩肠止泻；③生津止渴；④安蛔止痛。故选择 C。

4.【参考答案】D

【解析】本题考查蛇床子的功效。蛇床子的功效：①杀虫止痒；②燥湿祛风；③温肾壮阳。故选择 D。

三、固精缩尿止带药

1.【参考答案】C

【解析】本题考查莲子的功效。莲子的功效：①补脾止泻；②益肾固精；③止带；④养心安神。故选择 C。

2.【参考答案】B

【解析】本题考桑螵蛸的主治。桑螵蛸主治：①肾阳亏虚的遗精滑精,遗尿尿频,小便白浊,白带过多；②阳痿不育。故选择 B。

3.【参考答案】B

【解析】本题考查莲子的主治。莲子主治：①脾虚久泻、食欲不振；②肾虚遗精、滑精；③脾肾两虚之带下；④心肾不交的虚烦,惊悸失眠。故选择 B。

方剂学

第一单元 绪 论

1.【参考答案】D

【解析】本题考查汤剂的特点,属记忆性问题,记住即可。汤剂的特点是吸收快,药效发挥迅速,而且可以根据病情的变化随证加减,适于病证较重或病情不稳定的患者。汤剂的不足之处是服用量大,某些药的有效成分不易煎出或有效成分易挥发散失,不适于大量生产,亦不便于携带。故选择 D。

2.【参考答案】E

【解析】本题考查"八法"的内容,属记忆内容。"八法"有汗法、和法、下法、消法、吐法、清法、温法、补法,"八法"没有通法。

3.【参考答案】B

【解析】本题考查下法的适应证。下法是通过泻下、荡涤、攻逐等方使停留于胃肠的宿食、燥屎、冷积、瘀血、结痰、停水等从下窍而出,是祛邪除病的一类治法。适用于邪在肠胃而致大便 不通、燥屎内结,或热结旁流,以及停痰留饮、瘀血积水等形症俱实之证。消法是通过消食导滞、气活血、化痰利水、驱虫等方法,使气、血、痰、食、水、虫等渐积形成的有形之邪渐消缓散的一类治法。适用于饮食停滞、气滞血瘀、癥瘕积聚、水湿内停、痰饮不化、疳积虫积,以及疮疡痈肿等病证。痞块宜使用消法,不宜使用下法治疗,故选择 B。

4.【参考答案】B

【解析】本题考查消法的适应症。消法是通过消食导滞、气活血、化痰利水、驱虫等方法,使气、血、痰、食、水、虫等渐积形成的有形之邪渐消缓散的一类治法。适用于饮食停滞、气滞血瘀、癥瘕积聚、水湿内停、痰饮不化、疳积虫积,以及疮疡痈肿等病证。消法是行气活血不是止血。消法有消食导滞、行气活血、化痰利水、驱虫等方法。故选择 B。

5~6.【参考答案】C D

【解析】本题考查属君臣佐使的含义。君药是指方剂中针对主病或主证起主要治疗作用的药物。使药中的调和药具有调和方中诸药的作用。使药中的引经药具有引方中诸药至特定病所的作用。臣药具有针对兼病或兼证起主要治疗的作用。佐助药具有直接治疗次要兼证的作用。

7.【参考答案】E

【解析】本题考查汤剂的特点,属记忆性问题,记住即可。汤剂的特点是吸收快,药效发挥迅速,而且可以根据病情的变化随证加减,适于病证较重或病情不稳定的患者。汤剂的不足之处是服用量大,某些药的有效成分不易煎出或有效成分易挥发散失,不适于大量生产,亦不便于携带。故选择 E。

第二单元 解表剂

一、辛温解表

(一) 桂枝汤

1.【参考答案】E

【解析】本题考查桂枝与芍药的配伍意义。桂、芍相配,散中寓收,调和营卫。

2.【参考答案】B

【解析】本题考查桂枝汤的主治。桂枝汤主治外感风寒表虚证,恶风发热,汗出头痛,鼻鸣干呕,苔白不渴,脉浮缓或浮弱。

3.【参考答案】C

【解析】本题考查点属于记忆内容,记住即可。

4.【参考答案】D

【解析】本题考查点属于记忆内容,记住即可。

5.【参考答案】A

【解析】本题考查桂枝汤配伍的特点。桂枝汤配伍的特点:发中有补,散中有收,邪正兼顾,祛邪扶正,阴阳并调。

6.【参考答案】A

【解析】本题考查桂枝汤的主治。桂枝汤主治外感风寒表虚证,恶风发热,汗出头痛,鼻鸣干呕,苔白不渴,脉浮缓或浮弱。

(二)麻黄汤

1.【参考答案】C

【解析】本题考查麻黄汤的主治。麻黄汤主治外感风寒表实证,恶寒发热,头身疼痛,无汗而喘,舌苔薄白,脉浮紧。

2.【参考答案】D

【解析】本题考查点属于记忆内容,记住即可。大青龙汤麻黄六两最多,麻黄汤麻黄三两,麻黄杏仁甘草石膏汤麻黄四两,葛根汤麻黄三两,小青龙汤麻黄三两。

3.【参考答案】B

【解析】本题考查麻黄汤的主治。麻黄汤主治外感风寒表实证,恶寒发热,头身疼痛,无汗而喘,舌苔薄白,脉浮紧。

4.【参考答案】E

【解析】本题考查麻黄汤的主治。麻黄汤主治外感风寒表实证。恶寒发热,头身疼痛,无汗而喘,舌苔薄白,脉浮紧。

5.【参考答案】C

【解析】本题考查麻黄汤的功用。麻黄汤的功用:发汗解表,宣肺平喘。

(三)小青龙汤

1.【参考答案】D

【解析】本题考查小青龙汤的主治。小青龙汤主治外寒里饮证,恶寒发热,头身疼痛,无汗,喘咳,痰涎清稀量多,胸痞,或干呕,或痰饮喘咳不得平卧,或身体疼重,或头面四肢浮肿,舌苔白滑,脉浮。

2.【参考答案】B

【解析】本题考查小青龙汤的功用。小青龙汤的功用:解表散寒,温肺化饮。

3.【参考答案】C

【解析】本题考查小青龙汤的组成。小青龙汤的组成:白芍、干姜、五味子、麻黄、炙甘草、细辛、半夏、桂枝。

4.【参考答案】C

【解析】本题考查药物配伍的功效。干姜、细辛——温肺化饮,助君解表。

(四)九味羌活汤

1.【参考答案】C

【解析】本题考查九味羌活汤的功用。九味羌活汤的功用:发汗祛湿,兼清里热。

2.【参考答案】C

【解析】本题考查九味羌活汤的组成。九味羌活汤的组成:羌活、防风、白芷、甘草、细辛、黄芩、川芎、苍术、生地黄。

3.【参考答案】B

【解析】本题考查方剂的功用。九味羌活汤的功用:发汗祛湿,兼清里热。羌活胜湿汤的功用:祛风,胜湿,止痛。

4.【参考答案】E

【解析】本题考查九味羌活汤的主治。九味羌活汤主治外感风寒湿邪,内有蕴热证。恶寒发热,无汗,头痛项强,肢体酸楚疼痛,口苦微渴,舌苔白或微黄,脉浮。

5.【参考答案】B

【解析】本题考查九味羌活汤的主治。九味羌活汤主治外感风寒湿邪,内有蕴热证。恶寒发热,无汗,头痛项强,肢体酸楚疼痛,口苦微渴,舌苔白或微黄,脉浮。

(五)止嗽散

1.【参考答案】C

【解析】本题考查止嗽散的组成。止嗽散的组成:陈皮、桔梗、荆芥、白前、百部、甘草、紫菀。

2.【参考答案】C

【解析】本题考查止嗽散的功用。止嗽散的功用:宣利肺气,疏风止咳。

3.【参考答案】B

【解析】本题考查药物配伍的功效。桔梗——开宣肺气;白前——降气化痰。

二、辛凉解表

1.【参考答案】E

【解析】本题考查方剂的组成。银翘散和桑菊饮均含有的药物记忆:连荷桔草芦。银翘散的组成:薄荷、桔梗、连翘、苇根、竹叶、淡豆豉、金银花、荆芥穗、甘草、牛蒡子。桑菊饮的组成:薄荷、菊花、芦根、连翘、桔梗、杏仁、桑叶、甘草。

2.【参考答案】B

【解析】本题考查方剂的组成。银翘散的组成:薄荷、桔梗、连翘、苇根、竹叶、淡豆豉、金银花、荆芥穗、甘草、牛蒡子。桑菊饮的组成:薄荷、菊花、芦根、连翘、桔梗、杏仁、桑叶、甘草银翘散和桑菊饮均含有的药物记忆:连荷桔草芦。

3.【参考答案】B

【解析】本题考查桑菊饮的功用。桑菊饮的功用:疏风清热,宣肺止咳。

4.【参考答案】B

【解析】本题考查银翘散的功用。银翘散的功用:辛凉透表,清热解毒。

5~6.【参考答案】A　C

【解析】本题考查方剂的功用。桑菊饮的功用:疏风清热,宣肺止咳。麻黄杏仁甘草石膏汤的功用:辛凉疏表,清肺平喘。

7.【参考答案】A

【解析】本题考查药物配伍的功效。《温病条辨》称银翘散为"辛凉平剂",桑菊饮为"辛凉轻剂"。

8.【参考答案】C

【解析】本题考查药物配伍的功效。荆芥、淡豆豉辛散表邪,透热外出。辛凉之中配伍少量辛温之品,既有利于透邪,又不悖辛凉之旨。

9.【参考答案】D

【解析】本题考查药物配伍的功效。荆芥辛散表邪,透热外出辛凉之中配伍少量辛温之品,既有利于透邪,又不悖辛凉之旨。

10.【参考答案】C

【解析】本题考查方剂配伍的特点。银翘散所用药物均系轻清之品,用法强调"香气大出,即取服,勿过煮",体现了吴氏"治上焦如羽,非轻莫举"的用药原则。

11.【参考答案】E

【解析】本题考查药物配伍的功效。荆芥、淡豆豉——辛散表邪,透热外出。

三、扶正解表

1.【参考答案】E

【解析】本题考查败毒散的组成。败毒散的组成:独活、羌活、川芎、人参、茯苓、甘草、桔梗、柴胡、前胡、枳壳、生姜、薄荷。

2.【参考答案】D

【解析】本题考查方剂的组成。败毒散的组成:独活、羌活、川芎、人参、茯苓、甘草、桔梗、柴胡、前胡、枳壳、生姜、薄荷。参苏饮的组成:人参、紫苏叶、干葛、半夏、姜汁、前胡、茯苓、枳壳、桔梗、木香、陈皮、炙甘草、生姜、枣。

第三单元　泻下剂

一、寒　下

1.【参考答案】B

【解析】本题考查大承气汤的主治。大承气汤主治:①阳明腑实证。大便不通,频转矢气,脘腹痞满,腹痛拒按,按之则硬,甚或潮热谵语,手足濈然汗出,舌苔黄燥起刺,或焦黑燥裂,脉沉实。②热结旁流证。下利清水,色纯青,其气臭秽,脐腹疼痛,按之坚硬有块,口舌干燥,脉滑实。③里热实证之热厥、痉病或发狂等。

2～3.【参考答案】E　C

【解析】本题考查方剂的主治,记住即可。大黄牡丹汤主治:肠痈初起,湿热瘀滞证。右少腹疼痛拒按,按之其痛如淋,甚则局部肿痞,或右足屈而不伸,伸则痛剧,小便自调,或时时发热,自汗恶寒,舌苔薄腻而黄,脉滑数。苇茎汤主治:肺痈,热毒壅滞,痰瘀互结证。身有微热,咳嗽痰多,甚则咳吐腥臭脓血,胸中隐隐作痛,舌红苔黄腻,脉滑数。

4.【参考答案】B

【解析】本题考查方剂配伍的意义。热厥治宜大承气汤,是因四肢厥冷为假象,里实热结为本质,所谓"热深者,厥亦深",四肢虽厥寒,但必见大便秘结、腹痛拒按、口干舌燥、脉滑实等实热证候,故用寒下使热结得下,气机宣畅,阳气敷布外达而厥逆可回。这种用寒下之法治厥冷之证,亦称为"寒因寒用"。

5.【参考答案】D

【解析】本题考查点属于记忆内容,记住即可。冬瓜子——清肠中湿热,排脓消痈。

二、温　下

1～2.【参考答案】A

【解析】本题考查温脾汤的主治。温脾汤主治阳虚寒积证。腹痛便秘,脐下绞结,绕脐不止,手足不温,苔白不渴,脉沉弦而迟。

3.【参考答案】E

【解析】本题考查温脾汤的组成。温脾汤的组成:大黄、芒硝、附子、当归、干姜、人参、甘草。

三、润　下

1～2.【参考答案】E　C

【解析】本题考查方剂的主治,结合内科学,记住即可。济川煎主治:肾阳虚弱,精津不足证(肾虚便秘)。大便秘结,小便清长,腰膝酸软,头目眩晕,舌淡苔白,脉沉迟。麻子仁丸主治:肠胃燥热,脾约便秘证。大便干结,小便频数。

3.【参考答案】D

【解析】本题考查麻子仁丸的功用。麻子仁丸的功用:润肠泄热,行气通便。

4.【参考答案】E

【解析】本题考查方剂的组成,记住即可。济川煎的组成:当归、牛膝、肉苁蓉、泽泻、升麻、枳壳。大陷胸汤的组成:大黄、芒硝、甘遂。温脾汤的组成:大黄、芒硝、附子、当归、干姜、人参、甘草。麻子仁丸的组成:麻子仁、杏仁、白芍、大黄、枳实、厚朴。黄龙汤的组成:大黄、芒硝、枳实、厚朴、当归、人参、甘草、桔梗(生姜、大枣)。故选择E。

5.【参考答案】B

【解析】本题考查麻子仁丸的主治。麻子仁丸主治肠胃燥热,脾约便秘证。大便干结,小便频数。

四、逐　水

1.【参考答案】A

【解析】本题考查十枣汤的用法、特点,记住即可。十枣汤的用法、特点:①三味等分为散末,或装入胶囊,以大枣10枚煎汤送服。②清晨空腹服用,从小量开始,以免量大下多伤正。若服后下少,次日加量。③服药得快下利后,宜食糜粥以保养脾胃。④若泻后精神、胃纳俱好,而水饮未尽者,可再投本方;若泻后精神疲乏,食欲减退,则宜暂停攻逐;若患者体虚邪实,又非攻不可者,可用本方与健脾补益 剂交替使用,或先攻后补,或先补后攻。⑤年老体弱慎用,孕妇忌服。⑥本方作用峻猛,只可暂用,不可久服。故选择 A。

第四单元　和解剂

一、和解少阳

1.【参考答案】A

【解析】本题考查药物的配伍。柴胡——疏散少阳之邪,黄芩——清泄少阳之热,二者相伍,一散一清,和解少阳。

2～3.【参考答案】D　A

【解析】本题考查方剂的功用。蒿芩清胆汤的功用:清胆利湿,和胃化痰。大柴胡汤的功用:和解少阳,内泻热结。

4.【参考答案】C

【解析】本题考查小柴胡汤的功用。小柴胡汤的功用:和解少阳。

5.【参考答案】A

【解析】本题考查小柴胡汤的组成。小柴胡汤的组成:柴胡、黄芩、人参、炙甘草、半夏、生姜、大枣。

6.【参考答案】A

【解析】本题考查小柴胡汤的组成。小柴胡汤的组成:柴胡、黄芩、人参、炙甘草、半夏、生姜、大枣。

7.【参考答案】C

【解析】本题考查小柴胡汤的主治。小柴胡汤主治:①伤寒少阳证。往来寒热,胸胁苦满,默默不欲饮食,心烦喜呕,口苦,咽干,目眩,舌苔薄白,脉弦者。②热入血室证。妇人中风,经水适断,寒热发作有时。③黄疸、疟疾,以及内伤杂病而见少阳证者。

二、调和肝脾

1.【参考答案】A

【解析】本题考查蒿芩清胆汤的组成。蒿芩清胆汤的组成:青蒿、淡竹茹、半夏、赤茯苓、子芩、枳壳、陈皮、碧玉散(滑石、甘草、青黛)。

2～3.【参考答案】B　C

【解析】本题考查方剂的主治。

4.【参考答案】E

【解析】本题考查逍遥散的组成。逍遥散的组成:炙甘草、当归、茯苓、白芍药、白术、柴胡、煨生姜、薄荷。

5.【参考答案】E

【解析】本题考查药物的配伍,记住即可。柴胡透邪升阳,疏肝解郁;枳实行气解郁,泄热破结;枳实与柴胡为伍,一升一降,升降气机,加强舒畅气机之功,并凑调和肝脾之效。故选择 E。

6～7.【参考答案】C　D

【解析】本题考查药物的配伍。逍遥散中柴胡——疏肝解郁(肝郁),小柴胡汤中柴胡——疏散少阳之邪。

8～9.【参考答案】B　C

【解析】本题考查药物的配伍。逍遥散中薄荷——散肝郁所生之热,普济消毒饮中薄荷——疏散头面风热。

10～11.【参考答案】A　A

【解析】本题考查方剂君药,记住即可。四逆散中君药:柴胡——透邪升阳,疏肝解郁。逍遥散中君药:柴胡——疏肝解郁。

12.【参考答案】B

【解析】本题考查痛泻要方的功用。痛泻要方的功用:补脾柔肝、祛湿止泻。

第五单元　清热剂

一、清气分热

1.【参考答案】E
【解析】本题考查竹叶石膏汤的组成。竹叶石膏汤的组成:竹叶、石膏、半夏、麦门冬、人参、炙甘草、粳米。
2.【参考答案】A
【解析】本题考查竹叶石膏汤的配伍特点。竹叶石膏汤全方清热与益气养阴并用,祛邪扶正兼顾,清而不寒,补而不滞,为本方的配伍特点。本方实为清补两顾之剂,使热清烦除,气津得复,诸症自愈。证如《医宗金鉴》说“以大寒之剂,易为清补之方”。
3.【参考答案】B
【解析】本题考查白虎汤的主治。白虎汤主治气分热盛证。壮热面赤,烦渴引饮,汗出恶热,脉洪大有力。
4.【参考答案】D
【解析】本题考查白虎汤的主治。白虎汤主治气分热盛证。壮热面赤,烦渴引饮,汗出恶热,脉洪大有力。

二、清营凉血

1.【参考答案】B
【解析】本题考查清营汤的主治。清营汤主治热入营分证,身热夜甚,神烦少寐,时有谵语,目常喜开或喜闭,口渴或不渴,斑疹隐隐,脉细数,舌绛而干。
2~3.【参考答案】C　B
【解析】本题考查方剂的主治。清营汤主治热入营分证,身热夜甚,神烦少寐,时有谵语,目常喜开或喜闭,口渴或不渴,斑疹隐隐,脉细数,舌绛而干。羚羊钩藤汤主治肝热生风证。高热不退,烦闷躁扰,手足抽搐,发为痉厥;甚则神昏,舌绛而干,或舌焦起刺,脉弦而数;以及肝热风阳上逆,头晕胀痛,耳鸣悸,面红如醉,或手足躁扰,甚则瘛疭,舌红,脉弦数。
4.【参考答案】E
【解析】本题考查犀角地黄汤的配伍特点。犀角地黄汤证由热毒炽盛于血分。此时不清其热则血不宁,不散其血则瘀不去,不滋其阴则火不熄,正如叶天士所谓“入血就恐耗血动血,直须凉血散血”。
5.【参考答案】C
【解析】本题考查清营汤的主治。清营汤主治热入营分证,身热夜甚,神烦少寐,时有谵语,目常喜开或喜闭,口渴或不渴,斑疹隐隐,脉细数,舌绛而干。
6.【参考答案】E
【解析】本题考查方剂的配伍。犀角地黄汤中赤芍与丹皮共为佐药——凉血,散瘀。

三、清热解毒

1.【参考答案】C
【解析】本题考查普济消毒饮的功用。普济消毒饮的功用:清热解毒,疏风散邪。
2~3.【参考答案】C　D
【解析】本题考查方剂的主治,记住即可。普济消毒饮主治:大头瘟。恶寒发热,头面红肿痛,目不能开,咽喉不利,舌燥口渴,舌红苔白兼黄,脉浮数有力。乌梅丸主治:脏寒蛔厥证。脘腹阵痛,烦闷呕吐,时发时止,得食则吐,甚则吐蛔,手足厥冷,或久泻久痢。(蛔厥之证是因患者素有蛔虫,复由肠道虚寒,蛔虫上扰所致。本证既有虚寒的一面,又有虫扰气逆化热的一面,针对寒热错杂、蛔虫上扰的病机,治宜寒热并调、温脏安蛔之法。柯琴说:“蛔得酸则静,得辛则伏,得苦则下。”)故此2题选择C,3题选择D。
4.【参考答案】E
【解析】本题考查点属于记忆内容,记住即可。仙方活命饮中君药:金银花——清热解毒。
5~6.【参考答案】E　D
【解析】本题考查方剂的主治。凉膈散主治上中二焦邪郁生热证。黄连解毒汤主治三焦火毒证。

7.【参考答案】D

【解析】本题考查黄连解毒汤的主治。黄连解毒汤主治三焦火毒证。

四、清脏腑热

1.【参考答案】C

【解析】本题考查方剂的组成,记住即可。

2.【参考答案】E

【解析】本题考查清胃散的功用。清胃散的功用:清胃凉血。

3.【参考答案】C

【解析】本题考查芍药汤的主治。芍药汤主治湿热痢疾。

4.【参考答案】E

【解析】本题考查玉女煎的组成,记住即可。芍药汤药物的组成:芍药、当归、黄连、槟榔、木香、炒甘草、大黄、黄芩、官桂。玉女煎的组成:石膏、熟地、麦冬、知母、牛膝。龙胆泻肝汤的组成:龙胆草、黄芩、栀子、泽泻、木通、当归、生地黄、柴胡、甘草、车前子。导赤散的组成:生地黄、木通、生甘草梢、竹叶。清营汤的组成:犀角(水牛角代)、生地黄、玄参、竹叶心、麦冬、丹参、黄连、银花、连翘。

5~6.【参考答案】A   D

【解析】本题考查方剂的主治。龙胆泻肝汤主治:①肝胆实火上炎证。②肝经湿热下注证。茵陈蒿汤主治湿热黄疸证。

7~8.【参考答案】C   D

【解析】本题考查方剂的组成,记住即可。白头翁汤的组成:白头翁、黄柏、黄连、秦皮。大柴胡汤的组成:柴胡、黄芩、芍药、半夏、生姜、枳实、大枣、大黄。

9.【参考答案】B

【解析】本题考查泻白散的主治。泻白散主治肺热喘咳证。气喘咳嗽,皮肤蒸热,日晡尤甚,舌红苔黄,脉细数。

10~11.【参考答案】D   B

【解析】本题考查方剂的组成,记住即可。杏苏散的组成:苏叶、半夏、茯苓、前胡、苦桔梗、枳壳、甘草、生姜、大枣、杏仁、橘皮。泻白散的组成:地骨皮、桑白皮、甘草、粳米,故10题选择D,11题选择B。

12.【参考答案】C

【解析】本题考查导赤散的配伍意义。导赤散选药配伍,与小儿稚阴稚阳、易寒易热、易虚易实、疾病变化迅速的特点和治实宜防其虚、治虚宜防其实的治则要求十分吻合,《医宗金鉴》以"水虚火不实"五字概括本方证之病机较为贴切。

第六单元   祛暑剂

1~2.【参考答案】A   B

【解析】本题考查方剂的功用。香薷散的功用:祛暑解表,化湿和中。新加香薷饮功用:祛暑解表,清热化湿。

3~4.【参考答案】A   D

【解析】本题考查方剂的主治。香薷散主治阴暑,恶寒发热,头重身痛,无汗,腹痛吐泻,胸脘痞闷,舌苔白腻,脉浮。清暑益气汤主治暑热气津两伤证,身热汗多,口渴心烦,小便短赤,体倦少气,精神不振,脉虚数。

5.【参考答案】C

【解析】本题考查清暑益气汤中药物组成的药性。西洋参益气生津,养阴清热。西瓜翠衣清热解暑。荷梗清热解暑。石斛、麦冬养阴清热。黄连苦寒泻火,以助清热祛暑之力,知母苦寒质润,泻火滋阴;竹叶甘淡清心除烦。甘草、粳米益胃和中,调和药性。故选择C。

第七单元　温里剂

一、温中祛寒

1.【参考答案】E

【解析】本题考查理中丸的主治。理中丸主治:①脾胃虚寒证。脘腹绵绵作痛,喜温喜按,呕吐,大便稀溏,脘痞食少,畏寒肢冷,口不渴,舌淡苔白润,脉沉细或沉迟无力。②阳虚失血证。便血、吐血、衄血或崩漏等,血色暗淡,质清稀。③脾胃虚寒所致的胸痹,或病后多涎唾,或小儿慢惊等。

2.【参考答案】A

【解析】本题考查理中丸的组成。理中丸的组成:人参、干姜、炙甘草、白术。

3.【参考答案】D

【解析】本题考查方剂的组成,记住即可。小建中汤的组成:桂枝、炙甘草、大枣、芍药、生姜、胶饴。吴茱萸汤的组成:吴茱萸、人参、生姜、大枣。

4.【参考答案】B

【解析】本题考查方剂的组成,记住即可。理中丸的组成:人参、干姜、炙甘草、白术。四君子汤的组成:人参、白术、茯苓、甘草。故题选择B。

5~6.【参考答案】A　A

【解析】本题考查方剂的主治。理中丸主治:①脾胃虚寒证。脘腹绵绵作痛,喜温喜按,呕吐,大便稀溏,脘痞食少,畏寒肢冷,口不渴,舌淡苔白润,脉沉细或沉迟无力。②阳虚失血证。便血、吐血、衄血或崩漏等,血色暗淡,质清稀。③脾胃虚寒所致的胸痹,或病后多涎唾,或小儿慢惊等。瓜蒌薤白白酒汤主治胸阳不振,痰气互结之胸痹轻证。胸部满痛,甚至胸痛彻背,喘息咳唾,短气,舌苔白腻,脉沉弦或紧。

7.【参考答案】C

【解析】本题考查方剂的组成,记住即可。小建中汤的组成:桂枝、炙甘草、大枣、芍药、生姜、胶饴。

8.【参考答案】A

【解析】本题考查吴茱萸汤中吴茱萸的作用。吴茱萸——味辛苦而性热,归肝、脾、胃、肾经,既能温胃暖肝以祛寒,又善和胃降逆以止呕。

二、回阳救逆

1.【参考答案】D

【解析】本题考查方剂的组成,记住即可。四逆汤的组成:炙甘草、干姜、生附子。

2.【参考答案】C

【解析】本题考查四逆汤的主治。四逆汤主治心肾阳衰寒厥证。四肢厥逆,恶寒蜷卧,神衰欲寐,面色苍白,腹痛下利,呕吐不渴,舌苔白滑,脉微细。

三、温经散寒

1.【参考答案】D

【解析】本题考查阳和汤的功用。阳和汤的功用:温阳补血,散寒通滞。

2.【参考答案】E

【解析】本题考查阳和汤的功用。阳和汤的功用:温阳补血,散寒通滞。

3.【参考答案】D

【解析】本题考查阳和汤的功用。阳和汤的功用:温阳补血,散寒通滞。

4~5.【参考答案】E　A

【解析】本题考查方剂的功用。生化汤的功用:养血化瘀,温经止痛。当归四逆汤的功用:温经散寒,养血通脉。

6.【参考答案】C

【解析】本题考查阳和汤的主治。阳和汤主治阴疽。如贴骨疽、脱疽、流注、痰核、鹤膝风等,患处漫肿无头,皮色不变,酸痛无热,口中不渴,舌淡苔白,脉沉细或迟细。

7.【参考答案】C

【解析】本题考查当归四逆汤的主治。当归四逆汤主治血虚寒厥证。手足厥寒,或腰、股、腿、足、肩臂疼痛,口不渴,舌淡苔白,脉沉细或细而欲绝。

第八单元　表里双解剂

一、解表清里

1.【参考答案】C

【解析】本题考查葛根芩连汤的功用。葛根芩连汤的功用:解表清里。

二、解表攻里

1.【参考答案】E

【解析】本题考查配伍的意义。大柴胡汤中生姜和大枣调和脾胃,和营卫而行津液。

2.【参考答案】A

【解析】本题考查配伍的意义。大柴胡汤中柴胡(重用)、黄芩——和解少阳。

3.【参考答案】E

【解析】本题考查防风通圣散的功用。防风通圣散的功用:疏风解表,泻热通便。

4.【参考答案】B

【解析】本题考查防风通圣散的功用。防风通圣散的功用:疏风解表,泻热通便。

第九单元　补益剂

一、补　气

1～2.【参考答案】D　A

【解析】本题考查方剂的主治。补中益气汤主治:①脾虚气陷证。饮食减少,体倦肢软,少气懒言,面色萎黄,大便稀溏,舌淡,脉虚;以及脱肛、子宫脱垂、久泻、久痢、崩漏等。②气虚发热证。身热自汗,渴喜热饮,气短乏力,舌淡,脉虚大无力。玉屏风散主治表虚自汗。汗出恶风,面色㿠白,舌淡苔薄白,脉浮虚。亦治虚人腠理不固,易感风邪。

3.【参考答案】B

【解析】本题考查补中益气汤的功用。补中益气汤的功用:补中益气,升阳举陷。

4.【参考答案】E

【解析】本题考查补中益气汤的组成:黄芪、炙甘草、人参、当归、橘皮、升麻、柴胡、白术。

5.【参考答案】D

【解析】本题考查补中益气汤的组成,记住即可。

6.【参考答案】D

【解析】本题考查配伍的意义。《脾胃论》云:"惟当以甘温之剂,补其中而升其阳,甘寒以泻其火则愈。"即因烦劳则虚而生热,采用甘温之品以补元气,而虚热自退,为"甘温除热"法,补中益气汤为"甘温除热"法的代表方剂。

7.【参考答案】A

【解析】本题考查配伍的意义。桔梗宣利肺气,通调水道,又载药上行,与诸补脾药合用,有"培土生金"之意。

8.【参考答案】A

【解析】本题考查参苓白术散的主治。参苓白术散主治脾虚湿盛证。饮食不化,胸脘痞闷,肠鸣泄泻,四肢乏力,形体消瘦,面色萎黄,舌淡苔白腻,脉虚缓。

9.【参考答案】C

【解析】本题考查参苓白术散的主治。参苓白术散主治脾虚湿盛证。饮食不化,胸脘痞闷,肠鸣泄泻,四肢乏力,形体消瘦,面色萎黄,舌淡苔白腻,脉虚缓。

二、补血(气血双补)

1～2.【参考答案】C　B

【解析】本题考查方剂的主治。麦门冬汤主治虚热肺痿。炙甘草汤主治虚劳肺痿,干咳无痰,或咳吐涎沫,量少,形瘦短气,虚烦不眠,自汗盗汗,咽干舌燥,大便干结脉虚数。

3～4.【参考答案】A　D

【解析】本题考查方剂的功用。参苓白术散的功用:益气健脾,渗湿止泻。炙甘草汤的功用:益气滋阴,通阳复脉。

5～6.【参考答案】A　B

【解析】本题考查方剂的功用。归脾汤的功用:益气补血,健脾养心。参苓白术散的功用:益气健脾,渗湿止泻。

7.【参考答案】E

【解析】本题考查配伍的意义。阿胶、麦冬、胡麻仁—滋心阴,养心血,充血脉。

8.【参考答案】E

【解析】本题考查补中益气汤的组成,补中益气汤的组成:黄芪、炙甘草、人参、当归、橘皮、升麻、柴胡、白术。

9～10.【参考答案】A　B

【解析】本题考查方剂的配伍意义。四物汤全方的配伍特点:以熟地黄、白芍阴柔补血之品与辛香之当归、川芎等量相配,动静相宜,补血而不滞血,行血而不伤血,补中有行,温而不燥,滋而不腻。归脾汤本方的配伍特点:心脾同治,重在补脾;气血并补,重在补气;补行结合,补而不滞。

11.【参考答案】A

【解析】本题考查方剂的组成。炙甘草汤的组成:炙甘草、生姜、桂枝、人参、生地黄、阿胶、麦门冬、麻仁、大枣、清酒。

三、补　阴

1.【参考答案】E

【解析】本题考查方剂的组成,记住即可。君:生地黄,滋阴养血,补益肝肾。

2.【参考答案】E

【解析】本题考查一贯煎的主治。一贯煎主治肝肾阴虚,肝气郁滞证。胸脘胁痛,吞酸吐苦,咽干口燥,舌红少津,脉细弱或虚弦。亦治疝气瘕聚。

3.【参考答案】A

【解析】本题考查六味地黄丸的主治。六味地黄丸主治肝肾阴虚证。腰膝酸软,头晕目眩,耳鸣耳聋,盗汗,遗精,消渴,骨蒸潮热,手足心热,口燥咽干,牙齿动摇,足跟作痛,小便淋沥,以及小儿囟门不合,舌红少苔,脉沉细数。

4～5.【参考答案】B　E

【解析】本题考查方剂组成,记住即可。六味地黄丸的组成:熟地黄、山萸肉、干山药、泽泻、牡丹皮、茯苓。猪苓汤的组成:猪苓、茯苓、泽泻、阿胶、滑石。

6.【参考答案】D

【解析】本题考查配伍意义。鹿角胶偏于补阳,在补阴之品中配伍补阳药取阳中求阴之义。

四、补　阳

1.【参考答案】A

【解析】本题考查肾气丸的主治。肾气丸主治肾阳不足证。腰痛脚软,身半以下常有冷感,少腹拘急,小便不利,或小便反多,入夜尤甚,阳痿早泄,舌淡而胖,脉虚弱,尺部沉细;以及痰饮,水肿,消渴,脚气,转胞等。

2.【参考答案】A

【解析】本题考查方剂组成。君:生地——滋阴补肾;臣:山茱萸、山药——补肝脾,益精血阴中求阳;佐使:桂枝、附子——温补肾阳,少火生气;泽泻、茯苓——利水渗湿泄浊;丹皮——清泻肝火。

3.【参考答案】B

【解析】本题考查肾气丸的主治。肾气丸主治肾阳不足证。腰痛脚软,身半以下常有冷感,少腹拘急,小便不利,或小便反多,入夜尤甚,阳痿早泄,舌淡而胖,脉虚弱,尺部沉细;以及痰饮,水肿,消渴,脚气,转胞等。

4.【参考答案】D

【解析】本题考查肾气丸的主治。肾气丸主治肾阳不足证。腰痛脚软,身半以下常有冷感,少腹拘急,小便不利,或小便反多,入夜尤甚,阳痿早泄,舌淡而胖,脉虚弱,尺部沉细;以及痰饮,水肿,消渴,脚气,转胞等。

5~6.【参考答案】C D

【解析】本题考查方剂的组成,记住即可。大补阴丸的组成:熟地黄、龟板、黄柏、知母、猪脊髓(蜂蜜)。一贯煎组成:北沙参、麦冬、当归身、生地黄、枸杞子、川楝子。肾气丸组成:干地黄、山萸肉、山药、泽泻、牡丹皮、茯苓、桂枝、炮附子。地黄饮子组成:熟干地黄、巴戟天、炒山茱萸、石斛、肉苁蓉、炮附子、五味子、官桂、白茯苓、麦门冬、菖蒲、远志、生姜、大枣。六味地黄丸组成:熟地黄、山萸肉、干山药、泽泻、牡丹皮、茯苓。

第十单元　固涩剂

1.【参考答案】B

【解析】本题考查四神丸的功用。四神丸的功用:温肾暖脾,固肠止泻。

2~3.【参考答案】B A

【解析】本题考查方剂的主治。归脾汤主治月经提前,心悸怔忡,健忘不眠,食少体倦,面色萎黄。牡蛎散主治身常汗出,夜卧尤甚,久而不止,心悸惊惕,短气烦倦。

4.【参考答案】A

【解析】本题考查固冲汤的功用。固冲汤的功用:固冲摄血,益气健脾。

5~6.【参考答案】C D

【解析】本题考查方剂组成。九仙散的组成:人参、款冬花、桑白皮、桔梗、五味子、阿胶、乌梅、贝母、罂粟壳。桑螵蛸散的组成:桑螵蛸、远志、炙龟甲、菖蒲、龙骨、人参、茯神、当归。连朴饮的组成:制厚朴、川连(姜汁炒)、石菖蒲、制半夏、香豉、焦栀子、芦根。甘露消毒丹的组成:滑石、黄芩、茵陈、石菖蒲、川贝母、木通、藿香、连翘、白蔻仁、薄荷、射干。三仁汤组成:杏仁、飞滑石、白通草、白蔻仁、竹叶、厚朴、生薏苡仁、半夏。

7~8.【参考答案】B C

【解析】本题考查方剂的主治。易黄汤主治肾虚湿热带下。完带汤主治脾虚肝郁,湿浊带下。

9.【参考答案】B

【解析】本题考查九仙散的功用。九仙散的功用:敛肺止咳,益气养阴。

10.【参考答案】B

【解析】本题考查方剂的组成。固经丸的组成:炒黄芩、白芍、炙龟板、炒黄柏、椿树根皮、香附。

第十一单元　安神剂

1.【参考答案】E

【解析】本题考查方剂的配伍意义。生地、当归——滋阴养血。

2.【参考答案】E

【解析】本题考查方剂的组成,记住即可。朱砂安神丸的组成:朱砂、黄连、炙甘草、生地黄、当归。天王补心丹的组成:人参、茯苓、玄参、丹参、桔梗、远志、当归、五味子、麦门冬、天门冬、柏子仁、炒酸枣仁、生地黄、朱砂、竹叶。

3.【参考答案】C

【解析】本题考查天王补心丹的主治。天王补心丹主治阴虚血少,神志不安证。心悸怔忡,虚烦失眠,神疲健忘,或梦遗,手足心热,口舌生疮,大便干结,舌红少苔,脉细数。

4.【参考答案】C

【解析】本题考查天王补心丹的主治。天王补心丹主治阴虚血少,神志不安证。心悸怔忡,虚烦失眠,神疲健忘,或梦遗,手足心热,口舌生疮,大便干结,舌红少苔,脉细数。

5.【参考答案】C

【解析】本题考查方剂的组成,记住即可。朱砂安神丸的组成:朱砂、黄连、炙甘草、生地黄、当归。

6.【参考答案】D

【解析】本题考查方剂的组成,记住即可。酸枣仁汤的组成:炒酸枣仁、甘草、知母、茯苓、川芎。

7.【参考答案】A

【解析】本题考查方剂的组成,记住即可。天王补心丹的组成:人参、茯苓、玄参、丹参、桔梗、远志、当归、五味子、麦门冬、天门冬、柏子仁、炒酸枣仁、生地黄、朱砂、竹叶。

8.【参考答案】C

【解析】本题考查方剂的组成,记住即可。君:生地黄——入心养血,入肾滋阴,滋阴养血,壮水以制虚火。

第十二单元　开窍剂

1～2.【参考答案】A　B

【解析】本题考查方剂的主治。紫雪丹主治温热病,热闭心包及热盛动风证。高热烦躁,神昏谵语,痉厥,口渴唇焦,尿赤便秘,舌质红绛,苔黄燥,脉数有力或弦数;以及小儿热盛惊厥。生脉散主治:①温热、暑热,耗气伤阴证。汗多神疲,体倦乏力,气短懒言,咽干口渴,舌干红少苔,脉虚数。②久咳伤肺,气阴两虚证。干咳少痰,短气自汗,口干舌燥,脉虚细。

3～4.【参考答案】E　C

【解析】[2016]本题考查方剂的主治。安宫牛黄丸主治邪热内陷心包证。高热烦躁,神昏谵语,舌謇肢厥,舌红或绛,脉数有力。亦治中风昏迷,小儿惊厥属邪热内闭者。苏合香丸主治寒闭证。突然昏倒,牙关紧闭,不省人事,苔白,脉迟。亦治心腹猝痛,甚则昏厥,属寒凝气滞者。

5.【参考答案】B

【解析】本题考查苏合香丸的主治。苏合香丸主治寒闭证。突然昏倒,牙关紧闭,不省人事,苔白,脉迟。亦治心腹猝痛,甚则昏厥,属寒凝气滞者。

6.【参考答案】B

【解析】本题考查安宫牛黄丸的功用。安宫牛黄丸的功用:清热解毒,开窍醒神。

第十三单元　理气剂

一、行　气

1.【参考答案】E

【解析】本题考查半夏厚朴汤的主治。半夏厚朴汤主治梅核气。咽中如有物阻,咯吐不出,吞咽不下,胸膈满闷,或咳或呕,舌苔白润或白滑,脉弦缓或弦滑。

2.【参考答案】D

【解析】本题考查半夏厚朴汤的主治。半夏厚朴汤主治梅核气。咽中如有物阻,咯吐不出,吞咽不下,胸膈满闷,或咳或呕,舌苔白润或白滑,脉弦缓或弦滑。

3.【参考答案】C

【解析】本题考查半夏厚朴汤的功用。半夏厚朴汤的功用:行气散结,降逆化痰。

4.【参考答案】C

【解析】本题考查厚朴温中汤的主治。厚朴温中汤主治脾胃寒湿气滞证。脘腹胀满或疼痛,不思饮食,四肢倦怠,舌苔白腻,脉沉弦。

5.【参考答案】C

【解析】本题考查旋覆代赭汤的主治。旋覆代赭汤主治胃虚痰阻气逆证。胃脘痞闷或胀满,按之不痛,频频嗳气;或见纳差、呃逆、恶心,甚或呕吐,舌苔白腻,脉缓或滑。

6～7.【参考答案】A　E

【解析】本题考查方剂的功用。越鞠丸的功用:行气解郁。天台乌药散功用:行气疏肝,散寒止痛。

二、降　气

1.【参考答案】E

【解析】本题考查方剂的组成,记住即可。

2.【参考答案】B

【解析】本题考查旋覆代赭汤的功用。旋覆代赭汤的功用：降逆化痰，益气和胃。

3.【参考答案】B

【解析】本题考查方剂的组成，记住即可。定喘汤的组成：白果、麻黄、苏子、甘草、款冬花、杏仁、桑白皮、炒黄芩、半夏。

4.【参考答案】C

【解析】本题考查半夏厚朴汤的功用。半夏厚朴汤的功用：行气散结，降逆化痰。

5.【参考答案】D

【解析】本题考查旋覆代赭汤的主治。旋覆代赭汤主治胃虚痰阻气逆证。胃脘痞闷或胀满，按之不痛，频频嗳气；或见纳差、呃逆、恶心，甚或呕吐，舌苔白腻，脉缓或滑。

第十四单元　理血剂

一、活血祛瘀

1~2.【参考答案】A　D

【解析】本题考查方剂的功用。血府逐瘀汤的功用：活血祛瘀，行气止痛。复元活血汤功用：活血祛瘀，疏肝通络。

3.【参考答案】A

【解析】本题考查温经汤的主治。温经汤主治冲任虚寒，瘀血阻滞证。漏下不止，或血色暗而有块，淋漓不畅，或月经超前或延后，或逾期不止，或一月再行，或经停不至，而见少腹里急，腹满，傍晚发热，手心烦热，唇口干燥。舌质暗红，脉细而涩。亦治妇人宫冷，久不受孕。（本方病证瘀、寒、虚、热错杂，但以冲任虚寒，瘀血阻滞为主。）

4.【参考答案】A

【解析】本题考查生化汤的主治。生化汤主治血虚寒凝，瘀血阻滞证。产后恶露不行，小腹冷痛。

5.【参考答案】B

【解析】本题考查桃核承气汤的主治。桃核承气汤主治下焦蓄血证。少腹急结，小便自利，甚则烦躁谵语，神志狂，至夜发热；以及血瘀经闭，痛经，脉沉实而涩者。

6.【参考答案】C

【解析】本题考查方剂的组成，记住即可。

7.【参考答案】E

【解析】本题考查方剂的组成，记住即可。君：黄芪——大补脾胃之气，气以促血行，祛瘀而不伤正。

8.【参考答案】E

【解析】本题考查血府逐瘀汤的主治。血府逐瘀汤主治胸中血瘀证。胸痛，头痛，日久不愈，痛如针刺而有定处，或呃逆日久不止，或饮水即呛，干呕，或内热瞀闷，或心悸怔忡，失眠多梦，急躁易怒，入暮潮热，唇暗或两目暗黑，舌质暗红，或舌有瘀斑或瘀点，脉涩或弦紧。

9~10.【参考答案】A　B

【解析】本题考查方剂的组成，记住即可。血府逐瘀汤的组成：桃仁、红花、当归、生地黄、川芎、赤芍、牛膝、桔梗、柴胡、枳壳、甘草。补中益气汤的组成：黄芪、炙甘草、人参、当归、橘皮、升麻、柴胡、白术。

11.【参考答案】B

【解析】本题考查温经汤的配伍意义。温经汤中桂枝——辛甘而温，温经散寒，长于温通血脉。

12.【参考答案】C

【解析】本题考查方剂的组成，记住即可。清燥救肺汤的组成：霜桑叶、煅石膏、甘草、人参、胡麻仁、阿胶、麦门冬、杏仁、枇杷叶。温经汤的组成：吴茱萸、当归、芍药、川芎、人参、桂枝、阿胶、牡丹皮、生姜、甘草、半夏、麦冬。炙甘草汤的组成：炙甘草、生姜、桂枝、人参、生地黄、阿胶、麦门冬、麻仁、大枣、清酒。黄土汤的组成：甘草、干地黄、白术、炮附子、阿胶、黄芩、灶心黄土。猪苓汤：猪苓、茯苓、泽泻、阿胶、滑石。

13.【参考答案】B

【解析】本题考查方剂的组成，记住即可。温经汤的组成：吴茱萸、当归、芍药、川芎、人参、桂枝、阿胶、牡丹皮、生姜、甘草、半夏、麦冬。生化汤的组成：全当归、川芎、桃仁、炮干姜、炙甘草、黄酒、童便。血府逐瘀汤的组成:桃仁、红花、当归、生地黄、川芎、赤芍、牛膝、桔梗、柴胡、枳壳、甘草。复原活血汤的组成:柴胡、栝楼根、当归、红花、甘草、穿山甲、酒大黄、酒桃仁。补阳还五汤的组成:生黄芪、当归尾、赤芍、地龙、川芎、红花、桃仁。

14.【参考答案】A
【解析】本题考查补阳还五汤的配伍意义。补阳还五汤中地龙——通经活络。

15.【参考答案】B
【解析】本题考查方剂的组成,记住即可。温经汤的组成:吴茱萸、当归、芍药、川芎、人参、桂枝、阿胶、牡丹皮、生姜、甘草、半夏、麦冬。生化汤的组成:全当归、川芎、桃仁、炮干姜、炙甘草、黄酒、童便。血府逐瘀汤的组成:桃仁、红花、当归、生地黄、川芎、赤芍、牛膝、桔梗、柴胡、枳壳、甘草。复原活血汤的组成:柴胡、栝楼根、当归、红花、甘草、穿山甲、酒大黄、酒桃仁。补阳还五汤的组成:生黄芪、当归尾、赤芍、地龙、川芎、红花、桃仁。

16.【参考答案】D
【解析】本题考查方剂的组成,记住即可。血府逐瘀汤的组成:桃仁、红花、当归、生地黄、川芎、赤芍、牛膝、桔梗、柴胡、枳壳、甘草。

17~18.【参考答案】C　E
【解析】本题考查方剂的功用。失笑散的功用:活血祛瘀,散结止痛。桂枝茯苓丸功用:活血化瘀,缓消癥块。

19~20.【参考答案】B　A
【解析】本题考查方剂的主治。血府逐瘀汤主治胸中血瘀证。温经汤主治冲任虚寒,瘀血阻滞证。

21.【参考答案】A
【解析】本题考查血府逐瘀汤的功用。血府逐瘀汤的功用:活血化瘀,行气止痛。

22.【参考答案】C
【解析】本题考查方剂的组成,记住即可。温经汤的组成:吴茱萸、当归、白芍、川芎、人参、桂枝、阿胶、牡丹皮、生姜、甘草、半夏、麦冬。

23.【参考答案】C
【解析】本题考查桃核承气汤的配伍意义。桃核承气汤中桂枝——辛甘温,通行血脉。

24~25.【参考答案】A　B
【解析】本题考查方剂的组成,记住即可。炙甘草汤的组成:炙甘草、生姜、桂枝、人参、生地黄、阿胶、麦门冬、麻仁、大枣、清酒。温经汤的组成:吴茱萸、当归、芍药、川芎、人参、桂枝、阿胶、牡丹皮、生姜、甘草、半夏、麦冬。

二、止　血

1.【参考答案】A
【解析】本题考查方剂的功用,记住即可。小蓟饮子的功用:凉血止血,利水通淋。八正散的功用:清热泻火,利水通淋。

2.【参考答案】C
【解析】本题考查咳血方的主治。咳血方主治肝火犯肺之咳血证。咳嗽痰稠带血,咯吐不爽,心烦易怒,胸胁作痛,咽干口苦,颊赤便秘,舌红苔黄,脉弦数。

3.【参考答案】A
【解析】本题考查方剂的功用,记住即可。

4.【参考答案】D
【解析】本题考查槐花散的主治。槐花散主治风热湿毒,壅遏肠道,损伤血络证。肠风、脏毒,或便前出血,或便后出血,或粪中带血,以及痔疮出血,血色鲜红或晦暗,舌红苔黄,脉数。

5.【参考答案】A
【解析】本题考查咳血方的主治。咳血方主治肝火犯肺之咳血证。咳嗽痰稠带血,咯吐不爽,心烦易怒,胸胁作痛,咽干口苦,颊赤便秘,舌红苔黄,脉弦数。

第十五单元　治风剂

一、疏散外风

1.【参考答案】C

【解析】本题考查方剂的组成,记住即可。川芎茶调散的组成:川芎、荆芥、白芷、羌活、炙甘草、细辛、防风、薄荷、清茶。

2~3.【参考答案】C　E

【解析】本题考查方剂的主治。川芎茶调散主治外感风邪头痛。半夏白术天麻汤主治风痰上扰证。

4.【参考答案】E

【解析】本题考查方剂的组成,记住即可。消风散的组成:荆芥、防风、牛蒡子、蝉蜕、苍术、苦参、石膏、知母、当归、胡麻、生地、木通、甘草。

5.【参考答案】C

【解析】本题考查大秦艽汤的主治。大秦艽汤主治风邪初中经络证。口眼㖞斜,舌强不能言语,手足不能运动,或恶寒发热,苔白或黄,脉浮数或弦细。

6~7.【参考答案】C　E

【解析】考查方剂中药物归经,记住即可。川芎善于祛风活血而止痛,长于治少阳、厥阴头痛;白芷疏风止痛,长于治阳明头痛;羌活疏风止痛,长于治太阳头痛;细辛祛风散寒止痛,善于治少阴头痛,防风辛散上部风邪。故6题选择C,7题选择E。

8~9.【参考答案】D　D

【解析】考查方剂中药物归经,记住即可。川芎善于祛风活血而止痛,长于治少阳、厥阴头痛;白芷疏风止痛,长于治阳明头痛;羌活疏风止痛,长于治太阳头痛;细辛祛风散寒止痛,善于治少阴头痛,防风辛散上部风邪。故8题选择D,9题选择D。

二、平熄内风

1.【参考答案】E

【解析】本题考查方剂的组成,记住即可。镇肝熄风汤的组成:怀牛膝、生赭石、生龙骨、生牡蛎、生龟板、生杭芍、玄参、天冬、川楝子、生麦芽、茵陈、甘草。

2.【参考答案】D

【解析】本题考查镇肝熄风汤的主治。镇肝熄风汤主治类中风。头目眩晕,目胀耳鸣,脑部热痛,面色如醉,心中烦热;或时常噫气,或肢体渐觉不利,口眼渐形㖞斜,甚或眩晕欲扑,昏不知人,移时始醒,或醒后不能复元,脉弦长有力。

3~4.【参考答案】A　D

【解析】考查方剂主治。羚角钩藤汤主治肝热生风证。高热不退,烦闷躁扰,手足抽搐,发为痉厥;甚则神昏,舌绛而干,或舌焦起刺,脉弦而数;以及肝热风阳上逆,头晕胀痛,耳鸣心悸,面红如醉,或手足躁扰,甚则瘛疭,舌红,脉弦数。消风散主治风疹,湿疹。皮肤瘙痒,疹出色红,或遍身云片斑点,抓破后渗出津水,苔白或黄,脉浮数。故3题选择A,4题选择D。

5.【参考答案】A

【解析】本题考查大定风珠的功用。大定风珠功用:滋阴熄风。

6.【参考答案】C

【解析】本题考查方剂的组成,记住即可。羚角钩藤汤的组成:羚角片(先煎)、霜桑叶、川贝、鲜生地、双钩藤(后入)、滁菊花、茯神木、生白芍、生甘草、淡竹茹。

7.【参考答案】E

【解析】本题考查天麻钩藤饮的主治。天麻钩藤饮主治肝阳偏亢,肝风上扰证。头痛,眩晕,失眠多梦,或口苦面红,舌红苔黄,脉弦或数。

8.【参考答案】B

【解析】本题考查羚角钩藤汤的主治。羚角钩藤汤主治肝热生风证。高热不退,烦闷躁扰,手足抽搐,发为痉厥;甚则神昏,舌绛而干,或舌焦起刺,脉弦而数;以及肝热风阳上逆,头晕胀痛,耳鸣心悸,面红如醉,或手足躁扰,甚则瘈疭,舌红,脉弦数。

9.【参考答案】C

【解析】本题考查镇肝熄风汤的主治。镇肝熄风汤主治类中风。头目眩晕,目胀耳鸣,脑部热痛,面色如醉,心中烦热;或时常噫气,或肢体渐觉不利,口眼渐形㖞斜,甚或眩晕欲扑,昏不知人,移时始醒,或醒后不能复元,脉弦长有力。

第十六单元　治燥剂

1.【参考答案】D

【解析】本题考查麦门冬汤的主治。麦门冬汤主治:①虚热肺痿。咳嗽气喘,咽喉不利,咯痰不爽,或咳唾涎沫,口干咽燥,手足心热,舌红少苔,脉虚数。②胃阴不足证。呕吐,纳少,呃逆,口渴咽干,舌红少苔,脉虚数。

2.【参考答案】B

【解析】本题考查增液汤的主治。增液汤主治阳明温病,津亏便秘证。大便秘结,口渴,舌干红,脉细数或沉而无力。

3~4.【参考答案】B　E

【解析】考查方剂的主治。杏苏散主治外感凉燥证。清燥救肺汤主治温燥伤肺,气阴两伤证。故3题选择B,4题选择E。

5.【参考答案】C

【解析】本题考查桑杏汤主治。桑杏汤主治外感温燥证。身热不甚,口渴,咽干鼻燥,干咳无痰或痰少而黏,舌红,苔薄白而干,脉浮数而右脉大者。

6.【参考答案】E

【解析】本题考查清燥救肺汤主治。清燥救肺汤主治温燥伤肺,气阴两伤证。

7.【参考答案】A

【解析】本题考查清燥救肺汤的功用。清燥救肺汤的功用:清肺润燥,益气养阴。

8.【参考答案】B

【解析】本题考查方剂的组成,记住即可。杏苏散的组成:苏叶、半夏、茯苓、前胡、苦桔梗、枳壳、甘草、生姜、大枣、杏仁、橘皮。

9.【参考答案】C

【解析】本题考查方剂的组成,记住即可。麦门冬汤的组成:麦门冬、半夏、人参、甘草、粳米、大枣。

10.【参考答案】B

【解析】本题考查方剂的组成,记住即可。清燥救肺汤的组成:霜桑叶、煅石膏、甘草、人参、胡麻仁、阿胶、麦门冬、杏仁、枇杷叶。

11~12.【参考答案】B　E

【解析】考查方剂的组成,记住即可。清燥救肺汤的组成:霜桑叶、煅石膏、甘草、人参、胡麻仁、阿胶、麦门冬、杏仁、枇杷叶。玉液汤的组成:山药、生黄芪、知母、生鸡内金、葛根、五味子、天花粉。故11题选择B,12题选择E。

13~14.【参考答案】D　B

【解析】本题考查方剂的组成,记住即可。

第十七单元　祛湿剂

一、燥湿和胃

1.【参考答案】B

【解析】本题考查平胃散的主治。平胃散主治湿滞脾胃证。脘腹胀满,不思饮食,口淡无味,恶心呕吐,嗳气吞酸,肢体沉重,怠惰嗜卧,常多自利,舌苔白腻而厚,脉缓。

2.【参考答案】B

【解析】本题考查方剂的组成,记住即可。藿香正气散的组成:大腹皮、白芷、紫苏、茯苓、半夏曲、白术、陈皮、厚朴、桔梗、藿香、炙甘草、生姜、大枣。

3～4.【参考答案】E E

【解析】考查藿香正气散的主治。藿香正气散主治外感风寒,内伤湿滞证。恶寒发热,头痛,胸膈满闷,脘腹疼痛,恶心呕吐,肠鸣泄泻,舌苔白腻,以及山岚瘴疟等。故3题、4题都选择E。

5.【参考答案】A

【解析】本题考查方剂的组成,记住即可。藿香正气散的组成:大腹皮、白芷、紫苏、茯苓、半夏曲、白术、陈皮、厚朴、桔梗、藿香、炙甘草、生姜、大枣。

6.【参考答案】C

【解析】本题考查平胃散功用。平胃散功用:燥湿运脾,行气和胃。

二、清热祛湿

1.【参考答案】B

【解析】本题考查甘露消毒丹的功用。甘露消毒丹的功用:利湿化浊,清热解毒。

2.【参考答案】B

【解析】本题考查甘露消毒丹的功用。甘露消毒丹的功用:利湿化浊,清热解毒。

3.【参考答案】D

【解析】本题考查八正散的功用。八正散的功用:清热泻火,利水通淋。

4.【参考答案】D

【解析】本题考查八正散的主治。八正散主治湿热淋证。尿频尿急,溺时涩痛,淋沥不畅,尿色混赤,甚则癃闭不通,小腹急满,口燥咽干,舌苔黄腻,脉滑数。

5.【参考答案】A

【解析】本题考查三仁汤的主治。三仁汤主治湿温初起及暑温夹湿之湿重于热证。头痛恶寒,身重疼痛,肢体倦怠,面色淡黄,胸闷不饥,午后身热,苔白不渴,脉弦细而濡。

6～7.【参考答案】A E

【解析】本题考查方剂的组成,记住即可。三仁汤的组成:杏仁、飞滑石、白通草、白蔻仁、竹叶、厚朴、生薏苡仁、半夏。茵陈蒿汤的组成:茵陈、栀子、大黄。

三、利水渗湿

1.【参考答案】D

【解析】本题考查五苓散中桂枝的配伍意义。五苓散中桂枝——外解太阳之表;内助膀胱气化。

2.【参考答案】A

【解析】本题考查方剂的组成,记住即可。五苓散的组成:猪苓、泽泻、白术、茯苓、桂枝。

3.【参考答案】B

【解析】本题考查猪苓汤的主治。猪苓汤主治水热互结证。小便不利,发热,口渴欲饮,或心烦不寐,或兼有咳嗽、呕恶、下利,舌红苔白或微黄,脉细数。又治血淋,小便涩痛,点滴难出,小腹满痛者。

4.【参考答案】A

【解析】本题考查防己黄芪汤的主治。防己黄芪汤主治表虚不固之风水或风湿证。汗出恶风,身重微肿,或肢节疼痛,小便不利,舌淡苔白,脉浮。

5.【参考答案】A

【解析】本题考查方剂的组成,记住即可。五苓散的组成:猪苓、泽泻、白术、茯苓、桂枝。

6.【参考答案】D

【解析】本题考查方剂的组成,记住即可。防己黄芪汤的组成:防己、甘草、白术、黄芪、生姜、大枣。

7.【参考答案】E

【解析】本题考查防己黄芪汤的主治。防己黄芪汤主治表虚不固之风水或风湿证。汗出恶风,身重微肿,或肢节疼痛,小便不利,舌淡苔白,脉浮。

8.【参考答案】D

【解析】本题考查方剂的组成,记住即可。防己黄芪汤的组成:防己、甘草、白术、黄芪、生姜、大枣。

四、温化寒湿

1.【参考答案】A

【解析】本题考查方剂的组成,记住即可。真武汤的组成:茯苓、芍药、生姜、白术、炮附子。实脾散的组成:厚朴、白术、木瓜、木香、草果仁、大腹子、炮附子、白茯苓、炮干姜、炙甘草、生姜、大枣。

2.【参考答案】D

【解析】本题考查方剂的组成,记住即可。实脾散的组成:厚朴、白术、木瓜、木香、草果仁、大腹子、炮附子、白茯苓、炮干姜、炙甘草、生姜、大枣。温脾汤的组成:大黄 芒硝 当归、干姜、人参、大枣。

3.【参考答案】B

【解析】本题考查实脾散的功用。实脾散的功用:温阳健脾,行气利水。

五、祛湿化浊

说明:方剂祛湿化浊未收集到题目。

六、祛风胜湿

1～2.【参考答案】D　E

【解析】考查方剂的组成,记住即可。独活寄生汤药物组成:独活、桑寄生、杜仲、牛膝、细辛、秦艽、茯苓、肉桂心、防风、川芎、人参、甘草、当归、芍药、干地黄。羌活胜湿汤药物组成:羌活、独活、藁本、防风、炙甘草、川芎、蔓荆子,故1题选择D,2题选择E。

第十八单元　祛痰剂

一、燥湿化痰

1.【参考答案】C

【解析】本题考查温胆汤的功用。温胆汤的功用:理气化痰,和胃利胆。

2.【参考答案】A

【解析】本题考查方剂的组成,记住即可。温胆汤的组成:半夏、竹茹、枳实、陈皮、炙甘草、茯苓、生姜、大枣。

3.【参考答案】C

【解析】本题考查方剂的组成,记住即可。温胆汤的组成:半夏、竹茹、枳实、陈皮、炙甘草、茯苓、生姜、大枣。

4.【参考答案】C

【解析】本题考查方剂的组成,记住即可。半夏白术天麻汤的组成:半夏、天麻、茯苓、橘红、白术、甘草、生姜、大枣。二陈汤的组成:半夏、橘红、茯苓、炙甘草、生姜、乌梅。

5～6.【参考答案】A　B

【解析】考查配伍意义。二陈汤中配伍乌梅——敛肺,合半夏散中寓收,祛痰不伤正。乌梅丸中配伍乌梅,重用味酸之乌梅——取其酸能安蛔,使蛔静则痛止。故5题选择A,6题选择B。

二、清热化痰

1～2.【参考答案】E　D

【解析】考查方剂主治。清气化痰丸主治痰热咳嗽。贝母瓜蒌散主治燥痰咳嗽。故1题选择E,2题选择D。

3.【参考答案】C

【解析】本题考查清气化痰丸主治。清气化痰丸主治痰热咳嗽。

4～5.【参考答案】A　C

【解析】本题考查方剂的功用,记住即可。

三、润燥化痰

1.【参考答案】D

【解析】本题考查贝母瓜蒌散的主治。贝母瓜蒌散主治燥痰咳嗽。咳嗽呛急,咯痰不爽,涩而难出,咽喉干燥疼痛,苔白而干。

四、温化寒痰

1.【参考答案】D

【解析】本题考查苓甘五味姜辛汤的功用。苓甘五味姜辛汤的功用:温肺化饮。

2.【参考答案】E

【解析】本题考查方剂的组成,记住即可。小青龙汤药物的组成:白芍、干姜、五味子、麻黄、炙甘草、细辛、半夏、桂枝。苓甘五味姜辛汤药物组成:茯苓、甘草、五味子、干姜、细辛,故选择E。

五、化痰熄风

1.【参考答案】D

【解析】本题考查半夏白术天麻汤的功用。半夏白术天麻汤的功用:化痰熄风,健脾祛湿。

2.【参考答案】E

【解析】本题考查半夏白术天麻汤主治。半夏白术天麻汤主治风痰上扰证。眩晕,头痛,胸膈痞闷,恶心呕吐,舌苔白腻,脉弦滑。

3.【参考答案】E

【解析】本题考查半夏白术天麻汤主治。半夏白术天麻汤主治风痰上扰证。眩晕,头痛,胸膈痞闷,恶心呕吐,舌苔白腻,脉弦滑。

4~5.【参考答案】A C

【解析】本题考查方剂主治。苓甘五味姜辛汤主治寒饮咳嗽。咳嗽量多,清稀色白,或喜唾涎沫,胸满不舒,舌苔白滑,脉弦滑。半夏白术天麻汤主治风痰上扰证。眩晕,头痛,胸膈痞闷,恶心呕吐,舌苔白腻,脉弦滑。故4题选择A,5题选择C。

第十九单元 消食剂

1.【参考答案】A

【解析】本题考查方剂配伍意义。保和丸中连翘的主要作用清热散结。

2.【参考答案】A

【解析】本题考查方剂的组成,记住即可。保和丸的组成:山楂、神曲、半夏、茯苓、陈皮、连翘、莱菔子。

3.【参考答案】C

【解析】本题考查保和丸的功用。保和丸的功用:消食和胃。

4.【参考答案】A

【解析】本题考查方剂配伍意义。保和丸中连翘的主要作用清热散结。

5~6.【参考答案】B D

【解析】本题考查方剂主治。枳实导滞丸主治湿热食积。健脾丸主治脾虚食积证。故4题选择B,5题选择D。

7.【参考答案】B

【解析】本题考查方剂配伍意义,记住即可。半夏泻心汤中半夏辛散结除痞,降逆止呕,黄连、黄芩苦降泄除热,本方为治疗中气虚弱,寒热错杂,升降失常而致肠胃不和的常用方;又是体现调和寒热,辛开苦降治法的代表方。临床应用以心下痞满,呕吐泻利,苔腻微黄为辨证要点。

第二十单元　驱虫剂

1.【参考答案】A

【解析】本题考查乌梅丸主治。乌梅丸主治脏寒蛔厥证。脘腹阵痛,烦闷呕吐,时发时止,得食则吐,甚则吐蛔,手足厥冷,或久泻久痢。

2.【参考答案】C

【解析】本题考查乌梅丸的功用。乌梅丸的功用:温脏安蛔。

3.【参考答案】C

【解析】本题考查乌梅丸的主治。乌梅丸主治脏寒蛔厥证。脘腹阵痛,烦闷呕吐,时发时止,得食则吐,甚则吐蛔,手足厥冷,或久泻久痢。

4.【参考答案】B

【解析】本题考查乌梅丸的方药配伍特点。乌梅丸的方药配伍特点:酸苦辛并进,使蛔虫"得酸则静,得辛则伏,得苦则下";寒热并用,邪正兼顾。

5.【参考答案】A

【解析】本题考查乌梅丸的主治。乌梅丸主治脏寒蛔厥证。脘腹阵痛,烦闷呕吐,时发时止,得食则吐,甚则吐蛔,手足厥冷,或久泻久痢。

6.【参考答案】D

【解析】本题考查乌梅丸的主治。乌梅丸主治脏寒蛔厥证。脘腹阵痛,烦闷呕吐,时发时止,得食则吐,甚则吐蛔,手足厥冷,或久泻久痢。

针灸学

第一单元 总 论

1.【参考答案】C

【解析】十二经脉的名称是古人根据阴阳消长所衍化的三阴三阳,结合经脉循行于上肢和下肢的特点,以及与脏腑相属络的关系而定的,故十二经脉的命名主要包含了手足、阴阳、脏腑。故选择C。

2.【参考答案】A

【解析】经络循行记住即可。十二经脉在四肢的排列是:手足阳经为阳明在前,少阳在中,太阳在后;手足阴经为太阴在前、厥阴在中、少阴在后。阴经分布在四肢内侧,阳经分布在四肢外侧。故循行于下肢外侧中线的经脉是足少阳胆经。

3.【参考答案】E

【解析】循行止于第二趾外侧端的经脉是足阳明胃经。经络循行记住即可。

4.【参考答案】C

【解析】十二经别不但加强了十二经脉的内外联系,更加强了经脉所络属的脏腑在体腔深部的联系。

5.【参考答案】B

【解析】交接规律:①阴经与阳经(互为表里)在手足末端相交。如手太阴肺经与手阳明大肠经交接于食指端。②阳经与阳经(同名经)在头面部相交。如手阳明大肠经与足阳明胃经交接于鼻旁。③阴经与阴经在胸部相交。如足太阴脾经与手少阴心经交接于心中。

6~7.【参考答案】A B

【解析】经脉走向记住即可。十二经脉的循行走向总的规律是:手三阴经从胸走手,手三阳经从手走头,足三阳经从头走足,足三阴经从足走胸腹。故6题选择A,7题选择B。

8.【参考答案】D

【解析】经脉走向记住即可。十二经脉的循行走向总的规律是:手三阴经从胸走手,手三阳经从手走头,足三阳经从头走足,足三阴经从足走胸腹。

9.【参考答案】A

【解析】冲为血海,任主胞胎。

10.【参考答案】C

【解析】冲脉涵蓄十二经气血,称"十二经之海"或"血海"。督脉调节全身阳经经气,称"阳脉之海"。任脉调节全身阴经经气,称"阴脉之海"。冲脉涵蓄十二经气血,称"十二经之海"或"血海"。带脉约束纵行躯干的诸条经脉。阴维脉调节六经经气。

11.【参考答案】A

【解析】任脉调节全身阴经经气,称"阴脉之海"。督脉调节全身阳经经气,称"阳脉之海"。冲脉涵蓄十二经气血,称"十二经之海"或"血海"。带脉约束纵行躯干的诸条经脉。阴维脉调节六经经气。

12~13.【参考答案】E D

【解析】十二经别分布特点:出、入、离、合。十二经筋具有约束骨骼,屈伸关节,维持人体正常运动功能的作用。

14.【参考答案】A

【解析】经脉循行记住即可。十二经脉在四肢的排列是:手足阳经为阳明在前,少阳在中,太阳在后;手足阴经为太阴在前、厥阴在中、少阴在后。阴经分布在四肢内侧,阳经分布在四肢外侧。故手太阴肺经应是分布在上肢内侧前廉。故选择A。

15.【参考答案】D

【解析】本题考查点属于记忆内容,记住即可。人体的腧穴总体上可归纳为十四经穴、奇穴、阿是穴3类。

16~17.【参考答案】D C

【解析】远治作用是十四经腧穴主治作用的基本规律"经脉所过,主治所及,合谷穴不仅可治上肢病,还可治颈部及头面部疾患,同时还可治疗外感发热病。特殊作用指某些腧穴所具有的双重性良性调整作用和相对特异性而言,如天枢可治泻泄,又可治便秘,内关在心动过速时可减慢心率;心动过缓时,又可提高心率。

18.【参考答案】E

【解析】十二经脉肘、膝关节以下的腧穴既能治疗局部病症,又能治疗本经循行所属远隔部位病证。

19.【参考答案】A

【解析】远治作用是十四经腧穴主治作用的基本规律"经脉所过,主治所及,合谷穴不仅可治上肢病,还可治颈部及头面部疾患,同时还可治疗外感发热病。

20.【参考答案】B

【解析】腧穴的分经主治规律属于记忆内容,记住即可。足太阳经主治特点:后头、项、背腰病,眼病,神志病、热病。

21.【参考答案】D

【解析】腧穴的分经主治规律属于记忆内容,记住即可。足三阳经腧穴主治相同的病证:神志病、热病。

22.【参考答案】D

【解析】募穴是脏腑之气结聚于胸腹部的腧穴。

23～24.【参考答案】D　A

【解析】八脉交会穴配伍及主治病证属于记忆内容,记住即可。八脉交会穴配合主治歌诀:公孙冲脉胃心胸,内关阴维下总同;临泣胆经连带脉,阳维目锐外关逢,后溪督脉内眦颈,申脉阳跷络亦通;列缺任脉行肺系,阴跷照海膈喉咙。

25～26.【参考答案】B　D

【解析】考查点属于记忆性、总结性内容,总结记住即可。八脉交会穴配合主治歌诀:公孙冲脉胃心胸,内关阴维下总同;临泣胆经连带脉,阳维目锐外关逢;后溪督脉内眦颈,申脉阳跷络亦通;列缺任脉行肺系,阴跷照海膈喉咙。手厥阴心包经的络穴是内关。八会穴:脏会章门,腑会中脘,气会膻中,血会膈俞,筋会阳陵泉,脉会太渊,骨会大杼,髓会绝骨。太渊是手太阴肺经的原穴。

27～28.【参考答案】D　B

【解析】考查点属于记忆内容,记住即可。郄门是手厥阴心包经的郄穴,养老是手太阳小肠经的郄穴,地机是足太阴脾经的郄穴,梁丘是足阳明胃经的郄穴。外丘是足少阳胆经的郄穴。

29～30.【参考答案】A　C

【解析】脏会章门,腑会中脘,气会膻中,血会膈俞,筋会阳陵泉,脉会太渊,骨会大杼,髓会绝骨。

31～32.【参考答案】D　A

【解析】脏会章门,腑会中脘,气会膻中,血会膈俞,筋会阳陵泉,脉会太渊,骨会大杼,髓会绝骨。

33.【参考答案】A

【解析】本题考查点属于记忆内容,记住即可。按五输穴主病特点选用,《灵枢·顺气一日分为四时》云:"病在脏者,取之井;病变于色者,取之荥;病时间时甚者,取之输;病变于音者,取之经;经满而血者,病在胃及以饮食不节得病者,取之合。"《难经·六十八难》云:"井主心下满,荥主身热,输主体重节痛,经主喘咳寒热,合主逆气而泄。"

34.【参考答案】B

【解析】郄穴多用于治疗本经循行部位及所属脏腑的急性病证。

35.【参考答案】C

【解析】本题属于记忆性、总结性问题,总结记住即可。八脉交会穴配合主治歌诀:公孙冲脉胃心胸,内关阴维下总同;临泣胆经连带脉,阳维目锐外关逢,后溪督脉内眦颈,申脉阳跷络亦通;列缺任脉行肺系,阴跷照海膈喉咙。外关是手少阳三焦经的络穴。故本题选择C。

36.【参考答案】C

【解析】募穴主要用于治疗相关脏腑的病变,也用于疾病的诊断。

37～38.【参考答案】B　B

【解析】本题属于记忆性问题,记住即可。前发际至后发迹12寸;前额两发角之间9寸;胸剑联合至肚脐中8寸;肚脐中至耻骨联合上缘5寸;两乳头之间8寸;两肩胛骨脊柱缘之间6寸;两肩胛骨喙突内缘之间是12寸;腋前纹头至肘横纹9寸;肘横纹至腕横纹12寸;膝中至外踝高点16寸;外踝高点至足底3寸。

39～41.【参考答案】E D B

【解析】本题属于记忆性问题,记住即可。肘横纹至腕横纹12寸;肚脐中至耻骨联合上缘(曲骨)5寸;胸骨上窝(天突)至胸剑联合中点(歧骨)是9寸。

42.【参考答案】D

【解析】本题属于记忆性问题,记住即可。胫骨内侧髁下方至内踝尖13寸;腘横纹至外踝尖16寸;股骨大转子至腘横纹19寸。

43.【参考答案】D

【解析】本题属于记忆性问题,记住即可。腘横纹至外踝尖16寸;肘横纹至腕横纹12寸;胫骨内侧髁下方至内踝尖13寸;膝中至外踝高点16寸。

44.【参考答案】C

【解析】本题属于记忆性问题,记住即可。印堂至前发际正中是3寸,前发际至后发迹12寸,所以印堂穴至后发际正中的距离是15寸。故选择C。

45.【参考答案】C

【解析】本题属于记忆性问题,记住即可。肘横纹至腕横纹12寸;两乳头之间8寸;胸剑联合中点至脐中是8寸;胸骨上窝(天突)至胸剑联合中点(歧骨)是9寸。胫骨内侧髁下方至内踝尖13寸;印堂穴至后发际正中的距离是15寸。

第二单元　针灸腧穴学

1.【参考答案】B

【解析】手太阴肺经起于胸部外上方的中府穴。

2.【参考答案】C

【解析】太渊主治:①咳嗽、气喘、咽痛、胸痛等肺系疾患;②无脉症;③腕臂痛。

3.【参考答案】E

【解析】尺泽在肘区,肘横纹上,肱二头肌腱桡侧缘凹陷中。

4.【参考答案】E

【解析】尺泽在肘区,肘横纹上,肱二头肌腱桡侧缘凹陷中。

5.【参考答案】C

【解析】列缺主治:①咳嗽、气喘、咽喉肿痛等肺系病证。②头痛、齿痛、项强、口眼歪斜等头面部疾患。③手腕痛。

6.【参考答案】A

【解析】尺泽穴归属手太阴肺经。

7.【参考答案】E

【解析】尺泽主治:①咳嗽、气喘、咯血、咽喉肿痛等肺系实热性病证。②肘臂挛痛。③急性吐泻、中暑、小儿惊风等急症。

8.【参考答案】B

【解析】手阳明大肠经其支脉,从缺盆部上行至颈部,经面颊进入下齿之中。

9.【参考答案】E

【解析】手阳明大肠经其支脉,从缺盆部上行至颈部,经面颊进入下齿之中。

10.【参考答案】B

【解析】手三里在前臂,阳溪穴与曲池穴连线上,肘横纹下2寸处。

11.【参考答案】A

【解析】肩髃穴归属手阳明大肠经。

12.【参考答案】B

【解析】商阳在手指,食指末节桡侧,指甲根角侧上方0.1寸(指寸)。

13.【参考答案】B

【解析】商阳的归属手阳明大肠经。

14.【参考答案】D

【解析】足阳明胃经,起于鼻旁,上行鼻根,与足太阳经脉相汇合,再沿鼻的外侧下行,入上齿龈中。

15.【参考答案】A

【解析】足三里主治:①胃痛、呕吐、噎膈、腹胀、腹街、痢疾、便秘等胃肠病证。②下肢痿痹。③心悸、眩晕、癫狂等神志病。④乳痈、肠痈等外科疾患。⑤虚劳诸证,为强壮保健穴。

16~17.【参考答案】A　E

【解析】内庭在足背,第2、3趾间,趾蹼缘后方赤白肉际处。行间在足背,当第1、2趾间,趾蹼缘的后方赤白肉际处。

18.【参考答案】A

【解析】足三里归属足阳明经。

19.【参考答案】D

【解析】天枢主治:①腹痛、腹胀、便秘、腹泻、痢疾等胃肠病证。②月经不调、痛经等妇科疾患。

20.【参考答案】B

【解析】归来在下腹部,脐中下4寸,前正中线旁开2寸。

21.【参考答案】C

【解析】下关穴归属足阳明胃经。

22~23.【参考答案】A　D

【解析】肩髃归属手阳明大肠经,天枢归属足阳明胃经。

24.【参考答案】C

【解析】归来穴归属足阳明胃经。

25.【参考答案】A

【解析】三阴交主治:①肠鸣腹胀、腹泻等脾胃病证。②月经不调、带下、阴挺、不孕、滞产等妇产科病证。③遗精、阳痿、遗尿等生殖泌尿系统疾患。④心悸,失眠,眩晕。⑤下肢痿痹。⑥阴虚诸证。⑦湿疹,荨麻疹。

26.【参考答案】B

【解析】大包归属于足太阴脾经。大杼属于足太阳膀胱经;大巨属于足阳明胃经;大敦属于足厥阴肝经;大椎属于督脉。故本题选择B。

27.【参考答案】D

【解析】阴陵泉在小腿内侧,胫骨内侧髁下缘与胫骨内侧缘之间的凹陷中。

28.【参考答案】E

【解析】地机在小腿内侧,阴陵泉下3寸,胫骨内侧缘后。

29.【参考答案】D

【解析】隐白:①月经过多、崩漏等妇科病。②便血、尿血等出血证。③癫狂,多梦。④惊风。⑤腹满,暴泄。

30.【参考答案】B

【解析】三阴交在小腿内侧,内踝尖上3寸,胫骨内侧缘后际。

31.【参考答案】D

【解析】隐白在足趾,大趾末节内侧,趾甲根角侧后方0.1寸(指寸)。

32.【参考答案】B

【解析】三阴交在小腿内侧,内踝尖上3寸,胫骨内侧缘后际。

33.【参考答案】E

【解析】公孙主治:①胃痛、呕吐、腹痛、腹泻、痢疾等脾胃肠腑病证。②心烦失眠、狂证等神志病证。③逆气里急、气上冲心(奔豚气)等冲脉病证。

34~35.【参考答案】D　C

【解析】少海属于手少阴心经;尺泽属于手太阴肺经。

36.【参考答案】C

【解析】本题考查少海穴的定位。少海穴位于,屈肘时,肘横纹内侧端与肱骨内上髁连线的中点。

37.【参考答案】A

【解析】本题考查神门穴的定位。神门在腕前区,腕掌侧远端横纹尺侧端,尺侧腕屈肌腱的桡侧凹陷处。

38.【参考答案】A

【解析】本题考查神门穴的主治。神门主治：①心痛、心烦、惊悸、怔忡、健忘、失眠、痴呆、癫狂痫等心与神志病证。②高血压。③胸胁痛。

39～40.【参考答案】E　D

【解析】本题考查少府穴和阴郄穴的主治。少府主治：①心悸、心痛。②阴痒、阴痛。③痈疡。阴郄主治：①心痛、惊悸等心病。②骨蒸盗汗。③吐血、衄血。

41.【参考答案】E

【解析】本题考查点属于记忆内容，记住即可。通里主治：①心悸、怔忡等心病。②舌强不语、暴喑。③腕臂痛。哑门主治：①暴喑，舌缓不语；②癫狂痫、癔症等神志病症；③头痛，颈项强痛。

42.【参考答案】E

【解析】本题考查通里穴的主治。通里穴主治：①心悸、怔忡等心病。②舌强不语、暴喑。③腕臂痛。

43.【参考答案】E

【解析】本题考查手太阳小肠经的循行，属于记忆内容，记住即可。手太阳小肠经，起于手小指尺侧端，沿着手背外侧至腕部，出于尺骨茎突，直上沿着前臂外侧后缘，经尺骨鹰嘴与肱骨内上髁之间，沿上臂外侧后缘，到达肩关节，绕行肩胛部，交会于大椎，向下进入缺盆部，联络心，沿着食管，经过横膈，到达胃部，属于小肠。其支脉，从缺盆分出，沿着颈部，上达面颊，到目外眦，向后进入耳中。另一支脉，从颊部分出，上行目眶下，抵于鼻旁，至目内眦，斜行络于颧骨部。不经过腋窝，故选择E。

44.【参考答案】A

【解析】本题考查手太阳小肠经循行，属于记忆内容。手太阳小肠经，起于手小指尺侧端，沿着手背外侧至腕部，出于尺骨茎突，直上沿着前臂外侧后缘，经尺骨鹰嘴与肱骨内上髁之间，沿上臂外侧后缘，到达肩关节，绕行肩胛部，交会于大椎，向下进入缺盆部，联络心，沿着食管，经过横膈，到达胃部，属于小肠。其支脉，从缺盆分出，沿着颈部，上达面颊，到目外眦，向后进入耳中。另一支脉，从颊部分出，上行目眶下，抵于鼻旁，至目内眦，斜行络于颧骨部。故选择A。

45.【参考答案】A

【解析】本题考查少泽穴的主治。少泽主治：①乳痈、乳少等乳疾。②昏迷、热病等急症、热证。③头痛、目翳、咽喉肿痛等。

46.【参考答案】C

【解析】本题考查点属于记忆内容，记住即可。各经脉与其对应的郄穴：手太阴肺经——孔最；手阳明大肠经——温溜；手厥阴心包经——郄门；手少阳三焦经——会宗；手少阴心经——阴郄；手太阳小肠经——养老；足太阴脾经——地机；足阳明胃经——梁丘；足厥阴肝经——中都；足少阳胆经——外丘；足少阴肾经——水泉；足太阳膀胱经——金门；阴维脉——筑宾；阳维脉——阳交；阴蹻脉——交信；阳蹻脉——跗阳。

47.【参考答案】A

【解析】本题考查少泽穴的主治。少泽主治：①乳痈、乳少等乳疾。②昏迷、热病等急症、热证。③头痛、目翳、咽喉肿痛等。

48.【参考答案】B

【解析】听宫穴归属手太阳小肠经。

49.【参考答案】C

【解析】至阴穴的主治要点：头痛、鼻塞、鼻衄、目痛、胞衣不下、胎位不正、难产等。

50.【参考答案】A

【解析】本题考查腰阳关与大肠俞的定位。腰阳关定位：在脊柱区，第4腰椎棘突下凹陷中，后正中线上。在脊柱区，大肠俞定位：第4腰椎棘突下，后正中线旁开1.5寸。

51～52.【参考答案】C　B

【解析】心俞主治：①心痛、惊悸、失眠、健忘、癫痫、盗汗等心与神志病。②咳嗽、吐血等肺疾。③盗汗，遗精。膈俞主治：①呕吐、呃逆、气喘等上逆之证。②贫血、吐血、便血等血证。③瘾疹、皮肤瘙痒等皮肤病证。④潮热，盗汗。故51题选择C,52题选择B。

53～54.【参考答案】D　C

【解析】申脉在踝区，外踝尖直下，外踝下缘与跟骨之间的凹陷中。照海在踝区，内踝尖下1寸，内踝下缘边际凹陷中。故53题选择D,54题选择C。

55.【参考答案】A

【解析】承扶主治：①腰腿痛，下肢痿痹。②痔疾。

56.【参考答案】E

【解析】至阴穴的主治要点：头痛、鼻塞、鼻衄、目痛、胞衣不下、胎位不正、难产等。

57.【参考答案】D

【解析】本题考查足少阴肾经的经脉循行。《灵枢·经脉》：肾足少阴之脉，起于小指之下，斜走足心，出于然骨(指舟骨粗隆)之下，循内踝之后，别入跟中，以上踹内，出腘内廉，上股内后廉，贯脊属肾，络膀胱。其直者，从肾上贯肝膈，入肺中，循喉咙，夹舌本。

58～59.【参考答案】E C

【解析】本题考查点属于记忆内容，记住即可。足太阴脾经在胸部的循行为旁开前正中线6寸；足少肾经在胸部的循行为旁开前正中线2寸。

60.【参考答案】C

【解析】复溜主治：①水肿、腹胀、腹泻等胃肠病证。②水肿、汗证(盗汗、无汗或多汗)等津液输布失调病证。③腰脊强痛，下肢痿痹。

61.【参考答案】C

【解析】复溜主治：①水肿、腹胀、腹泻等胃肠病证。②水肿、汗证(盗汗、无汗或多汗)等津液输布失调病证。③腰脊强痛，下肢痿痹。

62.【参考答案】E

【解析】涌泉主治：①昏厥、中暑、小儿惊风、癫狂痫、头痛、头晕、目眩、失眠等急症及神志病证。②咯血、咽喉肿痛、喉痹、失音等肺系病证。③大便难，小便不利。④奔豚气。⑤足心热。

63.【参考答案】B

【解析】太溪在踝区，内踝尖与跟腱之间的凹陷中。

64.【参考答案】B

【解析】大陵在腕前区，腕掌侧远端横纹中，掌长肌腱与桡侧腕屈肌腱之间。

65.【参考答案】D

【解析】劳宫在掌区，横平第3掌指关节近端，第2、3掌骨之间偏于第3掌骨。简便取穴法：握拳，中指尖下是穴。

66～67.【参考答案】B A

【解析】曲泽归属于手厥阴心包经。曲池归属于手太阴肺经。

68.【参考答案】E

【解析】本题考查三焦经循行，记住即可。手少阳三焦经，起于无名指尺侧末端，向上经小指与无名指之间、手腕背侧，上达前臂外侧，沿桡骨和尺骨之间，过肘尖，交出足少阳经之后，进入缺盆部，分布于胸中，散络于心包，向下通过横膈，从胸至腹，沿上臂外侧上行至肩部，依次属上、中、下三焦。其支脉，从胸中分出，进入缺盆部，上行经颈项旁，经耳后直上，到达额角，再下行至面颊部，到达眼眶下部。另一支脉，从耳后分出，进入耳中，再浅出到耳前，经上关、面颊到目外眦。

69.【参考答案】D

【解析】本题考查三焦经循行，记住即可。手少阳三焦经，起于无名指尺侧末端，向上经小指与无名指之间、手腕背侧，上达前臂外侧，沿桡骨和尺骨之间，过肘尖，交出足少阳经之后，进入缺盆部，分布于胸中，散络于心包，向下通过横膈，从胸至腹，沿上臂外侧上行至肩部，依次属上、中、下三焦。其支脉，从胸中分出，进入缺盆部，上行经颈项旁，经耳后直上，到达额角，再下行至面颊部，到达眼眶下部。另一支脉，从耳后分出，进入耳中，再浅出到耳前，经上关、面颊到目外眦。

70.【参考答案】E

【解析】本题考查足少阳胆经的循行。足少阳胆经，起于目外眦，上行额角部，下行至耳后，沿颈项部至肩上，下入缺盆。耳部分支，从耳后进入耳中，出走耳前到目外眦后方。外眦部支脉，从目外眦下走大迎，会合于手少阳经到达目眶下，行经颊车，由颈部下行，与前脉在缺盆部会合，再向下进入胸中，穿过横膈，络肝，属胆，再沿胁肋内下行至腹股沟动脉部，经过外阴部毛际横行入髋关节部。其直行经脉从缺盆下行，经腋部、侧胸部、胁肋部，再下行与前脉会合于髋关节部，再向下沿着大腿外侧、膝外缘下行，经腓骨之前，至外踝前，沿足背部，止于第4趾外侧端。足背部分支，从足背上分出，沿第1、2跖骨间，出于大趾端，穿过趾甲，出趾背毫毛部。

71.【参考答案】A

【解析】阳陵泉主治:①黄疸、胁痛、口苦、呕吐、吞酸等肝胆犯胃病证。②膝肿痛,下肢痿痹,麻木。③小儿惊风。

72.【参考答案】E

【解析】悬钟外踝高点上3寸,腓骨前缘。

73.【参考答案】D

【解析】阳陵泉小腿外侧,腓骨小头前下方凹陷中。

74.【参考答案】C

【解析】阳陵泉主治:①黄疸、胁痛、口苦、呕吐、吞酸等肝胆犯胃病证。②膝肿痛,下肢痿痹,麻木。③小儿惊风。

75.【参考答案】B

【解析】本题考查点属于记忆内容,记住即可。

76.【参考答案】E

【解析】角孙归属手少阳三焦经。

77.【参考答案】C

【解析】足三阴经在足内踝8寸以下为厥阴在前、太阴在中、少阴在后,至内踝8寸以上,太阴交出于厥阴之前。

78.【参考答案】B

【解析】足厥阴肝经主治概要:①肝胆病黄疸,胸胁胀痛,呕逆及肝风内动所致的中风、头痛、眩晕、惊风等。②妇科病、前阴病月经不调,痛经,崩漏,带下,遗尿,小便不利等。③经脉循行部位的其他病证下肢痿痹,麻木,不遂等。

79~80.【参考答案】A　E

【解析】内庭在足背,当第2、第3趾间缝纹端。行间在足背,当第1、第2趾间,趾蹼缘的后方赤白肉际处。

81.【参考答案】B

【解析】期门乳头直下,第6肋间隙,前正中线旁开4寸。

82.【参考答案】D

【解析】太冲第1、2跖骨间,跖骨底结合部前方凹陷中。

83.【参考答案】C

【解析】大敦主治:①疝气,少腹痛。②遗尿、癃闭、五淋、尿血等泌尿系病证。③月经不调、崩漏、阴缩、阴中痛、阴挺等月经病及前阴病证。④癫痫,善寐。

84.【参考答案】E

【解析】本题考查点属于记忆内容,记住即可。

85.【参考答案】C

【解析】大椎主治:①热病、疟疾、恶寒发热、咳嗽、气喘等外感病证。②骨蒸潮热。③癫狂痫证、小儿惊风等神志病证。④项强、脊痛。⑤风疹、痤疮。

86.【参考答案】D

【解析】"柱骨之会上"——大椎。

87.【参考答案】B

【解析】关元归属于任脉。大椎、百会、水沟、哑门属于督脉。

88.【参考答案】B

【解析】关元穴位于脐下3寸,前正中线上。

89~90.【参考答案】C　A

【解析】膻中主治:①咳嗽、气喘、胸闷、心痛、噎膈、呃逆等胸中气机不畅的病证。②产后乳少、乳痈、乳癖等胸乳病证。气海主治:①虚脱、形体羸瘦、脏气衰惫、乏力等气虚病证②水谷不化、绕脐疼痛、腹泻、痢疾、便秘等肠腑病证。③小便不利、遗尿等泌尿系病证。④遗精、阳痿、疝气。⑤月经不调、痛经、经闭、崩漏、带下、阴挺、产后恶露不止、胞衣不下等妇科病证。⑥保健灸常用穴。

91.【参考答案】D

【解析】本题考查太阳穴的定位。太阳在头部,当眉梢与目外眦之间,向后约一横指的凹陷处。

92.【参考答案】E

【解析】本题考查四神聪的定位。四神聪在百会穴前后左右各1寸处。

93.【参考答案】A

【解析】本题考查太阳穴的定位:太阳在头部,当眉梢与目外眦之间,向后约一横指的凹陷处。

94.【参考答案】A

【解析】本题考查点属于记忆内容,记住即可。

95.【参考答案】B

【解析】本题考查点属于记忆内容,记住即可。

第三单元　针灸治疗学

1.【参考答案】E

【解析】俯伏坐位——适宜于取后头和项、背部的腧穴。仰卧位——适宜于取头、面、胸、腹部腧穴和上下肢部分腧穴。侧卧位——适宜于取身体侧面少阳经腧穴和上、下肢部分腧穴。俯卧位——适宜于取头、项、背、腰骶部腧穴和下肢背侧及上肢部分腧穴。仰靠坐位——适宜于取前头、颜面和颈前等部位的腧穴。俯伏坐位——适宜于取后头和项、背的腧穴。侧伏坐位——适宜于取头部的一侧、面颊及耳前后部位的腧穴。

2.【参考答案】D

【解析】提捏进针法:用押手拇、食二指将腧穴部位的皮肤提起,刺手持针,从捏起皮肤的上端将针刺入。本法主要用于皮肉浅薄部位的腧穴,如印堂穴。

3.【参考答案】D

【解析】本题考查常见的进针方法。提捏进针法:用押手拇、食二指将腧穴部位的皮肤提起,刺手持针,从捏起皮肤的上端将针刺入。本法主要用于皮肉浅薄部位的腧穴,如印堂穴。

4.【参考答案】C

【解析】直刺是针身与皮肤表面呈90°刺入。此法适用于人体大部分腧穴。斜刺是针身与皮肤表面约呈45°刺入。此法适用于皮薄肉少处或内有重要脏器,或不宜直刺、深刺的腧穴。平刺也称横刺、沿皮刺是针身与皮肤表面呈约15°或沿皮以更小的角度刺入。此法适用于皮薄肉少部位的腧穴,如头部的腧穴等。

5.【参考答案】E

【解析】行针基本手法:提插法,捻转法。

6.【参考答案】E

【解析】补法针下得气后,先浅后深,重插轻提,提插幅度小,频率慢,操作时间短者为补法。

7.【参考答案】A

【解析】补法针下得气后,捻转角度小,用力轻,频率慢,操作时间短,结合拇指向前、食指向后(左转用力为主)者为补法。

8.【参考答案】C

【解析】泻法针下得气后,先深后浅,轻插重提,提插幅度大,频率快,操作时间长者为泻法。

9.【参考答案】D

【解析】补法针下得气后,先浅后深,重插轻提,提插幅度小,频率慢,操作时间短者为补法。

10.【参考答案】B

【解析】患者年老体虚宜采用温灸疗法。

11~12.【参考答案】A　C

【解析】本题考查点属于记忆内容,记住即可。直接灸是将大小适宜的艾炷,直接放在皮肤上施灸的方法。又称明灸、着肤灸、着肉灸。若施灸时需将皮肤烧伤化脓,愈后留有瘢痕者,称为瘢痕灸。艾条灸是将艾绒制作成艾条进行施灸,可分为悬起灸和实按灸两种方式。悬起灸施灸时将艾条悬放在距离穴位一定高度上进行熏烤,不使艾条点燃端直接接触皮肤,称为悬起灸。悬起灸根据其操作方法不同,分为温和灸、雀啄灸和回旋灸。以上诸法对一般应灸的病证均可采用,但温和灸多用于慢性病,雀啄灸、回旋灸多用于急性病。

13.【参考答案】A

【解析】本题考查点属于记忆内容,记住即可。直接灸是将大小适宜的艾炷,直接放在皮肤上施灸的方法。又称明灸、着肤灸、着肉灸。若施灸时需将皮肤烧伤化脓,愈后留有瘢痕者。

14.【参考答案】E

【解析】本题考查点属于记忆内容,记住即可。艾条灸是将艾绒制作成艾条进行施灸,可分为悬起灸和实按灸两种方式。悬起灸施灸时将艾条悬放在距离穴位一定高度上进行熏烤,不使艾条点燃端直接接触皮肤,称为悬起灸。悬起灸根据其操作方法不同,分为温和灸、雀啄灸和回旋灸。以上诸法对一般应灸的病证均可采用,但温和灸多用于慢性病,雀啄灸、回旋灸多用于急性病。

15.【参考答案】A

【解析】隔姜灸有温胃止呕、散寒止痛的作用,常用于因寒而致的呕吐、腹痛以及风寒痹痛等病证。

16.【参考答案】A

【解析】本题考查点属于记忆内容,记住即可。艾条灸是将艾绒制作成艾条进行施灸,可分为悬起灸和实按灸两种方式。实按灸分为太乙针灸、雷火针灸。

17.【参考答案】C

【解析】隔蒜灸有清热解毒、杀虫等作用,多用于治疗瘰疬肺痨及肿疡初起等病证。

18.【参考答案】D

【解析】本题考查点属于记忆内容,记住即可。艾条灸是将艾绒制作成艾条进行施灸,可分为悬起灸和实按灸两种方式。悬起灸施灸时将艾条悬放在距离穴位一定高度上进行熏烤,不使艾条点燃端直接接触皮肤,称为悬起灸。悬起灸根据其操作方法不同,分为温和灸、雀啄灸和回旋灸。以上诸法对一般应灸的病证均可采用,但温和灸多用于慢性病,雀啄灸、回旋灸多用于急性病。

19.【参考答案】A

【解析】本题考查点属于记忆内容,记住即可。悬起灸根据其操作方法不同,分为温和灸、雀啄灸和回旋灸。

20.【参考答案】A

【解析】本题考查点属于记忆内容,记住即可。直接灸是将大小适宜的艾炷,直接放在皮肤上施灸的方法。又称明灸、着肤灸、着肉灸。若施灸时需将皮肤烧伤化脓,愈后留有瘢痕者。

21.【参考答案】D

【解析】刺血拔罐法多用于热证、实证、瘀血证及某些皮肤病,如神经性皮炎、痤疮、丹毒、扭伤、乳痈等。

22.【参考答案】D

【解析】刺血拔罐法多用于热证、实证、瘀血证及某些皮肤病,如神经性皮炎、痤疮、丹毒、扭伤、乳痈等。

23.【参考答案】A

【解析】点刺法多用于指、趾末端的十宣、十二井穴和耳尖及头面部的攒竹、上星、太阳等穴。

24~25.【参考答案】D E

【解析】点刺法多用于指、趾末端的十宣、十二井穴和耳尖及头面部的攒竹、上星、太阳等穴。

26.【参考答案】A

【解析】本题考查点属于记忆内容,记住即可。

27.【参考答案】A

【解析】表里经配穴是以脏腑、经脉的阴阳表里配合关系为依据的配穴方法。当某一脏腑经脉发生疾病时,取本经和其相表里经脉的腧穴配合组成处方。如风热袭肺导致的感冒咳嗽,可选肺经的尺泽配大肠经的曲池、合谷。

28.【参考答案】B

【解析】近部选穴指选取病痛所在部位或邻近部位的腧穴。这一选穴原则是 根据腧穴普遍具有近治作用的特点而来的,体现了"腧穴所在,主治所在"的治疗规律。如眼病取睛明,耳病取听宫,鼻病取迎香,胃痛取中脘,膝痛取膝眼等。

29.【参考答案】C

【解析】本经配穴是指某一脏腑、经脉发生病变时,即遵循"不盛不虚,以经取之"的治疗原则,选用本经脉的腧穴配伍组成处方的方法。如胆经郁热导致的少阳头痛,可取率谷、风池、侠溪;胃火循经上扰的牙痛,可取颊车、内庭;咳嗽可取中府、太渊;急性胃痛取足三里、梁丘等。

30.【参考答案】E

【解析】远部选穴是指选取距离病痛较远处部位的腧穴。这一选穴原则是根据 腧穴具有远治作用的特点提出来的,体现了"经脉所通,主治所及"的治疗规律,是针灸处方选穴的基本方法。用于治疗脏腑病,头面、五官、躯干疾患。如胃痛选足阳明胃经的足三里,腰背痛选足太阳膀胱经的委中,上牙痛选足阳明胃经的内庭,下牙痛选手阳明大肠经的合谷等。

31.【参考答案】A

【解析】近部选穴指选取病痛所在部位或邻近部位的腧穴。这一选穴原则是 根据腧穴普遍具有近治作用的特点而来的,体现了"腧穴所在,主治所在"的治疗规律。如眼病取睛明,耳病取听宫,鼻病取迎香,胃痛取中脘,膝痛取膝眼等。

32~33.【参考答案】B　C

【解析】本题属理解记忆性问题,记忆理解即可。

34.【参考答案】D

【解析】本题中患者以吵架后出现头昏胀痛为主症,故诊断为头痛;心烦易怒,夜寐不宁,口苦面红,舌红苔黄,脉弦数,均为肝阳上亢之象,故辨为肝阳头痛。治疗头痛除选主穴外还可选太溪、侠溪、太冲。

35.【参考答案】E

【解析】患者以头痛1天,以后头部为重为主症,故诊断为头痛;痛如锥刺,舌淡,为血瘀之象,故辨为瘀血头痛。治疗头痛除选主穴外还可选血海、合谷、申脉。

36.【参考答案】D

【解析】患者以头胀痛近两年且时作时止为主症,故诊断为头痛;目眩易怒,面赤口苦,舌红苔黄,脉弦数,均为肝阳上亢之象,故辨为肝阳头痛。治疗头痛除选主穴外还可选太溪、侠溪、太冲。

37.【参考答案】C

【解析】阳明头痛配穴印堂、内庭。

38.【参考答案】D

【解析】厥阴头痛配穴四神聪、太冲、内关。

39.【参考答案】A

【解析】太阳头痛配穴天柱、后溪、昆仑。

40.【参考答案】C

【解析】患者以头痛如裹3日,痛无休止为主症,故诊断为头痛。肢体困重,舌苔白腻,脉濡,均为痰浊之象,故辨为痰浊头痛。故治疗头痛除选主穴外还可选中脘、丰隆。

41.【参考答案】D

【解析】患者以头痛反复发作4个月为主症,故诊断为头痛。巅顶头痛连及目系,舌边尖红,脉弦,故辨为厥阴头痛。治疗头痛除选主穴外还可选四神聪、太冲、内关。

42.【参考答案】B

【解析】实性眩晕的主穴风池、百会、内关、太冲。

43.【参考答案】B

【解析】本题中患者以头晕头痛为主症,故诊断为头晕。心悸耳鸣,失眠多梦,急躁易怒,脉细弦,为肝阳上亢之象,故辨为肝阳上亢头晕。治疗选风池、肝俞、肾俞、行间、侠溪。

44.【参考答案】D

【解析】患者以头晕为主症,故诊断为头晕。面红目赤,目胀耳鸣,烦躁易怒,口苦,善太息,舌红苔黄,脉弦数,为肝阳上亢之象,故辨为肝阳上亢头晕。治疗选足厥阴,足少阳经穴。

45.【参考答案】C

【解析】患者以头晕为主症,故诊断为头晕。耳鸣,少寐健忘,腰膝酸软,舌红,脉弦细,为肾精不足之象,故治疗选风池、百会、肝俞、肾俞、足三里。

46.【参考答案】C

【解析】实性眩晕,主穴选风池、百会、内关、太冲。

47.【参考答案】B

【解析】患者以头晕为主症,故诊断为头晕。泛泛欲吐,急躁易怒,口苦,耳鸣,舌红,苔黄,脉沉,为肝阳上亢之象,故辨为肝阳上亢头晕。治疗选百会、风池、太冲、内关。

48.【参考答案】C

【解析】患者为实性眩晕,故主穴选风池、百会、内关、太冲。

49.【参考答案】D

【解析】患者属痰湿型的中经络,故治疗选足三里、三阴交、阴陵泉、风池。

50.【参考答案】E

【解析】患者属中经络痰热腑实者,故治疗选曲池、内庭、丰隆。

51.【参考答案】B

【解析】中风闭证,选水沟、太冲、十二井、丰隆、劳宫。

52.【参考答案】E

【解析】患者属中经络痰热腑实者,故治疗选曲池、内庭、丰隆。

53.【参考答案】A

【解析】本题目属中风中经络,肝阳暴亢证,故选项A较为准确。

54.【参考答案】E

【解析】患者属中经络阴虚风动者,故选择太溪、风池。

55.【参考答案】E

【解析】面瘫的恢复期多数患者均存在身体虚弱,所以应配足三里,可补益气血,濡养经脉。

56.【参考答案】C

【解析】面瘫伴舌麻,味觉减退,除主穴外,还应选取廉泉。

57.【参考答案】C

【解析】面瘫急性期手法不宜过重。

58~59.【参考答案】A B

【解析】本题考查点属于记忆内容,记住即可。

60.【参考答案】B

【解析】本题考查点属于记忆内容,记住即可。

61.【参考答案】B

【解析】患者属瘀血腰痛,应选次髎、膈俞。

62.【参考答案】D

【解析】本题考查点属于记忆内容,记住即可。

63.【参考答案】B

【解析】患者属瘀血腰痛,应选次髎、膈俞。

64.【参考答案】B

【解析】患者属肾虚腰痛,应选肾俞、太溪。

65.【参考答案】C

【解析】治疗腰痛的主穴是大肠俞、阿是穴、委中。

66.【参考答案】C

【解析】患者属寒湿腰痛,治疗除主穴外,还应选取的配穴是命门、腰阳关。

67.【参考答案】A

【解析】患者属于痛痹,治疗除局部取穴外,应加用肾俞、关元。

68.【参考答案】A

【解析】患者属于热痹,治疗除选犊鼻、梁丘、阳陵泉、膝阳关外,还应加大椎、曲池。

69.【参考答案】B

【解析】其经络辨证是手太阴经证。肩前部为手太阴经循行地带。

70.【参考答案】A

【解析】本患属于痛痹,还应选肾俞、关元。

71~72.【参考答案】C D

【解析】着痹配阴陵泉、足三里。热痹配大椎、曲池。

73.【参考答案】B

【解析】痛痹配肾俞、关元。

74.【参考答案】C

【解析】本患属于痛痹,应选肾俞、关元。

75~76.【参考答案】A D

【解析】痿证肺热津伤配尺泽、大椎;湿热浸淫配阴陵泉、内庭。

77.【参考答案】C

【解析】下肢肌肉萎缩,应选阳明经排刺。

78.【参考答案】B

【解析】不寐毫针平补平泻,照海用补法,申脉用泻法。

79.【参考答案】D

【解析】不寐噩梦多配厉兑、隐白。

80.【参考答案】B

【解析】不寐毫针平补平泻,照海用补法,申脉用泻法。

81.【参考答案】C

【解析】本患属心胆气虚,不寐应选心俞、胆俞。

82.【参考答案】C

【解析】本患属风寒感冒,应选列缺、合谷、大椎、太阳、风池。

83.【参考答案】E

【解析】本患属风热感冒,应配曲池、尺泽。

84.【参考答案】E

【解析】本患属风寒感冒,配风门、肺俞。

85.【参考答案】E

【解析】风寒感冒应选列缺、合谷、大椎、太阳、风池。

86～87.【参考答案】B　A

【解析】风热感冒配曲池、尺泽。风寒感冒配风门、肺俞。

88.【参考答案】B

【解析】风寒感冒配风门、肺俞。

89.【参考答案】D

【解析】本题考查常见的病症的辨证、处方。患者咳嗽月余,加重1周,咳引胸胁疼痛,痰少而稠,面赤咽干,舌苔黄少津,脉弦数,可辨证为咳嗽中的肝火烁肺。治疗外感咳嗽可取手太阴、手阳明经穴为主(B错)。治疗咳嗽中的肝火灼肺可取手太阴、足厥阴经穴为主(D对)。治疗咳嗽中的痰湿侵肺可取手足太阴经穴为主(E错)。其他选项均不符合题意(A、C错)。

90～91.【参考答案】A　B

【解析】外感咳嗽的腧穴是肺俞、列缺、合谷。内伤咳嗽的腧穴是肺俞、太渊、三阴交。

92.【参考答案】E

【解析】本题属虚证,故选择E。

93.【参考答案】A

【解析】哮喘实证应选列缺、尺泽、肺俞、中府、定喘。

94.【参考答案】B

【解析】本患属风寒外袭,配风门、合谷。

95.【参考答案】C

【解析】本患属肝气犯胃,配期门、太冲。

96.【参考答案】E

【解析】本患属胃痛胃阴不足证,除应用胃痛主穴,中脘、内关、足三里,还应配三阴交、内庭穴。

97.【参考答案】C

【解析】本患属胃阴不足,配胃俞、三阴交、内庭。

98.【参考答案】D

【解析】瘀血停胃配膈俞、三阴交。

99.【参考答案】A

【解析】本患属寒邪客胃,配上脘、胃俞。

100.【参考答案】A

【解析】呕吐热邪内蕴配合谷、金津、玉液。

101.【参考答案】D

【解析】本题考查点属于记忆内容,记住即可。

102.【参考答案】D

【解析】本患属虚秘,配足三里、脾俞、气海。

103.【参考答案】A

【解析】便秘的主穴是天枢、大肠俞、上巨虚、支沟。

104.【参考答案】B

【解析】气秘配太冲、中脘。

105.【参考答案】A

【解析】本患属热秘,配合谷、曲池。

106.【参考答案】B

【解析】痢疾主穴是天枢、合谷、三阴交、上巨虚。

107～108.【参考答案】A　D

【解析】湿热痢配曲池、内庭。寒湿痢配中脘、气海。

109.【参考答案】A

【解析】本患属气虚,配足三里、脾俞。

110.【参考答案】A

【解析】本患属气虚,配足三里、脾俞。

111.【参考答案】A

【解析】艾灸法:取关元穴,隔姜灸,适用于月经后期。

112.【参考答案】C

【解析】痛经实证主穴是中极、次髎、地机、三阴交。

113.【参考答案】C

【解析】本患属痛经实证,主穴是中极、次髎、地机、三阴交。

114.【参考答案】A

【解析】本患属痛经实证,主穴是中极、次髎、地机、三阴交。

115.【参考答案】D

【解析】本患属痛经实证,主穴是中极、次髎、地机、三阴交。

116.【参考答案】A

【解析】本患属痛经实证,应选的主穴是中极、次髎、地机、三阴交。

117.【参考答案】A

【解析】本患属崩漏虚证,应选气海、三阴交、足三里、百会、脾俞、胃俞。

118.【参考答案】C

【解析】崩漏血热配中极、血海。

119～120.【参考答案】D　E

【解析】崩漏实证应选关元、三阴交、隐白。崩漏虚证应选三阴交、足三里、气海、肾俞。

121～122.【参考答案】D　A

【解析】绝经前后诸证烦躁失眠,配心俞、神门;纳少便溏配中脘、阴陵泉。

123.【参考答案】B

【解析】本患属脾肺气虚,配肺俞、气海、足三里。

124.【参考答案】A

【解析】遗尿主穴选中极、关元、三阴交、膀胱俞。

125.【参考答案】A

【解析】遗尿主穴选中极、关元、三阴交、膀胱俞。

126.【参考答案】A

【解析】遗尿夜梦多配百会、神门。

127.【参考答案】A

【解析】遗尿肾气不足配肾俞、命门、太溪。

128.【参考答案】C

【解析】拔罐法：取神阙穴，选用大号玻璃罐，先留罐 5 分钟，起罐后再拔 5 分钟，如此反复拔 3 次。也可以用闪罐法拔至穴位局部充血。

129.【参考答案】A

【解析】本患属风热犯表，配大椎、风门。

130.【参考答案】A

【解析】肝胆火盛蛇串疮，应选配穴行间、侠溪。

131.【参考答案】D

【解析】本患属蛇串疮肝胆火盛，配行间、侠溪。

132.【参考答案】C

【解析】本患属外邪内侵，配合谷、列缺、风池。

133.【参考答案】C

【解析】本患外邪内侵病在太阳经配申脉、合谷。

134.【参考答案】A

【解析】颈椎病主穴选颈夹脊、天柱、风池、曲池、悬钟、阿是穴。

135.【参考答案】C

【解析】扭伤膝部，治疗除选取阿是穴外，还应选取的主穴是膝眼、膝阳关、梁丘。

136.【参考答案】C

【解析】本患属外感风热，治疗除选取睛明、太阳、合谷、太冲外，还应加配少商、外关。

137.【参考答案】B

【解析】目赤肿痛，主穴为睛明、太阳、风池、合谷、太冲。

138.【参考答案】B

【解析】本题考查点属于记忆内容，记住即可。本患治疗应选取足少阴经穴为主，兼取手太阳经穴。

139.【参考答案】B

【解析】耳鸣耳聋肝胆火盛配行间、丘墟。

140.【参考答案】A

【解析】治疗耳鸣实证，应选取的主穴是翳风、听会、中渚、侠溪。故选择 A。

141.【参考答案】B

【解析】诊断为耳鸣实证，应选取的主穴是翳风、听会、中渚、侠溪。故选择 B。

142.【参考答案】D

【解析】本患属虚火牙痛，治疗除主穴外还应选取的配穴是太溪、行间。故选择 D。

143.【参考答案】D

【解析】本患属虚火牙痛，治疗除主穴外还应选取的配穴是太溪、行间。故选择 D。

144.【参考答案】C

【解析】本患属虚证，治疗应选取的主穴是太溪、照海、列缺、鱼际。故选择 C。

145.【参考答案】C

【解析】本患属虚证，针灸治疗应选取的主穴是太溪、照海、列缺、鱼际。故选择 C。

146.【参考答案】D

【解析】本患属虚证，主穴选太溪、照海、列缺、鱼际。故选择 D。

147.【参考答案】D

【解析】患者属胆绞痛，选取的主穴是胆囊穴、阳陵泉、胆俞、日月。故选择 D。

148.【参考答案】B

【解析】患者属胆绞痛，针灸治疗应选取的主穴是胆囊穴、阳陵泉、胆俞、日月。故选择 B。

149.【参考答案】D

【解析】治疗肾绞痛，主穴选肾俞、膀胱俞、中极、三阴交、阴陵泉。故选择 D。

中西医结合内科学

第一单元　呼吸系统疾病

1~2【参考答案】B　A

【解析】①喘咳不能平卧,咳痰清稀,胸满气憋,面浮,下肢肿,或一身悉肿,腹部胀满有水,尿少,脘痞,纳差,心悸,怕冷,面唇青紫,舌胖质暗,苔白滑,脉沉细滑或结代为阳虚水泛证的特点,治法为温肾健脾,化饮利水。方选真武汤合五苓散加减。②咳嗽喘逆不得卧,气短气急,咳痰稀白量多、呈泡沫状,胸部膨满,口干不欲饮,面色青暗,周身酸楚,头痛,恶寒,无汗,舌体胖大,舌质暗淡,苔白滑,脉浮紧为外寒里饮证的特点,治法为温肺散寒,涤痰降逆。方选小青龙汤加减。故1题选择B,2题选择A。

3.【参考答案】A

【解析】慢性阻塞性肺疾病外寒里饮证的治法是"温肺散寒,涤痰降逆",故选择A。

4.【参考答案】A

【解析】发生低氧血症者可鼻导管吸氧,或通过文丘里面罩吸氧。一般吸入氧浓度为$28\%\sim30\%$,应避免吸入氧浓度过高而引起二氧化碳潴留,故选择A。

5.【参考答案】C

【解析】做出COPD的诊断需要进行肺功能检查,吸入支气管扩张剂后FEV1/FVC<70%表明存在气流受限,即可诊断COPD,故选择C。A选项对COPD诊断特异性不高,主要作为确定肺部并发症及其他肺疾病鉴别之用;B、D选项对有疑问病例的鉴别诊断有一定意义,但不作为确诊依据;E选项对判定低氧血症、酸碱平衡失调以及判断呼吸衰竭有重要价值。

6.【参考答案】D

【解析】慢性阻塞性肺疾病痰热郁肺证的中医治法是"清热化痰,宣肺平喘",方用桑白皮汤或越婢加半夏汤加减,故选择D。

7.【参考答案】B

【解析】本病多有宿痰内伏于肺,由于复感外邪、饮食、情志、劳倦等,诱动内伏之伏痰,致痰阻气道,痰随气升,气因痰阻,壅塞气道,肺管挛急狭窄,气道不利而发病,故选择B。

8.【参考答案】E

【解析】哮喘持续状态是指哮喘发作严重,时间持续在24小时以上,故选择E。

9.【参考答案】C

【解析】反复发作性的呼气性呼吸困难伴有哮鸣音为哮喘的主要特征,故选择C。

10.【参考答案】C

【解析】患者,女,正在超市购物时突然发生呼吸困难,喘息,胸闷。根据支气管哮喘的常见症状是发作性的喘息、气急、胸闷或咳嗽等症状,少数患者还可能以胸痛为主要表现,通常是发作性的可以诊断,故选择C。

11.【参考答案】A

【解析】患者喘憋加重并且伴有意识模糊,$PaCO_2\geqslant45\ mmHg$,应立即采用机械通气治疗,故选择A。

12.【参考答案】A

【解析】治疗支气管哮喘最常用的白三烯受体拮抗剂是孟鲁司特、扎鲁司特,故选择A。

13.【参考答案】E

【解析】患者口不渴,形寒怕冷,舌苔白滑,脉浮紧,为哮喘的冷哮证,代表方剂是射干麻黄汤,治法是宣肺散寒,化痰平喘;氨茶碱可扩张支气管平喘,故选择E。

14.【参考答案】C

【解析】缓解哮喘发作的药物主要作用为舒张支气管,首选吸入法,因药物吸入气道直接作用于呼吸道,局部浓度高且作用迅速,所用剂量较小,全身性不良反应少,临床常用沙丁胺醇,故选择C。

15.【参考答案】A

【解析】呼吸急促,喉中哮鸣有声,胸膈满闷如窒,咳不甚,咳吐不爽,痰稀薄色白,面色晦滞,口不渴或渴喜热饮,天冷或受寒易发,形寒畏冷,初起多兼恶寒、发热、头痛等表证,舌苔白滑,脉弦紧或浮紧为支气管哮喘寒哮证的特点,治法以温肺散寒、化痰平喘,方选射干麻黄汤加减,故选择 A。

16.【参考答案】D

【解析】气粗息涌,咳呛阵作,喉中哮鸣,胸高胁胀,烦闷不安,汗出,口渴喜饮,面赤口苦,咳痰色黄或色白,黏浊稠厚,咳吐不利,舌质红,苔黄腻,脉滑数或弦滑为支气管哮喘热哮证的特点,治法以清热宣肺、化痰定喘,方选定喘汤加减,故选择 D。

17.【参考答案】E

【解析】支气管舒张试验阳性,FEV1 增加≥12%,且 FEV1 增加绝对值≥200 mL,故选择 E。

18.【参考答案】A

【解析】支气管哮喘是由多种细胞和细胞组分参与的气道慢性炎症性疾病,故选择 A。

19.【参考答案】C

【解析】倦怠无力,食少便溏,面色萎黄无华,痰多而黏,咳吐不爽,胸膈满闷,恶心纳呆,或食油腻易腹泻,每因饮食不当而诱发,舌质淡,苔白滑或腻,脉细弱为支气管哮喘缓解期脾虚证的特点,治法健脾化痰,方选六君子汤加减,故选择 C。

20～21【参考答案】A C

【解析】氨茶碱治疗量时少数人出现失眠、烦躁不安,剂量过大可引起头痛、谵妄甚至惊厥等严重反应,故20题选择 A。稳定肥大细胞膜,阻止其释放介质,对巨噬细胞、嗜酸性粒细胞及单核细胞的介质释放有选择性抑制作用,故21题选择 C。

22～23【参考答案】C A

【解析】本病属外感病,病位在肺,与心、肝、肾关系密切。病分虚、实两类,以实者居多。外邪内侵,邪郁于肺,化热、生痰、酿毒,三者互结于肺,发为本病,故22题选择 C。支气管炎咳的主要病机是外感和内伤引起肺失宣肃,肺气上逆而致病,故23题选择 A。

24.【参考答案】D

【解析】恶寒,高热,咳嗽,胸痛,X线胸片示右上肺大片片状阴影,呈肺段分布,白细胞 21×10^9/L,为肺炎链球菌肺炎典型体征,故选择 D。

25.【参考答案】B

【解析】患者高热,胸痛,X线检查右肺中部肺实变为肺炎链球菌肺炎的典型特征,故选择 B。

26.【参考答案】C

【解析】肺炎链球菌肺炎首选青霉素G,对青霉素过敏者,可用大环内酯类,如红霉素或罗红霉素,亦可用喹诺酮类药物口服或静脉滴注,故选择 C。

27.【参考答案】A

【解析】患者,高热,胸痛,咯铁锈色痰入院,急性热病病容,体温40℃,脉搏102次/分,X线胸片示左上肺大片片状阴影,白细胞 19×10^9/L,可诊断为大叶性肺炎风热犯肺证,治法为疏风清热、化痰止咳,方用麻杏石甘汤加减。对于大叶性肺炎一经诊断即应给予抗菌药物治疗,首选青霉素G,故选择 A。

28.【参考答案】C

【解析】咳嗽气促,痰声辘辘,烦躁,神昏谵语,高热不退,甚则四肢厥冷,舌红绛,苔黄而干,脉细滑数为肺炎热闭心神证,治法是清热解毒、化痰开窍,方选清营汤加减。支原体肺炎治疗首选大环内酯类,如红霉素等。故选择 C。

29.【参考答案】E

【解析】干咳少痰,气短神疲,身热,手足心热,盗汗,心胸烦闷,口渴欲饮,舌红,苔薄黄,脉细数,为正虚邪恋证。治法是益气养阴、润肺化痰,方选竹叶石膏汤加减,故选择 E。

30.【参考答案】E

【解析】肺炎球菌肺炎邪犯肺卫证治法是疏风清热、宣肺止咳,方选三拗汤或桑菊饮加减。故选择 E。

31.【参考答案】E

【解析】持久的阵发性刺激性呛咳为肺炎支原体肺炎的突出症状,无痰或偶有少量黏痰或少量脓性痰,可有痰中带血丝,故选择 E。

32.【参考答案】E

【解析】咳嗽,咳痰黄稠或咳铁锈色痰,呼吸气促,高热不退,胸膈痞满,按之疼痛,口渴烦躁,小便黄赤,大便干燥,舌红苔黄,脉洪数或滑数为肺炎痰热壅肺证的特点,治法清热化痰,宽胸止咳;方选麻杏石甘汤合千金苇茎汤加减,故选择 E。

33.【参考答案】D

【解析】葡萄球菌肺炎常呈大叶性分布,肺组织可有肺叶或肺段化脓性炎症或多发性脓肿,炎症和脓肿消散后,可形成肺大泡或囊状气肿,气肿破溃可形成气胸或脓气胸,故选择 D。

34.【参考答案】B

【解析】在我国肺部疾病中,临床上最常伴有咯血的疾病是肺结核,故选择 B。

35.【参考答案】C

【解析】发热为肺结核最常见的全身性中毒症状,表现为长期低热,多见于午后,故选择 C。

36.【参考答案】A

【解析】干咳少痰,痰中带血,潮热盗汗,身体逐渐消瘦,为肺痨的典型症状,故选择 A。

37.【参考答案】B

【解析】肺结核病的化疗原则是早期、联合、适量、规律、全程,故选择 B。

38.【参考答案】D

【解析】患者咳痰色白,潮热,盗汗,声嘶,即为阴虚的表现;唇紫肢冷,形寒,即为阳虚的表现。故本题为肺痨阴阳两虚证,方予补天大造丸,故选择 D。

39.【参考答案】A

【解析】患者面白神疲,气短声怯,倦怠乏力,舌质光红,苔剥,脉细数无力为肺痨气阴耗伤证,治法是益气养阴,方选保真汤加减,故选择 A。

40.【参考答案】E

【解析】肺痨阴阳两虚证的中医治法是滋阴补阳,故选择 E。

41.【参考答案】D

【解析】结核分枝杆菌检查是确诊肺结核病的主要方法,也是制订化疗方案和考核治疗效果的主要依据,故选择 D。

42.【参考答案】A

【解析】中医学认为肺癌发生是由于正气虚弱,脏腑气血阴阳失调,导致邪毒内侵,肺失治节,宣降失司,气机不利,血行不畅,为痰为饮,瘀阻络脉,日久形成肺部积块,故选择 A。

43.【参考答案】C　　【考点】肺痨的影像学检查

【解析】略。

44.【参考答案】C　　【考点】肺癌的临床表现

【解析】患者,男,51 岁,有吸烟史 23 年,咳嗽痰中带血伴有四肢关节疼痛及杵状指(副癌综合征),X 线显示右肺上叶肺不张提示肺癌的可能性大,故选择 C。

45.【参考答案】B

【解析】原发癌肿尚局限在肺内,尚未发生远处转移的病例,以外科手术治疗为主,故选择 B。

46.【参考答案】D

【解析】纤维支气管镜检查是诊断肺癌的主要方法,对确定病变性质、范围,明确手术指征与方式有一定帮助,故选择 D。

47.【参考答案】C

【解析】唇甲紫暗,咯痰不爽,胸痛气急,舌有瘀点,脉弦为气滞血瘀证的特点,治法活血散瘀,行气化滞;方选血府逐瘀汤加减。故选择 C。

48~49【参考答案】A　C

【解析】肺癌痰湿毒蕴证治法是祛湿化痰,清热解毒;方选导痰汤加减,故 48 题选择 A。肺癌气阴两虚证治法是益气养阴,化痰散结;方选沙参麦冬汤加减,亦可选用大补元煎、生脉散、麦味地黄丸加减,故 49 题选择 C。

50.【参考答案】C

【解析】原发性支气管肺癌阴虚毒热证治法是养阴清热,解毒散结;方选沙参麦冬汤合五味消毒饮,故选择 C。

51.【参考答案】E

【解析】患者,咳痰带血三月余,经治疗效果不佳,有吸烟史20年,查体可见杵状指,X线示:肺门类圆型阴影,边缘毛糙,右肺上叶肺不张,均为肺癌的症状,故选择E。

52.【参考答案】A

【解析】血府逐瘀汤主治胸中血瘀证,故选择A。

53.【参考答案】C

【解析】原发性支气管肺癌的中医基本病机是正气虚弱,毒恋肺脏瘀阻络脉,久成癥积,故选择C。

54.【参考答案】D

【解析】中央型肺癌X线检查的直接征象是一侧肺门肿块,故选择D;局限性肺气肿、肺不张、阻塞性肺炎和继发性肺脓肿等则是支气管完全或部分阻塞而形成的间接征象。

55.【参考答案】E　【考点】肺胀的常见临床表现

【解析】唇暗舌紫,脉结代为慢性呼吸衰竭的特征,故选择E。

56.【参考答案】D

【解析】肺心病出现神志改变,考虑并发肺性脑病,故选择D。

57.【参考答案】C

【解析】肺动脉高压早期的X线表现为右下肺动脉干扩张,其横径≥15 mm;其横径与气管横径之比值≥1.07;肺动脉段明显突出,或其高度≥3 mm;右心室肥大征。故选择C。

58.【参考答案】C

【解析】本病病位在肺、脾、肾、心,属本虚表实之证。早期表现为肺、脾、肾三脏气虚,后期则心肾阳虚,外邪侵袭、热毒、痰浊、瘀血、水停为标。没有肝郁气滞,故选择C。

59～60【参考答案】E　B

【解析】慢性肺心病,呼吸浅短,声低气怯,张口抬肩,倚息不能平卧,心慌,形寒,汗出,舌淡紫,脉沉细微无力属于肺肾气虚,治疗首选补肺汤加减,故59题选择E。咳喘无力,气短难续,咳痰不爽,面色晦暗,心慌,唇甲发紫,神疲乏力,舌淡黯,脉沉细涩无力,是气虚不能推动血行而导致的瘀血,治疗应首选生脉散合血府逐瘀汤,故60题选择B。

61.【参考答案】D

【解析】咳嗽痰多,色白黏腻,短气喘息,脘痞纳少,倦怠乏力,舌质淡,苔薄腻,脉滑为痰浊壅肺证,故选择D。

62.【参考答案】E

【解析】神志恍惚,谵语,烦躁不安,撮空理线,表情淡漠,嗜睡,昏迷,或肢体瞤动,抽搐,咳逆,喘促,咳痰不爽,苔白腻或淡黄腻,舌质暗红或淡紫,脉细滑数为慢性肺源性心脏病痰蒙神窍证,治法是涤痰开窍,息风止痉;方选涤痰汤加减,另服安宫牛黄丸或至宝丹,故选择E。

63.【参考答案】B

【解析】慢性肺源性心脏病急性期痰浊壅肺证的中医治法是健脾益肺,化痰降气;方选苏子降气汤加减。故选择B。

64.【参考答案】A

【解析】肺性脑病是慢性肺、胸疾病伴有呼吸功能衰竭,出现缺氧、二氧化碳潴留而引起精神障碍、神经症状的一种综合征,为肺源性心脏病死亡的首要原因,故选择A。

65.【参考答案】B

【解析】肺性脑病是慢性肺、胸疾病伴有呼吸功能衰竭,出现缺氧、二氧化碳潴留而引起精神障碍、神经症状的一种综合征,为肺源性心脏病死亡的首要原因,故选择B。

66.【参考答案】D

【解析】神志恍惚,谵语,抽搐,烦躁不安,略痰不爽,舌质淡紫,苔白腻,脉细滑数属于痰蒙神窍证,治疗应首选涤痰汤合至宝丹,故选择D。

67.【参考答案】D

【解析】慢性呼吸衰竭失代偿者缺O_2伴CO_2潴留是通气不足的后果,由于高碳酸血症的慢性呼衰患者的呼吸中枢化学感受器对CO_2反应性差,呼吸的维持主要靠低氧血症对颈动脉窦、主动脉体的化学感受器的驱动作用。若吸入高浓度氧,则PaO_2迅速上升,使外周化学感受器失去低氧血症的刺激,患者的呼吸变慢变浅,PaO_2随之上升,严重时可陷入CO_2麻醉状态,故选择D。

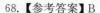

68.【参考答案】B

【解析】呼吸短浅难续,甚则张口抬肩,不能平卧,胸满气短,心悸,咳嗽,痰白如沫,咳吐不利,形寒汗出,舌淡或暗紫,苔白润,脉沉细无力或结代为慢性呼吸衰竭的肺肾气虚证,治法是补益肺肾,纳气平喘;方选补肺汤合参蛤散加减。故选择 B。

69.【参考答案】B

【解析】患者神志恍惚,谵语,烦躁不安,嗜睡,颜面发绀,舌紫暗,舌苔白腻,脉滑数属于痰蒙神窍证;$PaO_2 < 60\ mmHg$,$PaCO_2 > 50\ mmHg$,可诊断为II型呼衰,故选择 B。

第二单元　循环系统疾病

1.【参考答案】C

【解析】急性肺水肿的临床表现是:突发的严重呼吸困难、端坐呼吸、喘息不止、烦躁不安并有恐惧感,呼吸频率可达 30~50 次/分;频繁咳嗽并咯出大量粉红色泡沫样血痰,故选择 C。

2.【参考答案】D

【解析】急性左心衰的药物治疗应当首选镇静剂,主要应用吗啡,故选择 D。

3.【参考答案】B　**【考点】**急性左心衰竭严重程度分级

【解析】Killip 法根据临床和血流动力学状态来分级:①I级:无心衰。②II级:有心衰,两肺中下部有湿啰音,占肺野下 1/2,可闻及奔马律,X 线胸片有肺淤血。③III级:严重心衰,有肺水肿,细湿啰音遍布两肺(超过肺野下 1/2)。④IV级:心源性休克,低血压(收缩压 90 mmHg),紫绀,出汗,少尿。故选择 B。

4.【参考答案】A

【解析】夜间阵发性呼吸困难是左心衰竭的典型表现,故选择 A;颈静脉充盈、下垂性水肿、浆膜腔积液及肝肿大是右心衰的表现。

5.【参考答案】D

【解析】右心功能不全以体循环静脉瘀血的表现为主。体循环静脉瘀血体征如颈静脉怒张和肝-颈静脉返流征阳性,下垂部位凹陷性水肿等,以颈静脉怒张较早出现,故选择 D。

6.【参考答案】E

【解析】患者有高血压病史 20 年,2 年来经常喘息,今日反复熟睡中阵发性呼吸困难,坐起后缓解,可以诊断为慢性左心衰。根据心悸气短,形寒肢冷,尿少,下肢浮肿,舌苔暗白滑,脉细,辨证为阳虚饮停证,故选择 E。

7.【参考答案】E

【解析】心电图 II 导联 P 波高尖,≥0.25 mV,多见于右心房肥大,故选择 E。

8.【参考答案】A

【解析】患者反复咳、痰、喘 10 年,两肺闻及湿啰音,肝肋下 3 cm,肝颈静脉反流征阳性,双下肢凹陷性水肿,应首先考虑右心衰竭,故选择 A。

9.【参考答案】D

【解析】患者,男,患高血压病 8 年,突发气促,端坐呼吸,咯吐粉红色泡沫痰,双肺广泛水泡音,血压 160/90 mmHg,考虑为急性左心衰,治疗应首选镇静剂——吗啡,故选择 D。

10.【参考答案】B

【解析】患者心悸气短,不能平卧,咳吐泡沫痰,乏力,身寒肢冷,尿少,浮肿,面暗,舌红少苔,脉结代为心肾阳虚证,治宜温补心肾,方选桂枝甘草龙骨牡蛎汤合金匮肾气丸,故选择 B。

11.【参考答案】D

【解析】治疗心力衰竭心肺气虚证,治以补益心肺;方养心汤合补肺汤加减,故选择 D。

12.【参考答案】D

【解析】治疗心力衰竭心肾阳虚证,治以温补心肾;方选桂枝甘草龙骨牡蛎汤合金匮肾气丸加减,故选择 D。

13.【参考答案】E

【解析】BNP/NT - proBNP 作为心衰的生物标志物,对急性左心衰诊断和鉴别诊断有肯定的价值,对患者的危险分层和预后评估有一定的临床价值,故选择 E。

14.【参考答案】A

【解析】禁用利尿剂、吗啡和硝酸甘油等血管扩张剂,以避免进一步降低右心室充盈压,故选择 A。

15.【参考答案】E

【解析】左心衰竭最早出现的症状是劳力性呼吸困难,故选择 E。

16.【参考答案】C

【解析】心力衰竭痰饮阻肺证的治法是宣肺化痰,蠲饮平喘;方选三子养亲汤合真武汤加减,故选择 C。

17.【参考答案】C

【解析】患者高血压病 15 年,近半年出现活动气急伴尿少肢肿,两下肺闻及细湿啰音,肝-颈静脉反流征(+)、踝部凹陷性水肿,考虑为慢性心力衰竭;心悸,喘息不能平卧,形寒肢冷,尿少便溏,舌淡胖,苔白滑,脉细数为阳虚饮停证,故选择 C。

18~19【参考答案】A C

【解析】急性心肌梗死后,一旦发现室性期前收缩或室速,立即用利多卡因 50~100 mg 静脉注射,故 18 题选择 A。19 题略。

20.【参考答案】A

【解析】永久性房颤一般需用药物控制心室率,常用药物是 β 受体阻滞剂,故选择 A。

21.【参考答案】A

【解析】无器质性心脏病亦无明显症状的室性期前收缩,不必使用抗心律失常药物,故选择 A。

22.【参考答案】D

【解析】治疗快速心律失常痰火扰心证,治以清热化痰,宁心安神;方选黄连温胆汤加减,故选择 D。

23.【参考答案】E

【解析】治疗快速心律失常心神不宁证,治以镇惊定志,养心安神;方选安神定志丸加减,故选择 E。

24.【参考答案】E

【解析】有器质性心脏病或有明确诱因应首先给以针对性治疗,如伴有血流动力学障碍的持续性室性心动过速,如患者已发生低血压、休克、心绞痛、充血性心力衰竭或脑血流灌注不足,无论是否有器质性心脏病,应迅速施行直流电复律,故选择 E。

25.【参考答案】C

【解析】治疗窦性心动过速应首选 β 受体阻滞剂,故选择 C;不能使用 β 受体阻滞剂时,可选用维拉帕米或地尔硫卓。

26.【参考答案】B

【解析】虚烦不寐,触事易惊,终日惕惕,气短自汗,倦怠乏力,舌淡,脉弦细为心神不宁证;治以镇惊定志,养心安神;方选安神定志丸合酸枣仁汤加减,故选择 B。

27~28【参考答案】D B

【解析】Ⅲ度房室传导阻滞心电图表现为窦性 P 波,P-P 间隔一般规则;P 波与 QRS 波群无固定关系;心房速率快于心室率;心室率由交界区或心室自主搏点维持,故 27 题选择 D。Ⅱ度Ⅱ型心电图表现为 P-R 间期固定(正常或延长);P 波突然不能下传而 QRS 波脱漏,故 28 题选择 B。

29.【参考答案】A

【解析】伴有临床症状的任何水平的完全或高度房室传导阻滞应安装临时心脏起搏器,故选择 A。

30.【参考答案】E

【解析】治疗心律失常气阴两虚证,治以益气养阴,养心通脉;方选炙甘草汤加减,故选择 E。

31.【参考答案】C

【解析】治疗缓慢性心律失常心阳不足证,治以温补心阳,通脉定悸;方选人参四逆汤合桂枝甘草龙骨牡蛎汤加减,故选择 C。

32.【参考答案】B

【解析】慢性心律失常心肾阳虚证,治以温补心肾,温阳利水;方选参附汤合真武汤加减,故选择 B。

33.【参考答案】D 【考点】房室传导阻滞的西医治疗

【解析】Ⅱ度Ⅱ型与Ⅲ度房室传导阻滞如心室率显著缓慢,伴有血流动力学障碍,甚至阿-斯综合征发作,应给予治疗:阿托品 0.5~1 mg 静脉注射;异丙肾上腺素 1~4 μg/min 静脉点滴,将心室率控制在 50~70 次/分。故选择 D。

34.【参考答案】B

【解析】缓慢性心律失常病位在心,发生发展与肝、脾、肾、肺密切相关。本病的病理性质主要有虚实两方面。虚者为气、血、阴、阳亏损,使心失濡养,而致心动过缓;实者多由痰浊痹阻或心血瘀阻、气血运行不畅所致,故选择 B。

35.【参考答案】D

【解析】心悸气短、动则加剧,汗出倦怠,面色苍白,形寒肢冷,舌淡苔白,脉沉细而数为缓慢性心律失常心阳不足证,治以温补心阳,通脉定悸;方选人参四逆汤合桂甘龙牡汤加减,故选择 D。

36.【参考答案】E

【解析】心脏呼吸骤停的临床表现为意识突然丧失、呼吸停止、大动脉搏动消失、心音消失、瞳孔扩大,故选择 E。

37.【参考答案】C

【解析】胸外心脏按压的部位是胸骨中、下 1/3 交界处或两乳头连线与胸骨交点,故选择 C。

38.【参考答案】B

【解析】略。

39.【参考答案】C

【解析】心脏骤停元阳暴脱证的中医治法是回阳固脱,故选择 C;方选独参汤或四味回阳饮加减。

40.【参考答案】D

【解析】心室颤动最多见,心电图上出现心室颤动或扑动波,故选择 D。

41.【参考答案】A

【解析】心脏性猝死 80% 由冠心病及其并发症引起,故选择 A。

42.【参考答案】A

【解析】高血压病发病主要与肝、脾、肾等脏腑关系密切;病因为情志失调、饮食不节、久病劳伤、先天禀赋不足等;主要病理环节为风、火、痰、瘀、虚,病机性质为本虚标实,肝肾阴虚为本,肝阳上亢、痰浊内蕴为标,故选择 A。

43.【参考答案】E

【解析】高血压病主要病理环节为风、火、痰、瘀、虚,病机性质为本虚标实,故选择 E。

44.【参考答案】D 　　【考点】高血压分级

【解析】略。

45.【参考答案】E

【解析】血管紧张素转换酶抑制剂的禁忌证是高血钾症、妊娠妇女和双侧肾动脉狭窄患者禁用,肌酐≥265 mmol/L 禁用,故选择 E。

46.【参考答案】B

【解析】利血平易引起胃酸分泌过多、腹痛、腹泻、心动过缓等副交感功能相对亢进的症状,因此,消化性溃疡及精神抑郁患者禁用,故选择 B。

47.【参考答案】C

【解析】患者眩晕头痛,腰膝痿软,耳鸣多梦,心烦易怒,口苦咽干,手足心热,舌红少苔,脉弦细数为肝肾阴虚证,故选择 C;治以滋补肝肾,平潜肝阳,方选杞菊地黄丸加减。

48～49【参考答案】B　C

【解析】原发性高血压痰湿内盛证治以祛痰降浊,方选半夏白术天麻汤加减,故 48 题选择 B。心绞痛痰浊闭阻证治以通阳泄浊,豁痰开痹;方选瓜蒌薤白半夏汤合涤痰汤,故 49 题选择 C。

50.【参考答案】C

【解析】联合治疗方案推荐参考如下,故选择 C。

联合治疗方案推荐参考

优先推荐	一般推荐	不常规推荐
D－CCB＋ARB	利尿剂＋β受体阻滞剂	ACEI＋β受体阻滞剂
D－CCB＋ACEI	α受体阻滞剂＋β受体阻滞剂	ARB＋β受体阻滞剂
ARB＋噻嗪类利尿剂	D－CCB＋保钾利尿剂	ACEI＋ARB
ACEI＋噻嗪类利尿剂	噻嗪类利尿剂＋保钾利尿剂	中枢作用药＋β受体阻滞剂
D－CCB＋噻嗪类利尿剂		
D－CCB＋β受体阻滞剂		

注:D－CCB:二氢吡啶类钙通道阻滞剂;ACEI:血管紧张素转换酶抑制剂;ARB:血管紧张素受体拮抗剂。

51.【参考答案】A

【解析】α受体拮抗剂不作为一般高血压治疗的首选药,适用于高血压伴前列腺增生患者,也用于难治性高血压患者的治疗,故选择 A。

52.【参考答案】B 【考点】降压药物种类及作用特点

【解析】β受体阻滞剂适用于各种不同严重程度高血压,尤其是心率较快的中、青年患者或合并心绞痛患者。常用的有美托洛尔、阿替洛尔、比索洛尔等,故选择 B。

53.【参考答案】B

【解析】钙通道阻滞剂分为二氢吡啶类和非二氢吡啶类,前者以硝苯地平为代表,后者有维拉帕米和地尔硫卓,适用于各种不同程度的高血压,尤其适用于老年高血压、单纯收缩期高血压,伴稳定性心绞痛、冠状动脉或颈动脉粥样硬化及周围血管病患者,故选择 B。

54.【参考答案】C

【解析】高血压危象发生时,出现头痛、烦躁、眩晕、恶心、呕吐、心悸、气急及视力模糊等严重症状,以及伴有痉挛动脉(椎-基底动脉、颈内动脉、视网膜动脉、冠状动脉等)累及相应的靶器官缺血症状,故选择 C。

55.【参考答案】B

【解析】血管紧张素转换酶抑制剂的禁忌证是高血钾症、妊娠妇女和双侧肾动脉狭窄患者禁用,肌酐>265 mmol/L 禁用,故选择 B。

56.【参考答案】E

【解析】冠状动脉造影对冠心病具有确诊价值,心电图是诊断心绞痛最常用的检查方法,超声心动图可显示心绞痛发作时有节段性室壁收缩活动减弱。冠状 CT 造影为显示冠状动脉病变及形态的无创检查方法,有较高阴性预测价值,故选择 E。

57.【参考答案】D

【解析】心绞痛疼痛在 3~5 分钟内消失,很少超过 15 分钟,故选择 D。

58.【参考答案】B

【解析】心绞痛发作时休息或舌下含用硝酸甘油能在几分钟内缓解,故选择 B。

59.【参考答案】D

【解析】变异性心绞痛是休息或一般活动时发生的心绞痛,发作时心电图显示 ST 段暂时性抬高,故选择 D。

60.【参考答案】D

【解析】较重的发作可使用作用较快的硝酸酯制剂,如硝酸甘油,可用 0.3~0.6 mg,置于舌下含化,迅速为唾液所溶解而吸收,1~2 分钟即开始起作用,约半小时后作用消失。对 92% 的患者有效,其中 76% 的患者在 3 分钟内见效。故选择 D。

61.【参考答案】B

【解析】胸闷胸痛反复发作,心悸少寐,气短乏力,五心烦热,汗多口干,眩晕耳鸣,两颧潮红,舌红少苔,脉细数无力为气阴两虚,心电图示Ⅱ、Ⅲ、aVF 导联 S-T 段下移,T 波倒置可诊断为心绞痛,故选择 B。

62.【参考答案】C

【解析】反复发作胸闷胸痛,痰多白黏,纳呆,脘胀,形寒肢冷,舌苔白腻,脉弦滑为寒痰痹阻。心电图 V3、V4、V5、V6 导联 S-T 段下移,T 波倒置为心绞痛的心电图特征。故选择 C。

63.【参考答案】D

【解析】心绞痛气虚血瘀证治以益气活血,通脉止痛;方选补阳还五汤加减,故选择 D。

64.【参考答案】C

【解析】略。

65~66【参考答案】A C

【解析】心绞痛的疼痛性质是压迫、发闷或紧缩感,也可有烧灼感,故 65 题选择 A。食管炎的疼痛性质是烧灼样痛,进食时发作或加剧,故 66 题选择 C。

67.【参考答案】B

【解析】心律失常以 24 小时内最多见,以室性心律失常最多,尤其是室性期前收缩。室颤是 AMI 早期,特别是入院前主要的死因,故选择 B。

68.【参考答案】E

【解析】心肌梗死心电图定位诊断如下,故选择 E。

心肌梗死心电图定位诊断

部位	特征性心电图改变导联
前间壁	V1～V3
前壁	V3～V5
广泛前壁	V1～V6
下壁	Ⅱ、Ⅲ、aVF
高侧壁	Ⅰ、aVL
正后壁	V7～V8
右心室	V3R～V5

69.【参考答案】C

【解析】根据体征和既往史,其死因最大的可能是急性心肌梗死,故选择 C。A 选项需要有感染体征;B 选项既往需有高血压病史或血压升高的症状;D 选项需有心肌酶等客观检查支持;E 选项需有 CT 等客观检查及体征支持。

70.【参考答案】A

【解析】胸闷心痛,持续难解,动则加重,神疲乏力,气短懒言,心悸自汗,舌体胖大,有齿痕,舌质暗淡,苔薄白,脉细弱无力或结代为气虚血瘀证;治以益气活血,通脉止痛。方选补阳还五汤加减,故选择 A。

71.【参考答案】E

【解析】气虚则无以行血,阴虚则脉络不利,均可使血行不畅,故见胸闷疼痛。虚不耐劳,心脉失养,故动则心悸不宁,气短乏力。心阴虚则心烦少寐,肾阴虚则耳鸣腰酸。舌红少苔,脉细数。中医诊断为胸痹,气阴两虚证,应治以益气滋阴,通脉止痛;方用生脉散合左归饮加减,故选择 E。

72.【参考答案】B

【解析】心胸疼痛,如刺如绞,痛有定处,入夜为甚,甚则心痛彻背,背痛彻心,伴有胸闷,日久不愈,舌质紫暗,有瘀斑,苔薄,脉弦涩为心血瘀阻证,治以活血化瘀,通脉止痛;方选血府逐瘀汤加减,故选择 B。

73.【参考答案】B

【解析】真心痛痰瘀互结证治以豁痰活血,理气止痛,方选瓜蒌薤白半夏汤合桃红四物汤加减,故选择 B。

74.【参考答案】E

【解析】室性心律失常反复可用胺碘酮治疗,故选择 E。

75.【参考答案】E

【解析】心肌梗死心阳欲脱证治以回阳救逆,益气固脱;方选参附龙牡汤加减,故选择 E。

76.【参考答案】A

【解析】V3～V5 异常 Q 波,伴 T 波双向,为局限前壁;胸闷心痛,动则加重,神疲乏力,气短懒言,心悸自汗,舌胖色暗,苔薄白,脉细无力为气虚血瘀证,故选择 A。

77～78【参考答案】B D

【解析】心肌梗死的中医病机是心脉瘀阻不通,心失所养。病性本虚标实,本虚是气虚、阳虚、阴虚,以心气虚为主,故 77 题选择 B;标实为寒凝、气滞、血瘀、痰阻,以血瘀为主,故 77 题选择 B。原发性高血压的中医病机是本虚标实,肝肾阴虚为本,肝阳上亢、痰浊内蕴为标,故 78 题选择 D。

79.【参考答案】B

【解析】风湿性心脏瓣膜病并发栓塞,最常见于二尖瓣狭窄伴房颤病人,故选择 B。左房扩张和淤血有利于左房血栓形成,脱落后可引起动脉栓塞,其中以脑栓塞最多见。心房颤动和右心衰竭时,在周围静脉、右房可形成血栓,脱落后造成肺动脉栓塞。

80.【参考答案】E

【解析】基本病机为正虚邪入,痹阻心脉。正虚主要为心肺气虚,渐损心阳。邪实初起多为风寒湿热外侵,以邪痹肌腠、筋脉及骨节为主,故选择 E。

81～82【参考答案】A D 【考点】风湿性心脏瓣膜病的中医病因病机

【解析】略。

83~84【参考答案】D　C

【解析】主动脉瓣狭窄触诊心尖搏动向左下移位,呈抬举性,主动脉瓣区可出现收缩期震颤,故83题选择D。室间隔缺损为全收缩期杂音,在胸骨左缘第4肋间最清楚,不向腋下传导,常伴胸骨旁收缩期震颤,故84题选择C。

心脏常见震颤的临床意义

时　期	部　位	临床意义
收缩期	胸骨右缘第2肋间	主动脉瓣狭窄
	胸骨左缘第2肋间	肺动脉瓣狭窄
	胸骨左缘第3、4肋间	室间隔缺损
舒张期	心尖部	二尖瓣狭窄
连续性	胸骨左缘第2肋间及其附近	动脉导管未闭

85.【参考答案】D

【解析】风湿性心脏病并发心律失常以心房颤动最常见,房颤占风心病患者的30%~40%,尤其是二尖瓣狭窄和左房明显扩大者,故选择D。

86.【参考答案】B

【解析】风湿性心脏瓣膜病气阴两虚证治以益气养阴,宁心复脉;方选炙甘草汤加味,故选择B。

87.【参考答案】E

【解析】风湿性心脏瓣膜病阳虚水泛证的治法是温肾助阳,泻肺行水,故选择E;方选真武汤合葶苈大枣泻肺汤加减。

88.【参考答案】C

【解析】患者,男,52岁。心前区不适5年。查体:心界向左下扩大,胸骨左缘3、4肋间闻及舒张期叹气样杂音,向心尖部传导,考虑为主动脉瓣关闭不全,超声心动图可明确诊断,故选择C。

89.【参考答案】E

【解析】感染性心内膜炎多见于风心病早期,尤其是二尖瓣关闭不全和主动脉瓣关闭不全患者,故选择E。

90~91【参考答案】C　B

【解析】交替脉为一种节律正常而强弱交替的脉搏,为左室衰竭的重要体征,故90题选择C。奇脉是指吸气时脉搏明显减弱或消失的现象,常见于心包积液和缩窄性心包炎、重症哮喘,故91题选择B。

92.【参考答案】D　　【考点】病毒性心肌炎的诊断

【解析】根据症状体征,心肌酶增高可确诊,故选择D。

第三单元　消化系统疾病

1.【参考答案】D

【解析】患者进食冷饮后胃脘暴痛,尿淀粉酶、腹部B超均正常,考虑急性胃炎,得热痛减,喜热饮食,舌淡,苔白,脉弦紧,属于实寒之寒邪客胃证,故选择D。

2.【参考答案】C

【解析】A型萎缩性胃炎胃体黏膜萎缩,与自身免疫有关;自身免疫引起的胃炎以富含壁细胞的胃体黏膜萎缩为主,可伴有其他自身免疫病。血清抗胃壁细胞抗体、内因子抗体及维生素B_{12}水平测定有助于诊断,故选择C。

3.【参考答案】A

【解析】浅表性胃炎胃镜下可见黏膜充血、色泽较红、边缘模糊,多为局限性,水肿与充血区共存,形成红白相间征象,故选择A。

4.【参考答案】A

【解析】幽门螺杆菌感染是引起慢性胃炎的最主要病因,故根除幽门螺杆菌感染可改善胃黏膜组织学、预防消化性溃疡及可能降低胃癌发生的危险性及消化不良症状,故选择A。

5.【参考答案】C

【解析】疼痛如刺,痛有定处,拒按,舌质暗,苔薄,脉涩为胃络瘀阻证,治以活血化瘀,和胃止痛,故选择C;方选失笑散合丹参饮加减。

6.【参考答案】E

【解析】慢性胃炎脾胃湿热证治以清利湿热,醒脾化浊;方选三仁汤加减,故选择E。

7.【参考答案】C

【解析】慢性胃炎肝胃不和证治以疏肝理气,和胃止痛;方选柴胡疏肝散加减,故选择C。

8.【参考答案】A   【考点】慢性胃炎的治法方药

【解析】略。

9.【参考答案】E

【解析】胃脘灼热胀痛,嘈杂,脘腹痞闷,口干口苦,渴不欲饮,身重肢倦,尿黄,舌质红,苔黄腻,脉滑为脾胃湿热证,治以清利湿热,醒脾化浊。方选三仁汤加减,故选择E。

10.【参考答案】D   【考点】消化性溃疡的病因

【解析】略。

11.【参考答案】B

【解析】略。

12.【参考答案】C

【解析】本病病位在胃,与肝、脾关系密切,是以脾胃虚弱为本,气滞、寒凝、热郁、湿阻、血瘀为标的虚实夹杂之证,故选择C。

13.【参考答案】C

【解析】X线钡餐检查发现龛影是消化性溃疡的直接征象,有确诊价值,故选择C。

14.【参考答案】E

【解析】^{13}C或^{14}C尿素呼气试验敏感且特异性高,是根除幽门螺杆菌治疗后复查的首选,故选择E。

15.【参考答案】C

【解析】反复饥饿痛、夜间痛1年符合消化性溃疡的表现;近1周伴呕吐,呕吐物为大量酸臭宿食,查体:上腹部有振水音,考虑幽门梗阻,故选择C。

16.【参考答案】D

【解析】略。

17.【参考答案】B

【解析】略。

18.【参考答案】A

【解析】胸胁胀满,嗳气则舒,口苦泛酸,大便不畅,苔薄白,脉弦为肝胃不和证,治以疏肝理气,健脾和胃。方选柴胡疏肝散合五磨饮子加减,故选择A。

19.【参考答案】B   【考点】消化性溃疡的辨证论治

【解析】略。

20.【参考答案】E

【解析】略。

21~22【参考答案】B C

【解析】幽门管溃疡常伴胃酸过多,缺乏典型溃疡的周期性和节律性疼痛,餐后即出现剧烈疼痛,制酸剂疗效差,易出现呕吐或幽门梗阻,易穿孔或出血,故21题选择B。球后溃疡多发于十二指肠乳头的近端,夜间疼痛和背部放射痛更为多见,内科治疗效果差,易并发出血,故22题选择C。

23.【参考答案】C

【解析】略。

24.【参考答案】C

【解析】淋巴结转移是最早、最常见的转移方式,通过淋巴管转移到局部(胃旁)及远处淋巴结,如转移至左锁骨上时称为Virchow淋巴结,故选择C。

25.【参考答案】D

【解析】早期胃癌指病灶局限且深度不超过黏膜下层的胃癌,而不论有无淋巴结转移,故选择D。

26.【参考答案】A

【解析】略。

27.【参考答案】A

【解析】本病发病一般较缓,病位在胃,与肝、脾、肾等脏关系密切,病机总属本虚标实,故选择 A。

28.【参考答案】A

【解析】略。

29.【参考答案】B

【解析】胃镜结合黏膜活检是诊断胃癌最可靠的手段,故选择 B。

30.【参考答案】B

【解析】胃癌胃热伤阴证治以清热和胃,养阴润燥;方选玉女煎加减,故选择 B。

31~32【参考答案】D　B　【考点】消化性溃疡的治法与方剂

【解析】略。

33.【参考答案】A

【解析】根据五心烦热,便秘尿赤,舌红绛,脉细数,辨证为胃热伤阴证,治法为清热和胃,养阴润燥,故选择 A;方选玉女煎加减。

34.【参考答案】E

【解析】略。

35.【参考答案】B

【解析】肝功能减退时,对内分泌激素灭活作用减弱,主要有雌激素、醛固酮及抗利尿激素增多。由于雄、雌激素平衡失调,男性患者常有性欲减退、睾丸萎缩、毛发脱落及乳房发育等;女性患者有月经不调、闭经、不孕等。故选择 B。

36.【参考答案】A　【考点】肝硬化的病因以及流行病学的内容

【解析】我国以病毒性肝炎所致的肝硬化为主,西方国家以慢性酒精中毒多见,故选择 A。

37.【参考答案】D

【解析】本病病变脏腑在肝,与脾、肾密切相关;初起在肝、脾,久则及肾。基本病机为肝、脾、肾三脏功能失调;病机特点为本虚标实,故选择 D。

38.【参考答案】B

【解析】肝硬化早期肝脏肿大,表面光滑,质地中等;晚期缩小,坚硬,表面不平,呈结节状,一般无压痛,但当肝细胞进行性坏死或有炎症时可有压痛及叩击痛,故选择 B。

39.【参考答案】A

【解析】肝功能失代偿期主要为肝功能减退和门静脉高压两大类临床表现。门静脉高压症的临床表现:①脾肿大;②侧支循环的建立和开放;③腹水。腹水是肝硬化代偿功能减退最突出的体征,故选择 A。

40.【参考答案】E

【解析】上消化道出血是肝硬化最常见的并发症,故选择 E。肝性脑病是肝硬化最严重的并发症,亦是最常见的死亡原因。自发性腹膜炎是常见且严重的并发症。

41.【参考答案】E

【解析】对早期肝硬化最有效也最有确诊意义的检查是肝穿刺活体组织学检查,故选择 E。

42.【参考答案】C

【解析】略。

43.【参考答案】A

【解析】患者腹膨大,按之软而不坚,胁下胀痛,饮食减少,食后胀甚,矢气稍减,小便短少,舌苔薄白腻,脉弦为气滞湿阻证,治法为疏肝理气,健脾利湿,故选择 A;方选柴胡疏肝散合胃苓汤加减。

44.【参考答案】D

【解析】A 选项用于气滞湿阻证;B 选项用于寒湿困脾证;C 选项用于湿热蕴脾证;E 选项用于脾肾阳虚证。故选择 D。

45.【参考答案】B

【解析】门静脉高压症的临床表现:①脾肿大;②侧支循环的建立和开放;③腹水。故选择 B。

46.【参考答案】D

【解析】略。

47.【参考答案】A

【解析】原发性肝癌大体形态分型为:①块状型:最多见;②结节型;③弥漫型:此型最少见;④小癌型。故选择 A。

48.【参考答案】C

【解析】患者间歇性右上腹痛 2 个月,实验室检查:甲胎蛋白 420 μg/L,考虑肝癌,应首选 B 型超声波进行筛查,故选择 C。

49.【参考答案】D

【解析】在超声或 CT 引导下用细针穿刺病变部位,吸取病变组织进行病理学检查,阳性者即可确诊,故选择 D。

50.【参考答案】C

【解析】甲胎蛋白(AFP)目前仍是原发性肝癌特异性的标记物和主要诊断指标,现已广泛用于肝细胞癌的普查、诊断、疗效判断和预测复发,故选择 C。

51.【参考答案】B

【解析】原发性肝癌湿热瘀毒证治以清利湿热,化瘀解毒;方选茵陈蒿汤合鳖甲煎丸加减,故选择 B。

52.【参考答案】C

【解析】患者右胁胀满,胁下痞块触痛,烦躁易怒,恶心纳呆,面色微黄不荣,舌暗有瘀斑,苔薄白,脉弦涩为气滞血瘀证,治以疏肝理气,活血化瘀;方选逍遥散合桃红四物汤加减,故选择 C。

53.【参考答案】B

【解析】略。

54.【参考答案】B

【解析】患者具有反复发作腹泻和黏液血便、腹痛,结合结肠镜检查示:黏膜充血水肿、易脆,伴糜烂和溃疡可确诊溃疡性结肠炎,故选择 B。

55.【参考答案】E

【解析】黏液脓血便是本病活动期的重要表现,故选择 E。

56.【参考答案】A

【解析】略。

57.【参考答案】A

【解析】溃疡性结肠炎的腹痛特点是“疼痛—便意—便后缓解”的规律,可伴腹胀、食欲不振、恶心及呕吐,故选择 A。

58.【参考答案】E

【解析】略。

59.【参考答案】E

【解析】出血早期血象无明显改变,3～4 小时后可出现不同程度的正细胞正色素性贫血,白细胞计数轻至中度升高,故选择 E。

60～61【参考答案】A C

【解析】略。

62.【参考答案】B

【解析】患者短时间内呕血量超过 1 000 mL,并有黑便,伴头晕心悸。血压 80/60 mmHg,心率 118 次/分,神志淡漠,巩膜轻度黄染,腹部膨隆,移动性浊音(＋)。应首先采取的措施是配血,快速输液、等待输血的紧急治疗措施,故选择 B。

63.【参考答案】C

【解析】略。

64～65【参考答案】A B

【解析】略。

66～67【参考答案】B C

【解析】成人每日消化道出血>5 mL 即可出现粪便隐血试验阳性,每日出血量 50～100 mL 可出现黑便,胃内蓄积血量在 250～300 mL 可引起呕血。一次出血量<400 mL 时,一般不出现全身症状;出血量达 400～

500 mL时,可出现乏力、心慌等全身症状;短时间内出血量超过1 000 mL,可出现周围循环衰竭表现。故66题选择B,67题选择C。

第四单元 泌尿系统疾病

1.【参考答案】C

【解析】本病病位在肾,与肺、脾相关,其病理基础在于脏腑的虚损。为本虚标实之证,本虚常见肺肾脾气虚、脾肾阳虚、肝肾阴虚和气阴两虚;标实则以湿、瘀、浊为多,故选择C。

2.【参考答案】E

【解析】慢性肾小球肾炎以正气亏虚为内因,常因外感风、寒、湿、热之邪而诱发,故选择E。

3.【参考答案】A

【解析】

(1) 慢性肾炎的中医辨证论治

① 脾肾气虚证:

证候:腰脊酸痛,神疲乏力,或浮肿,纳呆或脘胀,大便溏薄,尿步员或夜尿多,舌质淡,有齿痕,苔薄白,脉细。

治法:补气健脾益肾。

方药:异功散加味。

② 肺肾气虚证:

证候:颜面浮肿或肢体肿胀,疲倦乏力,少语懒言,自汗出,易感冒,腰脊酸痛,面色萎黄,舌淡,苔白,脉细弱。

治法:补益肺肾。

方药:玉屏风散合金匮肾气丸加减。

③ 脾肾阳虚证:

证候:全身浮肿,面色苍白,畏寒肢冷,腰脊冷痛,神疲,纳少,便溏,遗精,阳痿,早泄,或月经失调,舌质嫩淡胖,边有齿痕,脉沉细或沉迟无力。

治法:温补脾肾。

方药:附子理中丸或济生肾气丸加减。

④ 肝肾阴虚证:

证候:目睛干涩或视物模糊,头晕耳鸣,五心烦热或手足心热,口干咽燥,腰膝酸痛,遗精,或月经失调,舌红少苔,脉弦细或细数。

治法:滋养肝肾。

方药:杞菊地黄丸加减。

⑤ 气阴两虚证:

证候:面色无华,少气乏力,或易感冒,午后低热,或手足心热,腰酸痛,或见浮肿,口干咽燥或咽部暗红,咽痛,舌质红,少苔,脉细或弱。

治法:益气养阴。

方药:参芪地黄汤加减。

(2) 标 证

① 水湿证:

证候:颜面或肢体浮肿,舌苔白或白腻,脉缓或沉缓。

治法:利水消肿。

方药:五苓散合五皮饮加减。

② 湿热证:

证候:面浮肢肿,身热汗出,口干不欲饮,胸脘痞闷,腹部胀满,纳差,尿黄短少,便溏,舌红,苔黄腻,脉滑数。

治法:清热利湿。

方药:三仁汤加减。

③ 血瘀证:

证候:面色黧黑或晦暗,腰痛固定或呈刺痛,肌肤甲错,肢体麻木,舌质紫暗或有瘀斑,脉细涩。

治法:活血化瘀。

方药:血府逐瘀汤加减。

④ 湿浊证:

证候:纳呆,恶心或呕吐,口中黏腻,脘胀或腹胀,身重困倦,浮肿尿少,精神萎靡,舌苔腻,脉沉细或沉缓。

治法:健脾化湿泄浊燎。

方药:胃苓汤加减。

4.【参考答案】B

【解析】根据患者反复浮肿、尿血、蛋白尿、高血压以及少气乏力、午后低热、口干咽燥、舌偏红少苔,脉细,诊断为慢性肾炎高血压型气阴两虚证,故选择 B。

5.【参考答案】E

【解析】根据患者慢性肾小球肾炎 5 年伴血压 150/90 mmHg,尿蛋白 1.52/24 小时为肾源性高血压,首选 ACEI 类;腰脊酸痛,目睛干涩,头晕耳鸣,五心烦热,舌红,少苔,脉细为肝肾阴虚证,选方杞菊地黄丸加减,故选择 E。

6.【参考答案】B

【解析】略。

7.【参考答案】B

【解析】略。

8~9【参考答案】E C

【解析】肾病综合征临床特征为:① 大量蛋白尿(≥3.5 g/24 h);② 低白蛋白血症(≤30 g/L);③水肿;④高脂血症。其中,"大量蛋白尿"和"低蛋白血症"为 NS 的最基本的特征,故 8 题选择 E。急性肾小球肾炎的临床特征为急性起病,患者出现血尿、蛋白尿、水肿和高血压,故 9 题选择 C。

10.【参考答案】B

【解析】本病的发病是由脏腑功能失调、水液代谢失常所致。主要表现为肺、脾、肾三脏功能失调,以阴阳气血不足特别是阳气不足为病变之本,以水湿、湿热、风邪、疮毒、瘀血等为病变之标,为虚实夹杂之证,故选择 B。

11~12【参考答案】D E 【考点】肾病综合征的证治方药

【解析】略。

13.【参考答案】D

【解析】肾病综合征的常见并发症是:①感染;②血栓、栓塞性并发症;③急性肾衰竭;④脂肪代谢紊乱;⑤蛋白质营养不良。故选择 D。

14.【参考答案】E

【解析】尿蛋白阳性,24 小时尿蛋白定量≥3.5 g/24 h,血浆蛋白≤30 g/L ,胆固醇增高诊断为肾病综合症;按之没指,胸闷腹胀,身重,纳呆尿少,舌苔白腻,脉濡辨证为水湿浸渍证,故选择 E。

15.【参考答案】A

【解析】环磷酰胺、环孢素、麦考酚吗乙酯均属细胞毒药物,这类药物可用于"激素依赖型"或"激素抵抗型"的患者,协同激素治疗。若无激素禁忌,一般不作为首选或单独治疗用药。氮芥主要用于恶性淋巴瘤及癌性胸膜、心包及腹腔积液,故选择 A。

16.【参考答案】A

【解析】本病病位在肾与膀胱,与肝、脾密切相关。病机为湿热蕴结下焦,肾与膀胱气化不利,故选择 A。

17.【参考答案】E

【解析】肾盂肾炎的感染途径主要有:①上行感染;②血行感染;③直接感染;④淋巴道感染。故选择 E。

18.【参考答案】C

【解析】根据患者寒战,高热,腰痛,尿痛,下腹痛,检查:肾区叩击痛等;尿白细胞>5 个高倍视野,尿蛋白(十),血白细胞 18×10⁹/L,考虑为急性肾盂肾炎,故选择 C。

19.【参考答案】D

【解析】膀胱刺激症状加尿沉渣镜检白细胞>5 个/HP 可诊断为急性肾盂肾炎,故选择 D。

20.【参考答案】A

【解析】寒战、高热、腰痛、双肾区叩击痛、尿大肠杆菌培养、菌落数≥10^5/L 等可确诊为尿路感染;灼热刺痛、舌红苔黄、脉濡数辨证为膀胱湿热证,治以清热利湿通淋,方选八正散加减,故选择 A。

21.【参考答案】A

【解析】小便不畅,灼热刺痛,少腹满痛,兼见面红目赤,胁痛口苦,舌暗红,苔黄腻,脉弦细为肝胆郁热证,治以疏肝理气,清热通淋;方选丹栀逍遥散合石韦散加减,故选择 A。

22.【参考答案】E

【解析】略。

23.【参考答案】D

【解析】多年来反复出现尿频,考虑为慢性疾病,尿频,排尿困难,尿白细胞 1~2 个/高倍视野,尿蛋白(-)故考虑为慢性肾盂肾炎,而慢性肾小球肾炎一般为尿蛋白阳性,故选择 D。

24.【参考答案】E　【考点】慢性肾盂肾炎的诊断

【解析】略。

25.【参考答案】D

【解析】中段尿细菌定量培养≥10^5/ mL 称为真性菌尿,可确诊尿路感染,故选择 D。

26.【参考答案】C

【解析】略。

27.【参考答案】C

【解析】尿路感染脾肾亏虚,湿热屡犯证治以健脾补肾,方选无比山药丸加减,故选择 C。

28.【参考答案】A

【解析】寒战高热,腰痛,尿频、尿急,双肾区叩击痛。实验室检查:血白细胞 $19.5×10^9$/L,中性粒细胞 90%,尿白细胞 20 个/高倍视野,考虑为急性肾盂肾炎;灼热刺痛,舌红苔黄腻,脉滑数辨证为膀胱湿热证,故选择 A。

29.【参考答案】D

【解析】碳酸氢钠可碱化尿液,减轻膀胱刺激征,同时增强某些抗菌药物的疗效,故选择 D。

30.【参考答案】C　【考点】脾肾亏虚,湿热屡犯证

【解析】略。

31.【参考答案】C

【解析】略。

32.【参考答案】E

【解析】本病病位在肾,涉及肺、脾(胃)、三焦、膀胱。病机主要为肾失气化,水湿浊瘀不能排出体外,故选择 E。

33.【参考答案】A

【解析】颅脑术后持续高热,每日尿量不足 110 mL,血尿素氮 260 mmol/L,血肌酐大于 740 μg/L,据此诊断为急性肾功能衰竭,故选择 A。

34.【参考答案】C

【解析】肾后性急性肾衰竭特征是急性尿路梗阻,故选择 C。

35.【参考答案】C

【解析】少尿期可出现高钾血症,血钾可超过 6.5 mmol/L,并可伴低钠血症和高磷血症,故选择 C。

36.【参考答案】A

【解析】略。

37.【参考答案】E

【解析】本病病位主要在肾,涉及肺、脾(胃)、肝等脏腑。其基本病机是肾元虚衰,湿浊内蕴,为本虚标实之证,故选择 E。

38.【参考答案】A

【解析】尿毒症终末期最理想的治疗措施是血液透析和肾移植,故选择 A。

39.【参考答案】B

【解析】略。

40~41【参考答案】A　D　【考点】慢性肾衰竭的辨证论治

【解析】略。

42.【参考答案】D

【解析】倦怠乏力,懒言,纳呆腹胀,便溏,腰膝酸软,舌淡有齿痕,苔白腻,脉沉细辨证为脾肾气虚证,治以补气健脾益肾;方选六君子汤加减,故选择 D。

43.【参考答案】A

【解析】慢性肾衰竭的证治方药,故选择 A。

44.【参考答案】E   【考点】慢性肾衰竭的病因

【解析】略。

45.【参考答案】C   【考点】慢性肾衰竭的西医治疗

【解析】略。

46.【参考答案】A

【解析】略。

47.【参考答案】B

【解析】面色无华,少气乏力,手足心热,腰酸痛,舌红,少苔,脉细辨证为气阴两虚证,治以益气养阴,健脾补肾;方选参芪地黄汤加减,故选择 B。

48.【参考答案】B

【解析】略。

第五单元　血液及造血系统疾病

1.【参考答案】E

【解析】输血或输入红细胞仅适用于严重病例,血红蛋白在 30 g/L 以下,症状明显者,故选择 E。

2.【参考答案】D

【解析】缺铁性贫血诊断:①贫血为小细胞低色素性,男性 Hb<120 g/L,女性 Hb<110 g/L,孕妇 Hb<100 g/L;②有缺铁的依据;③血清铁蛋白<12 μg/L;④骨髓铁染色显示骨髓小粒可染铁消失,铁粒幼红细胞<15%;⑤存在铁缺乏的病因,铁剂治疗有效,故选择 D。

3.【参考答案】E

【解析】缺铁性贫血脾气虚弱证的临床表现可有面色萎黄、神疲乏力、纳少便溏、气短懒言等症状,腰膝酸软属于肾虚的临床表现,故选择 E。

4.【参考答案】D

【解析】略。

5.【参考答案】A

【解析】根据患者经常头晕眼花,活动后则头晕心悸,气促,有食生米、木炭等异嗜癖,大便常规发现钩虫卵,血常规示血红蛋白 80 g/L,诊断为缺铁性贫血,故选择 A。

6~7【参考答案】A　B

【解析】略。

8.【参考答案】E

【解析】五心烦热为阴虚火旺的表现,而心脾两虚主要体现在心脾的气血方面的亏虚,故选择 E。

9~10【参考答案】C　D

【解析】本病多为虚证,也可见虚中夹实。阴阳虚损为本病的基本病机,病变部位在骨髓,发病脏腑为心、肝、脾、肾,肾为根本,是由于精气内夺而引起,故 9 题选择 C,10 题选择 D。

11~12【参考答案】A　B

【解析】略。

13.【参考答案】B

【解析】本病多为虚证,也可见虚中夹实。阴阳虚损为本病的基本病机,病变部位在骨髓,发病脏腑为心、肝、脾、肾,肾为根本,是由于精气内夺而引起,故选择 B。

14.【参考答案】C

【解析】患者面色苍白,唇甲色淡,头晕,为血虚表现,乏力,动则加剧为气虚表现,是为气血两虚证,方选八珍汤,故选择 C。

15~16【参考答案】B　D

【解析】颧红盗汗,腰膝酸软,舌淡红少苔,脉细数为阴虚证,故 15 题选择 B。腰膝酸软,皮肤紫斑,肌肤甲错,舌质紫暗为肾虚血瘀证,故 16 题选择 D。

17.【参考答案】C

【解析】再障主要表现为贫血、感染和出血。检查可见全血细胞减少,骨髓检查显示至少一部位增生减低或重度减低,故选择 C。

18.【参考答案】C　【考点】再生障碍性贫血的诊断

【解析】根据患者发热、出血、二系减少,骨髓检查示:增生活跃可诊断为再生障碍性贫血,故选择 C。

19.【参考答案】D

【解析】面部苍白,面浮肢肿,腰膝酸软,形寒肢冷,月经色淡,舌淡胖嫩,苔薄白,脉细无力为肾阳亏虚证,故选择 D。

20.【参考答案】B　【考点】再生障碍性贫血的诊断

【解析】一般无脾肿大,故选择 B。

21.【参考答案】D

【解析】再生障碍性贫血是由多种病因引起的骨髓造血功能衰竭,而出现以全血细胞减少为主要表现的一组病证,故选择 D。

22.【参考答案】B　【考点】白细胞减少症的证治方药

【解析】略。

23.【参考答案】B

【解析】外周血白细胞计数<$4.0×10^9$/L 为白细胞减少症,外周血中性粒细胞绝对值<$0.5×10^9$/L 为粒细胞缺乏症,故选择 B。

24~25【参考答案】B　D　【考点】白细胞减少症的证治方药

【解析】略。

26.【参考答案】D

【解析】急性白血病痰热瘀阻证的主症是腹部痞积、痰多胸闷、头身困重、纳呆、心烦口苦、口渴而不欲饮,故选择 D。

27.【参考答案】D

【解析】骨髓象具有决定性诊断价值,WHO 分类将骨髓原始细胞>20%定为急性白血病的诊断标准,故选择 D。

28.【参考答案】B

【解析】高热,口渴多汗,头痛面赤,咽喉肿痛,便秘,尿血,舌红绛,苔黄,脉大,为热毒炽盛证,治以清热解毒,凉血止血;方选黄连解毒汤合清营汤加减,故选择 B。

29.【参考答案】C

【解析】五心烦热,口苦,盗汗,乏力,体倦,皮肤瘀斑,齿龈出血,舌质红,苔黄,脉细数为阴虚火旺证,故选择 C。

30.【参考答案】B

【解析】略。

31.【参考答案】C

【解析】慢性粒细胞白血病的全身症状是:乏力、低热、多汗、消瘦、体重减轻,脾大而自觉左上腹坠胀感,常以脾脏肿大为最显著体征,故选择 C。

32.【参考答案】C　【考点】慢性粒细胞白血病的证治方药

【解析】略。

33.【参考答案】A

【解析】低热、盗汗,头昏目眩、虚烦,面部潮红,口干口苦,消瘦,手足心热,皮肤瘀斑,舌质光红,苔少,脉细数为阴虚内热证,治以滋阴清热,解毒祛瘀;方选青蒿鳖甲汤加减,故选择 A。

34.【参考答案】B

【解析】略。

35.【参考答案】A

【解析】羟基脲为细胞周期特异性抑制 DNA 合成的药物,起效快,但持续时间短,为当前首选化疗药物,故选择 A。

36.【参考答案】B　　【考点】慢性粒细胞白血病阴虚内热证的证治方药及西医治疗

【解析】略。

37.【参考答案】C　　【考点】特发性血小板减少性紫癜的病因

【解析】略。

38.【参考答案】A

【解析】特发性血小板减少性紫癜的病因病机有血热伤络、阴虚火旺、气不摄血及瘀血阻滞之不同。病位在血脉,与心、肝、脾、肾关系密切,故选择 A。

39~40【参考答案】E　D　　【考点】建议列表比较记忆

【解析】略。

41~42【参考答案】A　E

【解析】雄激素是治疗再生障碍性贫血的首选药物,故 41 题选择 A;糖皮质激素是治疗特发性血小板减少性紫癜的首选药物,故 42 题选择 E。

43.【参考答案】C

【解析】略。

44.【参考答案】A

【解析】过敏性紫癜血热妄行证治以清热凉血;方选犀角地黄汤加减,故选择 A。

45.【参考答案】B

【解析】特发性血小板减少性紫癜实验室检查:①急性型血小板多在 $20 \times 10^9/L$ 以下,慢性型常在 $50 \times 10^9/L$ 左右;②血小板平均体积偏大,功能一般正常;③骨髓象巨核细胞发育成熟障碍;④90% 以上的患者血小板生存时间明显缩短;⑤出血时间延长,血块收缩不良;⑥有血小板形成的巨核细胞显著减少(<30%),故选择 B。

46.【参考答案】C

【解析】特发性血小板减少性紫癜的临床特点是:①广泛出血累及皮肤、黏膜及内脏;②多次检查血小板计数减少;③脾不大;④骨髓巨核细胞增多或正常,有成熟障碍;⑤泼尼松或脾切除治疗有效;⑥排除其他继发性血小板减少症,故选择 C。

第六单元　内分泌与代谢疾病

1.【参考答案】D

【解析】本病基本病机为气滞痰凝,气郁化火,耗气伤阴。本病初起多属实,以气滞痰凝、肝火旺盛为主;病久阴损气耗,多以虚为主,表现为气阴两虚之证;亦可致气血运行不畅、血脉瘀滞之实证,故选择 D。病位在颈前,与肝、肾、心、胃等脏腑关系密切。

2~3【参考答案】A　B　　【考点】甲亢的西医治疗和证治方药

【解析】治疗甲亢在欧洲、日本和我国首选抗甲状腺药物,在美国首选[131]I;抗甲状腺药物分为硫脲类和咪唑类,其中咪唑类药物有甲巯咪唑(他巴唑)和卡比马唑等。甲亢心肝阴虚证治以滋阴降火,消瘿散结,方选天王补心丹加减。故 2 题选择 A。过量的碘摄入会加重和延长病情,增加复发的可能性,所以甲亢患者忌用含碘药物和含碘造影剂,故排除 B、E 选项。治疗甲亢对抗甲状腺药物过敏者应选用[131]I,故 3 题选择 B。

4.【参考答案】D

【解析】心悸失眠,消瘦,神疲乏力,气短汗出,口干咽燥,手足心热,纳差便溏,双眼突出,颈前肿大,双手颤抖,舌淡红,少苔,脉细为气阴两虚证,治以益气养阴,消瘿散结;方选生脉散加味,故选择 D。

5.【参考答案】D

【解析】甲状腺功能亢进症阴虚火旺证治以滋阴降火,消瘿散结;方选天王补心丹加减,故选择 D。

6.【参考答案】C　　【考点】甲亢的临床表现

【解析】略。

7.【参考答案】B　　【考点】甲状腺功能亢进症的证治方药

【解析】略。

8.【参考答案】E

【解析】颈前肿胀,烦躁易怒,胸闷,两胁胀满,善太息,失眠,月经不调,腹胀便溏,舌质淡红,苔白腻,脉弦为气滞痰凝证,治以疏肝理气,化痰散结;方选逍遥散合二陈汤加减,故选择 E。

9~10【参考答案】D　E

【解析】建议列表比较记忆。

11.【参考答案】C

【解析】根据患者发病前有病毒感染,甲状腺部位疼痛,特征性分离现象,可诊断为亚急性甲状腺炎,故选择 C。

12.【参考答案】B

【解析】略。

13.【参考答案】D

【解析】本病基本病机为阴津亏损、燥热偏胜;以阴虚为本,燥热为标,两者互为因果,阴虚燥热,可变证百出,故选择 D。

14.【参考答案】D　【考点】糖尿病的临床表现

【解析】略。

15.【参考答案】C

【解析】糖尿病的病因主要包括禀赋不足、饮食失节、情志失调、劳欲过度或外感热邪等,故选择 C。

16.【参考答案】B

【解析】尿糖阳性只是提示血糖值超过肾糖阈(大约 10 mmol/L),因而尿糖阴性不能排除糖尿病的可能;并发肾脏病变时,肾糖阈升高,虽然血糖升高,但尿糖阴性,故选择 B。

17~18【参考答案】B　A　【考点】双胍类的适应症

【解析】17 题略。α葡萄糖苷酶抑制剂主要作用机理为延缓小肠葡萄糖吸收,降低餐后血糖,故 18 题选择 A。

19.【参考答案】B

【解析】略。

20.【参考答案】B

【解析】患者有糖尿病史,现空腹血糖 8.0 mmol/L,餐后 2 小时血糖 11.3 mmol/L,血压 160/100 mmHg,据此可诊断为糖尿病,且尿蛋白(＋＋＋),双下肢浮肿可以确诊为糖尿病肾病,故选择 B。

21.【参考答案】B

【解析】多食易饥,形体消瘦,口渴多尿,大便干结,苔黄,脉滑实有力辨证为胃热炽盛证,治以清胃泻火,养阴增液;方选玉女煎加减,故选择 B。

22.【参考答案】D　【考点】糖尿病的证治方药

【解析】略。

23.【参考答案】E

【解析】略。

24.【参考答案】A

【解析】糖尿病痰瘀互结证治以活血化瘀祛痰,方选平胃散合桃红四物汤加减,故选择 A。

25.【参考答案】A

【解析】略。

26.【参考答案】E　【考点】糖尿病并发症的证治方药

【解析】略。

27.【参考答案】E

【解析】患者,男,64 岁,既往有糖尿病、高血脂病史,突然昏厥 1 次,短暂失忆,视物黑矇,右侧肢体无力,麻木,休息 30 分钟后症状消失符合短暂性脑缺血发作的特点,故选择 E。

28.【参考答案】B　【考点】胰岛素治疗的适应证:T2DM 口服降糖药物治疗无效者等;消渴病的证治方药

【解析】略。

29～30【参考答案】C B 【考点】糖尿病的西医治疗(药物作用机制、适应症、使用方法)

【解析】略。

31.【参考答案】C

【解析】酸碱平衡紊乱表现为代谢性碱中毒,故血气分析 pH 值高于正常,故选择 C。

32.【参考答案】B

【解析】乏力,尿少,恶心,呕吐,头晕,腓肠肌痉挛,实验室检查:血钠 122 mmol/L 等,考虑中度低渗性失水,故选择 B。

33.【参考答案】A

【解析】以补充等渗溶液为主,首选 0.9%氯化钠溶液,故选择 A。

34.【参考答案】C 【考点】痛风的鉴别诊断

【解析】血尿酸正常,关节滑囊液检查可发现有焦磷酸钙结晶或磷灰石,X 线可见软骨呈线状钙化或关节旁钙化,可诊断为假性痛风,故选择 C。

第七单元 风湿性疾病

1.【参考答案】C

【解析】"晨僵"是类风湿性关节炎的典型症状,中医称之为尪痹,故选择 C。

2.【参考答案】E

【解析】类风湿因子:70%患者 IgM 型 RF 阳性,其滴度一般与本病的活动性和严重性呈比例,是诊断类风湿性关节炎最有意义的实验室指标,故选择 E。

3.【参考答案】E

【解析】略。

4～5【参考答案】E E

【解析】X 线平片对 RA 诊断、关节病变分期、病变演变的监测均很重要,初诊至少应摄手指及腕关节的 X 线片,故 4 题选择 E,故 5 题选择 E。

6.【参考答案】E

【解析】疼痛及压痛往往是出现最早的表现,最常出现的部位为腕、掌指关节、近端指间关节,其次是趾、膝、踝、肘、肩等关节,故选择 E。

7.【参考答案】D

【解析】X 线平片对 RA 诊断、关节病变分期、病变演变的监测均很重要,故选择 D。

8～9【参考答案】C B 【考点】类风湿性关节炎的证治方药

【解析】略。

10.【参考答案】C

【解析】类风关寒热错杂证的治法是祛风散寒,清热化湿;方选桂枝芍药知母汤加减,故选择 C。

11～12【参考答案】C B

【解析】略。

13.【参考答案】E

【解析】略。

14.【参考答案】C

【解析】关节肿胀是 RA 活动期的主要临床体征,故选择 C。

15～16【参考答案】A C 【考点】系统性红斑狼疮的证治方药

【解析】略。

17.【参考答案】C

【解析】坏死性血管炎是造成系统性红斑狼疮多系统损害的病理学基础,故选择 C。

18.【参考答案】C

【解析】抗 Sm 抗体诊断系统性红斑狼疮特异性高达 99%,但敏感性仅 25%,有助于早期和不典型患者的诊断或回顾性诊断,故选择 C。

第八单元　神经系统疾病

1.【参考答案】A

【解析】全面性强直-阵挛发作,即大发作,为最常见的发作类型之一,以意识丧失和全身对称性抽搐为特征。①强直期:病人突然意识丧失,跌倒在地,全身肌肉强直性收缩;喉部痉挛,发出叫声;强直期持续10~20秒后,在肢端出现细微的震颤。②阵挛期:震颤幅度增大并延及全身成为间歇性痉挛,即进入阵挛期。本期持续30秒至1分钟,最后一次强烈阵挛后,抽搐突然终止,所有肌肉松弛。③惊厥后期:呼吸首先恢复,心率、血压、瞳孔等恢复正常,肌张力松弛,意识恢复。清醒后常感到头昏、头痛、全身乏力和无力,对抽搐全无记忆。故选择A。

2.【参考答案】D

【解析】临床上癫痫大发作的突出症状有突然倒地,意识丧失,四肢抽搐,双目上翻,牙关紧闭,口吐白沫,小便失禁,癫痫过后自觉头昏、乏力等,头颅CT、血液生化检查可正常,故选择D。

3~4【参考答案】E　C

【解析】治疗癫痫持续状态的首选药物是地西泮,故3题选择E;典型失神发作及肌阵挛发作首选丙戊酸钠,次选乙琥胺、氯硝西泮,故4题选择C。

5.【参考答案】A

【解析】癫痫频发,神思恍惚,心悸,健忘失眠,头晕目眩,两目干涩,腰膝酸软,舌质淡红,脉沉细而数为心肾亏虚证,治法为补益心肾,潜阳安神;方选左归丸合大王补心丹加减,故选择A。

6.【参考答案】Λ　　**【考点】**癫痫的证治方药

【解析】略。

7.【参考答案】A

【解析】略。

8.【参考答案】B

【解析】略。

9.【参考答案】E

【解析】10%水合氯醛25~30 mL加等量植物油保留灌肠,适用于肝功能不全或不宜使用苯巴比妥类患者,故选择E。

10.【参考答案】A

【解析】中经络仅见半身不遂、口眼㖞斜、语言不利,无神志障碍;中脏腑则指突然昏不知人,或神志昏糊、迷蒙,伴见肢体不遂、口眼㖞斜等,故选择A。

11.【参考答案】B

【解析】TIA好发于50~70岁,男性多于女性。发病突然,迅速出现局限性神经功能或视网膜功能障碍,多于5分钟左右达到高峰,症状和体征大多在24小时内完全消失;可反复发作。故选择B。

12~13【参考答案】A　D　　**【考点】**TIA的临床表现

【解析】12题略。13题略。

14.【参考答案】D

【解析】根据患者的发病特点可确诊为短暂性脑缺血发作,故选择D。

15.【参考答案】B　　**【考点】**短暂性脑缺血发作的证治方药

【解析】略。

16.【参考答案】E

【解析】头晕目眩,头重如蒙,肢体麻木,胸脘痞闷,舌质暗,苔白腻,脉滑辨证为痰瘀互结,阻滞脉络证,故选择E。

17.【参考答案】E

【解析】本病的病位在脑,与心、肾、肝密切相关。其病机归纳起来不外虚(阴虚、气虚)、火(肝火、心火)、风(肝风、外风)、痰(风痰、湿痰)、气(气逆)、血(血瘀)六端,其中以肝肾阴虚、气血衰少为致病之本,风、火、痰、气、瘀为发病之标,且两者常互为因果,或兼见同病。本病系本虚标实、上盛下虚之证,其基本病机为阴阳失调,气血逆乱,上犯于脑。故选择E。

18.【参考答案】B

【解析】动脉粥样硬化所致者以中老年人多见,动脉炎所致者以中青年多见;常在安静或休息状态下发病,故选择 B。

19.【参考答案】D 【考点】脑血栓形成的西医治疗

【解析】略。

20.【参考答案】B

【解析】脑血栓急性昏迷期治疗:起病 24～48 小时仍不能进食者应予鼻饲饮食,故选择 B。

21.【参考答案】E

【解析】急查头颅 CT:未见异常,可排除脑出血及脑栓塞,多数脑血栓患者发病后可在 24 小时内颅脑 CT 不显示密度变化;突发口眼歪斜,舌强语謇,半身不遂,肢体麻木,舌红苔黄,脉弦为肝阳暴亢,风火上扰证。故选择 E。

22.【参考答案】A 【考点】脑血栓的证治方药

【解析】略。

23.【参考答案】D

【解析】脑血栓形成痰热腑实,风痰上扰证,治以通腑泄热,化痰理气;方选星蒌承气汤加减,故选择 D。

24.【参考答案】D

【解析】根据患者高血压病史,突然出现短暂性神经功能缺失,彩色经颅多普勒可见血管狭窄,动脉粥样硬化斑块,考虑为脑血栓,故选择 D。

25.【参考答案】E 【考点】脑栓塞的病因

【解析】在青年人中,风湿性心脏病仍是并发脑栓塞的重要原因,故选择 E。

26.【参考答案】B

【解析】脑栓塞依据栓子的来源分为三类:①心源性:最常见,占脑栓塞的 60%～75%,最多见的直接原因是慢性心房纤颤;②非心源性:主动脉弓及其发出的大血管的动脉粥样硬化斑块和附着物脱落是较常见的原因;③来源不明:约 30% 脑栓塞不能确定原因,故选择 B。

27.【参考答案】B

【解析】本病的病位在脑,与心、肾、肝密切相关,故选择 B。

28.【参考答案】A

【解析】大脑中动脉闭塞是血栓性梗死的主要血管,发病率最高,占脑血栓性梗死的 70%～80%。主干闭塞"三偏征"为特征,即病灶对侧中枢性面舌瘫及偏瘫,偏身感觉障碍,同向偏盲或象限盲,故选择 A。

29.【参考答案】D

【解析】患者既往有高血压病史,晨起时突然出现口眼㖞斜,语音謇涩,右侧半身不遂,考虑为高血压并发脑梗死;痰多,腹胀便秘,头晕目眩,舌质红,苔黄腻,脉弦滑为痰热腑实,风痰上扰证,故选择 D。

30.【参考答案】B

【解析】患者,57 岁,患有风心病史 10 年,清晨起来晨练之后,出现了半身不遂,软弱无力,脑部 CT 示多处病理性梗死灶,考虑心源性脑栓塞;半身不遂,软弱无力,形体肥胖,气短声低,面色萎黄,舌质淡暗,苔薄白,脉细弱,辨证为气虚血瘀证,故选择 B。

31.【参考答案】B

【解析】略。

32.【参考答案】D

【解析】半身不遂,舌强语謇,口眼㖞斜,头晕头痛,耳鸣目眩,腰膝酸软,舌红苔黄,脉弦滑为阴虚风动证,治以滋阴潜阳,镇肝熄风;方选镇肝熄风汤加减,故选择 D。

33.【参考答案】D

【解析】略。

34.【参考答案】B

【解析】①CT:可见深穿支供血区单个或多个直径 2～15 mm 病灶,呈圆形、卵圆形、长方形或楔形腔隙性阴影,边界清晰,无占位效应,增强时可见轻度斑片状强化,阳性率为 60%～96%。②MRI:可清晰显示脑干病灶,对病灶进行准确定位,并能区分陈旧性腔隙系由于腔隙性梗死抑或颅内小出血所致,是最有效的检查手段。③其他检查:脑电图、脑脊液及脑血管造影无肯定的阳性发现,故选择 B。

35.【参考答案】D

【解析】略。

36.【参考答案】B

【解析】略。

37.【参考答案】E

【解析】基底节区(内囊区)出血占全部脑出血的70%,其中,以壳核出血最为常见,约占全部的50%~60%,丘脑出血占全部的20%,故选择E。

38.【参考答案】A

【解析】瘫痪的表现形式如下,故选择A。

瘫痪的表现形式

单瘫	单一肢体瘫痪,多见于脊髓灰质炎
偏瘫	多见于颅内病变或脑卒中,表现为病灶对侧肢体(上、下肢)中枢性瘫痪
交叉瘫	病变部位在脑干,表现为病变对侧中枢性偏瘫及同侧脑神经损害
截瘫	是脊髓横贯性损伤发生在腰膨大处,表现为两下肢周围性瘫痪,见于脊髓外伤、炎症等
四肢瘫	如果脊髓横贯性损伤发生在颈膨大处,则会出现两上肢的周围性瘫痪和两下肢的中枢性瘫痪,称为四肢瘫或高位截瘫

39.【参考答案】C

【解析】患者看电视时发病可能有情绪波动,起病突然,两侧瞳孔不等大,考虑脑出血。

40.【参考答案】B

【解析】头颅CT示高密度阴影不属于脑出血诊断要点,故选择B。

41.【参考答案】E

【解析】突然昏仆,不省人事,牙关紧闭,痰湿壅盛,四肢欠温,舌淡,苔白滑腻为痰湿壅闭心神证,治以辛温开窍,豁痰息风;应当急用苏合香丸灌服,继用涤痰汤加减,故选择E。

42.【参考答案】B

【解析】先天性动脉瘤常见,约占50%以上,其次是脑血管畸形和高血压动脉硬化性动脉瘤,故选择B。

43.【参考答案】B

【解析】再出血以5~11天为高峰,81%发生在1个月内。颅内动脉瘤初次出血后24小时内再出血率最高,约为4.1%,至第14天时累计为19%,故选择B。

44.【参考答案】E

【解析】蛛网膜下腔出血的诊断:①突然剧烈头痛、呕吐、脑膜刺激征阳性即高度提示本病;②如眼底检查发现玻璃体膜下出血,脑脊液检查呈均匀血性,压力增高,则可临床确诊;③应进行CT检查证实临床诊断,进一步明确SAH的原因,故选择E。

45.【参考答案】D

【解析】突然出现剧烈头痛,颈强直,布鲁津斯基征(+),最可能的诊断是蛛网膜下腔出血,故选择D。

46.【参考答案】B

【解析】患者为老年男性,性格内向,伴有认知障碍考虑Alzheimer病,故选择B。既往无脑血管病史,故排除A、C选项;无精神刺激及其他与之有关的环境等因素,故排除D、E选项。

第九单元　理化因素所致疾病

1.【参考答案】E

【解析】开展流行病学调查是针对传染病的,急性中毒不需要,故选择E。

2.【参考答案】A

【解析】皮肤黏膜呈樱桃红色为其特征性体征,但仅见于20%的患者,故选择A。

3.【参考答案】B

【解析】一氧化碳中毒后及时测定血中碳氧血红蛋白浓度,可见明显增高,轻度中毒在10%~20%,中度中毒在 30%～40%,重度中毒在 40%～60%,故选择 B。

4.【参考答案】C

【解析】一氧化碳中毒早期查血可以查到碳氧血红蛋白明显升高,故选择 C。

5.【参考答案】E

【解析】高压氧舱治疗能增加血液中物理溶解氧,提高总体氧含量,促进氧释放和加速 CO 排出,可迅速纠正组织缺氧,缩短昏迷时间和病程,预防 CO 中毒引发的迟发性脑病。对中、重度 CO 中毒,如有条件应尽早采取高压氧治疗;对危重病人可考虑换血疗法,故选择 E。

6.【参考答案】D   【考点】急性一氧化碳中毒迟发性脑病的临床表现

【解析】略。

7.【参考答案】A

【解析】略。

8.【参考答案】B

【解析】头昏头痛、恶心呕吐、意识模糊、双瞳孔缩小、皮肤多汗、口腔有大蒜异味,考虑为有机磷中毒;胆碱酯酶活力是诊断有机磷中毒的特异性实验指标,对判断中毒程度、疗效和预后极为重要,故选择 B。

9.【参考答案】E

【解析】昏迷不醒、流涎、瞳孔针尖大小、口唇发绀、肌肉震颤、皮肤湿冷、双肺可闻较多湿啰音,为典型有机磷杀虫药中毒的表现,故选择 E。

10.【参考答案】B

【解析】根据昏睡、神志不清,两侧瞳孔针尖大小,呼吸有大蒜臭味等特征性表现可判定为急性有机磷农药中毒,,故选择 B。

11.【参考答案】C

【解析】略。

12～13【参考答案】C   D   【考点】有机磷杀虫药中毒的临床表现

【解析】略。

14.【参考答案】E

【解析】昏迷不醒、流涎、瞳孔针尖大小、口唇发绀、肌肉震颤、皮肤湿冷、双肺可闻及湿啰音,应首先考虑的是有机磷杀虫药中毒,故选择 E。

15.【参考答案】C

【解析】血液透析能有效地增加长效巴比妥类药物的清除,但对中短效类、苯二氮卓类及吩噻嗪类中毒效果欠佳,而以血液灌流为宜,故选择 C。

16.【参考答案】E

【解析】略。

第十单元　内科常见危重症(助理医师不考)

1.【参考答案】E

【解析】患者 2 天前有急性心梗史,随后出现血压下降,皮肤湿冷,大汗淋漓等休克症状,因此考虑为心源性休克,故选择 E。

2.【参考答案】A

【解析】略。

3～4【参考答案】A   E   【考点】休克的证治方药

【解析】略。

5.【参考答案】B

【解析】神昏烦躁,身热口干,胸痛如灼,大汗淋漓,尿少色黄,渴喜冷饮,舌红绛而干,脉虚数为气阴耗伤证,治以益气固脱,敛阴生脉;方选生脉散,故选择 B。

6.【参考答案】C

【解析】热衰竭应该脱离热环境,纠正脱水和电解质紊乱,监测生命体征,计出入量,可物理降温。轻症者口服 0.1% 等渗氯化钠溶液即可,严重病例则需快速静脉滴注含 5% 葡萄糖氯化钠注射液 2 000～3 000 mL,故

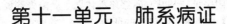

选择 C。

第十一单元　肺系病证

1.【参考答案】B
【解析】痰稀色白,舌苔薄白腻,脉浮紧为风寒束表证,故选择 B。
2.【参考答案】A
【解析】流黄浊涕,头胀痛,咳嗽咳痰黄黏,咽喉红肿疼痛,口干欲饮,舌苔薄白微黄,舌边尖红,脉浮数为风热犯表证,故选择 A。
3.【参考答案】B
【解析】略。
4.【参考答案】C
【解析】患者夏日起病,肢体酸重,头昏重胀痛,咳嗽痰黏,渴不多饮,胸闷脘痞,舌苔薄黄而腻,脉濡数为暑湿伤表证,治以清暑祛湿解表;方选新加香薷饮加减,故选择 C。

第十二单元　心系病证

1.【参考答案】C
【解析】略。
2.【参考答案】B
【解析】心烦少寐,入睡困难,多梦,头晕目眩,手足心热,盗汗,耳鸣,舌红,少苔,脉细数为心肾不交证,治以滋阴降火,交通心肾;方选六味地黄丸合交泰丸加减,故选择 B。
3.【参考答案】B
【解析】患者精神迟钝,肢厥汗淋,形寒畏冷,舌淡,苔白,脉微欲绝为气厥虚证,故首选方剂是四味回阳饮加减,治法是补气、回阳、醒神,故选择 B。

第十三单元　脾系病证

1.【参考答案】C
【解析】痞满伴胸膈满闷,头晕目眩,身重困倦,呕恶纳呆,口淡不渴,舌苔白厚腻,脉沉滑为痰湿中阻证,治以除湿化痰,理气和中;方选二陈平胃汤加减,故选择 C。
2.【参考答案】A　【考点】泄泻属于湿热伤中的治疗
【解析】该证属于湿热伤中型泄泻,治疗宜清热燥湿,分利止泻,用葛根芩连汤,故选择 A。
3～4【参考答案】C　B　【考点】泄泻的辨证施治
【解析】略。
5.【参考答案】C　【考点】食滞肠胃型
【解析】该证属于食滞肠胃型泄泻,故选择 C。
6～7【参考答案】A　C
【解析】食滞肠胃证,故治宜消食导滞,和中止泻,故 6 题选择 A。寒湿内盛型泄泻,故治宜芳香化湿,解表散寒,故 7 题选择 C。
8～9【参考答案】B　E
【解析】腹痛肠鸣,泻下粪便臭如败卵,脘腹胀满为食滞胃肠证,治以消食导滞,和中止泻;方选保和丸加减,故 8 题选择 B。泄泻清稀,脘闷食少,腹痛肠鸣,恶寒头痛寒湿内盛证,治以芳香化湿,解表散寒;方选藿香正气散加减,故 9 题选择 E。
10.【参考答案】C　【考点】冷秘的治疗
【解析】略。

第十四单元　肝系病症

1～2【参考答案】D　A　【考点】胁痛的辨证

【解析】胁肋灼痛,口苦口黏属于肝胆湿热证;胁肋胀痛,胸闷腹胀,以及胁肋胀痛,走窜不定属于肝郁气滞证;胁肋刺痛,痛有定处属于瘀血阻络证;胁肋隐痛,悠悠不休属于肝络失养证。故1题选择 D,2题选择 A。

3. 【参考答案】D   【考点】胁痛瘀血阻络证的证治

【解析】胁肋刺痛,痛有定处,痛处拒按,入夜痛甚,舌质紫暗,脉沉细属于瘀血阻络证,故选择 D。

4. 【参考答案】B   【考点】胁痛的治疗原则

【解析】略。

5. 【参考答案】B   【考点】瘕聚的特点

【解析】略。

6. 【参考答案】D   【考点】积证瘀血内结证的治疗

【解析】略。

7. 【参考答案】D   【考点】积证的特点

【解析】略。

8. 【参考答案】E   【考点】聚证的特点

【解析】略。

9. 【参考答案】C

【解析】鼓胀形成,肝、脾、肾功能失调是关键,故选择 C。

10. 【参考答案】B   【考点】鼓胀的水湿困脾证

【解析】该证型属于鼓胀的水湿困脾证,治宜温中健脾,行气利水,用实脾饮加减,故选择 B。

11~12【参考答案】A B   【考点】聚证和水臌的特点

【解析】略。

13~14【参考答案】B C

【解析】眩晕面色㿠白,神疲乏力,倦怠懒言,唇甲不华,舌淡苔薄白,脉细弱等属于眩晕气血亏虚证,故 13 题选择 B。眩晕日久不愈,精神萎靡,腰酸膝软,少寐多梦等属于眩晕肾精不足证,故 14 题选择 C。

15. 【参考答案】A

【解析】该证属于眩晕的肝阳上亢证,治宜平肝潜阳,清火息风,用天麻钩藤饮加减,故选择 A。

第十五单元   肾系病症

1. 【参考答案】C

【解析】水肿发病的机理主要在于肺失通调,脾失转输,肾失开合,三焦气化不利。其病位在肺、脾、肾,关键在肾,故选择 C。

2. 【参考答案】E

【解析】参考阳水的临床表现,故选择 E。

3. 【参考答案】D

【解析】全身水肿,按之没指,身体困重,胸闷纳呆,舌苔白腻,脉沉缓辨证为水湿浸渍证,治以健脾化湿,通阳利水;方选五皮饮合胃苓汤加减,故选择 D。

4. 【参考答案】E

【解析】水肿湿热壅盛证治以分利湿热,方选疏凿饮子加减,故选择 E。

5. 【参考答案】A

【解析】开鬼门指发汗,洁净府是利小便,去菀陈莝是攻下逐水,故选择 A。

第十六单元   气血津液病证

1. 【参考答案】B

【解析】郁证病位主要在肝,但可涉及心、脾、肾。肝喜条达而主疏泄,长期肝郁不解,肝失疏泄,可引起气机郁滞不畅。气郁则湿不化,湿郁则生痰,而致痰气郁结;气郁日久,由气及血而致血郁,又可进而化火等,但均以气机郁滞为病理基础,故选择 B。

2. 【参考答案】A

【解析】该证属于郁证的心神失养证,治宜甘润缓急,养心安神,用甘麦大枣汤加减,故选择 A。

3.【参考答案】D

【解析】血淋与尿血均表现为血由尿道而出,两者以小便时痛与不痛为其鉴别要点,不痛者为尿血,痛(滴沥刺痛)者为血淋,故选择 D。

4.【参考答案】D

【解析】心烦,口渴,身热,舌红绛,脉数属于血热型,故选择 D。

5.【参考答案】A

【解析】对血证的治疗可归纳为治火、治气、治血三个原则,故选择 A。

6.【参考答案】B　【考点】齿衄胃火炽盛证的治疗

【解析】略。

7~8【参考答案】A　D

【解析】痰饮包括痰饮、悬饮、溢饮、支饮四类。痰饮——饮停胃肠;悬饮——饮流胁下;溢饮——饮溢肢体;支饮——饮邪支撑胸肺。,故 7 题选择 A,8 题选择 D。

9.【参考答案】C　【考点】痰饮的类别

【解析】略。

10~11【参考答案】A　D

【解析】略。

12.【参考答案】B

【解析】喘促动则尤甚,心悸,气短,咳嗽痰多,胸闷纳呆,怯寒肢冷,脐下动悸,小便不利,下肢浮肿,舌体胖大,质淡,苔白,脉沉细辨证为支饮脾肾阳虚证,治以温脾补肾,以化水饮;方选金匮肾气丸合桂苓甘汤加减,故选择 B。

13.【参考答案】E

【解析】广义痰饮包括痰饮、悬饮、溢饮、支饮四类,是诸饮的总称;狭义的痰饮则是指饮停胃肠之证,故选择 E。

14.【参考答案】C

【解析】寒热往来,咳嗽,痰少,伴气急,胸胁刺痛,呼吸、转侧则疼痛加重,辨证为悬饮,邪犯胸肺证,治以和解宣利;方选柴枳半夏汤加减,故选择 C。

15.【参考答案】C

【解析】自汗邪热郁蒸证的治法是清肝泻热,化湿和营,故选择 C。

16.【参考答案】C　【考点】虚劳心阴虚证的辨证

【解析】略。

第十七单元　肢体经络病证

1~2【参考答案】B　E

【解析】筋骨软弱无力,肌肉萎缩,肢体筋脉弛缓不收属于痿证,故 1 题选择 B;因中风而至一侧肢体偏废不用,常伴语言謇涩,口眼歪斜属于偏枯,故 2 题选择 E。

3.【参考答案】C　【考点】腰痛的证治方药

【解析】略。

4~5【参考答案】D　A

【解析】腰部冷痛沉重,寒冷阴雨天加重属于寒湿阻滞,故 4 题选择 D;腰脊疼痛连及下肢者属于经络痹阻,故 5 题选择 A。

6.【参考答案】C

【解析】外感以感受风寒湿邪或湿热之邪为主,故选择 C。

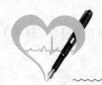

中西医结合外科学

第一单元　中医外科证治概要

1.【参考答案】B

【解析】A选项为肿疡之基底根部;B选项为肿疡基底部周围之坚硬区,边界清楚;C选项在疮疡的正邪交争中,正气约束邪气使之不外散;D选项泛指一切皮里膜外浅表部位的病理性肿块;E选项指患处已化脓(或有其他液体),用手按压时感觉内有波动感。故选择B。

2~3【参考答案】C　D

【解析】有头疽是多个相邻的毛囊和皮脂腺的急性化脓性感染,相当于现代医学的痈;疖为单个毛囊及其所属皮脂腺的急性化脓性感染。故2题选择C,3题选择D。

4.【参考答案】D

【解析】火为热之重,易入血分。可汇聚于局部,腐蚀血肉,发为痈肿疮疡。常伴有口渴喜饮、小便短赤、大便干结等全身症状,故选择D。

5.【参考答案】A

【解析】红肿高突,根围收束,不甚平坦,多为实证、阳证,故选择A。

6.【参考答案】D　【考点】外科疮疡的阴阳辨证

【解析】本类题目使用对比记忆方法,阳证或者阴证表现只记一个,A、B、C、E选项均为阳证,表现为红肿热痛,特殊点是肿块软硬适度,溃后渐消。阴证表现则反之,阴证疼痛感觉为不痛、隐痛或抽搐,脓液稀薄或纯血水,肿胀范围不局限,根脚散漫,肿形高度为平塌下陷。皮肤温度为不热或者微热。初起一般无明显症状,酿脓期常有骨蒸潮热、颧红,或面白、神疲、自汗、盗汗等症状,溃后尤甚。故选择D。

7.【参考答案】D

【解析】本类题目使用对比记忆方法,阳证或者阴证表现只记一个,A、B、C、E选项均为阳证,表现为红肿热痛,特殊点是肿块软硬适度,溃后渐消。阴证表现则反之,阴证疼痛感觉为不痛、隐痛或抽搐,脓液稀薄或纯血水,肿胀范围不局限,根脚散漫,肿形高度为平塌下陷。皮肤温度为不热或者微热。初起一般无明显症状,酿脓期常有骨蒸潮热、颧红,或面白、神疲、自汗、盗汗等症状,溃后尤甚。故选择D。

8.【参考答案】D

【解析】疼痛轻微,皮色不变,压之酸痛多为痰痛,见于脂瘤、肉瘤等,故选择D。风:痛无定处,忽彼忽此,走注甚速,遇风则剧,见于行痹等。气:攻痛无常,时感抽掣,喜缓怒甚,见于乳癖等。湿:痛而酸胀,肢体沉重,按之出现可凹性水肿或见糜烂流滋,见于臁疮、股肿等。寒:皮色不红、不热,酸痛,得温则痛缓,见于脱疽、寒痹等。

9.【参考答案】D

【解析】中医外科内治原则包括消法、托法和补法。消法适用于尚未成脓的初期肿疡,是一切肿疡初期的治法总则;托法适用于疮疡中期即成脓期;补法适用于溃疡后期,故选择D。

10.【参考答案】A

【解析】疔疮走黄后出现热毒症状,所以选择用凉血清热解毒,故选择A。

11.【参考答案】A

【解析】乳房脓肿切开引流为了尽量不损伤乳管而形成乳瘘,一般以乳头为轴心、取与乳管平行的放射状切口,故选择A。

12.【参考答案】A

【解析】(1)油膏

适应证:适用于肿疡、溃疡、皮肤病糜烂结痂渗液不多者,以及肛门病等。

用法:肿疡期用金黄膏、玉露膏清热解毒、消肿止痛、散瘀化痰,适用于疮疡阳证。回阳玉龙膏有温经散寒、活血化瘀的作用,适用于阴证。溃疡期可选用生肌玉红膏、红油膏、生肌白玉膏。

（2）箍围药

适应证：凡外疡不论初起、成脓及溃后，肿势散漫不聚而无集中之硬块者。

用法：金黄散、玉露散可用于红肿热痛明显的阳证疮疡；疮形肿而不高，痛而不甚，微红微热，属半阴半阳证者，可用冲和膏；疮形不红不热，漫肿无头，属阴证者，可用回阳玉龙膏。故选择 A。

13.【参考答案】A

【解析】急性湿疹局部红肿、糜烂宜用湿敷法，故选择 A。

14.【参考答案】A

【解析】太乙膏、千捶膏均适用于红肿热痛明显之阳证疮疡，为肿疡、溃疡的通用方，故选择 A。

15.【参考答案】A

【解析】太乙膏、千捶膏均适用于红肿热痛明显之阳证疮疡，为肿疡、溃疡的通用方，故选择 A。

第二单元　无菌术

1.【参考答案】C

【解析】碘伏属中效消毒剂，具有中效、速效、低毒，对皮肤黏膜无刺激，对二价金属有腐蚀性，受有机物影响大，稳定性好等特点。适用于皮肤、黏膜等的消毒，不适用于相应金属物品的消毒，故选择 C。

2.【参考答案】E

【解析】10％浓度的甲醛适用于导尿管、塑料、有机玻璃等的灭菌，需浸泡 30 分钟，故选择 E。

3.【参考答案】D

【解析】高压蒸气灭菌法当压力升至 $104.0 \sim 137.3$ kPa、温毒升为 $121 \sim 126$ ℃时，通常 30 分钟即可杀灭所有细菌，故选择 D。

4.【参考答案】D

【解析】甲醛气体熏蒸法适用于不能浸泡且不耐高热的器械和物品的消毒，如丝线、内窥镜、精密仪器等；紫外线消毒法主要适用于空气的消毒，也用于空调导管等物体表面的消毒；乳酸消毒法适用于普通手术后的空气消毒；环氧乙烷熏蒸法适用于各种导管、仪器及器械的消毒；高压蒸气灭菌法最为普遍应用，效果可靠，适用于一切能耐受高温的物品，如金属器械、玻璃器皿、乳胶手套、敷料、布单等，故选择 D。

5.【参考答案】A

【解析】煮沸法消毒简便易行，在 100 ℃的沸水中，持续 20 分钟即可杀灭一般细菌，持续 $1 \sim 2$ 小时则能杀灭芽胞细菌，故选择 A。

6.【参考答案】D

【解析】甲醛气体熏蒸法适用于不能浸泡且不耐高热的器械和物品的消毒，如丝线、内窥镜、精密仪器等；紫外线消毒法主要适用于空气的消毒，也用于空调导管等物体表面的消毒；乳酸消毒法适用于普通手术后的空气消毒；环氧乙烷熏蒸法适用于各种导管、仪器及器械的消毒；高压蒸气灭菌法最为普遍应用，效果可靠，适用于一切能耐受高温的物品，如金属器械、玻璃器皿、乳胶手套、敷料、布单等，故选择 D。

7.【参考答案】A

【解析】乙醇属中效消毒剂，具有中效、速效、无毒，对皮肤黏膜有刺激性，对金属无腐蚀，易挥发，不稳定等特点，故选择 A。

8~9【参考答案】A　B　【考点】化学消毒法的特点及使用

【解析】①乙醇常用浓度为 $70％ \sim 75％$，属中效消毒剂，具有中效、速效、无毒，对皮肤黏膜有刺激性，对金属无腐蚀性，受有机物影响大，易挥发，不稳定等特点。适用于皮肤、环境表面及医疗器械的消毒等。②碘伏常用浓度为 $0.05％ \sim 0.5％$，属中效消毒剂，具有中效、速效、低毒，对皮肤黏膜无刺激，对二价金属有腐蚀性，受有机物影响大，稳定性好等特点。适用于皮肤、黏膜等的消毒，不适用于相应金属物品的消毒。③过氧乙酸消毒剂具有广谱、高效、低毒，对金属及织物有腐蚀性，受有机物影响大，稳定性差等特点。适用于医院环境的室内物品表面消毒，包括台面、桌面、脚踏凳、地面、墙面等。常用 $0.2％ \sim 0.5％$过氧乙酸消毒溶液擦拭或喷洒消毒 30 分钟。故 8 题选择 A，9 题选择 B。

10.【参考答案】C

【解析】过氧乙酸消毒剂具有广谱、高效、低毒，对金属及织物有腐蚀性，受有机物影响大，稳定性差等特点。适用于医院环境的室内物品表面消毒，包括台面、桌面、脚踏凳、地面、墙面等，故选择 C。常用 $0.2％ \sim$

0.5%过氧乙酸消毒溶液擦拭或喷洒消毒 30 分钟。

第三单元 麻 醉

1.【参考答案】A

【解析】麻醉前 ASA 病情分级标准如下,故选择 A。

麻醉前 ASA 病情分级标准

ASA 分级	分级标准
I	全身情况好,无脏器疾病,估计耐受麻醉手术良好
II	轻微查体和/或化验有改变,但全身情况尚好,估计耐受麻醉手术仍好
III	生命体征、重要脏器功能有改变,但处于代偿范围,需重视术前准备工作
IV	生命体征、重要脏器功能明显改变,处于代偿不全状态,麻醉手术有相当的危险
V	生命体征、重要脏器功能处于衰竭程度,不论麻醉手术与否都有严重生命危险

注:如系急症手术病例,在相应的级数前加"E"字样。

2.【参考答案】B

【解析】静脉麻醉属全身麻醉范畴,其他选项均为局部麻醉,故选择 B。

3.【参考答案】B

【解析】呼吸抑制是硬膜外麻醉的并发症,故选择 B。

4.【参考答案】E   【考点】蛛网膜下腔麻醉的适应症

【解析】蛛网膜下腔麻醉的适应症包括:①中位蛛网膜下腔麻醉麻醉最高平面为胸 6~8,可行子宫及其附件手术,膀胱、前列腺手术,疝修补术,低位肠道手术等。②低位蛛网膜下腔麻醉麻醉最高平面在胸 10,可行剖宫产、前列腺电切术、下肢手术等。③鞍区阻滞可行肛门及会阴部手术、尿道手术等。故选择 E。

5.【参考答案】D

【解析】蛛网膜下腔麻醉最常见的并发症是术后头痛,故选择 D。①术后头痛为最常见的术后并发症,因脑脊液外渗致颅内压降低所致。②一旦发生头痛,要绝对平卧,以降低脑脊液压力,减少脑脊液外渗;头痛者可针刺治疗,并服用止痛药。一旦出现腰背痛,可行红外线照射物理治疗,再配以推拿和药物治疗。③尿潴留解除患者顾虑,消除紧张情绪,鼓励自行排尿;针刺中极、关元、气海、三阴交等穴;1%普鲁卡因长强穴封闭,最后可行导尿术。④下肢瘫痪一旦发生,要积极治疗,如使用维生素 B 族药物、针灸、推拿等。

6.【参考答案】A   【考点】硬膜外麻醉的禁忌证

【解析】①严重休克或出血未能纠正者;②穿刺部位有感染或全身严重感染者;③中枢神经系统疾病;④凝血机制障碍性疾病;⑤低血压或严重高血压;⑥慢性腰背痛或术前有头痛史;⑦脊柱畸形或脊柱类风湿性关节炎;⑧精神病而不能合作者。故选择 A。

7.【参考答案】B

【解析】术后头痛是蛛网膜下腔麻醉最常见的并发症,故选择 B。

8.【参考答案】D

【解析】蛛网膜下腔麻醉最常见的并发症是术后头痛。①术后头痛为最常见的术后并发症,因脑脊液外渗致颅内压降低所致。一旦发生头痛,要绝对平卧,以降低脑脊液压力,减少脑脊液外渗;头痛者可针刺治疗,并服用止痛药。②一旦出现腰背痛,可行红外线照射物理治疗,再配以推拿和药物治疗。③尿潴留解除患者顾虑,消除紧张情绪,鼓励自行排尿;针刺中极、关元、气海、三阴交等穴;1%普鲁卡因长强穴封闭,最后可行导尿术。④下肢瘫痪一旦发生,要积极治疗,如使用维生素 B 族药物、针灸、推拿等,故选择 D。

第四单元 体液与营养代谢

1.【参考答案】E

【解析】患者水分摄入不足,现严重口渴,乏力,眼窝凹陷,唇舌干燥,皮肤弹性差,诊断为高渗性缺水中的中度缺水,故选择 E。

2.【参考答案】B

【解析】略。

3. 【参考答案】A

【解析】尿多补钾,尿量<40 mL/h,或24小时尿量少于500 mL,暂不补钾,故选择A。

4. 【参考答案】A

【解析】血清钾低于3.5 mmol/L为低钾血症,故选择A。

5. 【参考答案】E

【解析】正常人的血清钠浓度为135~150 mmol/L,故选择E。

6. 【参考答案】A

【解析】代谢性碱中毒是由于酸丢失过多或碱摄入过多,使血浆HCO_3^-相对或绝对增高所致,病因可有胃液丢失过多、缺钾、碱性物质摄入过多的病史等。故选择A。

7. 【参考答案】D　　【考点】代谢性酸中毒的诊断

【解析】代谢性酸中毒的诊断标准为:①有严重腹泻、肠瘘等病史。②呼吸深而快,呼吸频率有时可达40~50次/分,呼出气带有酮味。③血气分析pH值、HCO_3^-明显下降,PCO_2在正常范围或有所降低,AB、SB、BB均降低,BE负值增大。④酸中毒程度的估计可比照CO_2CP:轻度酸中毒CO_2CP为15~22 mmol/L;中度酸中毒CO_2CP为8~15 mmol/L;重度酸中毒$CO_2CP<8$ mmol/L。代谢性酸中毒时体内酮类物质产生增多,故呼吸可带有酮味。故选择D。

8. 【参考答案】A

【解析】因肾小管上皮细胞内缺钾,故排K^+减少而排H^+增多,出现代谢性碱中毒,同时排出反常性酸性尿,故选择A。

9. 【参考答案】A　　【考点】肠外营养氨基酸性并发症

【解析】肠外营养氨基酸并发症包括:高血氨、高氯性代谢性碱中毒,肝酶谱升高,脑病。故选择A。

10. 【参考答案】B

【解析】与代谢有关的并发症如下:

(1)糖代谢紊乱

① 高血糖与低血糖预防的关键在于调节好输注速度,控制葡萄糖总量(日摄入量小400 g)、进行临床及实验室检查(血糖、尿糖的监测等)。② 高渗性非酮性昏迷一旦发生应立即停用葡萄糖液,用0.45%低渗盐水以250 mL/h的速度输入,降低血渗透压,并输入胰岛素10~12 U/h,以降低血糖水平;伴有低钾血症者应同时纠正。③ 肝脂肪变性易发生于长期输入葡萄糖而又缺乏脂肪酸的患者。

(2)氨基酸性并发症

① 高血氨、高氯性代谢性酸中毒目前采用氨基酸的醋酸盐和含游离氨低的氨基酸溶液,这种并发症已较少发生;② 肝酶谱升高有的患者在胃肠外营养(PN)治疗后不久(2周左右)出现转氨酶、碱性磷酸酶和血清胆红素升高;③ 脑病肝功能异常的患者若输入芳香族氨基酸含量高的溶液,对这种患者应输含支链氨基酸高的溶液。

(3)其他营养物质缺乏

① 血清电解质紊乱;② 微量元素缺乏;③ 必需脂肪酸缺乏;④ 维生素缺乏。

(4)其他并发症

① 胆汁淤积;② 肠屏障功能受损;③ 充血性心力衰竭,可控制输入速度来预防;④ 重新给养综合征。故选择B。

第五单元　输　血

1. 【参考答案】E

【解析】输血适应证包括:急性出血、贫血或低蛋白血症、凝血机制异常和出血性疾病、重症感染,故选择E。

2. 【参考答案】C　　【考点】溶血反应的临床表现

【解析】典型的急性溶血反应多在输血10~20 mL后,患者突感头痛、呼吸急迫、心前区压迫感、全身麻木或剧烈腰背部疼痛(有时可反射到小腿)。严重时可出现寒战高热,呼吸困难,脉搏细弱,血压下降,休克,继而出现黄疸、血红蛋白尿,并相继出现少尿、无尿等肾衰竭的症状。麻醉中的手术患者最早且唯一的征象是心动过速、手术区内出血突然增加和低血压。该患者在输血数分钟之后出现上述症状,且症状表现符合溶血反应,故选择C。

3.【参考答案】E 【考点】输血并发症的处理

【解析】①发热反应停止输血;保持静脉通路畅通;对症处理,保暖,给予退热剂、镇静剂;伴寒战者可肌注异丙嗪25 mg或哌替啶25~50 mg。高热者予以物理降温或针刺等。②过敏反应轻者可用抗组胺药或糖皮质激素;重者立即停止输血,立即皮下或肌注1:1 000肾上腺素0.5~1 mL和/或氢化可的松100 mg;如喉头水肿严重,应行气管插管或气管切开,以防窒息。③溶血反应:抗休克;保护肾功能;若DIC明显,则使用肝素;必要时行血浆交换治疗;若血压低,则使用多巴胺、间羟胺升压。④循环超负荷立即停止输液、输血,取半卧位,吸氧,使用速效洋地黄制剂及利尿剂,四肢轮流上止血带,减少回心血量。故选择E。

4.【参考答案】A 【考点】输血的并发症

【解析】输血并发症中最严重的为溶血反应,故选择A。

5.【参考答案】C

【解析】非溶血性发热反应是最常见的一种输血反应,故选择C。

6.【参考答案】C

【解析】输血过多、过快突发心率加快,咳嗽甚至呼吸困难,肺部大量湿性啰音,咳大量血性泡沫样痰,皮肤发绀,X线摄片显示肺水肿影像,应首先考虑循环超负荷,故选择C。

7.【参考答案】B 【考点】自体输血的禁忌证

【解析】自体输血的禁忌证包括:①血液受胃肠道内容物或尿液等污染;②血液可能有癌细胞的污染,如恶性肿瘤患者;③心、肺、肝、肾功能不全者;④贫血或凝血因子缺乏者;⑤血液内可能有感染者;⑥胸腹开放性损伤超过4小时以上者。故选择B。

第六单元 围手术期处理

1.【参考答案】D 【考点】缝线的拆除时间

【解析】头、面、颈部4~5日拆线,下腹部、会阴部6~7日,胸部、上腹部、背部、臀部7~9日,四肢10~12日,减张缝线14日,故选择D。

2.【参考答案】D

【解析】头、面、颈部4~5日拆线,下腹部、会阴部6~7日,胸部、上腹部、背部、臀部7~9日,四肢10~12日,减张缝线14日,故选择D。

3.【参考答案】B

【解析】为尽快消除急性呼吸窘迫综合征的肺间质水肿,输液量应控制在2 000 mL/d左右,故选择B。

4.【参考答案】E

【解析】头、面、颈部4~5日拆线,下腹部、会阴部6~7日,胸部、上腹部、背部、臀部7~9日,四肢10~12日,减张缝线14日,故选择E。

第七单元 疼痛与治疗

1.【参考答案】C

【解析】世界卫生组织推荐的三阶梯治疗方案如下,故选择C。

世界卫生组织推荐的三阶梯治疗方案

轻度疼痛	阿司匹林、对乙酰氨基酚或非甾体抗炎药
中度疼痛	布桂嗪、可待因和羟考酮
重度疼痛	吗啡、芬太尼和哌替啶

2.【参考答案】E

【解析】世界卫生组织推荐的三阶梯治疗方案如下,故选择E。

世界卫生组织推荐的三阶梯治疗方案

轻度疼痛	阿司匹林、对乙酰氨基酚或非甾体抗炎药
中度疼痛	布桂嗪、可待因和羟考酮
重度疼痛	吗啡、芬太尼和哌替啶

3.【参考答案】A

【解析】世界卫生组织推荐的三阶梯治疗方案如下,故选择 A。

世界卫生组织推荐的三阶梯治疗方案

轻度疼痛	阿司匹林、对乙酰氨基酚或非甾体抗炎药
中度疼痛	布桂嗪、可待因和羟考酮
重度疼痛	吗啡、芬太尼和哌替啶

4~5【参考答案】D A

【解析】世界卫生组织推荐的三阶梯治疗方案如下,故 4 题选择 D,5 题选择 A。

世界卫生组织推荐的三阶梯治疗方案

轻度疼痛	阿司匹林、对乙酰氨基酚或非甾体抗炎药
中度疼痛	布桂嗪、可待因和羟考酮
重度疼痛	吗啡、芬太尼和哌替啶

第八单元　内镜与腔镜外科技术

暂无。

第九单元　外科感染

1.【参考答案】A

【解析】疖是单个毛囊及其周围组织的急性化脓性感染。多数疖同时出现或反复发作,不易治疗者称为疖病。常发生于毛囊和皮脂腺丰富的部位,如颈、头、面部、背、腹、腹股沟、会阴部及小腿。疖病多发生于免疫力较低的小儿、营养不良或糖尿病患者。致病菌大多数为金黄色葡萄球菌及表皮葡萄球菌,因金黄色葡萄球菌的毒素含有凝固酶,脓栓形成是其感染的一个特征。故选择 A。

2.【参考答案】B

【解析】根据题干考虑为疖病,其证候为:好发于项后、背部、臀部等处,疖数个到数十个,反复发作,缠绵经年不愈。阴虚者兼有口渴唇燥,舌红,苔薄,脉细数;脾虚者兼有面色萎黄,纳少便溏,舌淡或有齿痕,苔薄,脉濡。治法:祛风清热利湿。方药:防风通圣散加减,故选择 B。

3.【参考答案】D　【考点】暑疖的辨证论治

【解析】暑疖的证候:初起局部皮肤潮红,次日发生肿痛,根脚很浅,范围局限,直径多在 3 cm 左右。舌苔黄,脉数。治法:清热利湿解毒。方药:清暑汤加减,故选择 D。

4.【参考答案】C

【解析】面部"危险三角区"的疖沿眼内眦静脉和眼静脉可感染到颅内,故选择 C。

5.【参考答案】C

【解析】有头疽好发于韧厚的颈项、背部,故选择 C。

6.【参考答案】C

【解析】疽形平塌,根盘散漫,疮色紫滞。疮腐难脱,脓水稀少,身热不高,唇燥口干,舌红苔薄黄中剥,脉细数,伴有消渴证辨证为痈的阴虚火旺证,治宜滋阴生津,清热托毒,方选竹叶黄芪汤加减,故选择 C。

7.【参考答案】C　【考点】痈阴虚火盛证的证治方药

【解析】痈的中医辨证论治:

① 热毒蕴结证,其证候为:初起局部起一肿块,上有粟粒状脓头,肿块渐向周围扩大,脓头增多,色红灼热

疼痛;舌红,苔黄,脉滑数。治法:和营托毒,清热利湿。方药:仙方活命饮加减。

② 阴虚火盛证,其证候为:局部疮形平塌、根盘散漫,疮色紫滞,不易化脓腐脱,溃出脓水稀少或带血水,疼痛剧烈;伴有高热,唇燥咽干,纳呆,大便秘结,小便短赤;舌红,苔黄,脉细数。治法:滋阴生津,清热托毒。方药:竹叶黄芪汤加减。

③ 气血两虚证,其证候为:局部疮形平塌散漫,疮色晦暗,化脓迟缓,腐肉难脱,脓水清稀,闷肿胀痛,疮口易成空壳;兼有发热,精神不振,面色苍白;舌淡,苔白腻,脉数无力。治法:调补气血。方药:十全大补汤加减,故选择C。

8.【参考答案】C 【考点】颈痈的证治方药

【解析】颈痈的证候为:多发于项部两侧的颌下。初起结块形如鸡卵,皮色不变,肿胀、灼热、疼痛,逐渐漫肿坚实,伴有寒热、头痛、项强;舌红,苔黄腻,脉滑数。治法:散风清热,化痰消肿。方药:牛蒡解肌汤加减,故选择C。

9.【参考答案】B 【考点】痈阴虚火盛证的证治方药

【解析】痈阴虚火盛证的证候为:局部疮形平塌、根盘散漫,疮色紫滞,不易化脓腐脱,溃出脓水稀少或带血水,疼痛剧烈;伴有高热,唇燥咽干,纳呆,大便秘结,小便短赤;舌红,苔黄,脉细数。治法:滋阴生津,清热托毒。方药:竹叶黄芪汤加减。故选择B。

10.【参考答案】D 【考点】丹毒的诊断

【解析】丹毒是指皮肤或黏膜的淋巴管网的急性感染,又称网状淋巴管炎。致病菌为乙型溶血性链球菌,毒力很强。患者常先有皮肤或黏膜的某种病损,如皮肤损伤、足癣、口腔溃疡等,致病菌入侵皮内的网状淋巴管,并累及皮下组织,感染蔓延迅速。如无其他感染并存,一般不化脓,也很少有组织坏死。临床表现:好发部位为下肢和头面部。起病急,患者常有头痛、畏寒、发热等全身症状。局部表现呈片状红疹,颜色鲜红,中间较淡,边缘清楚,略为隆起。手指轻压可使红色消退,松压后很快又恢复鲜红色。红肿向四周扩展时,中央红色逐渐消退、脱屑,转为棕黄色。红肿区有时有水疱形成,局部有烧灼样疼痛,常伴有附近淋巴结肿大、疼痛。故选择D。

11.【参考答案】C

【解析】红肿灼热,痛如火燎,口渴少饮,尿黄,舌红苔黄腻,脉滑数辨证为湿热化火证,故选择C。

丹毒的中医辨证论治:

① 风热化火证,其证候为:从鼻部开始波及头部者,症见壮热气急,口干舌燥,咽喉不利;凡从耳项两侧延及头面者,症见寒热往来,口苦咽干,舌红苔黄腻;抱头火丹症见头面红肿,发热恶寒,舌红,苔薄黄,脉滑数。治法:散风清火解毒。方药:普济消毒饮加减。

② 肝胆湿热证,其证候为:发于腰胯胁下,大片鲜红,红肿蔓延,摸之灼手,肿胀触痛;舌红,苔黄腻,脉弦滑数。治法:清肝泄热利湿。方药:龙胆泻肝汤或柴胡清肝汤加减。

③ 湿热化火证,其证候为:下肢小腿处红热肿胀,痛如火燎,表面光亮;舌红,苔黄腻,脉滑数。治法:利湿清热解毒。方药:五神汤合萆薢渗湿汤加减。

④ 胎火胎毒证,其证候为:脐腹部开始皮肤鲜红,向外游走遍体,压之减退,放手又显,表面紧张光亮,摸之灼手,肿胀触痛;兼有发热;舌红,苔黄,脉数。治法:凉血清热解毒。方药:犀角地黄汤加减。

⑤ 毒邪内攻证,其证候为:红肿迅速蔓延;伴壮热神昏,谵语烦躁,头痛,恶心呕吐,便秘溲赤;舌红绛,苔黄,脉洪数。治法:凉营泻火解毒。方药:清瘟败毒饮合犀角地黄汤加减。

12.【参考答案】C 【考点】丹毒风热化火证

【解析】其证候为:从鼻部开始波及头部者,症见壮热气急,口干舌燥,咽喉不利;凡从耳项两侧延及头面者,症见寒热往来,口苦咽干,舌红,苔黄腻;抱头火丹症见头面红肿,发热恶寒,舌红,苔薄黄,脉滑数。治法:散风清火解毒。方药:普济消毒饮加减。故选择C。

13.【参考答案】A 【考点】丹毒湿热化火证

【解析】其证候为:下肢小腿处红热肿胀,痛如火燎,表面光亮;舌红,苔黄腻,脉滑数。治法:利湿清热解毒。方药:五神汤合萆薢渗湿汤加减。故选择A。

14.【参考答案】A 【考点】颈痈的证治方药

【解析】其证候为:多发于项部两侧的颌下。初起结块形如鸡卵,皮色不变,肿胀、灼热、疼痛,逐渐漫肿坚实,伴有寒热、头痛、项强;舌红,苔黄腻,脉滑数。治法:散风清热,化痰消肿。方药:牛蒡解肌汤加减。故选择A。

15.【参考答案】C

【解析】急性淋巴管炎分为网状淋巴管炎和管状淋巴管炎,其中,丹毒即为网状淋巴管炎;管状淋巴管炎常见于四肢,尤以下肢多见,常合并有手足癣感染。管状淋巴管炎又分为深、浅两种,浅部淋巴管受累常在伤口或感染灶肢体近侧出现一条或数条"红线",硬且明显压痛;深部淋巴管炎看不到红线,但肢体明显肿胀和压痛,伴有全身不适、畏寒发热、头痛、乏力、食欲不振等。故选择 C。

16.【参考答案】D　【考点】红丝疔的证治方药

【解析】红丝疔的证候为:多发于下肢小腿部,先有足部疔或足癣感染,上延红丝,常伴有发热,头痛,行动不便;局部肿胀、压痛;重者畏寒、纳呆;舌红、苔黄腻、脉数。治法:清热解毒。方药:五味消毒饮合黄连解毒汤加减。故选择 D。

17.【参考答案】A

【解析】红丝疔的证候为:多发于下肢小腿部,先有足部疔或足癣感染,上延红丝,常伴有发热,头痛,行动不便;局部肿胀、压痛;重者畏寒、纳呆;舌红、苔黄腻、脉数。治法:清热解毒。方药:五味消毒饮合黄连解毒汤加减。故选择 A。

18.【参考答案】C　【考点】颈痈的证治方药

【解析】颈痈的证候为:多发于项部两侧的颌下。初起结块形如鸡卵,皮色不变,肿胀、灼热、疼痛,逐渐漫肿坚实,伴有寒热、头痛、项强;舌红、苔黄腻、脉滑数。治法:散风清热,化痰消肿。方药:牛蒡解肌汤加减。故选择 C。

19.【参考答案】D

【解析】脓肿正虚邪恋证治宜益气补血,清热托毒;方选托里透毒散加减。故选择 D。

脓肿的中医辨证论治:

① 余毒流注证,其证候为:起病急,初起一处或数处肌肉疼痛,漫肿色白,逐渐肿胀、疼痛,可触及肿物;兼有恶寒发热,口渴,大便秘结,小便短赤;舌红,苔黄腻,脉滑数。治法:清热解毒,凉血通络。方药:黄连解毒汤合犀角地黄汤加减。

② 火毒结聚证,其证候为:多见于体表感染,患部肿势高突,红热灼痛,有波动感;舌红苔黄,脉数。治法:清火解毒透脓。方药:五味消毒饮合透脓散加减。

③ 瘀血流注证,其证候为:患部肿痛,皮色微红或呈青紫,皮温略高,溃后脓液中夹有瘀血块;舌红或边有瘀点,苔薄黄或黄腻,脉数或涩。治法:和营祛瘀通滞,清热化湿。方药:活血散瘀汤加减。

④ 暑湿流注证,其证候为:局部症状同"余毒流注";兼有恶寒发热,头痛,纳呆,胸闷呕恶;舌红,苔白腻,脉滑数。治法:清热解毒化湿。方药:清暑汤加减。

⑤ 正虚邪恋证,其证候为:一处肿块渐退,他处肿块又起;兼有壮热不退,身体消瘦,面色无华;舌红,苔薄腻,脉虚数。治法:益气补血,清热托毒。方药:托里透毒散加减。

20.【参考答案】A

【解析】局部脓腐不透,脓少而薄,疮色灰暗,肿势平塌,散漫不聚,自汗,气息短促辨证干陷证,故选择 A。

全身性感染中医辨证论治:

① 疔疮走黄证,其证候为:在原发病灶的基础上突然疮顶陷黑无脓,肿势软漫,迅速向周围扩散,皮色暗红,并伴有寒战高热,头痛,烦躁不安;舌质红绛,苔黄燥,脉洪数。治法:凉血清热解毒。方药:五味消毒饮合黄连解毒汤加减。

② 火陷证,其证候为:局部疮顶不高,根盘散漫,疮色紫滞,疮口干枯无脓,灼热疼痛;伴有壮热口渴,便秘溲赤,烦躁不安,甚者神昏谵语、发痉;舌质红绛,苔黄燥或黄腻,脉洪数或滑数。治法:凉血解毒,泄热养阴,清心开窍。方药:清营汤加减。

③ 干陷证,其证候为:局部脓腐不透,疮口中央糜烂,脓少而薄,疮色灰暗,肿势平塌,散漫不聚,胀闷或微痛不甚;全身发热或恶寒,神疲纳少,自汗,胁痛,神昏谵语,气息短促;舌质淡红,脉虚数;或体温反而不高,肢冷,大便溏薄,小便频数;舌质淡,苔灰腻,脉沉细。治法:补养气血,托毒透邪,佐以清心安神。方药:托里消毒散加减。

④ 虚陷证,其证候为:局部肿势已退,疮口腐肉已尽,而脓水稀薄色灰,或偶带绿色,新肉不生,状如镜面,光白板亮,不知疼痛;全身热不退,形疲委顿,纳食日减,或有腹痛便泻,自汗肢冷,气息短促;舌淡,苔薄白或无苔,脉沉细或虚大无力。治法:温补脾肾。方药:附子理中汤加减。

21~22【参考答案】E　D

【解析】全身性感染包括：①干陷证；②火陷证；③虚陷证；④疗疮走黄证。特异性感染包括：结核、气性坏疽等。故21题选择E,22题选择D。

23.【参考答案】A

【解析】创伤后并发此症的时间通常在伤后1～4日,故选择A。临床特点是病情突然恶化,烦躁不安,有恐惧或欣快感;皮肤、口唇变白,大量出汗,脉搏快速,体温逐步上升。随着病情的发展,可发生溶血性贫血、黄疸、血红蛋白尿、酸中毒,全身情况可在12～24小时内全面迅速恶化。

第十单元 损 伤

1～2【参考答案】A B

【解析】头皮撕脱伤有蒂连接时,经过清创缝合,多可获得痊愈;头皮完全撕脱,骨膜尚存的伤面,应争取在12～24小时内清创后植皮。故1题选择A,2题选择B。

3.【参考答案】C

【解析】头皮撕脱伤为开放性头皮损伤,创面大、出血多,是最严重的头皮损伤,故选择C。

4.【参考答案】A

【解析】患者有头颅外伤史,有神经系统症状,但查体无阳性体征,故诊断为脑震荡,故选择A。

5.【参考答案】C 【考点】颅脑损伤苏醒期证治方药

【解析】略。

6.【参考答案】A

【解析】脑震荡恢复期治宜益气补肾,养血健脑;方选可保立苏汤、归脾丸等,故选择A。

7.【参考答案】E

【解析】患者有头颅外伤史,伴有意识障碍,瞳孔改变考虑为小脑幕切迹疝,故选择E。

8.【参考答案】A

【解析】胸部外伤史,胸痛、呼吸困难、反常呼吸,X线检查示右侧4～8肋骨骨折,考虑为胸部损伤。首先稳定呼吸循环功能,包括保持气道通畅、吸氧、制止反常呼吸、解除胸膜腔或心包腔内高压、补偿失血等,故选择A。

9.【参考答案】B

【解析】闭式胸膜腔引流的穿刺部位:气体常选锁骨中心第2肋间;液体一般选在腋中线与腋后线之间的6～8肋间,故选择B。

10.【参考答案】B 【考点】血胸血瘀气滞证的证治方药

【解析】略。

11.【参考答案】A

【解析】开放性气胸胸壁穿透性损伤导致胸膜腔与外界大气交通称为开放性气胸。空气随呼吸运动而经伤口自由出入胸膜腔,破坏了胸膜腔与外界大气间的正常压力差。胸膜腔内压与大气压力相等,使伤侧胸膜腔负压消失,伤侧肺完全萎陷,丧失呼吸功能。纵隔向健侧移位,使健侧肺也扩张不全。呼气、吸气时,两侧胸膜腔压力不均衡,使纵隔在吸气时移向健侧,呼气时移向伤侧,称为纵隔扑动。患者出现明显的呼吸困难,鼻翼扇动,口唇发绀,颈静脉怒张,伤侧胸壁创口可伴有气体进出胸腔发出的吸吮样声音。气管向健侧移位,伤侧胸部叩诊鼓音,呼吸音消失,严重者伴有休克。胸部X线检查可见伤侧胸腔大量积气,肺萎陷,纵隔移向健侧。故选择A。

12～13【参考答案】C D 【考点】胸部损伤的临床特征

【解析】开放性气胸胸膜腔内压与大气压力相等,使伤侧胸膜腔负压消失,伤侧肺完全萎陷,丧失呼吸功能。多根多处肋骨骨折使局部胸壁失去完整肋骨支撑而软化,出现反常呼吸运动,即当吸气时,软化部分胸壁不随全胸廓向外扩展,反而向内塌陷,使伤侧肺受压不能膨胀,伤侧胸膜腔内压增高,纵隔向对侧移位,使对侧肺也受压,在吸气时,该部分壁反而向外膨出。故12题选择C,13题选择D。

14.【参考答案】B

【解析】表现为急性失血性休克和血性腹膜炎,故选择B。

15～16【参考答案】A E 【考点】胰腺损伤的证治方药

【解析】略。

17.【参考答案】D

【解析】膈下游离气体是指肠管外异常气体,呈新月形透亮区,多为胃或十二指肠溃疡穿孔所致,肿瘤、炎症、外伤等也可引起胃肠道穿孔。据题干所示病史,患者有外伤史,应首先考虑诊断为十二指肠破裂,故选择 D。

18~19【参考答案】E　D

【解析】略。

20.【参考答案】E

【解析】尿道损伤的临床表现有休克、尿道出血、疼痛、排尿困难等,故选择 E。

21.【参考答案】E

【解析】休克、肉眼血尿、条状血凝块和肾绞痛等是肾损伤的主要症状,故选择 E。

22.【参考答案】D

【解析】肾损伤非手术治疗需绝对卧床休息 2~4 周,故选择 D。

23.【参考答案】C

【解析】膀胱损伤时,可行导尿实验。导尿管可顺利插入膀胱,仅流出少量血尿或无尿流出。经导尿管注入灭菌生理盐水 200 mL,片刻后吸出。液体外漏时吸出量会减少,腹腔液体回流时吸出量会增多。若液体进出量差异很大,提示膀胱破裂。故选择 C。

24~25【参考答案】A　D

【解析】轻度肾挫伤首选的治疗是绝对卧床休息 2~4 周;一旦确定为严重肾裂伤、粉碎肾或肾蒂伤应立即手术探查。故 24 题选择 A,25 题选择 D。

26~27【参考答案】B　C　【26 题的考点】膀胱损伤的辨证论治

【解析】膀胱区压痛明显,小便窘迫,舌紫,苔薄白,脉弦细辨证为络伤血瘀证,故 26 题选择 B。损伤后期腹痛明显减轻,但神疲乏力,面赤咽干,心烦少寐,小便无力,面色无华,舌淡苔薄,脉细数无力辨证为气阴两虚证,故 27 题选择 C。

28.【参考答案】C　【考点】尿道损伤的西医治疗

【解析】后尿道损伤早期做耻骨上高位膀胱造瘘,故选择 C。早期部分患者可行尿道会师复位术。

29.【参考答案】C

【解析】中度烧伤:Ⅱ°烧伤面积达 10%~29%,或Ⅲ°烧伤面积不足 10%,故选择 C。

30.【参考答案】B

【解析】双上肢:2×9%=18%,故选择 B。

31.【参考答案】B

【解析】双下肢:5×9%+1%=46%,故选择 B。

32.【参考答案】B

【解析】毒蛇咬伤分为三类:神经毒中医称为风毒,血液毒中医称为火毒,混合毒中医称为风火毒,故选择 B。

33.【参考答案】A

【解析】毒蛇咬伤神经毒中医称为风毒,治宜活血通络,驱风解毒;方选活血驱风解毒汤(经验方)加减,故选择 A。

第十一单元　肿　瘤

1~2【参考答案】C　A

【解析】恶性肿瘤在组织上分为两大类:源于上皮组织者称为癌;源于间叶组织者称为肉瘤;同时有上皮及间叶组织的恶性肿瘤称为癌肉瘤。故 1 题选择 C,2 题选择 A。

3.【参考答案】C

【解析】恶性肿瘤细胞分化程度较低,生长快,呈浸润性生长,无包膜,分界不清,瘤细胞侵入淋巴及血管向远处转移扩散,故选择 C。

4.【参考答案】D

【解析】肿物在前臂,圆形,表面光滑,边缘清楚,无粘连,活动度大,考虑为纤维瘤,故选择 D。

5.【参考答案】E

【解析】脂肪瘤好发于肩、背、臀部。大小不等,呈圆形、扁圆形或分叶状,边界清楚,基部较广泛,质软,有假性波动感,与周围组织无粘连,基底部可移动,但活动度不大。一般无自觉症状,发展缓慢,极少恶变,故选择E。

6.【参考答案】A

【解析】好发于婴幼儿头、面、颈部、色鲜红、边缘不规则、似草莓样、柔软可压缩,压之褪色是毛细血管瘤的特征,故选择A。

7~8【参考答案】C D 【考点】常见体表肿物的特征

【解析】神经纤维瘤病有如下特点:①呈多发性,数目不定,几个甚至上千个不等。肿物大小不一,米粒至拳头大小,多凸出于皮肤表面,质地或软或硬,有的可下垂或有蒂,大者可达十数千克。②肿瘤沿神经干走向生长,多呈念珠状,或呈蚯蚓结节状。③皮肤出现咖啡斑,大小不定,可为雀斑小点状,或为大片状,其分布与神经瘤分布无关,是诊断本病的重要依据。故7题选择C。

血管瘤可分为三类:①毛细血管瘤:好发于婴幼儿头、面、颈部或成人的胸腹部,单发或多发,色鲜红或暗红,呈边缘不规则、不高出皮肤的斑片状,或高出皮肤,分叶,似草莓样。大小不一,界限清楚,柔软可压缩,压之可退色。②海绵状血管瘤:常见于头部、颈部,也可发生于其他部位及内脏。瘤体呈紫红或暗红色,柔软如海绵,大小不等,边界清楚,位于皮下或黏膜下组织内者可境界不清。指压柔软,有波动感,偶有少数呈柔韧或坚实感,无波动和杂音。③蔓状血管瘤:多发于头皮,瘤体外观常见蚯蚓状蜿蜒迂曲的血管,有压缩性和膨胀性,紫红色,有搏动、震颤及血管杂音,局部温度稍高。肿瘤周围有交通的小动脉,如将其压迫,则搏动消失。血管瘤有时会突然破溃,可引起危及生命的大出血。故8题选择D。

9.【参考答案】D

【解析】皮脂腺囊肿的囊肿可单发或多发:多呈圆形,直径多在1~3 cm,略隆起。质软,界清,表面与皮肤粘连,稍可移动,肿物中央皮肤表面可见一小孔,有时可见有一黑色粉样小栓。一般无自觉症状,合并感染时,局部可出现红肿、疼痛、触痛、化脓,甚至破溃,故选择D。

10.【参考答案】A

【解析】咳嗽是肺癌最常见的症状,早期多为刺激性干咳,故选择A。

11.【参考答案】A

【解析】痰液细胞学检查是肺癌确诊的重要手段之一,故选择A。

12.【参考答案】B

【解析】胸背部隐隐作痛,咳声减弱,神疲乏力,五心烦热,自汗盗汗,舌红少苔,脉沉细数辨证为气阴两虚证,治宜益气养阴,清肺解毒;方选沙参麦冬汤加减。故选择B。

13.【参考答案】E 【考点】肺癌纵膈受累的主要体征

【解析】略。

14~15【参考答案】A B 【考点】肿瘤转移引起的体征

【解析】略。

16.【参考答案】D 【考点】胃癌的西医治疗

【解析】略。

17.【参考答案】A

【解析】间断右上腹疼痛、甲胎蛋白AFP升高3倍,4周后复查甲胎蛋白继续升高。B超示:右肝叶占位性病变,考虑为原发性肝癌;两肋胀痛,肋下肿块触痛,纳呆乏力,嗳气泛酸,舌暗有瘀斑,苔薄白,脉弦涩辨证为气滞血瘀证,故选择A。

18.【参考答案】A

【解析】排便习惯改变是常见早期症状,故选择A。

19.【参考答案】A

【解析】大肠癌脾虚湿热证的证候为腹胀、气短、乏力、食欲不振,腹痛拒按,面黄、便稀溏或便下脓血,里急后重;舌胖嫩,苔黄腻,脉细数或滑数。治法:清热利湿,理气健脾。方药:四妙散合白头翁汤加减,故选择A。

20.【参考答案】B 【考点】直肠癌证治方药

【解析】大肠癌湿热瘀毒证,其证候为:腹胀、腹痛或窜痛,拒按,矢气胀减,腹内包块,便下黏液脓血或里急后重,排便困难;舌质红有瘀斑,苔黄,脉弦数。治法:清热解毒,通腑化瘀,攻积祛湿。方药:木香分气丸加减。

故选择 B。

第十二单元　急腹症

1.【参考答案】E

【解析】阑尾炎穿孔并发腹膜炎可表现为转移性右下腹痛、腹膜刺激征阳性、右下腹为著、肠鸣音减弱,血白细胞计数升高等,故选择 E。

2.【参考答案】A　　【考点】肠痈湿热证的证治方药

【解析】肠痈的辨证论治:

① 瘀滞证:

证候:转移性右下腹痛,呈持续性、进行性加剧,右下腹局限性压痛或拒按;伴恶心纳差,可有轻度发热;苔白腻,脉弦滑或弦紧。

治法:行气活血,通腑泄热。

方药:大黄牡丹汤合红藤煎剂加减。

② 湿热证:

证候:腹痛加剧,右下腹或全腹压痛、反跳痛,腹皮挛急,右下腹可摸及包块,壮热,恶心纳差,便秘或腹泻;舌红苔黄腻,脉弦数或滑数。

治法:通腑泄热,利湿解毒。

方剂:大黄牡丹汤合红藤煎剂加败酱草、白花蛇舌草、蒲公英。

③ 热毒证:

证候:腹痛剧烈,全腹压痛、反跳痛,腹皮挛急;高热不退或恶寒发热,恶心纳差,便秘或腹泻;舌红绛苔黄厚,脉洪数或细数。

治法:通腑排毒,养阴清热。

方剂:大黄牡丹汤合透脓散加减。

故选择 A。

3.【参考答案】D

【解析】患者为老年人,转移性右下腹痛,右下腹肌紧张,压痛,反跳痛。实验室检查:血白细胞 20×10^9/L,考虑为急性阑尾炎,应尽早手术。故选择 D。

4.【参考答案】E　　【考点】肠痈的辨证论治

【解析】瘀滞证的证候:转移性右下腹痛,呈持续性、进行性加剧,右下腹局限性压痛或拒按;伴恶心纳差,可有轻度发热;苔白腻,脉弦滑或弦紧。治法:行气活血,通腑泄热。方药:大黄牡丹汤合红藤煎剂加减。故选择 E。

5.【参考答案】A

【解析】腹痛进行性加剧,右下腹压痛、反跳痛、腹皮挛急,可摸及包块,壮热,恶心纳差,便秘,舌红,苔黄腻,脉滑数辨证为湿热证,治宜通腑泄热,利湿解毒;方选大黄牡丹汤合红藤煎剂等。故选择 A。

6.【参考答案】D

【解析】根据腹痛、呕吐、腹胀、停止排气排便可诊断为麻痹性肠梗阻,故选择 D。

7~8【参考答案】D　A　　【考点】肠梗阻的辨证论治

【解析】① 气滞血瘀证,其证候为:腹痛阵作,胀满拒按,恶心呕吐,无排气排便;舌质淡红,苔薄白,脉弦或涩。治法:行气活血,通腑攻下。方药:桃仁承气汤加减。

② 肠腑热结证,其证候为:腹痛腹胀,痞满拒按,恶心呕吐,无排气排便;发热,口渴,小便黄赤,甚者神昏谵语;舌质红,苔黄燥,脉洪数。治法:活血清热,通里攻下。方药:复方大承气汤加减。

③ 肠腑寒凝证,其证候为:起病急骤,腹痛剧烈,遇冷加重,得热稍减,腹部胀满,恶心呕吐,无排气排便;脘腹怕冷,四肢畏寒;舌质淡红,苔薄白,脉弦紧。治法:温中散寒,通里攻下。方药:温脾汤加减。

④ 水结湿阻证,其证候为:腹痛阵阵加剧,肠鸣辘辘有声,腹胀拒按,恶心呕吐,口渴不欲饮,无排气排便,尿少;舌质淡红,苔白腻,脉弦缓。治法:理气通下,攻逐水饮。方药:甘遂通结汤加减。

⑤ 虫积阻滞证,其证候为:腹痛绕脐阵作,腹胀不甚,腹部有条索状团块,恶心呕吐,呕吐蛔虫,或有便秘;舌质淡红,苔薄白,脉弦。治法:消导积滞,驱蛔杀虫。方药:驱蛔承气汤加减。故 7 题选择 D,8 题选择 A。

9.【参考答案】A

【解析】肠梗阻气滞血瘀证治宜行气活血,通腑攻下;方选桃仁承气汤加减。故选择 A。

10.【参考答案】D

【解析】腹痛、高热寒战、黄疸,即 Charcot 三联征,见于急性梗阻性化脓性胆管炎,故选择 D。

11.【参考答案】B

【解析】腹痛、高热寒战、黄疸,即 Charcot 三联征,见于急性梗阻性化脓性胆管炎,故选择 B。

12.【参考答案】B　【考点】急性胆囊炎肝胆湿热证

【解析】胆道感染中医辨证论治:

① 蕴热证(肝胆蕴热):

证候:胁腹隐痛,胸闷不适,肩背窜痛,口苦咽干,腹胀纳呆,大便干结,有时低热;舌红苔腻,脉平或弦。

治法:疏肝清热,通下利胆。

方药:金铃子散合大柴胡汤加减。

② 湿热证(肝胆湿热):

证候:发热恶寒,口苦咽干,胁腹疼痛难忍,皮肤黄染,不思饮食,便秘尿赤;舌红苔黄,脉弦数滑。

治法:清胆利湿,通气通腑。

方药:茵陈蒿汤合大柴胡汤加减。

③ 热毒证(肝胆脓毒):

证候:胁腹剧痛,痛引肩背,腹拘强直,压痛拒按,高热寒战,上腹饱满,口干舌燥,不能进食,大便干燥,小便黄赤,甚者谵语,肤黄有瘀斑,四肢厥冷,鼻衄齿衄;舌绛有瘀斑,苔黄开裂,脉微欲绝。

治法:泻火解毒,通腑救逆。

方药:黄连解毒汤合茵陈蒿汤加减。

13.【参考答案】B

【解析】血清淀粉酶在发病 2 小时后开始升高,24 小时达到高峰,4～5 天后可恢复正常;尿淀粉酶于起病 24 小时后开始升高,48 小时后达到高峰,1～2 周后恢复正常。故选择 B。

14.【参考答案】C　【考点】急性胰腺炎辨证论治

【解析】①肝郁气滞证:

证候:腹中阵痛或窜痛,恶心呕吐,无腹胀,上腹仅有压痛,无明显腹肌紧张;舌质淡红,苔薄白或黄白,脉细或紧。

治法:疏肝理气,兼以清热燥湿通便。

方药:柴胡清肝饮、大柴胡汤、清胰汤Ⅰ号加减。

② 脾胃实热证:

证候:上腹满痛拒按,痞寒腹坚,呕吐频繁,吐后腹痛无减,大便干结,小便不通,小便短赤,身热口渴;舌质红,苔黄腻或燥,脉弦滑或滑数,重者厥脱。

治法:清热泻火,通里逐积,活血化瘀。

方药:大陷胸汤、大柴胡汤、清胰合剂加减。

③ 脾胃湿热证:

证候:脘胁疼痛,胸脘痞满拒按,气痛阵作,口苦咽干,泛恶不止,或有身目俱黄,便干溲赤;舌红绛,苔黄腻,脉弦滑数。

治法:清热利湿,行气通下。

方药:龙胆泻肝汤、清胰汤Ⅰ号加减。

④ 蛔虫上扰证:

证候:持续性上腹疼痛,剑突下阵发性钻顶样剧痛,或伴吐蛔;苔白或微黄而腻,脉弦紧或弦细。

治法:清热通里,制蛔驱虫。

方药:清胰汤Ⅱ号、乌梅汤等加减。

15.【参考答案】A

【解析】患者酗酒后腹痛,向腰部放射,伴发热、恶心呕吐、腹胀,上腹呈束带式压痛,腰部可见瘀斑,考虑为急性胰腺炎,故选择 A。

16.【参考答案】B

【解析】急性胰腺炎主要症状:①腹痛。腹痛剧烈,起始于中上腹,也可偏重于右上腹或左上腹,放射至背部;累及全胰则呈腰带状向腰背部放射痛。②恶心、呕吐,腹胀。故选择 B。

主要体征:①发热,初期常呈中度发热,胰腺坏死伴感染时,高热为主要症状之一;②黄疸,仅见于少数病例;③腹膜炎体征,坏死性胰腺炎压痛明显,并有肌紧张和反跳痛;④休克;⑤皮肤瘀斑,脐周、腰部可出现青紫色的不规则斑块,Grey‐Turner 征、Cullen 征;⑥手足搐搦;⑦呼吸窘迫综合征和多器官功能衰竭。

17.【参考答案】A

【解析】餐后突发性上腹痛,刀割样,恶心呕吐,全腹压痛,反跳痛阳性,腹肌紧张考虑为急性胰腺炎,首选血清淀粉酶,故选择 A。

第十三单元　甲状腺疾病

1.【参考答案】A

【解析】甲状腺肿大,边缘不清,质软不痛,随吞咽而上下移动,考虑为单纯性甲状腺肿。四肢困乏,气短,纳呆体瘦,舌淡红,苔薄,脉弱无力辨证为肝郁脾虚证,首选四海舒郁丸加减,故选择 A。单纯性甲状腺肿的另外一个证型为肝郁肾虚证,其证候为:颈部肿块皮宽质软,伴有神情呆滞,倦怠畏寒,行动迟缓,肢冷,性欲下降;舌淡,脉沉细。治法:疏肝补肾,调摄冲任。方药:四海舒郁丸合右归丸加减,故选择 A。

2.【参考答案】A

【解析】单纯性甲状腺肿是因缺碘、致甲状腺肿因子或酶缺陷等原因造成的甲状腺代偿性增大。临床表现为甲状腺肿大。本题目血管杂音(一),甲亢可以闻及杂音,注意鉴别。单纯性甲状腺肿影像学检查为甲状腺 B 超检查,故选择 A。

3.【参考答案】B

【解析】颈部肿块皮宽质软,伴有神情呆滞,倦怠畏寒,行动迟缓,肢冷,性欲下降,舌质淡,脉沉辨证为肝郁肾虚证,治宜疏肝补肾,调摄冲任;方选四海舒郁丸合右归丸加减,故选择 B。

4.【参考答案】A　　【考点】慢性淋巴性甲状腺炎的中医辨证论治

【解析】① 气滞痰凝证:

证候:肿块坚实,轻度作胀,痰多,一般无全身症状;苔黄腻,脉弦滑。

治法:疏肝理气,化痰散结。

方药:海藻玉壶汤加减。

② 肝郁胃热证:

证候:颈前肿痛,胸闷不适,口苦咽干,急躁易怒,心悸多汗;苔薄黄,脉弦数。

治法:清肝泄胃,解毒消肿。

方药:普济消毒饮与丹栀逍遥散加减。

③ 火毒炽盛证:

证候:局部结块疼痛明显,伴恶寒发热、头痛、口渴、咽干;苔薄黄,脉浮数或滑数。

治法:清热解毒,消肿排脓。

方药:透脓散与仙方活命饮合方加减。

故选择 A。

5.【参考答案】E

【解析】甲亢术后并发症包括:①术后呼吸困难和窒息;②喉返神经损伤;③喉上神经损伤;④手足搐搦;⑤甲状腺危象;⑥甲状腺功能减退。故选择 E。

6.【参考答案】E

【解析】瘿肿质软,目涩目突,手颤,心悸少寐,腰膝酸软,头晕耳鸣,舌质红,苔少,脉细数辨证为阴虚火旺证,治宜滋阴清热,化痰软坚;方选知柏地黄汤合当归六黄汤加减。故选择 E。

7～8【参考答案】D　A　　【考点】甲状腺功能亢进的中医辨证论治

【解析】① 肝郁痰结证:

证候:颈部瘿肿,质软不硬,喉感堵塞,胸闷不舒,性急易怒,忧郁怔忡,心烦失眠,眼突舌颤,倦怠乏力,大便溏薄,月经不调;舌红,苔薄腻,脉弦滑等。

治法:疏肝理气,软坚散结。

方药:柴胡疏肝散合海藻玉壶汤加减。

② 肝火旺盛证:

证候:颈部肿大,眼突肢颤,心烦心悸,急躁易怒,面红目赤,口干口苦,坐卧不宁,怕热多汗,消谷善饥,形渐消瘦;舌红苔黄,脉弦数有力。

治法:清肝泻火,解郁散结。

方药:龙胆泻肝汤合藻药散加减。

③ 胃火炽盛证:

证候:多食善饥,形体消瘦,口干而渴,喜喝冷饮,好动怕热,汗出心悸,急躁易怒,眼突颈粗,小便黄赤,大便干燥;舌暗红,苔薄黄或黄燥,脉数。

治法:清胃泻火,生津止渴。

方剂:白虎加人参汤合养血泻火汤加减。

④ 阴虚火旺证:

证候:头晕眼花,目赤干涩,羞明刺痛,心悸烦躁,少寐失眠,咽干口燥,眼突肢颤,手足心热,食多消瘦,月经不调,颈大有结;舌红少苔或苔剥,脉细而数。

治法:滋阴清热,化痰软坚。

方药:知柏地黄汤合当归六黄汤加减。

⑤ 气阴两虚证:

证候:神疲乏力,气促汗多,口咽干燥,五心烦热,面白唇淡,眼突手颤,颈肿胸闷,抑郁善忧,夜寐不安,心悸喜忘,食多便溏,腹胀泄泻,形体消瘦;舌红少苔,脉细数无力。

治法:益气养阴,泻火化痰。

方药:生脉散合补中益气汤加减。

故 7 题选择 D,8 题选择 A。

9.【参考答案】B

【解析】本题目为甲亢阴虚火旺证,其证候为:头晕眼花,目赤干涩,羞明刺痛,心悸烦躁,少寐失眠,咽干口燥,眼突肢颤,手足心热,食多消瘦,月经不调,颈大有结;舌红少苔或苔剥,脉细而数。治法:滋阴清热,化痰软坚。方药:知柏地黄汤合当归六黄汤加减。故选择 B。

10.【参考答案】E

【解析】瘿病气阴两虚证的证候为:神疲乏力,气促汗多,口咽干燥,五心烦热,面白唇淡,眼突手颤,颈肿胸闷,抑郁善忧,夜寐不安,心悸喜忘,食多便溏,腹胀泄泻,形体消瘦;舌红少苔,脉细数无力。治法:益气养阴,泻火化痰。方药:生脉散合补中益气汤加减。故选择 E。

11.【参考答案】A

【解析】术后呼吸困难和窒息多发生在术后 48 小时内,是术后最危急的并发症,故选择 A。

12.【参考答案】E

【解析】甲状腺功能亢进手术并发症有:①术后呼吸困难和窒息;②喉返神经损伤;③喉上神经损伤;④手足抽搐;⑤甲状腺危象(是甲亢的严重并发症)。故选择 E。

13.【参考答案】C

【解析】甲亢患者手术后出现高热、大汗、心动过速、烦躁、严重者可有心衰、休克即昏迷等考虑为甲状腺危象,故选择 C。

14.【参考答案】A

【解析】本题目为甲亢肝郁痰结证,其证候为:颈部瘿肿,质软不硬,喉感堵塞,胸闷不舒,性急易怒,忧郁怔忡,心烦失眠,眼突舌颤,倦怠乏力,大便溏薄,月经不调;舌红,苔薄腻,脉弦滑等。

治法:疏肝理气,软坚散结。

方药:柴胡疏肝散合海藻玉壶汤加减。

故选择 A。

15.【参考答案】E

【解析】抽搐发作时立即静脉注射葡萄糖酸钙或氯化钙,故选择 E。

16.【参考答案】A

【解析】甲状腺肿瘤的临床表现:多以颈前无痛性肿块为首发症状,常偶然发现。颈部出现圆形或椭圆形结节,质韧有弹性,表面光滑,边界清楚,无压痛,多为单发,随吞咽上下移动。有时可压迫气管移位,但很少造成呼吸困难,罕见喉返神经受压表现。可引起甲亢及发生恶性变,故选择 A。

17.【参考答案】B　【考点】甲状腺瘤的中医辨证论治

【解析】① 肝郁气滞证:

证候:颈部肿块不红、不热、不痛;伴烦躁易怒,胸胁胀满;舌苔白脉弦。

治法:疏肝解郁,软坚化痰。

方剂:逍遥散合海藻玉壶汤加减。

② 痰凝血瘀证:

证候:颈部肿物疼痛,坚硬;气急气短,吞咽不利;舌质暗红有瘀斑,脉细涩。

治法:活血化瘀,软坚化痰。

方剂:海藻玉壶汤合神效瓜蒌散加减。

③ 肝肾亏虚证:

证候:颈部肿块柔韧;常伴性情急躁,易怒,口苦,心悸,失眠,多梦,手颤,月经不调;舌红,苔薄,脉弦。

治法:养阴清火,软坚散结。

方药:知柏地黄丸合海藻玉壶汤加减。

故选择 B。

18.【参考答案】D

【解析】颈部肿块,气管右侧可扪及一结节,质硬,表面不光滑,可随吞咽上下移动,同侧胸锁乳突肌前缘可扪及肿大淋巴结,考虑甲状腺癌,故选择 D。

19.【参考答案】C

【解析】肿块坚硬如石,推之不移,局部僵硬,形体消瘦,皮肤枯槁,声音嘶哑,腰酸无力,舌苔红,少苔,脉沉细数,辨证为瘀热伤阴证,治宜养阴和营,化痰散结;方选通窍活血汤合养阴清肺汤加减。故选择 C。

第十四单元　乳腺疾病

1.【参考答案】C

【解析】急性乳腺炎临床表现:①症状:乳房肿胀疼痛。发热。其他症状:初起时可出现骨节酸痛、胸闷、呕吐、恶心等症状;化脓时可有口渴、纳差、小便黄、大便干结等症状。②体征:初起时患部压痛,结块或有或无,皮色微红或不红。化脓时患部肿块逐渐增大,结块明显,皮肤红热水肿,触痛显著,拒按。脓已成时肿块变软,按之有波动感。故选择 C。

2.【参考答案】A　【考点】急性乳腺炎西医治疗

【解析】略。

3.【参考答案】D　【考点】急性乳腺炎肝胃郁热证

【解析】急性乳腺炎肝胃郁热证治宜疏肝清胃,通乳散结;方选瓜蒌牛蒡汤加减。故选择 D。

4.【参考答案】A

【解析】乳房肿痛,伴发热恶寒,口干,舌红苔薄黄,脉浮数,辨证为肝胃郁热证;治宜疏肝清胃,通乳散结;方选瓜蒌牛蒡汤加减。故选择 A。

5.【参考答案】C

【解析】细胞性乳腺炎,又叫导管扩张症,中医叫粉刺性乳痈,俗称导管炎,简称浆乳。浆乳不是细菌感染所致,而是导管内的脂肪性物质堆积、外溢,引起导管周围的化学性刺激和免疫性反应,导致大量浆细胞浸润,故称浆细胞性乳腺炎。反复发作,破溃后形成瘘管,可以继发细菌感染,长久不愈。所以说是一种特殊的乳腺炎症。故选择 C。

6.【参考答案】D

【解析】急性乳腺炎肝胃郁热证首选瓜蒌牛蒡汤,热毒炽盛证首选瓜蒌牛蒡汤合透脓散,正虚毒恋证首选托里消毒散,故选择 D。

7.【参考答案】B

【解析】急性乳腺炎肝胃郁热证首选瓜蒌牛蒡汤,热毒炽盛证首选瓜蒌牛蒡汤合透脓散,正虚毒恋证首选托里消毒散,故选择 B。

8.【参考答案】E

【解析】乳腺增生病临床表现：①乳房内肿块；②乳房胀痛；③乳头溢液；④其他症状：常可伴有胸闷不舒、心烦易怒、失眠多梦、疲乏无力、腰膝酸软、经期紊乱、经量偏少等表现，故选择 E。

9.【参考答案】A　【考点】乳腺囊性增生病的中医辨证论治

【解析】① 肝郁气滞证：

证候：乳房胀痛或有肿块，一般月经来潮前乳痛加重和肿块稍肿大，行经后好转；常伴有情绪抑郁，心烦易怒，失眠多梦，胸胁胀满等；舌质淡红，苔薄白，脉细涩。

治法：疏肝理气，散结止痛。

方药：逍遥散加减。

② 痰瘀凝结证：

证候：乳中结块，多为片块状，边界不清，质地较韧，乳房刺痛或胀痛；舌边有瘀斑，苔薄白或薄而微黄，脉弦或细涩。

治法：活血化瘀，软坚祛痰。

方剂：失笑散合开郁散加减。

③ 气滞血瘀证：

证候：乳房疼痛及肿块没有随月经周期变化的规律性，乳房疼痛以刺痛为主，痛处固定，肿块坚韧；伴有经行不畅，经血量少，色暗红，夹有血块，少腹疼痛；舌质淡红，边有瘀点或瘀斑，脉涩。

治法：行气活血，散瘀止痛。

方剂：桃红四物汤合失笑散加减。

④ 冲任失调证：

证候：乳房肿块表现突出，结节感明显，经期前稍有增大变硬，经后可稍有缩小变软，乳房胀痛较轻微，或有乳头溢液；常可伴有月经紊乱，量少色淡，腰酸乏力等症。舌质淡红，苔薄白，脉弦细或沉细。

治法：调理冲任，温阳化痰，活血散结。

方剂：二仙汤加减。

故选择 A。

10~11【参考答案】C　E

【解析】急性乳腺炎肝胃郁热证应首选瓜蒌牛蒡汤加减，乳腺增生症肝郁气滞证应首选逍遥散加减。故10 题选择 C，11 题选择 E。

12.【参考答案】C

【解析】乳腺纤维腺瘤的体征：乳内肿块，呈卵圆形，质地坚韧，表面光滑，边缘清楚，无粘连，活动度大，无压痛，患乳外观无异常，腋窝淋巴结不肿大，故选择 C。

13.【参考答案】D　【考点】乳腺纤维瘤的中医辨证论治

【解析】① 肝气郁结证：

证候：肿块较小，发展缓慢，不红不热，不觉疼痛，推之可移，伴胸闷叹息；舌质正常，苔薄白，脉弦。

治法：疏肝解郁，化痰散结。

方药：逍遥散加减。

② 血瘀痰凝证：

证候：肿块较大，坚硬木实，重坠不适，伴胸闷牵痛，烦闷急躁，或月经不调、痛经等；舌质暗红，苔薄腻，脉弦滑或弦细。

治法：疏肝活血，化痰散结。

方药：逍遥散合桃红四物汤加减。

故选择 D。

14~15【参考答案】A　D

【解析】乳房纤维腺瘤肝气郁结证，应首选逍遥散加减，乳腺增生病冲任失调证应首选二仙汤加减。故 14 题选择 A，15 题选择 D。

16.【参考答案】C

【解析】一般以无疼痛、单发包块，质地硬，表面不光滑，与周围组织粘连，界限不清，无自觉症状为特点就诊。上述表现均符合乳岩的典型临床表现，故选择 C。

17.【参考答案】D

【解析】乳癌肝郁气滞证首选逍遥散加减,故选择 D。

① 肝郁气滞证:

证候:两胁胀痛,易怒易躁,乳房结块如石;舌苔薄黄或薄白,舌红有瘀点,脉弦有力。

治法:疏肝解郁,理气化痰。

方药:逍遥散加减。

② 冲任失调证:

证候:乳中结块,皮核相连,坚硬如石,推之不移;伴有腰膝酸软,女子月经不调,男子遗精阳痿,五心烦热;舌淡无苔,脉沉无力。

治法:调摄冲任,理气散结。

方药:二仙汤加味。

③ 毒热蕴结证:

证候:身微热,乳房结块增大快,已破溃,状如山岩,形似莲蓬,乳头内陷;舌红绛,苔中剥,脉濡数。

治法:清热解毒,活血化瘀。

方药:清瘟败毒饮合桃红四物汤加减。

④ 气血两虚证:

证候:乳房结块溃烂,色紫暗,时流污水,臭气难闻,头晕耳鸣,肢体消瘦,五心烦热,面色苍白,夜寐不安;舌绛无苔,或苔黄白,脉滑数。

治法:调理肝脾,益气养血。

方药:人参养荣汤加减。

18.【参考答案】D

【解析】乳腺癌临床上比较常用的分型方法是根据肿瘤分化程度分为两大类,即低分化乳腺癌和高分化乳腺癌两大类型,故选择 D。

19.【参考答案】C

【解析】乳房外上象限无痛肿块,伴腋窝淋巴结肿大首应考虑乳腺癌,故选择 C。

20.【参考答案】B

【解析】乳腺癌症状体征:①乳房内包块:无疼痛,质地硬,表面不光滑,与周围组织粘连,界限不清,无自觉症状;②局部皮肤改变:早期出现凹陷性酒窝征,癌继续发展出现橘皮样改变;③乳头部抬高或内陷等。故选择 B。

第十五单元 胃、十二指肠溃疡的外科治疗

1.【参考答案】B

【解析】慢性溃疡,症状不明显,选择药物治疗,故选择 B。

2.【参考答案】E

【解析】立位腹部平片可见膈下游离气体影对诊断有重要意义,故选择 E。

3.【参考答案】A

【解析】① 本病临床表现。症状:剧烈腹痛,休克症状,恶心呕吐。全身情况:穿孔早期体温多正常,患者蜷曲静卧而不敢动,面色苍白,脉搏细速。6～12 小时后体温开始明显上升,常伴有脱水、感染、麻痹性肠梗阻、休克症状。

② 体征:腹部压痛及腹肌强直,腹腔内积气积液。本病实验室及其他检查,实验室检查:白细胞总数及中性粒细胞比例增高;X线检查在立位腹部透视或摄片时可见半月形的膈下游离气体影,对诊断有重要意义。故选择 A。

4.【参考答案】E　　【考点】胃、十二指肠溃疡手术适应证和非手术疗法适应证

【解析】略。

5.【参考答案】B

【解析】餐后突发上腹痛,刀割样,恶心呕吐,全腹压痛,反跳痛和腹肌紧张,考虑胃、十二指肠溃疡急性穿孔,首选立位腹部平片,故选择 B。

6.【参考答案】B

【解析】瘢痕性幽门梗阻胃中积热证的中医治法是清泄胃热,和中降逆,故选择 B。

7.【参考答案】C 【考点】瘢痕性幽门梗阻中医辨证论治

【解析】略。

8.【参考答案】E 【考点】瘢痕性幽门梗阻的中医辨证论治

【解析】① 脾胃虚寒证:

证候:上腹饱胀,食后较甚,朝食暮吐,暮食朝吐,吐出物为宿食残渣及清稀黏液,吐后则舒服,畏寒喜热,神疲乏力,大便溏少;舌质淡红,苔白或白滑,脉沉弱。

治法:温中健脾,和胃降逆。

方药:丁香散加减。

② 痰湿阻胃证:

证候:脘腹胀满,进食后加重,胸膈痞闷,呕吐频繁,吐出物为食物残渣及痰涎白沫;伴有眩晕、心悸;舌质淡红,苔白厚腻或白滑,脉弦滑。

治法:涤痰化浊,和胃降逆。

方药:导痰汤加减。

③ 胃中积热证:

证候:脘腹胀满,餐后加重,朝食暮吐,暮食朝吐,吐出物为食物残渣及秽浊酸臭之黏液;心烦口渴,欲进冷饮,小便黄少,大便干结;舌质红少津,苔黄燥或黄腻,脉滑数。

治法:清泻胃热,和中降逆。

方药:大黄黄连泻心汤加减。

④ 气阴两虚证:

证候:病程日久,反复呕吐,形体消瘦,神疲乏力,唇干口燥,小便短少,大便干结;舌红少津,脉细数。

治法:益气生津,降逆止呕。

方药:麦门冬汤加减。

故选择 E。

第十六单元 门静脉高压症

1.【参考答案】D

【解析】门静脉高压症的临床表现是:脾肿大、脾功能亢进、呕血或柏油样黑便、腹水及非特异性全身症状(如乏力、嗜睡、厌食、腹胀等)。故选择 D。

2.【参考答案】C

【解析】门静脉高压症三联征即脾肿大、腹水以及侧支循环的开放与建立,故选择 C。

3.【参考答案】D 【考点】门静脉高压症的中医辨证论治

【解析】① 瘀血内结证:

证候:腹部积块明显,硬痛不移,面黯消瘦,纳减乏力,时有寒热,女子或见月事不下;舌边暗紫或见瘀点,苔薄,脉弦涩。

治法:祛瘀软坚,兼调脾胃。

方药:膈下逐瘀汤加减。

② 寒湿困脾证:

证候:腹大胀满,按之如囊裹水,甚则颜面浮肿,脘腹痞满,得热稍舒,精神困倦,怯寒懒动,小便少,大便溏,或身目发黄,面色晦暗;舌苔白腻,脉缓。

治法:温中健脾,行气利水

方药:实脾饮加减。

③ 气随血脱证:

证候:患者突然大量吐血及便血后出现面色苍白,四肢厥冷,汗出;舌淡,苔白,脉微。

治法:益气固脱。

方药:独参汤加减。

故选择 D。

4.【参考答案】B

【解析】门静脉高压症气随血脱证的证候为:患者突然大量吐血及便血后出现面色苍白,四肢厥冷,汗出;舌淡,苔白,脉微。

治法:益气固脱。

方药:独参汤加减。

故选择 B。

第十七单元　腹外疝

1～2【参考答案】C　D

【解析】本题目是考查腹股沟管的解剖结构,了解即可。腹股沟管前壁由腹外斜肌腱膜和腹内斜肌组成,后壁是由腹横筋膜和腹股沟镰组成,上壁是由腹内斜肌和腹横肌组成的联合腱的弓状缘,下壁是由与腹横筋膜相连的凹槽状的腹股沟韧带内侧半和陷窝韧带组成。故 1 题选择 C,2 题选择 D。

3.【参考答案】C

【解析】由于股环本身较小,周围韧带均较坚韧,而股管几乎是垂直而下,出卵圆窝后折向前方构成锐角,因此股疝容易发生嵌顿或绞窄。故选择 C。

4.【参考答案】B

【解析】弗格森法是加强腹股沟管前壁最常用的方法,故选择 B。疝修补术适用于腹股沟管缺损不大、附近肌腱比较完整的成年患者。其方法是在疝高位结扎的基础上视薄弱或缺损部位而决定内环修补和腹股沟管壁修补。内环修补适用于内环扩大的病例。如内环仅轻度扩大,将内环的下缘间断缝合数针,能容小指尖通过即可。腹股沟管壁修补的方法很多,通常可分为加强腹股沟管前壁或后壁两类。①弗格森法:是加强腹股沟管前壁最常用的方法。高位结扎疝颈后,不游离精索;将腹内斜肌下缘和联合腱在精索浅面缝于腹股沟韧带上,以消灭弓状下缘与腹股沟韧带之间的空隙。此方法适用于腹股沟管后壁发育尚健全的儿童和青年人较小的斜疝。②巴西尼法:是修补腹股沟管后壁的方法。在高位疝囊颈结扎后,将精索游离提起,在精索深面将腹内斜肌下缘和联合腱缝于腹股沟韧带上,精索位于腹内斜肌与腹外斜肌腱膜之间。适用于成人斜疝和腹壁一般性薄弱者。③麦可威法:是修补腹股沟管后壁的方法。在巴西尼法的基础上,在精索深面将腹内斜肌下缘和联合腱缝于耻骨梳韧带上,可同时加强腹股沟三角和间接封闭股环。多用于腹壁重度薄弱的较大斜疝和复发性疝。

5～6【参考答案】A　C

【解析】斜疝与直疝的鉴别如下。最有意义的是用手按住内口物是否肿物再突出,斜疝与直疝的鉴别。

斜疝与直疝的鉴别

	斜 疝	直 疝
发病年龄	儿童、青壮年	老年
疝块外形	椭圆形或者梨形	半球形
回纳疝块后压住深环	疝块不再突出	疝仍可突出
精索与疝囊的关系	精索在疝囊后方	精索在疝囊前外方
疝囊颈与腹壁下动脉的关系	疝囊颈在腹壁下动脉外侧	疝囊颈在腹壁下动脉内侧

故 5 题选择 A,6 题选择 C。

7.【参考答案】D

【解析】腹股沟韧带下方卵圆窝处出现一半球形肿块,站立或咳嗽时明显感到不适,查体:肿块局部压痛,表面光滑,移动性差,不可还纳,诊断为股疝。故选择 D。

第十八单元　泌尿、男性生殖系统疾病

1.【参考答案】A

【解析】突然出现左腰部疼痛,剧烈难忍受,且向下腹部放射,伴有血尿。肾区叩击痛阳性为肾结石的典型临床表现,中医称为石淋,故选择 A。

2.【参考答案】E 【考点】泌尿系统结石的西医治疗

【解析】略。

3.【参考答案】C

【解析】泌尿系统结石湿热蕴结证治法是清热利湿,通淋排石;方用八正散加减。故选择 C。

4～5【参考答案】B A 【考点】泌尿系统结石的中医辨证论治

【解析】①湿热蕴结证:

证候:腰痛,少腹急满,小便频数短赤,溺时涩痛难忍,淋沥不爽,口干欲饮;舌红,苔黄腻,脉弦细。

治法:清热利湿,通淋排石。

方药:八正散加减。

② 气滞血瘀证:

证候:腰腹酸胀或隐痛,时而绞痛,局部有压痛或叩击痛;舌暗或有瘀斑,苔薄白或微黄,脉弦紧。

治法:行气活血,通淋排石。

方药:金铃子散合石韦散加减。

③ 肾气不足证:

证候:腰酸坠胀,疲乏无力,病程日久,时作时止,尿频或小便不利,夜尿多,面色无华或面部轻度浮肿;舌淡,苔薄白,脉细无力。

治法:补肾益气,通淋排石。

方药:济生肾气丸加减。

故 4 题选择 B,5 题选择 A。

6.【参考答案】A

【解析】阴囊潮红,睾丸肿痛伴发热恶寒,舌红苔黄腻,脉弦数辨证为湿热下注证,治法是清热利湿,解毒消肿;方选龙胆泻肝汤加减。故选择 A。

7.【参考答案】E

【解析】附睾炎脓出毒泄证的治法是益气养阴,清热除湿;方选滋阴除湿汤加减。故选择 E。

8～9【参考答案】C C

【解析】头晕,精神不振,腰酸膝冷,阳痿,早泄,稍劳后即有白浊溢出,舌淡红,脉细辨证为肾阳不足证,故8 题选择 C。患者小便自溢,精神萎靡,腰膝酸软,面色㿠白,畏寒喜暖,舌淡苔薄白,脉沉细提示阳虚,故 9 题选择 C。

10.【参考答案】E

【解析】尿频,尿道灼痛,会阴部隐痛。前列腺液镜检:白细胞增多,卵磷脂小体减少,考虑为精浊,即西医的前列腺炎,故选择 E。

11.【参考答案】D

【解析】患者有慢性前列腺炎史,少腹、睾丸、会阴胀痛不适,舌有瘀点,脉细涩辨证为气滞血瘀证,治法是活血化瘀,行气止痛;方选前列腺汤加减,故选择 D。

12.【参考答案】D 【考点】前列腺炎的临床特征

【解析】略。

13～14【参考答案】B A

【解析】癃闭即现在西医的前列腺增生症,早期表现为尿频,尤其是夜尿次数明显增多(每夜 2 次以上);进行性排尿困难是前列腺增生症最重要的症状。故 13 题选择 B,14 题选择 A。

15.【参考答案】C

【解析】小便频数不爽,淋沥不尽,伴头晕目眩,腰膝酸软,尿黄而热,舌红少苔,脉细数辨证为肾阴亏虚证,治法是滋补肾阴,清利小便;方选知柏地黄汤加减。故选择 C。

16.【参考答案】E

【解析】尿频不爽,排尿无力,尿线变细,滴沥不畅,伴倦怠乏力,气短懒言,食欲不振,面色无华。舌淡,苔白,脉细辨证为脾肾气虚证,治法是健脾温肾,益气利尿;方选补中益气汤加减。故选择 E。

17.【参考答案】C 【考点】前列腺增生的中医辨证论治

【解析】① 湿热下注证:

证候:小便频数,排尿不畅,甚或点滴而下,尿黄而热,尿道灼热或涩痛;小腹拘急胀痛,口苦而黏,或渴不欲饮;舌红,苔黄腻,脉弦数或滑数。

治法:清热利湿,通闭利尿。

方药:八正散加减。

② 气滞血瘀证:

证候:小便不畅,尿线变细或尿液点滴而下,或尿道闭塞不通,小腹拘急胀痛;舌质紫黯或有瘀斑,脉弦或涩。

治法:行气活血,通窍利尿。

方药:沉香散加减。

③ 脾肾气虚证:

证候:尿频不爽,排尿无力,尿线变细,滴沥不畅,甚者夜间遗尿;倦怠乏力,气短懒言,食欲不振,面色无华,或气坠脱肛;舌淡,苔白,脉细弱无力。

治法:健脾温肾,益气利尿。

方药:补中益气汤加减。

④ 肾阳衰微证:

证候:小便频数,夜间尤甚,排尿无力,滴沥不爽或闭塞不通;神疲倦怠,畏寒肢冷,面色白;舌淡,苔薄白,脉沉细。

治法:温补肾阳,行气化水。

方药:济生肾气丸加减。

⑤ 肾阴亏虚证:

证候:小便频数不爽,淋沥不尽,尿少热赤;神疲乏力,头晕耳鸣,五心烦热,腰膝酸软,咽干口燥;舌红,苔少或薄黄,脉细数。

治法:滋补肾阴,清利小便。

方药:知柏地黄丸加减。

故选择C。

18.【参考答案】C

【解析】前列腺增生症脾肾气虚证的证候为:小便频数不爽,淋沥不尽,尿少热赤;神疲乏力,头晕耳鸣,五心烦热,腰膝酸软,咽干口燥;舌红,苔少或薄黄,脉细数。

治法:滋补肾阴,清利小便。

方药:知柏地黄丸加减。

故选择C。

19～20【参考答案】B　E

【解析】进行性排尿困难是前列腺增生症最重要的症状,泌尿系结石的症状是突发腰腹痛伴血尿。故19题选择B,20题选择E。

第十九单元　肛门直肠疾病

1.【参考答案】D

【解析】Ⅰ期内痔无明显自觉症状,痔核小,便时粪便带血,或滴血,量少,无痔核脱出,镜检痔核小,质软,色红。Ⅱ期内痔周期性、无痛性便血,呈滴血或射血状,量较多,痔核较大,便时痔核能脱出肛外,便后能自行还纳。Ⅲ期内痔便血少或无便血,痔核大,呈灰白色,便时痔核经常脱出肛外,甚至行走、咳嗽、喷嚏、站立时也会脱出肛门,不能自行还纳,须用手托、平卧休息或热敷后方能复位。Ⅳ期内痔(嵌顿性内痔)平时或腹压稍大时痔核即脱出肛外,手托亦常不能复位,痔核经常位于肛外,易感染,形成水肿、糜烂和坏死,疼痛剧烈。指诊肛门括约肌松弛,肛内可触及较大、质硬的痔核。镜检见痔核表面纤维组织增生变厚呈灰白色。长期便血者可引起贫血。故选择D。

2.【参考答案】B

【解析】周期性无痛性便血,呈滴血状,新鲜,量较多,痔核较大,便时痔核脱出肛外,便后能自行还纳为Ⅱ期内痔,故选择B。

3.【参考答案】B

【解析】锁肛痔,中医病名,是以初起为便血流水,渐现大便变形,排便困难,次数增多,里急后重,肛门生肿物坚硬、流脓血臭水为主要表现,发生于肛门直肠的癌病类疾病。本病多发于 40 岁以上,偶见于青年人。西医则称为肛管直肠癌。本病若早期诊断,及时治疗,一般预后良好,但也有部分患者伴有贫血等并发症,也可出现恶病。故选择 B。

4.【参考答案】C

【解析】内痔的主要症状是便血、坠胀、肿块脱出,故选择 C。

5.【参考答案】B

【解析】胶圈套扎疗法适用于Ⅱ、Ⅲ期内痔和混合痔的内痔部分,故选择 B。

6.【参考答案】E

【解析】便血鲜红,便时有物脱出,口渴,大便秘结,舌苔黄,脉数辨证为风伤肠络证,治法为清热凉血祛风;方选凉血地黄汤或槐花散加减,故选择 E。

7.【参考答案】E

【解析】便血鲜红,量多,便时有物脱出,可自行还纳,肛门灼热,舌红苔黄腻,脉弦数辨证为湿热下注证;治法为清热渗湿止血;方选脏连丸加减。故选择 E。

8.【参考答案】C　【考点】内痔的辨论治

【解析】① 风伤肠络证:

表现:大便带血,滴血或呈喷射状出血,血色鲜红,或有肛门瘙痒;舌红,苔薄白或薄黄,脉浮数。

治法:清热凉血祛风。

方剂:凉血地黄汤或槐花散加减。

② 湿热下注证:

表现:便血鲜红,量多,肛内肿物脱出,可自行还纳,肛门灼热;舌红,苔薄黄腻,脉弦数。

治法:清热渗湿止血。

方剂:脏连丸加减。

③ 气滞血瘀证:

表现:肛内肿物脱出,甚或嵌顿,肛门紧缩,坠胀疼痛,甚则肛门缘有血栓,形成水肿,触之疼痛明显;舌暗红,苔白或黄,脉弦或涩。

治法:清热利湿,祛风活血。

方剂:止痛如神汤加减。

④ 脾虚气陷证:

表现:肛门坠胀,痔核脱出,须用手托方能复位,便血鲜红或淡红;面色无华,神疲乏力,少气懒言,纳呆便溏;舌淡胖,边有齿痕,苔薄白,脉弱。

治法:补气升提。

方剂:补中益气汤加减。

故选择 C。

9.【参考答案】C

【解析】血栓性外痔中医治法是清热利湿祛风;方选止痛如神汤加减,故选择 C。

10～11【参考答案】B　E　【考点】痔的临床表现

【解析】略。

12.【参考答案】A　【考点】痔的辨证论治

【解析】①风伤肠络证:

证候:大便带血,滴血或呈喷射状出血,血色鲜红,或有肛门瘙痒;舌红,苔薄白或薄黄,脉浮数。

治法:清热凉血祛风。

方药:凉血地黄汤或槐花散加减。

② 湿热下注证:

证候:便血鲜红,量多,肛内肿物脱出,可自行还纳,肛门灼热;舌红,苔薄黄腻,脉弦数。

治法:清热渗湿止血。

方药:脏连丸加减。

③ 气滞血瘀证:

证候:肛内肿物脱出,甚或嵌顿,肛门紧缩,坠胀疼痛,甚则肛门缘有血栓,形成水肿,触之疼痛明显;舌暗红,苔白或黄,脉弦或涩。

治法:清热利湿,祛风活血。

方药:止痛如神汤加减。

④ 脾虚气陷证:

证候:肛门坠胀,痔核脱出,须用手托方能复位,便血鲜红或淡红;面色无华,神疲乏力,少气懒言,纳呆便溏;舌淡胖,边有齿痕,苔薄白,脉弱。

治法:补气升提。

方剂:补中益气汤加减。

故选择 A。

13.【参考答案】B　　【考点】直肠肛管周围脓肿体征

【解析】直肠肛管周围脓肿体征:浅部脓肿肛门周围可见肿块,局部皮肤发红,有压痛,成脓后可触及波动感;深部脓肿则局部无明显体征,红肿不明显,有压痛,不易触及波动感,穿刺可抽出脓液。脓肿位置浅——局部症状重,全身症状轻;脓肿位置深——局部症状轻,全身症状重,故选择 B。

14.【参考答案】C

【解析】肛门周围突然肿痛,持续加重,局部红肿热痛伴有全身症状考虑为肛门周围脓肿,故选择 C。

15.【参考答案】D

【解析】肛周疼痛,痛如鸡啄,夜寐不能,伴恶寒发热,口干便秘,肛周按之有波动感,舌红苔黄,脉弦滑辨证为火毒炽盛证,治法是清热解毒透脓;方选透脓散加减,故选择 D。

第二十单元　周围血管疾病

1.【参考答案】C

【解析】患者有手术史,急性起病,以右下肢疼痛肿胀,皮肤色泽发绀,皮温增高,浅静脉怒张,大腿内侧有明显压痛,伴有低热为主要表现,考虑为下肢深静脉血栓形成,故选择 C。

2.【参考答案】A

【解析】血栓闭塞性脉管炎热毒证的治法是清热解毒,化瘀止痛;方选四妙勇安汤加减,故选择 A。

3.【参考答案】D

【解析】血栓闭塞性脉管炎寒湿证的治法是温阳通脉,祛寒化湿;方选阳和汤加减,故选择 D。

4.【参考答案】B

【解析】右下肢暗红,下垂时更甚,足趾毳毛脱落,趺阳脉搏动消失,持续性疼痛,夜间痛甚。舌质红,苔薄白,脉沉细而涩辨证为血瘀证,治法是桃红四物汤加减,故选择 B。

5.【参考答案】A　　【考点】血栓闭塞性脉管炎的辨证论治

【解析】① 寒湿证:

证候:面色暗淡无华,喜暖怕冷,患肢沉重、酸痛、麻木感,小腿抽痛感。常伴有间歇性跛行,趺阳脉搏动减弱或消失,局部皮色苍白,触之冰凉、干燥,舌淡,苔白腻,脉沉细而迟。其他症状并不显著,或伴有迁移性静脉炎。

治法:温阳通脉,祛寒化湿。

方药:阳和汤加减,故选择 A。

② 血瘀证:

证候:患肢暗红、紫红或青紫,下垂时更甚,抬高则见苍白,足趾毳毛脱落,皮肤、肌肉萎缩,趾甲变厚,并可有粟粒样黄褐色瘀点反复出现,趺阳脉搏动消失,患肢持久性静痛,尤以夜间痛甚,患者往往抱膝而坐,或患肢悬垂于床边,不能入睡;舌质红或紫暗,苔薄白,脉沉细而涩。

治法:活血化瘀,通络止痛。

方药:桃红四物汤加减。

③ 热毒证:

证候:患肢皮肤黯红而肿,趺阳脉搏动消失,患肢如煮熟之红枣,皮肤上起黄疱,渐变为紫黑色,呈浸润性蔓延,甚则五趾相传,波及足背,肉枯筋萎,色黑而干枯、溃破腐烂,疮面肉色不鲜,疼痛异常,如汤泼火烧样,彻夜不得安眠,常须弯膝抱足按摩而坐。并伴有发热、口干、食欲减退、便秘、尿黄赤、舌质红、苔黄腻、脉洪数或细数等症状。

治法:清热解毒,化瘀止痛。

方药:四妙勇安汤加减。

④ 气血两虚证:

证候:面容憔悴,萎黄消瘦,神情倦怠,心悸气短,畏寒自汗;患肢肌肉萎缩,皮肤干燥脱屑,趾甲干燥肥厚;坏死组织脱落后疮面生长缓慢,经久不愈,肉芽黯红或淡而不鲜;舌质淡,脉沉细而弱。

治法:补气养血,益气通络。

方药:十全大补丸加减。

⑤ 肾虚证:

大多见于寒湿证、血瘀证和热毒证之久病后,兼见精神萎靡不振,面色晦暗无华,上半身热而下半身寒,口淡不渴,头晕腰痛,筋骨痿软,大便不爽,脉沉细无力等。

肾阳虚者温补肾阳;肾阴虚者滋补肾阴。

肾阳虚者附桂八味丸加减;肾阴虚者六味地黄丸加减。

6.【参考答案】B

【解析】血栓闭塞性脉管炎热毒证的证候为:患肢皮肤黯红而肿,趺阳脉搏动消失,患肢如煮熟之红枣,皮肤上起黄疱,渐变为紫黑色,呈浸润性蔓延,甚则五趾相传,波及足背,肉枯筋萎,色黑而干枯、溃破腐烂,疮面肉色不鲜,疼痛异常,如汤泼火烧样,彻夜不得安眠,常须弯膝抱足按摩而坐。并伴有发热、口干、食欲减退、便秘、尿黄赤、舌质红、苔黄腻、脉洪数或细数等症状。治法:清热解毒,化瘀止痛。方药:四妙勇安汤加减。故选择 B。

7.【参考答案】C

【解析】血栓闭塞性脉管炎热毒证的证候为:患肢皮肤黯红而肿,趺阳脉搏动消失,患肢如煮熟之红枣,皮肤上起黄疱,渐变为紫黑色,呈浸润性蔓延,甚则五趾相传,波及足背,肉枯筋萎,色黑而干枯、溃破腐烂,疮面肉色不鲜,疼痛异常,如汤泼火烧样,彻夜不得安眠,常须弯膝抱足按摩而坐。并伴有发热、口干、食欲减退、便秘、尿黄赤、舌质红、苔黄腻、脉洪数或细数等症状。治法:清热解毒,化瘀止痛。方药:四妙勇安汤加减。故选择 C。

8.【参考答案】E　　【考点】动脉硬化性闭塞症的症状与体征

【解析】① 症状。早期的症状主要为肢体发凉、间歇性跛行,可有肢体麻木、沉重无力、酸痛、刺痛及烧灼感,继而出现静息痛。② 体征。皮肤温度下降根据病变闭塞部位的不同,其皮肤温度由大腿股部至足部均可降低,但通常在远端足趾处其皮温明显下降。皮肤颜色变化有闭塞的动脉血供不足时,根据其病程的长短,侧支循环情况,可有皮肤苍白、潮红、青紫、发绀等改变。初期一般呈苍白,如时间久者可出现潮红、青紫等。肢体失养主要表现为肌萎缩、皮肤萎缩变薄、骨质疏松、发脱落、趾甲增厚变形、坏疽或溃疡。坏疽以足趾远端为最常见。溃疡多发生于缺血局部压迫后,或外伤后,如踝关节突出处等。动脉搏动减弱或消失根据闭塞部位,可扪及胫后动脉、足背动脉及腘动脉、股动脉搏动减弱或消失。选项 E 较为合适,趺阳脉(足背动脉)搏动减弱应该是后期才出现的。

9.【参考答案】D

【解析】双下肢发凉麻木及间歇性跛行,静止痛,夜间尤甚,足背动脉搏动消失考虑为动脉硬化性闭塞症,故选择 D。

10.【参考答案】A　　【考点】脱疽(动脉硬化性闭塞症)的辨证论治

【解析】① 寒凝血脉证:

证候:肢体肢端发凉、冰冷,肤色苍白,肢体疼痛;舌质淡苔白,脉沉迟或弦细。

治法:温经散寒,活血化瘀。

方药:阳和汤加减。

② 血瘀脉络证:

证候:肢体发凉麻木、刺痛,夜间静息疼痛,病位有瘀点或瘀斑,皮色潮红或紫红色;舌有瘀点、瘀斑,或舌质红绛、紫暗,脉弦涩或沉细。

治法:活血化瘀,通络止痛。

方药:桃红四物汤加减。

③ 热毒蕴结证:

证候:肢体坏疽或呈干性或伴脓出,局部红肿疼痛,或伴瘀点、瘀斑,可有发热,恶寒,严重者神志失常;舌质红绛,舌苔初白腻、黄腻,久之黄燥或黑苔,脉滑数、弦数或洪数。

治法:清热解毒,利湿通络。

方药:四妙勇安汤加减。

④ 脾肾阳虚证:

证候:年老体弱,全身怕冷,肢体发凉,肌肉枯萎,神疲乏力,足跟及腰疼痛,阳痿,性欲减退,食少纳呆,膀胱胀满;舌质淡,苔白,脉沉细。

治法:补肾健脾,益气活血。

方药:八珍汤合左归丸或右归丸加减。

故选择 A。

11.【参考答案】D

【解析】发凉、怕冷、沉重,麻木感月余,伴有间歇性跛行,趺阳脉搏动减弱。舌质淡,脉沉细辨证为寒凝血脉证,故选择 D。

12.【参考答案】A

【解析】动脉硬化性闭塞症热毒蕴结证的治法是清热解毒,利湿通络;方选四妙勇安汤加减。故选择 A。

13.【参考答案】D

【解析】动脉硬化性闭塞症寒凝血脉证的治法是温经散寒,活血化瘀;方选阳和汤加减。故选择 D。

14.【参考答案】C

【解析】单纯性下肢静脉曲张气血瘀滞证的治法为行气活血,祛瘀除滞;方选柴胡疏肝散加减。故选择 C。

第二十一单元　皮肤及性传播疾病

1.【参考答案】C

【解析】皮疹潮红,疱壁紧张,灼热刺痛,伴口苦咽干,烦躁易怒,大便干,小便黄,舌质红,苔黄厚,脉弦滑数辨证为肝经郁热证,治以清泻肝火,解毒止痛;方选龙胆泻肝汤加减,故选择 C。

2.【参考答案】A

【解析】急性湿疹常发生于头面、耳后、手足、阴囊、外阴、肛门等,对称性分布,表现为密集粟粒大小丘疹、丘疱疹、基底潮红,有糜烂及结痂等,故选择 A。

3.【参考答案】C

【解析】皮肤瘙痒剧烈,遇热更甚,皮肤抓破后有血痂,伴心烦,口渴,尿黄,便秘,舌质红,苔薄黄,脉浮数辨证为风热血热证,治以疏风清热,凉血止痒;方选消风散合四物汤加减。故选择 C。

4.【参考答案】C　　【考点】皮肤瘙痒症西医治疗物理疗法

【解析】可选用紫外线照射,皮下输氧、淀粉浴、糠浴或矿泉浴等,故选择 C。

5~6【参考答案】C　B

【解析】寻常型银屑病的表现:白色鳞屑、发亮薄膜和点状出血是本病的临床特征。慢性湿疹的表现:皮肤肥厚粗糙、浸润,色暗红或紫褐色,有不同程度的呈苔藓样变,血痂,色素沉着,阵发性瘙痒等,故 5 题选择 C,6 题选择 B。

7.【参考答案】A　　【考点】银屑病的辨证论治

【解析】① 风热血燥证:

证候:皮损鲜红,皮疹不断出现,红斑增多,刮去鳞屑可见发亮薄膜、点状出血,有同形反应,伴瘙痒;心烦,口渴,大便干,尿黄;舌红,苔黄或腻,脉弦滑或数。

治法:清热凉血,祛风润燥。

方药:凉血地黄汤加减。

故选择 A。

② 血虚风燥证:

证候:皮损色淡,部分消退,鳞屑较多,皮肤干燥;伴头晕眼花,面色白,口干,便干;舌淡红,苔薄白,脉细缓。

治法:养血和血,祛风润燥。

方药:当归饮子加减。

③ 瘀滞肌肤证:

证候:一般病程较长,反复发作,多年不愈,皮损肥厚浸润,颜色暗红,鳞屑较厚,有的呈蛎壳状;或伴关节活动不利;舌紫黯或有瘀斑、瘀点,脉湿或细缓。

治法:活血化瘀,祛风润燥。

方药:桃红四物汤加减。

④ 湿热蕴阻证:

证候:多发生于腋窝、腹股沟等屈侧部位,红斑糜烂,瘙痒,或掌跖部有脓疱,或阴雨季节加重;伴有胸闷纳呆,神疲乏力;苔薄黄腻,脉儒滑。

治法:清热利湿,和营通络。

方药:萆薢渗湿汤加减。

⑤ 火毒炽盛证:

证候:多属红皮病型或脓疱病型。全身皮肤发红,或呈暗红色,甚则稍有肿胀,鳞屑不多,皮肤灼热,或弥布散在小脓疱;常伴壮热口渴,便干溲赤;舌质红绛,苔薄,脉弦滑数。

治法:凉血清热解毒。

方药:清营汤加减。

8.【参考答案】B   【考点】淋病的辨证论治

【解析】①湿热毒蕴证(急性淋病):

证候:尿道口红肿,尿液混浊如脂,尿道口溢脓,尿急、尿频,尿痛,淋沥不止,严重者尿道黏膜水肿,附近淋巴结肿痛,女性宫颈充血、触痛,并有脓性分泌物,可有前庭大腺红肿热痛等;可伴有发热等全身症状;舌红,苔黄腻,脉滑数。

治法:清热利湿,解毒化浊。

方药:龙胆泻肝汤酌加土茯苓、红藤、萆薢等。

② 阴虚毒恋证(慢性淋病):

证候:小便不畅、短涩,淋沥不尽,女性带下多,或尿道口见少许黏液,酒后或疲劳易复发;腰酸腿软,五心烦热,食少纳差;舌红,苔少,脉细数。

治法:滋阴降火,利湿祛浊。

方药:知柏地黄丸酌加土茯苓、萆薢等。

故选择 B。

9.【参考答案】B

【解析】男性淋病有不洁性交或间接接触传染史。潜伏期一般为 2~10 天,平均 3~5 天。临床表现是:①急性淋病尿道口红肿发痒及轻度刺痛,继而有稀薄黏液流出,引起排尿不适,24 小时后症状加剧。排尿开始时有尿道外口刺痛或灼热痛,排尿后疼痛减轻。尿道口溢脓,开始为浆液性分泌物,以后逐渐出现黄色黏稠的脓性分泌物。②慢性淋病表现为尿痛轻微,排尿时仅感尿道灼热或轻度刺痛,常可见终末血尿。尿道外口不见排脓,挤压阴茎根部或用手指压迫会阴部,尿道外口仅见少量稀薄浆液性分泌物。故选择 B。

10.【参考答案】A   【考点】一期梅毒的临床表现

【解析】一期梅毒的主要表现是疳疮(硬下疳),发生于不洁性交后 2~4 周,常发生在外生殖器部位,少数发生在唇、咽、宫颈等处,男性多发生在阴茎的包皮、冠状沟、系带或龟头上,故选择 A。

11.【参考答案】E

【解析】毒结筋骨证治以活血解毒,通络止痛;方选五虎汤加减。故选择 E。

12.【参考答案】D

【解析】二期梅毒主要表现为杨梅疮,故选择 D。

13~14【参考答案】A E

【解析】淋病潜伏期一般为 2~10 天,平均 3~5 天;尖锐湿疣潜伏期为 1~12 个月,平均 3 个月。故 13 题选择 A,14 题选择 E。

15.【参考答案】B

【解析】一期梅毒的主要表现是疳疮(硬下疳),故选择 B。

16~17【参考答案】A C

【解析】一期梅毒主要表现为疳疮(硬下疳);二期梅毒主要表现为杨梅疮;三期梅毒主要表现为脊髓痨。故 16 题选择 A,17 题选择 C。

第一单元　女性生殖系统解剖

1.【参考答案】C　【考点】女性生殖器的划分

【解析】女性内生殖器位于真骨盆内,包括阴道、子宫、输卵管及卵巢,后两者常被称为子宫附件,故选择 C。

2.【参考答案】E　【考点】骨盆的组成

【解析】骨盆的骨骼包括骶骨、尾骨及左右两块髋骨,骨盆的关节包括耻骨联合、骶髂关节和骶尾关节,故选择 E。

3~4【参考答案】C　A　【考点】女性生殖器的生理特点

【解析】前庭大腺又称巴多林腺,位于阴道口的两侧,大阴唇后部,被球海绵体肌覆盖。如黄豆大,左右各一。腺管细长,1~2 cm,开口于前庭后方小阴唇与处女膜之间的沟内,性兴奋时分泌黏液,起润滑作用。正常情况下不能触及此腺,若腺管口闭塞,易形成脓肿或囊肿。大阴唇为两股内侧隆起的一对皮肤皱襞,前接阴阜,后连会阴。大阴唇外侧面为皮肤,有阴毛及色素沉着,内含皮脂腺和汗腺;内侧面湿润似黏膜。皮下为疏松结缔组织和脂肪组织,含丰富的血管、淋巴管和神经,外伤后易形成血肿。故 3 题选择 C,4 题选择 A。

5.【参考答案】B　【考点】子宫的特点

【解析】子宫位于骨盆腔中央,前方为膀胱,后方为直肠,呈倒置的梨形,为空腔器官,子宫上部较宽,称宫体,其顶部称宫底,宫底两侧为宫角,与输卵管相通。子宫下部较窄呈圆柱状,称宫颈。宫腔为上宽下窄的三角形,故选择 B。

6~7【参考答案】B　E　【考点】女性生殖器的特点

【解析】女性结扎手术部位应首选输卵管峡,故 6 题选择 B。用以识别输卵管的标志是输卵管伞,故 7 题选择 E。

8.【参考答案】B　【考点】女性生殖器的别称

【解析】子宫又称为女子胞、胞宫、胞脏、子脏、子处、血室;阴道又称子肠、产道;宫颈外口被称为子门、子户,故选择 B。

9.【参考答案】A　【考点】女性生殖器官

【解析】宫位于骨盆腔中央,前方为膀胱,后方为直肠,呈倒置的梨形,为空腔器官,约重 50 g,长 7~8 cm,宽 4~5 cm,厚 2~3 cm,容量约有 5 mL。子宫上部较宽,称宫体,其顶部称宫底,宫底两侧为宫角,与输卵管相通。子宫下部较窄呈圆柱状,称宫颈。宫体与宫颈的比例,儿童期为 1∶2,成人期为 2∶1,老年期为 1∶1。子宫又称为女子胞、胞宫、胞脏、子脏、子处、血室。中医认为,子宫具有主行月经、孕育胎儿的功能。子宫形态中空及在月经期、分娩期"泻而不藏"似腑,在两次月经之间及妊娠期"藏而不泻"似脏,即子宫亦藏亦泻,藏泻有时,行经、蓄经、育胎、分娩,藏泻分明,又无表里相配,故称为"奇恒之府"。故选择 A。

第二单元　女性生殖系统生理

1.【参考答案】D　【考点】月经

【解析】月经血呈不凝状态的原因是含有大量纤溶酶,故选择 D。

2.【参考答案】B　【考点】雌激素作用

【解析】①促进子宫肌细胞增生和肥大;增进血运,促使和维持子宫发育;增加子宫平滑肌对缩宫素的敏感性。②使子宫内膜腺体及间质增生、修复。③使宫颈口松弛、扩张,宫颈黏液分泌增加,性状变稀薄,富有弹性易拉成丝状。④促进输卵管肌层发育及上皮分泌活动,并可加强输卵管平滑肌节律性收缩振幅。⑤使阴道上皮细胞增生和角化,黏膜变厚,增加细胞内糖原含量,使阴道维持酸性环境。⑥使阴唇发育丰满,色素加深。⑦促使乳腺管增生,乳头、乳晕着色,促进其他第二性征的发育。⑧协同 FSH 促进卵泡发育。⑨通过对下丘脑和垂体的正负反馈调节,控制 Gn 的分泌。⑩促进水钠潴留;促进肝脏高密度脂蛋白合成,抑制低密度脂蛋白合成,降低循环中胆固醇水平、维持和促进骨基质代谢。故选择 B。

3.【参考答案】D　【考点】孕激素的生理功能

【解析】孕激素通常在雌激素作用的基础上发挥效应。①降低子宫平滑肌兴奋性及其对缩宫素的敏感性,抑制子宫收缩,有利于胚胎及胎儿宫内生长发育。②使增生期子宫内膜转化为分泌期内膜,为受精卵着床做准备。③使宫颈口闭合,黏液分泌减少,性状变黏稠。④抑制输卵管平滑肌节律性收缩频率和振幅。⑤加快阴道上皮细胞脱落。⑥促进乳腺小叶及腺泡发育。⑦孕激素在月经中期具有增强雌激素对垂体 LH 排卵峰释放的正反馈作用;在黄体期对下丘脑、垂体有负反馈作用,抑制促性腺激素分泌。⑧兴奋下丘脑体温调节中枢,使基础体温在排卵后升高 0.3～0.5 ℃,临床上以此作为判定排卵日期的标志之一。⑨促进水钠排泄。故选择 D。

4.【参考答案】D　【考点】孕激素的合成

【解析】卵泡早期不合成孕酮,排卵前成熟卵泡的颗粒细胞在 LH 排卵峰的作用下黄素化,开始分泌少量孕酮。排卵后黄体分泌孕酮逐渐增加,至排卵后 7～8 日黄体成熟时分泌量达最高峰,以后逐渐下降,到月经来潮时降到卵泡期水平。故选择 D。

5.【参考答案】C　【考点】雌激素的生理作用

【解析】①促进子宫肌细胞增生和肥大;增进血运,促使和维持子宫发育;增加子宫平滑肌对缩宫素的敏感性。②使子宫内膜腺体及间质增生、修复。③使宫颈口松弛、扩张,宫颈黏液分泌增加,性状变稀薄,富有弹性易拉成丝状。④促进输卵管肌层发育及上皮分泌活动,并可加强输卵管平滑肌节律性收缩振幅。⑤使阴道上皮细胞增生和角化,黏膜变厚,增加细胞内糖原含量,使阴道维持酸性环境。⑥使阴唇发育丰满,色素加深。⑦促使乳腺管增生,乳头、乳晕着色,促进其他第二性征的发育。⑧协同 FSH 促进卵泡发育。⑨通过对下丘脑和垂体的正负反馈调节,控制 Gn 的分泌。⑩促进水钠潴留;促进肝脏高密度脂蛋白合成,抑制低密度脂蛋白合成,降低循环中胆固醇水平、维持和促进骨基质代谢。故选择 C。

6.【参考答案】A　【考点】孕激素的生理作用

【解析】孕激素通常在雌激素作用的基础上发挥效应。①降低子宫平滑肌兴奋性及其对缩宫素的敏感性,抑制子宫收缩,有利于胚胎及胎儿宫内生长发育。②使增生期子宫内膜转化为分泌期内膜,为受精卵着床做准备。③使宫颈口闭合,黏液分泌减少,性状变黏稠。④抑制输卵管平滑肌节律性收缩频率和振幅。⑤加快阴道上皮细胞脱落。⑥促进乳腺小叶及腺泡发育。⑦孕激素在月经中期具有增强雌激素对垂体 LH 排卵峰释放的正反馈作用;在黄体期对下丘脑、垂体有负反馈作用,抑制促性腺激素分泌。⑧兴奋下丘脑体温调节中枢,使基础体温在排卵后升高 0.3～0.5 ℃。临床上以此作为判定排卵日期的标志之一。⑨促进水钠排泄。故选择 A。

7.【参考答案】D　【考点】子宫内膜及其他生殖器的周期性变化

【解析】子宫内膜分为基底层和功能层,其中基底层不受卵巢激素周期性变化的影响,在月经期不发生脱落。故选择 D。

8.【参考答案】D　【考点】天癸

【解析】月经是肾气、天癸、冲任、气血协调作用于胞宫,并在其他脏腑、经络的协同作用下,使胞宫定期藏泻而产生的生理现象,是女性生殖功能正常的反映。肾气旺盛,并化生天癸,在天癸作用下,任脉广聚脏腑所化水谷之精津,使任脉所司的阴精、津液旺盛充沛,下注于胞中,流于阴股,生成生理性带下,此过程又得到督脉的温化和带脉的约束。故选择 D。

9.【参考答案】A　【考点】特殊的月经周期

【解析】个别妇女身体无特殊不适而定期两个月来潮一次者,称为"并月";三个月一潮者称为"居经",亦名"季经";一年一行者称为"避年";终生不潮而能受孕者称为"暗经"。故选择 A。

第三单元　妊娠生理

1.【参考答案】B　【考点】胎盘的功能

【解析】合成功能主要合成激素和酶,激素包括蛋白激素和甾体激素两类。蛋白激素有人绒毛膜促性腺激素(hCG)、人胎盘生乳素(HPL)等,甾体激素有雌激素、孕激素等。酶包括缩宫素酶、耐热性碱性磷酸酶等。故选择 B。

2.【参考答案】C　【考点】胎盘的功能

【解析】胎盘内进行物质交换的部位主要是血管合体膜。物质交换及转运的方式有简单扩散、易化扩散、主动运输及其他方式等。胎盘具有气体交换、营养物质供应、排除胎儿代谢产物、防御和合成功能。故选择 C。

3.【参考答案】D　　【考点】胎盘的功能

【解析】合成功能主要合成激素和酶,激素包括蛋白激素和甾体激素两类。蛋白激素有人绒毛膜促性腺激素(hCG)、人胎盘生乳素(HPL)等,甾体激素有雌激素、孕激素等。酶包括缩宫素酶、耐热性碱性磷酸酶等。故选择 D。

4~5【参考答案】B　C　　【考点】绒毛膜促性腺激素

【解析】人绒毛膜促性腺激素(HCG)是由合体滋养细胞产生的糖蛋白激素,受精后第 6 日开始分泌,妊娠 8~10 周血清中 HCG 浓度达高峰,持续 10 日迅速下降,妊娠中晚期血清浓度仅为峰值的 10%,持续至分娩,产后 2 周内消失。在受精后 10 日可用放免法(RIA)自母体血清中测出,为诊断早孕的最敏感方法。故 4 题选择 B。绒毛膜促性腺激素开始下降,是在末次月经后的 12 周下降。记住时间即可。故 5 题选择 C。

6~7【参考答案】C　E　　【考点】妊娠诊断

【解析】确诊早孕最可靠的辅助方法是基础体温测定,HCG 测定,故 6 题选择 C。确诊宫外孕(未破裂型)最可靠的辅助方法是 B 型超声波检查,尿妊娠试验,故 7 题选择 E。

8.【参考答案】D　　【考点】妊娠诊断

【解析】闭经和早孕应从以下几个方面鉴别:①临床表现,闭经者无早孕反应,早孕者多有择食喜酸等早孕反应;②妊娠试验:闭经者阴性,早孕者阳性;③妇科检查,闭经子宫大小正常或略小,早孕者子宫饱满,海格氏征阳性;④B 超:早孕者能发现胚囊,闭经者子宫略小或正常。故选择 D。

第四单元　产前保健

1.【参考答案】C　　【考点】围生期范围

【解析】我国现阶段采用的围生期范围是指从妊娠满 28 周至产后 1 周,故选择 C。

2.【参考答案】C　　【考点】预产期的计算

【解析】对于从末次月经第一日算起,月份减 3 或加 9,日数加 7(农历日数加 14),故选择 C。

3.【参考答案】B　　【考点】推算预产期常用的时间

【解析】对于月经规律的妇女,推算预产期常用的时间是末次月经开始之日,故选择 B。

4.【参考答案】A　　【考点】胎动计数

【解析】通过自测或 B 型超声检查监测。胎动记数>30 次/12 小时为正常,<10 次/12 小时提示胎儿缺氧,故选择 A。

第五单元　正常分娩

1.【参考答案】B　　【考点】产程进展

【解析】胎头沿骨盆轴前进的动作称下降。下降动作贯穿于分娩全过程。临床上以胎头下降的程度作为判断产程进展的重要标志,故选择 B。

2.【参考答案】C　　【考点】正常枕先露分娩机制

【解析】衔接,下降,俯屈,内旋转,仰伸复位,外旋转,故选择 C。

3.【参考答案】E　　【考点】临产的重要标志

【解析】临产开始的主要标志是有规律而逐渐增强的子宫收缩,持续 30 秒及以上,间歇 5~6 分钟,并伴有进行性宫颈管消失、宫口扩张和胎先露部下降,故选择 E。

4.【参考答案】B　　【考点】假临产

【解析】分娩发动之前,孕妇常出现不规则子宫收缩,称为"假临产"。其特点是宫缩持续时间短而不恒定,宫缩强度并不逐渐增强,间歇时间长而不规律;宫颈管不缩短,宫口不扩张;常在夜间出现清晨消失;镇静剂能抑制假临产。故选择 B。

5.【参考答案】C　　【考点】各产程的临床经过

【解析】第一产程:规律宫缩程开始时,宫缩持续时间短(约 30 秒)且弱,间歇时间长(5~6 分钟),随着产程进展,持续时间渐长且增强,间歇期缩短。当宫口近开全时,宫缩持续时间可达 1 分钟及以上,间歇期仅 1~2 分钟。宫口扩张随宫缩渐频且增强时,子宫颈管逐渐缩短,直至消失,宫口逐渐扩张至开全(10 cm)。

第二产程:若未破膜者给予人工破膜,宫缩较第一产程增强,持续1分钟及以上,间歇1~2分钟。当胎头降至骨盆出口压迫骨盆底组织时,产妇有排便感,不自主向下屏气。随产程进展,会阴渐膨隆并变薄,肛门括约肌松弛。宫缩时胎头露出于阴道口,露出部分不断增大,在宫缩间歇期胎头又缩回阴道内,称胎头拨露。

第三产程:胎儿娩出后子宫迅速收缩,宫底降至脐平,宫缩暂停几分钟后又重出现,胎盘与子宫壁发生错位而剥离,形成胎盘后血肿,剥离面不断增加,最终胎盘完全从子宫壁剥离而娩出。

故选择C。

6.【参考答案】D　【考点】胎动

【解析】妊娠末期12小时正常胎动是30~40次,故选择D。

7.【参考答案】E　【考点】产程的处理

【解析】第一产程:用听诊器于宫缩间歇时每隔1~2小时听胎心一次,进入活跃期后,应每15~30分钟听胎心一次,每次听诊1分钟。故选择E。

8.【参考答案】B　【考点】临产调护六字要诀

【解析】《达生编》提出了"睡、忍痛、慢临盆"的临产调护六字要诀,对分娩的调护具有重要的指导意义,故选择B。

9.【参考答案】C　【考点】产程

【解析】总产程即分娩全过程,是从开始出现规律宫缩至胎儿胎盘娩出,分为3个产程。第一产程(宫颈扩张期)从规律宫缩到宫口开全,初产妇需11~12小时,经产妇需6~8小时。第二产程(胎儿娩出期)从宫口开全到胎儿娩出,初产妇需1~2小时,经产妇约需数分钟至1小时。第三产程(胎盘娩出期)从胎儿娩出后到胎盘胎膜娩出,需5~15分钟,不超过30分钟。故选择C。

第六单元　正常产褥

1.【参考答案】D　【考点】产褥期的临床表现

【解析】产后第1日宫底稍上升至脐平,A选项错误;产后脉搏略缓慢,每分钟60~70次,产后1周恢复正常,故B选项错误;产后体温多在正常范围内,若产程延长致过度疲劳时,体温可在产后24小时内略升高,一般不超过38℃。产后3~4天可有泌乳热,故C选项错误;正常恶露有血腥味,但无臭味,持续4~6周,故E选项错误。故选择D。

2.【参考答案】B　【考点】产褥期的临床表现

【解析】产后第1日宫底稍上升至脐平,A选项错误;正常恶露有血腥味,但无臭味,持续4~6周,故C选项错误;产后一周内皮肤排泄功能旺盛,排出大量汗液,以夜间睡眠和初醒时更明显,故D选项错误;产褥期由于子宫阵发性收缩引起下腹部剧烈痛称产后宫缩痛,产后1~2日出现,持续2~3天疼痛自然消失,故E选项错误。故选择B。

3.【参考答案】E　【考点】产褥期临床表现

【解析】产后胎盘附着处可全部修复的大约时间是6周,故选择E。

4.【参考答案】A　【考点】恶露持续的时间

【解析】正常情况下,产后恶露持续的时间是4~6周,故选择A。

5.【参考答案】E　【考点】母乳喂养的优点

【解析】母乳喂养简便、经济、富含营养且温度适宜。初乳是指产后7日内分泌的乳汁,有提高免疫功能、抵御疾病的作用。通过哺乳,对母婴心身健康均有重要作用。婴儿吸吮乳头能刺激垂体催乳激素的分泌而促进泌乳和子宫收缩,可使月经停闭,有利于母体内蛋白质、铁和其他营养物质存储,促进产后恢复,并能预防产后出血。进行母乳喂养的妇女其乳腺癌和卵巢癌的发病率低。故选择E。

第七单元　妇产科疾病的病因与发病机理

1.【参考答案】A　【考点】妇产科疾病的病因

【解析】淫邪因素主要指风、寒、暑、湿、燥、火六种致病邪气,六淫皆能导致妇产科疾病,但妇女"以血为本",寒、热、湿邪更易与血相搏结而引发妇产科疾病,故选择A。

2.【参考答案】B　【考点】妇产科疾病的病因

【解析】导致妇科病的淫邪因素是寒邪、热邪、湿邪,故选择B。

3.【参考答案】B　　【考点】妇产科疾病的病因

【解析】情志因素是指喜、怒、忧、思、悲、恐、惊七种情志变化,正常情况下是人的心理对外界环境和情感刺激的不同反应,情志过激则成为致病因素,主要引起气分病变,继而累及血分,导致妇女气血、脏腑、冲任功能失调而发生妇产科病证。妇科常见情志致病因素为怒、思、恐。怒使气郁,气逆,进而引起血分病变,可致月经后期、闭经、痛经、经行吐衄、不孕、癥瘕等;忧思气结,伤脾,可致月经失调、闭经、胎动不安等;惊恐伤肾,每使气下、气乱,可致月经过多、崩漏、胎动不安、堕胎、小产等,甚或闭经。故选择 B。

第八单元　妇产科疾病的中医诊断与辨证要点

暂无。

第九单元　治法概要

1.【参考答案】E　　【考点】妇科的常用治法

【解析】妇科的常用治法:滋肾补肾、疏肝养肝、健脾和胃、理气调血、清热解毒、利湿除痰、滋肺养心、调理奇经,故选择 E。

2.【参考答案】D　　【考点】妇科的治法

【解析】湿有内外之分。内湿多责之脾、肾二脏。若脾虚失运,水湿停滞,阻遏阳气,可致经行泄泻、经行浮肿、妊娠肿胀、带下病、胎水肿满等,治宜健脾益气,升阳除湿。代表方如完带汤、参苓白术散、健固汤、茯苓导水汤、全生白术散等。若肾阳衰微,不能温化水湿,上述症状进一步加重,治宜温肾化湿或温阳行水。代表方剂如四苓丸加减、真武汤加减。若湿蕴化热者,治宜清热利湿。代表方剂如龙胆泻肝汤加减、草薢渗湿汤加减、止带方加减。若脾失健运,痰湿停聚,可致经闭、癥瘕、不孕症、带下病等,治宜祛痰化湿。代表方剂如苍附导痰丸加减、涤痰汤加减。若脾肾同病而致痰湿停聚,或痰浊阻碍气血,形成痰瘀互结之重证,治疗宜温肾健脾、温阳行水,或理气化痰、破瘀消癥中兼顾扶理脾肾。崩漏用理气调血法,故选择 D。

第十单元　妊娠病

1.【参考答案】B　　【考点】妊娠剧吐的主要发病机理

【解析】妊娠剧吐的主要发病机理:冲气上逆,胃失和降,故选择 B。

2.【参考答案】A　　【考点】妊娠剧吐

【解析】重症患者需住院治疗,禁食,每日补液量不少于 3 000 mL,尿量维持在 1 000 mL 以上。输液中加入氯化钾、维生素 C、维生素 B_6,同时肌注维生素 B_1。合并酸中毒者,应根据二氧化碳结合力水平,静脉补充碳酸氢钠溶液。一般经上述治疗 2～3 日后,病情多迅速好转。若经上述治疗无好转,体温持续高于 38 ℃,心率每分钟超过 120 次,出现持续黄疸或持续蛋白尿,或伴发 Wernicke 综合征时,则应终止妊娠。故选择 A。

3.【参考答案】D　　【考点】妊娠剧吐

【解析】重症患者需住院治疗,禁食,每日补液量不少于 3 000 mL,尿量维持在 1 000 mL 以上。输液中加入氯化钾、维生素 C、维生素 B_6,同时肌注维生素 B_1。合并酸中毒者,应根据二氧化碳结合力水平,静脉补充碳酸氢钠溶液。一般经上述治疗 2～3 日后,病情多迅速好转。若经上述治疗无好转,体温持续高于 38 ℃,心率每分钟超过 120 次,出现持续黄疸或持续蛋白尿,或伴发 Wernicke 综合征时,则应终止妊娠。故选择 D。

4.【参考答案】B　　【考点】妊娠剧吐的辨证

【解析】由题干中的患者停经,尿妊娠试验(+),1 周来纳呆恶心,辨病为妊娠剧吐;从 1 周来纳呆恶心,呕吐食物残渣,恶闻食气,口淡,神疲欲睡,舌淡苔白润,脉缓滑无力,辨证为脾胃虚弱证,故选择 B。

5.【参考答案】C　　【考点】妊娠剧吐的治疗

【解析】由题干的患者妊娠初出现呕吐,食入即吐,辨病为妊娠剧吐;呕吐频频,食入即吐,吐出物带血丝,精神萎靡,便结尿少,眼眶下陷,脉细滑无力,辨证为气阴两亏证,选方生脉散合增液汤;患者有明显的脱水症状,需要配合输液治疗。故选择 C。

6.【参考答案】E　　【考点】妊娠剧吐的治疗

【解析】由患者妊娠后出现恶心呕吐,辨病为妊娠剧吐;从恶心,呕吐清水,神疲嗜睡,脘腹胀闷,舌淡苔白,脉缓滑无力,辨证为脾胃虚弱证,选方香砂六君子汤,故选择 E。

7.【参考答案】B　　【考点】妊娠剧吐的辨证

【解析】由患者 B 超:宫内早孕,5 天来恶心呕吐酸水,辨病为妊娠剧吐;从 5 天来恶心呕吐酸水,口苦咽干,胸胁满痛,头胀而晕,舌红,苔黄,脉弦滑,辨证为肝胃不和证,故选择 B。

8.【参考答案】B 【考点】妊娠剧吐的中医辨证论治

【解析】① 脾胃虚弱证:

证候:妊娠早期,恶心呕吐,甚则食入即吐,口淡,吐出物为清水或食物,头晕,神疲倦怠,嗜睡;舌淡,苔白,脉缓滑无力。

治法:健脾和胃,降逆止呕。

方药:香砂六君子汤加生姜。

故选择 B。

② 肝胃不和证:

证候:妊娠早期,恶心呕吐,甚则食入即吐,呕吐酸水或苦水,口苦咽干,头晕而胀,胸胁胀痛;舌质红,苔薄黄或黄,脉弦滑数。

治法:清肝和胃,降逆止呕。

方药:橘皮竹茹汤加黄连。

9.【参考答案】A 【考点】流产的诊断

【解析】患者停经 45 天,曾作尿妊娠试验(+),闭经 4 个月,下腹隐痛 1 周,阴道少量流血 3 天,妇科检查:宫颈口闭,子宫如孕 6 周大小;辨病为流产,患者胎儿发育小于停经时间,属于稽留流产,故选择 A。

10.【参考答案】B 【考点】流产的诊断

【解析】患者妊娠后阴道少量出血,伴小腹隐痛,腰酸,恶心纳差,舌苔白,脉细滑。B 超检查示宫内可见胎囊,辨病为先兆流产,故选择 B。

11.【参考答案】E 【考点】流产的处理

【解析】患者停经 80 天,阴道少量出血 10 天,无腹痛,妇科检查子宫增大如孕 40 天大小,B 超检查可见胎囊,未见胎心、胎动,属于稽留流产,需行刮宫术,故选择 E。

12～13【参考答案】A B 【考点】流产的别称

【解析】先兆流产指妊娠 28 周前出现少量阴道流血,下腹痛或腰背痛。妇科检查:子宫颈口未开,胎膜未破,子宫大小与停经周数相符。经治疗及休息后症状消失,可继续妊娠。中医称"胎漏""胎动不安"。若阴道流血量增多或下腹痛加剧,可发展为难免流产。故 12 题选择 A。难免流产一般由先兆流产发展而来,阴道流血增多,阵发性腹痛加重,或胎膜破裂出现阴道流水。妇科检查:子宫颈口已扩张,有时宫颈口可见胚胎组织或羊膜囊堵塞,子宫与妊娠周数相符或略小。中医称"胎动欲堕"。故 13 题选择 B。

14～15【参考答案】A E 【考点】流产

【解析】中医的胎动不安相当于西医学的先兆流产,故 14 题选择 A。先兆流产指妊娠 28 周前出现少量阴道流血,下腹痛或腰背痛。妇科检查:子宫颈口未开,胎膜未破,子宫大小与停经周数相符。经治疗及休息后症状消失,可继续妊娠。中医称"胎漏""胎动不安"。中医的胎死宫内胞衣不下相当于西医学的稽留流产,15 题选择 E。稽留流产指胚胎或胎儿已死亡,滞留在宫腔内未及时自然排出,又称过期流产。胚胎或胎儿死亡后子宫不再增大反而缩小,早孕反应消失,如至妊娠中期,孕妇腹部不见增大,胎动消失。妇科检查:子宫颈口闭,子宫明显小于停经周数,质地不软,未闻及胎心音。中医称"胎死不下"。

16.【参考答案】D 【考点】先兆流产的治疗

【解析】患者妊娠 21 周,一天前阴道开始有少量流血,血色鲜红,自感腰酸腹痛,辨病为先兆流产;从阴道开始有少量流血,血色鲜红,自感腰酸腹痛,心烦少寐,口渴引饮,舌红,苔黄,脉滑数,辨证为血热证,选方保阴煎加减,故选择 D。

17.【参考答案】B 【考点】先兆流产的治疗

【解析】由患者停经 45 天,尿妊娠试验(+),阴道少量出血 5 天,腰酸,腹坠痛,辨病为先兆流产;从腰酸,腹坠痛,头晕耳鸣,夜尿频,舌淡,苔白,脉沉细滑尺弱,辨证为肾虚证,选方寿胎丸加减,故选择 B。

18.【参考答案】C 【考点】早期妊娠

【解析】由患者已婚,平素月经规律,周期 28 天,现停经 50 天,肌肉注射黄体酮停药后无阴道流血,首先考虑为早期妊娠,故选择 C。

19.【参考答案】B 【考点】滑胎的治疗

【解析】治疗习惯性流产(滑胎)肾气亏虚证,应首选的方剂是补肾固冲丸加减,泰山磐石散用于气血虚弱证,故选择 B。

20.【参考答案】B　【考点】先兆流产的治疗

【解析】由题干的患者孕 52 天,阴道少量流血 5 天,B 超提示胚胎存活,辨病为先兆流产;从阴道少量流血 5 天,色淡红,质稀,伴腰腹坠痛,神疲乏力,心悸气短,舌质淡,苔薄白,脉细滑,辨证为气血虚弱证,选方胎元饮加减,故选择 B。

21.【参考答案】B　【考点】先兆流产的别称

【解析】难免流产一般由先兆流产发展而来,阴道流血增多,阵发性腹痛加重,或胎膜破裂出现阴道流水。妇科检查:子宫颈口已扩张,有时宫颈口可见胚胎组织或羊膜囊堵塞,子宫与妊娠周数相符或略小。中医称"胎动欲堕"。故选择 B。

22.【参考答案】A　【考点】流产的诊断

【解析】由题干的患者现停经 60 天,B 超见宫内孕囊,无原始心管搏动,阴道少量流血 7 天,伴下腹隐痛,早孕反应消失,辨病为先兆流产,故选择 A。

23.【参考答案】B　【考点】胎漏、胎动不安的治疗

【解析】胎漏、胎动不安气血虚弱证选方胎元饮,肾虚证选寿胎丸,血热证选保阴煎,血瘀证选桂枝茯苓丸,故选择 B。

24.【参考答案】B　【考点】习惯性流产宫颈内口修补术

【解析】对于宫颈内口松弛者,应在未妊娠前作子宫颈内口松弛修补术;如已妊娠,则宜在妊娠 14～18 周行子宫内口环扎术,术后定期随访,根据前入院,分娩发动前拆除缝线,如缝合后有流产征象,应及时拆除缝线,以免造成宫颈撕裂。故选择 B。

25～26【参考答案】B　E

【解析】25 题的考点为胎漏、胎动不安的治疗。胎漏、胎动不安气血虚弱证应首选的方剂是胎元饮加减,故 25 题选择 B。26 题的考点为产后缺乳气血虚弱证的治疗。治疗产后缺乳气血虚弱证应首选的方剂是通乳丹加减,故 26 题选择 E。

27.【参考答案】E　【考点】异位任娠的病因病机

【解析】本病中医认为属少腹血瘀实证,故选择 E。常见病因病机有瘀阻胞络、气虚血瘀、气滞血瘀、气陷血脱、瘀结成癥。

28.【参考答案】B　【考点】输卵管妊娠最常见的病因

【解析】主要有输卵管炎症、输卵管手术史、输卵管发育不良或功能异常、辅助生殖技术、宫内节育器及盆腔内肿瘤压迫、子宫内膜异位症形成的粘连、受精卵游走等。其中,输卵管炎症是输卵管妊娠最主要的病因,故选择 B。

29.【参考答案】A　【考点】异位妊娠的临床表现

【解析】①停经:多有 6～8 周的停经史。②腹痛:输卵管妊娠未破裂时,患者下腹一侧隐痛或胀痛。输卵管妊娠破裂时,患者突感下腹一侧有撕裂样剧痛,常伴恶心呕吐。疼痛范围与内出血量有关,可波及下腹或全腹,甚至可引起肩胛部放射性疼痛。当血液积聚在子宫直肠窝时,可引起肛门坠胀和排便感。③阴道流血:常为少量不规则流血,色黯红或深褐,一般不超过月经量。④晕厥与休克。故选择 A。

30.【参考答案】B　【考点】异位妊娠的病因

【解析】主要有输卵管炎症、输卵管手术史、输卵管发育不良或功能异常、辅助生殖技术、宫内节育器及盆腔内肿瘤压迫、子宫内膜异位症形成的粘连、受精卵游走等。其中,输卵管炎症是输卵管妊娠最主要的病因。故选择 B。

31.【参考答案】D　【考点】异位妊娠的诊断

【解析】患者现停经 45 天,尿妊娠试验阳性,因与爱人吵架出现左下腹撕裂样剧痛,查体:血压 80/50 mmHg,下腹压痛、反跳痛明显,有移动性浊音,阴道有少量出血,诊断为异位妊娠,故选择 D。

32.【参考答案】C　【考点】异位妊娠的检查

【解析】已婚妇女异位妊娠的首选检查方法是阴道后穹隆穿刺,故选择 C。β-hCG 测定是早期诊断异位妊娠的重要方法。血 β-hCG 的动态变化也是宫外孕保守治疗的重要评价指标。B 型超声检查主要用于了解宫腔内有无孕囊,附件部位有无包块及盆腹腔内有无积液,若能在宫旁低回声区内探及胚芽及原始心管搏动,即可确诊。诊断性刮宫仅适用于阴道流血较多者,刮出物送病理检查,目的在于排除宫内妊娠流产。腹腔镜检查适用于早期输卵管妊娠尚未破裂的患者,在腹腔镜检查的同时可进行治疗。但腹腔内大量出血或伴休克

者,禁止做腹腔镜检查。

33.【参考答案】B 【考点】陈旧性宫外孕的治疗

【解析】根据最新大纲应选用理冲丸加减,故选择 B。

34.【参考答案】B 【考点】异位妊娠的中医辨证论治

【解析】未破损期选择宫外孕Ⅱ号方加减,不稳定型选择宫外孕Ⅰ号方,包块型选择理冲丸,休克型选择参附汤合生脉散。故选择 B。

35.【参考答案】C 【考点】异位妊娠的辨证论治

【解析】治疗异位妊娠休克气陷血脱证(输卵管妊娠破裂),其治法是回阳救逆、益气固脱,故选择 C。未破损期——胎瘀阻络证的治法是活血祛瘀,杀胚消癥;不稳定型——瘀阻胞络、气虚血瘀证的治法是益气化瘀,消癥杀胚;包块型——瘀结成癥证的治法是活血化瘀,消癥散结。

36.【参考答案】C 【考点】妊娠期高血压的病因病机

【解析】本病可由脾肾两虚,水湿内停,或气机阻滞,津液不布发为子肿;阴虚阳亢,上扰清窍,或痰浊上扰,引起子晕;若子肿、子晕进一步发展,肝阳上亢,肝风内动,或痰火上扰,蒙蔽清窍,出现抽搐昏迷者,即发为子痫。常见病因病机有脾肾两虚、气滞湿阻、阴虚肝旺、脾虚肝旺、肝风内动和痰火上扰。故选择 C。

37.【参考答案】C 【考点】妊娠期高血压的治疗

【解析】治疗妊娠期高血压疾病首选的解痉药是硫酸镁,故选择 C。

38.【参考答案】A 【考点】妊娠期高血压的治疗

【解析】妊娠期高血压气滞湿阻证首选方药是天仙藤散加减,痰火上扰证为牛黄清心丸加减,故选择 A。

39.【参考答案】E 【考点】妊娠期高血压(子肿)的中医辨证论治

【解析】治疗妊娠期高血压疾病脾肾两虚证应首选的方剂是白术散合五苓散加减,阴虚肝旺证为杞菊地黄丸加减,脾虚肝旺证为半夏白术天麻汤加减,肝风内动为羚角钩藤汤加减,气滞湿阻证为天仙藤散加减。故选择 E。

40.【参考答案】A 【考点】子肿的治疗

【解析】治疗子肿气滞湿阻证应首选的方剂是天仙藤散,故选择 A。

41.【参考答案】B 【考点】妊娠期高血压的中医辨证论治

【解析】由题干中患者妊娠期出现血压升高,辨病为妊娠期高血压;从头晕头痛伴耳鸣,面部潮红,心烦失眠,口干咽燥,舌红少苔,脉弦细滑数,辨证为阴虚肝旺证,选方杞菊地黄丸加减,故选择 B。

42.【参考答案】B 【考点】妊娠期高血压的治法

【解析】由题干中患者妊娠期出现血压升高的情况,故诊断为妊娠期高血压;从症见头痛眩晕,视物不清,突发四肢抽搐,两目直视,牙关紧闭,角弓反张,颜面潮红,舌红苔薄黄,脉弦细滑,辨证为肝风内动证,治法为滋阴清热,平肝息风,故选择 B。妊娠期高血压疾病脾肾两虚证的治法是健脾温肾,行水消肿。阴虚肝旺证为滋阴养血,平肝潜阳。脾虚肝旺证为健脾利湿,平肝潜阳。气滞湿阻证为理气行滞,除湿消肿。痰火上扰证为清热豁痰,息风开窍。

43.【参考答案】D 【考点】子肿的辨证

【解析】由患者妊娠期出现面目及下肢浮肿,辨病为子肿;从患者面目及下肢浮肿,肤色淡,皮薄而光亮,按之凹陷,倦怠无力,气短懒言,下肢逆冷,腰膝酸软,小便短少,舌淡胖边有齿痕,苔白滑,脉沉滑无力,辨证为脾肾两虚症,故选择 D。

44.【参考答案】D 【考点】妊娠期高血压疾病基本病理变化

【解析】妊娠期高血压的病理变化:全身小动脉痉挛是妊娠期高血压疾病的基本病理生理变化,故选择 D。由于小动脉广泛性痉挛,造成管腔狭窄,周围循环阻力增大,血管壁及内皮细胞损伤,通透性增加,体液和蛋白质渗漏,出现血压升高、蛋白尿、水肿、全身各脏器灌流减少,造成脑、肾、肝、心血管等器官功能受到损害,出现相应的临床症状,甚至导致母儿死亡。子宫胎盘灌注不足,出现胎儿生长受限、胎儿窘迫、胎盘早剥,对母儿造成危害。

45.【参考答案】D 【考点】子肿的辨证

【解析】由题干患者孕 29 周,面目及下肢浮肿,辨病为子肿;从面目及下肢浮肿,按之凹陷,肤色浅,皮薄而光亮,倦怠无力,气短懒言,下肢逆冷,腰膝酸软,小便短少,舌淡胖边有齿痕,苔白滑,脉沉滑无力,辨证为脾肾两虚证,故选择 D。

46.【参考答案】D 【考点】胎儿生长受限的证型

【解析】胎儿生长受限的证型:肾气亏虚、阴虚内热、气血虚弱、胞脉虚寒,故选择 D。

47.【参考答案】A 【考点】胎儿生长受限的治疗

【解析】从题干患者孕 37 周,腹形小于妊娠月份,胎儿存活,可辨病为胎儿生长受限;由头晕耳鸣,腰膝酸软,形寒肢冷,舌淡,苔白,脉沉细,辨证为肾气亏虚证,选方寿胎丸。故选择 A。

48.【参考答案】E 【考点】引起胎儿宫内缺氧的疾病

【解析】羊水过多不会引起胎儿宫内缺氧,故选择 E。

49~50【参考答案】E D 【考点】49 题的考为点胎盘早剥的症状,50 题的考点为前置胎盘孕晚期表现出的症状

【解析】胎盘早剥Ⅰ度表现出的症状是孕晚期或分娩期腹痛伴阴道出血,故 49 题选择 E。前置胎盘孕晚期表现出的症状是孕晚期反复无痛性阴道出血,故 50 题选择 D。

51.【参考答案】C 【考点】胎盘早剥并发症

【解析】主要有胎儿宫内死亡、弥散性血管内凝血(DIC)、产后出血、急性肾衰竭、羊水栓塞,故选择 C。

第十一单元　妊娠合并疾病(助理医师不考)

1.【参考答案】A 【考点】妊娠与心脏病的关系

【解析】为适应母儿的需要,妊娠期血容量增加、心排出量加大、心率加快,心脏负担加重,至妊娠 32~34 周达到高峰;妊娠晚期子宫增大,膈肌上升,心脏位置改变,大血管扭曲,也导致心脏负担加重。故妊娠易致心脏病加重,甚至发生心衰。分娩期为心脏负担最重的时期,故选择 A。

2.【参考答案】E 【考点】妊娠合并急性病毒性肝炎的治法

【解析】妊娠合并急性病毒性肝炎湿热蕴结证的治法是清热利湿、佐以安胎,故选择 E。

3~4【参考答案】B D 【考点】3 题的考点为易引起胎盘早剥的疾病,4 题的考点为易引起巨大儿的疾病

【解析】易引起胎盘早剥的疾病是妊娠合并糖尿病,故 3 题选择 B。易引起巨大儿的疾病是妊娠合并慢性肾炎,故 4 题选择 D。

5.【参考答案】D 【考点】妊娠期糖尿病需立即终止妊娠的指征

【解析】妊娠期糖尿病需立即终止妊娠的指征是胎儿窘迫,故选择 D。

6.【参考答案】E 【考点】尿路感染的辨证

【解析】由患者妊娠期间出现尿频、尿急、灼热疼痛,实验室检查示:蛋白尿,氮质血症,辨病为尿路感染;从尿频、尿急、灼热疼痛,艰涩不利,身热心烦,口干不欲饮,舌红,苔黄腻,脉滑数,辨证为湿热下注证,故选择 E。

第十二单元　异常分娩(助理医师不考)

1.【参考答案】D 【考点】异常分娩

【解析】第二产程达 1 小时胎头无明显下降,称为第二产程停滞,故选择 D。

2.【参考答案】B 【考点】异常分娩

【解析】不协调性宫缩乏力的处理:治疗原则是调节子宫收缩,恢复正常节律性和极性。可用哌替啶、吗啡或地西泮使产妇充分休息,不协调性多能恢复为协调性宫缩。若经上述处理,宫缩仍不能给予纠正,产程无进展,宜行剖宫产术。不协调性宫缩乏力在宫缩未恢复为协调性之前,严禁使用宫缩剂,故选择 B。

第十三单元　胎儿窘迫与胎膜早破

1.【参考答案】D 【考点】胎膜早破的常见病因

【解析】胎膜早破的常见病因:生殖道感染、羊膜腔压力增高、胎膜受力不均、营养因素等,故选择 D。

第十四单元　分娩期并发症

1.【参考答案】A 【考点】产后出血的最常见原因

【解析】产后出血的最常见原因是子宫收缩乏力,故选择 A。

2.【参考答案】C 【考点】羊水栓塞的处理

【解析】一旦发生羊水栓塞,应立即抢救。早期阶段以抗过敏,纠正呼吸循环功能衰竭和改善低氧血症、抗休克为主;DIC 阶段早期抗凝治疗,晚期抗纤溶治疗;少尿无尿阶段,应及时使用利尿剂,预防肾衰竭发生。患

者表现为大出血,呼吸困难,首先需要改善通气功能。故选择 C。

3.【参考答案】D 【考点】羊水栓塞的处理

【解析】一旦发生羊水栓塞,应立即抢救。早期阶段以抗过敏,纠正呼吸循环功能衰竭和改善低氧血症、抗休克为主;DIC 阶段早期抗凝治疗,晚期抗纤溶治疗;少尿无尿阶段,应及时使用利尿剂,预防肾衰竭发生。故选择 D。

4.【参考答案】A 【考点】羊水栓塞的处理

【解析】发生羊水栓塞时,DIC 阶段的治疗原则是早期抗凝治疗,故选择 A。

第十五单元 产后病

1.【参考答案】D 【考点】产后三病

【解析】产后三病:病痉、病郁冒、大便难,故选择 D。

2.【参考答案】A 【考点】产后三审

【解析】产后三审首审小腹痛与不痛,故选择 A。

3.【参考答案】C 【考点】产后三急

【解析】产后三急:产后呕吐、盗汗、泄泻,故选择 C。

4~5【参考答案】B A 【考点】4 题的考点为产后出血的治疗,5 题的考点为无排卵型功血的治疗

【解析】产后出血的治疗原则是急则治其标,缓则治其本,故 4 题选择 B。无排卵型功血的治疗原则是塞流、澄源、复旧,故 5 题选择 A。

6.【参考答案】D 【考点】晚期产后出血的中医辨证论治

【解析】由题干的患者人工流产 10 天后出现阴道出血,辨病为产后出血;从阴道出血时少时多,色紫黯,有血块,小腹阵发性疼痛,腰骶酸胀,舌紫黯,脉细涩,辨证为阴虚血瘀证。故选择 D。

① 气虚证:

证候:产后恶露量多,或血性恶露持续 10 日不止,色淡红,质稀,无臭气,面色㿠白,神疲懒言,四肢无力,小腹空坠;舌淡,苔薄白,脉细弱。

治法:补脾益气,固冲摄血。

方药:补中益气汤加减。

② 血热证:

证候:产后恶露过期不止,量较多,色鲜红或紫红,质黏稠,有臭气,面色潮红,口燥咽干;舌红,苔少,脉细数。

治法:养阴清热,安冲止血。

方药:保阴煎加减。

③ 血瘀证:

产后血性恶露持续 10 日不止,量时多时少,色紫黯,有血块,小腹疼痛拒按,块下痛减;舌紫黯或边尖有瘀斑、瘀点,脉沉涩。

治法:活血化瘀,调冲止血。

方药:生化汤合失笑散加减。

7.【参考答案】A 【考点】产后出血的辨证

【解析】从患者产后血性恶露 4 周未止,辨病为产后出血;由量时多时少,色紫暗,夹血块,小腹疼痛拒按,舌紫黯,边尖有瘀斑、瘀点,脉沉涩,辨证为血瘀证,故选择 A。

8.【参考答案】A 【考点】产后发热的治疗

【解析】产后发热感染邪毒证,若实热瘀血内结阳明者,治疗应首选青霉素加五味消毒饮合失笑散,故选择 A。

9.【参考答案】C 【考点】产后发热的诊断

【解析】由题干中患者分娩后出现寒战、高热,结合妇科检查阴道内有脓血,宫颈轻度裂伤,辨病为产褥感染,故选择 C。

10~11【参考答案】C D 【考点】产后发热的治疗

【解析】从题干中的产后高热,恶露不畅,有臭气,小腹痛剧,便秘,舌红,苔黄,脉数,辨证为产后发热之感

染邪毒证,选方五味消毒饮,故10题选择C。由题干中的产后高热汗出,烦躁,斑疹隐隐,舌红绛,苔黄燥,脉弦细而数,辨证为产后发热之热陷心包证,选方清营汤,故11题选择D。

12.【参考答案】D　【考点】产后感染邪毒发热的主证

【解析】产后高热寒战,小腹疼痛拒按,恶露量多或少,色紫黯如败酱,气臭秽,烦躁,口渴引饮,尿少色黄,大便燥结;舌红,苔黄而干,脉数有力。故选择D。

13.【参考答案】C　【考点】产后发热(产褥感染)常见的中医证型

【解析】产后发热(产褥感染)常见的中医证型是感染邪毒证,故选择C。

14.【参考答案】C　【考点】产褥感染最常见的中医证型

【解析】产褥感染最常见的中医证型是感染邪毒证,故选择C。

15.【参考答案】C　【考点】产褥中暑的治疗

【解析】产褥中暑暑伤津气证应首选清暑益气汤,故选择C。

16~17【参考答案】B　C　【考点】16题的考点为产褥中暑的治疗,17题的考点为产褥感染的治疗

【解析】治疗产褥中暑,暑入心营证,其中医治法是清营泄热,清心开窍,故16题选择B。治疗产褥感染,热入营血证,其中医治法是清营解毒,散瘀泄热,故17题选择C。

18.【参考答案】C　【考点】产褥期抑郁症的中医辨证论治

【解析】① 心脾两虚证:

证候:产后精神不振,心神不宁,悲伤欲哭,失眠多梦,健忘,伴神疲乏力,面色萎黄;舌淡,苔薄白,脉细弱。

治法:补益心脾,养血安神。

方药:甘麦大枣汤合归脾汤加减。

故选择C。

② 瘀阻气逆证:

证候:产后抑郁寡欢,或神志错乱如见鬼状,喜怒无常,少寐多梦,恶露不下或不畅,色紫黯有块,小腹硬痛拒按;舌黯有瘀斑,脉弦或涩。

治法:活血化瘀,镇逆安神。

方药:癫狂梦醒汤加酸枣仁加减。

③ 肝郁气结证:

证候:产后精神郁闷,心烦易怒,失眠多梦,伴善太息,胸胁乳房胀痛;舌淡,苔薄白,脉弦细。

治法:疏肝解郁,镇静安神。

方药:逍遥散加减。

19.【参考答案】A　【考点】产褥期抑郁症的治法

【解析】由题干患者产后精神不振,心神不宁,悲伤欲哭,辨病为产褥期抑郁症;从产后精神不振,心神不宁,悲伤欲哭,失眠健忘,神疲乏力,面色萎黄,舌淡苔薄,脉细弱,辨证为心脾两虚证,以补益心脾,养血安神为法,故选择A。

20.【参考答案】B　【考点】产后缺乳的辨证

【解析】从因小事与家人发生争吵后,情志抑郁,食欲不振,2天后乳汁减少,乳房胀硬,低热,舌质正常,脉弦,属于产后缺乳之肝郁气滞证,故选择B。

21.【参考答案】A　【考点】产后缺乳的中医辨证论治

【解析】① 气血虚弱证:

证候:产后乳少或全无,乳汁清稀,乳房柔软,无胀感,面色少华,神疲乏力,食欲不振,或心悸头晕;舌淡白,脉虚细。

治法:补气养血,佐以通乳。

方药:通乳丹加减。

故选择A。

② 肝郁气滞证:

证候:产后抑郁寡欢,或神志错乱如见鬼状,喜怒无常,少寐多梦,恶露不下或不畅,色紫黯有块,小腹硬痛拒按;舌黯有瘀斑,脉弦或涩。

治法:活血化瘀,镇逆安神。

方药:癫狂梦醒汤加减。

③ 肝郁气结证：

证候：产后乳汁甚少或全无，乳汁浓稠，乳房胀硬或疼痛，情志抑郁，或有微热，食欲不振；舌质正常或黯红，苔微黄，脉弦或弦数。

治法：疏肝解郁，通络下乳。

方药：下乳涌泉散加减。

22.【参考答案】D 【考点】产后关节痛的治疗

【解析】由题干的患者产后出现腰膝关节酸痛，足跟痛，辨病为产后关节痛，从腰膝关节酸痛，足跟痛，头晕耳鸣，夜尿多，舌淡暗，苔薄白，脉沉细，辨证为肾虚证，以补肾强腰，壮筋骨为法，故选择 D。

23.【参考答案】C 【考点】产后关节痛的治疗

【解析】由题干的患者产后出现遍身疼痛，偶有关节刺痛，辨病为产后关节痛，从偶有关节刺痛，按之痛甚，恶露量少，色黯，小腹疼痛拒按，舌紫黯，苔薄白，脉涩，辨证为血瘀证，选方生化汤加减，故选择 C。

24.【参考答案】C 【考点】产后关节痛的中医辨证论治

【解析】① 血虚证：

证候：产后遍身酸痛，肢体麻木，关节酸楚，面色萎黄，头晕心悸；舌淡，苔少，脉细弱。

治法：养血益气，温经通络。

方药：黄芪桂枝五物汤加减。

故选择 C。

② 血瘀证：

证候：产后遍身疼痛，或关节刺痛，按之痛甚，恶露量少色黯，小腹疼痛拒按；舌紫黯，脉涩。

治法：养血活络，行瘀止痛。

方药：生化汤加减。

③ 外感证：

证候：产后肢体、关节疼痛，屈伸不利，或痛处游走不定，或冷痛剧烈，畏寒恶风，或关节肿胀，麻木重着，恶寒，发热，头痛；舌淡，苔薄白，脉浮紧。

治法：养血祛风，散寒除湿。

方药：独活寄生汤加减。

25.【参考答案】C 【考点】产后尿潴留气虚证的症状

【解析】产后小便不通，小腹胀急疼痛或坠胀，倦怠乏力，气短懒言，面色㿠白；舌淡，苔薄白，脉缓弱。故选择 C。

26.【参考答案】E 【考点】产后排尿异常的辨证

【解析】由题干的产后小便频数，夜尿频多，腰膝酸软，面色晦暗，舌淡，苔白滑，脉沉细无力，辨证为产后排尿异常之肾虚症，故选择 E。

27.【参考答案】E 【考点】产后排尿异常的辨证

【解析】由题干的患者产后1月余，尿频伴夜尿多1周，腰膝酸软，头晕耳鸣，无尿痛，面色晦暗，舌淡，苔白滑，脉沉细无力，辨证为产后排尿异常之肾虚证，故选择 E。

第十六单元　外阴上皮内非瘤样病

1.【参考答案】B 【考点】外阴鳞状上皮增生肝郁气滞的治法

【解析】外阴鳞状上皮增生肝郁气滞的治法是疏肝解郁，养血通络，故选择 B。

2.【参考答案】C 【考点】外阴鳞状上皮增生的治疗

【解析】由题干患者外阴奇痒难忍，辨病为外阴鳞状上皮增生；从带下量多，色黄气秽，胸闷烦躁，口苦口干，小便黄，大便干，舌红，苔黄腻，脉弦数，辨证为湿热下注证，以清利湿热，通络止痒为法，故选择 C。

3.【参考答案】B 【考点】外阴硬化性苔藓的治疗

【解析】用归肾丸合二至丸治疗外阴硬化性苔藓的是：外阴瘙痒，局部萎缩变白，头晕目眩，腰背酸楚，舌红，苔少，脉细数，故选择 B。

4.【参考答案】E 【考点】外阴硬化性苔藓临床表现

【解析】外阴硬化性苔藓临床表现：症状外阴瘙痒，或无不适，晚期出现性交困难，故选择 E。体征检查时见大小阴唇、阴蒂包皮、阴唇后联合及肛周皮肤色素减退呈粉红或白色,萎缩变薄,干燥皲裂。晚期皮肤菲薄,阴道口挛缩狭窄,甚至仅容指尖。

5.【参考答案】D   【考点】外阴硬化性苔癣的治疗

【解析】由题干的患者外阴干燥瘙痒,灼热疼痛,妇科检查见局部皮肤黏膜萎缩,色素减退,辨病为外阴硬化性苔癣;从外阴干燥瘙痒,灼热疼痛,夜间尤甚,伴头晕目眩,腰膝酸软,双目干涩,舌红少苔,脉细数,辨证为肝肾阴虚证,以补益肝肾,养荣润燥为法,故选择 D。

第十七单元　女性生殖系统炎症

1.【参考答案】A   【考点】前庭大腺炎的治疗

【解析】治疗前庭大腺炎寒凝瘀滞证应首选阳和汤,故选择 A。

2.【参考答案】E   【考点】阴道假丝酵母菌病

【解析】病史:长期服用避孕药物及抗生素、妊娠期妇女、有糖尿病史及不洁性接触史等。症状特点:白带多,呈凝乳状或豆渣样。实验室检查及其他检查:阴道分泌物镜检找到芽孢或假菌丝即可诊断。阴道假丝酵母菌病可通过直接和间接传染;孕妇发生率较非孕妇高;临床表现为白带增多,呈白色乳酪样或豆腐渣样;多见于长期接受大剂量雌激素治疗者;有白假丝酵母菌感染的阴道 pH 为 4.0~4.7。故选择 E。

3.【参考答案】D   【考点】滴虫性阴道炎的诊断

【解析】症状:白带多,呈灰黄色稀薄泡沫状;阴道口及外阴瘙痒,或有灼热、疼痛、性交痛等。体征:阴道黏膜点状充血,后穹隆有多量灰黄色稀薄脓性分泌物,多呈泡沫状,故选择 D。

4.【参考答案】D   【考点】阴道炎的诊断

【解析】患者带下量多,色黄呈脓性,有臭气,口苦咽干,舌红苔黄腻,脉弦滑,结合阴道分泌物镜检可诊断为非特异性阴道炎湿热证,故选择 D。

5.【参考答案】B   【考点】阴道炎的诊断

【解析】患者近 3 天带下量多,色黄,质稀,有味,结合妇科检查,诊断为滴虫性阴道炎,故选择 B。

6.【参考答案】D   【考点】阴道炎的肿瘤

【解析】由题干患者外阴奇痒难忍,带下量多,色黄气秽,结合妇科检查,诊断为阴道炎;从外阴奇痒难忍,灼热疼痛,带下量多,色黄气秽,胸闷烦躁,口苦口干,溲黄便干,舌红,苔黄腻,脉弦数,辨证为肝经湿热证,选方龙胆泻肝汤,故选择 D。

7~8【参考答案】E　A   【考点】7 题的考点为细菌性阴道病的临床表现,8 题的考点为外阴阴道假丝酵母菌病的临床表现

【解析】细菌性阴道病的临床表现是白带多,灰白色稀薄,鱼腥臭味,故 7 题选择 E。外阴阴道假丝酵母菌病的临床表现是白带多,白色凝乳状,故 8 题选择 A。

9~10【参考答案】E　A   【考点】9 题的考点为外阴阴道假丝酵母菌病的治疗,10 题的考点为细菌性阴道病的治疗。

【解析】外阴阴道假丝酵母菌病的治疗:制霉菌素,故 9 题选择 E。细菌性阴道病的治疗:甲硝唑栓,故 10 题选择 A。

11.【参考答案】D   【考点】宫颈宫腔粘连的诊断

【解析】由题干患者 50 天前行人流吸宫术,出血少,现月经未潮,3 天来感觉小腹胀痛,肛门坠胀,考虑为宫颈宫腔粘连,故选择 D。

12.【参考答案】C   【考点】宫颈炎症的治疗

【解析】由题干的患者半年前出现阴道分泌物增多,并伴有性交后出血。妇科检查:宫颈中度糜烂,颗粒状,接触性出血。宫颈细胞学检查:轻度炎症,辨病为宫颈炎症,首选的治疗方法是物理治疗,故选择 C。

13.【参考答案】C   【考点】宫颈糜烂的治疗

【解析】由题干患者性交后阴道流血 2 个月,妇科检查见宫颈中度糜烂,宫颈活组织检查示异型细胞占据上皮层的下 1/3~2/3,辨病为宫颈糜烂,首选的治疗是行激光、冷凝等治疗,术后定期随访,故选择 C。

14.【参考答案】A   【考点】慢性宫颈炎湿热内蕴证的治疗

【解析】治疗慢性宫颈炎湿热内蕴证应首选龙胆泻肝汤,故选择 A。

15.【参考答案】B   【考点】宫颈糜烂湿热下注证主要症状

【解析】宫颈糜烂湿热下注证主要症状：带下量多，色黄或黄白相兼，质稠有臭味，少腹胀痛，胸胁胀痛，心烦易怒，口干口苦但不欲饮；舌红，苔黄腻，脉滑数。故选择 B。

16.【参考答案】E　【考点】慢性宫颈炎湿热下注证的治疗

【解析】治疗慢性宫颈炎湿热下注证应首选的方剂是龙胆泻肝汤去木通加减，故选择 E。

17.【参考答案】A　【考点】急性盆腔炎的诊断

【解析】由题干中患者清宫术后 10 天，下腹疼痛拒按，寒热往来，带下量多，辨病为急性盆腔炎；从下腹疼痛拒按，寒热往来，带下量多，色黄，臭秽，小便短赤，大便燥结，舌红，苔黄厚，脉弦滑，辨证为热毒壅盛证，故选择 A。

18.【参考答案】A　【考点】急性盆腔炎的治疗

【解析】从题干中患者小腹及少腹疼痛拒按，伴腰骶疼痛，低热起伏，带下量多，辨病为急性盆腔炎；由小腹及少腹疼痛拒按，有灼热感，伴腰骶疼痛，低热起伏，带下量多，色黄、质稠，溲黄，舌红苔黄腻，脉弦滑，辨证为湿热瘀结证，以清热除湿，化瘀止痛为法，故选择 A。

19.【参考答案】E　【考点】慢性宫颈炎湿热下注证的治疗

【解析】治疗慢性宫颈炎湿热下注证应首选的方剂是龙胆泻肝汤去木通加减，故选择 E。

20.【参考答案】A　【考点】带下病的治疗

【解析】从题干中患者表现为少腹胀痛，带下增多，色黄，质稠有臭味，辨病为带下病；由近 5 周带下增多，色黄，质稠有臭味，伴少腹胀痛，胸胁胀痛，心烦易怒，口干苦，舌红，苔黄腻，脉滑数，辨证为湿热下注证，选方龙胆泻肝汤去木通，故选择 A。

21.【参考答案】D　【考点】急性盆腔炎的治疗

【解析】由题干急性盆腔炎的患者出现神昏谵语，高热汗出，品渴欲饮，烦躁不宁，舌红绛，辨证为热毒炽盛证之热入营血，选方清营汤，故选择 D。

22.【参考答案】B　【考点】盆腔炎性疾病，湿热瘀结证的治疗

【解析】盆腔炎性疾病，湿热瘀结证的治疗大法是清热利湿，化瘀止痛，故选择 B。

23.【参考答案】C　【考点】盆腔炎的辨证论治

【解析】诊断为盆腔炎的患者出现神昏谵语，口渴欲饮，烦躁不宁 1 天，体温 39 ℃，舌红绛，苔黄燥，脉弦细数，辨证为热毒炽盛证之热入营血，选方清营汤，故选择 C。

第十八单元　月经病

1.【参考答案】B　【考点】无排卵性功血的子宫内膜病理变化

【解析】子宫内膜增生症包括单纯型增生、复杂型增生和不典型增生，后者不属于功血范畴；增殖期子宫内膜在月经周期后半期甚至月经期仍表现为正常月经周期中的增生期形态；萎缩型子宫内膜萎缩菲薄，腺体少而小，腺上皮细胞为单层立方形或低柱状，腺腔狭小而直，间质少而致密，胶原纤维相对增多。故选择 B。

2.【参考答案】D　【考点】月经先期的病因病机

【解析】月经先期的病因病机：月经先期的病因病机主要是气虚和血热，有气虚不能统血、虚热迫血妄行、阳盛血海不宁、肝郁血热妄行，故选择 D。

3.【参考答案】D　【考点】无排卵性功血的特征

【解析】无排卵性功血主要是不规则子宫出血。常表现为月经周期紊乱，经期长短不一，经量时多时少，甚至大量出血。可继发贫血，伴有乏力、头晕等症状，甚至出现失血性休克。故选择 D。

4.【参考答案】A　【考点】黄体功能不足的表现

【解析】略。

5.【参考答案】A　【考点】功能失调性子宫出血子宫内膜病理改变

【解析】无排卵性功血：子宫内膜增生症包括单纯型增生、复杂型增生和不典型增生。后者不属于功血范畴。增殖期子宫内膜在月经周期后半期甚至月经期仍表现为正常月经周期中的增生期形态。萎缩型子宫内膜子宫内膜萎缩菲薄，腺体少而小，腺上皮细胞为单层立方形或低柱状，腺腔狭小而直，间质少而致密，胶原纤维相对增多。

排卵性月经失调：①排卵性月经过多：子宫内膜于经前呈分泌反应，少数有高度分泌反应。黄体功能不足分泌期内膜腺体分泌不良，内膜活检显示分泌反应落后 2 日。②子宫内膜不规则脱落：黄体发育良好但萎缩过

程延长。月经期第5～6天,仍能见呈分泌反应的子宫内膜,常表现为混合型子宫内膜,排即出血子宫内膜呈早期分泌反应,部分可能有晚期增生期变化。

故选择A。

6.【参考答案】D　【考点】有排卵性功血的诊断

【解析】患者月经周期正常,经血淋漓不断超过7天,体温呈双向型,可诊断为有排卵性功血;从患者月经持续时间不超过7天,可诊断为月经先后无定期。故选择D。

7.【参考答案】A　【考点】月经先期阴虚血热型的治疗

【解析】治疗月经先期阴虚血热型应首选两地汤,故选择A;脾气虚弱证选补中益气汤;肾气不固证固阴煎;阳盛血热证选清经散;肝郁血热证选丹栀逍遥散。

8.【参考答案】A　【考点】无排卵性功血的治疗原则

【解析】治疗无排卵性功血的治疗原则是塞流、澄源、复旧,故选择A。

9.【参考答案】D　【考点】治疗崩漏的三法

【解析】治疗崩漏的三法是塞流、澄源、复旧,故选择D。

10.【参考答案】C　【考点】经期延长(子宫内膜不规则脱落)的中医辨证论治

【解析】由题干患者平素月经周期28天,经期9天,行经时间超过7天,辨病为经期延长;从量较少,色红质稠,口干咽燥,潮热盗汗,辨证为虚热证。故选择C。

① 气虚证:

证候:行经时间延长,量多,色淡质稀,神倦嗜卧,气短懒言,肢软无力,小腹空坠,面色㿠白;舌质淡白,苔薄白,脉缓弱。

治法:补气摄血,固冲调经。

方药:举元煎加减。

② 虚热证:

证候:行经时间延长,量少,色鲜红,质稍稠,口燥咽干,手足心热,两颧潮红,大便燥结;舌红,少苔,脉细数。

治法:养阴清热,凉血调经。

方药:两地汤合二至丸加减。

③ 湿热蕴结证:

证候:行经时间延长,量少,色深红,混杂黏液,质稠,平时带下量多、色黄臭秽,腰腹胀痛,小便短赤,大便黏滞;舌红,苔黄腻,脉滑数。

治法:清热利湿,止血调经。

方药:固经丸加减。

④ 血瘀证:

证候:经来淋沥延期不净,经量时多时少,经行不畅,色黯有块,小腹疼痛拒按,面色晦黯或有黯斑;舌质紫黯,或有瘀斑,脉弦涩。

治法:活血化瘀,固冲调经。

方药:桃红四物汤合失笑散加减。

11.【参考答案】C　【考点】月经先期(黄体功能不足)的中医辨证论治

【解析】由题干患者月经周期短及曾4次在发现怀孕不足40天时流产,现测基础体温双相,可辨病为黄体功能不足;从经量少,色淡黯,腰膝酸软,头晕耳鸣,夜尿频多,舌质淡黯,苔薄白,脉沉细,辨证为肾气不固证。故选择C。

① 脾气虚弱证:

证候:月经提前,或兼量多,色淡质稀,神疲肢倦,面色萎黄,气短懒言,小腹空坠,食少纳差;舌淡,脉缓弱。

治法:健脾益气,固冲调经。

方药:补中益气汤加减。

② 肾气不固证:

证候:月经周期提前,量少,色淡黯,质稀薄,腰膝酸软,头晕耳鸣,夜尿频多;舌淡黯,苔薄白,脉沉细。

治法:补肾益气,固冲调经。

方药:固阴煎加减。

③ 阳盛血热证:

448 中西医结合执业及助理医师资格考试精选真题考点精析

证候:月经提前,量多,经色深红或紫红,质稠,面红颧赤,心烦口渴,溲黄便结;舌红苔黄,脉滑数。

治法:清热降火,凉血调经。

方药:清经散加减。

④ 肝郁血热证:

证候:月经提前,量或多或少,色深红或紫红,质稠有块,经行不畅,乳房或少腹胀痛,胸胁胀满,口苦咽干;舌红,苔薄黄,脉弦数。

治法:疏肝解郁,清热调经。

方药:丹栀逍遥散加减。

⑤ 阴虚血热证:

证候:月经先期,量少,色鲜红,手足心热,咽干口燥,潮热盗汗,心烦失眠;舌红,少苔,脉细数。

治法:养阴清热,固冲调经。

方药:两地汤加减。

12～13【参考答案】C A 【考点】12题的考点为崩漏实热证的治疗。13题的考点为崩漏虚热证的治疗

【解析】治疗崩漏实热证应首选的方剂是清热固经汤加减,故12题选择C。13题解析略。

14.【参考答案】A 【考点】黄体功能不足肝郁血热证的临床表现

【解析】月经提前,量或多或少,色深红或紫红,质稠、有块,经行不畅,乳房或少腹胀痛,胸胁胀满,口苦咽干;舌红,苔薄黄,脉弦数。故选择A。

15～16【参考答案】C E 【考点】诊断性刮宫

【解析】为确定排卵和黄体功能,诊断性刮宫的时间是经前期或月经来潮6小时内,故15题选择C。若怀疑子宫内膜不规则脱落,诊断性刮宫的时间是月经第5天进行,故16题选择E。

17.【参考答案】C 【考点】排卵性月经失调子宫内膜病理改变

【解析】排卵性月经过多子宫内膜于经前呈分泌反应,少数有高度分泌反应。黄体功能不足分泌期内膜腺体分泌不良,内膜活检显示分泌反应落后2日。子宫内膜不规则脱落黄体发育良好但萎缩过程延长。月经期第5～6天,仍能见呈分泌反应的子宫内膜,常表现为混合型子宫内膜。排卵期出血子宫内膜呈早期分泌反应,部分可能有晚期增生期变化。故选择C。

18.【参考答案】D 【考点】治崩三法

【解析】治崩三法:塞流、澄源、复旧,故选择D。

19.【参考答案】B 【考点】闭经的中医病名

【解析】闭经的中医病名是血枯,故选择B。

20.【参考答案】C 【考点】子宫性闭经的诊断

【解析】子宫性闭经。闭经原因在子宫:多因为人工流产刮宫或产后、流产后出血刮宫损伤子宫内膜,导致宫腔粘连而闭经。本题患者有多次人流史,故诊断为子宫性闭经,所以选择C。

21.【参考答案】C 【考点】闭经溢乳综合征的治疗

【解析】溢乳综合征西医使用溴隐亭治疗,故选择C。

22.【参考答案】A 【考点】闭经的治疗原则

【解析】闭经的治疗原则是虚者补而通之,实者泻而通之,故选择A。

23.【参考答案】D 【考点】闭经的辨证论治

【解析】由题干患者自小肥胖,平素经常延后或闭经,常自感疲倦乏力,头晕心悸,带下量多质黏稠,腰痠怕冷,胸闷泛恶,面色㿠白,舌淡,苔白腻,脉滑,辨证为闭经之痰湿阻滞证,选方苍附导痰丸,故选择D。

24.【参考答案】D 【考点】闭经的治疗

【解析】苍附导痰丸主要适用于闭经中医证型的是痰湿阻滞证,故选择D。

25.【参考答案】D 【考点】痛经的治法

【解析】患者每次行经期间,小腹冷痛拒按,辨病为痛经;从题干中小腹冷痛拒按,得热则舒,月经量少,色黯有块,畏寒身痛,舌淡黯,苔白腻,脉沉紧,辨证为寒湿凝滞证,以温经祛寒,活血止痛为法,故选择D。

26～27【参考答案】C A 【考点】26题的考点为痛经气滞血瘀证的治疗,27题的考点为痛经寒湿凝滞证的治疗

【解析】治疗痛经气滞血瘀证应首选的方剂是膈下逐瘀汤加减,故选择C。治疗痛经寒湿凝滞证应首选的

方剂是少腹逐瘀汤,故选择 A。

28.【参考答案】A　【考点】痛经的辨证

【解析】由题干中患者经期小腹胀痛,拒按,辨病为痛经;从经期小腹胀痛,拒按,经行量少不畅,色淡黯有血块,血块下痛减,经前乳房胀痛,舌质黯,脉弦滑,辨证为气滞血瘀证,故选择 A。

29.【参考答案】D　【考点】痛经的中医辨证论治

【解析】① 气滞血瘀证:

证候:经前或经期小腹胀痛,拒按,经血量少,经行不畅,色紫黯有块,块下痛减,经前胸胁乳房胀满或胀痛;舌紫黯或边有瘀点,脉弦或弦滑。

治法:理气活血,逐瘀止痛。

方药:膈下逐瘀汤加蒲黄。

② 寒湿凝滞证:

证候:经前或经期小腹冷痛,拒按,得热痛减,经量少,色黯有块,畏寒肢冷,恶心呕吐;舌黯,苔白腻,脉沉紧。

治法:温经散寒祛湿,化瘀止痛。

方药:少腹逐瘀汤加苍术、茯苓、乌药。

③ 湿热瘀阻证:

证候:经前或经期小腹疼痛或胀痛,灼热感,或痛连腰骶,或平时小腹疼痛,经前加剧;经血量多或经期延长,色黯红,质稠或夹较多黏液,带下量多,色黄质黏有臭味,或低热起伏,小便黄赤;舌红,苔黄腻,脉滑数。

治法:清热除湿,化瘀止痛。

方药:清热调血汤加蒲公英、薏苡仁。

④ 气血虚弱证:

证候:经期或经后小腹隐痛,喜揉喜按,月经量少,色淡,质稀,神疲乏力,面色无华;舌淡,苔薄,脉细弱。

治法:补气养血,调经止痛。

方药:黄芪建中汤加党参、当归。

故选择 D。

⑤ 肝肾亏损证:

证候:经期或经后小腹绵绵作痛,经色淡,量少,腰膝酸软,头晕耳鸣;舌质淡,脉沉细弱。

治法:滋肾养肝,调经止痛。

方药:调肝汤加桑寄生、肉苁蓉。

30～31【参考答案】B　E　【考点】30 题的考点为多囊巢综合征气滞血瘀证的治疗,31 题的考点为不孕症痰湿证的治疗

【解析】治疗多囊巢综合征气滞血瘀证应首选的方剂是膈下逐瘀汤加减,故 30 题选择 B。治疗不孕症痰湿证应首选的方剂是苍附导痰丸加减,故 31 题选择 E。

32.【参考答案】A　【考点】多囊卵巢综合症肾阳虚证

【解析】多囊卵巢综合症肾阳虚证中医治疗选方右归丸,故选择 A。

33.【参考答案】B　【考点】多囊卵巢综合征胰岛素抵抗的治疗

【解析】治疗多囊卵巢综合征胰岛素抵抗,常用药物是二甲双胍,故选择 B。

34.【参考答案】B　【考点】多囊卵巢综合征的辨证

【解析】由题干患者形体肥胖,多毛,未避孕未怀孕 2 年,辨病为多囊卵巢综合征;从头晕头重,胸闷泛恶,形体肥胖,多毛,带下量多,舌体胖大,苔白腻,脉滑,辨证为痰湿阻滞证,故选择 B。

35.【参考答案】C　【考点】多囊卵巢综合征的治疗

【解析】药物治疗。①调整月经周期:短效避孕药首选有抗雄激素作用的避孕药,即复方醋酸环丙孕酮(达英-35),也可用妈富隆;可重复使用 3～6 个月;能有效治疗多毛和痤疮。孕激素在月经周期后半期口服醋酸甲羟孕酮 10～12 天,或肌注黄体酮 3～7 天。②高雄激素血症的治疗:除上述短效避孕药及孕激素外,还可口服螺内酯(安体舒通),治疗多毛需 6～9 个月。③胰岛素抵抗的治疗:二甲双胍适用于治疗肥胖或胰岛素抵抗,可改善胰岛素抵抗及月经、排卵功能,连用 3～6 个月。④促排卵治疗:一线促排卵药是氯米芬,二线促排卵药是 HMG/FSH,卵泡发育成熟时应用 HCG。故选择 C。

36.【参考答案】C　【考点】多囊卵巢综合征的辨证论治

【解析】由题干患者形体肥胖,多毛,婚后未怀孕,辨病为多囊卵巢综合征;从形体肥胖,多毛,四肢倦怠,胸闷泛恶,舌体胖大,色淡,苔白腻,脉滑,辨证为痰湿阻滞证,故选择 C。

37.【参考答案】B　【考点】经前期综合征肝郁气滞的治疗

【解析】治疗经前期综合征肝郁气滞,应首选的方剂是柴胡疏肝散加减,故选择 B。

38.【参考答案】D　【考点】经前期综合征的治疗

【解析】由患者月经规律,经前出现头晕头痛,烦躁失眠,口糜等症状,辨病为经前期综合征;从经前头晕头痛,烦躁失眠,时有烘热汗出,腰酸腿软,口糜,舌红少苔,脉细滑,辨证为肝肾阴虚证,选方知柏地黄丸,故选择 D。

39.【参考答案】C　【考点】经前期综合征的辨证

【解析】由题干患者出现经前乳房、乳头胀痛,胸闷胁胀,精神抑郁等症状,辨病为经前期综合征;从经前乳房、乳头胀痛,胸闷胁胀,精神抑郁,头晕目眩,烦躁易怒,舌紫黯,脉弦,辨证为肝郁气滞证,故选择 C。

40.【参考答案】A　【考点】绝经综合症肝肾阴虚证的治疗

【解析】绝经综合症肝肾阴虚证选方杞菊地黄丸,故选择 A。

41~42【参考答案】B　D　【考点】41 题的考点为经前期综合征肝郁气滞证的治疗,42 题的考点为绝经综合征肾虚肝郁证

【解析】治疗经前期综合征肝郁气滞证应首选的方剂是柴胡疏肝散加减,故 41 题选择 B。绝经综合征肾虚肝郁证是一贯煎,故 42 题选择 D。

43.【参考答案】C　【考点】经前期综合征的治法

【解析】由题干患者近 1 年月经紊乱,烘热汗出,头晕耳鸣,烦躁易怒,辨病为经前期综合征;从月经紊乱,烘热汗出,头晕耳鸣,烦躁易怒,情绪异常,乳房胀痛,舌淡红苔薄白,脉弦细,辨证为肝肾阴虚证,以滋肾养阴,疏肝解郁为法,故选择 C。

44~45【参考答案】A　D　【考点】44 题的考点为经前期综合征肝肾阴虚证的治疗,45 题的考点为绝经综合征肝肾阴虚证的治疗

【解析】治疗经前期综合征肝肾阴虚证应首选的方剂是知柏地黄丸加减,故 44 题选择 A。治疗绝经综合征肝肾阴虚证应首选的方剂是杞菊地黄丸加减,故 45 题选择 D。

第十九单元　女性生殖器官肿瘤

1.【参考答案】A　【考点】宫颈癌的辅助检查

【解析】诊断宫颈癌的辅助检查:宫颈刮片细胞学检查、阴道镜、宫颈活检、宫颈椎切,故选择 A。

2.【参考答案】B　【考点】女性生殖器官肿瘤

【解析】略。

3.【参考答案】D　【考点】早期宫颈癌的手术治疗

【解析】用于早期宫颈癌手术治疗的是ⅠA-ⅡA期,故选择 D。

4.【参考答案】A　【考点】宫颈癌

【解析】病毒感染高危型 HPV 的持续感染是宫颈癌的主要危险因素。16、18 型所致的宫颈癌约占全部宫颈癌的 70%,故选择 A。

5.【参考答案】D　【考点】子宫肌瘤的治疗

【解析】由题干患者结婚 5 年未孕,月经规则,结合妇科检查:子宫如孕 2 个月大小,宫底部明显突出,质硬,B 型超声波检查为单个结节,辨病为子宫肌瘤,首先的治疗措施为子宫肌瘤摘除术,故选择 D。

6.【参考答案】D　【考点】子宫肌瘤的治疗

【解析】由患者月经量多,发热恶寒,下腹疼痛拒按,结合 B 超检查示:可见一囊性包块,辨病为子宫肌瘤;从发热恶寒,下腹疼痛拒按,带下黄稠、臭秽,胸脘满闷,大便燥结,舌红,苔黄腻,脉弦滑,辨证为湿热瘀阻证,选方大黄牡丹汤加减,故选择 D。

7.【参考答案】B　【考点】子宫肌瘤的治疗

【解析】从题干中患者精神抑郁,经前乳房胀痛,胸胁胀闷,心烦易怒,小腹胀痛,时有刺痛,舌边有瘀点苔白,脉细弦,辨证为气滞血瘀证,选方膈下逐瘀汤,故选择 B。

8.【参考答案】C　【考点】子宫肌瘤的治法

【解析】由题干患者小腹有包块,月经后期,辨病为子宫肌瘤;从量少不畅,经质黏稠,带下量多,色白质黏,脘腹痞满,形体肥胖,嗜睡肢倦,舌淡胖,苔白腻,脉沉滑,辨证为痰湿瘀阻,以化痰除湿,活血消癥为法,故选择 C。

9.【参考答案】A 　【考点】子宫肌瘤的中医常见证型

【解析】子宫肌瘤中医常见证型:气滞血瘀证、阴虚内热证、痰湿瘀阻证、寒湿凝滞证,故选择 A。

10~11【参考答案】B　E 　【考点】10 题的考点为盆腔炎性疾病湿热瘀结证的治疗,11 题的考点为子宫肌瘤湿热瘀结证的治疗

【解析】治疗盆腔炎性疾病湿热瘀结证应首选的方剂是仙方活命饮加减,故 10 题选择 B。治疗子宫肌瘤湿热瘀结证应首选的方剂是大黄牡丹皮汤加减,故 11 题选择 E。

第二十单元　妊娠滋养细胞疾病

1.【参考答案】C 　【考点】侵蚀性葡萄胎的临床表现

【解析】常增大变软,子宫在 5 个月妊娠大小时触不到胎体,听不到胎心,无胎动,应疑诊为葡萄胎,故选择 C。

2.【参考答案】E 　【考点】葡萄胎清宫术后随访

【解析】定期随访可早期发现持续性或转移性滋养细胞疾病。随访包括:①HCG 定量测定,于葡萄胎清宫后每周一次直至连续 3 次正常。随后 3 个月内仍每周复查一次,以后 3 个月每 2 周一次,然后每月一次,持续半年。如第二年未怀孕,可每半年一次,共随访 2 年。②应注意月经是否规则,有无阴道异常流血、咳嗽、咯血及其他转移灶症状,并作妇科检查,定期或必要时作盆腔 B 型超声、X 线胸片或 CT 检查。故选择 E。

3.【参考答案】D 　【考点】葡萄胎治疗后的随访

【解析】葡萄胎治疗后的随访最有价值的检查是血 HCG 测定,故选择 D。

4.【参考答案】D 　【考点】葡萄胎的治疗

【解析】预防性化疗一般不作常规应用。对存在高危因素,即①年龄>40 岁;②子宫明显大于停经月份,HCG 值异常升高;③滋养细胞高度增生或伴不典型增生;④清宫后 HCG 值不呈进行性下降或始终处于高值且排除葡萄胎残留;⑤有咯血,出现可疑转移灶和随访有困难的患者,宜在葡萄胎排空前或排空时开始行预防性化疗,故选择 D。

5.【参考答案】C 　【考点】葡萄胎的诊断

【解析】停经 9 周左右开始出现阴道不规则出血 10 余天,有时可见水泡状组织排出,下腹隐痛,结合查人绒毛膜促性腺激素值明显高于正常妊娠月份值,辨病为葡萄胎,故选择 C。

第二十一单元　子宫内膜异位症及子宫腺肌病

1.【参考答案】E 　【考点】子宫内膜异位症气滞血瘀证的治疗
【解析】治疗子宫内膜异位症气滞血瘀证应首选的方剂是膈下逐瘀汤加减,故选择 E。

2.【参考答案】B 　【考点】子宫内膜异位症的治疗

【解析】患者人工流产术后 1 年,经行腹痛逐渐加重,灼痛难忍,拒按,妇科检查:后穹隆可触及黄豆大小的触痛性结节,辨病为子宫内膜异位症;从经行腹痛逐渐加重,灼痛难忍,拒按,月经量多,色深红,舌红苔黄,脉弦数,辨证为瘀热互结证,选方清热调血汤,故选择 B。

3.【参考答案】A 　【考点】轻度子宫内膜异位症的治疗
【解析】治疗轻度子宫内膜异位症应采取的治疗措施是避孕药治疗,故选择 A。

4.【参考答案】E 　【考点】子宫内膜异位症的基本病机

【解析】本病以瘀血阻滞冲任胞宫为基本病机,故选择 E。常见病因病机有气滞血瘀、寒凝血瘀、瘀热互结、痰瘀互结、气虚血瘀、肾虚血瘀。

5.【参考答案】E 　【考点】肾虚血瘀型子宫内膜异位症的证候特点

【解析】肾虚血瘀型子宫内膜异位症的证候特点:经行腹痛,痛引腰骶,月经先后不定期,经量或多或少,色淡黯质稀,或有血块,不孕或易流产,头晕耳鸣,腰膝酸软,性欲减退,盆腔可及结节或包块;舌淡黯或有瘀点,苔薄白,脉沉细而涩。故选择 E。

6.【参考答案】B 　【考点】子宫内膜异位症的治疗

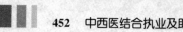

【解析】由题干患者妇科检查:后穹窿可触及触痛性结节,可辨病为子宫内膜异位症;从患者舌黯,边尖有瘀点,可选择膈下逐瘀汤治疗,故选择 B。

7～8【参考答案】C　D　　【考点】7 题的考点为异位妊娠最常发生的部位,8 题的考点为子宫内膜异位症最常发生的部位

【解析】异位妊娠最常发生的部位是输卵管,故 7 题选择 C。子宫内膜异位症最常发生的部位是卵巢,故 8 题选择 D。

9.【参考答案】B　　【考点】子宫内膜异位症的治疗

【解析】由题干中患者经行腹痛进行性加重 3 年,疼痛难忍,结合妇科检查宫体左、右侧分别触及 7 cm×6 cm 及 4 cm×5 cm 囊性偏实包块,与宫体关系密切,压痛,辨病为子宫内膜异位症,患者年龄较大,且无生育要求,可行根治性手术,故选择 B。

10.【参考答案】B　　【考点】子宫内膜异位症的中医辨证论治

【解析】① 气滞血瘀证:

证候:经前、经行小腹胀痛、拒按,甚或前后坠胀欲便;经血紫黯有块,块下痛减,经量或多或少,腹中积块,固定不移,胸闷乳胀,或不孕;舌紫黯或有瘀点、瘀斑,脉弦或涩。

治法:理气活血,化瘀止痛。

方药:膈下逐瘀汤加减。

故选择 B。

② 寒凝血瘀证:

证候:经前或经行小腹冷痛、绞痛,拒按,得热痛减,经行量少,色紫黯,或经血淋沥不净,或月经延期,不孕,下腹结块,固定不移,形寒肢冷,面色青白;舌紫黯,苔薄白,脉沉弦或紧。

治法:温经散寒,化瘀止痛。

方药:少腹逐瘀汤加减。

③ 瘀热互结证:

证候:经前或经期小腹疼痛,有灼热感,拒按,遇热痛增,月经先期、量多、经色深红、质黏稠夹血块,心烦口渴,溲黄便结,或不孕,性交疼痛,盆腔结节包块触痛明显;舌红有瘀点或舌黯红,苔黄,脉弦数。

治法:清热凉血,活血祛瘀。

方药:清热调血汤加红藤、薏苡仁、败酱草。

④ 痰瘀互结证:

证候:下腹结块,经前、经期小腹掣痛,拒按,婚久不孕,平时形体肥胖,头晕沉重,胸闷纳呆,呕恶痰多,带下量多,色白质黏,无味;舌淡胖而紫黯,或舌边尖有瘀斑、瘀点,苔白滑或白腻,脉细。

治法:化痰散结,活血逐瘀。

方药:苍附导痰汤合桃红四物汤加减。

⑤ 气虚血瘀证:

证候:经行腹痛,喜按喜温,经量或多或少,色淡质稀,婚久不孕,面色少华,神疲乏力,纳差便溏,盆腔结节包块;舌淡黯,边有齿痕,苔薄白或白腻,脉细无力或细涩。

治法:滋阴降火,益气活血,化瘀散结。

方药:知柏地黄理冲汤加减。

⑥ 肾虚血瘀证:

证候:经行腹痛,痛引腰骶,月经先后不定期,经量或多或少,色淡黯质稀,或有血块,不孕或易流产,头晕耳鸣,腰膝酸软,性欲减退,盆腔可及结节或包块;舌淡黯或有瘀点,苔薄白,脉沉细而涩。

治法:补肾益气,活血化瘀。

方药:归肾丸合桃红汤加减。

第二十二单元　子宫脱垂

1～2【参考答案】B　D　　【考点】1 题的考点为子宫脱垂的治疗,2 题的考点为子宫脱垂伴有冠心病的治疗。

【解析】子宫 3 度脱垂及阴道壁膨出,应首选的治疗措施是阴道子宫全切术及阴道前后壁修补术,故 1 题

选择 B。子宫脱垂伴有冠心病首选的治疗是阴道纵隔形成术,故 2 题选择 D。

3.【参考答案】A　　【考点】子宫脱垂的治疗

【解析】由患者阴中有块状物脱出 10 年余,劳则加剧,平卧则回纳,辨病为子宫脱垂;从劳则加剧,平卧则回纳,小腹下坠,四肢乏力,少气懒言,面色无华,舌淡,苔薄,脉虚细,辨证为中气下陷证,以补益中气,升阳举陷为法,故选择 A。

4.【参考答案】B　　【考点】子宫脱垂肾虚型的治疗

【解析】女性子宫脱垂肾虚型的首选方剂是大补元煎加减,故选择 B。

5.【参考答案】B　　【考点】子宫脱垂中气下陷证的治疗

【解析】治疗子宫脱垂中气下陷证应首选的方剂是补中益气汤加减,故选择 B。

6.【参考答案】C　　【考点】子宫脱垂的中医治法

【解析】子宫脱垂的中医主要治法是益气升提,补肾固脱,故选择 C。

7.【参考答案】B　　【考点】子宫脱垂的辨证

【解析】由题中患者阴中有物脱出,久脱不复,辨病为子宫脱垂;从久脱不复,腰酸腿软,小便频数,小腹下坠,头晕耳鸣,舌质淡,苔薄,脉沉弱,辨证为肾气亏虚证,故选择 B。

8.【参考答案】C　　【考点】子宫脱垂的治中医辨证论治

【解析】由题中患者子宫颈脱出于阴道口 1 月,劳累或向下屏气后加重,辨病为子宫脱垂;从劳累或向下屏气后加重,下腹下坠,神倦乏力,少气懒言,面色无华,舌淡红,苔薄白,脉缓弱,辨证为中气下陷证,选方补中益气汤,故选择 C。

第二十二单元　不孕症

1.【参考答案】B　　【考点】继发性不孕的中医病名

【解析】继发性不孕的中医病名是断绪,故选择 B。

2~3【参考答案】E　D　　【考点】2 题的考点为免疫性不孕的治疗,3 题的考点为高催乳素血症性不孕的治疗

【解析】治疗免疫性不孕应首选皮质类固醇,故 2 题选择 E。治疗高催乳素血症性不孕应首选溴隐亭,故 3 题选择 D。

4.【参考答案】D　　【考点】不孕症血瘀证的治疗

【解析】治疗不孕症血瘀证应首选的方剂是少腹逐瘀汤加减,故选择 D。

5.【参考答案】A　　【考点】不孕症肾气虚证的治疗

【解析】不孕症肾气虚证选方毓麟珠,故选择 A。

6~7【参考答案】C　A　　【考点】6 题的考点为不孕症肾阴虚证的治疗,7 题的考点为不孕症肝郁证的治疗

【解析】治疗不孕症肾阴虚证应首选的方剂是养精种玉汤加减,故 6 题选择 C。治疗不孕症肝郁证应首选的方剂是开郁种玉汤加减,故 7 题选择 A。

8.【参考答案】E　　【考点】不孕症患者应进行的检查

【解析】不孕症患者应进行的检查:血清性激素检查、基础体温测定、输卵管通畅检查、卵巢穿刺检查,故选择 E。

9.【参考答案】C　　【考点】不孕症的中医辨证论治

【解析】由题干患者结婚 2 年不孕,妇科盆腔检查正常,基础体温连续测定 4 个周期均为单相,辨病为不孕症;从月经量少,色黯,有血块,经前乳胀,胸胁胀满,烦躁易怒,舌暗红苔薄白,脉细弦,辨证为肝郁证,选方开郁种玉汤,故选择 C。

① 肾气虚弱证:

证候:婚久不孕,月经不调或停闭,经量或多或少,色黯;头晕耳鸣,腰膝酸软,精神疲倦,小便清长;舌淡,苔薄,脉沉细尺弱。

治法:补肾益气,温养冲任。

方药:毓麟珠加减。

② 肾阴虚证:

证候:婚久不孕,月经先期量少或量多,色红无块,形体消瘦,腰酸,头目眩晕,耳鸣,五心烦热;舌红苔少,脉细数。

治法:滋阴养血,调冲益精。

方药:养精种玉汤合清骨滋肾汤加减。

③ 阳虚证:

证候:婚久不孕,月经后期量少,色淡或见月经稀发甚则闭经。面色晦黯,腰酸腿软,性欲淡漠,大便不实,小便清长;舌淡,苔白,脉沉细。

治法:温肾养血益气,调补冲任。

方药:温胞饮加减。

④ 肝郁证:

证候:婚久不孕,经前乳房、小腹胀痛,月经周期先后不定,经血夹块,情志抑郁或急躁易怒,胸胁胀满;舌质黯红,脉弦。

治法:疏肝解郁,养血理脾。

方药:开郁种玉汤加减。

⑤ 痰湿证:

证候:婚久不孕,经行后期,量少或闭经,带下量多质稠,形体肥胖,头晕,心悸,胸闷呕恶;苔白腻,脉滑。

治法:燥湿化痰,调理冲任。

方药:启宫丸加减。

⑥ 血瘀证:

证候:婚久不孕,月经后期,经量多少不一,色紫夹块,经行不畅,小腹疼痛拒按,或腰骶疼痛;舌黯或紫,脉涩。

治法:活血化瘀,调理冲任。

方药:少腹逐瘀汤加减。

⑦ 湿热证:

证候:继发不孕,月经先期,经期延长,淋沥不断,赤白带下,腰骶酸痛,少腹坠痛,或低热起伏;舌红,苔黄腻,脉弦数。

治法:清热除湿,活血调经。

方药:仙方活命饮加红藤、败酱草。

10.【参考答案】D　【考点】不孕症的治疗

【解析】毓麟珠治疗不孕症的中医证型是肾气虚弱证,故选 D。肾阴虚用养精种玉汤合清骨滋肾汤治疗;肾阳虚用温胞饮治疗;肝郁证用开郁种玉汤治疗;血瘀证用少腹逐瘀汤治疗;湿热证仙方活命饮加红藤、败酱草治疗。

11~12【参考答案】B　E　【考点】11 题的考点为子宫内膜不规则脱落血瘀证的治疗,12 题的考点为治疗不孕症血瘀证的治疗

【解析】治疗子宫内膜不规则脱落血瘀证应首选的方剂是桃红四物汤合失笑散加减,故 11 题选择 B。治疗不孕症血瘀证应首选的方剂是少腹逐瘀汤加减,故 12 题选择 E。

13.【参考答案】D　【考点】不孕症的治疗

【解析】治疗不孕症,启宫丸所适用的中医证型是痰湿证,故选择 D。

第二十四单元　计划生育

1.【参考答案】D　【考点】计划生育措施

【解析】患者顺产 6 个月,在哺乳中,最适宜的计划生育措施是放置宫内节育器,故选择 D。

2.【参考答案】A　【考点】计划生育措施

【解析】由题干中女子产后 6 个月,最适合采用宫内节育器避孕,故选择 A。

3.【参考答案】C　【考点】短效口服避孕药服用方法

【解析】短效口服避孕药服用方法:月经来潮第 5 天起,每晚 1 片,连服 22 天,故选择 C。

4.【参考答案】C　【考点】人工流产的并发症

【解析】人工流产并发症:人流综合症、子宫穿孔、人流不全、人流术后感染,故选择 C。

中西医结合儿科学

第一单元　儿科学基础

1.【参考答案】B　【考点】小儿生长发育
【解析】小儿体格发育最快的时期是婴儿期,故选择 B。

2.【参考答案】A　【考点】小儿乳牙的计算
【解析】牙齿可分为乳牙和恒牙两种,乳牙 20 个,恒牙 32 个。约自 6 个月起(4～10 个月)乳牙开始萌出,12 个月尚未出牙者可视为异常,乳牙最晚 2 岁半出齐。2 岁以内乳牙的数目约为月龄减 4(或 6)。6～7 岁乳牙开始脱落换恒牙。故选择 A。

3～4.【参考答案】E　A　【考点】小儿身高体重的计算
【解析】身高:2～12 岁身高(长)的估算公式为:身高(cm)＝7×年龄＋70 cm。体重:<6 月龄婴儿体重＝出生时体重(kg)＋月龄×0.7(kg);7～12 月龄婴儿体重＝6(kg)＋月龄×0.25(kg);2 岁至青春前期体重＝年龄×2(kg)＋7(或 8)(kg)。故 3 题选择 E,4 题选择 A。

5～6.【参考答案】A　D　【考点】小儿头围的计算
【解析】新生儿头围平均 34 cm,在第一年的前 3 个月和后 9 个月头围都约增长 6 cm,故 1 岁时头围为 46 cm;生后第 2 年头围增长减慢,2 岁时头围为 48 cm,5 岁时头围为 50 cm,15 岁时接近成人约为 54～58 cm。故 5 题选择 A,6 题选择 D。

7.【参考答案】D　【考点】囟门闭合时间
【解析】前囟 6 个月后逐渐骨化而变小,在 1～1.5 岁闭合。后囟在出生时即很小或已闭合,最迟于生后 6～8 周闭合,故选择 D。

8.【参考答案】C　【考点】换牙
【解析】小儿开始更换恒牙的年龄是 6～7 岁,故选择 C。

9.【参考答案】C　【考点】小儿视觉发育
【解析】新生儿已有视觉感应功能,但视觉不敏锐,1 个月可凝视光源,开始有头眼协调;3～4 个月看自己的手;4～5 个月认识母亲面容,初步分辨颜色,喜欢红色;1～2 岁喜看图画,能区别形状;6 岁视深度已充分发育,视力达 1.0,故选择 C。

10.【参考答案】D　【考点】小儿听力发育
【解析】出生时中耳鼓膜有羊水潴留,听力较差;3～7 日后羊水逐渐吸收听觉已相当好;3～4 个月时头可转向声源,听到悦耳声时会微笑;7～9 个月时能确定声源,开始区别语言的意义;1 岁时听懂自己的名字;2 岁后能区别不同的声音;4 岁听觉发育完善。故选择 D。

11.【参考答案】C　【考点】小儿发育
【解析】一般小儿 3 个月抬头较稳,4 个月翻身,6 个月时能独坐,8～9 个月时可用双上肢向前爬,1 岁能走,2 岁会跳,3 岁才能快跑。故选择 C。

12～13.【参考答案】D　D　【考点】12 题的考点为小儿头围的计算,13 题的考点为小儿胸围的计算
【解析】新生儿头围平均 34 cm,在第一年的前 3 个月和后 9 个月头围都约增长 6 cm,故 1 岁时头围为 46 cm;生后第 2 年头围增长减慢,2 岁时头围为 48 cm,5 岁时头围为 50 cm,15 岁时接近成人约为 54～58 cm。故选择 D。出生时胸围平均为 32 cm,比头围小 1～2 cm,1 周岁左右头、胸围相等,以后胸围逐渐大于头围,1 岁至青春前期胸围超过头围的厘米数约等于小儿岁数减 1。1 岁时胸围为 46 cm,故选择 D。

14.【参考答案】C　【考点】小儿年龄分期
【解析】幼儿期的年龄段范围是 1～3 周岁。胎儿期:从受精卵形成到小儿出生统称为胎儿期。胎龄从孕妇末次月经的第一天算起为 40 周,280 天,以 4 周为一个妊娠月,即"怀胎十月"。新生儿期自出生后脐带结扎开始至生后满 28 天称为新生儿期。围生期又称围产期,是指胎龄满 28 周至生后 7 足天。婴儿期出生 28 天后至 1 周岁为婴儿期。幼儿期 1～3 周岁称为幼儿期。学龄前期 3～7 周岁为学龄前期,也称幼童期。学龄期 7

周岁后至青春期来临(一般为女 12 岁,男 13 岁)称学龄期。青春期:从第二性征出现到生殖功能基本发育成熟,身高基本停止增长的时期称为青春期。一般女孩自 11~12 岁到 17~18 岁,男孩自 13~14 岁开始到 18~20 岁。近年来,小儿进入青春期的平均年龄有提早的趋势。故选择 C。

15.【参考答案】B 　【考点】小儿生理

【解析】"纯"指小儿先天所禀的元阴元阳未曾耗散;"阳"指小儿的生命活力,犹如旭日之初生,草木之方萌,蒸蒸日上,欣欣向荣;"纯阳"是指小儿生机蓬勃、发育迅速的生理特点。故选择 B。

16.【参考答案】C 　【考点】儿科的常见病

【解析】略。

17.【参考答案】B 　【考点】"稚阴稚阳"的含义

【解析】吴鞠通的稚阴稚阳理论,包括了机体柔嫩、气血未盛、脾胃虚弱、肾气未充、腠理疏松、神气怯弱、筋骨未坚等特点,概括为"脏腑娇嫩,形气未充",故选择 B。

18.【参考答案】E 　【考点】小儿的病理特点

【解析】小儿的病理特点:发病容易,传变迅速,脏气清灵,易趋康复。故选择 E。

19.【参考答案】E 　【考点】小儿的病理特点

【解析】小儿的病理特点:发病容易,传变迅速,脏气清灵,易趋康复。故选择 E。

20.【参考答案】B 　【考点】"纯阳"学说

【解析】"纯"指小儿先天所禀的元阴元阳未曾耗散;"阳"指小儿的生命活力,犹如旭日之初生,草木之方萌,蒸蒸日上,欣欣向荣;"纯阳"是指小儿生机蓬勃、发育迅速的生理特点。故选择 B。

21.【参考答案】B 　【考点】小儿热量需要

【解析】小儿能量的需要分五方面:即基础代谢、生长发育、食物的特殊动力作用、活动所需、排泄消耗。以上五方面所需热量的总和称为能量需要的总量。1 岁以内婴儿能量需要的总量为每日 460 kJ/kg(110 kcal/kg),以后每增加 3 岁减去 42 kJ/kg(10 kcal/kg),到 15 岁每日约为 250 kJ/kg(60 kcal/kg),故选择 B。

22.【参考答案】E 　【考点】母乳喂养

【解析】母乳易于消化、吸收和利用;时间主张正常足月新生儿出生半小时内就可开奶;每次哺乳不宜超过 20 分钟;断奶一般在 10~12 个月可完全断奶,最迟不超过一岁半。故选择 E。

23.【参考答案】A 　【考点】母乳喂养的优点

【解析】母乳是婴儿最适宜的天然营养品。母乳营养丰富,蛋白质、脂肪、糖之比例为 1∶3∶6;母乳易于消化、吸收和利用;含有丰富的抗体和免疫活性物质,有抗感染和抗过敏的作用;母乳温度适宜、经济、卫生;母乳喂养能增进母子感情;产后哺乳可刺激子宫收缩,促其早日恢复。故选择 A。

24.【参考答案】C 　【考点】添加辅食的时间

【解析】母乳喂养,增加半固体和固体辅食最适宜的时间是 4~5 个月,故选择 C。

25.【参考答案】E 　【考点】添加辅食的原则

【解析】添加辅食的原则有:①从少到多;②由稀到稠,如从米汤开始到稀粥,再增稠到软饭;③由细到粗,如从菜汁到菜泥;④由一种到多种,习惯一种食物后再加另一种,不能同时添加几种;天气炎热或婴儿患病时,应暂缓添加新品种。故选择 E。

26.【参考答案】E 　【考点】添加辅食的原则

【解析】添加辅食的原则有:①从少到多;②由稀到稠,如从米汤开始到稀粥,再增稠到软饭;③由细到粗,如从菜汁到菜泥;④由一种到多种,习惯一种食物后再加另一种,不能同时添加几种;天气炎热或婴儿患病时,应暂缓添加新品种。故选择 E。

27.【参考答案】A 　【考点】添加辅食的原则

【解析】①从少到多;②由稀到稠,如从米汤开始到稀粥,再增稠到软饭;③由细到粗,如从菜汁到菜泥;④由一种到多种,习惯一种食物后再加另一种,不能同时添加几种;天气炎热或婴儿患病时,应暂缓添加新品种。故选择 A。

28~29【参考答案】D　B 　【考点】28 题的考点为舌诊。29 题的考点为口疮的症状

【解析】草莓舌见于猩红热,故 28 题选择 D。患儿哭叫拒食,伴流涎烦躁见于口疮,故 29 题选择 B。

30.【参考答案】E 　【考点】望诊

【解析】听声音不属于望诊内容,故选择 E。

31.【参考答案】D 　【考点】小儿指纹

【解析】从虎口到食指端依次为风关、气关、命关,故选择 D。

32.【参考答案】A　【考点】正常小儿的指纹

【解析】正常小儿的指纹是淡紫隐隐不超出风关,故选择 A。

33.【参考答案】E　【考点】小儿指纹辨证纲领

【解析】指纹的辨证纲要可归纳为"浮沉分表里,红紫辨寒热,淡滞定虚实,三关测轻重"。故选择 E。

34.【参考答案】E　【考点】小儿的正常指纹

【解析】观察指纹是儿科的特殊诊法,适用于 3 岁以下小儿。指纹是从虎口沿食指内侧(桡侧)所显现的脉络(浅表静脉)。以食指三指节分风、气、命三关,食指根(连掌)的第一指节为风关,第二指节为气关,第三指节为命关。正常小儿的指纹隐约可见,色泽淡紫,纹形伸直,不超过风关。临床根据指纹的浮沉、色泽、推之是否流畅及指纹到达的部位来辨证,并以"浮沉分表里、红紫辨寒热、淡滞定虚实、三关测轻重"作为辨证纲领。故选择 E。

35~36【参考答案】E　A　【考点】35 题的考点为小儿表实证的脉象,36 题的考点为小儿表虚证的脉象

【解析】小儿表实证的脉象是浮而有力,故 35 题选择 E。小儿表虚证的脉象是浮而无力,故 36 题选择 A。小儿脉诊与成人脉诊不同,3 岁以下小儿由于其手臂短,难分三部,加之诊病时小儿多有哭闹,影响脉象的真实性,故一般以察指纹诊法代替切脉。3 岁以上小儿用"一指定三关"的方法诊脉,也称作"寸口一指脉",即一般以一指正按定关脉,向前辗定寸脉,向后辗定尺脉。7 岁以上儿童采用成人三指定寸关尺三部的诊脉方法。正常小儿脉象平和,较成人细软而快。小儿脉象有浮、沉、迟、数、有力、无力八种。浮沉分表里,迟数辨寒热,有力、无力定虚实。轻按能及为浮脉,多见于表证,浮而有力为表实,浮而无力为表虚;重按才能触及的为沉脉,多见于里证,沉而有力为里实,沉而无力为里虚;脉搏频速,一息六七次以上的数脉,多见于热证,数而有力为实热,数而无力为虚热。肝病、惊风可见弦脉;痰涎壅盛或积滞内蕴,常有滑脉。

37.【参考答案】C　【考点】儿科的基本脉象

【解析】儿科的基本脉象是浮、沉、迟、数、有力、无力,故选择 C。

38~39【参考答案】D　A　【考点】按诊

【解析】小儿水肿,按诊的主要部位是皮肤,故 38 题选择 D。肌肤肿胀,按之随手而起,属阳水水肿;肌肤肿胀,按之凹陷难起,属阴水水肿。婴儿颅内压增高,按诊的主要部位是头颅,故 39 题选择 A。

40.【参考答案】A　【考点】望诊

【解析】望诊在儿科疾病的诊断上显得尤为重要,历代儿科医家都把望诊列为四诊之首。儿科望诊主要包括望神色、望形态、审苗窍、察指纹、辨斑疹、察二便六方面的内容。故选择 A。

41.【参考答案】C　【考点】中药用量

【解析】新生儿用成人量的 1/6,乳婴儿用成人量的 1/3,幼儿用成人量的 1/2,学龄儿童用成人量的 2/3 或接近成人用量。故选择 C。

42~43【参考答案】D　E　【考点】补液

【解析】小儿等渗性脱水应首选的液体是 1/2 张含钠液,故 42 题选择 D。小儿低渗性脱水应首选的液体是 2/3 张含钠液,故 43 题选择 E。

第二单元　新生儿疾病

1.【参考答案】C　【考点】生理性黄疸的特点

【解析】新生儿黄疸分为生理性和病理性两大类。生理性黄疸大多在生后 2~3 天出现,4~6 天达高峰,10~14 天消退,早产儿持续时间较长,除有轻微食欲不振外,一般无其他临床症状,故选择 C。

2.【参考答案】A　【考点】黄疸的辨证论治

【解析】由题干患儿出生后 2 周出现身黄辨病为黄疸;其目黄,其色晦暗,持续不退,精神倦怠,四肢欠温,不欲吮乳,大便溏薄,小便短少,舌质偏淡,舌苔白腻,辨证为寒湿阻滞,选方茵陈理中汤,湿热熏蒸用茵陈蒿汤。瘀积发黄用血府逐瘀汤,故选择 A。

3.【参考答案】A　【考点】黄疸的辨证论治

【解析】由题干患儿出生后 2 周出现身黄辨病为黄疸,其目黄,黄色鲜明,发热口渴,或见心中懊侬,腹部胀闷,口干而苦,恶心呕吐,小便短少黄赤,大便秘结,舌苔黄腻,脉象弦数,辨证为湿热熏蒸,选方茵陈蒿汤加减,

故选择 A。

4.【参考答案】E 【考点】生理性胎黄的特点

【解析】新生儿生理性黄疸出现的时间是出生后 2～3 天,故选择 E。

5.【参考答案】A

【解析】新生儿溶血病系指母婴血型不合引起的同族免疫性溶血。我国以 ABO 血型不合最常见,其次为 Rh 血型不合引起的溶血病。ABO 溶血主要发生在母亲 O 型而胎儿 A 型或 B 型,可以发生在第一胎。在母婴 ABO 血型不合中,仅 1/5 发生 ABO 溶血病。Rh 溶血病一般不发生在第一胎,这是因为自然界无 Rh 血型物质,Rh 抗体只能由人类红细胞 Rh 抗原刺激产生。ABO 溶血除引起黄疸外,其他改变不明显。Rh 血可造成胎儿重度贫血,甚至心力衰竭。故选择 A。

6.【参考答案】C 【考点】新生儿硬肿症的辨证论治

【解析】由题干全身不温,面颊、臀部、四肢可见硬肿可辨病为新生儿硬肿症;从皮肤板硬,色暗红、青紫辨证为寒凝血滞,选方当归四逆汤,故选择 C。

7.【参考答案】C 【考点】新生儿硬肿证硬肿出现的顺序

【解析】新生儿硬肿证硬肿依次出现的顺序是下肢、臀、面颊、上肢,故选择 C。

第三单元　呼吸系统疾病

1.【参考答案】D 【考点】小儿暑邪感冒的治疗

【解析】小儿暑邪感冒应首选新加香薷饮,风寒感冒应首选荆防败毒散加减,风热感冒应首选银翘散加减,时邪感冒应首选银翘散合普济消毒饮加减。故选择 D。

2.【参考答案】D 【考点】引起小儿疱疹性咽峡炎的病毒

【解析】引起小儿疱疹性咽峡炎的病毒是柯萨奇病毒,故选择 D。

3.【参考答案】D 【考点】感冒易夹惊的原因

【解析】小儿神气怯弱,肝气未盛,感邪之后,热扰心肝,易致心神不安,睡卧不宁,惊惕抽风,此为感冒夹惊。故选择 D。

4.【参考答案】A

【解析】引起小儿咽-结合膜热的病原是腺病毒 3、7 型,故选择 A。

5.【参考答案】A 【考点】咽-结合膜热

【解析】引起咽-结合膜热的病毒是腺病毒,故选择 A。

6.【参考答案】C

【解析】小儿感冒常见夹痰、夹滞、夹惊,故选择 C。

夹痰:由于小儿肺脏娇嫩,感邪之后,失于宣肃,气机不利,津液不得敷布而内生痰液,痰壅气道,则咳嗽加剧,喉间痰鸣,此为感冒夹痰。

夹滞:小儿脾常不足,感邪之后,脾运失司,有饮食不节,致乳食停积,阻滞中焦,则脘腹胀满、不思乳食,或伴呕吐、泄泻,此为感冒夹滞。

夹惊:小儿神气怯弱,肝气未盛,感邪之后,热扰心肝,易致心神不安,睡卧不宁,惊惕抽风,此为感冒夹惊。

7.【参考答案】A

【解析】夹滞:小儿脾常不足,感邪之后,脾运失司,有饮食不节,致乳食停积,阻滞中焦,则脘腹胀满、不思乳食,或伴呕吐、泄泻。故选择 A。

8.【参考答案】A 【考点】肺炎喘嗽与支气管炎的鉴别

【解析】肺炎喘嗽区别于支气管炎的重要体征是双肺固定的细湿啰音。故选择 A。

9.【参考答案】A 【考点】小儿肺炎的辨证论治

【解析】患儿心率快,可用西地兰控制心率;中医方面从题干突然心烦不安,额汗不温,口唇发绀,舌暗紫,指纹沉而色青、达于命关,辨证为心阳虚衰,选方参附龙牡汤。故选择 A。

10.【参考答案】E

【解析】由题干中发热、咳嗽 5 天,口渴,小便短赤,舌红苔黄,辨证为风热感冒,选方银翘散,故选择 E。

11.【参考答案】C 【考点】小儿肺炎的辨证

【解析】由题干发热,咳喘 7 天,时有烦躁,喉间痰鸣辨病为小儿肺炎,从喉间痰鸣,气急口渴,面赤,鼻煽,口周发绀,舌红苔黄,脉滑数,属于痰热闭肺证,故选择C。

12.【参考答案】A 【考点】支原体肺炎的特点

【解析】支原体肺炎以发热、咳嗽、咯痰为主要症状。热型不定,大多在39 ℃左右,热程1～3周。刺激性剧烈咳嗽为突出表现,有时阵咳酷似百日咳样咳嗽,咯痰黏稠,甚至带有血丝。年长儿常伴有咽痛、胸闷及胸痛等症状。婴幼儿则起病急,病情重,常有呼吸困难及喘憋。肺部体征因年龄而异,年长儿大多缺乏显著的肺部体征,婴幼儿叩诊呈浊音,听诊呼吸音减弱,有时可闻及湿啰音。部分婴儿可闻及哮鸣音。故选择A。

13.【参考答案】E 【考点】肺炎的辨证论治

【解析】从患儿出现面色苍白,口唇紫绀,呼吸困难,四肢厥冷,右肋下痞块增大,神萎淡漠,舌质略紫,苔薄白,脉细弱数,辨证为心阳虚衰,选方参附龙牡救逆汤,故选择E。

14.【参考答案】A 【考点】肺炎的辨证

【解析】从题干患儿发热咳嗽,喉间痰鸣,辨病为肺炎,其突然出现呼吸短促,四肢厥冷,面色苍白,口唇发绀,虚烦不安,舌质略紫,苔薄白,脉细数无力,辨证为心阳虚衰证,故选择A。

15.【参考答案】E 【考点】小儿肺炎的治疗

【解析】治疗小儿肺炎痰热闭肺证首选方剂是五虎汤合葶苈大枣泄肺汤加减,故选择E。

16.【参考答案】D 【考点】小儿肺炎的治疗

【解析】治疗小儿肺炎肺脾气虚证应首选的方剂是人参五味子汤加减,故选择D。

17.【参考答案】A 【考点】小儿肺炎心衰诊断标准

【解析】小儿肺炎心衰诊断标准:①心率突然加快,婴儿超过180次/分,幼儿超过160次/分;②呼吸突然加快,超过60次/分;③突然发生极度烦躁不安,明显发绀,皮肤苍白发灰,指(趾)甲微血管再充盈时间延长;④心音低钝,有奔马律,颈静脉怒张;⑤肝脏迅速增大;⑥颜面、眼睑或下肢水肿,尿少或无尿。具有前5项者即可诊断为心力衰竭。故选择A。

18.【参考答案】C 【考点】小儿肺炎的中医辨证论治

【解析】由题干患儿发热烦躁,咳嗽喘促,呼吸困难,气急鼻煽,喉间痰鸣可辨病为小儿肺炎,从发热烦躁,咳嗽喘促,呼吸困难,气急鼻煽,喉间痰鸣,面赤口渴,吐痰,舌质红,舌苔黄厚腻,脉象弦滑,可辨证为痰热闭肺证,故选择C。

① 风寒闭肺证:

证候:恶寒发热,无汗,呛咳不爽,呼辛温宣肺,吸气急,痰白而稀,口不渴,咽不红,舌质不红,舌苔薄白或白腻,脉浮紧,指纹浮红。

治法:辛温宣肺,化痰止咳。

方药:华盖散加减。

② 风热闭肺证:

证候:初起证候稍轻,发热恶风,咳嗽气急,痰多,痰稠黏或黄,口渴咽红,舌红,苔薄白或黄,脉浮数。重证则见高热烦躁,咳嗽微喘,气急鼻扇,喉中痰鸣,面色红赤,便干尿黄,舌红苔黄,脉滑数,指纹紫滞。

治法:辛凉宣肺,清热化痰。

方药:银翘散合麻杏石甘汤加减。

③ 痰热闭肺证:

证候:发热烦躁,咳嗽喘促,呼吸困难,气急鼻扇,喉间痰鸣,口唇紫绀,面赤口渴,胸闷胀满,泛吐痰涎,舌质红,舌苔黄腻,脉象弦滑。

治法:清热涤痰,开肺定喘

方药:五虎汤合葶苈大枣泻肺汤加减。

④ 毒热闭肺证:

证候:高热持续,咳嗽剧烈,气急鼻扇,甚至喘憋,涕泪俱无,鼻孔干燥如烟煤,面赤唇红,烦躁口渴,溲赤便秘,舌红而干,舌苔黄腻,脉滑数。

治法:清热解毒,泻肺开闭。

方药:黄连解毒汤合麻杏石甘汤加减。

⑤ 阴虚肺热证:

证候:病程较长,低热盗汗,干咳无痰,面色潮红,舌红少津,舌苔花剥、苔少或无苔,脉细数。

治法:养阴清肺,润肺止咳。

方药:沙参麦冬汤加减。

⑥ 肺脾气虚证:

证候:低热起伏不定,面白少华,动则汗出,咳嗽无力,纳差便溏,神疲乏力,舌质偏淡,舌苔薄白,脉细无力。

治法:补肺健脾,益气化痰。

方药:人参五味子汤加减。

19.【参考答案】C　【考点】反复呼吸道感染的辨证

【解析】由题干患儿 4 岁,1 年来上呼吸道感染次数 5 次,可辨病为反复呼吸道感染;从平时不耐寒凉,多汗,汗出不温,肌肉松弛,咽红不退,扁桃体肿大,舌淡红,苔薄白,脉浮数无力,辨证为营卫失和,邪毒留恋证,故选择 C。

第四单元　循环系统疾病

1.【参考答案】B　【考点】病毒性心肌炎的诊断

【解析】诊断病毒性心肌炎最常作的检查是心电图,故选择 B。

2.【参考答案】E　【考点】病毒性心肌炎临床诊断依据

【解析】病毒性心肌炎临床诊断依据:①心功能不全、心源性休克或心脑综合征。②心脏扩大(X 线、超声心动图检查具有表现之一)。③心电图改变:以 R 波为主的 2 个或 2 个以上的主要导联(Ⅰ、Ⅱ、aVF、V5)的 ST-T 改变持续 4 天以上伴动态变化,窦房传导阻滞、房室传导阻滞,完全性右或左束支传导阻滞,成联律、多形、多源、成对或并行性早搏,非房室结及房室折返引起的异位性心动过速,低电压(新生儿除外)及异常 Q 波。④CK-MB 升高或心肌肌钙蛋白(cTnl 或 cTnT)阳性。故选择 E。

3.【参考答案】D　【考点】小儿病毒性心肌炎的治疗

【解析】小儿病毒性心肌炎痰瘀阻络证的治法是豁痰活血,化瘀通络,故选择 D。

4~5【参考答案】A　C　【考点】病毒性心肌炎的治疗

【解析】病毒性心肌炎风热邪毒内侵心脉证的用方是银翘散,故 4 题选择 A。病毒性心肌炎湿热邪毒内侵心脉证的用方是葛根芩连汤,故 5 题选择 C。

6.【参考答案】B　【考点】小儿病毒性心肌炎临床诊断

【解析】略。

7.【参考答案】D　【考点】小儿病毒性心肌炎的治疗

【解析】小儿病毒性心肌炎痰瘀阻络证的治法是豁痰化瘀,活血通络,故选择 D。

8.【参考答案】E　【考点】小儿病毒性心肌炎的治疗

【解析】治疗小儿病毒性心肌炎痰瘀阻络证首选的方剂是瓜蒌薤白半夏汤合失笑散加减,故选择 E。

9.【参考答案】C　【考点】病毒性心肌炎的病因病机

【解析】病毒性心肌炎小儿素体正气亏虚是发病之内因,温热邪毒侵袭是发病之外因,故选择 C。

10.【参考答案】D　【考点】小儿病毒性心肌炎的中医辨证论治

【解析】① 风热犯心证:

证候:发热,低热绵延,或不发热,鼻塞流涕,咽红肿痛,咳嗽有痰,肌痛肢楚,头晕乏力,心悸气短,胸闷胸痛,舌质红,舌苔薄,脉数或结代。

治法:清热解毒,宁心复脉。

方药:银翘散加减。

故选择 D。

② 湿热侵心证:

证候:寒热起伏,全身肌肉酸痛,恶心呕吐,腹痛泄泻,心悸胸闷,肢体乏力,舌质红,苔黄腻,脉濡数或结代。

治法:清热化湿,宁心复脉。

方药:葛根黄芩黄连汤加减。

③ 气阴亏虚证:

证候:心悸不宁,活动后尤甚,少气懒言,神疲倦怠,头晕目眩,烦热口渴,夜寐不安,舌光红少苔,脉细数或促或结代。

治法:益气养阴,宁心复脉。

方药:炙甘草汤合生脉散加减。

④ 心阳虚弱证:

证候:心悸怔忡,神疲乏力,畏寒肢冷,面色苍白,头晕多汗,甚则肢体浮肿,呼吸急促,舌质淡胖或淡紫,脉缓无力或结代。

治法:温振心阳,宁心复脉。

方药:桂枝甘草龙骨牡蛎汤加减。

⑤ 痰瘀阻络证:

证候:心悸不宁,胸闷憋气,心前区痛如针刺,脘闷呕恶,面色晦暗,唇甲青紫,舌体胖。

舌质紫暗,或舌边尖见有瘀点,舌苔腻,脉滑或结代。

治法:豁痰化瘀,活血通络。

方药:瓜蒌薤白半夏汤合失笑散加减。

第五单元　消化系统疾病

1.【参考答案】D　【考点】小儿鹅口疮口腔局部的临床特征

【解析】小儿鹅口疮口腔局部的临床特征:主要为口腔黏膜上出现白色或灰白色乳凝块样白膜。初起时,呈点状和小片状,微凸起,可逐渐融合成大片,白膜界线清楚,不易拭去。如强行剥落后,可见充血、糜烂创面,局部黏膜潮红粗糙,可有溢血,但不久又为新生白膜覆盖。偶可波及喉部、气管、肺或食管、肠管,甚至引起全身性真菌病,出现呕吐、吞咽困难、声音嘶哑或呼吸困难等。故选择 D。

2.【参考答案】E　【考点】小儿鹅口疮的诊断

【解析】小儿鹅口疮主要为口腔黏膜上出现白色或灰白色乳凝块样白膜,白膜界线清楚,不易拭去。如强行剥落后,可见充血、糜烂创面。故选择 E。

3.【参考答案】A　【考点】小儿鹅口疮的治疗

【解析】从题干患儿口腔、舌面满布白屑,可辨病为鹅口疮;从面赤唇红,烦躁不宁,吮乳啼哭,大便干结,小便短黄,辨证为心脾积热,选方清热泻脾散,故选择 A。

4～5【参考答案】A　E　【考点】小儿鹅口疮的治疗

【解析】治疗鹅口疮心脾积热证应首选清热泻脾散,故 4 题选择 A。治疗鹅口疮虚火上浮证应首选知柏地黄丸,故 5 题选择 E。

6.【参考答案】D　【考点】小儿鹅口疮的中医辨证论治

【解析】① 心脾积热证:

证候:口腔满布白屑,周围红较甚,面赤、唇红,或伴发热、烦躁、多啼,口干或烦渴,大便干结,小便黄赤,舌红,苔黄厚,脉滑或指纹紫滞。

治法:清心泻脾。

方药:清热泻脾散加减。

② 虚火上浮证:

证候:口腔内白屑散在,周围红晕不著,形体瘦弱,颧红,手足心热,口干不渴,虚烦不宁,舌红,苔少,脉细或指纹紫。

治法:滋阴降火。

方药:知柏地黄丸加减。

故选择 D。

7.【参考答案】B　【考点】疱疹性口炎的治疗

【解析】由题干中患儿舌上、舌边溃烂,色赤疼痛,烦躁多啼,小便短黄,舌尖红,苔薄黄,辨证为心火上炎,选方泻心导赤散,故选择 B。

8.【参考答案】B　【考点】疱疹性口炎的诊断

【解析】由题干中患儿口腔出现疱疹,疼痛流涎,可辨病为疱疹性口炎;发热,流涕,咳嗽,纳差,恶心,口腔内出现疱疹,疱疹分布稀疏,疱色红润,根盘红晕不著,疱液清亮,舌质红,苔薄黄腻,脉浮数,辨证为邪犯肺脾证,故选择 B。

9.【参考答案】C　【考点】疱疹性口炎的治疗

【解析】治疗小儿疱疹性口炎心火上炎证应首选的方剂是泻心导赤散加减,故选择 C。凉膈散用于风热乘脾。六味地黄丸用于虚火上炎。

10.【参考答案】D　【考点】小儿腹泻的诊断

【解析】生理性腹泻:多见于 6 个月以内婴儿,外观虚胖,常有湿疹,生后不久即出现腹泻,除大便次数增多外,无其他症状,食欲好,不影响生长发育。故选择 D。

11.【参考答案】D　【考点】脱水的分度

【解析】脱水的分度:

轻度脱水:失水量占体重的 5%以下(30~50 mL/kg)。患儿精神正常或稍差;皮肤稍干燥,弹性尚可;眼窝、前囟轻度凹陷;哭时有泪;口唇黏膜稍干;尿量稍减少。

中度脱水:失水量占体重的的 5%~10%(50~100 mL/kg)。患儿精神萎靡或烦躁不安,皮肤干燥、弹力差;眼窝、前囟明显凹陷;哭时泪少;口唇黏膜干燥;四肢稍凉,尿量明显减少,脉搏增快,血压稍降或正常。

重度脱水:失水量占体重的 10%以上(100~120 mL/kg)。患儿呈重病容,精神极度萎靡,表情淡漠,昏睡甚至昏迷;皮肤灰白或有花纹,干燥,失去弹性;眼窝、前囟深度凹陷,闭目露睛;哭时无泪;舌无津,口唇黏膜极干燥;因血容量明显减少可出现休克症状,如心音低钝,脉细而快,血压下降,四肢厥冷,尿极少或无尿等。

故选择 D。

12.【参考答案】A　【考点】小儿腹泻的诊断

【解析】患儿大便常规无白细胞,可排除细菌性腹泻;从患儿精神及皮肤弹性尚可,可诊断为轻度脱水,因此选 A。

13.【参考答案】D　【考点】小儿腹泻的西医治疗原则

【解析】小儿腹泻的西医治疗原则:①调整饮食;②纠正水、电解质紊乱;③加强护理,防止并发症。故选择 D。

14.【参考答案】D　【考点】小儿腹泻的中医辨证论治

【解析】从题干可辨病为腹泻;从大便稀薄,色淡多沫,臭气不甚,肠鸣腹痛,时伴发热,鼻塞流涕,轻咳,口不渴,舌苔白润,脉浮紧,指纹淡红,可辨证为风寒泻,选方藿香正气散,故选择 D。

① 湿热泻:

证候:大便水样,或如蛋花汤样,泻下急迫,量多次频,气味秽臭,或见少许黏液,腹痛时作,食欲不振,或伴呕恶,神疲乏力,或发热烦躁,口渴,小便短黄,舌质红,苔黄腻,脉滑数,指纹紫。

治法:清肠解热,化湿止泻。

方药:葛根黄芩黄连汤加减。

② 风寒泻:

证候:大便清稀,夹有泡沫,臭气不甚,肠鸣腹痛,或伴恶寒发热,鼻流清涕,咳嗽,舌质淡,苔薄白,脉浮紧,指纹淡红。

治法:疏风散寒,化湿和中。

方药:藿香正气散加减。

③ 伤食泻:

证候:大便稀溏,夹有乳凝块或食物残渣,气味酸臭,或如败卵,脘腹胀满,便前腹痛,泻后痛减,腹痛拒按,嗳气酸馊,或有呕吐,不思乳食,夜卧不安,舌苔厚腻,或微黄,脉滑实,指纹滞。

治法:运脾和胃,消食化滞。

方药:保和丸加减。

④ 脾虚泻:

证候:大便稀清,色淡不臭,多于食后作泻,时轻时重,面色萎黄,形体消瘦,神疲倦怠,舌淡苔白,脉缓弱,指纹淡。

治法:健脾益气,助运止泻。

方药:参苓白术散加减。

⑤ 脾肾阳虚泻:

证候:久泻不止,大便清稀,澄澈清冷,完谷不化,或见脱肛,形寒肢冷,面色㿠白,精神萎靡,睡时露睛,舌淡苔白,脉细弱,指纹色淡。

治法:温补脾肾,固涩止泻。

方药:附子理中汤合四神丸加减。

15.【参考答案】C　【考点】小儿腹泻的辨证

【解析】小儿腹泻湿热泻证的大便特点是大便水样,或如蛋花汤样,故选择C。

16.【参考答案】B　【考点】小儿泄泻湿热泻的治法

【解析】小儿泄泻湿热泻的治法是清肠解热,化湿止泻,故选择B。

17.【参考答案】D　【考点】小儿泄泻湿热泻的治法

【解析】小儿泄泻湿热泻的治法是清肠解热,化湿止泻,故选择D。

18.【参考答案】D　【考点】小儿腹泻的治疗

【解析】治疗小儿腹泻风寒泻应首选的方剂是藿香正气散加减,故选择D。

19.【参考答案】C　【考点】小儿腹泻的补液

【解析】从题干可判断患儿属于重度脱水,应首选快速应用2:1含钠液,按 20 mL/kg(总量不超过 300 mL)于 30 分钟至 1 小时内静脉输入,以迅速改善循环血量和肾功能;其余累计损失量于 8~12 小时内输完。重度脱水的失水量占体重的 10%以上(100~120 mL/kg),因此快速输液为 20 mL×18.5=375 mL,累计损失量为 120 mL×10=1 200 mL,因此选择C。

20.【参考答案】E　【考点】小儿腹泻的治疗

【解析】从题干可辨病为腹泻;由大便稀溏,夹有食块,气味酸臭,脘腹胀满,便前腹痛,泻后痛减,腹痛拒按,夜卧不安,舌苔厚腻,指纹紫,可辨证为伤食泻,选方保和丸,故选择E。

21.【参考答案】E　【考点】小儿腹泻的治疗

【解析】小儿泄泻脾虚泻的治法是健脾益气,助运止泻,故选择E。

22.【参考答案】C　【考点】脱水的分度

【解析】中度脱水:失水量占体重的的 5%~10%(50~100 mL/kg)。患儿精神萎靡或烦躁不安,皮肤干燥、弹力差;眼窝、前囟明显凹陷;哭时泪少;口唇黏膜干燥;四肢稍凉,尿量明显减少,脉搏增快,血压稍降或正常,判断其脱水程度为中度脱水,故选择C。

第六单元　泌尿系统疾病

1.【参考答案】E　【考点】急性肾炎的临床特征

【解析】急性肾炎的临床特征:起病时可有低热、疲倦乏力、食欲不振等,肾炎症状主要表现为水肿、血尿和高血压。①浮肿、少尿浮肿为早期最常见的症状,自颜面眼睑开始,1~2 日渐及全身,呈非凹陷性。多在一周后随尿量增多而水肿消退。②血尿几乎所有病例都有镜下血尿,30%~50%的病例有肉眼血尿。中性或碱性尿呈鲜红色或洗肉水样,酸性尿呈浓茶样。③高血压病程早期 30%~70%的患儿有高血压。在 1 周后随尿量增多血压可逐渐下降,少数可迁延 1~2 个月。故选择E。

2.【参考答案】A　【考点】急性肾炎的辨证论治

【解析】从题干中患儿肢体浮肿及气促,口唇青紫,属于循环充血,西医予速尿;患儿肢体浮肿,咳嗽气急,心悸胸闷,口唇青紫,脉细无力,可辨证为水凌心肺,选方己椒苈黄丸。故选择A。

3.【参考答案】C　【考点】小儿急性肾炎的治疗

【解析】小儿急性肾炎(阳水)湿热内侵型首选五味消毒饮合小蓟饮子,故选择C。

4.【参考答案】C　【考点】小儿急性肾炎的治疗

【解析】患儿感冒后出现水肿,从眼睑开始逐渐到全身,辨病为小儿肾小球肾炎;由题干中感冒 1 周未愈,水肿从眼睑开始,继而四肢、全身,颜面为甚,舌苔薄白,脉浮,辨证为风水相搏证,选方麻黄连翘赤小豆汤,故选择C。

5.【参考答案】A　【考点】小儿急性肾小球肾炎典型表现

【解析】小儿急性肾小球肾炎典型表现:浮肿,少尿,血尿,高血压,故选择A。

6.【参考答案】E　【考点】小儿急性肾小球肾炎的中医辨证论治

【解析】由题干患儿全身浮肿,以面目为著,年龄减少,可辨病为急性肾小球肾炎;从全身浮肿,面目为著,尿量减少,面白身重,气短乏力,纳呆便清,自汗出,易感冒,偶伴上气喘患,咳嗽,舌质淡胖,脉虚弱,辨证为气虚邪恋,以益气健脾,宣肺利水为法,故选择E。

常证:

① 风水相搏:

证候:水肿自眼睑开始迅速波及全身,以头面部肿势为著,皮色光亮,按之凹陷随手而起,尿少色赤,微恶风寒或伴发热,咽红咽痛,骨节酸痛,鼻塞咳嗽,舌质淡,苔薄白或薄黄,脉浮。

治法:疏风宣肺,利水消肿。

方药:麻黄连翘赤小豆汤合五苓散加减。

② 湿热内侵:

证候:浮肿或轻或重,小便黄赤而少,甚者尿血,烦热口渴,头身困重,常有近期疮毒史,舌质红,苔黄腻,脉滑数。

治法:清热利湿,凉血止血

方药:五味消毒饮合小蓟饮子加减。

变证:

① 邪陷心肝:

证候:肢体面部浮肿,头痛眩晕,烦躁不安,视物模糊,口苦,恶心呕吐,甚至抽搐、昏迷,尿短赤,舌质红,苔黄糙,脉弦数。

治法:平肝泻火,清心利水。

方药:龙胆泻肝汤合羚角钩藤汤加减。

② 水凌心肺:

证候:全身明显浮肿,频咳气急,胸闷心悸,不能平卧,烦躁不宁,面色苍白,甚则唇指青紫,舌质暗红,舌苔白腻,脉沉细无力。

治法:泻肺逐水,温阳扶正。

方药:己椒苈黄丸合参附汤加减。

③ 水毒内闭:

证候:全身浮肿,尿少或尿闭,色如浓茶,头晕头痛,恶心呕吐,嗜睡,甚则昏迷,舌质淡胖,苔垢腻,脉象滑数或沉细数。

治法:通腑泄浊,解毒利尿。

方药:温胆汤合附子泻心汤加减。

恢复期:

① 阴虚邪恋:

证候:乏力头晕,手足心热,腰酸盗汗,或有反复咽红,舌红苔少,脉细数。

治法:滋阴补肾,兼清余热。

方药:知柏地黄丸合二至丸加减。

② 气虚邪恋:

证候:身倦乏力,面色萎黄,纳少便溏,自汗出,易于感冒,舌淡红,苔白,脉缓弱。

治法:健脾益气,兼化湿浊。

方药:参苓白术散加减。

7.【参考答案】A 【考点】急性肾小球肾炎的特征性表现

【解析】小儿急性肾小球肾炎典型表现:浮肿,少尿,血尿,高血压,故选择 A。

8.【参考答案】C 【考点】急性肾小球肾炎应用青霉素的目的

【解析】略。

9.【参考答案】C 【考点】肾病综合征的辨证

【解析】由患儿肢体浮肿,查体及实验室检查,可辨病为肾病综合征;从反复浮肿 5 个月、面色萎黄,神疲乏力,肢体浮肿,晚间腹胀,纳少便溏,查体:全身浮肿呈凹陷性,舌淡苔白滑,脉沉缓,可辨证为脾虚湿困证。故选择 C。

10.【参考答案】A 【考点】小儿肾病综合征的治疗

【解析】小儿肾病综合征脾肾阳虚证偏于阳虚的首选方剂是真武汤合黄芪桂枝五物汤加减,故选择 A。

11.【参考答案】B 【考点】小儿肾病综合征的中医辨证论治

【解析】① 肺脾气虚:

证候:全身浮肿,面目为著,尿量减少,面白身重,气短乏力,纳呆便溏,自汗出,易感冒,或有上气喘息,咳嗽,舌淡胖,苔薄白,脉虚弱。

治法:益气健脾,宣肺利水。

方药:防己黄芪汤合五苓散加减。

② 脾肾阳虚:

证候:全身明显浮肿,按之深陷难起,腰腹下肢尤甚,面白无华,畏寒肢冷,神疲蜷卧,小便短少不利,可伴有胸水、腹水,纳少便溏,恶心呕吐,舌质淡胖或有齿痕,苔白滑,脉沉细无力。

治法:温肾健脾,化气行水。

方药:偏肾阳虚,真武汤合黄芪桂枝五物汤加减;偏脾阳虚,实脾饮加减。

③ 肝肾阴虚:

证候:浮肿或重或轻,头痛头晕,心烦躁扰,口干咽燥,手足心热或有面色潮红,目睛干涩或视物不清,痤疮,失眠多汗,舌红苔少,脉弦细数。

治法:滋阴补肾,平肝潜阳。

方药:知柏地黄丸加减

④ 气阴两虚:

证候:面色无华,神疲乏力,汗出,易感冒或有浮肿,头晕耳鸣,口干咽燥或长期咽痛,咽部暗红,手足心热,舌质稍红,舌苔少,脉细弱。

治法:益气养阴,化湿清热。

方药:六味地黄丸加黄芪。

故选择 B。

12.【参考答案】D   【考点】小儿肾病综合征的诊断

【解析】诊断小儿肾病综合征的必要条件是大量蛋白尿,低白蛋白血症,故选择 D。

第七单元   神经肌肉系统疾病

1.【参考答案】B   【考点】小儿化脓性脑膜炎的脑脊液变化

【解析】小儿化脓性脑膜炎的脑脊液变化:细胞数增高,蛋白增高,糖降低,故选择 B。

2.【参考答案】C   【考点】流行性腮腺炎并发脑膜脑炎的诊断

【解析】患儿出现腮腺肿大,考虑为流行性腮腺炎;从题干中可知,患儿双侧腮腺肿大后出现发热、头痛、呕吐、嗜睡、颈项强直,结合脑脊液检查,可诊断为流行性腮腺炎并发脑膜脑炎,故选择 C。

3.【参考答案】E   【考点】化脓性脑膜炎的诊断

【解析】由题干患儿发热,时有呼吸暂停,发绀,吐奶,时有尖叫、惊厥,查体前囟紧张,脑脊液检查压力增高,外观混浊,白细胞明显升高,可辨病为化脓性脑膜炎,故选择 E。

4.【参考答案】B   【考点】化脓性脑膜炎的诊断

【解析】患儿发热、呕吐、惊厥,结合查体颈项强直。布氏征(+),脑脊液外观混浊,可诊断为化脓性脑膜炎,故选择 B。

5.【参考答案】C   【考点】中医的病因病机

【解析】夏季病毒性脑炎的常见病因是感受温热毒邪,故选择 C。

6.【参考答案】E   【考点】病毒性脑炎的诊断

【解析】患儿发热后出现头痛、恶心呕吐、神志模糊等症状,结合神经系统检查的病理征阳性、血白细胞不高,辨病为病毒性脑炎;由题干的头痛,恶心呕吐,嗜睡,神识模糊,表情淡漠,目光呆滞,喉中痰鸣,曾抽搐两次,舌质胖嫩,苔白,脉弦滑,辨证为痰蒙清窍证。故选择 E。

7.【参考答案】E   【考点】小儿病毒性脑炎常用的对症处理措施

【解析】①注意营养供给,维持水和电解质平衡。②控制高热,可给予物理降温及化学药物降温。③重症患儿应注意呼吸道和心血管功能的监护与支持,及时处理颅内高压和呼吸循环功能障碍。对于颅内压明显增高的重症患儿,迅速稳妥地降低颅内压非常重要。一般选用 20% 甘露醇 0.5~1.5 g/kg 每 4~8 小时 1 次,必要时再联合应用速尿、白蛋白、激素等。④控制惊厥,可适当给予止惊剂,如安定、苯巴比妥等。故选择 E。

8.【参考答案】D   【考点】病毒性脑炎的中医辨证论治

【解析】由题干的高热、头痛、恶心呕吐,神识不清,喉中痰鸣,颈项强直,烦躁不安,肢体抽搐,舌红绛,苔黄腻,脉数,可辨证为痰热壅盛,选方清瘟败毒饮,故选择D。

第八单元　小儿常见心理障碍

1.【参考答案】E　【考点】多发性抽动症的治疗

【解析】由题干中的面红目赤,烦躁易怒,挤眉弄眼,撅嘴喊叫,摇头耸肩,发作频繁,抽动有力,大便秘结,小便短赤,舌红,苔黄,脉弦数,辨证为肝亢风动证,以清肝泻火,息风镇惊为法,选方千金龙胆汤加减。故选择E。

2.【参考答案】A　【考点】多发性抽动症的中医辨证论治

【解析】① 肝亢风动:

证候:面红目赤,烦躁易怒,挤眉眨眼,噘嘴喊叫,摇头耸肩,发作频繁,抽动有力,口出异声秽语,大便秘结,小便短赤,舌红,苔黄,脉弦数。

治法:清肝泻火,息风镇惊。

方药:千金龙胆汤加减。

② 痰火扰心:

证候:头面、躯干、四肢肌肉抽动,频繁有力,喉中痰鸣,怪声不断,甚或骂人,烦躁口渴,睡眠不安,舌质红,苔黄腻,脉滑数。

治法:泻火涤痰,清心安神。

方药:礞石滚痰丸加减。

③ 脾虚肝旺:

证候:面色萎黄,精神疲惫,脾气乖戾,胸闷不适,食欲不振,睡卧露睛,喉中作声,肌肉抽动,时作时止,时轻时重,舌质淡,苔白或腻,脉沉弦无力。

治法:益气健脾,平肝息风。

方药:醒脾散加减。

④ 阴虚风动:

证候:形体消瘦,两颧潮红,五心烦热,性情急躁,睡眠不安,口出秽语,挤眉眨眼,耸肩摇头,肢体震颤,大便干结,舌质红绛,舌苔光剥,脉细数无力。

治法:滋阴潜阳,柔肝息风。

方药:大定风珠加减。

故选择A。

3.【参考答案】A　【考点】注意力缺陷多动障碍的治疗

【解析】由题干的注意力不集中,急躁易怒1年余,多动难静,冲动任性,可辨病为注意力缺陷多动障碍;从患儿急躁易怒,多动难静,冲动任性,五心烦热,腰膝酸软,舌质红,苔薄,脉弦细,辨证为肾虚肝亢证,选方杞菊地黄丸加减。故选择A。

4.【参考答案】E　【考点】小儿注意力缺陷多动障碍的发病机制

【解析】小儿注意力缺陷多动障碍的主要发病机制是阳动有余,阴静不足,故选择E。

5.【参考答案】D　【考点】小儿注意力缺陷多动障碍的治疗

【解析】治疗小儿注意力缺陷多动障碍痰火内扰证的中医治法是清热化痰,宁心安神,故选择D。

6.【参考答案】D　【考点】小儿注意力缺陷多动障碍的治疗

【解析】由题干的患儿经常挤眉眨眼,耸肩摇头,口出秽语,性情急躁,可辨病为小儿注意力缺陷多动障碍;由性情急躁,五心烦热,大便干结,两颧潮红,形体消瘦,舌质红绛,舌苔光剥,脉细数无力,可辨证为肾虚肝亢证,以滋阴潜阳,柔肝息风为法,故选择D。

7.【参考答案】B　【考点】小儿注意力缺陷多动障碍的治疗

【解析】由患儿多动难静,急躁易怒,冲动任性,神思涣散,动作笨拙,注意力不集中,辨病为小儿注意力缺陷多动障碍;从急躁易怒,冲动任性,神思涣散,动作笨拙,注意力不集中,五心烦热,记忆力差,腰酸乏力,大便闭结,舌红,苔薄,脉弦细,辨证为肾虚肝亢证,以滋阴潜阳,柔肝息风为法,选方杞菊地黄丸加减,故选择B。

第九单元　造血系统疾病

1.【参考答案】D　【考点】营养性缺铁性贫血实验室检查

【解析】营养性缺铁性贫血实验室检查:①血清铁蛋白:在缺铁早期即可表现降低,当 SF<12 μg/L 时,提示缺铁。②红细胞游离原卟啉增高:当 FEP>0.9 μmol/L(500 μg/dl)时,提示细胞内缺铁。③血清铁(SI)、总铁结合力(TIBC)和转铁蛋白饱和度(TS):这三项检查反映血浆中铁含量,通常在缺铁后期(表现明显小细胞低色素性贫血)才出现异常。表现为 SI 减低,<9~10.7 μmol/L(50~6 μg/dl)有意义;TIBC 增加,>62.7 μmol/L(350 μg/dl)有意义;TS 明显下降,<15% 有诊断意义。④骨髓可染铁骨髓涂片观察红细胞内的铁粒细胞数,如<15%,提示存储铁减少,细胞外铁也减少。这是一项反映体内储铁敏感而可靠的指标。故选择 D。

2.【参考答案】B 【考点】缺铁性贫血的诊断

【解析】由患儿偏食,不进食鱼肉蛋,仅食蔬菜,查体中肝脏于肋下 3 cm 触及,结合血红蛋白较低,诊断为缺铁性贫血,故选择 B。

3.【参考答案】B 【考点】小儿营养性缺铁性贫血的治疗

【解析】小儿营养性缺铁性贫血脾胃虚弱的方药是参苓白术散加减,故选择 B。

4.【参考答案】A 【考点】小儿营养性缺铁性贫血的治疗

【解析】由题干的面色萎黄,神疲乏力,食欲不振,少气懒言,舌淡、苔薄白、指纹淡红,辨证为脾胃虚弱证,选方参苓白术散加减或异功散加味,故选择 A。

5.【参考答案】D 【考点】铁剂的使用时间

【解析】小儿营养性缺铁性贫血,经铁剂治疗血红蛋白达正常后,仍需服用铁剂的时间是 2~3 周,故选择 D。

6.【参考答案】C 【考点】小儿营养性贫血的中医辨证论治

【解析】① 脾胃虚弱:

证候:面色萎黄无华,唇淡不泽,指甲苍白,长期食欲不振,神疲乏力,形体消瘦,大便不调,舌淡苔白,脉细无力,指纹淡红。

治法:健运脾胃,益气养血。

方药:参苓白术散加减或异功散加味。

② 心脾两虚:

证候:面色萎黄或苍白,唇甲淡白,发黄枯燥,容易脱落,心悸气短,头晕目眩,夜寐欠安,语声低弱,精神萎靡,注意力不集中,记忆力下降,食欲不振,舌淡红,苔薄白,脉细弱,指纹淡红。

治法:补脾养心,益气生血。

方药:归脾汤加减。

③ 肝肾阴虚:

证候:头晕目涩,面色苍白,肌肤不泽,毛发枯黄,爪甲易脆,四肢震颤抽动,两颧潮红,潮热盗汗,腰膝酸软,发育迟缓,舌红,苔少或光剥,脉弦数或细数。

治法:滋养肝肾,益精生血。

方药:左归丸加减。

④ 脾肾阳虚:

证候:面白虚浮,唇舌爪甲苍白,精神萎靡不振,发育迟缓,囟门迟闭,方颅,鸡胸,毛发稀疏,畏寒肢冷,纳谷不馨,或有大便溏泄,舌淡胖嫩,苔白,脉沉细无力,指纹淡。

治法:温补脾肾,益精养血。

方药:右归丸加减。

故选择 C。

7.【参考答案】C 【考点】小儿营养性缺铁性贫血治疗,重点掌握

【解析】营养性缺铁性贫血是一种小细胞低色素性贫血。用铁剂治疗,口服铁剂应选用二价铁盐易吸收。常用制剂硫酸亚铁(含元素铁 20%)剂量按元素铁每日 4~6 mg/kg,分 2~3 次口服,最好两餐间服。同时服维生素 C 能促进铁的吸收,故选择 C。

8.【参考答案】B 【考点】特发性血小板减少性紫癜的治疗

【解析】患儿的前臀部及双下肢皮肤出现紫癜,伴腹痛及便血,辨病为紫癜;从腹痛阵作,口臭纳呆,腹胀便秘,出现便血,舌红,苔黄,脉滑数,辨证为胃肠积热证,故选择 B。

9.【参考答案】A 【考点】特发性血小板减少性紫癜的治疗

【解析】患儿的皮肤密集瘀斑瘀点,紫癜红润鲜明,偶有尿血,面红目赤,心烦口渴,便秘尿少,舌红苔黄,脉数,辨证为血热伤络证,选方犀角地黄汤加减,故选择 A。

10.【参考答案】D　【考点】特发性血小板减少性紫癜的诊断

【解析】由题干的患儿皮肤出现瘀点、瘀斑,伴鼻衄,结合血小板计数,诊断为特发性血小板减少性紫癜;从心烦口渴,便秘尿少,舌质红,苔薄黄,脉数,辨证为血热伤络证,故选择 D。

11.【参考答案】B　【考点】小儿特发性血小板减小性紫癜的治疗

【解析】治疗小儿特发性血小板减小性紫癜气滞血瘀证应首选的方剂是桃仁汤加减,故选择 B。

12.【参考答案】A　【考点】小儿特发性血小板减小性紫癜的中医辨证论治

【解析】① 血热伤络:

证候:起病急骤,皮肤出现瘀斑瘀点,色红鲜明,常密集成片,伴有齿舰鼻衄,偶有尿血,面红目赤,心烦口渴,便秘尿少,舌红,苔黄,脉数。

治法:清热解毒,凉血止血。

方药:犀角地黄汤加减。

② 气不摄血:

证候:皮肤、黏膜瘀斑瘀点反复发作,色青紫而暗淡,伴鼻衄齿衄,神疲乏力,面色萎黄或苍白无华,食欲不振,大便溏泄,头晕心悸,舌淡红,苔薄,脉细弱。

治法:益气健脾,摄血养血。

方药:归脾汤加减。

故选择 A。

③ 阴虚火旺:

证候:皮肤黏膜散在瘀点瘀斑,下肢尤甚,时发时止,颜色鲜红,伴齿衄、鼻衄或尿血,低热盗汗,手足心热,心烦颧红,口干咽燥,舌红少苔,脉细数。

治法:滋阴清热,凉血宁络。

方药:大补阴丸合茜根散加减。

④ 气滞血瘀:

证候:病程缠绵,出血反复不止,皮肤紫癜色暗,面色晦暗,舌暗红或紫或边有紫斑,苔薄白,脉细涩。

治法:活血化瘀,理气止血。

方药:桃仁汤加减。

第十单元　内分泌疾病

1.【参考答案】D　【考点】性早熟的治疗

【解析】性早熟阴虚火旺证的治法是滋补肾阴,清泻相火,故选择 D。

第十一单元　变态反应、结缔组织病

1.【参考答案】C　【考点】咳嗽变异性哮喘的诊断

【解析】咳嗽变异性哮喘的诊断依据:①持续咳嗽 1＞1 月,常在夜间或清晨发作,运动、遇冷空气或嗅到特殊气味后加重,痰少,临床上无感染征象,或经较长时间抗生素治疗无效。②支气管舒张剂诊断性治疗可使咳嗽发作缓解(基本诊断条件)。③有个人或家族过敏史、家族哮喘史,过敏原(变应原)检测阳性可作辅助诊断。④排除其他原因引起的慢性咳嗽。故选择 C。

2.【参考答案】B　【考点】小儿哮喘的病因病机

【解析】小儿哮喘的病机是邪入肺经,引动伏痰,痰阻气道而发,故选择 B。

3.【参考答案】B　【考点】小儿哮喘的病因

【解析】小儿哮喘发病的主要内因是接触异常气味,故选择 B。

4.【参考答案】D　【考点】小儿支气管哮喘寒性哮喘的治疗

【解析】小儿支气管哮喘寒性哮喘的首选方药是小青龙汤加减,故选择 D。

5.【参考答案】B　【考点】小儿热性哮喘的治疗

【解析】小儿热性哮喘首选方剂是定喘汤加减,故选择 B。

6.【参考答案】E　【考点】小儿哮喘虚实夹杂证的治疗

【解析】治疗小儿哮喘虚实夹杂证应首选的方剂是射干麻黄汤合都气丸加减,故选择 E。

7～8【参考答案】E　A　【考点】7题的考点为小儿寒性哮喘的治疗,8题的考点为小儿热性哮喘的治疗

【解析】治疗小儿寒性哮喘,应首选的方剂是小青龙汤合三子养亲汤加减,故 7 题选择 E。治疗小儿热性哮喘应首选的方剂是麻杏石甘汤加减,故 8 题选择 A。

9.【参考答案】A　【考点】支气管哮喘发病的病因病机

【解析】支气管哮喘发病的主要因素是痰,故选择 A。

10.【参考答案】C　【考点】小儿支气管哮喘主证的症状

【解析】①反复发作的喘息、气促、胸闷或咳嗽;②发作时双肺可闻及散在或弥漫性以呼气相为主的哮鸣音。故选择 C。

11.【参考答案】A　【考点】小儿支气管哮喘的中医辨证论治

【解析】① 寒性哮喘:

证候:咳嗽气促,喉间哮鸣,咳痰清稀色白,呈黏沫状,形寒无汗,鼻流清涕,面色晦滞带青,四肢不温,口不渴,或渴喜热饮,舌淡红,舌苔薄白或白腻,脉象浮滑,指纹红。

治法:温肺散寒,化痰定喘。

方药:小青龙汤合三子养亲汤加减。

故选择 A。

② 热性哮喘:

证候:咳喘哮鸣,声高息涌,痰稠色黄,发热面红,胸闷膈满,渴喜冷饮,小便黄赤,大便干燥或秘结,舌红,舌苔黄腻,脉象滑数,指纹紫。

治法:清热化痰,止咳定喘。

方药:麻杏石甘汤或定喘汤加减。

③ 虚实夹杂:

证候:病程长,喘促迁延不愈,动则喘甚,面白少华,形寒肢冷,尿频或小便清长,伴见咳嗽痰多,喉间痰鸣,舌淡,苔白或腻,脉细弱。

治法:降气化痰,补肾纳气。

方药:射干麻黄汤合都气丸加减。

④ 肺气虚弱:

证候:面白,气短懒言,咳嗽无力,语声低微,倦怠乏力,容易出汗,反复感冒,舌质淡,苔薄,脉细无力。

治法:补肺固表。

方药:玉屏风散加减。

⑤ 脾气虚弱:

证候:面色虚浮少华,食少脘痞,大便不实,倦怠乏力,痰多而咳,舌淡,苔白,脉缓无力。

治法:健脾化痰。

方药:六君子汤加减。

⑥ 肾虚不纳:

证候:面白少华,形寒怯冷,四肢不温,腿膝酸软,动则心悸气促,遗尿或夜间尿多,小便澄清,舌淡,苔薄白,或舌红,苔花剥,脉沉细无力。

治法:补肾固本。

方药:金匮肾气丸加减。

12.【参考答案】E　【考点】风湿性心肌炎的临床表现

【解析】风湿性心肌炎的临床表现:①心肌炎临床可见心率加快,与体温升高不成比例;心界扩大,心音减弱,可闻及奔马律,心尖部可听到轻度收缩期杂音;心律失常,可出现不同程度的房室传导阻滞、期前收缩等,心电图可显示 P～R 间期延长及 T 波低平和 ST 段异常;或有心律失常。②心内膜炎二尖瓣最常受累,主动脉瓣次之;二尖瓣关闭不全,表现为心尖部 2～3/6 级吹风样全收缩期杂音,向腋下传导,以及二尖瓣相对狭窄所引起的舒张中期杂音。主动脉关闭不全时胸骨左缘第 3 肋间可闻及叹气样舒张期杂音。③心包炎患儿有心前区疼痛,心底部听到心包摩擦音,心音遥远;积液量多时心前区搏动消失,有颈静脉怒张、肝肿大等心包填塞表

现;X线检查心影向两侧扩大呈"烧瓶状"。心电图示低电压,早期 ST 段抬高,随后 ST 段回到等电位线,并出现 T 波改变。超声心动图可确诊少量心包积液。故选择 E。

13.【参考答案】B　【考点】风湿热的诊断

【解析】从题干中可看出患儿有关节炎、红斑、发热,因此诊断为风湿热,故选择 B。

14.【参考答案】B　【考点】小儿风湿热早期应使用青霉素的疗程

【解析】小儿风湿热早期应使用青霉素,其疗程是 14～21 天,故选择 B。

15.【参考答案】B　【考点】风湿热应用青霉素的治疗时间

【解析】风湿热控制链球菌感染,大剂量青霉素静脉滴注持续 2～3 周,故选择 B。

16.【参考答案】B　【考点】过敏性紫癜的治疗

【解析】过敏性紫癜血热妄行证的首选方剂是犀角地黄汤加减。故选择 B。

17.【参考答案】A　【考点】过敏性紫癜的临床表现

【解析】临床表现主要可见皮肤紫癜、关节肿痛、腹痛、血尿、蛋白尿等,各种症状可以不同组合,出现先后不一。以皮肤紫癜为首发症状,少数病例以腹痛、关节炎或肾脏症状首先出现。①皮肤紫癜病程中反复出现皮肤紫癜为本病特点。多见于四肢及臀部,部分累及上肢、躯干,面部少见。典型皮疹初为小型荨麻疹或紫红色斑丘疹,高出皮肤,压之不褪色。重症患儿大片融合成大疱伴出血性坏死。皮疹无压痛,无痒或微痒,分批出现,新旧并存,呈对称性分布。②消化道症状以脐周或下腹部绞痛伴呕吐为主。约半数病儿大便潜血试验阳性,部分病儿出现便血,甚至呕血。③关节症状出现多发性大关节肿痛,以膝踝受累多见,肘、腕次之,常反复发作,关节腔内为浆液性渗出积液,数日后消失,不留畸形。④肾脏症状轻重不一,多数患儿出现血尿和蛋白尿,故选择 A。

18.【参考答案】B　【考点】过敏性紫癜的中医辨证论治

【解析】① 风热伤络:

证候:紫癜见于下半身,以下肢和臀部为多,呈对称性,颜色鲜红,呈丘疹或红斑,大小形态不一,可融合成片,或有痒感,伴发热,微恶风寒,咳嗽,咽红,或见关节痛,腹痛,便血,尿血,舌质红,苔薄黄,脉浮数。

治法:祛风清热,凉血安络。

方药:银翘散加减。

②血热妄行:

证候:起病急骤,壮热面赤,咽干,心烦,渴喜冷饮,皮肤瘀斑瘀点密集或成片,伴鼻衄、齿衄,渴喜冷饮,大便干燥,小便黄赤,舌质红绛,苔黄燥,脉弦数。

治法:清热解毒,凉血化斑。

方药:犀角地黄汤加减。

③ 湿热痹阻:

证候:皮肤紫癜多见于关节周围,尤以膝踝关节为主,关节肿胀灼痛,影响肢体活动,偶见腹痛、尿血,舌质红,苔黄腻,脉滑数或弦数。

治法:清热利湿,通络止痛。

方药:四妙散加味。

故选择 B。

④ 胃肠积热:

证候:瘀斑遍布,下肢多见,腹痛阵作,口臭纳呆,腹胀便秘,或伴齿龈出血,便血,舌红,苔黄,脉滑数。

治法:泻火解毒,清胃化斑。

方药:葛根黄芩黄连汤合小承气汤加味。

⑤ 肝肾阴虚:

证候:起病缓慢,时发时隐,或紫癜已退,仍有腰背酸软,五心烦热,潮热盗汗,头晕耳鸣,尿血,便血,舌质红,少苔,脉细数。

治法:滋阴补肾,活血化瘀。

方药:茜根散加味。

⑥ 气虚血瘀:

证候:病程较长,病情反复发作,斑疹紫暗,腹痛绵绵,神疲倦怠,面色萎黄,纳少,舌淡边尖有瘀点瘀斑,苔薄白,脉细弱。

治法:益气活血,化瘀消斑。

方药:黄芪桂枝五物汤加减。

19~20【参考答案】B　C　　【考点】小儿过敏性紫癜的治疗

【解析】治疗小儿过敏性紫癜肝肾阴虚证应首选的方剂是茜根散加减,故19题选择B。治疗小儿过敏性紫癜湿热痹阻证应首选的方剂是四妙散加减,故20题选择C。

21.【参考答案】E　　【考点】过敏性紫癜临床表现

【解析】略。

22.【参考答案】D　　【考点】皮肤黏膜淋巴结综合征诊断标准

【解析】①发热持续性5天以上,体温达39℃以上,呈稽留热或弛张热,抗生素治疗无效,持续7~14天。②球结膜充血无脓性分泌物或流泪,热退后消散。③唇及口腔表现唇红干燥、皲裂、出血或结痂,舌乳头突起呈杨梅舌。④手足症状手足呈硬性水肿,继之手掌、足底弥漫性红斑,伴疼痛和僵直,持续10天左右。⑤多形性皮疹发热2~4天可出现弥漫性充血性斑丘疹或多形红斑样或猩红热样皮疹,肛周皮肤发红、脱皮。有的婴儿原卡介接种处出现红斑、疱疹或结痂。约1周左右消退。⑥颈淋巴结肿大单侧或双侧,直径在1.5cm以上,坚硬有触痛,但表面不红,无化脓,常为一过性。血常规:白细胞总数及中性粒细胞百分比增高,或有轻度贫血,血小板第2周开始增多,血液呈筒凝状态。故选择D。

第十二单元　营养性疾病

1.【参考答案】D　　【考点】小儿肥胖症的病因

【解析】小儿肥胖症的主要病因是饮食失调,故选择D。

2.【参考答案】D　　【考点】干疳的诊断

【解析】由患儿形体极度消瘦,面呈老人貌,皮包骨头,腹凹如舟,精神萎靡,大便溏薄,舌淡苔薄腻,可诊断为干疳,故选择D。

3.【参考答案】E　　【考点】疳气的诊断

【解析】由题干的患儿查体的形体略瘦,体重10 kg,可辨病为营养不良;从食少纳呆,易发脾气,大便不调,查体:形体略瘦,体重10 kg,毛发稀疏,面色少华,舌淡,苔薄白微腻,可辨证为疳气证。故选择E。

4.【参考答案】A　　【考点】疳证的辨证论治

【解析】①疳气:

证候:形体略见消瘦,面色少华,毛发稀疏,食欲不振,精神欠佳,生急易怒,大便干稀不调,舌质略淡,苔薄微腻,脉细有力。

治法:和脾健运。

方药:资生健脾丸加减。

②干疳:

证候:形体明显消瘦,肚腹胀大,甚则青筋暴露,面色萎黄,毛发稀疏结穗,食欲减退,精神烦躁,夜卧不宁,或伴有动作异常,揉鼻挖眉,吮齿磨牙,或善食易饥,大便下虫,或嗜食异物,舌质偏淡,苔腻,脉沉细而滑。

治法:消积理脾。

方药:肥儿丸加减。

③疳积:

证候:肥胖臃肿,消谷善饥,肢体困倦,头胀眩晕,懒言少动,或口渴喜饮,或大便秘结,舌苔黄腻,脉滑数。

治法:补益气血。

方药:八珍汤加减。

故选择A。

5.【参考答案】D　　【考点】维生素D缺乏性佝偻病初期的表现

【解析】维生素D缺乏性佝偻病初期的表现:多见于6个月以内,尤其3个月以内的小婴儿。主要表现为神经兴奋性增高,如激惹、烦躁、睡眠不安、易惊、夜啼、多汗等症,并可致枕部脱发而见枕秃。血生化改变轻微,血清25-(OH)D$_3$下降,血钙正常或略下降,血磷降低,钙磷乘积小于30,碱性磷酸酶正常或稍高,骨骼X线摄片可无异常,或见临时钙化带稍模糊。故选择D。

6.【参考答案】D　　【考点】维生素D缺乏性佝偻病的治疗

【解析】由题干的夜啼不宁,多汗,惊惕不安,行走不稳,出牙延迟,舌淡,苔薄白,指纹淡,可辨证为脾虚肝旺,选方益脾镇惊散,故选择D。

7.【参考答案】C　【考点】维生素D缺乏性佝偻病的诊断

【解析】从患儿1个月来夜间烦躁、哭闹、睡眠不安。查体:枕秃,无乳牙萌出,前囟门较大,血清钙偏低,可诊断为维生素D缺乏性佝偻病,故选择C。

8.【参考答案】B　【考点】小儿佝偻病初期的临床表现

【解析】维生素D缺乏性佝偻病初期的表现:多见于6个月以内,尤其3个月以内的小婴儿。主要表现为神经兴奋性增高,如激惹、烦躁、睡眠不安、易惊、夜啼、多汗等症,并可致枕部脱发而见枕秃。血生化改变轻微,血清25-(OH)D_3下降,血钙正常或略下降,血磷降低,钙磷乘积小于30,碱性磷酸酶正常或稍高,骨骼X线摄片可无异常,或见临时钙化带稍模糊,故选择B。

9~10【参考答案】A　C　【考点】维生素D缺乏性佝偻病的诊断

【解析】从题干的多汗乏力,烦躁,睡眠不安,夜惊,发稀枕秃,囟门迟闭,反复感冒,舌质淡红,苔薄白,指纹偏淡,可辨证为肺脾气虚证,故9题选择A。由题干的头颅方大,鸡胸龟背,肋骨串珠明显,并伴面白虚烦,形瘦神疲,筋骨萎软,多汗,四肢乏力,舌淡苔少,指纹色淡,可辨证为肾虚骨弱证,故10题选择C。

11.【参考答案】C　【考点】小儿维生素D缺乏性佝偻病的治疗

【解析】治疗小儿维生素D缺乏性佝偻病脾虚肝旺证应首选的方剂是益脾镇惊散加减,故选择C。

12.【参考答案】E　【考点】小儿维生素D缺乏性佝偻病的治疗

【解析】从题干中患儿多汗夜惊,烦躁不安,前囟开大,乳牙未萌,发稀枕秃,可诊断为小儿维生素D缺乏性佝偻病;治疗用维生素D的剂量是每日3 000 IU,故选择E。

13.【参考答案】A　【考点】小儿手足搐搦症的西医治疗

【解析】小儿手足搐搦症西医治疗原则主要是止惊、吸氧、补充钙剂和维生素D剂治疗,故选择A。

第十三单元　感染性疾病

1.【参考答案】A　【考点】麻疹的出疹顺序

【解析】皮疹先见于耳后、发际,渐次延及头面、颈部,自上而下至胸、腹、背四肢,最后在手心、足心及鼻准部见疹点,疹点色泽红活,分布均匀,疹点多在3天内透发完毕。皮疹初起为玫瑰红色斑丘疹,压之褪色,大小不等,稀疏分明,继而疹色加深,呈暗红色,疹间可见正常皮肤,病情严重者皮疹可融合成片。故选择A。

2.【参考答案】A　【考点】麻疹证的皮疹特点

【解析】麻疹证的皮疹特点是玫瑰色小丘疹,故选择A。

3.【参考答案】B　【考点】麻疹最常见的并发症

【解析】麻疹最常见的并发症是脑膜脑炎,故选择B。

4.【参考答案】C　【考点】麻疹发热和出疹的时间关系

【解析】麻疹发热和出疹的时间关系是发热3~4天出疹,故选择C。

5.【参考答案】C　【考点】麻疹的辨证论治

【解析】本题证属于麻毒攻喉证,治法宜清热解毒,利咽消肿;方用羚角钩藤汤加减,故选择C。

6.【参考答案】B　【考点】麻疹的辨证论治

【解析】从题干患儿发热3天后出现鼻塞流涕,眼睑红赤,泪水汪汪,口腔颊黏膜见一有细小白色疹点,可辨病为麻疹;从鼻塞流涕,眼睑红赤,泪水汪汪,口腔颊黏膜见一细小白色疹点,周围红晕,舌苔薄黄,可辨证为邪犯肺卫证,选方宣毒发表汤,故选择B。清解透表汤用于邪入肺胃证,注意鉴别。

7.【参考答案】E　【考点】麻疹初热期邪犯肺卫证的治疗

【解析】治疗麻疹初热期邪犯肺卫证应首选宣毒发表汤,故选择E。

8~9【参考答案】B　E　【考点】8题的考点为小儿麻疹邪毒闭肺证的证候,9题的考点为小儿麻疹麻毒攻喉证的证候。

【解析】小儿麻疹邪毒闭肺证的证候:高热不退,咳嗽气促,鼻煽痰鸣,故8题选择B。小儿麻疹麻毒攻喉证的证候:高热不退,声音嘶哑,声如犬吠,故9题选择E。

10.【参考答案】E　【考点】麻疹发病特点

【解析】麻疹发病特点为热甚疹出,故选择E。

11.【参考答案】C　【考点】风疹的皮疹特点

【解析】多数病人发热1~2天后出疹,皮疹多为散在淡红色斑丘疹,也可呈大片皮肤发红或针尖状猩红热样皮疹。先见于面部,一天内波及全身,1~2天后,发热渐退,皮疹逐渐隐没,皮疹消退后,可有皮肤脱屑,但无色素沉着。故选择C。

12~13【参考答案】A　A　【考点】12题的考点为风疹邪郁肺卫证的治疗,13题的考点为水痘风热轻证的治疗。

【解析】治疗风疹邪郁肺卫证应首选银翘散,故12题选择A。治疗水痘风热轻证应首选银翘散,故13题选择A。

14.【参考答案】B　【考点】风疹邪入气营的症状

【解析】风疹邪入气营的症状:壮热口渴,烦躁不宁,疹色鲜红或紫暗,疹点较密,小便短赤,大便秘结,舌质红,苔黄糙,脉洪数。故选择B。

15.【参考答案】B　【考点】风疹的治疗

【解析】由题干中患儿发热1天出疹,皮疹初起细小淡红,后转为鲜红和紫暗,疹点密集,耳后及枕部淋巴红肿大,辨病为风疹;从皮疹初起细小淡红,后转为鲜红和紫暗,疹点密集,伴壮热口渴,烦躁不宁,耳后及枕部淋巴红肿大,舌红,苔黄,脉洪数,辨证为邪入气营证,选方透疹凉解汤,故选择B。邪郁肺卫证的特点为发热恶风,喷嚏流涕,轻微咳嗽,胃纳欠佳,精神倦怠,疹色淡红,稀疏细小,分布均匀,微有痒感,耳后、枕后及颈部淋巴结肿大,舌尖红,苔薄黄,脉浮数。治法:疏风清热,解表透疹;方药:银翘散加减。两者注意鉴别。

16.【参考答案】D　【考点】幼儿急疹的出疹特点

【解析】幼儿急疹出疹特点的是发热3~5天热退疹出,故选择D。

17.【参考答案】C　【考点】水痘的诊断

【解析】由患儿出疹的特点皮疹呈向心性分布,躯干部多,四肢远端、手掌、足底较少。斑、丘、疱疹和结痂同时存在,疱疹形似露珠水滴,壁薄易破,可诊断为水痘,故选择C。

18.【参考答案】D　【考点】水痘的诊断

【解析】略。

19.【参考答案】E　【考点】水痘的诊断

【解析】由题干中患儿低热疹出,全身皮肤成批出疹,为红色斑疹和斑丘疹,继有疱疹,疱浆清亮,头面、躯干多见,辨病为水痘;从低热恶寒,鼻塞流涕,舌红,苔薄白,脉浮数,辨证为风热轻证。故选择E。

20.【参考答案】B　【考点】小儿水痘邪郁肺卫的治疗

【解析】小儿水痘邪郁肺卫的首选方剂是银翘散加减,故选择B;毒炽气营证用清营汤治疗,两者注意鉴别。

21.【参考答案】B　【考点】风疹、水痘初期的治疗

【解析】风疹、水痘初期均可用的药物是银翘散,故选择B。

22.【参考答案】D　【考点】猩红热的临床表现

【解析】猩红热的临床表现:

①普通型:前驱期起病急骤,发热,头痛,咽痛,全身不适,体温一般在38~39℃,重者可高达40℃。咽及扁桃体显著充血,扁桃体上出现点状或片状白色脓性分泌物,软腭处有细小红疹或出血点。病初舌苔白,舌尖和边缘红肿,突出的舌乳头也呈白色,称为"白草莓舌"。

②出疹期:皮疹于发热第2天迅速出现,最初见于腋下、颈部与腹股沟,于一日内迅速蔓延至全身。在全身皮肤弥漫性充血潮红上出现均匀、密集、针尖大小的猩红色小丘疹,呈鸡皮样,触之似粗砂纸样。疹间皮肤潮红,用手压可暂时苍白,去压后红疹又出现。面颊部潮红无皮疹,而口鼻周围皮肤苍白,形成口周苍白圈。皮肤皱折处,如腋窝、肘窝、腹股沟等处,皮疹密集,色深红,其间有针尖大小出血点,形成深红色横纹线,称"帕氏线"。起病4~5天时,白苔脱落,舌面光滑鲜红,舌乳头红肿突起,称红草莓舌。颈前淋巴结肿大压痛。

③恢复期:皮疹按出疹顺序消退,体温正常,情况好转。皮疹多在1周内消退,1周末至第2周开始脱皮,先从脸部糠屑样脱皮,渐及躯干,最后四肢,可见大片状脱皮,轻症者脱皮较轻。脱皮后无色素沉着。

故选择D。

23.【参考答案】D　【考点】猩红热的诊断

【解析】从题干患儿发热,出皮疹2天,伴咽痛。查体:面颊潮红,咽部充血明显,草莓舌,口唇周围苍白,皮疹呈针尖大小,由上而下遍及全身,疹间一片红晕,压之褪色,即刻又复原,皮肤皱褶处皮疹密集,可诊断为猩

红热,故选择 D。

24.【参考答案】A 【考点】猩红热的治疗

【解析】解肌透痧汤治疗猩红热的邪侵肺卫证,故选择 A。

25.【参考答案】B 【考点】猩红热发热和出疹的时间关系

【解析】猩红热发热和出疹的时间关系是:发热 1~2 天出疹,故选择 B。

26.【参考答案】B 【考点】猩红热的中医辨证论治

【解析】① 邪侵肺卫:

证候:发热骤起,头痛,恶寒,灼热无汗,或伴呕吐,咽部红肿疼痛,上腭有粟粒样红疹,皮肤潮红,丹疹隐隐,舌红,苔薄白或薄黄,脉浮数有力。

治法:辛凉宣透,清热利咽。

方药:解肌透痧汤加减。

② 毒在气营:

证候:壮热不解,面赤,口渴,咽喉肿痛,伴糜烂白腐,皮疹密布,色红如丹,甚则色紫如斑。疹由颈、胸开始,继则弥漫全身,压之退色,见疹后的 1~2 天舌红起刺,苔黄燥,3~4 天后舌光红起刺,苔剥脱,状如草莓,脉数有力。

治法:清气凉营,泻火解毒。

方药:凉营清气汤加减。

故选择 B。

③ 疹后伤阴:

证候:丹痧布齐后 1~2 天,身热渐退,咽部糜烂,疼痛减轻,见低热,唇口干燥,或伴有干咳,食欲不振,舌红少津,苔剥脱,脉细数。约 2 周后皮肤脱屑。

治法:养阴生津,清热润喉。

方药:沙参麦冬汤加味。

27~28【参考答案】A C 【考点】27 题的考点为麻疹的特征性表现,28 题的考点猩红热的特征性表现

【解析】麻疹可见麻疹粘膜斑,故 27 题选择 A。猩红热可见环口苍白圈,故 28 题选择 C。

29.【参考答案】E 【考点】流行性腮腺炎肿大的部位

【解析】流行性腮腺炎肿大部位以耳垂为中心,故选择 E。

30.【参考答案】D 【考点】流行性腮腺炎的诊断

【解析】从患儿发热,两侧腮腺肿大,张口及吃硬食物疼痛加重,查体中双侧肿大腮腺,以耳垂为中心向周边蔓延,表面灼热有触痛,无波动感,结合实验室检查,考虑为流行性腮腺炎,故选择 D。

31.【参考答案】A 【考点】腮腺炎的病位

【解析】风温实邪(腮腺炎病毒)主要侵犯的经脉是:足少阳胆经,故选择 A。

32.【参考答案】A 【考点】流行性腮腺炎温毒在表证的治疗

【解析】流行性腮腺炎温毒在表证的首选方剂是柴胡葛根汤加减,故选择 A。

33.【参考答案】E 【考点】急性化脓性扁桃体炎的治疗

【解析】略。

34.【参考答案】B 【考点】流行性腮腺炎的治疗

【解析】由题干中的患儿高热,两侧腮部肿胀疼痛,坚硬拒按,张口咀嚼困难,辨病为流行性腮腺炎;从两侧腮部肿胀疼痛,坚硬拒按,张口咀嚼困难,口渴引饮,烦躁不安,咽红肿痛,食欲不振,便秘溲赤,舌质红,舌苔黄,脉滑数,辨证为热毒蕴结证,选方普济消毒饮加减,故选择 B。

35.【参考答案】B 【考点】流行性腮腺炎的辨证

【解析】从题干中的轻微发热 2 天,双侧耳根部漫肿疼痛,边缘不清,触之痛甚,咀嚼不便,咽红,舌质红,苔薄黄,脉浮数,辨证为温毒在表证,故选择 B。

36.【参考答案】A 【考点】中毒型细菌性痢疾的症状特点

【解析】潜伏期较短,为数小时至 1~2 天。起病急骤,全身中毒症状严重,高热可>40 ℃或更高,未腹泻前即出现严重的感染中毒表现,少数患儿体温不升,反复惊厥,迅速发生呼吸衰竭、休克或昏迷;也有在发热、脓血便 2~3 天后开始发展为中毒型。中毒型细菌性痢疾病情危急,发展迅速,疾病早期应积极抢救,以西医治疗为主,采取抗感染、抗休克,防治脑水肿和呼吸衰竭等方法。故选择 A。

37.【参考答案】B　【考点】中毒性痢疾的诊断

【解析】从题干患儿突然高热,恶心呕吐,血压 90/60 mmHg,神志昏迷,反复惊厥,肛门拭子查到脓血,辨病为中毒性痢疾;患儿有神志昏迷,反复惊厥的症状,符合中毒性痢疾脑型的诊断,故选择 B。

38.【参考答案】C　【考点】中毒性痢疾的治疗

【解析】从题干患儿突然高热,恶心呕吐,血压 90/60 mmHg,神志昏迷,反复惊厥,肛门拭子查到脓血,辨病为中毒性痢疾;患儿有突然高热,恶心呕吐,神志昏迷,反复惊厥,四肢温,肛门拭子查到脓血便,舌质红,苔黄,脉数,辨证为毒邪内闭证,选方黄连解毒汤,故选择 C。

39.【参考答案】B　【考点】染性单核细胞增多症的主要临床表现

【解析】传染性单核细胞增多症发病或急或缓,半数有不适、头痛、恶心、疲乏、腹痛等前驱症状,继之出现典型症状。① 发热:体温常在 38～39 ℃之间,重者可达 40 ℃以上。热型不一,一般持续 1～3 周,然后逐渐下降。虽高热,但中毒征象不明显。② 淋巴结肿大:两侧颈部淋巴结肿大为主。有时可见全身浅表淋巴结普遍肿大、大小不等、硬度中等、活动度好。肿大的淋巴结于病程 2 周后逐渐消退,少数病例可持续数月甚至数年之久。③ 咽峡炎:咽痛是主要症状之一。咽峡部充血,扁桃体肿大、充血,严重可覆有灰白色膜状分泌物。少数悬雍垂或软、硬腭交界处见到小出血点和溃疡。④ 肝脾肿大:半数患者出现脾肿大,多数在肋下 1～3 cm,质地软;约 1/3 病例有肝大,肝功能异常。部分患儿可有黄疸,个别病例肝衰竭,因大块肝坏死而死亡。⑤ 皮疹:幼小儿童较为多见,以风疹样红色斑丘疹最常见,亦可呈猩红热样皮疹、荨麻疹、多形红斑或瘀点等,以躯干和前臂伸侧为主,为暂时性,约 1 周隐退,不留痕迹,亦不脱屑。故选择 B。

40～41【参考答案】E　E　【考点】40 题的考点为水痘邪郁肺卫证的治疗,41 题的考点为传染性单核细胞增多症邪郁肺卫证的治疗

【解析】治疗水痘邪郁肺卫证应首选的方剂是银翘散加减,故 40 题选择 E。治疗传染性单核细胞增多症邪郁肺卫证应首选的方剂是银翘散加减,故 41 题选择 E。

42.【参考答案】A　【考点】传染性单核细胞增多症的中医辨证论治

【解析】① 邪郁肺卫:

证候:发热,微恶风寒,微有汗,咳嗽鼻塞,流涕,头身痛,咽红疼痛,颈部骨核肿大,舌边或舌尖稍红,苔薄黄或薄白而干,脉浮数。

治法:疏风清热,清肺利咽。

方药:银翘散加减。

② 热毒炽盛:

证候:壮热烦渴,咽喉红肿疼痛,乳蛾肿大,甚则溃烂,口疮口臭,面红唇赤,皮疹显露,颈、腋、腹股沟处浅表淋巴结肿大,胁下痞块,便秘尿赤,舌质红,苔黄腻,脉洪数。

治法:清热泻火,解毒利咽。

方药:普济消毒饮加减。

故选择 A。

③ 热瘀肝胆:

证候:发热,皮肤发黄,小便短黄,肝脾肿大明显,胸胁胀痛,恶心呕吐,食欲不振,大便或溏或干结,舌红,苔黄腻,脉弦数。

治法:清热解毒,利湿化瘀。

方药:茵陈蒿汤加减。

④ 正虚邪恋:

证候:病程日久,发热渐退,或低热不退,精神软弱,疲乏气弱,口干唇红,大便或干或稀,小便短黄,咽部稍红,淋巴结、肝脾肿大逐渐缩小,舌红绛或淡红,苔少或剥苔,脉细弱。

治法:益气养阴,兼清余热,佐以通络化痰。

方药:气虚为主,宜竹叶石膏汤加减;阴虚为主,宜青蒿鳖甲汤加减。

43.【参考答案】C　【考点】传染性单核细胞增多症的诊断

【解析】患儿有发热,咽峡炎,颈部淋巴结肿大,肝、脾肿大,皮疹等症状体征,结合血常规,符合传染性单核细胞增多症的诊断,故选择 C。

44～45【参考答案】A　B　【考点】44 题的考点为手足口病的病位,45 题的考点为猩红热的病位

【解析】手足口病的中医病位是肺、脾,故 44 题选择 A。猩红热的中医病位是肺、胃,故 45 题选择 B。

46.【参考答案】D 　【考点】手足口病的诊断

【解析】患儿主要表现为口腔及手足部发生疱疹,手足部疱疹分布稀疏,疹色红润,疱浆清亮,可辨病为手足口病;由题干的患儿发热,伴咳嗽,纳差恶心,1 天后口腔内可见疱疹,疼痛流涎,拒食,手足散在小疱疹,分布稀疏,疹色红润,疱浆清亮,舌质红,苔薄黄腻,脉浮数,辨证为邪犯肺脾证。故选择 D。

47.【参考答案】A 　【考点】手足口病的诊断

【解析】患儿主要表现为口腔及手足部发生疱疹,发热,手掌、足心可见米粒大斑丘疹,疹色红润,根盘红晕不著,疱浆清亮,符合手足口病的诊断,故选择 A。

第十四单元　寄生虫病

1.【参考答案】C 　【考点】蛔虫病的治疗

【解析】由题干的患儿脐周腹痛,时作时止,形体消瘦,饮食不振,面色萎黄,睡眠不安,夜间磨牙,面部可见淡白色斑,巩膜有蓝色斑点。粪便有蛔虫卵,辨证为蛔虫病之蛔虫证,选方使君子散,故选择 C。

2.【参考答案】A 　【考点】蛔虫成虫的症状

【解析】蛔虫成虫可引起的最常见的症状是脐周腹痛,故选择 A。

第十五单元　小儿危重症的处理

1.【参考答案】B 　【考点】心搏、呼吸骤停的临床表现

【解析】① 突然昏迷:可在心搏停跳 8~12 s 后出现,可有一过性抽搐。② 大动脉搏动消失:颈动脉、股动脉、肱动脉搏动消失,血压测不出。年幼儿可直接触摸心尖部确定有无心跳。③ 心音消失或心跳过缓:心音消失或年长儿心率低于 30 次/分,新生儿低于 60 次/分,初生新生儿低于 100 次/分均需施行心脏按压。④ 瞳孔扩大:心脏停搏 30~40 s 瞳孔开始扩大,对光反射消失,瞳孔大小可反映脑细胞功能受损程度。⑤ 呼吸停止或严重呼吸困难:面色灰暗或紫绀,应注意呼吸过于浅弱、缓慢或呈倒吸气样时不能进行有效气体交换所造成的病理生理改变与呼吸停止相同。⑥ 心电图表现:心搏徐缓;室性心动过速;心室纤颤;心室停搏。⑦ 眼底变化:眼底血管血流缓慢或停滞,血细胞聚集呈点彩样改变。提示脑血流已中断,脑细胞即将死亡。前两项即可诊断心搏呼吸骤停,不必反复触摸脉搏或听心音,以免贻误抢救时机,故选择 B。

2.【参考答案】D 　【考点】小儿胸外心脏按压

【解析】胸部按压(CC)强调胸部按压的重要性。操作时,将患儿仰卧置于硬板床上,对年长儿可用双掌法,即以双手掌根部重叠压住患儿胸骨中下 1/3 处,按压时双手肘关节伸直,有节奏地向脊柱方向压迫胸骨下段,对婴儿用双指法或拇指法,即两拇指放置于胸骨下 1/3 处,其余四指环绕胸廓,按压时仅拇指用力。按压频率至少为 100 次/分,按压幅度至少为胸廓前后径的 1/3,婴儿约 4 cm,儿童约 5 cm。心脏按压频率与人工通气频率之比为 30:2(单人施救),15:2(两位医护人员施救)。心脏按压有效的指征为:①颈动脉或股动脉搏动,测得动脉血压>60 mmHg;②原来扩大的瞳孔缩小,光反射恢复;③口唇及甲床颜色转红;④肌张力增强或有不自主运动;⑤出现自主呼吸,故选择 D。

3.【参考答案】C 　【考点】心肺复苏操作

【解析】婴儿心肺复苏操作过程中,胸部按压的幅度是 4 cm,故选择 C。

4.【参考答案】E 　【考点】小儿感染性休克早期临床表现

【解析】休克早期(代偿期)以脏器低灌注为主要表现。神志清楚,烦躁不安或萎靡不振,面色苍白,肢端发凉,呼吸加快,心率增快,血压正常或稍低,脉压差变小,实验室检查可出现高乳酸血症和低氧血症。故选择 E。

第十六单元　中医相关病证

1.【参考答案】C 　【考点】小儿痰热咳嗽临床特点

【解析】其特点是:咳嗽痰多,色黄黏稠,难以咯出,甚则喉间痰鸣,发热口渴,烦躁不宁,尿少色黄,大便干结,舌质红,苔黄腻,脉滑数或指纹紫,故选择 C。

2.【参考答案】A 　【考点】小儿风寒咳嗽的治疗

【解析】小儿风寒咳嗽的首选方剂是金沸草散加减,故选择 A。桑菊饮用于治疗风热咳嗽,清金化痰汤用于治疗痰热咳嗽,三拗汤合二陈汤用于治疗痰湿咳嗽,六君子汤用于治疗气虚咳嗽,沙参麦冬汤用于治疗阴虚咳嗽。

3.【参考答案】D　【考点】咳嗽的辨证

【解析】由题干患儿咳嗽 3 天,咳声重浊,干咳为主,咽痒,发热头痛,全身酸痛,舌淡红,苔薄白,脉浮紧,辨证为风寒咳嗽证,故选择 D。

4.【参考答案】D　【考点】咳嗽的辨证论治

【解析】由题干中患儿发热,恶风,有汗,鼻流浊涕,咽红肿痛,舌质红,苔薄黄,指纹浮紫,最见咳嗽较剧,痰多,喉间痰鸣,辨证为痰热咳嗽证,以清热解毒,清肺化痰为法,选方清金化痰汤加减,故选择 D。

5.【参考答案】C　【考点】咳嗽的辨证

【解析】由题干患儿咳嗽 1 周,痰多,色白,喉间痰声噜噜,神乏困倦胸闷,纳呆,舌淡红,苔白腻,脉滑,辨证为痰湿咳嗽证,故选择 C。

6.【参考答案】B　【考点】咳嗽的辨证

【解析】由题干患儿咳嗽 2 天,咳声不爽,痰黄黏稠,口渴咽痛,鼻流浊涕,伴发热、恶风、头痛、微汗出,舌红苔薄黄,脉浮数,辨证为风热咳嗽证,故选择 B。

7~8【参考答案】C　B　【考点】小儿食指络脉的辨证

【解析】由题干患儿出现咳嗽,鼻塞流涕,咽腔不适,舌淡红苔白白,属于风寒咳嗽,其指纹为红,故 7 题选择 C。由题干患儿大便稀薄,日 3~5 次,色黄,气味臭秽,其指纹为滞,故 8 题选择 B。

9.【参考答案】C　【考点】腹痛的辨证

【解析】由题干患儿以腹痛为主要症状,辨病为腹痛;从腹痛,疼痛拒按,痛如锥刺,舌质紫暗,脉涩,辨证为气滞血瘀证,故选择 C。

10.【参考答案】D　【考点】腹痛的辨证

【解析】由题干患儿出现腹痛、呕吐为主要症状,辨病为腹痛;从饮食不节后出现脘腹胀痛,嗳腐吞酸,呕吐,不思饮食,矢气频作,大便酸臭,便后痛减,夜卧不安,舌淡红,苔白厚腻,辨证为乳食积滞证,故选择 D。

11.【参考答案】D　【考点】腹痛的辨证论治

【解析】题干中患儿以腹痛为中医症状,辨病为腹痛;腹痛绵绵,时作时止,痛时喜按,面白少华,神疲乏力,手足不温,食后腹胀,大便偏稀。唇舌较淡,脉沉稳,辨证为脾胃虚寒证,选方小建中汤,故选择 D。养脏散用于腹部中寒证,香砂平胃散用于乳食积滞证,大承气汤用于胃肠结热证,少腹逐瘀汤用于治疗气滞血瘀证。

12.【参考答案】C　【考点】腹痛的辨证论治

【解析】由题干中患儿以腹痛呕吐为主要症状,辨病为腹痛;从脘腹胀满,疼痛拒按,不失乳食,嗳腐吞酸,时有呕吐,吐物酸馊,腹痛欲泻,泻后痛减,矢气频作,粪便秽臭,夜卧不安,舌淡红,苔厚腻,脉象沉滑,辨证为乳食积滞证,选方香砂平胃散,故选择 C。

13.【参考答案】C　【考点】积滞脾虚夹积证的治疗

【解析】积滞脾虚夹积证的首选药物是健脾丸,故选择 C。

14.【参考答案】B　【考点】小儿厌食证的中医辨证论治

【解析】本题目属于厌食,脾运失健证,故选择 B。

① 脾失健运:

证候:食欲不振,厌恶进食,食而乏味,或伴胸脘痞闷,嗳气泛恶,大便不调,偶尔多食后则脘腹饱胀,形体尚可,精神正常,舌淡红,苔薄白或薄腻,脉尚有力。

治法:调和脾胃,运脾开胃。

方药:不换金正气散加减。

② 脾胃气虚:

证候:不思进食,食而不化,大便偏稀夹不消化食物,面色少华,形体偏瘦,肢倦乏力,舌质淡,苔薄白,脉缓无力。

治法:健脾益气,佐以助运。

方药:异功散加味。

③ 脾胃阴虚:

证候:不思进食,食少饮多,皮肤失润,大便偏干,小便短黄,甚或烦躁少寐,手足心热,舌红少津,苔少或花剥,脉细数。

治法:滋脾养胃,佐以助运。

方药:养胃增液汤加减。

15.【参考答案】E　【考点】小儿厌食的治疗原则

【解析】小儿厌食脾胃气虚的治疗原则是健脾益气,故选择 E。

16.【参考答案】D 【考点】小儿厌食的治疗

【解析】小儿厌食脾胃气虚证的中医治法为健脾益气,佐以助运,故选择 D。

17.【参考答案】A 【考点】小儿厌食的治疗

【解析】小儿厌食脾失健运证的中医治法是调和脾胃,运脾开胃,故选择 A。

18～19【参考答案】D C 【考点】小儿厌食的辨证论治

【解析】由题干的患儿不思饮食可辨病为小儿厌食;从患儿不思进食,食少饮多,皮肤失润,大便偏干,小便短黄,手足心热,舌红少津,苔少,脉细数,可辨证为脾胃阴虚证,选方养胃增液汤,故 18 题选择 D。由题干的患儿不思饮食可辨病为小儿厌食;从不思饮食,食而不化,大便偏稀夹不消化食物,面色少华,形体偏瘦,舌质淡,苔薄白,脉细无力,辨证为脾胃气虚证,选方异功散,故 19 题选择 C。

20.【参考答案】D 【考点】小儿急惊风的病位

【解析】小儿急惊风的主要病位在心肝,故选择 D。

21.【参考答案】B 【考点】惊风八候

【解析】惊风八候为搐、搦、颤、掣、反、引、窜、视,故选择 B。

22.【参考答案】D 【考点】小儿急惊风四证

【解析】小儿急惊风四证:痰、热、惊、风,故选择 D。

23.【参考答案】A 【考点】急惊风的治法

【解析】从患儿发热咳嗽半天后突然痉厥昏迷,辨证为急惊风;由题干的发热,咳嗽半天,突然痉厥昏迷,舌红,苔薄黄,指纹浮紫,辨证为感受风邪证,以疏风清热,息风定惊为法,故选择 A。

24.【参考答案】C 【考点】急惊风的治法

【解析】由题干患儿受惊吓后,夜间惊叫急啼,神志不清,四肢厥冷,辨病为急惊风;从受惊吓后,夜间惊叫急啼,神志不清,四肢厥冷,大便色青,苔薄白,脉乱不齐,辨证为暴受惊恐证,以镇惊安神,平肝息风为法,故选择 C。

25.【参考答案】A 【考点】急惊风的辨证论治

【解析】由题干的患儿外感后突然出现抽搐,辨病为急惊风;从发热 1 天,伴咳嗽,鼻塞流涕,烦躁不安,3 分钟前突起抽搐。体温 39.3 ℃,给予退热处理,抽搐持续 2 分钟后停止。舌红,苔薄黄,脉浮数,辨证为感受风邪证,以疏风清热,息风定惊为法,选方银翘散,故选择 A。

26.【参考答案】C 【考点】小儿遗尿的治疗

【解析】小儿遗尿下元虚寒证应首选的方剂是菟丝子散加减,故选择 C。肺脾气虚用补中益气汤合缩泉丸加减治疗,注意鉴别。

诊断学基础

第一单元　症状学

1.【参考答案】E

【解析】发热的原因很多,临床上可分为感染性与非感染性两大类。感染性发热包括:各种病原体如病毒、细菌、支原体、立克次体等引起的感染,肺结核(A错)、肺炎(B错)、急性肾盂肾炎(C错)、伤寒(D错)均属于感染性发热。非感染性发热包括:①血液病:如白血病、淋巴瘤、恶性组织细胞病等;②结缔组织疾病:如系统性红斑狼疮、皮肌炎、硬皮病、类风湿性关节炎和结节性多动脉炎等;③变态反应性疾病:如风湿热、药物热、血清病(E对)、溶血反应等;④内分泌代谢疾病:如甲状腺功能亢进等;⑤血栓及栓塞疾病:如心肌梗死等;⑥颅内疾病:如脑出血等;⑦皮肤病变:如广泛性皮炎;⑧恶性肿瘤等,故选择 E。

2.【参考答案】D

【解析】感染性发热为各种病原体如病毒、细菌、支原体、立克次体、螺旋体、真菌、寄生虫等引起的发热;无菌性坏死物质的吸收:由于组织细胞坏死、组织蛋白分解及组织坏死产物的吸收,所致的无菌性炎症包括大手术后组织损伤、内出血、大血肿、白血病、癌等;抗原-抗体反应包括风湿热、血清病、药物热、结缔组织病等,故选择 D。

3.【参考答案】E

【解析】弛张热又称败血症热型,体温常在 39 ℃以上,波动幅度大,24 小时内波动范围超过 2 ℃,但都在正常水平以上。常见于风湿热(E对)、败血症、重症肺结核及化脓性炎症等,故选择 E。肺炎球菌肺炎(A错)表现为稽留热,疟疾(B错)表现为间歇热,布鲁菌病(C错)表现为波状热,渗出性胸膜炎(D错)表现为不规则热。

4.【参考答案】B

【解析】结核病、风湿热常见热型为不规则热,且结核病、风湿热患者长期服用解热药或激素类药物,故长期使用解热药或激素类药后常出现的热型是不规则热(B对),故选择 B。回归热(C错)常见于回归热、霍奇金病等。稽留热(D错)常见于大叶性肺炎、斑疹伤寒等。弛张热(E错)常见于败血症、风湿热等。热型中无消耗热(A错)。

5.【参考答案】D

【解析】间歇热是指体温骤升后持续数小时,又迅速降至正常水平,无热期(间歇期)可持续 1 天至数天,如此高热期与无热期反复交替出现,常见于疟疾(D对)、急性肾盂肾炎等。肺炎链球菌肺炎(A错)、伤寒(C错)多表现为稽留热;肺结核(B错)多表现为午后低热,重症肺结核可表现为弛张热;风湿热(E错)多表现为弛张热。故选择 D。

6.【参考答案】E

【解析】弛张热指体温常在 39 ℃以上,波动幅度大,24 小时内波动范围超过 2 ℃,但都在正常水平以上。常见于风湿热(E对)、败血症、重症肺结核及化脓性炎症等,故选择 E。

7.【参考答案】C

【解析】弛张热又称败血症热型(C对),体温常在 39 ℃以上,波动幅度大,24 小时内波动范围超过 2 ℃,但都在正常水平以上,故选择 C。常见于风湿热、败血症、重症肺结核及化脓性炎症等。

8.【参考答案】C

【解析】发热伴头痛、呕吐及昏迷见于乙型脑炎、流行性脑脊髓膜炎、脑型疟疾、脑出血、蛛网膜下腔出血、中毒性痢疾等,故选择 C。

9.【参考答案】B

【解析】头痛的时间:鼻窦炎引起的头痛多为上午重下午轻;紧张性头痛多在下午或傍晚出现;颅内占位性头痛在早上起床时较明显;丛集性头痛常在夜间发生;药物引起的头痛一般出现在用药后 15～30 分钟,持续时间与药物半衰期有关,故选择 B。

10.【参考答案】D

【解析】引起胸痛的原因有胸壁疾病、心脏与大血管疾病、呼吸系统疾病、纵隔疾病、食管、腹腔脏器疾病等。而胸壁疾病引起胸痛的特点是疼痛部位多固定于病变处；局部常有压痛；深呼吸、咳嗽、举臂动作可致胸痛加剧。所以，情绪激动诱发的胸痛不符合胸壁疾患所致胸痛的特点，它诱发的胸痛多见于心绞痛、心肌梗死等。故选择 D。

11～12【参考答案】C　E

【解析】干性胸膜炎是结核性胸膜炎的早期表现，病理表现为胸膜充血、水肿，表面有少量纤维蛋白性渗出物，多发生于青壮年，胸痛性质呈隐痛、钝痛、刺痛，常位于患侧胸部、腋下，可因咳嗽或呼吸而加重(C)，故 11 题选择 C。含化硝酸甘油减轻(B)是指硝酸甘油通过扩张外周静脉和小动脉，减少回心血量，降低前负荷，同时增加心肌营养供应，从而缓解胸痛，是心绞痛、心肌梗死的胸痛特点。压迫加剧(D)可见于多种致胸痛的疾病。进食加剧(E)是由于刺激性食物刺激食管炎性区域导致，常见于一些食管疾病，故 12 题选择 E。精神紧张诱发(A)是指精神紧张状态导致的脏器血供相对不足，多见于心绞痛，也可见于食管疾病。

13.【参考答案】E

【解析】干性胸膜炎是结核性胸膜炎的早期表现，病理表现为胸膜充血、水肿，表面有少量纤维蛋白性渗出物，多发生于青壮年，胸痛性质呈隐痛、钝痛、刺痛，常位于患侧胸部、腋下，可因咳嗽或呼吸而加重，故选择 E。

14～15【参考答案】C　E

【解析】反流性食管炎胸痛在服用抗酸剂后减轻或消失，故 14 题选择 C。胸痛伴面色苍白、大汗、血压下降或休克多考虑急性心肌梗死、主动脉夹层或大块肺栓塞等，故 15 题选择 E。

16.【参考答案】C

【解析】心绞痛常呈压榨样痛，可伴有窒息感，故选择 C。

17～18【参考答案】A　D

【解析】腹痛伴腹泻，见于急性胃肠炎、急性肠炎、急性细菌性痢疾，以及慢性胰腺及肝脏疾病的吸收不良等，故 17 题选择 A。急性胰腺炎发作前常有暴饮暴食、酗酒史，故 18 题选择 D。

19.【参考答案】D

【解析】剑突下钻顶样痛是胆道蛔虫梗阻的特征，故选择 D。

20.【参考答案】B

【解析】腹痛伴腹胀、呕吐、停止排便排气，提示肠梗阻，故选择 B。

21～22【参考答案】B　E

【解析】急性阑尾炎早期疼痛在脐周或上腹部，数小时后转移至右下腹，故 21 题选择 B。急性腹膜炎由胃、肠穿孔引起者最常见，伴有腹部压痛、反跳痛与腹肌紧张，肠蠕动音减弱或消失，故 22 题选择 E。

23.【参考答案】B

【解析】急性腹膜炎由胃、肠穿孔引起者最常见，伴有腹部压痛、反跳痛与腹肌紧张，肠蠕动音减弱或消失，故选择 B。

24～25【参考答案】A　D

【解析】腹痛伴黄疸提示肝、胆、胰腺疾病以及急性溶血等，故 24 题选择 A。腹痛伴休克常见于腹腔内脏大出血、急性胃肠穿孔、急性心肌梗死、中毒性菌痢等，故 25 题选择 D。

26～27【参考答案】B　D

【解析】消化性溃疡可出现呕血与黑便，伴慢性、周期性、节律性上腹痛，故 26 题选择 B；肝硬化门静脉高压可出现呕血与黑便伴腹壁静脉曲张、腹水、脾肿大，故 27 题选择 D。

28.【参考答案】B

【解析】多见于会厌、喉头疾患或气管受压，见于小儿，多为急性喉炎。C 选项见于主动脉瘤、纵隔肿瘤和肺癌压迫气管等。D 选项见于声带炎、喉结核、喉癌与喉返神经麻痹等。E 选项见于极度衰弱或声带麻痹。鸡鸣样吼声是百日咳咳嗽的特点，故选择 B。

29.【参考答案】A

【解析】①咳嗽声音嘶哑，见于急性喉炎、声带炎、喉结核、喉癌与喉返神经麻痹等，故选择 A；②金属音调咳嗽声音高亢，见于主动脉瘤、纵隔肿瘤和肺癌压迫气管等；③鸡鸣样咳嗽，呈阵发性、连续咳嗽伴有回声，见于会厌、喉部疾患，气管受压和百日咳等；④咳声低微甚或无声，见于极度衰弱或声带麻痹。

30～31【参考答案】A　B

【解析】金属调的咳嗽可由于纵隔肿瘤或支气管癌等直接压迫气管所致，故 30 题选择 A。带有鸡鸣样吼声常见于百日咳,故 31 题选择 B。

32.【参考答案】A

【解析】急性左心衰竭咳嗽、咳痰和咯血:咳嗽是较早发生的症状,常发生在夜间,坐位或立位时咳嗽可减轻或停止。痰通常为浆液性,呈白色泡沫状,有时痰内带血丝,如肺毛细血管压很高,或有肺水肿时,血浆外渗进入肺泡,可有粉红色泡沫样痰。故选择 A。

33~34【参考答案】E　D

【解析】肺结核常出现咳嗽,咯血伴低热,盗汗,故 33 题选择 E。支气管扩张症常出现咳嗽,咯血伴大量脓痰,故 34 题选择 D。

35.【参考答案】D

【解析】肺栓塞是指肺动脉及其分支由栓子阻塞,使其相应供血肺组织血流中断,肺组织发生坏死的病理改变,称为肺梗死,故选择 D。

36.【参考答案】B

【解析】引起咯血的原因据文献报道有 130 多种,一般较常见的是支气管疾病、肺部疾病、心脏病及某些全身性疾病。在我国临床上肺结核咯血仍是最常见的咯血原因之一,占所有咯血总数的 60%~92.4%。故选择 B。

37~38【参考答案】B　D

【解析】咯血量大而骤然停止可见于支气管扩张症,故 37 题选择 B。多次少量反复咯血见于肺癌,故 38 题选择 D。

39.【参考答案】A

【解析】肺源性呼吸困难可分为吸气性呼吸困难、呼气性呼吸困难及混合性呼吸困难。吸气性呼吸困难主要特点是吸气显著费力,严重者吸气时可见"三凹征",常见于喉部、气管、大支气管的狭窄与阻塞,气管肿瘤(A 对)可引起气管的阻塞,故引起吸气性呼吸困难,故选择 A。呼气性呼吸困难主要特点为呼气费力、呼气缓慢、呼气时间明显延长,常伴呼气性哮鸣音,常见于慢性阻塞性肺气肿(B 错)、支气管哮喘(C 错)、弥漫性泛细支气管炎等。混合性呼吸困难主要特点为吸气期及呼气期均感呼吸费力、呼吸频率增快、深度变浅,可伴有呼吸音异常或病理性呼吸音,常见于气胸(D 错)、大面积肺不张(E 错)、重症肺炎、重症肺结核等。

40.【参考答案】B

【解析】左心功能不全发生夜间阵发性呼吸困难的机制是:①肺淤血使肺内气体弥散功能降低,以及肺泡弹性减退使肺活量减少所致的肺换气功能障碍(B 对,A 错);②肺泡张力增高,刺激牵张感受器以及肺循环压力升高对呼吸中枢的反射性刺激(D 错)。酸中毒(E 错)为中毒性呼吸困难的表现。故选择 B。

41.【参考答案】A

【解析】支气管哮喘表现为呼气性呼吸困难(A 对)。吸气性呼吸困难常见于喉部、气管、大支气管的狭窄与阻塞(B 错)。混合性呼吸困难见于重症肺炎、重症肺结核、大面积肺栓塞、弥漫性肺间质疾病、大量胸腔积液、气胸、广泛性胸膜增厚等(C 错)。阵发性呼吸困难见于左心衰等(D 错)。腹式呼吸消失见于腹膜炎症、腹水、急性腹痛等(E 错)。故选择 A。

42.【参考答案】B

【解析】中毒性呼吸困难、代谢性酸中毒可导致血中代谢产物增多,刺激颈动脉窦、主动脉体化学受体或直接兴奋刺激呼吸中枢引起呼吸困难。其主要表现为:①有引起代谢性酸中毒的基础病因,如尿毒症、糖尿病酮症等;②出现深长而规则的呼吸,可伴有鼾音,称为酸中毒大呼吸。故选择 B。

43~44【参考答案】E　C

【解析】中毒性呼吸困难、代谢性酸中毒可导致血中代谢产物增多,刺激颈动脉窦、主动脉体化学受体或直接兴奋刺激呼吸中枢引起呼吸困难。其主要表现为:①有引起代谢性酸中毒的基础病因,如尿毒症、糖尿病酮症等;②出现深长而规则的呼吸,可伴有鼾音,称为酸中毒大呼吸。比奥呼吸:即间停呼吸,是一种病理性的周期性呼吸,表现为一次或多次强呼吸后,继以长时间呼吸停止,之后又再次出现数次强呼吸,周期持续时间为10~60 秒。多数发生于中枢神经系统疾病,为临终前危急征象。故 43 题选择 E,44 题选择 C。

45~46【参考答案】D　A

【解析】劳累性呼吸困难在体力活动时出现或加重,休息时减轻或缓解,见于慢性阻塞性肺气肿,故 45 题选择 D。吸气性呼吸困难表现为胸骨上窝、锁骨上窝、肋间隙在吸气时明显凹陷,称为"三凹征",常伴有频繁干咳及高调的吸气性喘鸣音,见于急性喉炎、喉水肿、喉痉挛、白喉、喉癌、气管异物、支气管肿瘤或气管受压等,

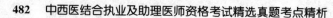

故 46 题选择 A。

47.【参考答案】D

【解析】吸气性呼吸困难表现为胸骨上窝、锁骨上窝、肋间隙在吸气时明显凹陷,称为"三凹征",常伴有频繁干咳及高调的吸气性喘鸣音,见于急性喉炎、喉水肿、喉痉挛、白喉、喉癌、气管异物、支气管肿瘤或气管受压等,故选择 D。

48.【参考答案】B

【解析】肺心病易出现心源性哮喘,故选择 B。

49.【参考答案】E

【解析】甲状腺功能减退可出现粘液性水肿面容,故选择 E。

50.【参考答案】D

【解析】心源性水肿特点是下垂性水肿,严重者可出现胸水、腹水等,常伴有呼吸困难、心脏扩大、心率加快、颈静脉怒张、肝颈静脉回流征阳性等表现,故选择 D。

51.【参考答案】A

【解析】甲状腺功能减退可出现粘液性水肿面容,故选择 A。

52.【参考答案】A

【解析】心源性水肿特点是下垂性水肿,严重者可出现胸水、腹水等,常伴有呼吸困难、心脏扩大、心率加快、颈静脉怒张、肝颈静脉回流征阳性等表现,故选择 A。

53.【参考答案】D

【解析】呕吐可分为反射性呕吐、中枢性呕吐及前庭障碍性呕吐。洋地黄中毒(B 对)、尿毒症(C 对)、妊娠反应(E 对)、高血压脑病(A 对)引起的呕吐均为中枢性呕吐。胆囊炎(D 错,为本题正确答案)引起的呕吐为反射性呕吐。

54.【参考答案】A

【解析】呕吐可分为反射性呕吐、中枢性呕吐和前庭障碍性呕吐。反射性呕吐,即周围性呕吐,包括①咽部受到刺激(E 对);②胃、十二指肠疾病:如急性胃炎(B 对)、消化性溃疡及穿孔(C 对)等;③肠道疾病;④肝胆胰疾病:如急性肝炎、急慢性胆囊炎(D 对)等;⑤腹膜级肠系膜疾病等。洋地黄中毒引起的呕吐为中枢性呕吐,故选择 A。

55.【参考答案】C

【解析】中枢性呕吐,(1)中枢神经系统疾病:①脑血管疾病:如高血压脑病、脑梗死、脑出血、椎-基底动脉供血不足等。②感染:如脑炎、脑膜炎、脑脓肿、脑寄生虫等。(2)全身疾病:①感染。②内分泌与代谢紊乱:如早孕反应、甲状腺危象、Addison 病危象、糖尿病酮症酸中毒、水电解质及酸碱平衡紊乱等。③其他:如休克、缺氧、中暑、急性溶血。(3)药物反应与中毒:如洋地黄、吗啡、雌激素、雄激素、环磷酰胺以及有机磷中毒、毒蕈中毒、酒精中毒、食物中毒等,故选择 C。

56.【参考答案】C

【解析】呕血呈暗红色的原因是血红蛋白与胃酸结合而变性,故选择 C。

57.【参考答案】A

【解析】上消化道大出血前三位的病因是:消化性溃疡、食管与胃底静脉曲张破裂、急性胃黏膜病变,故选择 A。

58.【参考答案】B

【解析】溶血性黄疸,血中非结合胆红素增加(C 错),结合胆红素不增加,故直接迅速反应阴性(A 错);尿胆原阳性(D 错),但尿中结合胆红素阴性(B 对);粪胆原增加,粪色加深(E 错)。故选择 B。

59.【参考答案】

【解析】引起黄疸的原因包括溶血性黄疸、肝细胞性黄疸、胆汁淤积性黄疸、先天性非溶血性黄疸。肝细胞性黄疸多由各种肝细胞严重损害的疾病引起,如急性甲型肝炎(B 对)、中毒性肝炎(C 对)、钩端螺旋体病(D 对)、肝癌(E 对)等。疟疾(A)不可引起肝细胞性黄疸,恶性疟疾时,红细胞大量破坏,发生 DIC,可出现溶血性黄疸。故选择 A。

60.【参考答案】B

【解析】肝细胞性黄疸临床表现黄疸呈浅黄至深黄,有乏力、食欲下降、恶心呕吐甚至出血等肝功能受损的症状及肝脾肿大等体征。实验室检查特点:血清结合及非结合胆红素均增多。尿中尿胆原通常增多,尿胆红素阳性。大便颜色通常改变不明显。有转氨酶升高等肝功能受损的表现,故选择 B。

61.【参考答案】D

【解析】以非结合胆红素为主,结合胆红素一般正常,尿胆原增多,尿胆红素阴性,具有溶血性贫血的改变,如贫血、网织红细胞增多、血红蛋白尿、骨髓红细胞系增生旺盛等,故选择 D。

62.【参考答案】E

【解析】溶血性黄疸实验室检查特点:血清总胆红素增多,以非结合胆红素为主,结合胆红素一般正常,尿胆原增多,尿胆红素阴性,具有溶血性贫血的改变,如贫血、网织红细胞增多、血红蛋白尿、骨髓红细胞系增生旺盛等,故选择 E。

63.【参考答案】A

【解析】尿毒症无发热,意识障碍,可出现呕吐;癫痫无发热,伴牙关紧闭,四肢抽搐,可有呕吐和意识障碍;有机磷农药中毒无发热,可有意识障碍且呕吐有农药味;先天性心脏病一般无发热、呕吐和意识障碍,但可出现发绀、呼吸困难。故选择 A。

64.【参考答案】B

【解析】一度房室传导阻滞不会导致意识障碍,故选择 B。

65.【参考答案】A

【解析】谵妄是一种以兴奋性增高为主的高级神经中枢急性活动失调状态,是在意识模糊(D 对)的同时表现有定向力障碍及自身认识障碍,并产生大量的幻觉、错觉(E 对)、躁动不安(C 对)、谵语(言语杂乱)(B 对)等,意识大部分丧失(A 错,为本题正确答案)为昏迷的表现。

66.【参考答案】A

【解析】嗜睡是最轻的意识障碍,患者处于病理的睡眠状态,表现为持续性的睡眠。轻刺激如推动或呼唤患者,可被唤醒,醒后能回答简单的问题或做一些简单的活动,但反应迟钝,刺激停止后,又迅速入睡。故选择 A。

第二单元 问 诊

1.【参考答案】D
【解析】主诉是患者就诊时最主要、最明显的症状或(和)体征,以及持续时间,故选择 D。

2.【参考答案】A
【解析】主诉是患者就诊时最主要、最明显的症状或(和)体征,以及持续时间,故选择 A。

3.【参考答案】D
【解析】主诉是患者就诊时最主要、最明显的症状或(和)体征,以及持续时间,故选择 D。

4.【参考答案】B
【解析】主诉是患者就诊时最主要、最明显的症状或(和)体征,以及持续时间,故选择 B。

5.【参考答案】E
【解析】本题属记忆内容,记住即可。
现病史包括以下几个方面:①起病情况:起病时间、起病急缓、有无病因或诱因等。②主要症状特征:包括症状的部位、性质、持续时间和程度等。③病因和诱因:应询问与本次发病有关的病因(如外伤、中毒、感染、遗传、变态反应等)和诱因(如气候变化、环境改变、情绪激动或抑郁、饮食起居失调等)。④病情发展与演变过程:起病后主要症状的变化是持续性的还是发作性的,是进行性加重还是逐渐好转,缓解或加重的因素等。⑤伴随症状。⑥诊治经过。⑦患者的一般情况。家族成员患同样疾病的情况属于家族史,故选择 E。

6.【参考答案】C
【解析】本题属记忆内容,记住即可。
个人史包括:①社会经历:出生地、居住地区和居留时间、受教育程度、经济生活和业余爱好。②职业和工作条件:工种、劳动环境、对工业毒物的接触情况及时间。③习惯与嗜好:起居与卫生习惯、饮食的规律与质量、烟酒嗜好与摄入量,以及异嗜癖和麻醉毒品等。④冶游史。故选择 C。

7.【参考答案】C
【解析】本题属记忆内容,记住即可。
现病史包括以下几个方面:①起病情况:起病时间、起病急缓、有无病因或诱因等。②主要症状特征:包括症状的部位、性质、持续时间和程度等。③病因和诱因:应询问与本次发病有关的病因(如外伤、中毒、感染、遗传、变态反应等)和诱因(如气候变化、环境改变、情绪激动或抑郁、饮食起居失调等)。④病情发展与演变过程:起病后主要症状的变化是持续性的还是发作性的,是进行性加重还是逐渐好转,缓解或加重的因素等。⑤伴随症状。⑥诊治经过。⑦患者的一般情况。故选择C。

8.【参考答案】E

【解析】本题属记忆内容,记住即可。

现病史包括以下几个方面:①起病情况:起病时间、起病急缓、有无病因或诱因等。②主要症状特征:包括症状的部位、性质、持续时间和程度等。③病因和诱因:应询问与本次发病有关的病因(如外伤、中毒、感染、遗传、变态反应等)和诱因(如气候变化、环境改变、情绪激动或抑郁、饮食起居失调等)。④病情发展与演变过程:起病后主要症状的变化是持续性的还是发作性的,是进行性加重还是逐渐好转,缓解或加重的因素等。⑤伴随症状。⑥诊治经过。⑦患者的一般情况。

既往史包括患者既往的健康状况和过去曾经患过的疾病(包括各种传染病)、外伤手术、预防接种、过敏史等,尤其是与现病有密切关系的疾病的历史。故选择E。

9.【参考答案】E

【解析】本题属记忆内容,记住即可。

既往史包括患者既往的健康状况和过去曾经患过的疾病(包括各种传染病)、外伤手术、预防接种、过敏史等,尤其是与现病有密切关系的疾病的历史。E选项属于个人史,故选择E。

10.【参考答案】A

【解析】本题属记忆内容,记住即可。

既往史包括患者既往的健康状况和过去曾经患过的疾病(包括各种传染病)、外伤手术、预防接种、过敏史等,尤其是与现病有密切关系的疾病的历史。

个人史包括:①社会经历:出生地、居住地区和居留时间、受教育程度、经济生活和业余爱好。②职业和工作条件:工种、劳动环境、对工业毒物的接触情况及时间。③习惯与嗜好:起居与卫生习惯、饮食的规律与质量、烟酒嗜好与摄入量,以及异嗜癖和麻醉毒品等。④冶游史。故选择A。

第三单元　检体诊断

1.【参考答案】C

【解析】深部滑行触诊主要适用于腹腔深部包块和胃肠病变的检查,故选择C。

2.【参考答案】E

【解析】过清音属于鼓音范畴的一种变音,介于鼓音与清音之间,音调较清音低,音响较清音强。过清音的出现提示肺组织含气量增多、弹性减弱,临床常见于肺气肿,故选择E。

3.【参考答案】C

【解析】刺激性蒜味见于有机磷农药中毒,故选择C。浓烈的酒味见于酒后或醉酒,烂苹果味见于糖尿病酮症酸中毒,氨味见于尿毒症,腥臭味见于肝性脑病。

4~5【参考答案】A　E

【解析】粪臭味见于肠梗阻,故4题选择A。烂苹果味见于糖尿病酮症酸中毒。浓烈的酒味见于酒后或醉酒,刺激性蒜味见于有机磷农药中毒,氨味见于尿毒症,腥臭味见于肝性脑病。呕吐物闻到浓烈的酸味见于幽门梗阻,故5题选择E。

6.【参考答案】A

【解析】本题属记忆内容,记住即可。

口腔温度正常值为36.3~37.2℃。肛门温度正常值为36.5~37.7℃。腋下温度正常值为36~37℃。故选择A。

7.【参考答案】D

【解析】本题属记忆内容,记住即可。

正常人呼吸运动的频率为16~18次/分,与脉搏之比约为1:4,节律均匀而整齐。故选择D。

8~9【参考答案】B　C

【解析】主动脉瓣关闭不全多表现水冲脉,故8题选择B。缩窄性心包炎多表现奇脉,故9题选择C。

10~11【参考答案】B　D

【解析】本题属记忆内容，记住即可。

高血压的诊断标准：未服抗高血压药的情况下，收缩压≥140 mmHg 和（或）舒张压≥90 mmHg，即为高血压。

高血压分级：1 级高血压（轻度）140~159 mmHg（或）90~99 mmHg；2 级高血压（中度）160~179 mmHg 和（或）100~109 mmHg；3 级高血压（重度）≥180 mmHg 和（或）≥110 mmHg。单纯收缩期高血压≥140 mmHg 和＜90 mmHg。

故 10 题选择 B，11 题选择 D。

12.【参考答案】B

【解析】本题属记忆内容，记住即可。

未服抗高血压药的情况下，收缩压≥140 mmHg 和（或）舒张压≥90 mmHg，即为高血压。血压低于 90/60 mmHg 时，称为低血压。故选择 B。

13.【参考答案】B

【解析】2 级高血压收缩压为 160~179 mmHg 或（和）舒张压 100~109 mmHg，故选择 B。

14.【参考答案】A

【解析】正常人两上肢血压可有 5~10 mmHg 的差别，下肢血压较上肢高 20~40 mmHg，故选择 A。

15~16【参考答案】C　D

【解析】甲亢面容可见眼裂增大、眼球突出、目光闪烁、呈惊恐貌、兴奋不安、烦躁易怒，见于甲状腺功能亢进症，故 15 题选择 C。二尖瓣面容可见面色晦暗，双颊紫红、口唇轻度发绀，见于风湿性心瓣膜病、二尖瓣狭窄，故 16 题选择 D。

17.【参考答案】C

【解析】二尖瓣面容可见面色晦暗，双颊紫红、口唇轻度发绀，见于风湿性心瓣膜病、二尖瓣狭窄，故选择 C。

18.【参考答案】C

【解析】被动体位患者不能随意调整或变换体位，需别人帮助才能改变体位，见于极度衰弱或意识丧失的患者，故选择 C。

19.【参考答案】B

【解析】强迫侧卧位：通过侧卧于患侧，以减轻疼痛，且有利于健侧代偿呼吸，见于一侧胸膜炎及大量胸腔积液，故选择 B。

20.【参考答案】D

【解析】强迫侧卧位通过侧卧于患侧，以减轻疼痛，且有利于健侧代偿呼吸，见于一侧胸膜炎及大量胸腔积液，故选择 D。

21~22【参考答案】C　A

【解析】慌张步态步行时头及躯干前倾，步距较小，起步动作慢，但行走后越走越快，有难以止步之势，见于震颤麻痹，故 21 题选择 C。醉酒步态行走时重心不稳，左右摇晃，状如醉汉，见于小脑病变、酒精中毒、药物中毒等，故 22 题选择 A。

23~24【参考答案】C　B

【解析】醉酒步态行走时重心不稳，左右摇晃，状如醉汉，见于小脑病变、酒精中毒等。慌张步态步行时头及躯干前倾，步距较小，起步动作慢，但行走后越走越快，有难以止步之势，见于震颤麻痹。划圈样步态即痉挛性偏瘫步态：瘫痪侧上肢内收、旋前，指、肘、腕关节屈曲，无正常摆动；下肢伸直并外旋，举步时将患侧骨盆抬高以提起瘫痪侧下肢，然后以髋关节为中心，脚尖拖地，向外划半个圆圈并跨前一步，故又称划圈样步态，多见于急性脑血管疾病的后遗症。共济失调步态起步时一脚高抬，骤然垂落，且双目向下注视，两脚间距很宽，以防身体倾斜，闭目时不能保持平衡，见于小脑或脊髓后索病变，如脊髓痨。剪刀步态 双下肢肌张力过高，行走时两腿交叉呈剪刀状，见于脑瘫或截瘫患者。故 23 题选择 C，故 24 题选择 B。

25.【参考答案】D

【解析】蜘蛛痣是皮肤小动脉末端分支扩张所形成的血管痣。蜘蛛痣出现部位多在上腔静脉分布区，如面、颈、手背、上臂、前胸和肩部等处，故选择 D。

26~27【参考答案】E　B

【解析】玫瑰疹是一种鲜红色的圆形斑疹,直径2~3 mm,由病灶周围的血管扩张所形成,压之退色,松开时又复现,多出现于胸腹部,对伤寒或副伤寒具有诊断意义,故26题选择E。斑疹只是局部皮肤发红,一般不高出皮肤,见于麻疹初起、斑疹伤寒、丹毒、风湿性多形性红斑等,故27题选择B。

28.【参考答案】D

【解析】全身淋巴结肿大可遍及全身表浅的淋巴结,大小不等,无粘连,常见于急慢性白血病、淋巴瘤、传染性单核细胞增多症、系统性红斑狼疮及某些病毒性感染(如风疹等),故选择D。

29.【参考答案】A

【解析】腮腺管开口部位在上颌第2白齿相对应的颊黏膜上,故选择A。

30.【参考答案】B

【解析】呆小症:小颅同时伴有智力障碍(痴呆症)。先天性梅毒:方颅。脑积水:巨颅。C、E选项的头颅几乎为正常。故选择B。

31.【参考答案】E

【解析】双侧眼睑闭合不全常见于甲状腺功能亢进症,故选择E;单侧眼睑闭合不全常见于面神经麻痹。

32.【参考答案】C

【解析】瞳孔扩大(>5 mm)见于外伤、青光眼绝对期、视神经萎缩、完全失明、濒死状态、颈交感神经刺激和阿托品、可卡因等药物影响,故选择C。

33.【参考答案】B

【解析】自发性眼球震颤见于耳源性眩晕及小脑疾患等,故选择B。

34.【参考答案】C

【解析】鼻腔完全阻塞,鼻梁宽平如蛙状,为蛙状鼻,见于肥大鼻息肉患者,故选择C。

35.【参考答案】C

【解析】颈静脉搏动见于三尖瓣关闭不全,故选择C。

36.【参考答案】B

【解析】安静状态下出现明显的颈动脉搏动,提示心排血量增加或脉压增大,常见于发热、甲状腺功能亢进症、高血压、主动脉瓣关闭不全或严重贫血等,故选择B。

37.【参考答案】D

【解析】甲亢时肿大的甲状腺质地多较柔软,可触及细震颤。由于血管增多、增粗,血流增速,常可听到连续性血管杂音。故选择D。

38.【参考答案】C

【解析】甲状腺肿大可分为三度:Ⅰ度,不能看出肿大,但能触及;Ⅱ度,能看到肿大,又能触及,但在胸锁乳突肌以内;Ⅲ度,超过胸锁乳突肌。故选择C。

39.【参考答案】D

【解析】当一侧肺不张、胸膜增厚及粘连、肺硬化时,气管被牵拉向患侧,故选择D。

40~41【参考答案】B D

【解析】气管居中见于慢性阻塞性肺气肿,故40题选择B。当一侧大量胸腔积液、积气、闭合性气胸、纵隔肿瘤或有不匀称的甲状腺肿大时,可将气管推向健侧,故41题选择D。

42.【参考答案】A

【解析】当一侧肺不张、胸膜增厚及粘连、肺硬化时,气管被牵拉向患侧,故选择A。

43~44【参考答案】D E

【解析】乳房外表发红、肿胀并伴疼痛、发热者,见于急性乳腺炎,故43题选择D。乳头有血性分泌物见于乳管内乳头状瘤,故44题选择E。

45~46【参考答案】E C

【解析】呼吸幅度加深见于严重代谢性酸中毒时,病人可以出现节律匀齐,呼吸深而大(吸气慢而深,呼气短促),不感呼吸困难的呼吸,称为库斯莫尔呼吸(酸中毒大呼吸),见于尿毒症、糖尿病酮症酸中毒等,故45题选择E。间停呼吸:表现为有规律的深度相等的几次呼吸之后,突然停止呼吸,间隔一个短时间后又开始深度相同的呼吸,如此周而复始。间停呼吸的发生机制与潮式呼吸一样,但病情较潮式呼吸更为严重,常为临终前的危急征象,故46题选择C。

47.【参考答案】E

【解析】语颤减弱或消失主要见于以下几种情况：①肺泡内含气量增多：如肺气肿及支气管哮喘发作时。②支气管阻塞：如阻塞性肺不张、气管内分泌物增多。③胸壁距肺组织距离加大：如胸腔积液、气胸、胸膜高度增厚及粘连、胸壁水肿或高度肥厚、胸壁皮下气肿。④体质衰弱：因发音较弱而语颤减弱。大量胸腔积液、严重气胸时，语颤可消失。故选择 E。

48.【参考答案】B

【解析】语颤减弱或消失主要见于以下几种情况：①肺泡内含气量增多：如肺气肿及支气管哮喘发作时。②支气管阻塞：如阻塞性肺不张、气管内分泌物增多。③胸壁距肺组织距离加大：如胸腔积液、气胸、胸膜高度增厚及粘连、胸壁水肿或高度肥厚、胸壁皮下气肿。④体质衰弱：因发音较弱而语颤减弱。大量胸腔积液、严重气胸时，语颤可消失。故选择 B。

49.【参考答案】C

【解析】语颤增强见于以下几种情况：①肺实变：见于肺炎链球菌肺炎、肺梗死、肺结核、肺脓肿及肺癌等。②压迫性肺不张：见于胸腔积液上方受压而萎瘪的肺组织及受肿瘤压迫的肺组织。③较浅而大的肺空洞：见于肺结核、肺脓肿、肺肿瘤所致的空洞。故选择 C。

50.【参考答案】A

【解析】振水音一般提示幽门梗阻，其他均为正常的叩诊音，故选择 A。

51.【参考答案】E

【解析】实音（重浊音或绝对浊音）是一种音调较浊音更高、音响更弱、振动时间更短的非乐音。生理情况下，见于叩击不含气的实质脏器，如心脏、肝脏；病理状态下，见于大量胸腔积液或肺实变等，故选择 E。

52.【参考答案】C

【解析】过清音属于鼓音范畴的一种变音，介于鼓音与清音之间，音调较清音低，音响较清音强。过清音的出现提示肺组织含气量增多、弹性减弱，临床常见于肺气肿，故选择 C。

53.【参考答案】A

【解析】考查的是病理性支气管呼吸音概念的理解及各种呼吸音的分布位置。病理性支气管呼吸音即是指在正常肺泡呼吸音分布的区域内听到了支气管呼吸音，故此呼吸音应分布在正常肺泡呼吸音所在部位。正常支气管呼吸音可在喉部、胸骨上窝、背部第 6 颈椎至第 2 颈椎附近，正常支气管肺泡呼吸音分布在胸骨角附近，肩胛区的第 3、4 胸椎水平及右肺尖。除了上述部位，均可听到正常肺泡呼吸音，故选择 A。

54.【参考答案】D

【解析】干啰音性质多变且部位变换不定，如咳嗽后可以增多、减少、消失或出现，多为黏稠分泌物移动所致。故选择 D。

55.【参考答案】E

【解析】两肺都出现干啰音，见于急慢性支气管炎、支气管哮喘、支气管肺炎、心源性哮喘等，故选择 E。

56.【参考答案】B

【解析】湿啰音两肺散在性分布，常见于支气管炎、支气管肺炎、血行播散型肺结核、肺水肿，故选择 B。

57.【参考答案】A

【解析】干啰音是支气管有病变的表现，如两肺都出现干啰音，见于急慢性支气管炎、支气管哮喘、支气管肺炎、心源性哮喘等。局限性干啰音是由局部支气管狭窄所致，常见于支气管局部结核、肿瘤、异物或黏稠分泌物附着。局部而持久的干啰音见于肺癌早期或支气管内膜结核。故选择 A。

58.【参考答案】A

【解析】胸膜摩擦音是干性胸膜炎的重要体征，故选择 A。

59.【参考答案】A

【解析】气胸时，器官向健侧移位，患侧胸廓隆起，叩诊呈过清音或鼓音，听诊呼吸音减弱或消失；左侧肺不张见一侧或局限性胸廓凹陷；肺炎仅有胸廓呼吸运动幅度减少，轻度叩浊音，呼吸音减低及胸膜摩擦音，肺实变时叩浊音，触觉语颤增强并可闻及支气管呼吸音；肺气肿见桶状胸，叩诊过清音，心浊音界缩小，肺下界和肝浊音界下降，两肺呼吸音减弱，部分患者可及干、湿啰音；大量胸腔积液时，患侧胸廓饱满，触觉语颤减弱，局部叩浊音，呼吸音减弱或消失，可伴有气管、纵隔向健侧移位。故选择 A。

60～61【参考答案】C　D

【解析】肺不张：①望诊患侧胸廓下陷，肋间隙变窄，呼吸动度减弱或消失；②触诊气管移向患侧，语颤减弱或消失；③叩诊患侧呈浊音或实音；④听诊呼吸音消失，听觉语音减弱或消失。

肺实变听诊时为支气管呼吸音;肺气肿叩诊为过清音;压迫性肺不张可叩诊成鼓音,呼吸音是支气管呼吸音;气胸时病侧呼吸动度减弱伴叩诊为鼓音,呼吸音消失;胸膜增厚时病侧呼吸动度减弱伴叩诊为浊音,呼吸音消失。故 60 题选择 C。

气胸:①望诊患侧胸廓饱满,肋间隙增宽,呼吸动度减弱或消失。②触诊气管移向对侧,患侧语音震颤减弱或消失。③叩诊患侧呈鼓音。左侧气胸时,心界叩不出;右侧气胸时,FF 浊音界下移。④听诊患侧呼吸音减弱或消失。故 61 题选择 D。

62.【参考答案】A

【解析】心前区隆起主要见于以下疾病:①某些先天性心脏病(如法洛四联症、肺动脉瓣狭窄等),在儿童时期患心脏病其心脏显著增大时,可致心前区隆起;②慢性风湿性心脏病伴右心室增大者;③伴大量渗液的儿童期心包炎。故选择 A。

63.【参考答案】B

【解析】左心室增大,心脏浊音界向左下扩大,心尖搏动向左下方向移,多见于主动脉瓣关闭不全、高血压心脏病等,此类为常识题,加以推理,较易,故选择 B。

64.【参考答案】B

【解析】左心室肥大、甲亢、重症贫血、发热等疾病时心尖搏动增强,故选择 B。

65~66【参考答案】B　D

【解析】高血压性心脏病可导致显著左心室肥大,所以会有抬举性心尖搏动,故 65 题选择 B。粘连性心包炎时可出现负性心尖搏动,故 66 题选择 D。

67.【参考答案】B

【解析】左心室增大,心脏浊音界向左下扩大,心尖搏动向左下方向移,多见于主动脉瓣关闭不全、高血压心脏病等,此类为常识题,加以推理,较易,故选择 B。

68.【参考答案】A

【解析】可在心前区或胸骨左缘第 3、4 肋间触及,多呈收缩期和舒张期双相的粗糙摩擦感,以收缩期、前倾体位和呼气末(使心脏靠近胸壁)更为明显。故选择 A。

69.【参考答案】B

【解析】在胸骨左缘第 3、4 肋间触及收缩期震颤,为室间隔缺损,胸骨右缘第 2 肋间触及收缩期震颤见于主动脉狭窄,胸骨左缘第 2 肋间触及收缩期震颤见于肺动脉瓣狭窄,心尖部触及舒张期震颤为左房室瓣狭窄,胸骨左缘第 2 肋间触及连续性震颤为动脉导管未闭,故选择 B。

70.【参考答案】B

【解析】心浊音界的改变受心脏本身病变和心脏以外因素的影响。心脏以外因素可以造成心脏移位或心浊音界改变。如一侧大量胸腔积液或气胸,可使心界移向健侧。一侧胸膜粘连、增厚与肺不张则使心界移向病侧。大量腹水或腹腔巨大肿瘤可使膈肌抬高、心脏横位,以致心界向左增大等。肺气肿时心浊音界变小,故选择 B。

71.【参考答案】A

【解析】心浊音界向左下增大,心腰加深,心界似靴形见于左心室增大,如高血压性心脏病、主动脉瓣关闭不全等;心浊音界向两侧增大,且左界向左下增大,称普大型,见于左、右心室增大,如扩张型心肌病等;胸骨左缘第 2、3 肋间心界增大,心腰更为丰满或膨出,心界如梨形,见于二尖瓣狭窄等;心包积液时候两侧增大,相对、绝对浊音界几乎相同,并随体位而改变,坐位时心界呈三角形烧瓶样,卧位时心底部浊音增宽。故选择 A。

72.【参考答案】A

【解析】左心房增大或合并肺动脉段扩大:心腰部饱满或膨出,心脏浊音区呈梨形,见于二尖瓣狭窄,故选择 A。

73~74【参考答案】C　B

【解析】肺动脉瓣区在胸骨左缘第 2 肋间隙,故 73 题选择 C;主动脉瓣区位于胸骨右缘第 2 肋间隙,主动脉瓣狭窄时的收缩期杂音在此区最响,故 74 题选择 B。

75.【参考答案】C

【解析】二尖瓣狭窄听诊特点心尖部舒张期隆隆样杂音,故选择 C。

76.【参考答案】B

【解析】左心功能不全时见发绀,端坐呼吸,心尖冲动向左下移位,交替脉,心浊音区向左下扩大,听诊心率增快,心尖部第一心音减弱,肺动脉瓣区第二心音亢进并可有分裂,心尖部可有舒张期奔马律,故选择 B。

77.【参考答案】C

【解析】房间隔缺损常见第二心音固定分裂,故选择 C。

78.【参考答案】C

【解析】舒张早期奔马律为病理性第三心音,又称第三心音奔马律或室性奔马律。在心尖部容易听到,提示心脏有严重的器质性病变,见于各种原因的心力衰竭,故选择 C。

79.【参考答案】D

【解析】舒张早期奔马律为病理性第三心音,又称第三心音奔马律或室性奔马律。在心尖部容易听到,提示心脏有严重的器质性病变,见于各种原因的心力衰竭,故选择 D。

80~81【参考答案】C　B

【解析】完全性房室传导阻滞出现大炮音,故 80 题选择 C。心房颤动出现第一心音强弱不等,故 81 题选择 B。

82.【参考答案】A

【解析】主动脉瓣有 2 个听诊区:①主动脉瓣区:位于胸骨右缘第 2 肋间隙,主动脉瓣狭窄时的收缩期杂音在此区最响;②主动脉瓣第二听诊区:位于胸骨右缘第 3、4 肋间隙,主动脉瓣关闭不全时的舒张期杂音在此区最响。故选择 A。

83~84【参考答案】B　A

【解析】主动脉瓣第二听诊区位于胸骨左缘第 3、4 肋间隙,主动脉瓣关闭不全时的舒张期杂音在此区最响,故 83 题选择 B。胸骨左缘 3、4 肋间听到响亮粗糙的收缩期杂音则可能为室间隔缺损,故 84 题选择 A。

85~86【参考答案】D　E

【解析】二尖瓣狭窄触诊:心尖搏动向左移,心尖部触及舒张期震颤,故 85 题选择 D。动脉导管未闭触诊:胸骨左缘第 2 肋间及其附近连续性震颤,故 86 题选择 E。

87.【参考答案】B

【解析】室间隔缺损胸骨左缘第 3、4 肋间听到响亮粗糙的收缩期杂音,故选择 B。

88.【参考答案】B

【解析】用手指轻压病人指甲床末端,或以干净玻片轻压病人口唇黏膜,如见到红白交替的、与病人心搏一致的节律性微血管搏动现象,称为毛细血管搏动征,主动脉瓣关闭不全可见毛细血管搏动征,故选择 B。

89.【参考答案】E

【解析】头部随脉搏呈节律性点头运动、颈动脉搏动明显、毛细血管搏动征、水冲脉、枪击音与杜氏双重杂音统称为周围血管征,它们均由脉压增大所致,常见于主动脉瓣关闭不全、发热、贫血及甲亢等,故选择 E。

90~91【参考答案】A　C

【解析】交替脉为一种节律正常而强弱交替的脉搏,为左室衰竭的重要体征,见于高血压心脏病、急性心肌梗死或主动脉瓣关闭不全等,故 90 题选择 A。奇脉指吸气时脉搏明显减弱或消失的现象,又称为吸停脉,常见于心包积液和缩窄性心包炎,是心包填塞的重要体征之一,故 91 题选择 C。

92.【参考答案】C

【解析】二尖瓣狭窄心尖部 S1 亢进,较局限的递增型舒张中晚期隆隆样杂音,可伴开瓣音,P2 亢进、分裂,肺动脉瓣区 Graham Steell 杂音。二尖瓣关闭不全心尖搏动向左下移位,常呈抬举性,心浊音界向左下扩大心尖部 S1 减弱,心尖部有 3/6 级或以上较粗糙的吹风样全收缩期杂音。故选择 C。

93.【参考答案】B

【解析】主动脉瓣关闭不全心浊音界向左下扩大,心脏呈靴形,故选择 B。

94.【参考答案】A

【解析】仰卧位时前腹壁与胸骨下端到耻骨联合的连线大致在同一水平面上,称为腹部平坦(A 对),故选择 A。腹部饱满为平卧时前腹壁稍高于肋缘与耻骨联合平面(B 错)。腹部膨隆为平卧时前腹壁明显高于肋缘与耻骨联合的平面(C 错)。腹部低平为平躺时腹部下陷,前腹壁稍低于肋缘与耻骨联合的平面(D 错)。腹部凹陷为仰卧时前腹壁明显低于肋缘与耻骨联合的平面(E 错)。

95~96【参考答案】A　B

【解析】下腔静脉梗阻时,腹壁浅静脉血流方向向上,进入上腔静脉,故 95 题选择 A。门脉高压时,腹壁曲张的静脉以脐为中心向周围伸展,肚脐以上腹壁静脉血流方向从下向上,肚脐以下腹壁静脉血流方向自上向下,故 96 题选择 B。

97.【参考答案】E

【解析】深吸气时脾脏在肋下不超过 3 cm 者为轻度肿大;超过 3 cm 但在脐水平线以上,为中度肿大;超过脐水平线或前正中线为高度肿大,又称巨脾。中度以上脾肿大时其右缘常可触及脾切迹,这一特征可与左肋下其他包块相区别。故选择 E。

98.【参考答案】E

【解析】典型的腹膜炎三联征为腹肌紧张、压痛和反跳痛,当出现反跳痛时,表明炎症已累及腹膜壁层,故反跳痛最能提示腹膜炎的存在(E 对)。肠鸣音减弱可见于腹膜炎、电解质紊乱及胃肠动力低下等(A 错)。叩出移动性浊音提示腹腔内游离腹水在 1000 mL 以上(B 错)。腹部压痛可见于腹腔内炎症、淤血、肿瘤等(C 错)。腹部触及肿块见于炎症性肿块、囊肿、肿大淋巴结以及良、恶性肿瘤等(D 错)。故选择 E。

99.【参考答案】B

【解析】胆囊点右侧腹直肌外缘与肋弓交界处即为胆囊点,故选择 B。

100.【参考答案】C

【解析】反跳痛表示炎症已波及腹膜壁层,腹肌紧张伴压痛、反跳痛称为腹膜刺激征,是急性腹膜炎的可靠体征,故选择 C。

101~102【参考答案】D C

【解析】结核性腹膜炎腹壁紧张度增加成揉面感,故 101 题选择 D。胃肠道穿孔腹部紧张度增加硬如板状,故 102 题选择 C。

103~104【参考答案】C A

【解析】胰头癌压迫胆总管导致胆囊显著肿大时无压痛,但有逐渐加深的黄疸,称库瓦济埃征阳性。医生将左手掌平放在被检者的右肋,拇指放在胆囊点,用中等压力按压腹壁,然后嘱被检者缓慢深呼吸,如果深吸气时被检者因疼痛而突然屏气,则称胆囊触痛征阳性,见于急性胆囊炎。故 103 题选择 C,104 题选择 A。

105.【参考答案】A

【解析】高度脾大,表面光滑者见于慢性粒细胞性白血病、慢性疟疾和骨髓纤维化症等,表面不平而有结节者见于淋巴瘤等;脾脓肿、脾梗死和脾周围炎时,可触到摩擦感且压痛明显,故选择 A。

106.【参考答案】D

【解析】肝癌时肝脏进行性肿大,质坚硬如石,表面呈大小不等的结节状或巨块状,高低不平,边缘不整,压痛明显,故选择 D。

107.【参考答案】D

【解析】弥漫性肝肿大见于肝炎、脂肪肝、肝淤血、早期肝硬化、白血病、血吸虫病等,故选择 D。

108.【参考答案】E

【解析】自肺开始叩诊肝脏相对浊音界时其叩诊音由清音转为浊音,故选择 E。

109.【参考答案】A

【解析】肝硬化晚期可见移动性浊音,故选择 A。

110.【参考答案】A

【解析】肝硬化腹壁静脉曲张时,其血管杂音常可被闻及的部位是上腹部,故选择 A。

111.【参考答案】D

【解析】正常人餐后或饮入多量液体时,振水音阳性。若空腹或餐后 6~8 小时以上仍有此音,则提示胃内有液体潴留,见于胃扩张、幽门梗阻及胃液分泌过多等,故选择 D。

112.【参考答案】B

【解析】肠鸣音次数多,且呈响亮、高亢的金属音,称肠鸣音亢进,见于机械性肠梗阻,故选择 B。

113.【参考答案】B

【解析】本题考腹部的外形。腹腔内有大量积液称腹水。平卧位时腹壁松弛,液体下沉于腹腔两侧,致侧腹部明显膨出扁而宽,称为蛙腹。故选择 B。

114~115【参考答案】B D

【解析】急性胆囊炎时胆囊肿大,呈囊性感,压痛明显,常有墨菲氏征阳性。正常人餐后或饮入多量液体时,振水音阳性。若空腹或餐后 6~8 小时以上仍有此音,则提示胃内有液体潴留,见于胃扩张、幽门梗阻及胃液分泌过多等,故 114 题选择 B,115 题选择 D。

116.【参考答案】E

【解析】肛门、直肠指诊对肛门直肠疾病的诊断有重要价值。指诊有剧烈触痛见于肛裂与感染;触痛并有波动感见于肛门、直肠周围脓肿;触及柔软光滑而有弹性物见于直肠息肉;触及质地坚硬、表面凹凸不平的包块应考虑直肠癌。指诊后指套带有黏液、脓液或血液,说明存在炎症并有组织破坏,故选择 E。

117～118【参考答案】B　A

【解析】杵状指(趾)常见于支气管扩张、支气管肺癌、慢性肺脓肿、脓胸以及发绀型先天性心脏病、亚急性感染性心内膜炎等,故 117 题选择 B。指关节变形以类风湿性关节炎引起的梭形关节最常见,故 118 题选择 A。

119.【参考答案】E

【解析】中枢性瘫痪病变在上神经元,患肢表现腱反射亢进,肌张力呈折刀状增强,呈现痉挛僵硬状态,称为硬瘫,肌萎缩不明显,并出现病理反射,故选择 E。

120.【参考答案】B

【解析】上部腹壁反射消失说明病变在胸髓 7～8 节;中部腹壁反射消失说明病变在胸髓 9～10 节;下部腹壁反射消失说明病变在胸髓 11～12 节;一侧腹壁反射消失,多见于同侧锥体束损;上、中、下腹壁反射均消失见于昏迷或急腹症患者。肥胖、老年人、经产妇也可见腹壁反射消失,故选择 B。

121.【参考答案】B

【解析】中枢性瘫痪又称上运动神经元性瘫痪,或称痉挛性瘫痪、硬瘫。临床上主要表现肌张力增高,腱反射亢进,出现病理反射,但无肌肉萎缩,呈痉挛性瘫痪,故选择 B。

122.【参考答案】D

【解析】拉塞格征是坐骨神经根受到刺激的表现,故选择 D。

123.【参考答案】A

【解析】脑膜刺激征有:颈强直、凯尔尼格征、布鲁津斯基征,故选择 A。

124～125【参考答案】B　C

【解析】巴斯宾基征的临床意义:锥体束病变时,失去对脑干和脊髓的抑制功能而出现的低级反射现象称为病理反射。内囊出血常出现三偏征即偏瘫、偏盲、偏深感觉障碍。故 124 题选 B 较为合适。脑膜刺激征的临床意义:脑膜刺激征阳性见于各种脑膜炎、蛛网膜下腔出血等。颈强直也可见于颈椎病、颈部肌肉病变。故 125 题选 C 较为合适。

126.【参考答案】D

【解析】脑干型特点是同侧面部感觉缺失和对侧躯干及肢体感觉缺失,见于炎症、肿瘤和血管病变,故选择 D。

127.【参考答案】E

【解析】深反射亢进见于锥体束的病变,如急性脑血管病、急性脊髓炎休克期过后等,故选择 E。

128～129【参考答案】A　B

【解析】上部腹壁反射消失说明病变在胸髓 7～8 节;中部腹壁反射消失说明病变在胸髓 9～10 节;下部腹壁反射消失说明病变在胸髓 11～12 节;一侧腹壁反射消失,多见于同侧锥体束病损;上、中、下腹壁反射均消失见于昏迷或急腹症患者。肥胖、老年人、经产妇也可见腹壁反射消失。故 128 题选择 A,129 题选择 B。

130.【参考答案】C

【解析】如果脊髓横贯性损伤发生在颈膨大处,则会出现两上肢的周围性瘫痪和两下肢的中枢性瘫痪,称为四肢瘫或高位截瘫,故选择 C。

131.【参考答案】A

【解析】末梢型表现为肢体远端对称性完全性感觉缺失,呈手套状、袜子状分布,也可有感觉异常、感觉过度和疼痛等,多见于多发性神经炎,故选择 A。

第四单元　实验室诊断

1.【参考答案】D

【解析】血小板减少:①生成障碍:见于再生障碍性贫血、急性白血病、急性放射病、骨髓纤维化晚期等。②破坏或消耗增多:见于原发性血小板减少性紫癜、脾功能亢进、系统性红斑狼疮、淋巴瘤、DIC、血栓性血小板减少性紫癜等。③分布异常：见于脾肿大，如肝硬化、班替综合征；血液被稀释，如输入大量库存血或血浆等。故选择 D。

2.【参考答案】B

【解析】妊娠末期中性粒细胞增多为一过性的，是生理性的，故选择 B。

3.【参考答案】D

【解析】核右移常伴白细胞总数减少，为骨髓造血功能减退或缺乏造血物质所致，常见于巨幼细胞贫血、恶性贫血，也可见于应用抗代谢药物之后。故选择 D。

4.【参考答案】D

【解析】(1) 红细胞相对性增多：因血浆容量减少，血液浓缩所致，见于严重腹泻、频繁呕吐、大量出汗、大面积烧伤、糖尿病酮症酸中毒、尿崩症等。(2) 红细胞绝对性增多：①继发性：组织缺氧所致，生理性见于新生儿及高原生活者；病理性见于严重的慢性心、肺疾病，如阻塞性肺气肿、肺源性心脏病、发绀型先天性心脏病等。②原发性：见于真性红细胞增多症。故选择 D。

5.【参考答案】A

【解析】细胞破坏过多导致阵发性睡眠性血红蛋白尿，故选择 A。

6.【参考答案】D

【解析】本题属记忆内容，记住即可。血小板计数的参考值是$(100\sim300)\times10^9/L$，故选择 D。

7.【参考答案】D

【解析】中性粒细胞病理性减少见于：①感染性疾病：病毒感染最常见，如流行性感冒、病毒性肝炎、麻疹、风疹、水痘等；某些革兰阴性杆菌感染，如伤寒及副伤寒等；某些原虫感染，如恙虫病、疟疾等。②血液病：如再生障碍性贫血、粒细胞减少症、粒细胞缺乏症、非白血性白血病、恶性组织细胞病等。③自身免疫性疾病：如系统性红斑狼疮。④单核-巨噬细胞系统功能亢进：如脾功能亢进，见于各种原因引起的脾脏肿大（如肝硬化等）。⑤药物及理化因素的作用：物理因素如 X 线、γ 射线、放射性核素等；化学物质如苯、铅、汞等；化学药物如氯霉素、磺胺类药、抗肿瘤药、抗糖尿病药物及抗甲状腺药物等，均可引起白细胞及中性粒细胞减少。故选择 D。

8.【参考答案】D

【解析】网织红细胞增多：表示骨髓红细胞系增生旺盛。溶血性贫血和急性失血性贫血时明显增多；缺铁性贫血和巨幼细胞贫血时可轻度增多。故选择 D。

9.【参考答案】A

【解析】中性粒细胞反应性增多见于：①急性感染：化脓性感染最常见，如流行性脑脊髓膜炎、肺炎链球菌肺炎、阑尾炎等；也可见于某些病毒感染，如肾综合征出血热、流行性乙型脑炎、狂犬病等；某些寄生虫感染，如并殖吸虫病等。②严重组织损伤：如大手术后、大面积烧伤、急性心肌梗死等。③急性大出血及急性溶血：如消化道大出血、脾破裂或输卵管妊娠破裂等。④急性中毒：如代谢性酸中毒（尿毒症、糖尿病酮症酸中毒）、化学药物中毒（安眠药中毒）、有机磷农药中毒等。⑤恶性肿瘤：各种恶性肿瘤的晚期，特别是消化道肿瘤（如胃癌、肝癌等）。⑥其他：如器官移植术后排斥反应、类风湿关节炎、自身免疫性溶血性贫血、痛风、严重缺氧及应用某些药物（如皮质激素、肾上腺素等）。故选择 A。

10.【参考答案】E

【解析】本题属记忆内容，记住即可。STP<60 g/L 或 A<25 g/L，称为低蛋白血症；STP>80 g/L 或 G>35 g/L，称为高蛋白血症或高球蛋白血症。故选择 E。

11.【参考答案】E

【解析】可引起高钾血症的原因是：①钾的排出量减少：肾上腺皮质功能减退症；急性肾衰少尿期。②钾的摄入增多：饮食、输入钾盐、库存血液等。故选择 E。

12.【参考答案】C

【解析】本题属记忆内容，记住即可。缺铁性贫血给予铁剂治疗后，网织红细胞计数达到的高峰时间是 7～10 天，达到正常值后 2 个月可停药。故选择 C。

13.【参考答案】C

【解析】血浆凝血酶原时间缩短主要见于血液高凝状态，如 DIC 早期、脑血栓形成、心肌梗死、深静脉血栓形成、多发性骨髓瘤等，故选择 C。

14.【参考答案】A

【解析】活化部分凝血活酶原时间(APTT)测定 APTT 是反映内源性凝血系统各凝血因子总的凝血状况的筛选试验,故选择 A。

15~16【参考答案】D　E

【解析】诊断骨质疏松最有意义的是血清碱性磷酸酶(D),血清碱性磷酸酶广泛分布于人体组织和体液,以骨、肝、乳腺、小肠、肾中含量较高,其大部分由骨细胞产生,因此佝偻病、骨质疏松、骨细胞癌时,血清碱性磷酸酶升高,故 15 题选择 D。肌酸磷酸激酶(E)对心肌梗死有诊断意义,故 16 题选择 E。淀粉酶(A)对胰腺炎具有诊断意义。血清转氨酶(B)对急、慢性病毒性肝炎、肝硬化等有诊断意义。谷氨酰基转肽酶(C)对原发性或转移性肝癌,阻塞性黄疸,急、慢性病毒性肝炎有诊断意义。

17.【参考答案】D

【解析】根据总胆红素、结合胆红素与非结合胆红素升高的程度判断黄疸类型。若总胆红素增高伴非结合胆红素明显增高提示为溶血性黄疸,总胆红素增高伴结合胆红素明显升高为胆汁淤积性黄疸,三者均增高为肝细胞性黄疸。而蚕豆病、珠蛋白生成障碍性贫血属于溶血性黄疸,胆石症、胰头癌为胆汁淤积性黄疸。急性黄疸性肝炎为肝细胞性黄疸,故选择 D。

18.【参考答案】B

【解析】淀粉酶(AMS)主要来自胰腺和腮腺,急性胰腺炎是 AMS 增高最常见的原因。血清 AMS 一般于发病 6~12 小时开始增高,12~72 小时达到峰值,3~5 天恢复正常。碱性磷酸酶(ALP)主要分布在肝、骨骼、肾、小肠及胎盘中,常作为肝脏疾病的检查指标。乳酸脱氢酶(LD)广泛存在于机体的各种组织中,用于诊断心脏、肝脏疾病和恶性肿瘤,特异性差。谷草转氨酶在心肌细胞中含量较高,用于心脏疾病的诊断。谷丙转氨酶(GPT)是肝功能损害最敏感的指标。故选择 B。

19~20【参考答案】B　E

【解析】肝炎病毒阳性指标注:大三阳:HBsAg HBeAg 抗-HBc;小三阳:HBsAg 抗-HBe 抗-HBc。抗-HBs 阳性:表示恢复或痊愈。HBeAg 阳性:体内 HBV 复制,如转阴表示病毒停止复制。抗-HBe 阳性:表示机体已获得一定免疫力。抗-HBc IgM 阳性:仍有病毒复制。故 19 题选择 B,20 题选择 E。

21.【参考答案】E

【解析】分子杂交法检测到 HAVRNA 是早期诊断甲型肝炎最简便可靠的血清学标志,故选择 E。

22~23【参考答案】A　B

【解析】HCV-RNA 阳性是丙肝复制的标志,故 22 题选择 A。HBeAg 阳性是乙肝复制的标志,故 23 题选择 B。

24~25【参考答案】A　B

【解析】抗-HBsAg 属于乙肝保护性抗体,故 24 题选择 A。抗-HBeAg 阳性反映 HBV 传染性减弱,故 25 题选择 B。

26.【参考答案】C

【解析】酒精性肝病时,血清氨基酸转移酶 ALT 基本正常,AST 显著增高,故选择 C。

27~28【参考答案】A　C

【解析】肌钙蛋白是诊断急性心肌梗死的确定性标志物,故 27 题选择 A。碱性磷酸同工酶是胆道癌性梗阻时 100% 增高的酶,故 28 题选择 C。

29.【参考答案】D

【解析】血清淀粉酶大于 5 000 U/L 对急性胰腺炎有诊断价值,故选择 D。

30~31【参考答案】C　E

【解析】cTnT 是心肌梗死的确定性标志物,故 30 题选择 C。血清氨基酸转移酶反映急性病毒性肝炎,故 31 题选择 E。

32.【参考答案】C

【解析】根据 Ccr 一般可将肾衰竭分为 4 期:第 1 期(代偿期)Ccr 为 51~80 mL/min;第 2 期(失代偿期)Ccr 为 50~20 mL/min;第 3 期(肾衰竭期)Ccr 为 19~10 mL/min;第 4 期(尿毒症期或终末期肾衰竭)Ccr<10 mL/min。故选择 C。

33.【参考答案】D

【解析】血尿素氮不是反映肾功能损害的早期指标,对早期敏感性差,故选择 D。A、B、C 三项均表现为血尿素氮减少。

34.【参考答案】D

【解析】血 β_2-MG 测定是反映肾小球滤过功能减低的敏感指标。在评估肾小球滤过功能上,血 β_2-MG 增高比血 Cr 更灵敏,在 Ccr<80 mL/min 时即可出现,而此时血 Cr 浓度多无改变。若同时出现血和尿 β_2-MG 增高,但血 β_2-MG<5 mg/L,则说明肾小球和肾小管功能可能均受损。故选择 D。

35.【参考答案】E

【解析】胰岛细胞瘤胰岛素分泌增多,血糖降低,故选择 E。

36.【参考答案】C

【解析】葡萄糖耐量试验(GTT)适应证:①无糖尿病症状,随机血糖或 FBG 异常。②无糖尿病症状,但有糖尿病家族史。③有糖尿病症状,但 FBG 未达到诊断标准。④有一过性或持续性糖尿者。故选择 C。

37.【参考答案】E

【解析】患者考虑为冠心病心绞痛,血脂是冠心病高发因素,应查血脂,故选择 E。

38.【参考答案】E

【解析】血钾>5.5 mmol/L 称为高钾血症。高钾血症见于:①排出减少:如急性或慢性肾衰竭少尿期、肾上腺皮质功能减退症。②摄入过多:如高钾饮食、静脉输注大量钾盐、输入大量库存血液。③细胞内钾外移增多:如严重溶血、大面积烧伤、挤压综合征、组织缺氧和代谢性酸中毒等,故选择 E。

39.【参考答案】C

【解析】本题属记忆内容,记住即可。成人血清钠的正常值是 135～145 mmol/L,故选择 C。

40.【参考答案】C

【解析】血糖生理性增高见于餐后 1～2 小时、高糖饮食、剧烈运动、情绪激动等。病理性增高见于:①各型糖尿病。②内分泌疾病:如甲状腺功能亢进症、肢端肥大症、巨人症、嗜铬细胞瘤、肾上腺皮质功能亢进症、胰高血糖素瘤等。③应激性因素:如颅脑外伤、急性脑血管病、中枢神经系统感染、心肌梗死、大面积烧伤等。④肝脏和胰腺疾病:如严重肝损害、坏死性胰腺炎、胰腺癌等。⑤其他:如呕吐、脱水、缺氧、麻醉等。故选择 C。

41.【参考答案】A

【解析】血糖生理性增高见于餐后 1～2 小时、高糖饮食、剧烈运动、情绪激动等。病理性增高见于:①各型糖尿病。②内分泌疾病:如甲状腺功能亢进症、肢端肥大症、巨人症、嗜铬细胞瘤、肾上腺皮质功能亢进症、胰高血糖素瘤等。③应激性因素:如颅脑外伤、急性脑血管病、中枢神经系统感染、心肌梗死、大面积烧伤等。④肝脏和胰腺疾病:如严重肝损害、坏死性胰腺炎、胰腺癌等。⑤其他:如呕吐、脱水、缺氧、麻醉等。故选择 A。

42.【参考答案】C

【解析】血清淀粉酶在发病后 2～12 小时活性开始升高,12～72 小时达峰值,3～4 天后恢复正常。尿淀粉酶较血清淀粉酶增高较迟,于急性胰腺炎起病后 12～24 小时始可增高,下降亦较慢(多持续 3～10 天)。但重症胰腺炎时,胰酶极度消耗,血尿淀粉酶可不升高。所以 C 为正确答案。

43.【参考答案】B

【解析】胰腺炎患者因胆汁、胰液反流或胰管内压增高,使胰腺导管破裂、上皮受损,胰液中的胰酶被激活而引起自身消化作用,同时大量胰酶被腹膜吸收入血液,使血淀粉酶和脂肪酶升高,故血清淀粉酶对其有诊断价值,故选择 B。

44.【参考答案】D

【解析】心肌缺血与心内膜下梗死的关键鉴别点在于是否有心肌坏死,而心肌坏死会引起心肌酶增高,而心肌酶包括肌钙蛋白、LDH、血清转氨酶、肌酸磷酸激酶等,这些心肌酶的特异性以肌钙蛋白最高,其次是肌酸磷酸激酶、LDH,最次是血清转氨酶。而淀粉酶(AMS)主要来自胰腺和腮腺,急性胰腺炎是 AMS 增高最常见的原因;碱性磷酸酶(ALP)常作为肝脏疾病的检查指标之一,胆道疾病时可能由于 ALP 生成增加而排泄减少,而引起血清中碱性磷酸升高。故选择 D。

45.【参考答案】D

【解析】慢性肝病时血清球蛋白升高的原因是肝脏清除来自门脉抗原物质能力下降,故选择 D。

46.【参考答案】E

【解析】血尿可见于尿路损伤或尿路感染,不符合。肾功能损害初期均可见蛋白尿,不符合。水肿、高血压可见于慢性肾小球肾炎,不符合。血沉增快可见于各种功能性或器质性疾病,无特异性,不符合。血清补体 C3 及总补体在发病初期下降,8 周内恢复正常,反映了急性肾小球肾炎有自愈倾向,对诊断急性肾小球肾炎最有意义,故选择 E。

47.【参考答案】D

【解析】在肝细胞或生殖腺胚胎组织恶变时，血中 AFP 含量明显升高，因此 AFP 测定常用于肝细胞癌及滋养细胞癌的诊断，故选择 D。

48～49【参考答案】C　E

【解析】红细胞在血管内被大量破坏时(血管内溶血)，原本红细胞内的血红蛋白就会游离出来，使血浆内出现大量游离血红蛋白，并从肾脏排出，称为血红蛋白尿，其颜色呈红葡萄酒色或酱油色。这是急性溶血的证据之一。乳糜尿是丝虫病的主要症状之一，尿色白如牛奶。由于肠道吸收的乳糜液(脂肪皂化后的液体)不能从正常的淋巴管引流到血循环中去，只能逆流至泌尿系统的淋巴管中，造成泌尿系统中淋巴管内压增高，曲张而破裂使乳糜液溢入尿液中，而出现乳糜尿。故 48 题选择 C，49 题选择 E。

50.【参考答案】E

【解析】慢性胃炎不影响肾脏滤过功能，所以不出现蛋白尿，故选择 E。

51.【参考答案】B

【解析】饥饿状态、妊娠剧烈呕吐、厌食症、糖尿病酮症酸中毒均可使脂肪分解增加，肝内产生酮体的速度、数量超过肝脏组织的利用，引起血酮过多而出现尿酮；暴饮暴食不会出现尿酮，故选择 B。

52.【参考答案】C

【解析】本题属记忆内容，记住即可。

53.【参考答案】E

【解析】尿比重固定，常在 1.010 左右，称为等张尿，见于肾实质严重损害，故选择 E。

54.【参考答案】A

【解析】正常人可见透明管型，急、慢性肾盂肾炎白细胞管型，红细胞管型提示肾内出血，慢性肾小球肾炎或急性肾小球肾炎后期或者肾小管损伤可见颗粒管型，肾病综合征可见脂肪管型，故选择 A。

55～56【参考答案】B　A

【解析】红细胞在血管内被大量破坏时(血管内溶血)，原本红细胞内的血红蛋白就会游离出来，使血浆内出现大量游离血红蛋白，并从肾脏排出，称为血红蛋白尿，其颜色呈红葡萄酒色或酱油色。这是急性溶血的证据之一。乳糜尿是丝虫病的主要症状之一，尿色白如牛奶。由于肠道吸收的乳糜液(脂肪皂化后的液体)，不能从正常的淋巴管引流到血循环中去，只能逆流至泌尿系统的淋巴管中，造成泌尿系统中淋巴管内压增高，曲张而破裂使乳糜液溢入尿液中，而出现乳糜尿。故 55 题选择 B，56 题选择 A。

57.【参考答案】A

【解析】肾病综合征可出现肾小球性蛋白尿，故选择 A。

58～59【参考答案】E　E

【解析】血尿是指尿液内含有一定量的红细胞。每升尿液中含血量＞1 mL，即可出现淡红色，称为肉眼血尿。血尿可呈淡红色、洗肉水样或混有血凝块。血尿见于泌尿系统炎症、结石、肿瘤、结核等；也可见于血液系统疾病，如血小板减少性紫癜、血友病等。脓尿和菌尿指尿内含有大量白细胞或细菌等炎症渗出物，排出的新鲜尿即可混浊，见于泌尿系统感染，如肾盂肾炎、膀胱炎等。红细胞在血管内被大量破坏时(即血管内溶血)，原本红细胞内的血红蛋白就会游离出来，使血浆内出现大量游离血红蛋白，并从肾脏排出，称为血红蛋白尿，其颜色呈红葡萄酒色或酱油色。这是急性溶血的证据之一。故 58 题选择 E，59 题选择 E。

60.【参考答案】B

【解析】粪便中查到巨噬细胞多见于细菌性痢疾及直肠炎症，阿米巴痢疾粪便中可以找到阿米巴滋养体，血吸虫病可以找到虫卵，霍乱可用悬滴法找到霍乱弧菌。故选择 B。

61.【参考答案】A

【解析】本题属记忆内容，记住即可。

62.【参考答案】D

【解析】隐血试验正常为阴性。阳性见于消化性溃疡活动期、胃癌、钩虫病、消化道炎症、出血性疾病等。消化道癌症呈持续阳性，消化性溃疡呈间断阳性。故选择 D。

63.【参考答案】D

【解析】柏油样便见于各种原因引起的上消化道出血。黏液脓样或脓血便见于痢疾、溃疡性结肠炎、直肠癌等。阿米巴痢疾时，以血为主，呈暗红色果酱样；细菌性痢疾则以黏液脓样或脓血便为主。米泔样便见于霍乱。鲜血便多见于肠道下段出血，如痔疮、肛裂、直肠癌等。水样或粥样稀便见于各种感染性或非感染性腹

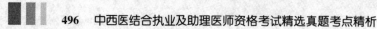

泻,如急性胃肠炎、甲状腺功能亢进症等。故选择D。

64～65【参考答案】D　E

【解析】柏油样便见于各种原因引起的上消化道出血。米泔样便见于霍乱。黏液脓样或脓血便见于痢疾、溃疡性结肠炎、直肠癌等。阿米巴痢疾时,以血为主,呈暗红色果酱样;细菌性痢疾则以黏液脓样或脓血便为主。鲜血便多见于肠道下段出血,如痔疮、肛裂、直肠癌等。水样或粥样稀便见于各种感染性或非感染性腹泻,如急性胃肠炎、甲状腺功能亢进症等。故64题选择D,65题选择E。

66～67【参考答案】B　A

【解析】A选项为典型肺炎球菌肺炎的特征,B选项为典型急性左心功能不全的特征。故66题选择B,67题选择A。

68.【参考答案】D

【解析】粉红色泡沫样痰见于急性肺水肿,故选择D。

69.【参考答案】D

【解析】心功能不全肺淤血时巨噬细胞吞噬了色素颗粒,这种细胞为色素细胞,故选择D。

第五单元　心电图诊断

1～2【参考答案】E　A

【解析】P波代表心房肌除极的电位变化,PR间期指从P波的起点至QRS波群的起点,代表心房开始除极至心室开始除极,QRS波群代表心室肌除极的电位变化。S－T段指自QRS波群的终点至T波起点间的线段,代表心室缓慢复极过程。T波代表心室快速复极时的电位变化。Q－T间期指QRS波群的起点至T波终点的间距,代表心室肌除极和复极全过程所需的时间。故1题选择E,2题选择A。

3～4【参考答案】A　B

【解析】P波代表心房肌除极的电位变化,PR间期指从P波的起点至QRS波群的起点,代表心房开始除极至心室开始除极,QRS波群代表心室肌除极的电位变化。S－T段指自QRS波群的终点至T波起点间的线段,代表心室缓慢复极过程。T波代表心室快速复极时的电位变化。Q－T间期指QRS波群的起点至T波终点的间距,代表心室肌除极和复极全过程所需的时间。故3题选择A,4题选择B。

5.【参考答案】C

【解析】窦性P波的方向Ⅰ、Ⅱ、aVF、V3～V6直立、aVR倒置,故选择C。

6.【参考答案】C

【解析】Q－T间期指QRS波群的起点至T波终点的间距,代表心室肌除极和复极全过程所需的时间,故选择C。

7.【参考答案】A

【解析】正常S－T段多为一等电位线,有时可有轻度偏移,但在任何导联S－T段下移都不应超过0.05 mV。故选择A。

8.【参考答案】C

【解析】局限前壁心肌梗死特征性心电图改变见于V1、V2、V3,故选择C。

9.【参考答案】D

【解析】心室颤动的心电图表现QRS-T波群消失,出现形状不一、大小不等、极不规则的心室颤动波,故选择D。

10.【参考答案】D

【解析】右心房肥大心电图表现为P波尖而高耸,其幅度≥0.25 mV,以Ⅱ、Ⅲ、aVF导联表现最为突出,常见于慢性肺源性心脏病,故称"肺型P波",也可见于某些先天性心脏病。故选择D。

11～12【参考答案】B　E

【解析】心肌损伤的心电图改变是S－T段明显上抬,呈弓背向上的单向曲线,故11题选择B;心肌坏死的心电图改变是异常深而宽的Q波,故12题选择E。

13.【参考答案】C

【解析】左心房肥大时,其除极向量增大,时间延长,心房综合向量偏左后,故P波增宽、时间>0.11 s,P波顶端常呈双峰型,峰距≥0.04 s,P波电压可达0.25 mV,故选择C。

14.【参考答案】A

【解析】室性早搏表现为 A 选项,心房颤动表现为 B 选项,阵发性室上性心动过速表现为 C 选项,室性心动过速表现为 D 选项,二度Ⅰ型房室传导阻滞表现为 E 选项。故选择 A。

15.【参考答案】A

【解析】心肌梗死陈旧期指急性心肌梗死后 29 天及以后,S-T 段和 T 波不再变化,常遗留下坏死的 Q 波,常持续存在终生,亦可能逐渐缩小,故选择 A。

16.【参考答案】E

【解析】房性期前收缩的心电图表现:①提早出现的房性 P',形态与窦性 P 波不同。②P'-R 间期≥0.12 s。③房性 P'波后有正常形态的 QRS 波群。④代偿间歇不完全。故选择 E。

17.【参考答案】E

【解析】前间壁 V1~V3,前壁 V3~V5,广泛前壁 V1~V6,下壁Ⅱ、Ⅲ、aVF,高侧壁,右室 V3R~V7R 多伴下壁梗死。故选择 E。

18~19【参考答案】D　E

【解析】左前分支传导阻滞典型心电图特点:QRS 电轴左偏−45°~−90°,故 18 题选择 D。左后分支传导阻滞典型心电图特点:QRS 电轴右偏+90°~+180°,故 19 题选择 E。

20~21【参考答案】A　C

【解析】室性期前收缩的心电图 QRS 波提前出现,其前无异位 P 波,故 20 题选择 A。二度Ⅱ型房室传导阻滞 P-R 间期恒定,故 21 题选择 C。

22.【参考答案】D

【解析】三度房室传导阻滞 P−QRS 波无固定关系,故选择 D。

23.【参考答案】A

【解析】左房肥大时,其除极向量增大,时间延长,心房综合向量偏左后,故 P 波增宽、时间>0.11 s,P 波顶端常呈双峰型,峰距≥0.04 s,P 波电压可达 0.25 mV,故选择 A。

24.【参考答案】B

【解析】二度Ⅰ型房室传导阻滞:①P 波规律出现,P-R 间期进行性延长,直至发生心室漏搏(P 波后无 QRS 波群)。②漏搏后 P-R 间期又趋缩短,之后又逐渐延长,直至漏搏,周而复始。③QRS 波群时间、形态大多正常。故选择 B。

25.【参考答案】C

【解析】下壁心肌梗死时,导联Ⅱ、Ⅲ、aVF 出现病理性 Q 波。前间壁 V1~V3,前壁 V3~V5,广泛前壁 V1~V6,下壁Ⅱ、Ⅲ、aVF 高侧壁,右室 V3R~V7R,多伴下壁梗死,故选择 C。

第六单元　影像诊断

1.【参考答案】D

【解析】对于肺、纵隔、脊柱、骨折等方面的疾病,A 选项是首选。B 选项在中枢神经系统的检查中已普遍运用,其次对腹部肝胆胰、腹腔前后间隙及各种软组织构成的器官包括泌尿系统占位性疾病较有优势。C 选项在临床上用于甲状腺、肝脏、脑、肾脏、胎盘、心脏大血管、胃、肺、淋巴、胰腺等脏器疾病的诊断和鉴别诊断,但对腹部实质性脏器不常用。D 选项能清晰显示脏器大小、边缘形态、毗邻关系和内部回声。E 选项可检查食道、胃肠、气管、肺、腹腔、膀胱、关节,甚至大脑等组织。故选择 D。

2~3【参考答案】A　C

【解析】X 线检查是诊断骨折最常用的检查方法,故 2 题选择 A。超声检查是诊断心脏和大血管病变最常见的检查方法,故 3 题选择 C。

4.【参考答案】B

【解析】胸肺部 X 线检查可以诊断出肺炎、肿瘤、矽肺、肺结核、肺脓肿等,所以能用于诊断呼吸系统疾病、防癌、防痨、防职业病。故选择 B。

5.【参考答案】B

【解析】X 线检查是肺结核早期诊断最主要的方法,故选择 B。

6.【参考答案】E

【解析】肺不张的X线特点为均匀致密阴影,占据一侧胸部、一肺叶或肺段,阴影无结构,肺纹理消失及肺叶体积缩小。一侧或大片肺不张时可见肋间变窄、胸腔缩小。阴影位置随各肺叶肺不张的部位而异。下叶肺不张在正面胸片中成三角形阴影,位于脊柱与膈肌之间,在侧片中则靠近后胸壁。若为上叶肺不张,则正面、侧面影均呈楔形,其尖端向下并指向肺门。若为右侧中叶的肺不张,其正面阴影呈三角形,底部位于心影的右缘,尖端指向外侧;其侧影为一楔形,底部近前胸壁,位于膈肌之上,尖端向后及向上。故选择E。

7~8【参考答案】D B

【解析】厚壁空洞X线表现为空洞形状不规则的透光影,周围有密度高的实变区。内壁凹凸不平或光滑整齐,多为新形成的空洞,见于肺脓肿、肺结核及肺癌。结核性空洞多无或含少量液体,而肺脓肿的空洞多有明显液面。癌瘤内形成的空洞其内壁多不规则,呈结节状。浸润性肺结核长期迁延未愈,可形成慢性纤维空洞型肺结核,表现为轮廓不光整规则,周围有较广泛的纤维索条影和散在的新老病灶。故7题选择D,8题选择B。

9~10【参考答案】C D

【解析】原发型肺结核X线可见肺内哑铃状双极,故9题选择C。继发型肺结核X线可见渗出、增殖、播散、纤维和空洞等多种性质病灶,故10题选择D。

11.【参考答案】B

【解析】脑梗塞一小时后MRI检查可显示,CT为数周之后,其余检查不适于脑梗死的检查,故选择B。

12.【参考答案】D

【解析】原发性支气管肺癌(肺癌)按发生部位可分为三型,其中中心型早期局限于黏膜内时X线无异常发现,引起管腔狭窄时可出现阻塞性肺气肿、阻塞性肺炎、阻塞性肺不张三种肺癌的间接征象;肿瘤同时向腔外生长或(和)伴肺门淋巴结转移时形成肺门肿块影,肺门肿块影是肺癌的直接征象。发生于右上叶的肺癌,肺门肿块及右肺上叶不张连在一起可形成横行"S"状下缘。有时肺癌发展迅速,中心可坏死形成内壁不规则的偏心性空洞。CT可见支气管壁不规则增厚,管腔狭窄;分叶状或不规则的肺门肿块,可同时伴有阻塞性肺炎、肺不张,肺门、纵隔淋巴结肿大等。MRI更有利于明确肿瘤与支气管、纵隔血管的关系,以及肺门、纵隔淋巴结有无转移等。故选择D。

13.【参考答案】B

【解析】慢性支气管炎早期X线可无异常发现。典型慢支表现为两肺纹理增多、增粗、紊乱,肺纹理伸展至肺野外带。故选择B。

14~15【参考答案】C D

【解析】左心房增大的X线表现是:①食管受压向后移位;②心右缘双弧影,心底部双心房影;③心左缘可见左心耳突出。故14题选择C。右心房增大的X线表现是:①心右缘向右扩展;②显著增大时,弧度加长,最突出点位置最高。故15题选择D。

16.【参考答案】E

【解析】二维超声心动图可以直观看到心脏的内部结构,故对二尖瓣狭窄程度的判定最有价值,所以选择E。

17.【参考答案】A

【解析】胃肠道穿孔最多见于胃或十二指肠穿孔,立位X线透视或腹部平片可见:两侧膈下有弧形或半月形透亮气体影。若并发急性腹膜炎则可见肠管充气积液膨胀,肠壁间隔增宽,在腹平片上可见腹部肌肉与脂肪层分界不清,故选择A。

18.【参考答案】B

【解析】胃肠道穿孔最多见于胃或十二指肠穿孔,立位X线透视或腹部平片可见:两侧膈下有弧形或半月形透亮气体影。若并发急性腹膜炎则可见肠管充气积液膨胀,肠壁间隔增宽,在腹平片上可见腹部肌肉与脂肪层分界不清,故选择B。

19.【参考答案】C

【解析】溃疡性结肠炎肠气钡双重对比造影检查可见:病变肠管结肠袋变浅、消失,黏膜皱襞多紊乱,粗细不一,其中可见溃疡龛影。晚期病例X线表现为肠管从下向上呈连续性的向心性狭窄,边缘僵直,同时肠管明显缩短,肠腔舒张或收缩受限,形如硬管状。故选择C。

20.【参考答案】E

【解析】肾结石发生于单侧或双侧,可单个或多个,主要位于肾盂或肾盏内。阳性结石X线平片可见圆形、卵圆形或桑椹状致密影,密度高而均匀或浓淡不等,或呈分层状。阴性结石平片不能显影,造影可见肾盂内圆形或卵圆形密度减低影或充盈缺损,还可引起肾盂、肾盏积水扩张等。阳性结石需与腹腔内淋巴结钙化、肠内粪石、胆囊或胰腺结石鉴别,肾结石时腹部侧位片上结石与脊柱影重叠。CT检查表现基本同平片。故选择E。

21.【参考答案】A

【解析】恶性骨肿瘤常有骨膜增生,并且骨膜新生骨可被肿瘤破坏,形成恶性骨肿瘤的特征性X线表现——Codman三角,故选择A。

22~23【参考答案】B E

【解析】(1)急性化脓性骨髓炎的X线表现:①发病后2周内,可见肌间隙模糊或消失,皮下组织与肌间分界模糊等。②发病2周后可见骨改变。开始在干骺端骨松质中出现骨质疏松,进一步出现骨质破坏,破坏区边缘模糊;骨质破坏逐渐向骨干延伸,小的破坏区可融合形成大的破坏区,骨皮质也受到破坏,皮质周围出现骨膜增生,表现为一层密度不高的新生骨,新生骨广泛时可形成包壳;骨皮质供血障碍时可发生骨质坏死,出现沿骨长轴形成的长条形死骨,有时可引起病理性骨折。(2)类风湿性关节炎的X线表现为:早期手、足小关节多发对称性梭形软组织肿胀,关节间隙可因积液而增宽,出现软骨破坏后关节间隙变窄;发生在关节边缘的关节面骨质侵蚀(边缘性侵蚀)是类风湿性关节炎的重要早期征象;进一步发展可见骨性关节面模糊、中断,常有软骨下囊性病灶,呈多发、边缘不清楚的小透亮区(血管翳侵入所致);骨质疏松早期发生在受累关节周围,以后可累及全身骨骼;晚期可见四肢肌肉萎缩,关节半脱位或脱位,指间、掌指间关节半脱位明显,常造成手指向尺侧偏斜、畸形。故22题选择B,23题选择E。

24.【参考答案】A

【解析】脑出血CT表现:①急性期血肿呈圆形、椭圆形或不规则形均匀密度增高影,边界清楚;周围有环形密度减低影(水肿带);局部脑室受压移位;血液进入脑室或蛛网膜下腔时,可见脑室或蛛网膜下腔内有积血影。②吸收期(发病后3~7天)可见血肿缩小、密度降低,小的血肿可以完全吸收,血肿周围变模糊,水肿带增宽。③发病2个月后进入囊变期,较大的血肿吸收后常留下大小不等的囊腔,同时伴有不同程度的脑萎缩。故选择A。

25.【参考答案】A

【解析】T4、T3均增高时对甲状腺功能亢进症判定有重要意义,故选择A。

药理学

第一单元　药物作用的基本原理

1～2【参考答案】C　B

【解析】考查的是剂量与反应中最小有效量和治疗量的概念。最小有效量或称阈剂量,指刚引起药理效应的剂量。治疗量或称常用量,比阈剂量大而又小于极量的剂量,临床使用时对大多数病人有效而又不会出现中毒。故1题选择C,2题选择B。A选项是指剂量;B选项是指阈剂量;C选项是指治疗量;D选项是指极量;E选项是指最小中毒量。

3.【参考答案】A

【解析】副作用指药物在治疗剂量时产生与治疗目的无关的作用,故选择A。由于药物的选择性低,副作用可随治疗目的而改变。当某一作用作为治疗作用时,其他作用则成为副作用,是治疗剂量下与治疗作用同时发生的药物固有的作用,通常不可避免,可给病人带来不适或痛苦,大多是可自行恢复的功能性变化。A选项是指副作用;C选项是指特殊反应;D选项是指后遗效应;E选项是指毒性反应。

4～5【参考答案】C　B

【解析】毒性反应是由化学物质与生物系统的化学成分进行可逆或不可逆的相互作用而干扰机体正常代谢及自稳机制,以致引起细胞死亡、细胞氧化、突变、恶性变、变态反应或炎症反应,主要是一个分子过程。过敏反应是指已免疫的机体再次接受相同物质的刺激时所发生的反应,反应的特点是发作迅速、反应强烈、消退较快,一般不会破坏组织细胞,也不会引起组织损伤,有明显的遗传倾向和个体差异。所以巴比妥类药物引起皮疹、发热属于过敏反应,引起呼吸抑制属于毒性反应。故4题选择C,5题选择B。

6.【参考答案】D

【解析】后遗效应是指停药后血药浓度已降到阈浓度以下时残存的药理效应,故选择D。A选项属于毒性反应。B选项属于副作用。C选项属于成瘾性。E选项属于耐药性,即长期应用本品可发生耐药金黄色葡萄球菌、革兰阴性菌和真菌等引起的消化道、呼吸道和尿路感染,严重者可致败血症。

7.【参考答案】C

【解析】首关效应是指口服药物在胃肠道吸收后,首先进入肝门静脉系统,某些药物在通过肠黏膜及肝脏时,部分可被代谢灭活而使进入人体循环的药量减少,药效降低。故选择C。

8.【参考答案】D

【解析】胎盘对药物的转运并无屏障作用,对药物的通透性与一般的毛细血管无明显差别,几乎所有的药物都能透过胎盘进入胎体。故选择D。

9.【参考答案】C

【解析】连续用药须经4～5个半衰期达到稳态血药浓度,因此需要28～35小时,即2天左右,故选择C。

10.【参考答案】B

【解析】药物清除的快慢多用"半衰期($T1/2$)"表示。半衰期是指药物在血液中的浓度(或效应)下降一半所需的时间。它反映了药物在体内的消除速度,消除快的药物$T1/2$短,消除慢的药物$T1/2$长。经5个$T1/2$后药物浓度下降到原来的3%左右,可认为基本消除完毕。

某药半衰期为5小时,基本消除完毕所需时间5小时×5＝25小时。故选择B。

11.【参考答案】E

【解析】药动学相互作用:①影响药物吸收的相互作用:药物间的吸附和络合;影响消化液分泌或改变胃肠道pH值;影响胃排空和肠蠕动。②竞争与血浆蛋白结合影响药物的分布和转运。③改变药酶活性影响药物代谢。④改变尿液pH值,竞争转运载体,影响药物排泄。故选择E。

12.【参考答案】C

【解析】药物合用的作用大于它们分别作用的代数和称为增强作用,故选择C。D选项两药合用时的效应是两药分别作用的代数和,称相加作用。

第二单元 拟胆碱药

1.【参考答案】A

【解析】毛果芸香碱选择性直接作用于 M 胆碱受体。对眼和腺体的作用最为明显。①引起缩瞳,眼压下降,并有调节痉挛等作用。通过激动瞳孔括约肌的 M 胆碱受体,使瞳孔括约肌收缩。缩瞳引起前房角间隙扩大,房水易回流,使眼压下降。由于睫状肌收缩,悬韧带松弛,使晶状体屈光度增加,故视近物清楚,看远物模糊,称为调节痉挛。②增加外分泌腺分泌。对汗腺和唾液腺作用最为明显,尚可增加泪液、胃液、胰液、肠液及呼吸道黏液细胞分泌。③引起肠道平滑肌兴奋、肌张力增加,支气管平滑肌、尿道、膀胱及胆道肌张力也增加。故选择 A。

2.【参考答案】A

【解析】毛果芸香碱引起缩瞳,眼压下降,并有调节痉挛等作用。通过激动瞳孔括约肌的 M 胆碱受体,使瞳孔括约肌收缩。缩瞳引起前房角间隙扩大,房水易回流,使眼压下降。由于睫状肌收缩,悬韧带松弛,使晶状体屈光度增加,故视近物清楚,看远物模糊,称为调节痉挛。故选择 A。

3.【参考答案】B

【解析】新斯的明通过拟胆碱作用使心室频率减慢,多用于压迫眼球或颈动脉窦等兴奋迷走神经措施无效时的阵发性室上性心动过速。新斯的明具有抗胆碱酯酶作用,但对中枢神经系统的毒性较毒扁豆碱弱;因尚能直接作用于骨骼肌细胞的胆碱能受体,故对骨骼肌作用较强,缩瞳作用较弱。多用于重症肌无力及腹部手术后的肠麻痹。癫痫、心绞痛、室性心动过速、机械性肠梗阻、尿路梗阻及支气管哮喘患者禁用。故选择 B。

4.【参考答案】D

【解析】机制为:一方面抑制胆碱脂酶,使 Ach 破坏减少,组织 Ach 增多;另一方面还能直接刺激骨骼肌运动终板上的 N2 受体,有利于运动神经末梢释放 Ach 兴奋骨骼肌。故选择 D。

5.【参考答案】B

【解析】新斯的明具有抗胆碱酯酶作用,但对中枢神经系统的毒性较毒扁豆碱弱;因尚能直接作用于骨骼肌细胞的胆碱能受体,故对骨骼肌作用较强,缩瞳作用较弱。多用于重症肌无力及腹部手术后的肠麻痹。癫痫、心绞痛、室性心动过速、机械性肠梗阻、尿路梗阻及支气管哮喘患者禁用。故选择 B。

第三单元 有机磷酸酯类中毒解救

1.【参考答案】A 【考点】有机磷中毒的药物治疗原理

【解析】毒蕈碱样症状是由于 M 胆碱受体被激活引起的,阿托品是 M 胆碱受体阻断药,能迅速对抗体内 Ach 的毒蕈碱样作用,所以可以缓解有机磷中毒时的毒蕈碱样症状。故选择 A。

第四单元 抗胆碱药

1.【参考答案】C

【解析】阿托品松弛平滑肌能松弛多种内脏平滑肌,对过度活动或痉挛的平滑肌作用更明显。可抑制胃肠道平滑肌的强烈痉挛,对膀胱逼尿肌也有解痉作用,对胆管、输尿管和支气管平滑肌的作用较弱,对子宫平滑肌影响较小。阿托品松弛平滑肌作用强度顺序是胃肠>膀胱>胆管和支气管。故选择 C。

2.【参考答案】A

【解析】主要作用是减少呼吸道腺体分泌,起到干燥的作用。大多数是全麻手术前使用,因为全麻一般都要进行气管插管或者喉罩置入,对于呼吸道产生刺激,导致呼吸道分泌物增多,在术中会引起气道阻力的升高影响正常的机械通气,术毕如果呼吸道内在吸痰后仍残留许多呼吸道分泌物,对术后患者肺功能的恢复有很大的影响,可能会引起肺感染、肺不张等一系列相关并发症。故选择 A。

3.【参考答案】A

【解析】甲状腺危象病人心率快,阿托品容易引起心率更快,会增加病人的心脏负担,从而对患者的生命安全产生影响。故选择 A。

4～5【参考答案】E D

【解析】东莨菪碱是洋金花的主要成分,对中枢抑制作用最强,小剂量就有明显的镇静作用,较大剂量催眠。尚有欣快作用,易造成药物滥用。①作用:中枢镇静和抑制腺体分泌作用强于阿托品,有中枢抗胆碱作用,防晕防吐。②应用:麻醉前给药、帕金森病、晕动病。故 4 题选择 E。

山莨菪碱是从茄科植物山莨菪(唐古特莨菪)中分离出的一种生物碱,目前常用其人工合成品 654-2。①作用:解痉作用选择性高,可改善微循环,抑制唾液分泌、扩瞳作用较阿托品弱。②应用:感染性休克、内脏平滑肌绞痛、血管神经性头痛、眩晕症。故 5 题选择 D。

6.【参考答案】B

【解析】山莨菪碱应用于感染性休克、内脏平滑肌绞痛、血管神经性头痛、眩晕症,故选择 B。

7.【参考答案】D

【解析】山莨菪碱应用于感染性休克、内脏平滑肌绞痛、血管神经性头痛、眩晕症,故选择 D。

8.【参考答案】E

【解析】阿托品扩张小血管的作用机制尚未完全阐明,但与抗胆碱作用无关,故选择 E。

第五单元 拟肾上腺素药

1.【参考答案】E

【解析】去甲肾上腺素可引起的不良反应为局部组织缺血坏死,急性肾功能衰竭,停药后的血压下降,故选择 E。

2.【参考答案】B

【解析】去甲肾上腺素用于心脏由于血压升高反射性兴奋迷走神经使心率减慢的情况,故选择 B。

3.【参考答案】D 【考点】肾上腺素的临床应用

【解析】肾上腺素用于溺水、麻醉和手术意外、药物中毒、传染病和心脏传导阻滞等引起的心脏骤停。在进行心脏按摩、人工呼吸时,应用肾上腺素做心室内注射,具有起搏作用。对电击引起的心搏骤停,应配合使用除颤器及利多卡因等抗心律失常药物,故选择 D。

4.【参考答案】B 【考点】肾上腺素的作用

【解析】肾上腺素静脉注射的典型血压变化是双向反应,即给药后迅速出现明显的升压作用,而后出现微弱的降压作用,后者作用持续时间较长。如事先给予 α 受体阻断药(氯丙嗪),则 α 受体的作用被阻断,β_2 受体作用占优势,肾上腺素的升压作用可被翻转,呈现明显的降压反应。所以,不能用肾上腺素而用去甲肾上腺素,故选择 B。

5.【参考答案】E

【解析】异丙肾上腺素用于支气管哮喘,用于控制支气管哮喘急性发作,舌下或喷雾给药,起效快,作用强,故选择 E。

6.【参考答案】D

【解析】异丙肾上腺素为 β 受体激动药,对 β_1 选择性低,对 α 受体几乎无作用,故选择 D。

7.【参考答案】A

【解析】多巴胺可以同时兴奋 α、β 和 DA 受体,兴奋 β 受体可以增强心肌收缩力,兴奋 DA 受体可以增加尿量。青霉素过敏性休克首选肾上腺素;多巴胺不用于心源性哮喘、支气管哮喘和缓慢性心律失常。故选择 A。

8.【参考答案】D

【解析】多巴胺主要用于治疗各种休克,如心源性休克、感染性休克和出血性休克等,尤其适用于伴有心肌收缩力减弱、尿量减少而血容量已补足的休克。此外,还可与利尿药等合用治疗急性肾功能衰竭。故选择 D。

第六单元 抗肾上腺素药

1.【参考答案】D

【解析】酚妥拉明用于治疗外周血管痉挛性疾病,如肢端动脉痉挛性疾病及血栓闭塞性脉管炎,故选择 D。

2.【参考答案】D

【解析】酚妥拉明用于治疗充血性心力衰竭,减轻心脏前后负荷和左心室充盈压,增加心排血量,故选择 D。

3.【参考答案】B

【解析】酚妥拉明用于诊断嗜铬细胞瘤,也用于骤发高血压危象的治疗以及手术前的准备。做鉴别诊断试验时有致死报道,应慎用。故选择 B。

4～5【参考答案】A　E

【解析】酚妥拉明为 α 受体阻滞剂,故 4 题选择 A。雷尼替丁为 H2 受体阻滞剂,故 5 题选择 E。

6.【参考答案】E

【解析】使支气管平滑肌收缩而增加呼吸道阻力,可诱发或加重哮喘的急性发作,其他几个选项全是 β 受体阻滞药的应用。故选择 E。

第七单元　镇静催眠药

1.【参考答案】C

【解析】地西泮有中枢性肌松弛,抑制脊髓多突触反射而呈现中枢性肌松弛作用,故选择 C。

2.【参考答案】B

【解析】安定的作用为抗焦虑,镇静催眠,抗惊厥和抗癫痫,中枢性肌松弛,故选择 B。

3.【参考答案】D

【解析】地西泮用于小儿高热、破伤风、子痫和药物中毒所致惊厥的辅助治疗。地西泮起效快、安全性大,静脉注射用于癫痫持续状态为首选药物。故选择 D。

4.【参考答案】B

【解析】地西泮的作用:镇静催眠,随着剂量增加,依次出现镇静及催眠作用。可明显缩短入睡时间,延长睡眠持续时间,减少觉醒次数。特点是基本不影响非快动眼睡眠(NREMS)时相和快动眼睡眠(REMS)时相出现的频率,具有缩短深睡期而延长浅睡期的倾向,因此可减少发生于此期的夜惊和夜游症。本类药物的优点包括:①对 REMS 影响较小,停药后“后跳”现象较轻。②安全范围大,对呼吸影响小,进一步增加剂量不引起全身麻醉作用。③无肝药酶诱导作用,不影响其他药物的代谢。④依赖性和戒断症状较轻,醒后无明显后遗效应。故选择 B。

5.【参考答案】E

【解析】苯二氮卓类常规用量下少有严重不良反应。常见有服药次日出现头昏、嗜睡、乏力等“宿醉”现象。长期使用可产生耐受性,亦可产生依赖性,突然停药可出现反跳或戒断症状,如失眠、焦虑、震颤等。过量中毒时的特效拮抗药为氟马西尼,故选择 E。

第八单元　抗癫痫药

1.【参考答案】D

【解析】丙戊酸钠为广谱抗癫痫药,对各种类型的癫痫都有一定疗效。对失神性发作疗效优于乙琥胺,由于肝毒性,一般不作首选药物;对强直-阵挛性发作有效,但不及苯妥英钠和卡马西平;对非典型失神性发作的疗效不及氯硝西泮;对复杂部分性发作的疗效近似卡马西平;对其他药物未能控制的顽固性癫痫有时也可能奏效。故选择 D。

第九单元　抗精神失常药

1.【参考答案】B

【解析】氯丙嗪的中枢神经系统作用有镇静:表现为安定、镇静、感情淡漠,对周围事物不感兴趣,有嗜睡感,在安静环境中易诱导入睡,但易觉醒。故选择 B。

2.【参考答案】B

【解析】氯丙嗪镇吐作用:直接抑制延髓的催吐化学感受区(CTZ)和呕吐中枢,而呈现中枢性镇吐作用。故选择 B。

3～4【参考答案】B　A

【解析】丙咪嗪用于抗抑郁症,故 3 题选择 B;氯丙嗪用于抗精神分裂,故 4 题选择 A。

5.【参考答案】D

【解析】氟西汀(百忧解)属于选择性 5－HT 再摄取抑制剂,升高突触间隙 5－HT 的浓度而发挥抗抑郁作用。用于抑郁症,能明显改善抑郁心情及伴随的焦虑症状,提高睡眠质量;也可用于强迫症和贪食症。故选择 D。不良反应主要有口干、食欲减退、恶心、失眠、乏力等,少数患者可见焦虑、头痛。肝肾功能不良者应慎用。禁止合用单胺氧化酶抑制剂。

6~7【参考答案】B　D

【解析】氯丙嗪用于抗精神分裂,故6题选择B,丙咪嗪用于抗抑郁症,故7题选择D。

第十单元　抗帕金森病药

1.【参考答案】D

【解析】左旋多巴在脑内转变为多巴胺,补充纹状体中多巴胺的不足,起到抗帕金森病的作用。故选择D。

2.【参考答案】A

【解析】在脑内转变为多巴胺,又进一步转变为去甲肾上腺素,补充脑内神经递质,改善肝昏迷症状,故选择A。B、C、D、E选项均不能补充神经递质,对肝昏迷无效。

3.【参考答案】D

【解析】苯海索阻断中枢胆碱受体,减弱纹状体中乙酰胆碱的作用,故选择D。

4.【参考答案】A

【解析】左旋多巴为抗帕金森药,故选择A。

5.【参考答案】E

【解析】左旋多巴对肌肉震颤者疗效差,故选择E。左旋多巴是多巴胺(DA)递质合成的前体物质。左旋多巴在脑内多巴胺脱羧酶的作用下生成DA,补充纹状体DA不足,产生抗帕金森病作用。用于帕金森病,用药1~6个月后出现体征的明显改善,获得最大疗效;一般对轻症及年轻患者疗效较好,而对重症及年老患者疗效较差;对肌肉强直及运动困难者疗效较好,而对肌肉震颤者疗效较差。左旋多巴对吩噻嗪类抗精神病药引起的锥体外系症状无效,因吩噻嗪类药物阻断了中枢DA受体,使DA无法发挥作用。左旋多巴还可用于急性肝功能衰竭所致的肝昏迷辅助治疗。左旋多巴在脑内转化成DA,并进一步转化成NA,与伪递质相竞争,纠正神经传导功能的紊乱,使患者由昏迷转为苏醒。

第十一单元　镇痛药

1.【参考答案】A

【解析】吗啡的作用有抑制呼吸:治疗剂量的吗啡明显降低呼吸中枢对CO_2的敏感性,使呼吸频率减慢,潮气量减小。呼吸抑制是吗啡急性中毒致死的主要原因。急性中毒时,表现为昏迷、针尖样瞳孔(严重缺氧时瞳孔可散大)、呼吸高度抑制、血压降低,甚至休克。呼吸麻痹是中毒致死的主要原因,故选择A。

2.【参考答案】E

【解析】禁忌证中可使脑血管扩张,颅内压增高,故颅脑损伤的患者禁用,故选择E。

3~4【参考答案】C　D

【解析】吗啡有较强的止泻作用,哌替啶可以用于人工冬眠。曲马多、罗通定的作用强度均较弱,而纳洛酮属于阿片受体拮抗药。故3题选择C,4题选择D。

5~6【参考答案】B　D

【解析】哌替啶与氯丙嗪、异丙嗪合用组成冬眠合剂的药物,故5题选择B。吗啡中毒表现为昏迷、针尖样瞳孔(严重缺氧时瞳孔可散大)、呼吸高度抑制、血压降低,甚至休克。呼吸麻痹是中毒致死的主要原因,需用吗啡拮抗药、人工呼吸、给氧抢救。阿片受体拮抗剂纳洛酮能快速对抗阿片类药物过量中毒,对吗啡致呼吸抑制有显著效果,是最常用的抢救药物,故6题选择D。

7.【参考答案】C

【解析】阿片受体拮抗剂纳洛酮能快速对抗阿片类药物过量中毒,对吗啡致呼吸抑制有显著效果,是最常用的抢救药物,故选择C。

8.【参考答案】D

【解析】吗啡可扩张全身血管,引起体位性低血压,不能使血压升高,故选择D。

第十二单元　解热镇痛药

1.【参考答案】D

【解析】阿司匹林有解热镇痛、抗炎、抗血栓、抗风湿作用,可诱发"阿司匹林哮喘",故哮喘患者禁用,故选择D。

2.【参考答案】C

【解析】主要有胃肠道反应、过敏反应、凝血障碍、水杨酸反应、肝肾功影响,可致 Reye 综合征,没有"水钠潴留,引起水肿"的不良反应,故选择 C。

3.【参考答案】D

【解析】阿司匹林、对乙酰氨基酚、布洛芬、吲哚美辛为常用解热镇痛药,故选择 D。

4~5【参考答案】B　A

【解析】对乙酰氨基酚过量可引起急性中毒性肝坏死,故 4 题选择 B;阿司匹林长期使用因抑制血小板聚集功能,使出血时间延长,故 5 题选择 A。

6.【参考答案】B

【解析】对乙酰氨基酸又名扑热息痛,解热镇痛作用缓和持久,解热作用与阿司匹林相似,镇痛作用较强,抗炎作用很弱,用于感冒发热、头痛、牙痛、神经痛、肌肉痛、关节痛、痛经等,故选择 B。

7.【参考答案】D

【解析】小剂量阿司匹林抑制环氧酶活性,从而减少血小板中血栓素 A_2(TXA_2)的生成,有抗血小板聚集和抗血栓形成作用,故选择 D。但较大剂量的阿司匹林可抑制血管内皮细胞中环氧酶活性,减少 PGI_2 的合成。PGI_2 是 TXA_2 的生理括抗剂,它的合成减少可能促进血栓形成。

8.【参考答案】A

【解析】阿司匹林抑制胃黏膜 PG 合成,增加了胃酸分泌,削弱了屏障作用,从而导致消化性溃疡,故选择 A。

第十三单元　抗组胺药

1.【参考答案】B

【解析】异丙嗪是 H1 受体阻断药,不能阻断 H2 受体,无减少胃酸分泌作用,故选择 B。

第十四单元　利尿药、脱水药

1.【参考答案】D

【解析】氢氯噻嗪的临床应用为轻、中度水肿是心性水肿的首选药,故选择 D;对肾性水肿的疗效与肾功能有关,肾功能不良者疗效差;对肝性水肿,与螺内酯合用可增效,避免血钾过低诱发肝昏迷,但因抑制碳酸酐酶,减少 H^+ 分泌,使 NH_3 排出减少,可致血氨升高,有加重肝昏迷的危险,应慎用。

2.【参考答案】D

【解析】氢氯噻嗪的不良反应为电解质紊乱,长期用药引起低血钾、低血镁、低氯性碱中毒及低血钠症,故选择 D。低血钾症较多见,表现为疲倦、软弱、眩晕,合用保钾利尿药可预防。

3~4【参考答案】E　C

【解析】螺内酯通过拮抗醛固酮发挥利尿作用;氨苯蝶啶通过直接抑制远端肾小管和集合管中 $K^+ - Na^+$ 交换,抑制 Na^+ 的重吸收。故 3 题选择 E。

氨苯喋啶的作用:①主要作用于远曲小管远端和集合管;②有留钾利尿作用;③抑制远曲小管远端和集合管对 K^+ 的分泌;④抑制远曲小管远端和集合管对 Na^+ 的重吸收;⑤抑制远曲小管远端和集合管的 $K^+ - Na^+$ 交换。故 4 题选择 C。

5.【参考答案】A

【解析】呋塞米静脉注射能迅速扩张容量血管,使回心血量减少,在利尿作用发生之前即可缓解急性肺水肿,是急性肺水肿的快速有效的治疗药物。由于利尿,使血液浓缩,血浆渗透压增高,也有利于消除脑水肿,对脑水肿合并心衰者尤为适用,故选择 A。

6~7【参考答案】D　A

【解析】氢氯噻嗪的临床应用为轻、中度水肿,故 6 题选择 D。呋塞米对心、肝、肾性各类水肿均有效,主要用于其他利尿药无效的顽固性水肿和严重水肿,故 7 题选择 A。

第十五单元　抗高血压药

1.【参考答案】A

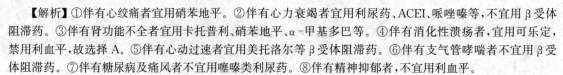

【解析】①伴有心绞痛者宜用硝苯地平。②伴有心力衰竭者宜用利尿药、ACEI、哌唑嗪等,不宜用β受体阻滞药。③伴有肾功能不全者宜用卡托普利、硝苯地平、α-甲基多巴等。④伴有消化性溃疡者,宜用可乐定,禁用利血平,故选择 A。⑤伴有心动过速者宜用美托洛尔等β受体阻滞药。⑥伴有支气管哮喘者不宜用β受体阻滞药。⑦伴有糖尿病及痛风者不宜用噻嗪类利尿药。⑧伴有精神抑郁者,不宜用利血平。

2.【参考答案】B

【解析】①伴有心绞痛者宜用硝苯地平。②伴有心力衰竭者宜用利尿药、ACEI、哌唑嗪等,不宜用β受体阻滞药。③伴有肾功能不全者宜用卡托普利、硝苯地平、α-甲基多巴等。④伴有消化性溃疡者,宜用可乐定,禁用利血平。⑤伴有心动过速者宜用美托洛尔等β受体阻滞药。⑥伴有支气管哮喘者不宜用β受体阻滞药,故选择 B。⑦伴有糖尿病及痛风者不宜用噻嗪类利尿药。⑧伴有精神抑郁者,不宜用利血平。

第十六单元　抗心律失常药

1.【参考答案】B

【解析】利多卡因的应用室性心律失常,特别适用于危急病例,是治疗急性心肌梗死引起的室性心律失常的首选药,对强心苷中毒所致者也有效。故选择 B。

2.【参考答案】E

【解析】苯妥英钠应用于室性心律失常,对强心苷中毒所致室性心律失常疗效显著;是治疗癫痫强直-阵挛发作和局限性发作的首选药;还用于周围神经痛。故选择 E。

3~4【参考答案】E　D

【解析】利多卡因应用于室性心律失常,特别适用于危急病例,是治疗急性心肌梗死引起的室性心律失常的首选药,对强心苷中毒所致者也有效,故 3 题选择 E。维拉帕米的临床应用的阵发性室上性心动过速,特别是房室交界区心动过速,常在静脉注射数分钟内停止发作,故 4 题选择 D。

5.【参考答案】C

【解析】变异型心绞痛由冠状动脉痉挛引起,普萘洛尔减慢心率,改善心肌代谢的作用对其无效,相反,普萘洛尔可阻断β受体,使收缩血管的α受体占优势,进一步导致心肌供血不足,故不用,故选择 C。

6.【参考答案】B

【解析】维拉帕米临床应用的阵发性室上性心动过速,特别是房室交界区心动过速,常在静脉注射数分钟内停止发作,对冠心病、高血压伴发心律失常者尤其适用。故选择 B。

第十七单元　抗慢性心功能不全药

1.【参考答案】B

【解析】强心苷的临床应用有慢性心功能不全(CHF),用于多种原因引起的 CHF。强心苷可通过增强心肌收缩力、增加心输出量、改善动脉系统供血及缓解静脉系统淤血而取得疗效,对不同原因所致 CHF 的疗效也不同,对高血压、心脏瓣膜病、先天性心脏病所致者疗效好,对伴心房 颤动且心室率过快者疗效更好;对继发于甲状腺功能亢进、重度贫血等疾病者,由于心肌能量代谢障碍而疗效较差;对肺源性心脏病、活动性心肌炎等有心肌缺氧和损害者,不仅疗效差,且易发生强心苷中毒,引起心律失常;对机械因素所致者,如缩窄性心包炎、严重二尖瓣狭窄等,因心室舒张和充盈受限而疗效很差。故选择 B。

2.【参考答案】B

【解析】强心苷的四大不良反应:胃肠道反应(腹泻)、中枢反应(惊厥,失眠)、视觉障碍(黄视)、心脏反应(心室颤动),其中,心室颤动是致命的。故选择 B。

3~4【参考答案】B　D　　【考点】抗高血压药物的适应证

【解析】① 利尿剂:代表药物为呋塞米、氢氯噻嗪,适用于心衰合并高血压。

② β受体阻滞剂:代表药物为美托洛尔,适用于心率增快合并高血压。

③ 钙拮抗剂:钙拮抗剂的主要作用机制是抗动脉粥样硬化,适用于老年人单纯收缩期高血压。

④ α受体阻滞剂:适用于高血压合并肾功能障碍。

⑤ 血管紧张素转化酶抑制剂:适用于心力衰竭、心梗、糖尿病肾病合并高血压。

故 3 题选择 B,4 题选择 D。

5~6【参考答案】D　B

【解析】巯甲丙脯酸(开搏通)属于血管紧张素转换酶抑制剂,美托洛尔(倍他乐克)属于β受体阻滞剂。故5题选择 D,6 题选择 B。

第十八单元　抗心绞痛药

1.【参考答案】E
【解析】硝酸甘油、硝酸异山梨醇酯、美托洛尔和硝苯地平均可用于治疗心绞痛发作,故选择 E。

2.【参考答案】B
【解析】硝酸甘油的应用为稳定型心绞痛的首选药。①预防发作,宜选用硝酸异山梨酯或单硝酸异山梨酯口服,也可选用硝酸甘油贴剂。②控制急性发作,应舌下含服或气雾吸入,如需多次含服可采用口服制剂,选用硝酸异山梨酯口服、单硝酸异山梨酯缓释片以及透皮制剂。③发作频繁的重症心绞痛患者,首选硝酸甘油静脉滴注,症状减轻后改为口服给药。故选择 B。

3.【参考答案】D
【解析】硝酸甘油抗心绞痛作用快,可靠,方便,价廉,舌下含化用于急性发作,故选择 D。

4.【参考答案】B
【解析】舌下含服起效迅速,无首关效应,可迅速缓解心绞痛,故选择 B。

5.【参考答案】C
【解析】变异型心绞痛由冠状动脉痉挛引起,普萘洛尔减慢心率,改善心肌代谢的作用对其无效;相反,普萘洛尔可阻断 β 受体,使收缩血管的 α 受体占优势,进一步导致心肌供血不足,故不用,故选择 C。

第十九单元　血液系统药

1~2【参考答案】C　E
【解析】叶酸制剂的应用:①各种原因所致的巨幼红细胞性贫血,尤其对营养性巨幼红细胞性贫血、妊娠期和婴儿期巨幼红细胞性贫血等疗效好。②对叶酸拮抗剂甲氨蝶呤等造成二氢叶酸还原酶功能或产生障碍所致的巨幼红细胞性贫血,应用一般叶酸制剂无效,需直接选用亚叶酸钙治疗。③对恶性贫血、维生素 B12 缺乏所致的巨幼红细胞性贫血,应用叶酸治疗可改善血象,但不能减轻甚至可加重神经症状,故 1 题选择 C。

铁制剂的应用:临床用于预防和治疗缺铁性贫血,尤其用于生长发育期需求增加和慢性失血而引起的贫血。常用口服铁剂有硫酸亚铁、琥珀酸亚铁等,注射用铁剂有右旋糖酐铁等。故 2 题选择 E。

3.【参考答案】E
【解析】肝素作用如下:①抗凝体内、体外均具有抗凝作用,作用迅速,能延长凝血酶原时间。带负电荷的肝素可与带正电荷的 ATⅢ 的赖氨酸残基形成可逆性复合物,使 ATⅢ 发生构型的改变,更充分地暴露出其活性中心,ATⅢ 则以精氨酸残基迅速与丝氨酸蛋白酶活性中心的丝氨酸残基结合,从而加速 ATⅢ 对凝血因子Ⅱa、Ⅸa、Ⅹa、Ⅺa 和Ⅻa 等的灭活。肝素可加速此过程达 1000 倍以上。②其他:肝素还具有抗血小板聚集的作用,能抑制由凝血酶诱导的血小板聚集。此外,肝素可通过调血脂、保护动脉内皮和抗血管平滑肌细胞增殖等作用而产生抗 AS 作用,故选择 E。

4.【参考答案】D
【解析】肝素作用机制为激活抗凝血酶Ⅲ,加速凝血因子Ⅱa、Ⅶa、Ⅸa、Ⅹa、Ⅻa 的灭活,故选择 D。

5.【参考答案】D
【解析】双香豆素的作用是抗凝,为维生素 K 拮抗剂,故选择 D。

6.【参考答案】C
【解析】肝素抗凝的特点是体内、体外均有效,故选择 C。

7.【参考答案】E
【解析】链激酶具有促进体内纤维蛋白溶解系统活性作用,能使纤维蛋白溶酶原激活因子前体物转变为激活因子,后者再使纤维蛋白原转变为有活性的纤维蛋白溶酶,使血栓溶解,故选择 E。

第二十单元　消化系统药

1.【参考答案】D
【解析】长期饮用小苏打水可引起碱血症,故选择 D。

2～3【参考答案】E　C

【解析】氢氧化镁可引起腹泻,可用于导泻,故2题选择E。奥美拉唑可有口干、轻度恶心、呕吐、腹胀、便秘、腹泻、腹痛等不良反应,故3题选择C。

4.【参考答案】C

【解析】H2受体阻滞剂的作用有抑制胃酸分泌,H2受体阻断药能选择性阻断壁细胞H2受体,拮抗组胺引起的胃酸分泌。不仅能抑制基础胃酸分泌,而且对促胃液素、咖啡因、进食和刺激迷走神经等引起的胃酸分泌均有抑制作用。故选择C。

5.【参考答案】D

【解析】H2受体阻滞药(西咪替丁,雷尼替丁,法莫替丁)通过阻断胃黏膜壁细胞上的H2-受体而产生较强的抑酸作用,故选择D。

6.【参考答案】A

【解析】常用质子泵抑制药有奥美拉唑(洛赛克)、兰索拉唑、泮托拉唑和雷贝拉唑等,故选择A。

7～8【参考答案】A　D

【解析】常用质子泵抑制药有奥美拉唑(洛赛克)、兰索拉唑、泮托拉唑和雷贝拉唑等,故7题选择A。胃复安可抑制胃平滑肌松弛,使胃肠平滑肌对胆碱能的反应增加,胃排空加快,增加胃窦部时相活性,故8题选择D。

9.【参考答案】C

【解析】碳酸氢钠长期服用可引起碱血症,故选择C。

10～11【参考答案】C　A

【解析】硫糖铝在酸性环境中分解出八硫酸蔗糖阴离子复合物,可聚合成胶状膜保护溃疡面;还能促进PGE_2合成和释放,增加细胞和黏液HCO_3^-屏障;吸附表皮生长因子(EGF)在溃疡处浓集,促进溃疡愈合;有抗Hp作用,能降低Hp在黏膜中的密度。奥美拉唑为质子泵抑制剂,抑制H^+泵。故10题选择C,11题选择A。

第二十一单元　呼吸系统药

1.【参考答案】E

【解析】沙丁胺醇(舒喘灵)为中效β_2受体激动药,对β_2受体的选择性高。用药后支气管明显扩张,产生平喘效果。作用强度与异丙肾上腺素相近,持续时间明显延长,故选择E。

2～3【参考答案】E　A

【解析】糖皮质激素类药物有强大的局部抗炎作用,主要用于气道扩张药不能有效控制的慢性支气管哮喘、反复发作的顽固性哮喘和哮喘持续状态,故2题选择E。氨茶碱用于各型哮喘以及急性心功能不全、肾性水肿、胆绞痛等,故3题选择A。

4.【参考答案】D

【解析】氨茶碱作用为松弛支气管平滑肌。氨茶碱舒张支气管的作用机制有:①抑制磷酸二酯酶活性,升高气道平滑肌细胞内cAMP水平;②促进内源性儿茶酚胺类物质释放,但作用弱;③阻断腺苷受体,可预防腺苷诱发哮喘患者的呼吸道平滑肌收缩;④干扰呼吸道平滑肌的钙离子转运,抑制细胞外Ca^{2+}内流和细胞内质网储Ca^{2+}的释放;⑤其他本品还具有利尿、强心、兴奋中枢及促进胃酸分泌等药理作用。故选择D。

5.【参考答案】E

【解析】E选项属于糖皮质激素,但其局部抗炎作用是地塞米松的500倍,全身不良反应少,故选择E。

第二十二单元　糖皮质激素

1.【参考答案】D

【解析】糖皮质激素所致水盐代谢紊乱的作用表现为水钠潴留及低K^+、Ca^{2+},其影响与醛固酮相似但极弱,长期大量应用则作用明显。故选择D。

2～3【参考答案】D　D

【解析】治疗血小板减少性紫癜等用其他药物治疗无效者,加用糖皮质激素可缓解症状,达到治疗效果,故2题选择D。治疗支气管哮喘首选糖皮质激素抗炎平喘,故3题选择D。

4.【参考答案】B

【解析】糖皮质激素不良反应中的反跳现象指患者症状基本控制后,突然停药或减量过快,引起原病复发或恶化的现象。其原因可能是患者对糖皮质激素产生依赖性或病情尚未完全控制所致。常需加大剂量再行治疗,待症状缓解后逐渐减量,直至停药。故选择 B。

5.【参考答案】B

【解析】糖皮质激素不良反应中的反跳现象是指患者症状基本控制后,突然停药或减量过快,引起原病复发或恶化的现象。其原因可能是患者对糖皮质激素产生依赖性或病情尚未完全控制所致。常需加大剂量再行治疗,待症状缓解后逐渐减量,直至停药。故选择 B。

6.【参考答案】B

【解析】糖皮质激素不良反应中的诱发或加重感染,由于糖皮质激素抗炎不抗菌,且降低机体的防御功能,细菌易乘虚而入,诱发感染或促使体内原有病灶如结核、化脓性病灶等扩散恶化,必要时应合用抗菌药。抵抗力已经低下的白血病、再生障碍性贫血、肾病综合征及肝病患者则更易引起这一不良反应。故选择 B。

第二十三单元　抗甲状腺药

1.【参考答案】C

【解析】甲状腺危象的辅助治疗感染、外伤、手术、情绪激动等应激诱因,可致大量甲状腺激素突然释放入血,使患者发生高热、心衰、肺水肿、水和电解质紊乱等,严重时可导致死亡,称为甲状腺危象。应立即给大量碘剂,阻止甲状腺激素释放,并采取其他综合措施消除诱因、控制症状。应用大量硫脲类(较一般用量增大1倍)作辅助治疗,首选丙硫氧嘧啶,大剂量应用一般不超过1周。故选择 C。

2.【参考答案】B

【解析】抑制过氧化物酶从而抑制甲状腺激素的合成,故选择 B。

第二十四单元　降血糖药

1.【参考答案】A

【解析】Ⅱ型糖尿病患者经饮食治疗无效应口服降糖药而不是先用胰岛素,故选择 A。

2.【参考答案】B

【解析】磺酰脲类降血糖的作用:直接作用于胰岛细胞,刺激内源性胰岛素释放。可降低正常人和胰岛功能尚存患者的血糖,但对胰岛功能完全丧失或切除胰腺者无效,故选择 B。

3.【参考答案】C

【解析】A、D、E 选项均是其过敏反应的表现,B 选项是磺酰脲类药物较为常见的不良反应。只有 C 选项是双胍类口服降血糖药物的不良反应,而不是磺酰脲类药物的不良反应,故选择 C。

4.【参考答案】B

【解析】二甲双胍促进葡萄糖的无氧酵解,不促进胰岛素的释放,对胰岛功能完全丧失的糖尿病患者,仍有降血糖作用。故选择 B。

5.【参考答案】D

【解析】中度Ⅱ型糖尿病患者首选 α-葡萄糖苷酶抑制药,故选择 D。

6.【参考答案】E

【解析】磺脲类药物促进胰岛素分泌,E 选项为 α-葡萄糖苷酶抑制药,无此功能,故选择 E。

7.【参考答案】A

【解析】格列本脲、氯磺丙脲能促进抗利尿激素分泌并增强其作用,从而发挥抗利尿作用,故选择 A。

8.【参考答案】A

【解析】磺脲类药物最严重的不良反应为低血糖,故选择 A。

9.【参考答案】D

【解析】格列齐特可抑制血小板的黏附和聚集,刺激纤溶酶原的合成,恢复纤溶酶活力,并降低微血管对活性胺类(如去甲肾上腺素)的敏感性,改善微循环。对预防或减轻糖尿病微血管并发症有一定作用。故选择 D。

10.【参考答案】A　【考点】二甲双胍的不良反应

【解析】二甲双胍的不良反应有厌食、口苦、口腔金属味、胃肠刺激等胃肠道反应、乳酸血症。故选择 A。

11.【参考答案】A

【解析】阿卡波糖是通过抑制碳水化合物酶解起作用,故应与进食同步服药,所以选择 A。服药期间应增加碳水化合物的比例,并限制单糖的摄入量,以提高疗效。

第二十五单元　合成抗菌药

1.【参考答案】A

【解析】细菌性痢疾首选药物是喹诺酮类的药物:抗菌谱广,口服吸收好,不良反应小,耐药菌株相对较少。首选环丙沙星,其他喹诺酮类也可酌情选用,故选择 A。

2~4【参考答案】C　D　B

【解析】喹诺酮类可引起软骨腐蚀,抑制四肢增长发育;磺胺嘧啶易在肾小管内形成结晶,造成肾脏损害,需要大量饮水降低尿中药物浓度;甲氧苄啶与磺胺药合用双重阻断叶酸代谢,抗菌作用增强几倍至数十倍,甚至可杀菌并减少耐药菌株的发生。故 2 题选择 C,3 题选择 D,4 题选择 B。

5.【参考答案】B

【解析】磺胺嘧啶是磺胺类中血浆蛋白结合率最低和血脑屏障透过率最高的药物,对防治流行性脑膜炎有突出疗效。故选择 B。

6.【参考答案】D

【解析】甲氧苄啶(TMP)又称抗菌增效剂,属二氢嘧啶类化合物。1/2 为 10~12 小时,与 SMZ 相近。抗菌谱与磺胺类相似,抗菌作用较强,但单用易产生抗药性。其抗菌机制是干扰细菌叶酸代谢而影响细菌生长繁殖。TMP 主要是抑制细菌二氢叶酸还原酶,阻碍四氢叶酸合成。与磺胺合用可使细菌叶酸代谢受到双重阻断而使抗菌作用增加数倍至数十倍,甚至出现杀菌作用,而且可减少耐药性产生,对已耐药菌亦有作用。故选择 D。

第二十六单元　抗生素

1~2【参考答案】D　A

【解析】复方新诺明治疗呼吸道、泌尿道、软组织感染,败血症,脑膜炎以及伤寒、副伤寒,菌痢等肠道感染。青霉素是钩端螺旋,梅毒的首选药物。故 1 题选择 D,2 题选择 A。

3~4【参考答案】E　A

【解析】四环素是立克次体感染和斑疹伤寒,羌虫病,支原体,衣原体感染首选药物;青霉素是钩端螺旋,梅毒的首选药物。故 3 题选择 E,4 题选择 A。

5.【参考答案】B

【解析】军团菌感染首选红霉素类抗生素,故选择 B。

6.【参考答案】A

【解析】氨基糖苷类反复应用有耳毒性,故选择 A。

7.【参考答案】C

【解析】环丙沙星为合成的第三代喹诺酮类抗菌药物,具广谱抗菌活性,杀菌效果好,几乎对所有细菌的抗菌活性均较诺氟沙星及诺诺沙星强 2~4 倍,对肠杆菌、绿脓杆菌、流感嗜血杆菌、淋球菌、链球菌、军团菌、金黄色葡萄球菌具有抗菌作用。故选择 C。

8.【参考答案】C

【解析】氨基糖苷类抗生素属于静止期杀菌剂,故选择 C。

9~10【参考答案】D　A

【解析】青霉素是钩端螺旋,梅毒的首选药物,故 9 题选择 D。羧苄西林对铜绿假单胞菌和吲哚阳性的变形杆菌作用较强,10 题选择 A。

11.【参考答案】D

【解析】伤寒、副伤寒首选氯霉素类抗生素,故选择 D。

第二十七单元　抗真菌药与抗病毒药

1.【参考答案】C

【解析】制霉菌素对白色念珠菌及隐球菌有抑制作用。毒性大。局部用于防治皮肤、口腔及阴道念珠菌感染;口服用于胃肠道感染;可与广谱抗生素合用防止真菌引起的二重感染。故选择C。

2.【参考答案】B

【解析】抑制真菌细胞色素P450依赖酶,减少细胞膜麦角固醇合成,改变膜通透性使真菌死亡。故选择B。

3~4【参考答案】C　E

【解析】四环素属于广谱抗生素,故3题选择C。阿昔洛韦属于抗病毒药物,故4题选择E。

5.【参考答案】A

【解析】两性霉素B(二性霉素,庐山霉素)为广谱抗真菌药,对各种深部真菌如念珠菌、新隐球菌、荚膜组织胞浆菌及皮炎芽生菌等有强大抑制作用。高浓度有杀菌作用。两性霉素B可选择性地与真菌细胞膜上固醇类结合,在细胞膜上形成孔道,增加细胞膜通透性,导致细胞内核苷酸、氨基酸等重要物质外漏,使真菌死亡。细菌细胞膜不含类固醇,故对细菌无效。静脉滴注用于深部真菌感染,脑膜炎时还可配合鞘内注射;口服仅用于肠道真菌感染;局部应用可治疗浅部真菌感染。故选择A。

第二十八单元　抗菌药物的耐药性

暂无。

第二十九单元　抗结核病药

1.【参考答案】C

【解析】异烟肼与利福平均有肝脏毒性可引起药物性肝损害,可见转氨酶升高、黄疸,严重者可致死亡,故选择C。

2.【参考答案】D

【解析】异烟肼的神经系统反应常见周围神经炎,表现为手脚震颤、麻木、步态不稳等。剂量过大时可引起中枢神经系统反应,出现头痛、头晕、惊厥、精神异常。同服维生素B_6可以防治。故选择D。

3~4【参考答案】A　D

【解析】苯妥英钠是癫痫大发作和部分性发作的首选药物,故3题选择A。抗结核杆菌的首选药物是链霉素,故4题选择D。

5.【参考答案】B

【解析】乙胺丁醇长期大量应用可致球后视神经炎,表现为弱视、视野缩小、红绿色盲或分辨能力减退。故选择B。

第三十单元　抗恶性肿瘤药

1.【参考答案】B

【解析】异烟肼抗结核多种机制共存,并非影响细菌DNA的合成而致细菌死亡,故选择B。

2.【参考答案】A

【解析】甲氨蝶呤是干扰核酸生物合成的药物,核酸的基本结构单位是核苷酸,其合成需要嘌呤、嘧啶类前体及其合成物。甲氨蝶呤是二氢叶酸还原酶抑制剂(抗叶酸药),影响细胞分裂增殖。故选择A。

传染病学

第一单元　传染病学总论

1.【参考答案】A　【考点】感染的概念

【解析】感染是病原体与人体相互作用的过程,故选择 A。

2.【参考答案】C　【考点】感染过程的表现

【解析】一般隐性感染者最多见,病原携带者次之,显性感染者比率最低,一旦出现最易识别。仅少数传染病存在潜伏性感染者。故选择 C。

3.【参考答案】E　【考点】隐性感染病例增加的临床主要意义

【解析】隐性感染又称亚临床感染,病原体只引起特异性免疫应答,不引起或只引起轻微的组织损伤,无临床症状,只能通过免疫学检查发现,故选择 E。

4.【参考答案】E　【考点】感染过程中病原体的作用

【解析】病原体侵入人体后能否引起疾病取决于病原体的致病作用、宿主的免疫功能和外环境三个因素。故选择 E。

5.【参考答案】B　【考点】病原体的作用

【解析】病原体的致病作用包括以下四个方面:①侵袭力:病原体侵入机体并在体内生长、繁殖和扩散的能力称侵袭力。病原体侵入人体和扩散的主要方式有 6 种。②毒力:毒力是指病原体释放毒素和毒力因子的能力。毒素主要包括外毒素和内毒素。③数量:相同病原体感染,致病力与病原体数量成正比,但不同病原体最低致病量有很大的差别。④变异性:病原体通过抗原基因的变异、遗传信息的交换、耐药性的形成,逃避免疫的攻击,使机体对病原体的清除作用降低或消失,从而使疾病持续或慢性化。在人工培养多次传代的条件下,可使病原体的致病力减弱或消失。故选择 B。

6.【参考答案】D　【考点】病原体的作用

【解析】病原体的致病作用包括以下四个方面:①侵袭力:病原体侵入机体并在体内生长、繁殖和扩散的能力称侵袭力。病原体侵入人体和扩散的主要方式有 6 种。②毒力:毒力是指病原体释放毒素和毒力因子的能力。毒素主要包括外毒素和内毒素。③数量:相同病原体感染,致病力与病原体数量成正比,但不同病原体最低致病量有很大的差别。④变异性:病原体通过抗原基因的变异、遗传信息的交换、耐药性的形成逃避免疫的攻击,使机体对病原体的清除作用降低或消失,从而使疾病持续或慢性化。在人工培养多次传代的条件下,可使病原体的致病力减弱或消失。故选择 D。

7.【参考答案】A　【考点】病原体的作用

【解析】①侵袭力:病原体侵入机体并在体内生长、繁殖和扩散的能力称侵袭力。病原体侵入人体和扩散的主要方式有 6 种。②毒力:毒力是指病原体释放毒素和毒力因子的能力。毒素主要包括外毒素和内毒素。③数量:相同病原体感染,致病力与病原体数量成正比,但不同病原体最低致病量有很大的差别。④变异性:病原体通过抗原基因的变异、遗传信息的交换、耐药性的形成逃避免疫的攻击,使机体对病原体的清除作用降低或消失,从而使疾病持续或慢性化。在人工培养多次传代的条件下,可使病原体的致病力减弱或消失。故选择 A。

8.【参考答案】B　【考点】亚临床感染

【解析】隐性感染又称亚临床感染,病原体只引起特异性免疫应答,不引起或只引起轻微的组织损伤,无临床症状,只能通过免疫学检查发现。故选择 B。

9.【参考答案】D　【考点】流行过程的基本条件

【解析】流行过程的基本条件:传染源,传播途径,易感人群,故选择 D。

10.【参考答案】D　【考点】传染源

【解析】传染源指体内有病原体生长、繁殖并能排出体外的人和动物。①患者:急性患者通过咳嗽、呕吐、腹泻等传播病原体;轻型患者易被忽视,作为传染源的意义重大;慢性患者长期排出病原体,是重要的传染源。

有些传染病,如麻疹、天花、水痘等,患者是唯一的传染源。②隐性感染者:隐性感染者数量多,且不易被发现。对于某些传染病,如肠道病毒感染,隐性感染者是主要传染源。③病原携带者:包括慢性病原携带者、恢复期病原携带者、潜伏期携带者和健康病原携带者等,是重要的传染源。④受感染的动物:传播疾病的动物为动物传染源,动物作为传染源传播的疾病,称为动物源性传染病,如狂犬病、布鲁菌病等;野生动物为传染源的传染病,称为自然疫源性传染病,如鼠疫、钩端螺旋体病、流行性出血热等。故选择 D。

11.【参考答案】C　【考点】传染病的特征

【解析】①散发:某种传染病在某一地区近几年发病率的一般水平。②流行:某种传染病在某一地区的发病率高于一般水平。③大流行:某传染病流行范围广,甚至超过国界或洲界。④暴发:某种传染病病例的发病时间分布高度集中于一个短时间内,多是同一传染源或传播途径导致的。故选择 C。

12.【参考答案】D　【考点】传染病的基本特征

【解析】①每一种传染病都是由特异性病原体所引起的。病原学检查是传染病的确诊依据。②传染性是传染病与非传染性疾病的最主要区别。传染性是指病原体能够通过特定途径感染给他人。传染病人有传染性的时期称为传染期。每一种传染病都有相对固定的传染期,这是确定传染病患者隔离期的主要依据。③流行病学特征主要指传染病的流行性、季节性和地方性,还包括在不同人群(年龄、性别、职业等)中的分布特点。感染后免疫,人体感染病原体后能产生不同程度的特异性。故选择 D。

13.【参考答案】B　【考点】甲类传染病

【解析】甲类为强制管理传染病,包括鼠疫和霍乱,乙类为严格管理传染病,丙类属监测管理传染病。

甲类传染病属强制管理传染病,根据国务院卫生行政部门的规定,乙类传染病中传染性非典型肺炎、肺炭疽、人感染高致病性禽流感和脊髓灰质炎等按甲类传染病报告和管理。故选择 B。

14~15【参考答案】A　C　【考点】14 题的考点为甲类传染病,15 题的考点为丙类传染病

【解析】甲类为强制管理传染病,包括鼠疫和霍乱,故 14 题选择 A。丙类传染病包括风疹、流感、麻风、手足口,故 15 题选择 C。

16.【参考答案】B　【考点】按甲类传染病防控措施的传染病

【解析】乙类传染病中传染性非典型肺炎、肺炭疽、人感染高致病性禽流感和脊髓灰质炎等按甲类传染病报告和管理。故选择 B。

17~18【参考答案】A　B　【考点】17 题的考点为切断消化道传染病传播途径的措施,18 题的考点为切断呼吸道传染病传播途径

【解析】切断传播途径通常是起主导作用的预防措施。对消化道传染病应搞好个人及环境卫生,加强饮食、水源及粪便管理;对呼吸道传染病应搞好居室卫生并保持空气流通,必要时可进行空气消毒,通常以戴口罩为简便的预防方法;对虫媒传播的传染病应搞好室内外卫生,消灭动物媒介,如消灭苍蝇、蟑螂、蚊子及灭虱、灭蚤等;对寄生虫病应努力消灭中间宿主,如消灭钉螺控制血吸虫病等。故 17 题选择 A,18 题解析略。

第二单元　病毒感染

1.【参考答案】D　【考点】属脱氧核糖核酸(DNA)病毒的肝炎

【解析】甲型肝炎病毒(HAV)为 RNA 病毒;乙型肝炎病毒(HBV)为 DNA,病毒亦称 Dane 颗粒;丙型肝炎病毒(HCV)为 RNA 病毒;丁型肝炎病毒(HDV)为 RNA 病毒;戊型肝炎病毒(HEV)为 RNA 病毒。故选择 D。

2.【参考答案】B　【考点】属脱氧核糖核酸(DNA)病毒的肝炎

【解析】甲型肝炎病毒(HAV)为 RNA 病毒;乙型肝炎病毒(HBV)为 DNA,病毒亦称 Dane 颗粒;丙型肝炎病毒(HCV)为 RNA 病毒;丁型肝炎病毒(HDV)为 RNA 病毒;戊型肝炎病毒(HEV)为 RNA 病毒。故选择 B。

3.【参考答案】E　【考点】丙型肝炎的传播途径

【解析】丙型肝炎的传播途径主要是通过输血和注射,也可通过母婴传播,故选择 E。

4~5【参考答案】E　E　【考点】4 题的考点为甲型肝炎的主要传播途径,5 题的考点为戊型肝炎的主要传播途径

【解析】甲型肝炎的主要传播途径是粪口,故 4 题选择 E。戊型肝炎的主要传播途径是粪口途径,故 5 题选择 E。

6.【参考答案】D　【考点】可经母婴途径传播的疾病

【解析】乙型肝炎的传播途径:输血、注射、手术、针刺、血液透析、母婴垂直传播和性接触。故选择 D。

7～8【参考答案】B　A　【考点】7 题的考点为丙型肝炎的主要传播途径,8 题的考点为戊型肝炎的主要传播途径

【解析】丙型肝炎的主要传播途径是通过输血和注射,也可通过母婴传播,故 7 题选择 B。戊型肝炎的主要传播途径是粪口途径,故 8 题选择 A。

9.【参考答案】C　【考点】丙型肝炎最主要的传播途径

【解析】丙型肝炎的主要传播途径是通过输血和注射,也可通过母婴传播。故选择 C。

10.【参考答案】C　【考点】急性重型肝炎典型表现

【解析】有难治性并发症如肝肾综合征、消化道大出血、严重出血倾向(注射部位瘀斑等)、严重感染、难以纠正的电解质紊乱或Ⅲ度以上肝性脑病、脑水肿,PTA≤20%。故选择 C。

11.【参考答案】D　【考点】亚急性重型肝炎

【解析】①慢性重型肝炎:慢性肝炎或含氧化病史;慢性 HBV 携带史;无肝病史及无 HBsAg 携带史,但有慢性肝病体征;影像学该病及生化检测异常者;肝穿活组织学检查支持慢性肝炎改变。

②亚急性重型肝炎:急性起病,15～24 周出现重型肝炎表现,凝血酶原时间明显延长,PTA≤40%,黄疸迅速加深,每日上升≥17.1 mol/L 或血清胆红素大于正常值上限的 10 倍。脑病型:首先出现神经、精神症状等肝性脑病表现者。腹水型:首先出现腹水及相关表现者。

故选择 D。

12.【参考答案】D　【考点】慢性重型肝炎临床表现

【解析】症状:(四高)高度乏力、纳差、黄疸、出血倾向。

体征:肝浊音界缩小、腹水征阳性、高度黄疸、大片瘀斑。

并发症:①出血倾向(皮肤黏膜出血、消化道出血);②腹水(胸水);③肝肾综合征;④肝性脑病;⑤肝肺综合征;⑥严重感染;⑦电解质紊乱、酸碱失衡。

故选择 D。

13.【参考答案】B　【考点】重症肝炎

【解析】急性黄疸型肝炎症状:黄疸前期突出症状为全身乏力及食欲不振、厌油、恶心、呕吐、腹胀、便溏等消化系统症状。本期末尿色逐渐加深,似浓茶,体征可有右上腹叩击痛。本期持续数日至 2 周,平均 1 周。重症肝炎症状:(四高)高度乏力、纳差、黄疸、出血倾向,所以出血倾向可提示急性黄疸型肝炎发展为急性重型肝炎。故选择 B。

14.【参考答案】C　【考点】戊型肝炎的潜伏期

【解析】各型肝炎潜伏期不同,甲型肝炎为 4 周(2～6 周),乙型肝炎为 3 月(4～24 周),丙型肝炎为 7.4 周(2～26 周),丁型肝炎为 4～20 周,戊型肝炎为 6 周(2～9 周)。故选择 C。

15.【参考答案】B　【考点】急性淤胆型肝炎的临床表现

【解析】急性淤胆型肝炎的临床表现:肝大、皮肤瘙痒、黄疸较深、大便颜色变浅,故选择 B。

16.【参考答案】C　【考点】急性重型肝炎

【解析】急性重型肝炎:2 周内出现极度乏力,明显消化道症状,常有高热,迅速出现神经、精神症状,肝浊音界进行性缩小,黄疸急剧加深,血白细胞计数及中性粒细胞增高,血小板减少,凝血酶原时间延长 PTA<40%。故选择 C。

17.【参考答案】B　【考点】抗- HBs

【解析】抗- HBs 是感染 HBV 后产生的唯一保护性抗体,故选择 B。

18.【参考答案】C　【考点】HBeAg 的意义

【解析】HBeAg 阳性是乙肝病毒复制明显和传染性强的可靠标志,是体现病毒复制的重要血清标志物,故选择 C。

19.【参考答案】E　【考点】凝血酶原活动度的意义

【解析】重型肝炎临床特点:进行性加深的深度黄疸伴严重的消化道症状和极度的乏力、胆酶分离、PTA<40%。凝血酶原活动度(PTA≤40%)是判断其预后的敏感指标。故选择 E。

20.【参考答案】A　【考点】凝血酶原活动度的意义

【解析】凝血酶原活动度(PTA≤40%)是判断其预后的敏感指标,故选择 A。

21. 【参考答案】D　【考点】慢性乙型肝炎干扰素治疗的疗程

【解析】慢性乙型肝炎干扰素治疗的疗程是 1 年,故选择 D。

22. 【参考答案】B　【考点】慢性 Bin 丙型肝炎的最佳方案

【解析】治疗慢性 Bin 丙型肝炎的最佳方案是聚乙二醇干扰素合利巴韦林,故选择 B。

23. 【参考答案】B　【考点】肝炎的抗病毒治疗

【解析】乙肝需要抗病毒治疗,故选择 B。

24. 【参考答案】B　【考点】核苷类似物可停药的指标

【解析】核苷类似物可停药的指标是发生 HBsAg 血清转换,故选择 B。

25. 【参考答案】B　【考点】流感的多发季节

【解析】流行特征:一般多发于冬季。流感在流行病学上最显著的特点为:突然暴发,迅速蔓延,波及面广,具有一定的季节性,一般流行 3～4 周后会自然停止,流行过后人群获得一定的免疫力。故选择 B。

26. 【参考答案】E　【考点】流感的治疗原则

【解析】① 隔离患者:流行期间对公共场所加强通风和空气消毒。② 早期治疗:起病 1～2 日内应用抗流感病毒药物治疗。③ 加强支持治疗和防治并发症:卧床休息,多饮水,饮食要易于消化。密切观察和监测并发症,抗菌药物仅在有继发细菌感染时才考虑应用。④ 合理应用对症治疗药物:应用解热药、缓解鼻黏膜充血药物、止咳祛痰药物等对症治疗。儿童忌用阿司匹林制剂,以免诱发致命的雷耶(Reye)综合征。⑤ 抗流感病毒药物治疗。故选择 E。

27. 【参考答案】A　【考点】肺炎型流感最常见好发人群

【解析】肺炎型流感较少见,多发生在 2 岁以下的小儿,或原有慢性基础疾病者。特点是在发病后 24 小时内出现高热、烦躁、呼吸困难、咳血痰和明显发绀,可进行性加重,抗菌治疗无效,可因呼吸循环衰竭在 5～10 日内死亡。故选择 A。

28. 【参考答案】D　【考点】奥司他韦的作用机制

【解析】神经氨酸酶抑制剂:奥司他韦是目前较为理想的抗病毒药物,发病初期使用,能特异性抑制甲、乙型流感病毒的神经氨酸酶,从而抑制病毒的释放。推荐口服剂量是成人每次 75 mg,每日 2 次,连用 5 日。故选择 D。

29. 【参考答案】D　【考点】人禽流感疑似的病例

【解析】根据流行病学资料、临床症状和病原分离而确诊。①医学观察病例:1 周内有流行病学接触史者,出现流感样症状,对其进行 7 日医学观察。②疑似病例:有流行病学史和临床表现,患者呼吸道分泌物标本采用甲型流感病毒和 H5 型单克隆抗体抗原检测阳性者。③临床诊断病例:临床诊断病例呼吸道分泌物标本中分离出特定病毒或采用 RT - PCR 检测到禽流感病毒基因,且发病初期和恢复期双份血清抗禽流感病毒抗体滴度 4 倍或以上升高。故选择 D。

30. 【参考答案】E　【考点】人感染高致病性禽流感

【解析】禽流感一年四季均可发生,但冬、春季节多暴发流行。夏季发病较少,多呈散发,症状也较轻。故选择 E。

31. 【参考答案】E　【考点】人感染高致病性禽流感的流行病学特征

【解析】①传染源:主要为病禽、健康带毒的禽,特别是感染 H5N1 亚型病毒的鸡、鸭。②传播途径:主要经呼吸道传播,通过密切接触感染的禽类及其分泌物、排泄物,受污染的水及直接接触病毒株被感染。目前尚无人与人之间直接传播的确切证据。③易感人群:人类对禽流感病毒普遍不易感。12 岁以下的儿童病情较重。④发病季节:禽流感一年四季均可发生,但冬、春季节多暴发流行。夏季发病较少,多呈散发,症状也较轻。故选择 E。

32. 【参考答案】E　【考点】鉴别人感染高致病性禽流感与传染性非典型肺炎

【解析】人感染高致病性禽流感需与流感、普通感冒、细菌性肺炎、SARS、传染性单核细胞增多症、巨细胞病毒感染、衣原体肺炎、支原体肺炎等疾病相鉴别,确诊需依据实验室检查,如病原体分离、血清学检查和核酸检测。故选择 E。

33. 【参考答案】E　【考点】人感染高致病性禽流感

【解析】应在发病 48 小时内试用抗流感病毒药物,故选择 E。

34. 【参考答案】B　【考点】禽流感抗病毒首选

【解析】① 神经氨酸酶抑制剂:奥司他韦对禽流感病毒 H5N1 和 H9N2 有抑制作用。对确诊或高度怀疑的患者给予奥司他韦治疗,具有较高的预防疾病恶化的价值。扎那米韦是第一个新型抗流感病毒的神经氨酸酶抑制剂,对病毒的各种变异株均有作用,是一种雾化吸入剂,每次 10 mg,每日 2 次,现已批准用于治疗无并发症的、年龄满 7 岁的急性流感患者。

② 离子通道 M_2 阻滞剂:金刚烷胺和金刚乙胺可抑制禽流感病毒株的复制,早期应用可阻止病情发展,减轻病情,改善预后。治疗过程中应注意中枢 876 神经系统和胃肠道副作用,有癫痫病史者忌用。故选择 B。

35.【参考答案】D **【考点】**传染性非典型肺炎的病原学特点

【解析】传染性非典型肺炎又称为严重急性呼吸综合征,属冠状病毒科冠状病毒属,是单股正链 RNA 病毒,包膜上有放射状排列的花瓣样或纤毛状突起,基底窄,形似王冠,与经典冠状病毒相似。故选择 D。

36.【参考答案】D **【考点】**传染性非典型肺炎诊断

【解析】略。

37.【参考答案】E **【考点】**重症感染性非典型肺炎诊断标准

【解析】重症 SARS 诊断标准:①呼吸困难,成人休息状态下呼吸频率>30 次/分,且伴有:X 线胸片显示多叶病变或病灶总面积在正位胸片上占双肺总面积的 1/3 以上;病情进展,48 小时内病灶面积增大超过 50%,且在正位胸片上占双肺总面积的 1/4 以上。②低氧血症,氧合指数低于 300 mmHg(PaO_2/FiO_2)。③出现休克或多器官功能障碍综合征(MODS)。故选择 E。

38.【参考答案】A **【考点】**传染性非典型肺炎主要传播途径

【解析】传染性非典型肺炎传播途径有:经呼吸道传播(飞沫),也可经接触和消化道传播。传染性非典型肺炎是一种呼吸道传染病,所以飞沫传播更为常见。故选择 A。

39.【参考答案】D **【考点】**传染性非典型肺炎的首发症状

【解析】首发和主要症状:①发热等全身症状。常以发热为首发和主要症状,体温一般高于 38 ℃,常呈持续性高热,可伴有畏寒、肌肉及关节酸痛、头痛、乏力。②呼吸系统症状,逐渐加重的呼吸困难。咳嗽不多见,表现为干咳,少痰。可有胸闷,严重者逐渐出现呼吸加速、气促,甚至呼吸窘迫。常无上呼吸道卡他症状。故选择 D。

40.【参考答案】A **【考点】**非典的预防

【解析】①管理传染源:做到早发现、早报告、早隔离、早治疗,对密切接触者应实施医学观察 14 日。我国传染病法将 SARS 列为乙类传染病,在发病或流行时按甲类管理。②切断传播途径。③保护易感人群:加强个人防护。故选择 A。

41.【参考答案】B **【考点】**非典的预防

【解析】非典接触者的隔离观察期为 14 天,故选择 B。

42.【参考答案】A **【考点】**艾滋病的病原体

【解析】艾滋病是获得性免疫缺陷综合征的简称,是由人免疫缺陷病毒引起的以侵犯辅助性 T 淋巴细胞为主,造成细胞免疫功能缺损为基本特征的传染性疾病。故选择 A。

43.【参考答案】B **【考点】**艾滋病并发症

【解析】艾滋病的并发症有:①呼吸系统:卡氏肺孢子菌肺炎最为常见。②中枢神经系统。③消化系统:肠道隐孢子虫感染较为常见。④口腔:鹅口疮,牙龈炎。⑤皮肤:可见带状疱疹、传染性软疣、尖锐湿疣。⑥眼部:可见巨细胞病毒性和弓形体性视网膜炎。⑦肿瘤:卡波西肉瘤是艾滋病患者最常见的肿瘤。故选择 B。

44～45【参考答案】A E **【考点】**44 题的考点为艾滋病的病原体,45 题的考点为细菌性痢疾的病原体

【解析】艾滋病是获得性免疫缺陷综合征(AIDS)的简称,是由人免疫缺陷病毒(HIV)引起的以侵犯辅助性 T 淋巴细胞为主,造成细胞免疫功能缺损为基本特征的传染性疾病。故 44 题选择 A。细菌性痢疾简称菌痢,是由志贺氏菌(又称痢疾杆菌)引起的肠道传染病,故亦称为志贺菌病。故 45 题选择 E。

46.【参考答案】C **【考点】**艾滋病肺部感染最常见的病原体

【解析】并发症:①呼吸系统:卡氏肺孢子菌肺炎最为常见。②中枢神经系统。③消化系统:肠道隐孢子虫感染较为常见。④口腔:鹅口疮,牙龈炎。⑤皮肤:可见带状疱疹、传染性软疣、尖锐湿疣。⑥眼部:可见巨细胞病毒性和弓形体性视网膜炎。⑦肿瘤:卡波西肉瘤是艾滋病患者最常见的肿瘤。故选择 C。

47.【参考答案】B **【考点】**艾滋病侵犯的细胞

【解析】HIV 为 RNA 病毒,属于反转录病毒科慢病毒属,HIV 进入人体后可刺激机体产生抗体,但中和抗体少,作用极弱。血清同时存在抗体和病毒时仍有传染性。HIV 主要感染 CD4+T 淋巴细胞,也感染单核-吞

噬细胞、小神经胶质细胞和骨髓干细胞等,有嗜淋巴细胞性和嗜神经性。故选择 B。

48.【参考答案】B　【考点】艾滋病传播途径

【解析】①性接触传播:是本病主要传播途径。②血源传播:通过输血、器官移植、药瘾者共用针具等方式传播。③母婴传播:感染 HIV 的孕妇可以通过胎盘、产程中及产后血性分泌物、哺乳等传给婴儿。故选择 B。

49.【参考答案】B　【考点】艾滋病的传播途径

【解析】①性接触传播:是本病主要传播途径。②血源传播:通过输血、器官移植、药瘾者共用针具等方式传播。③母婴传播:感染 HIV 的孕妇可以通过胎盘、产程中及产后血性分泌物、哺乳等传给婴儿。故选择 B。

50.【参考答案】D　【考点】艾滋病典型表现

【解析】艾滋病典型表现主要为持续 1 个月以上的发热、盗汗、腹泻,体重减轻 10% 以上。部分患者可表现为神经精神症状,如记忆力减退、表情淡漠、性格改变、头痛、癫痫及痴呆等,另外还可出现持续性全身性淋巴结肿大、口腔感染。故选择 D。

51.【参考答案】E　【考点】艾滋病的分期及临床表现

【解析】①急性 HIV 感染期:平均为 1～2 周,以发热最为常见,可伴有头痛、咽痛、恶心、呕吐、腹泻、皮疹、关节痛、淋巴结肿大以及神经系统症状。②无症状感染期:临床无明显症状,但血中可检出病毒及抗体。有传染性,可持续 2～10 年或更久。③艾滋病期:为感染 HIV 后的最终阶段。主要表现为持续 1 个月以上的发热、盗汗、腹泻,体重减轻 10% 以上。部分患者可表现为神经精神症状,如记忆力减退、表情淡漠、性格改变、头痛、癫痫及痴呆等,另外还可出现持续性全身性淋巴结肿大。故选择 E。

52.【参考答案】D　【考点】艾滋病的表现

【解析】HIV 无明显临床症状,但血中可检出病毒及抗体,此期的持续时间一般是 6～8 年,故选择 D。

53.【参考答案】E　【考点】艾滋病的临床表现

【解析】艾滋病病毒侵入至发展为艾滋病所经历的时期为 2 年以上,故选择 E。

54.【参考答案】C　【考点】艾滋病的临床表现

【解析】①急性 HIV 感染期:平均为 1～2 周,以发热最为常见,可伴有头痛、咽痛、恶心、呕吐、腹泻、皮疹、关节痛、淋巴结肿大以及神经系统症状。②无症状感染期:临床无明显症状,但血中可检出病毒及抗体。有传染性,可持续 2～10 年或更久。③艾滋病期:为感染 HIV 后的最终阶段。主要表现为持续 1 个月以上的发热、盗汗、腹泻,体重减轻 10% 以上。部分患者可表现为神经精神症状,如记忆力减退、表情淡漠、性格改变、头痛、癫痫及痴呆等,另外还可出现持续性全身性淋巴结肿大。故选择 C。

55.【参考答案】E　【考点】艾滋病应采取的隔离措施

【解析】艾滋病主要经血液、体液及密切接触传播,故应采取血液、体液及保护性隔离。所以本题选择 E。

56～57【参考答案】E　B　【考点】艾滋病的临床表现

【解析】急性 HIV 感染期平均为 1～2 周,以发热最为常见,可伴有头痛、咽痛、恶心、呕吐、腹泻、皮疹、关节痛、淋巴结肿大以及神经系统症状,故 56 题选择 E。艾滋病的无症状感染期持续时间为 6～8 年,故 57 题选择 B。

58.【参考答案】E　【考点】艾滋病的诊断

【解析】患者因腹泻、发热就诊,其夫有吸毒病史,患者口咽部有白色斑块,腹股沟淋巴结肿大,考虑感染 HIV,可行血清抗- HIV 检测,故选择 E。

59.【参考答案】B　【考点】艾滋病的临床表现

【解析】艾滋病无症状期的诊断指标是:有流行病学史,HIV 抗体阳性,或仅实验室检查 HIV 抗体阳性即可诊断。故选择 B。

60.【参考答案】D　【考点】艾滋病的治疗

【解析】艾滋病治疗:碟氮胸苷、双脱氧肌苷、双脱氧胞苷、齐多夫定、拉米夫定、司坦夫定、奈韦拉平。阿糖腺苷用以治疗单纯疱疹病毒性脑炎,也用于治疗免疫抑制病人的带状疱疹和水痘感染,不能用于艾滋病治疗。故选择 D。

61.【参考答案】C　【考点】流行性出血热

【解析】流行性出血热(EHF)又称肾综合征出血热(HFRS),是由汉坦病毒(HV)引起的一种自然疫源性急性传染病。鼠类为主要传染源,人不是主要的传染源。故选择 C。

62.【参考答案】E　【考点】流行性出血热

【解析】

(1) 传染源:鼠类为主要传染源,人不是主要的传染源。

（2）传播途径：病毒通过鼠等宿主动物的血及唾液、尿、粪便等排出，主要传播途径有：①呼吸道传播：含出血热病毒的鼠排泄物污染尘埃后形成的气溶胶颗粒经呼吸道吸入感染。②消化道传播：进食被染毒鼠排泄物污染的食物后感染。③接触传播：被鼠类咬伤或破损伤口接触带病毒的鼠类排泄物或血液而感染。④母婴传播：可经人胎盘垂直传播感染胎儿。⑤虫媒传播：寄生于鼠类身上的革螨或恙螨可通过叮咬人而传播。

（3）易感人群：人群普遍易感。病后可获持久免疫。

（4）流行特征：①地区性。②季节性：全年均有散发，但有明显的季节性。野鼠型发病以秋冬季为多，高峰在11月份至次年1月份，部分地区5～7月份有小高峰。家鼠型发病以春、夏季为多，高峰在3～5月份。③人群分布各年龄组均可发病，发病的多少与接触传染源的机会多少有关。发病以青壮年为主，儿童极少见，男性多于女性，野外工作人员及农民发病率高。

故选择E。

63.【参考答案】C　【考点】流行性出血热的发病机制与病理

【解析】流行性出血热患者全身各组织器官都有充血、出血、变性、坏死，表现最为明显的器官是肾。故选择C。

64.【参考答案】C　【考点】流行性出血热的典型表现

【解析】流行性出血热临床表现：发热、出血、肾功能损害三大证候，"三红""三痛"，热退病情反而加重，有临床五期经过等。故选择C。

65.【参考答案】D　【考点】流行性出血热的"三痛""三红"征

【解析】①发热期：发热，起病急骤，发热39℃以上，稽留热和弛张热多见；热程多为3～7日；全身中毒症状头痛、腰痛和眼眶痛，称为"三痛"。毛细血管损害扩张充血见于颜面、颈、胸等部位潮红称为"三红"，重者呈酒醉貌。颜面和眼睑浮肿，眼结膜充血、球结膜水肿。阵肤出面多见于腋下和胸背部条索状、抓痕样或点状瘀斑。②低血压休克期主要为低血容量休克的表现。一般发生于第4～6病日，迟者可于第8～9病日出现。热退后病情反而加重是本期的特点。体温开始下降或退热后不久，出现低血压，重者发生休克。③少尿期：多发生于第5～8病日，出现少尿、无尿，甚至发生尿闭，可引起尿毒症、酸中毒和水电解质紊乱，重者可出现高血容量综合征。④多尿期：尿量显著增多。电解质紊乱达到高峰，常见低钠血症、低钾血症，甚至再次引发休克。⑤恢复期：一般在病程的3～4周开始，尿量逐渐回至正常，症状逐渐消失，精神及食欲好转。

故选择D。

66.【参考答案】A　【考点】流行性出血热

【解析】流行性出血热的"三痛"：头痛、腰痛和眼眶痛，故选择A。

67.【参考答案】A　【考点】流行性出血判断少尿的标准

【解析】流行性出血判断少尿的标准为24小时尿量少于400 mL，故选择A。

68.【参考答案】E　【考点】流行性出血热低血压休克期的治疗原则

【解析】流行性出血热低血压休克期的治疗原则：抗休克，力争稳定血压，预防重要脏器衰竭。①补充血容量：宜早期、快速和适量。争取4小时内稳定血压。常用低分子右旋糖酐、甘露醇、血浆和白蛋白等。②纠正酸中毒：常用5%碳酸氢钠。③使用血管活性药：经补液、纠正酸中毒，血压仍不稳定者可应用血管活性药物，如多巴胺，或山莨菪碱静脉注射。同时亦可用地塞米松静滴。④应用糖皮质激素：地塞米松。⑤强心。故选择E。

69.【参考答案】A　【考点】流行性出血热少尿期治疗原则

【解析】流行性出血热少尿期治疗原则：以稳定机体内环境，促进利尿，导泻和透析治疗为主。①稳定机体内环境：严格控制输入量，每日入量以前一日尿量及吐泻量加500～700 mL为宜，应以高渗糖为主，必要时加用适量胰岛素。注意维持水、电解质和酸碱平衡。②促进利尿：少尿初期可应用20%甘露醇，用后利尿效果明显可重复应用1次，高效利尿剂如呋塞米（速尿），从小剂量开始，逐渐加至100～200 mg，静脉注射。③导泻和放血疗法：常用甘露醇粉或中药大黄、芒硝等。重度恶心、呕吐、消化道大出血者禁用。④透析疗法：少尿持续4日以上或无尿24小时以上。故选择A。

70.【参考答案】D　【考点】流行性出血热少尿期治疗原则

【解析】略。

71.【参考答案】B　【考点】流行性出血热发热期抗病毒治疗

【解析】流行性出血热发热期抗病毒治疗首选利巴韦林，故选择B。

72.【参考答案】C　【考点】流行性出血热早期休克的原因

【解析】主要为低血容量休克的表现。一般发生于第4~6病日,迟者可于第8~9病日出现。热退后病情反而加重是本期的特点。体温开始下降或退热后不久,出现低血压,重者发生休克。故选择C。

73.【参考答案】B　【考点】狂犬病兴奋期典型表现

【解析】临床表现分为三期:①前驱期:常有发热、头痛、乏力、纳差、恶心、周身不适等症状。对痛、声、风、光等刺激开始敏感,并有咽喉紧缩感。50%~80%患者伤口部位及其附近有麻木、发痒、刺痛或虫爬、蚁走感,由于病毒刺激周围神经元引起。本期持续2~4日。②兴奋期:患者高度兴奋,表现为极度恐惧、恐水、恐风。由于自主神经功能亢进,患者出现大汗流涎,体温可达40℃以上,心率快,血压升高,瞳孔扩大,但患者神志大多清醒,部分患者可出现精神失常、定向力障碍、幻觉、谵妄等。病程进展很快,多在发作中死于呼吸或循环衰竭。本期持续1~3日。③麻痹期:痉挛减少或停止,患者逐渐安静,出现弛缓性瘫痪,尤以肢体软瘫为多见。故选择B。

74.【参考答案】E　【考点】狂犬病前驱期的症状

【解析】常有发热、头痛、乏力、纳差、恶心、周身不适等症状。对痛、声、风、光等刺激开始敏感,并有咽喉紧缩感。50%~80%患者伤口部位及其附近有麻木、发痒、刺痛或虫爬、蚁走感,由于病毒刺激周围神经元引起。本期持续2~4日。故选择E。

75.【参考答案】A　【考点】狂犬病伤口的处理

【解析】①伤口的处理:被咬伤者要及时处理伤口。在咬伤的当时,先局部挤压、针刺使其尽量出血,再用20%肥皂水充分冲洗创口,后用5%碘酊反复涂拭。除非伤及大血管需紧急止血外,伤口一般不予缝合或包扎,以便排血引流。如有抗狂犬病免疫球蛋白或免疫血清,则在伤口底部和周围行局部浸润注射。此外,要注意预防破伤风及细菌感染。②预防接种:疫苗接种可用于暴露后预防,也可用于暴露前预防。免疫球蛋白注射常用马或人源性抗狂犬病毒免疫球蛋白和免疫血清,以人狂犬免疫球蛋白(HRIG)为佳。故选择A。

76.【参考答案】C

【解析】本病全程一般不超过6日。除上述狂躁型外,尚有以脊髓或延髓病变为主的麻痹型(静型),但较为少见,临床上无兴奋期,无恐水,常见发热、头痛、呕吐、肢体软瘫、腱反射消失、共济失调和大小便失禁,呈横断性脊髓炎或上行性麻痹等症状,最终因瘫痪死亡。故选择C。

77.【参考答案】A　【考点】乙脑的主要传染源

【解析】主要传染者是家畜、家禽,故人不是主要的传染源,猪为本病重要动物传染源。故选择A。

78.【参考答案】D　【考点】流行性乙型脑炎的主要死因

【解析】呼吸衰竭为本病最严重的表现之一,也是最主要的死亡原因,多见于深度昏迷的患者。主要为中枢性呼吸衰竭。由于脑实质炎症、缺氧、脑水肿、颅内高压、脑疝和低血钠脑病等所致,其中以脑实质病变,尤其延脑呼吸中枢病变为主要原因。故选择D。

79.【参考答案】A　【考点】流行性乙型脑炎临床分型

【解析】①轻型:体温39℃以下,神志始终清楚,有轻度头痛、恶心呕吐、嗜睡等,无抽搐,脑膜刺激征不明显。病程5~7日。②普通型:体温39~40℃,嗜睡或浅昏迷,偶有抽搐及病理反射阳性,脑膜刺激征明显。病程7~14日,多无后遗症。③重型:体温40℃以上,昏迷,反复或持性续抽搐,病理反射阳性,深反射先亢进后消失。可有肢体瘫痪或呼吸衰竭。病程多在2周以上,恢复期常有精神异常、瘫痪、失语等,部分患者留有不同程度的后遗症。④极重型(暴发型):起病急骤,体温于1~2日内升至40℃以上,常反复或持续性抽搐,深度昏迷,迅速出现脑疝及中枢性呼吸衰竭等。多于3~5日内死亡,幸存者多有严重后遗症。故选择A。

80.【参考答案】D　【考点】流行性乙型脑炎的治疗

【解析】(1)降温以物理降温为主,药物降温为辅。亚冬眠疗法适于高热伴抽搐者,以氯丙嗪和异丙嗪每次各0.5~1 mg/kg肌内注射,或用乙酰普马嗪0.3~0.5 mg/kg代替氯丙嗪,每4~6小时1次,并配合物理降温。疗程3~5天。用药过程要密切观察生命体征变化,保持呼吸道通畅。

(2)止痉包括去除病因及镇静解痉。①高热所致者以降温为主。②脑水肿所致者以脱水降低颅内压为主,可用20%甘露醇快速静脉滴注或推注(20~30分钟内),每次1~2 g/kg,根据病情可每4~6小时重复应用一次,同时可合用糖皮质激素、呋塞米、50%高渗葡萄糖注射液等。③因脑实质病变引起的抽搐,可使用镇静剂,首选地西泮,水合氯醛鼻饲或灌肠,巴比妥钠可用于预防抽搐。

(3)防治呼吸衰竭积极降温、控制颅内压以防止呼吸衰竭的发生。根据引起呼吸衰竭的原因给予相应的治疗:①氧疗。②由脑水肿所致者应用脱水剂。③中枢性呼吸衰竭可用呼吸兴奋剂,必要时可行气管插管或气管切开,人工辅助呼吸。④呼吸道分泌物梗阻所致者,吸痰和加强翻身引流,并适当用抗菌药物防治细菌感染。为保持呼吸道通畅,必要时可行气管插管或气管切开。⑤改善微循环,减轻脑水肿,可用血管扩张剂,如东莨菪碱,也可用酚妥拉明、山莨菪碱等。

(4)糖皮质激素的应用:其有抗炎、退热、降低毛细血管通透性和渗出、减轻脑水肿等作用。对于重症患者,可早期、短程应用。

故选择 D。

81.【参考答案】E　**【考点】**预防流行性乙型脑炎的措施

【解析】以防蚊、灭蚊及预防接种为预防乙脑的关键。①控制传染源。隔离患者和疑似患者至体温正常。加强对家畜的管理,搞好饲养场所的环境卫生,人畜居地分开。流行季节前可对幼猪进行疫苗接种,能有效控制人群乙脑的流行。②切断传播途径。防蚊、灭蚊为主要措施,包括灭越冬蚊和早春蚊,消灭蚊虫滋生地。可用蚊帐、驱蚊剂等防蚊。③保护易感人群。预防接种是保护易感人群的关键措施。目前我国使用的是地鼠肾细胞灭活疫苗和减毒活疫苗。接种对象以 6～12 个月的婴幼儿为主。故选择 E。

82.【参考答案】C　**【考点】**鉴别中毒性菌痢与流行性乙型脑炎

【解析】鉴别中毒性菌痢与流行性乙型脑炎的重要依据是血清抗体检测,故选择 C。脑脊液常规用于检测流行性脑脊髓膜炎,血常规用于检测伤寒。

83.【参考答案】D　**【考点】**乙脑极期的表现

【解析】乙脑极期的表现:起病急骤,体温于 1～2 日内升至 40 ℃以上,常反复或持续性抽搐,深度昏迷,迅速出现脑疝及中枢性呼吸衰竭等。多于 3～5 日内死亡,幸存者多有严重后遗症。故选择 D。

84.【参考答案】B　**【考点】**乙脑流行病学特征

【解析】乙脑流行病学特征:①传染源:主要传染者是家畜、家禽,故人不是主要的传染源,猪为本病重要动物传染源。②传播途径:乙脑主要通过蚊虫叮咬传播。在我国三带喙库蚊是主要的传播媒介。③易感人群:人群普遍易感。感染乙脑病毒后多为隐性感染,显性极少。感染后可获得持久的免疫力。④流行特征:东南亚和西太平洋地区是乙脑的主要流行区,发病人群以 10 岁以下儿童为主,尤以 2～6 岁儿童发病率为高。故选择 B。

第三单元　细菌感染

1.【参考答案】C　**【考点】**流行性脑脊髓膜炎的病原菌

【解析】脑膜炎奈瑟菌属奈瑟菌属,革兰染色阴性双球菌呈肾形或卵圆形,有荚膜,无芽孢。故选择 C。

2～3【参考答案】B　D　**【考点】**2 题的考点为流脑发病高峰年龄,3 题的考点为流脑隐性感染后免疫能力达高峰的年龄

【解析】流脑发病高峰年龄是 6 个月～5 岁,故选择 B。流脑隐性感染后免疫能力达高峰的年龄是 20 岁,故选择 D。

4.【参考答案】A　**【考点】**流行性脑脊髓膜炎的流行病学。

【解析】①传染源:患者和带菌者是本病的传染源,人是唯一宿主。

②传播途径:主要通过咳嗽、喷嚏、说话等由飞沫借空气经呼吸道传播。

③易感人群:人群普遍易感,6 个月至 2 岁的婴幼儿高发。

④流行特征:冬、春季高发,3、4 月份为高峰。本病有周期性流行特点,每隔 10 年左右可有一次较大流行。故选择 A。

5～6【参考答案】B　A　**【考点】**5 题的考点为流行性脑脊髓膜炎的病理变化,6 题的考点为流行性乙型脑的病理变化

【解析】流行性脑脊髓膜炎的病理变化为化脓性炎,故选择 B。流行性乙型脑炎的病理变化为变质性炎,故选择 A。

7.【参考答案】E　**【考点】**流行性脑脊髓膜炎带菌者细菌在体内寄生的部位

【解析】流行性脑脊髓膜炎带菌者细菌在体内寄生的部位是鼻咽部,故选择 E。

8.【参考答案】A　**【考点】**流脑最常见的临床类型

【解析】流脑最常见的临床类型是普通型,故选择 A。

9.【参考答案】A　**【考点】**流脑普通型传染性最强的时期

【解析】前驱期(上呼吸道感染期)。多数患者无症状,少数患者有低热、咽痛、轻咳、鼻咽分泌物增多等上

呼吸道感染症状。此期传染性最强。故选择 A。

10.【参考答案】A　【考点】流脑的主要传染源

【解析】流脑的传染源:患者和带菌者是本病的传染源,人是唯一宿主。猪为乙脑的传染源。传播媒介是三代喙库蚊。流行性出血热传染病和中间宿主是啮齿类动物(鼠)。故选择 A。

11.【参考答案】C　【考点】流行性脑脊髓膜炎诊断的脑脊液检查

【解析】脑脊液检查为明确诊断的重要方法。脑脊液外观混浊,压力升高,白细胞明显增高,蛋白质增高,糖明显降低,氯化物降低。发病初期或抗菌药物治疗后,脑脊液改变可不典型,故选择 C。

12.【参考答案】E　【考点】流行性脑脊髓膜炎的实验室检查

【解析】咽拭子检查用于检查支原体肺炎,故选择 E。

13~14【参考答案】D　A　【考点】13 题的考点为流行性脑脊髓膜炎实验室检查,14 题的考点为流行性脑脊髓膜炎早期诊断的检查

【解析】白细胞及中性粒细胞明显升高,脑脊液呈化脓性改变,尤其是细菌学培养阳性及流脑特异性血清免疫检测阳性为确诊的主要依据。故 13 题选择 D。涂片刺破皮肤瘀点,挤出少量组织液,或脑脊液沉淀涂片,革兰染色后查找病原体,阳性率可达 60%~80%,因此为早期诊断本病的重要方法。故 14 题选择 A。

15.【参考答案】D　【考点】流行性脑脊髓膜炎的实验室检查

【解析】白细胞及中性粒细胞明显升高,脑脊液呈化脓性改变,尤其是细菌学培养阳性及流脑特异性血清免疫检测阳性为确诊的主要依据。故选择 D。

16.【参考答案】B　【考点】流行性脑脊髓膜炎的诊断

【解析】①流行病学资料:冬春季发病,当地有本病发生或流行,或与患者密切接触。②临床表现:突起高热、头痛、呕吐,皮肤黏膜瘀点、瘀斑,脑膜刺激征。③实验室检查:白细胞及中性粒细胞明显升高,脑脊液呈化脓性改变,尤其是细菌学培养阳性及流脑特异性血清免疫检测阳性为确诊的主要依据,故选择 B。

17.【参考答案】D　【考点】确诊流行性脑脊髓膜炎的实验室检查

【解析】确诊流行性脑脊髓膜炎最重要的实验室检查是脑脊液细菌培养阳性,故选择 D。

18.【参考答案】E　【考点】流行性脑脊髓膜炎首选的抗菌药物

【解析】治疗流行性脑脊髓膜炎应首选的抗菌药物是青霉素,故选择 E。

19.【参考答案】E　【考点】流行性脑脊髓膜炎的治疗

【解析】颅内压高者可应用 20%甘露醇脱水;高热可用物理或药物降温;惊厥可用地西泮,故选择 E。

20~21【参考答案】B　A　【考点】20 题的考点为流行性乙型脑炎的治疗,21 题的考点为流行性脑脊髓膜炎的治疗

【解析】流行性乙型脑炎是乙型脑炎病毒感染,所以是抗病毒治疗,故 20 题选择 B。流行性脑脊髓膜炎是由脑膜炎奈瑟菌引起的经呼吸道传播的一种化脓性脑膜炎,所以治疗是使用抗生素青霉素治疗,故 21 题选择 A。

22~23【参考答案】B　C　【考点】22 题的考点为伤寒抗原代表的意义,23 题的考点为伤寒的发病

【解析】①菌体抗原(O)——IgM 肥达反应;②鞭毛抗原(H)——IgG 临床诊断;③表面抗原(Vi)——Vi 抗体流行病学调查。故 22 题选择 B。伤寒杆菌属沙门菌属 D 组,革兰染色阴性;有鞭毛、能活动;不产生芽孢和荚膜。致病的主要因素是内毒素。故 23 题选择 C。

24~25【参考答案】C　B　【考点】24 题的考点为艾滋病的病原体,25 题的考点为伤寒的病原体

【解析】艾滋病的病原体是人免疫缺陷病毒,故 24 题选择 C。伤寒的病原体是沙门菌,故 25 题选择 B。

26.【参考答案】B　【考点】伤寒再燃的诊断

【解析】再燃:伤寒缓解期患者,体温开始下降,但尚未降到正常时,又再度升高,称再燃。病程进入缓解期,体温接近正常时又重新上升,伤寒其他临床表现可再度加剧。一般持续时间 5~7 天。故选择 B。

27.【参考答案】B　【考点】伤寒出现玫瑰疹的时间

【解析】典型伤寒出现玫瑰疹的时间是第 7~10 天,故选择 B。

28.【参考答案】B　【考点】伤寒患者腹痛常见部位

【解析】伤寒:回肠末段右下腹痛。伤寒最具特征性的病变部位在回肠末段集合淋巴结与孤立淋巴滤泡。菌痢:左下腹。故选择 B。

29~30【参考答案】E　A　【考点】29 题的考点为伤寒的表现,30 题的考点为人感染高致病性禽流感的表现

【解析】伤寒的表现是玫瑰疹、高热(稽留热)、表情淡漠、相对缓脉、肝脾肿大,故 29 题选择 E。人感染高致病性禽流感的表现是高热、咳嗽、呼吸困难,故 30 题选择 A。

31.【参考答案】E 【考点】伤寒极期的临床表现

【解析】病程第 2~3 周。①发热:持续性高热达 39~40 ℃,多为稽留热型。②神经系统表现:呈特殊的中毒面容,表情淡漠、反应迟钝、听力减退,重者可有谵妄、抓空、昏迷或出现脑膜刺激征(虚性脑膜炎)。③消化系统表现:食欲不振,腹部不适或腹胀、便秘或腹泻,可有便血,腹部压痛,以右下腹明显。④循环系统表现:可有相对缓脉、重脉。病情严重者可有脉搏增速、血压下降、循环衰竭等表现。⑤肝脾大:多数患者于起病 1 周左右可有脾大、质软或有轻压痛。部分患者肝脏亦大,重者可出现黄疸、肝功能异常。⑥皮疹 部分患者于病程第 6~12 日皮肤出现暗红色小斑丘疹,称为玫瑰疹,散在分布于前胸和上腹部,2~4 mm 大小,压之褪色,数目不多,6~10 个,分批出现,多在 2~4 日内消失。此期极易出现肠出血和肠穿孔等并发症。故选择 E。

32.【参考答案】E 【考点】伤寒肥达反应

【解析】肥达反应(伤寒血清凝集反应):所用的抗原有伤寒杆菌的 O 抗原,H 抗原,副伤寒甲、乙、丙的鞭毛抗原 5 种。测定患者血清中相应抗体的凝集效价,对伤寒有辅助诊断价值。常在病程第 1 周末出现阳性,其效价随病程的演变而递增,第 4~5 周达高峰。至恢复期应有 4 倍以上升高。分析肥达反应结果时应注意以下几点:①通常抗体 O 的效价在 1:80 以上,H 效价在 1:160 以上,才有诊断价值。②应多次重复检查,一般每周检查 1 次,如凝集效价逐次递增,则其诊断意义更大。③接受伤寒、副伤寒菌苗预防接种后,在患其他发热性疾病时,可出现回忆反应,仅有 H 抗体效价增高,而 O 抗体效价不高。而在发病早期,可仅有 O 抗体效价的增高,H 抗体效价不高。④伤寒与副伤寒甲、乙杆菌有部分共同的 O 抗原,因此,O 抗体效价增高,只能推断为伤寒类感染,而不能区别伤寒或副伤寒,诊断时需依鞭毛 H 抗体效价而定。⑤有少数伤寒患者肥达反应始终呈阴性,不能除外伤寒。⑥Vi 抗体的检测一般用于慢性带菌者的流行病学调查。故选择 E。

33.【参考答案】A 【考点】伤寒的实验室检查

【解析】①血常规检查:嗜酸少。白细胞计数减少或正常,中性粒细胞减少,嗜酸粒细胞计数减少或消失。②伤寒杆菌的培养:确诊。血培养:在病程第 1 周阳性率最高,可达 80%。(早期),故选择 A。

34~35【参考答案】C A 【考点】伤寒的实验室检查

【解析】伤寒杆菌的培养:确诊。①(早期)血培养:在病程第 1 周阳性率最高,可达 80%。②骨髓培养:较血培养阳性率高,可达 90%,阳性持续时间较长,适用于已采用抗菌治疗或血培养阴性者。③(晚期)粪便培养:在第 3~4 周阳性率高,达 75%。④(晚期)尿培养:阳性率低,第 3~4 周 25% 左右。故 34 题选择 C。伤寒杆菌的培养:确诊。①血培养:在病程第 1 周阳性率最高,可达 80%。(早期)②骨髓培养:较血培养阳性率高,可达 90%,阳性持续时间较长,适用于已采用抗菌治疗或血培养阴性者。③粪便培养:在第 3~4 周阳性率高,达 75%。(晚期)④尿培养:阳性率低,第 3~4 周 25% 左右。(晚期),故 35 题选择 A。

36.【参考答案】E 【考点】伤寒的实验室检查

【解析】伤寒杆菌的培养:确诊。①(早期)血培养:在病程第 1 周阳性率最高,可达 80%。②骨髓培养:较血培养阳性率高,可达 90%,阳性持续时间较长,适用于已采用抗菌治疗或血培养阴性者。③(晚期)粪便培养:在第 3~4 周阳性率高,达 75%。④(晚期)尿培养:阳性率低,第 3~4 周 25% 左右。故选择 E。

37.【参考答案】B 【考点】伤寒的诊断

【解析】题干中患者长期发热,体检肝脾肿大,血常规检查示白细胞减少,结合骨髓培养有伤寒杆菌,可确诊为伤寒。故选择 B。

38.【参考答案】D 【考点】伤寒的治疗

【解析】治疗伤寒应首选的药物是首选喹诺酮类药物,故选择 D。

39.【参考答案】D 【考点】细菌性痢疾的病原学,志贺菌属分群及特点

【解析】我国以 B(福氏菌群)群为主。痢疾志贺菌感染病情较重,福氏志贺菌感染易转为慢性,宋内志贺菌感染病情轻,多不典型。宋内志贺菌抵抗力最强,福氏志贺菌次之,痢疾志贺菌最弱。故选择 D。

40~41【参考答案】B C 【考点】细菌性痢疾的病原学

【解析】志贺菌可产生内毒素及外毒素。其中,内毒素可引起全身反应如发热、毒血症及休克等;外毒素即志贺毒素,有肠毒性、神经毒性和细胞毒性,甚至可使部分患者发生溶血性尿毒综合征等严重表现。痢疾志贺菌产生外毒素的能力最强,故 40 题选择 B。痢疾志贺菌感染病情较重,福氏志贺菌感染易转为慢性,宋内志贺菌感染病情轻,多不典型。宋内志贺菌抵抗力最强,福氏志贺菌次之,痢疾志贺菌最弱,故 41 题选择 C。

42~43【参考答案】C A 【考点】42 题的考点为感染后是慢性化的细菌性痢疾菌群,志贺菌属分群及

特点。43 题的考点为产生外毒素能力最强的细菌性的痢疾菌群

【解析】我国以 B(福氏菌群)群为主。痢疾志贺菌感染病情较重,福氏志贺菌感染易转为慢性,宋内志贺菌感染病情轻,多不典型。宋内志贺菌抵抗力最强,福氏志贺菌次之,痢疾志贺菌最弱,故 42 题选择 C。产生外毒素能力最强的细菌性的痢疾菌群是宋内志贺菌,故 43 题选择 A。

44.【参考答案】C　　【考点】细菌性痢疾的病原学

【解析】志贺菌属于肠杆菌科,革兰阴性杆菌,菌体短小,无荚膜和芽孢,有菌毛,为兼性厌氧菌,在有氧和无氧条件下均能生长。在普通培养基上生长良好。痢疾志贺菌感染病情较重,福氏志贺菌感染易转为慢性,宋内志贺菌感染病情轻,多不典型。宋内志贺菌抵抗力最强,福氏志贺菌次之,痢疾志贺菌最弱。志贺菌存在于患者和带菌者的粪便中,抵抗力弱,加热 60 ℃10 分钟可被杀死,对酸和一般消毒剂敏感。在粪便中数小时内死亡,在污染物品及瓜果、蔬菜上可存活 10~20 日,故选择 C。

45.【参考答案】A　　【考点】细菌性痢疾的病原学

【解析】志贺菌可产生内毒素及外毒素,其中,内毒素可引起全身反应如发热、毒血症及休克等;外毒素即志贺毒素,有肠毒性、神经毒性和细胞毒性,甚至可使部分患者发生溶血性尿毒综合征等严重表现。痢疾志贺菌产生外毒素的能力最强。故选择 A。

46.【参考答案】D　　【考点】中毒性菌痢的临床表现

【解析】中毒性菌痢最严重的临床表现是循环衰竭和呼吸衰竭。中毒性菌痢多见于 2~7 岁儿童。起病急骤、发展快、病势凶险。突起畏寒、高热,全身中毒症状重,可有烦躁或嗜睡、昏迷及抽搐等,数小时内可迅速发生循环衰竭或呼吸衰竭。肠道症状不明显或缺如。故选择 D。

47.【参考答案】B　　【考点】细菌性痢疾的实验室检查

【解析】①粪便常规检查。大便量少,外观为黏液或脓血便,常无粪质,无特殊臭味,镜下可见大量脓细胞或吞噬细胞及红细胞。②粪便细菌培养。粪便细菌培养是确诊的主要依据。应在抗菌药物治疗之前取新鲜、带有脓血或黏液分的粪便床边接种或及时送实验室且应反复多次送检。故选择 B。

48.【参考答案】A　　【考点】细菌性痢疾的实验室检查

【解析】镜下可见大量脓细胞或吞噬细胞及红细胞,故选择 A。

49.【参考答案】B　　【考点】慢性细菌性痢疾病程

【解析】慢性细菌性痢疾病程常超过的时间是 2 个月,故选择 B。

50.【参考答案】A　　【考点】菌性痢疾的症状

【解析】典型菌痢:起病急,发热(39 ℃或更高)、腹痛、腹泻、里急后重、黏液或脓血便,并有头痛、乏力、食欲减退等全身中毒症状。故选择 A。

51.【参考答案】E　　【考点】中毒性细菌性痢疾的治疗措施

【解析】对症治疗:

(1) 降温止惊:物理降温,反复惊厥者,可用地西泮、苯巴比妥钠等肌注后,再用水合氯醛灌肠。

(2) 休克型:①迅速扩充血容量及纠正酸中毒,给予低分子右旋糖酐、葡萄糖生理盐水及 5%碳酸氢钠等液体,休克好转后则应继续静脉输液维持。②予抗胆碱药物改善微循环,如山莨菪碱等,疗效不佳者,可改用酚妥拉明、多巴胺或间羟胺等,以改善重要脏器血流灌注。③短期使用糖皮质激素。④保护心、脑、肾等重要脏器功能。⑤有早期 DIC 者可予肝素抗凝治疗。

(3) 脑型:①减轻脑水肿,可给予 20%甘露醇,每次 1~2 g/kg,快速静脉滴注,每 4~6 小时一次。应用血管活性药物以改善脑组织微循环,给予糖皮质激素有助于改善病情。②防治呼吸衰竭,保持呼吸道通畅,及时吸痰、吸氧。如出现呼吸衰竭可使用呼吸兴奋剂,必要时应用人工辅助呼吸。

抗菌治疗:宜采用静脉给药。

故选择 E。

52.【参考答案】B　　【考点】成人急性菌痢抗菌素选择

【解析】成人急性菌痢抗菌素首选氟喹诺酮类,故选择 B。

53.【参考答案】D　　【考点】霍乱弧菌的病原学特点

【解析】霍乱弧菌革兰染色阴性,无芽孢和荚膜,故 A 选项错误;霍乱弧菌对热、干燥、剑光、化学消毒剂和酸都很敏感,耐低温,故 B 选项错误;霍乱弧菌可产生肠毒素致流行性腹泻,故 C 选项错误;古典生物型和埃尔托生物型均属于凝聚弧菌,故 E 选项错误。所以本题选择 D。

54.【参考答案】B　　【考点】霍乱的传播途径

【解析】霍乱的传播途径如下：

霍乱的传播途径粪口

	病原	传染源	传播途径
伤寒	伤寒杆菌	患者和带菌者	消化道(粪口)
细菌性痢疾	痢疾杆菌	患者和带菌者	消化道(粪口)
霍乱	霍乱弧菌	患者及带菌者	消化道(粪口)

故选择 B。

55～56【参考答案】B　D　【考点】55 题的考点为霍乱感染的发病机制,56 题的考点为霍乱的致病因素

【解析】霍乱弧菌到达肠道后,穿过肠道黏膜表面的黏液层,粘附与小肠上段黏膜上皮细胞刷状缘并大量繁殖,导致发病,故 55 题选择 B。霍乱弧菌能产生内毒素、外毒素(霍乱肠毒素是主要致病因素),故 56 题选择 D。

57.【参考答案】E　【考点】引起霍乱剧烈腹泻的主要致病物质

【解析】霍乱是由霍乱弧菌引起的剧烈性肠道传染病,发病急、传播快,在我国属于甲类传染病。霍乱弧菌产生许多有害物质,其中,霍乱肠毒素是产生霍乱症状的关键物质,它是不耐热的毒素,在 56 ℃的环境中 30 分钟即被破坏。故选择 E。

58.【参考答案】D　【考点】霍乱剧烈腹泻的主要致病因素

【解析】霍乱是由霍乱弧菌引起的剧烈性肠道传染病,发病急、传播快,在我国属于甲类传染病。霍乱弧菌产生许多有害物质,其中霍乱肠毒素是产生霍乱症状的关键物质,它是不耐热的毒素,在 56 ℃的环境中 30 分钟即被破坏。故选择 D。

59.【参考答案】A　【考点】霍乱的并发症

【解析】①肾衰竭:是霍乱最常见的严重并发症,也是常见的死因。②急性肺水肿:代谢性酸中毒可导致肺循环高压。③其他:如低钾综合征、心律失常等。故选择 A。

60.【参考答案】E　【考点】霍乱的典型表现

【解析】多以剧烈腹泻开始,病初大便尚有粪质,迅速成为黄色水样便或米泔水样便,无粪臭,每日可达数十次,甚至失禁。一般无发热和腹痛,无里急后重。呕吐多在腹泻数次后出现,常呈喷射状。故选择 E。

61.【参考答案】C　【考点】典型霍乱的首发症状

【解析】多以剧烈腹泻开始,病初大便尚有粪质,迅速成为黄色水样便或米泔水样便,无粪臭,每日可达数十次,甚至失禁。故选择 C。

62.【参考答案】B　【考点】霍乱最先出现的症状

【解析】多以剧烈腹泻开始,病初大便尚有粪质,迅速成为黄色水样便或米泔水样便,无粪臭,每日可达数十次,甚至失禁。(先泻后吐)。故选择 B。

63.【参考答案】B　【考点】霍乱的实验室检查

【解析】确诊霍乱最可靠的依据是粪便培养霍乱弧菌阳性,动力试验用于快速检测。故选择 B。

64.【参考答案】D　【考点】霍乱流行病学追溯诊断

【解析】霍乱流行病学追溯诊断的实验室检查是血清抗凝集素抗体检查。故选择 D。

65.【参考答案】C　【考点】霍乱的治疗

【解析】及时足量补液是治疗的关键。补液的原则是早期、快速、足量,先盐后糖,先快后慢,纠酸补钙,见尿补钾。故选择 C。

66.【参考答案】E　【考点】霍乱重症的补液量

【解析】霍乱重症首日补液量应该达到 8 000～12 000 mL,故选择 E。

67.【参考答案】E　【考点】霍乱的预防

【解析】①控制传染源:患者及慢性带菌者应及时住院,隔离治疗至症状消失后大便培养日 1 次,停药后连续 3 次阴性。接触者医学观察 5 日。②切断传播途径:对患者和带菌者的排泄物进行彻底消毒。消灭苍蝇、蟑螂等传播媒介。③保护易感人群:提高人群免疫力。故选择 E。

68.【参考答案】E　【考点】霍乱补液原则

【解析】及时足量补液是治疗的关键。补液的原则是早期、快速、足量，先盐后糖，先快后慢，纠酸补钙，见尿补钾。故选择 E。

69.【参考答案】B　　【考点】霍乱首选的抗菌药物

【解析】常用的种类有氟喹诺酮类，如多西环素、复方新诺明、诺氟沙星、环丙沙星等，连服 3 日，故选择 B。

70～71【参考答案】B　C　　【考点】70 题的考点为霍乱的诊断，71 题的考点为细菌性痢疾的诊断

【解析】新鲜粪便镜检动力试验阳性，可以诊断的疾病是霍乱，故 70 题选择 B。粪便镜检见大量吞噬细胞，可以诊断的疾病是细菌性痢疾，故 71 题选择 C。

第四单元　消毒与隔离

1.【参考答案】A　　【考点】消毒

【解析】能杀灭细菌芽孢的消毒方法是紫外线消毒法，故选择 A。

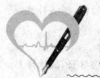

医学伦理学

第一单元　概　述

1.【参考答案】C

【解析】规范伦理学分为两大理论体系:目的论和义务论。根据道德义务来源的不同,义务论可以分为神命义务论、道义义务论、契约义务论。目的论可以根据对什么是"善"的不同理解而区分为"快乐主义"和"自我实现"两种理论。在"快乐主义"目的论中,又可以根据"快乐"指向主体的不同而区分为"利己主义"和"功利主义"。"自我实现"目的论中最重要的理论是"德性论"。故选择 C。

2.【参考答案】C

【解析】医学道德对医院人际关系具有调节作用,对医疗质量具有保证作用,对医学科学具有促进作用,对社会文明具有推动作用。故选择 C。

3.【参考答案】B

【解析】医学伦理学的研究对象是医学领域中的医学道德现象和医学道德关系,故选择 B。

4.【参考答案】C

【解析】医学道德概念即"医德",是指医务人员的职业道德,是调节医务人员与病人、集体以及社会之间关系的行为准则、规范的总和。故选择 C。

5~6【参考答案】C　E

【解析】机械论医学模式是指用机械观解释一切人体现象,忽视了生命的生物复杂性和社会复杂性,具有机械性和片面性的缺点,故 5 题选择 C。生物—心理—社会医学模式认为人的心理与生理、精神与躯体、机体内外环境是一个完整的统一体,心理、社会因素与疾病的发生、发展、转化有着密切的联系,故 6 题选择 E。

第二单元　医学伦理的历史发展

1.【参考答案】B

【解析】明代陈实功在《外科正宗》中对我国古代医德做了系统总结,他概括的"医家五戒十要"被美国 1978 年出版的《生命伦理学百科全书》列为世界古典医药道德文献之一。故选择 B。

2.【参考答案】D

【解析】中国医学道德的优良传统包括:①仁爱救人,赤诚济世的行医宗旨;②不图名利,清廉正直的道德品质;③普同一等,一心赴救的服务态度;④尊重同道,谦和不矜的医疗作风;⑤注重自律,忠于医业的献身精神。故选择 D。

3~4【参考答案】A　E

【解析】此类题目了解即可。

5.【参考答案】D

【解析】古希腊文化是西方文明的源头,其医德思想直接影响了整个西方医德的发展,其代表为希波克拉底的《希波克拉底誓言》。故选择 D。

6.【参考答案】A

【解析】医学伦理学在近代的西方已形成一门独立的学科,它首先产生于英国。它的形成以 1803 年英国的托马斯·帕茨瓦尔的《医学伦理学》出版为标志。这一时期医学伦理学关心的永恒话题是医患关系,主要是讨论医生应具备的美德和医生对病人的责任方面。进入 20 世纪中叶,近现代医学伦理学无论是在规范体系还是理论基础方面都较完善了,其标志是 1948 年《日内瓦宣言》和 1949 年《国际医德守则》的颁布。故选择 A。

7.【参考答案】E

【解析】医学伦理学在近代的西方已形成一门独立的学科,它首先产生于英国。它的形成以 1803 年英国的托马斯·帕茨瓦尔的《医学伦理学》出版为标志,故选择 E。

8.【参考答案】A

【解析】西方医德最早最著名的代表人物是被称为西医学之父的希波克拉底，他是西方医德的奠基人。《希波克拉底誓言》是世界医德史中的经典。故选择 A。

第三单元　医学伦理的理论基础

1. 【参考答案】D

【解析】生命神圣论是医学伦理学的基础理论，是强调人的生命神圣不可侵犯和具有至高无上的道德价值的一种伦理观念，而合理公正的分配卫生资源不属于生命神圣论的意义。故选择 D。

2. 【参考答案】A

【解析】生命神圣论是指人的生命至高无上，神圣不可侵犯，故选择 A。

3. 【参考答案】D

【解析】生命质量的标准是指个体生命的健康程度、治愈希望、德才素质和预期寿命等，故选择 D。

4. 【参考答案】D

【解析】生命价值论是生命神圣与生命质量统一的理论。判断生命价值高低或大小，主要有两个因素：一是生命的内在价值，即生命本身的质量（体力和智力）是生命价值判断的前提和基础；二是生命的外在价值，即指某一生命对他人、社会的贡献，是生命价值的目的和归宿。故选择 D。

5. 【参考答案】C　【考点】医学人道主义的核心内容

【解析】①尊重病人的生命；②尊重病人的人格；③尊重病人的权利。故选择 C。

6~7 【参考答案】E　A

【解析】医学人道主义的核心内容是：①尊重病人的生命；②尊重病人的人格；③尊重病人的权利。根据选项，E 选项较为合适，故 6 题选择 E。医学人道主义是人道主义思想在医学领域中的具体体现，是将人道主义关于人的价值的标准和如何对待人的准则贯彻在医学实践领域中所产生的特殊的医学的人的价值标准和行动准则。医学人道主义的内涵包括：在关于人的价值标准问题上，认为人的生命是宝贵的，人的生命和尊严具有最高的价值，应当受到尊重。在如何行动的问题上，医学人道主义要求医务人员应当同情、关心、尊重和爱护患者，努力为他们免除疾病的痛苦，维护他们的身体健康。根据选项，A 选项较为合适，故 7 题选择 A。

第四单元　医学道德的规范体系

1~2 【参考答案】B　A

【解析】医学道德的具体原则包括行善、公正、尊重、无伤，故 1 题选择 B。无伤害原则指在诊治、护理过程中努力避免对病人造成不应有的医疗伤害，故 2 题选择 A。

3. 【参考答案】A

【解析】行善原则是医学道德的根本原则，它调整的是整个医学界医学行为引起的一切伦理关系，具有管辖全面、贯彻始终的纲领统帅性；行善原则也是医学道德的最高原则，当医学道德原则之间发生矛盾和冲突时，医务人员的医学道德行为选择以不违背行善原则为基准。故选择 A。

4. 【参考答案】D

【解析】无伤原则是指在诊治、护理过程中努力避免对病人造成不应有的医疗伤害，故选择 D。

5. 【参考答案】E

【解析】公正原则是指在医学服务中公平、正直地对待每一位病人的伦理原则，体现于人际交往和资源分配公正两个方面。故选择 E。

6. 【参考答案】C

【解析】无伤原则内容包括培养为病人利益和健康着想的动机和意向；尽力提供最佳的诊治、护理手段；不滥施辅助检查，不滥用药物，不滥施手术。故选择 C。

7. 【参考答案】B

【解析】医学道德规范是医务人员在各种医学活动中应遵守的行为准则，是医学道德基本原则的具体体现，是医务人员道德行为和道德关系普遍规律的反映。故选择 B。

8. 【参考答案】E

【解析】医学道德范畴的内容有权利与义务、情感与良心、审慎与保密、荣誉与幸福等。故选择 E。

9. 【参考答案】B

【解析】医生应该具备的最基本的医德情感是同情感,同情感可以促使医务人员关怀、体贴病人,并对处于疾病危难之际的病人尽全进行抢救;同时也可以使病人产生良好的心理效应,从而早日康复。故选择 B。

10~11【参考答案】C E

【解析】医学道德良心是指医务人员在履行义务的过程中,对自己行为应负道德责任的自觉认识和自我评价能力,故 10 题选择 C。医学道德情感是指医务人员对医学事业和服务对象所持的态度和内心体验,主要包括同情感、责任感和事业感,故 11 题选择 E。

12~13【参考答案】C E

【解析】医学道德良心是指医务人员在履行义务的过程中,对自己行为应负道德责任的自觉认识和自我评价能力。故 12 题选择 C。医德情感是医务人员在医疗活动中对自己和他人关系的内心体验和感受,故 13 题选择 E。

14.【参考答案】C

【解析】产前 B 超检查不告诉婴儿性别属于保密,故选择 C。医学道德保密是指医务人员在医护活动中应当具有对医疗和护理保守秘密的职业道德品质。

15~16【参考答案】E C

【解析】医务人员正当的职业道德权利受到尊重和维护,可保证医学职业的声誉和社会地位,也可以调动和提高广大医务人员履行职业道德义务的积极性和主动性,有利于医务人员在维护和促进人类健康中发挥更大的作用;患者的道德权利受到尊重和维护,有利于患者道德义务的履行,可以促进患者配合诊疗的积极性,提高治疗效果,有利于医患关系的和谐,故 15 题选择 E。医学道德幸福促使医务人员自觉地履行医学道德义务;促使医务人员树立正确的苦乐观。故 16 题选择 C。

第五单元　医患关系道德

1.【参考答案】E

【解析】医患关系是医疗活动中最大量、首要的关系,是医学伦理学的核心问题和主要研究对象。狭义的医患关系是指行医者与患者的关系。广义的医患关系是指以医务人员为一方的群体与以患者及其家属等为一方的群体之间的医疗人际关系。故选择 E。

2.【参考答案】B

【解析】医患关系的内容:①医患关系的内容可分为技术方面的关系和非技术方面的关系两部分。②医患间技术方面的关系是指医患间因诊疗方案、措施的制定和实施而产生的关系。③医患间非技术方面的关系是指医患交往过程中在社会、法律、道德、心理、经济等方面建立起来的人际关系。如医患间的道德关系、经济关系、价值关系、法律关系等。故选择 B。

3.【参考答案】D

【解析】1976 年美国学者萨斯和荷伦德在《医学道德问题》上发表的题为《医生—病人关系的基本模型》的文章中提出了医生与病人关系的三种不同的模型。根据医生和患者的地位、主动性大小,将医患关系划分为三种模型:主动—被动型、指导—合作型、共同参与型。故选择 D。

4~5【参考答案】B D

【解析】医患关系调节方式上的"法制化"趋势随着高新技术广泛应用于临床以及人们道德观念、价值观念的变化,不仅促进了法律观念的更新,而且给卫生立法提供了物质基础和思想基础。有些问题仅靠道德调节是不够的,必须通过法制调节。故 4 题选择 B 较为合适。病人自主性就决定了病人可以自主选择医生、护士、治疗小组就诊,故 5 题选择 D。

6~7【参考答案】D B

【解析】医患要求的"多元化"趋势随着社会的发展,人们的价值观念的多元化倾向也反映在医患关系上,病人对医疗卫生保健的要求也有层次上、档次上的差别,呈现出多元化倾向,故 6 题选择 D。医患关系结构的"人机化"趋势医学高新技术的应用,使诊疗方式发生了巨大变化。医生可以通过高新技术、设备获得病人的生理指标、生化指标等数据,并为自己诊疗提供依据,这样就使医患之间的人(医生—人(患者)关系向人(医生)—机(仪器)—人(患者)的结构演变,因而医患之间直接交往减少,加重了医生对高新技术设备的依赖,故 7 题选择 B。

8.【参考答案】A

【解析】病人的基本权利可归纳为以下几个方面：①基本医疗权；②疾病认知权；③知情同意权；④保护隐私权；⑤社会免责权；⑥经济索赔权。婴幼患儿无表达能力可以由监护人决定其诊疗方案。故选择 A。

9.【参考答案】A

【解析】在一些特定情况下，医生可以为保护病人、他人和社会的利益，对某些病人的行为和自由进行适当的限制，即特殊干涉权。这是针对诸如精神病人、自杀未遂病人拒绝治疗，传染病人强制性隔离等情况而拥有的一种特殊权利。故选择 A。

10.【参考答案】D

【解析】此医师在职业活动中履行了维护病人健康，减轻病人痛苦的义务。故选择 D。

11.【参考答案】B

【解析】我国目前尚无系统的病人权利法规，只在如《宪法》等相关法规中可见散在的有关病人权利的内容。综合国内外关于病人权利方面的研究成果并根据我国国情，可将病人的基本权利归纳为以下几个方面：①基本医疗权；②疾病认知权；③知情同意权；④保护隐私权；⑤社会免责权；⑥经济索赔权。故选择 B。

12~14【参考答案】A B E

【解析】病人的基本权利归纳为以下几个方面：①基本医疗权；②疾病认知权；③知情同意权；④保护隐私权；⑤社会免责权；⑥经济索赔权。故 12 题选择 A。患者的义务内容：①保持和恢复健康的义务；②积极配合诊疗的义务；③遵守医院各种规章制度的义务；④支持医学科学发展的义务。故 13 题选择 B。医德评价方式可以分为三类：社会舆论评价；传统习俗评价；内心信念评价。1、2 类评价方式是属社会评价，也是一种客观评价；3 类评价方式是属自我评价，也是一种主观评价。故 14 题选择 E。

15.【参考答案】D

【解析】医患冲突的原因包括服务态度问题；医疗事故与医疗过失的原因医疗事故或过失发生后，造成患者人身损害，在绝大多数情况下，都会严重影响医患关系，导致医患冲突发生；满足病人需求方面的因素医患冲突发生还与病人需求是否得到满足有关；医疗体制与医院管理方面的因素。故选择 D。

第六单元　临床诊疗工作中的道德

1.【参考答案】E

【解析】临床诊疗的道德原则包括最优化原则、知情同意原则、保密原则、生命价值原则。其中最优化原则是最普通、最基本的治疗原则。故选择 E。

2.【参考答案】D

【解析】最优化原则指在临床诊疗中诊疗方案要以最小的代价获得最大效益的决策原则，也叫最佳方案原则。其内容为疗效最佳、安全无害、痛苦最小、耗费最少。故选择 D。

3.【参考答案】C

【解析】最优化原则指在临床诊疗中诊疗方案要以最小的代价获得最大效益的决策原则，也叫最佳方案原则。其内容为疗效最佳、安全无害、痛苦最小、耗费最少。故选择 C。

4.【参考答案】B

【解析】辅助检查的道德要求包括目的明确，诊治需要；知情同意，尽职尽责；综合分析，切忌片面；密切联系，加强协作。故选择 B。

5.【参考答案】B

【解析】中医四诊的道德要求包括安神定志、实事求是。故选择 B。

6.【参考答案】B

【解析】药物治疗中的道德要求包括对症下药，剂量安全；合理配伍，细致观察；节约费用，公正分配。故选择 B。

7.【参考答案】E

【解析】手术前严格掌握手术指征，动机正确，必须做到知情同意，必须认真做好术前准备。故选择 E。

8.【参考答案】E

【解析】传染科(室)的工作道德要求包括：①热爱本职工作，具有无私奉献精神；②坚持预防为主的积极防疫思想；③严格执行消毒隔离制度，防止交叉感染；④遵守国家法律规定，及时上报疫情。故选择 E。

9.【参考答案】C

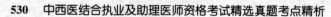

【解析】传染科(室)的工作特点及道德要求。

(1) 工作特点：①传染病病人的心理问题多；②传染科病房管理难度大；③对传染科医务人员的道德要求高。

(2) 道德要求：①热爱本职工作，具有无私奉献精神；②坚持预防为主的积极防疫思想；③严格执行消毒隔离制度，防止交叉感染；④遵守国家法律规定，及时上报疫情。

故选择 C。

第七单元　医学科研工作的道德

1.【参考答案】D

【解析】人体实验的道德原则包括知情同意原则、维护病人利益原则、医学目的原则、科学对照原则。故选择 D。

2.【参考答案】E

【解析】天然实验是不受研究者控制的，在天然条件(如战争、旱灾、水灾、地震、瘟疫以及疾病高发区等)下的人体实验。这种实验的开始、发展、结束都是自然演进的结果，与研究者的意志无关，所以这种研究是没有道德代价的。故选择 E。

3.【参考答案】B

【解析】人体实验的道德原则：

① 知情同意原则：《纽伦堡法典》的基本精神是绝对需要受试者的知情同意；我国《中华人民共和国执业医师法》第 37 条第八款规定：未经患者或家属同意，对患者进行实验性临床医疗的，要承担法律责任。

② 维护病人利益原则：人体实验必须以维护病人利益为前提，不能只顾及医学科研而牺牲病人的根本利益。受试者利益第一，医学利益第二。

③ 医学目的原则：人体实验的目的只能是为了提高医疗水平，改进预防和诊治措施，加深对发病机理的了解，更好地为维护、增进人类的健康服务。

④ 科学对照原则：人体实验不仅受实验条件和机体内在状态的制约，而且受社会、心理等因素的影响。为了消除偏见，正确判定实验结果的客观性，减少对受试者肉体、精神及人格上的冲击，人体实验设置对照，不仅符合医学科学的需要，也符合医德要求。

故选择 B。

4.【参考答案】C

【解析】在进行人体实验时，首要的道德原则是知情同意原则，故选择 C。《纽伦堡法典》的基本精神是绝对需要受试者的知情同意；我国《中华人民共和国执业医师法》第 37 条第八款规定：未经患者或家属同意，对患者进行实验性临床医疗的，要承担法律责任。

第八单元　医学道德的评价、教育和修养

1～2【参考答案】A　E

【解析】医学道德评价疗效标准是指医疗行为是否有利于病人疾病的缓解、痊愈和保障生命的安全。这是评价和衡量医务人员医疗行为是否符合道德及道德水平高低的重要标志，故 1 题选择 A。社会标准是指医疗行为是否有利于人类生存环境的保护和改善，故 2 题选择 E。

3.【参考答案】B

【解析】医学道德评价的方式包括社会舆论、内心信念、传统习俗，故选择 B。

4.【参考答案】D

【解析】与医疗实践相结合是医德修养的根本途径，具体地说，就是从以下三个方面做起：①要坚持在为人民健康服务的医疗实践中认识主观世界，改造主观世界；②要坚持在医疗实践中检验自己的品德，自觉地进行自我教育，自我煅炼，提高自己的医学修养；③要随着医疗实践的发展，使自己的认识不断提高，医学道德修养不断深入。故选择 D。

第九单元　生命伦理学

1.【参考答案】A

【解析】基因诊断和基因治疗的伦理原则包括尊重与平等的原则、知情同意的原则、保护隐私原则、以治疗

为目的原则,故选择 A。

2~3【参考答案】A　C

【解析】公正原则指的是在医学服务中公平、正直地对待每一位病人的伦理原则。公正的一般含义是公平正直,没有偏私。选项 A 中出现的伦理问题违反公正原则,故 2 题选择 A。不伤害原则又叫无伤原则,就是要求首先考虑到和最大限度地降低对病人或研究对象的伤害。从"有利原则的另一个方面"到独立的生命伦理学原则。医学科学和医疗职业的性质,决定"有利于病人"是善待病人或研究对象的重要原则。医学的这种特殊性质也决定着应该不伤害病人或研究对象,最大限度地降低对病人或研究对象的伤害。故 3 题选择 C。

4.【参考答案】C

【解析】哈佛标准:1968 年,美国哈佛大学医学院特设委员会提出的"脑死亡"诊断标准。①对外部的刺激和内部的需要无接受性、无反应性。②自主的肌肉运动和自主呼吸消失。③诱导反射消失。④脑电波平直或等电位。同时规定,凡符合以上 4 条标准,持续 24 小时测定,每次不少于 10 分钟,反复检查多次结果一致者,就可宣告死亡。故选择 C。

5.【参考答案】E　　【考点】脑死亡的诊断标准

【解析】哈佛标准:1968 年,美国哈佛大学医学院特设委员会提出的"脑死亡"诊断标准。①对外部的刺激和内部的需要无接受性、无反应性。②自主的肌肉运动和自主呼吸消失。③诱导反射消失。④脑电波平直或等电位。同时规定,凡符合以上 4 条标准,持续 24 小时测定,每次不少于 10 分钟,反复检查多次结果一致者,就可宣告死亡,故选择 E。

卫生法规

第一单元　卫生法概述

1.【参考答案】B

【解析】《宪法》由全国人民代表大会制定,法律作为卫生法的渊源,包括由全国人民代表大会制定的基本法律和由全国人民代表大会常务委员会制定的非基本法律,其法律效力仅次于《宪法》。目前,我国还没有专门的卫生基本法律。现行的卫生非基本法律由全国人民代表大会常务委员会制定。故选择 B。

2.【参考答案】B

【解析】卫生方面的行政法规发布有两种形式:一种是由国务院直接发布;另一种是经国务院批准,由国务院卫生行政部门单独或者与有关部门联合发布。故选择 B。

3~4【参考答案】B　A

【解析】国务院卫生行政主管部门制定突发事件应急报告规范,建立重大、紧急疫情信息报告系统,故 3 题选择 B。《传染病防治法》是由全国人大常委会制定,故 4 题选择 A。

5.【参考答案】D

【解析】卫生法的基本原则包括预防为主原则、患者自主原则、预防为主原则、公平原则,故选择 D。

6.【参考答案】A

【解析】预防为主是我国卫生工作的基本方针和政策,也是卫生法必须遵循的基本原则。实行预防为主原则是由卫生工作的性质和我国经济发展所决定的。故选择 A。

7.【参考答案】C

【解析】保护社会健康原则,本质上是协调个人利益与社会健康利益的关系,它是世界各国卫生法公认的目标,故选择 C。

第二单元　卫生法律责任

1.【参考答案】D

【解析】《民法通则》规定承担民事责任的方式有:停止损害;排除妨碍;消除危险;返还财产;恢复原状;修理、重作、更换;赔偿损失;支付违约金;消除影响、恢复名誉;赔礼道歉。故选择 D。

2.【参考答案】B

【解析】卫生法所涉及的民事责任以"赔偿损失"为主要形式,故选择 B。

3.【参考答案】B

【解析】卫生行政处罚是指卫生行政机关或者法律法规授权组织在职权范围内对违反卫生行政管理秩序而尚未构成犯罪的公民、法人和其他组织实施的一种卫生行政制裁。实施卫生法中的行政处罚的卫生行政主管机关是县级以上的卫生行政管理部门,故选择 B。

4.【参考答案】A

【解析】行政处罚的种类主要有警告、罚款、没收非法财物、没收违法所得、责令停产停业、暂扣或吊销有关许可证等,故选择 A。

5.【参考答案】B

【解析】行政处分的种类主要有警告、记过、记大过、降级、降职、撤职、留用察看、开除等形式,故选择 B。

6.【参考答案】B

【解析】刑罚包括主刑和附加刑,其中,主刑有管制、拘役、有期徒刑、无期徒刑、死刑,它们只能单独适用;附加刑有罚金、剥夺政治权利、没收财产,是补充主刑适用的刑罚方法,既可以独立适用,也可以附加适用,故选择 B。

7.【参考答案】E

【解析】卫生法中的法律责任可分为卫生民事责任、卫生行政责任和卫生刑事责任 3 种,故选择 E。

第三单元　《中华人民共和国执业医师法》

1.【参考答案】D

【解析】具有下列条件之一的,可以参加执业医师资格考试:①具有高等学校医学专业本科以上学历,在执业医师指导下,在医疗、预防、保健机构中试用期满一年的;②取得执业助理医师执业证书后,具有高等学校医学专科学历,在医疗、预防、保健机构中工作满二年的;③具有中等专业学校医学专业学历,在医疗、预防、保健机构中工作满五年的;④以师承方式学习传统医学满三年或者经多年实践医术确有专长的,经县级以上人民政府卫生行政部门确定的传统医学专业组织或者医疗、预防、保健机构考核合格并推荐的,故选择 D。

2.【参考答案】E

【解析】国家实行医师资格考试制度,目的是检验评价申请医师资格者是否具备从事医学实践必需的基本专业知识与能力,故选择 E。

3.【参考答案】B

【解析】具有高等学校医学专科学历或者中等专业学校医学专科学历,在执业医师指导下,在医疗、预防、保健机构中试用期满一年的,可以参加执业助理医师资格考试,故选择 B。

4.【参考答案】C

【解析】受理申请的卫生行政部门应当自收到申请之日起三十日内准予注册,并发给由国务院卫生行政部门统一印制的医师执业证书,故选择 C。

5.【参考答案】C

【解析】取得医师资格的,可以向所在地县级以上人民政府卫生行政部门申请注册,故选择 C。

6.【参考答案】C

【解析】执业医师改变医疗执业范围,应到准予注册的上一级卫生行政部门办理变更注册手续,故选择 C。

7.【参考答案】A　【考点】执业医师的权利

【解析】①在注册的执业范围内,进行医学诊查、疾病调查、医学处置、出具相应的医学证明文件,选择合理的医疗、预防、保健方案;②按照国务院卫生行政部门规定的标准,获得与本人执业活动相当的医疗设备基本条件;③从事医学研究、学术交流,参加专业学术团体;④参加专业培训,接受继续教育;⑤在执业活动中,人格尊严、人身安全不受侵犯;⑥获取工资报酬和津贴,享受国家规定的福利待遇;⑦对所在机构的医疗、预防、保健工作和卫生行政部门的工作提出意见和建议,依法参与所在机构的民主管理。故选择 A。

8.【参考答案】C

【解析】在注册的执业范围内,进行医学诊查、疾病调查、医学处置、出具相应的医学证明文件,选择合理的医疗、预防、保健方案是医师的权利之一。故选择 C。

9.【参考答案】D　【考点】执业医师的义务

【解析】①遵守法律、法规,遵守技术操作规范;②树立敬业精神,遵守职业道德,履行医师职责,尽职尽责为患者服务;③关心、爱护、尊重患者,保护患者的隐私;④努力钻研业务,更新知识,提高专业技术水平;⑤宣传卫生保健知识,对患者进行健康教育。故选择 D。

10.【参考答案】E

【解析】医师实施医疗、预防、保健措施,签署有关医学证明文件,必须亲自诊查、调查,并按照规定及时填写医学文书,不得隐匿、伪造或者销毁医学文书及有关资料。故选择 E。

11.【参考答案】B

【解析】所开具的处方须经所在执业地点执业医师签字或加盖专用签章后有效的是执业助理医师,故选择 B。

12.【参考答案】A

【解析】医师不按照规定使用麻醉药品、医疗用毒性药品、精神药品和放射性药品的,由县级以上人民政府卫生行政部门给予警告或者责令暂停六个月以上一年以下执业活动,故选择 A。

13.【参考答案】C

【解析】医师违反卫生行政规章制度或者技术操作规范,造成严重后果的,由县级以上人民政府卫生行政部门给予警告或者责令暂停六个月以上一年以下执业活动,故选择 C。

14.【参考答案】A

【解析】略。

第四单元 《中华人民共和国药品管理法》

1.【参考答案】B

【解析】略。

2~3【参考答案】A B

【解析】药品成分的含量不符合国家药品标准的为劣药,故2题选择A。药品所含成分与国家药品标准规定的成分不符合的为假药,故3题选择B。

4~5【参考答案】A B

【解析】超过有效期的药品是劣药,所标明的适应证或功能主治超出规定范围的药品是假药,故4题选择A,5题选择B。

6.【参考答案】A

【解析】特殊药品包括麻醉药品、精神药品、医疗用毒性药品、放射性药品,国家对这四类药品实行特殊管理。故选择A。

7.【参考答案】A

【解析】精神药品是指直接作用于中枢神经系统,使之兴奋或抑制,连续使用能产生依赖性的药品,故选择A。依据人体对精神药品产生的依赖性和危害人体健康的程度,将其分为一类和二类精神药品。精神药品由国家指定的生产单位按计划生产,其他任何单位和个人不得从事精神药品的生产活动。

8.【参考答案】B

【解析】第一类精神药品注射剂,每张处方为一次常用量;控缓释制剂,每张处方不得超过7日常用量;其他剂型,每张处方不得超过3日常用量,故选择B。

9~10【参考答案】B D

【解析】普通处方、急诊处方、儿科处方保存期限为1年,麻醉药品和第一类精神药品处方保存期限为3年,故9题选择B,10题选择D。

11~12【参考答案】A D

【解析】《医疗用毒性药品管理办法》第九条规定:医疗单位供应和调配毒性药品,凭医师签名的正式处方。每次处方剂量不得超过2日极量。第一类精神药品注射剂,每张处方为一次常用量;控缓释制剂,每张处方不得超过7日常用量;其他剂型,每张处方不得超过3日常用量。故11题选择A,12题选择D。

13.【参考答案】C

【解析】《药品管理法》第二十五条规定:医疗机构配制的制剂应当是本单位临床需要而市场上没有供应的品种,并须经所在地省、自治区、直辖市人民政府药品监督管理部门批准后方可配制。配制的制剂必须按照规定进行质量检验;合格的,凭医师处方在本医疗机构使用。医疗机构配制的制剂不得在市场销售。故选择C。

14.【参考答案】B

【解析】《药品管理法实施条例》第二十七条规定:医疗机构向患者提供的药品应当与诊疗范围相适应,并凭执业医师或者执业助理医师的处方调配,故选择B。

15.【参考答案】E

【解析】超过有效期的药品是劣药。生产、销售劣药的,没收违法生产、销售的药品和违法所得,并处违法生产、销售药品货值金额一倍以上三倍以下的罚款,故选择E。

16.【参考答案】D

【解析】生产、销售假药的,没收违法生产、销售的药品和违法所得,并处违法生产、销售药品货值金额两倍以上五倍以下的罚款;有药品批准证明文件的予以撤销,并责令停产、停业整顿;情节严重的,吊销有关许可证。生产、销售劣药的,没收违法生产、销售的药品和违法所得,并处违法生产、销售药品货值金额一倍以上三倍以下的罚款;情节严重的,责令停产、停业整顿或者撤销药品批准证明文件、吊销有关许可证,故选择D。

第五单元 《中华人民共和国传染病防治法》

1.【参考答案】C

【解析】国家对传染病防治实行预防为主的方针,防治结合、分类管理、依靠科学、依靠群众。故选择C。

2.【参考答案】A

【解析】国家对传染病防治实行预防为主的方针,防治结合、分类管理、依靠科学、依靠群众。故选择 A。

3.【参考答案】B

【解析】《传染病防治法》规定的甲类传染病是指:鼠疫、霍乱,故选择 B。

4.【参考答案】B

【解析】对乙类传染病中传染性非典型肺炎、炭疽中的肺炭疽和人感染高致病性禽流感,采取本法所称甲类传染病的预防、控制措施,故选择 B。

5.【参考答案】A

【解析】《传染病防治法》将 37 种急、慢性传染病列为法定管理的传染病,并根据其传播方式、速度及对人类危害程度的不同,分为甲类、乙类和丙类三类。甲类 2 种、乙类 25 种、丙类 10 种,故选择 A。

6.【参考答案】E

【解析】医疗机构、疾病预防控制机构与儿童的监护人应当相互配合,保证儿童及时接受预防接种,故选择 E。

7.【参考答案】D

【解析】各级医疗机构必须严格执行国务院卫生行政部门规定的管理制度、操作规范,防止传染病的医源性感染和医院感染。故选择 D。

8.【参考答案】E

【解析】疾病预防控制机构、医疗机构和采供血机构及其执行职务的人员发现本法规定的传染病疫情或者发现其他传染病暴发、流行以及突发原因不明的传染病时,应当遵循疫情报告属地管理原则,按照国务院规定的或者国务院卫生行政部门规定的内容、程序、方式和时限报告。任何单位和个人发现传染病病人或者疑似传染病病人时,应当及时向附近的疾病预防控制机构或者医疗机构报告。

9.【参考答案】B

【解析】医疗机构发现甲类传染病时,拒绝隔离治疗或者隔离期未满擅自脱离隔离治疗的,可以由公安机关协助医疗机构采取强制隔离治疗措施,故选择 B。

10.【参考答案】C

【解析】医疗机构发现甲类传染病时,对病人、病原携带者予以隔离治疗,隔离期限根据医学检查结果确定,故选择 C。

11.【参考答案】C

【解析】医疗机构发现甲类传染病时,对医疗机构内的病人、病原携带者、疑似病人的密切接触者,在指定场所进行医学观察和采取其他必要的预防措施。

12.【参考答案】A

【解析】医疗机构应当对传染病病人或者疑似传染病病人提供医疗救护、现场救援和接诊治疗。

13.【参考答案】A

【解析】造成传染病传播、流行或者其他严重后果的,对负有责任的主管人员和其他直接责任人员,依法给予降级、撤职、开除的处分,故选择 A。

第六单元　《突发公共卫生事件应急条例》

1.【参考答案】B

【解析】突发事件应急工作应当遵循预防为主、常备不懈的方针,贯彻统一领导、分级负责、反应及时、措施果断、依靠科学、加强合作的原则,故选择 B。

2.【参考答案】B

【解析】全国突发事件应急预案应包括的主要内容:①突发事件应急处理指挥部的组成和相关部门的职责;②突发事件的监测与预警;③突发事件信息的收集、分析、报告、通报制度;④突发事件应急处理技术和监测机构及其任务;⑤突发事件的分级和应急处理工作方案;⑥突发事件预防、现场控制,应急设施、设备、救治药品和医疗器械以及其他物资和技术的储备与调度;⑦突发事件应急处理专业队伍的建设和培训,故选择 B。

3.【参考答案】A

【解析】突发事件监测机构、医疗卫生机构和有关单位发现下列情形之一的,应当在 2 小时内向所在地县级人民政府卫生行政主管部门报告:①发生或者可能发生传染病暴发、流行的;②发生或者发现不明原因的群体性疾病的;③发生传染病菌种、毒种丢失的;④发生或者可能发生重大食物和职业中毒事件的,故选择 A。

4.【参考答案】E

【解析】医疗卫生机构有下列行为之一的,对主要负责人、负有责任的主管人员和其他直接责任人员依法给予降级或者撤职的纪律处分:①未依照本条例的规定履行报告职责,隐瞒、缓报或者谎报的;②未依照本条例的规定及时采取控制措施的;③未依照本条例的规定履行突发事件监测职责的;④拒绝接诊病人的;⑤拒不服从突发事件应急处理指挥部调度的,故选择 E。

第七单元 《医疗事故处理条例》

1.【参考答案】B

【解析】根据对患者人身造成的损害程度,医疗事故分为四级:

一级医疗事故:造成患者死亡、重度残疾的;

二级医疗事故:造成患者中度残疾、器官组织损伤导致严重功能障碍的;

三级医疗事故:造成患者轻度残疾、器官组织损伤导致一般功能障碍的;

四级医疗事故:造成患者明显人身损害的其他后果的。

故选择 B。

2~3【参考答案】C A

【解析】略。

4.【参考答案】B

【解析】略。

5~6【参考答案】D B

【解析】患者死亡,医患双方当事人不能确定死因或者对死因有异议的,应当在患者死亡后 48 小时内进行尸检,故 5 题选择 D;具备尸体冻存条件的,可以延长至 7 日,故 6 题选择 B。尸检应当经死者近亲属同意并签字。

7~8【参考答案】A E

【解析】略。

第八单元 中华人民共和国中医药条例

1.【参考答案】B

【解析】中医药教育机构的设置标准由国务院卫生行政部门会同国务院教育行政部门制定;中医药教育机构临床教学基地标准,由国务院卫生行政部门制定。故选择 B。